Arzneimittel pocket 2016

Autor:
Dr. med. Andreas Ruß
Fachärztliche Internistische Praxis
Kirchplatz 1
83734 Hausham
andreas.russ@media4u.com

Mitarbeit:
Doping: Prof. Dr. med. Dirk Clasing
Opioid-Analgetika-Tabelle: Dr. med. Marek Humpich
Geriatrie: PD Dr. Michael Drey

Lektorat: Andrea Rauneker, Dr. rer. nat. Maria Manukyan, Dr. med. Anja Schäfer, Dr. med. Bettina Spengler

Herstellung: Alexander Storck
Umschlaggestaltung: Mariona Dieguez
Titelbild: fotolia.com

Wichtiger Hinweis
Der Stand der medizinischen Wissenschaft ist durch Forschung und klinische Erfahrung ständig im Wandel. Autor und Verlag haben größte Mühe darauf verwandt, dass die Angaben in diesem Werk korrekt sind und dem derzeitigen Wissensstand entsprechen. Für die Angaben kann von Autor und Verlag jedoch keine Gewähr übernommen werden. Jeder Benutzer ist dazu aufgefordert, Angaben dieses Werkes gegebenenfalls zu überprüfen und in eigener Verantwortung am Patienten zu handeln.
Geschützte Warennamen (Warenzeichen) werden nicht besonders kenntlich gemacht. Aus dem Fehlen eines solchen Hinweises kann also nicht geschlossen werden, dass es sich um einen freien Handelsnamen handelt.

Die Deutsche Bibliothek verzeichnet diese Publikation in der Deutschen Nationalbibliografie; detaillierte bibliografische Daten sind im Internet über <http://dnb.ddb.de> abrufbar.

Nördliche Münchner Str. 28, 82031 Grünwald, www.media4u.com

21. Auflage, September 2015
ISBN 978-3-89862-770-2
Druck: Kösel GmbH & Co. KG

FEEDBACK – Arzneimittel pocket

„Dieses Buch ist klein und rundum informativ. Kann ich nur empfehlen!!! Gebrauche es jeden Tag in meinem Berufsalltag und habe bisher ALLES gefunden. Passt in jede Kitteltasche."
Rezensentin/Rezensent – Amazon.de

„Super Buch. Die überarbeitete Auflage des Arzneimittel pocket 2015 ist wie schon die Vorgänger phantastisch. Das Büchlein hilft sehr, um Medikationen bei Kunden nachvollziehen zu können. Auch Nebenwirkungen können erkannt werden, besonders wenn Menschen viele Medikamente erhalten. Ich verwende es auch, wenn ich Sturzrisikoerhebungen durchführe. Es erleichtert die Feststellung des Risikos."
Rezensentin/Rezensent – Amazon.de

„Was wäre ich ohne es. Jedes Jahr Pflicht, immer wieder gut und unverzichtbar..."
Rezensentin/Rezensent – Amazon.de

„Sehr gutes Nachschlagewerk. Findet bei mir tägliche Anwendung im Krankenhaus! In Kombination mit der App ist man vor allen bei unklaren Medikamenten mit purem Wissen gewappnet! Gute Gliederung, sodass man schnell die gesuchten Medikamente findet. Toll auch die Erklärungungen des Wirkmechanismus und Indikationen."
Rezensentin/Rezensent – Amazon.de

„Sehr gut. Super Buch und super praktisch, da das Buch in jede Kittel- und passt und somit immer und überall einsetzbar ist..."
Rezensentin/Rezensent – Amazon.de

„Praktisch - der schnelle Helfer im Alltag. Das Arzneimittelpocket – einfach nur superpraktisch für den Alltag in der Medizin. Nach Abc geordnet – **alle Medikamentennamen, Wirkung usw. auf einen Blick** – und das in kleinstem Format! Gerade für den Stationsalltag und dem Chaos der vielen Medikamentennamen ein kleiner Held der Zeit spart und hilft!!!"
Rezensentin/Rezensent – Amazon.de

„**Konkurrenzlos!** Habe schon die 1. Auflage sehnlichst erwartet. Heute erzähle ich gerne, dass es dieses Buch noch nicht gab, als ich mein AiP antrat! Es soll ja immer noch Leute geben, die lieber mit der Roten Liste arbeiten ..." *Rezensent – Amazon.de*

„**Wow**! Ich hätte nie gedacht, daß es möglich wäre so viel Pharmakologie in ein so kleines Buch zu packen. Das Register ist klasse, das gesamte Pocket-Buch besticht durch übersichtliche und durchdachte Strukturierung. **KAUFEN**!!!"
Rezensentin/Rezensent aus Aachen – Amazon.de

„**Unersetzlicher Helfer für Klinik- und Praxisalltag**: Wenn man dieses Buch einmal gekauft hat, ist es eigentlich **permanent im Einsatz**. Und es hält und hält und hält! Kein Seitenfleddern auch nach dem 1000sten Aufschlagen! Und ich habe es noch nie erlebt, dass eines der Medikamente, dass ich nachschlagen wollte, nicht drin gestanden ist." *Rezensentin/Rezensent aus Karlsruhe – Amazon.de*

Vorwort zur 21. Auflage

Vor dem Hintergrund einer stetig zunehmenden Zahl an Wirkstoffen und somit auch an Handelsnamen, Indikationen und Nebenwirkungen gewinnt ein verantwortungsvoller Einsatz von Medikamenten zunehmend an Bedeutung. Das bewährte Tabellenformat des Arzneimittel pocket liefert dem Anwender die essentiellen Informationen für eine individuelle Pharmakotherapie. Mit höchstmöglicher Aktualität enthält das **Arzneimittel pocket 2016** wieder die neu zugelassenen Wirkstoffe und Handelsnamen. Ergänzt wurde ein Kapitel Geriatrie mit einer Zusammenstellung von für ältere Menschen potenziell inadäquaten Arzneimitteln und möglichen Alternativen.

Arzneimittel pocket ist ein Klassiker der klinisch-praktischen Medizin, der jetzt in 21. Auflage vorliegt. An dieser Stelle möchte ich Ihnen als treue User ganz herzlich danken, dass Sie das Buch in Ihrer täglichen Arbeit mit Patienten verwenden und mir Verbesserungsvorschläge und Kommentare liefern. Nur so konnte daraus eine Erfolgsstory werden.

Im Zeitalter von Smartphones, Tablets und e-medicine wird das **Arzneimittel pocket 2016** selbstverständlich wieder als **iPhone-** bzw. als **Android App** verfügbar sein.

Für zusätzliche Informationen erkundigen Sie sich einfach auf der Website des Börm Bruckmeier Verlags: **www.media4u.com**

Andreas Ruß — Hausham, im September 2015

Neuzulassungen 2014

Kapitel	Wirkstoff	Handelsname	Klasse; Indikation	Seite
Pneumologie	Macitentan	**Opsumit**	Endothelinrezeptorantagonist; pulmonale Hypertonie	→ 91
	Riociguat	**Adempas**	Guanylatcyclase-Stimulator; pulmonale Hypertonie	→ 91
	Aclidinium + Formoterol	**Brimica Duaklir**	LAMA/LABA-Kombination; COPD	→ 77
	Umeclidinium + Vilanterol	**Anoro**	LAMA/LABA-Kombination; COPD	→ 77
	Olodaterol	**Striverdi**	SABA (short acting beta-agonist); COPD	→ 74
Endokrinologie	Albiglutid	**Eperzan**	GLP-1-Agonist; D.m. Typ 2	→ 114
	Alipogenti-parvovec	**Glybera**	Transfer einer LPL-Genvariante; Familiäre Lipoproteinlipasedefizienz	→ 126
	Dulaglutid	**Trulicity**	GLP-1-Agonist; D.m. Typ 2	→ 114
	Dapagliflozin + Metformin	**Xigduo**	SGLT-2-Inhibitor + Biguanid; D.m. Typ 2	→ 117
	Elosulfase alfa	**Vimizim**	Enzymsubstitution; Mucopolysaccharidose IVa	→ 138
	Fenofibrat + Pravastatin	**Pravafenix**	Fibrat/Statin-Kombination	→ 124
	Natriumphenyl-butyrat	**Pheburane**	Träger zur Stickstoffausscheidung; Harnstoff-Stoffwechselstörungen	→ 139
Gastroenterologie	Dexlansoprazol	**Dexilant**	Protonenpumpenblocker; gastroduodenale Ulzera, Refluxerkr.	→ 93
	Na/Mg/K-Sulfat	**Eziclen**	Darmlavage-Lösung; Koloskopie-Vorbereitung	→ 101
Infektiologie	Simeprevir	**Olysio**	Protease-Inhibitor; chron. Hepatitis C	→ 252
	Sofosbuvir	**Sovaldi**	Virustatikum; chron. Hepatitis C	→ 253
	Ledipasvir + Sofosbuvir	**Harvoni**	Virustatika-Kombination; chronische Hepatitis C	→ 254
	Dolutegravir	**Tivicay**	Virustatikum; HIV-Infektion	→ 256
	Ceftobiprol	**Zevtera**	parenterales Cephalosporin; nosokomiale/amb.erw. Pneumonie	→ 220
	Bedaquilin	**Sirturo**	Tuberkulostatikum; multiresistente Tuberkulose	→ 241
	Daclatasvir	**Daklinza**	NS5A-Inhibitor; chron. Hepatitis C	→ 253
	Dolutegravir + Abacavir + Lamivudin	**Triumeq**	HIV-Kombinationstherapie	→ 256

Neuzulassungen 2014 (Fortsetzung)

Kapitel	Wirkstoff	Handelsname	Klasse; Indikation	Seite
Neurologie	Dimethylfumarat	Tecfidera	selektives Immunsuppressivum; Multiple Sklerose	→ 341
Psychiatrie	Lurasidon	Latuda	Antipsychotikum; Schizophrenie	→ 366
Dermatologie	Brimonidin	Mirvaso	Alpha-2-Rezeptor-Agonist; Gesichtserythem bei Rosazea	→ 396
Ophthalmologie	Brinzolamid + Brimonidin	Simbrinza	Komb. Carboanhydrasehemmer/ Alpha-2-Rezeptor-Agonist; Glaukom	→ 405
Onkologie	Ibrutinib	Imbruvica	Bruton-Tyrosinkinaseinhibitor; Mantelzell-Lymphom, CLL	→ 193
	Idelalisib	Zydelic	Hemmung d. Phosphatidyl-inositol-3-Kinase p110d; CLL, follikul. Lymphom	→ 207
	Obinutuzumab	Gazyvaro	CD-20-Antikörper; CLL	→ 200
	Olaparib	Lynparza	Inhibitor der Polypolymerase; Ovarial-, Eileiter-, Peritoneal-Ca	→ 208
	Ramicirumab	Cyramza	VEGF-Rezeptor-2-Antikörper; Adeno-Ca Magen gastroösophealer Übergang	→ 201

Neuzulassungen 1. + 2. Quartal 2015

Kapitel	Wirkstoff	Handelsname	Klasse; Indikation	Seite
Pneumologie	Nintedanib	Ofev	Angiokinaseinhibitor; idiopathische Lungenfibrose	→ 89
Rheumatologie	Apremilast	Otezla	selektives Immunsuppressivum; Psoriasis, Psoriasis-Arthritis	→ 292
Endokrinologie	Ezetimib + Atorvastatin	Atozet, Goltor	Lipidsenker-Kombination; Hypercholesterinämie	→ 125
	Ataluren	Translarna	Wiederherstellung der ribosomalen Translation; Duchenne-Muskeldystrophie	→ 138
	Liraglutid + Insulin degludec	Xultophy	GLP-1-Agonist-Insulin-Kombination; D.m. Typ 2	→ 115
Infektiologie	Dasabuvir	Exviera	nicht-nukleosid. Polymeraseinhibitor; chron. Hepatitis C	→ 254
	Ombitasvir + Paritaprevir + Ritonavir	Viekirax	Virustatika-Kombination; chron. Hepatitis C	→ 254
Psychiatrie	Vortioxetin	Brintellix	Serotonin-Rezeptor-Modulator; Depression	→ 354
Dermatologie	Ivermectin	Soolantra	Dermatitistherapeutikum; Rosazea	→ 384
	Secukinumab	Cosentyx	Monoklonaler AK; Plaque-Psoriasis	→ 386
Onkologie	Nintedanib	Vargatef	Angiokinaseinhibitor; NSCLC	→ 194

Wichtige Rufnummern

	Tel-Nummer/Funk	
Herzalarm/Notruf		
Stationen		
–		
–		
–		
–		
–		
–		
–		
–		
–		
Ärzte		
–		Funk
–		Funk
–		Funk
–		Funk
–		Funk
–		Funk
–		Funk
–		Funk
–		Funk
–		Funk

	Tel-Nummer/Funk	
Diensthabender Arzt (Fachbereich)		
–		
–		
–		
–		
–		
–		
–		
–		
–		
Funktionsbereiche		
– Röntgen		
– Röntgen		
– Röntgen		
– Röntgen		
– CT		
– CT		
– EKG		
– Lungenfunktion		
– Labor		
– Labor		
– Labor		
– Blutbank		

	Tel-Nummer/Funk	
– Endoskopie		
– Endoskopie		
– Herzkatheter		
– Ultraschall		
– Ultraschall		
– UKG		
– Ambulanz		
– Ambulanz		
– Notaufnahme		
– OP		
– OP		
– OP		
– OP		
– OP		
– Kreißsaal		
– Mikrobiologie		
– Pathologie		
–		
–		
–		
–		
–		
–		
–		

	Tel-Nummer/Funk	
Sonstiges		
- Sekretariat		
- Sekretariat (Fax)		
- Telefonzentrale		
- Patientenaufn.		
- Verwaltung		
- Personalabteilung		
- Hol-/Bring-Dienst		
- Cafeteria		
- Hausmeister		
-		
-		
-		
-		
-		
-		
Externe Nummern		
- Polizei		
- Taxi		
-		
-		
-		
-		
-		

November 2015

So	1	Allerheiligen	
Mo	2	Allerseelen	45. Woche
Di	3		
Mi	4		
Do	5		
Fr	6		
Sa	7		
So	8		
Mo	9		46. Woche
Di	10		
Mi	11	Martinstag	
Do	12		
Fr	13		
Sa	14		
So	15	Volkstrauertag	
Mo	16		47. Woche
Di	17		
Mi	18	Buß- und Bettag	
Do	19		
Fr	20		
Sa	21		
So	22	Totensonntag	
Mo	23		48. Woche
Di	24		
Mi	25		
Do	26		
Fr	27		
Sa	28		
So	29	1. Advent	
Mo	30		49. Woche

Dezember 2015

Di	1		
Mi	2		
Do	3		
Fr	4		
Sa	5		
So	6	2. Advent, Nikolaus	
Mo	7		50. Woche
Di	8		
Mi	9		
Do	10		
Fr	11		
Sa	12		
So	13	3. Advent	
Mo	14		51. Woche
Di	15		
Mi	16		
Do	17		
Fr	18		
Sa	19		
So	20	4. Advent	
Mo	21		52. Woche
Di	22		
Mi	23		
Do	24	Heiligabend	
Fr	25	1. Weihnachtstag	
Sa	26	2. Weihnachtstag	
So	27		
Mo	28		53. Woche
Di	29		
Mi	30		
Do	31	Silvester	

Januar 2016

Fr	1	Neujahrstag
Sa	2	
So	3	
Mo	4	1. Woche
Di	5	
Mi	6	Heilige Drei Könige
Do	7	
Fr	8	
Sa	9	
So	10	
Mo	11	2. Woche
Di	12	
Mi	13	
Do	14	
Fr	15	
Sa	16	
So	17	
Mo	18	3. Woche
Di	19	
Mi	20	
Do	21	
Fr	22	
Sa	23	
So	24	
Mo	25	4. Woche
Di	26	
Mi	27	
Do	28	
Fr	29	
Sa	30	
So	31	

Februar 2016

Mo	1	5. Woche
Di	2	
Mi	3	
Do	4	
Fr	5	
Sa	6	
So	7	
Mo	8	6. Woche
Di	9	
Mi	10	
Do	11	
Fr	12	
Sa	13	
So	14	Valentinstag
Mo	15	Rosenmontag 7. Woche
Di	16	Fastnacht
Mi	17	Aschermittwoch
Do	18	
Fr	19	
Sa	20	
So	21	
Mo	22	8. Woche
Di	23	
Mi	24	
Do	25	
Fr	26	
Sa	27	
So	28	
Mo	29	9. Woche

März 2016

Di	1		
Mi	2		
Do	3		
Fr	4		
Sa	5		
So	6		
Mo	7		10. Woche
Di	8		
Mi	9		
Do	10		
Fr	11		
Sa	12		
So	13		
Mo	14		11. Woche
Di	15		
Mi	16		
Do	17		
Fr	18		
Sa	19		
So	20	Palmsonntag	
Mo	21		12. Woche
Di	22		
Mi	23		
Do	24	Gründonnerstag	
Fr	25	Karfreitag	
Sa	26		
So	27	Ostersonntag	
Mo	28	Ostermontag	13. Woche
Di	29		
Mi	30		
Do	31		

April 2016

Fr	1	
Sa	2	
So	3	
Mo	4	14. Woche
Di	5	
Mi	6	
Do	7	
Fr	8	
Sa	9	
So	10	
Mo	11	15. Woche
Di	12	
Mi	13	
Do	14	
Fr	15	
Sa	16	
So	17	
Mo	18	16. Woche
Di	19	
Mi	20	
Do	21	
Fr	22	
Sa	23	
So	24	
Mo	25	17. Woche
Di	26	
Mi	27	
Do	28	
Fr	29	
Sa	30	

Mai 2016

So	1	Tag der Arbeit
Mo	2	18. Woche
Di	3	
Mi	4	
Do	5	Christi Himmelfahrt,
Fr	6	
Sa	7	
So	8	Muttertag
Mo	9	19. Woche
Di	10	
Mi	11	
Do	12	
Fr	13	
Sa	14	
So	15	Pfingstsonntag
Mo	16	Pfingstmontag 20. Woche
Di	17	
Mi	18	
Do	19	
Fr	20	
Sa	21	
So	22	
Mo	23	21. Woche
Di	24	
Mi	25	
Do	26	Fronleichnam
Fr	27	
Sa	28	
So	29	
Mo	30	22. Woche
Di	31	

Juni 2016

Mi	1	
Do	2	
Fr	3	
Sa	4	
So	5	
Mo	6	23. Woche
Di	7	
Mi	8	
Do	9	
Fr	10	
Sa	11	
So	12	
Mo	13	24. Woche
Di	14	
Mi	15	
Do	16	
Fr	17	
Sa	18	
So	19	
Mo	20	25. Woche
Di	21	
Mi	22	
Do	23	
Fr	24	
Sa	25	
So	26	
Mo	27	26. Woche
Di	28	
Mi	29	
Do	30	

Juli 2016

Fr	1	
Sa	2	
So	3	
Mo	4	27. Woche
Di	5	
Mi	6	
Do	7	
Fr	8	
Sa	9	
So	10	
Mo	11	28. Woche
Di	12	
Mi	13	
Do	14	
Fr	15	
Sa	16	
So	17	
Mo	18	29. Woche
Di	19	
Mi	20	
Do	21	
Fr	22	
Sa	23	
So	24	
Mo	25	30. Woche
Di	26	
Mi	27	
Do	28	
Fr	29	
Sa	30	
So	31	

August 2016

Mo	1	31. Woche
Di	2	
Mi	3	
Do	4	
Fr	5	
Sa	6	
So	7	
Mo	8	32. Woche
Di	9	
Mi	10	
Do	11	
Fr	12	
Sa	13	
So	14	
Mo	15	Mariä Himmelfahrt 33. Woche
Di	16	
Mi	17	
Do	18	
Fr	19	
Sa	20	
So	21	
Mo	22	34. Woche
Di	23	
Mi	24	
Do	25	
Fr	26	
Sa	27	
So	28	
Mo	29	35. Woche
Di	30	
Mi	31	

September 2016

Do	1	
Fr	2	
Sa	3	
So	4	
Mo	5	36. Woche
Di	6	
Mi	7	
Do	8	
Fr	9	
Sa	10	
So	11	
Mo	12	37. Woche
Di	13	
Mi	14	
Do	15	
Fr	16	
Sa	17	
So	18	
Mo	19	38. Woche
Di	20	
Mi	21	
Do	22	
Fr	23	
Sa	24	
So	25	
Mo	26	39. Woche
Di	27	
Mi	28	
Do	29	
Fr	30	

Oktober 2016

Sa	1		
So	2		
Mo	3	Tag der Deutschen Einheit	40. Woche
Di	4		
Mi	5		
Do	6		
Fr	7		
Sa	8		
So	9		
Mo	10		41. Woche
Di	11		
Mi	12		
Do	13		
Fr	14		
Sa	15		
So	16		
Mo	17		42. Woche
Di	18		
Mi	19		
Do	20		
Fr	21		
Sa	22		
So	23		
Mo	24		43. Woche
Di	25		
Mi	26		
Do	27		
Fr	28		
Sa	29		
So	30		
Mo	31	Reformationstag	44. Woche

November 2016

Di	1	Allerheiligen	
Mi	2	Allerseelen	
Do	3		
Fr	4		
Sa	5		
So	6		
Mo	7		45. Woche
Di	8		
Mi	9		
Do	10		
Fr	11	Martinstag	
Sa	12		
So	13	Volkstrauertag	
Mo	14		46. Woche
Di	15		
Mi	16	Buß- und Bettag	
Do	17		
Fr	18		
Sa	19		
So	20	Totensonntag	
Mo	21		47. Woche
Di	22		
Mi	23		
Do	24		
Fr	25		
Sa	26		
So	27	1. Advent	
Mo	28		48. Woche
Di	29		
Mi	30		

Dezember 2016

Do	1		
Fr	2		
Sa	3		
So	4	2. Advent	
Mo	5		49. Woche
Di	6	Nikolaus	
Mi	7		
Do	8		
Fr	9		
Sa	10		
So	11	3. Advent	
Mo	12		50. Woche
Di	13		
Mi	14		
Do	15		
Fr	16		
Sa	17		
So	18	4. Advent	
Mo	19		51. Woche
Di	20		
Mi	21		
Do	22		
Fr	23		
Sa	24	Heiligabend	
So	25	1. Weihnachtstag	
Mo	26	2. Weihnachtstag	52. Woche
Di	27		
Mi	28		
Do	29		
Fr	30		
Sa	31	Silvester	

Schulferien 2016

Land	Weihnacht 2015/16	Winter 2016	Ostern 2016	Pfingsten 2016	Sommer 2016	Herbst 2016	Weihnacht 2016/17
Baden-Württemberg	23.12.–09.01.	–	24.03.–02.04.	17.05.–28.05.	28.07.–10.09.	02.11.–04.11.	23.12.–07.01.
Bayern	24.12.–05.01.	08.02.–12.02.	21.03.–01.04.	17.05.–28.05.	30.07.–12.09.	31.10.–04.11.	24.12.–05.01.
Berlin	23.12.–02.01.	01.02.–06.02.	21.03.–02.04.	06.05., 17.05.–18.05	21.07.–02.09.	17.10.–28.10.	23.12.–03.01.
Brandenburg	23.12.–02.01.	01.02.–06.02.	23.03.–02.04.	06.05., 17.05.	21.07.–03.09.	17.10.–28.10.	23.12.–03.01.
Bremen	23.12.–06.01.	28.01.–29.01.	18.03.–02.04.	16.05., 17.05.	23.06.–03.08.	04.10.–15.10.	21.12.–06.01.
Hamburg	21.12.–01.01.	29.01.	07.03.–18.03.	06.05., 17.05.–20.05.	21.07.–31.08.	17.10.–28.10.	27.12.–06.01.
Hessen	23.12.–09.01.	–	29.03.–09.04.	–	18.07.–26.08.	17.10.–29.10.	22.12.–07.01.
Mecklenburg-Vorpommern	21.12.–02.01.	01.02.–13.02.	21.03.–30.03.	14.05.–17.05.	25.07.–03.09.	24.10.–28.10.	22.12.–02.01.
Niedersachsen	23.12.–06.01.	28.01.–29.01.	18.03.–02.04.	06.05., 17.05.	23.06.–03.08.	04.10.–15.10.	21.12.–06.01.
Nordrhein-Westfalen	23.12.–06.01.	–	21.03.–02.04.	17.05.	11.07.–23.08.	10.10.–21.10.	23.12.–06.01.
Rheinland-Pfalz	23.12.–08.01.	–	18.03.–01.04.	–	18.07.–26.08.	10.10.–21.10.	22.12.–06.01.
Saarland	21.12.–02.01.	08.02.–13.02.	29.03.–09.04	–	18.07.–27.08.	10.10.–22.10.	19.12.–31.01.
Sachsen	21.12.–02.01.	08.02.–20.02.	25.04.–02.04.	06.05.	27.06.–05.08.	03.10.–15.10.	23.12.–02.01.
Sachsen-Anhalt	21.12.–05.01.	01.02.–10.02.	24.03.	06.05.–14.05.	27.06.–10.08.	04.10.–15.10.	19.12.–02.01.
Schleswig-Holstein	21.12.–06.01.	–	24.03.–09.04.	06.05.	25.07.–03.09.	17.10.–29.10.	23.12.–06.01.
Thüringen	23.12.–02.01.	01.02.–06.02.	24.03.–02.04.	06.05.	27.06.–10.08.	10.10.–22.10.	23.12.–31.12.

Kongresskalender 2016

Datum	Fachrichtung	Ort	Kongress
17.02.-20.02.	Thrombose	Münster	60. Jahrestagung der Gesellschaft für Thrombose- und Hämostaseforschung (GTH)
02.03.-05.03.	Pneumologie	Leipzig	57. Kongress der Dt. Gesellschaft für Pneumologie und Beatmungsmedizin (DGP)
03.03.-05.03.	Osteologie	Essen	Osteologie-Kongress 2016
30.03.-02.04.	Kardiologie	Mannheim	82. Jahrestagung der Dt. Gesellsch. f. Kardiologie (DGK)
09.04.-12.04.	Innere Medizin	Mannheim	122. Internistenkongress der DGIM
14.04.-16.04.	Anästhesie	Leipzig	63. Jahrestagung der Dt. Gesellschaft für Anästhesiologie und Intensivmedizin (DGAI)
26.04.-29.04.	Chirurgie	Berlin	133. Kongress der Dt. Ges. für Chirurgie (DGCH)
04.05.-07.05.	Radiologie	Leipzig	97. Deutscher Röntgenkongress
04.05.-07.05.	Diabetologie	Berlin	51. Jahrestagung der Dt. Diabetes Gesellschaft (DDG)
04.05.-07.05.	HNO	Düsseldorf	87. Jahresversammlung der Dt. Gesellschaft für HNO, Kopf- u. Hals-Chirurgie
08.06.-10.06.	Internistische Intensivmed., Notfall	Berlin	48. Gemeinsame Jahrestagung der Dt. und Österreichischen Gesellschaft für Internistische Intensiv- und Notfallmedizin
01.09.-03.09.	Rheumatologie	Frankfurt/M.	44. Kongress der Dt. Gesellschaft für Rheumatologie
07.09.-09.09	Angiologie	Dresden	17. Dreiländertagung der Dt., Österr. u. Schweiz. Ges.. f. Angiologie mit der Dt. Gesellschaft für Phlebologie
10.09.-13.09.	Nephrologie	Berlin	8. Jahrestagung der Ges. für Nephrologie (DGfN)
14.09.-17.09.	Pädiatrie	Hamburg	112. Jahrestagung der DGKJ
21.09.-24.09.	Viszeralmedizin	Hamburg	71. Jahrestagung der DGVS
27.09.-02.10.	Ophthalmologie	Berlin	114. DOG-Kongress
28.09.-01.10.	Urologie	Leipzig	68. Kongress der Dt. Gesellschaft für Urologie
14.10.-18.10.	Hämatologie und Onkologie	Leipzig	Jahrestagung der Dt., Österreichischen u. Schweizerischen Gesellsch. f. Hämatologie u. Onkologie 2016
19.10.-22.10.	Schmerz	Mannheim	Der Schmerzkongress der DSG
25.10.-28.10.	Orthopädie und Chirurgie	Berlin	Dt. Kongress für Orthopädie u. Unfallchirurgie 2016
14.11.-17.11.	interdisziplinär	Düsseldorf	Medica 2016 – Weltforum der Medizin
23.11.-26.11.	Psychiatrie	Berlin	Kongress der Dt. Gesellschaft für Psychiatrie, Psychotherapie u. Nervenheilkunde (DGPPN)
01.12.-03.12.	Hypertonie	Berlin	40. Wissenschaftlicher Kongress der Dt. Hochdruckliga e.V. (DHL) – Dt. Hypertonie Gesellschaft

1 Notfall

1.1 Notfallmedikamente

Acetylsalicylsäure	HWZ 15min (3-22h), dosisabhängig → 276
Aspirin i.v. *Inj.Lsg. 0.5g/5ml*	**Akutes Koronarsyndrom:** 500mg i.v.; **akuter Migräneanfall:** 1g i.v.; **akute Schmerzen:** 0.5-1g i.v., max. 5g/d
Adenosin	HWZ < 10s → 67
Adrekar *Inj.Lsg. 6mg/2ml*	**Paroxysmale AV-junktionale Tachykardien:** 3-6-9-12mg jeweils als Bolus je nach Wi
Adrenalin (Epinephrin)	HWZ 1-3min → 69
Suprarenin *Amp. 1mg/1ml; Inj.Fl. 25mg/25ml*	**Kardiopulmonale Reanimation:** 1 : 10 verdünnen, alle 3-5min 1mg i.v. (ggf. intraossär); **Anaphylaxie:** 1 : 10 verdünnen, 0.25-1mg i.v.; Wdh. nach Wi
Ajmalin	HWZ 1,6h → 63
Gilurytmal *Amp. 50mg/10ml*	**Supraventrikuläre Tachykardie bei WPW-Syndrom:** 50mg über 5min i.v.; ggf. Dauerinfusion 20-50mg/h Perf. (250mg) = 5mg/ml ⇒4-10ml/h
Amiodaron	HWZ 20h-100d → 66
Cordarex *Amp. 150mg/3ml*	**Rezidivierendes Kammerflimmern oder ventrikuläre Tachykardie:** 300mg i.v.
Atropin	HWZ 2h → 71
Atropinsulfat *Amp. 0.5mg/1ml, 100mg/10ml*	**Bradykardie:** 0.5-1.5mg i.v. alle 4-6h; **Alkylphosphatintoxikation:** 2-5mg alle 10-15min i.v. bis zum Rückgang der Bronchialsekretion, bis 50mg
Biperiden	HWZ 11-36h → 327
Akineton *Amp. 5mg/1ml*	**Dyskinesien durch Neuroleptika:** 2.5-5mg i.v.
Butylscopolamin	HWZ 5h → 99
Buscopan *Amp. 20mg/1ml*	**Koliken:** 20-40mg i.v./i.m./s.c., max. 100mg/d
Clemastin	HWZ 8h → 86
Tavegil *Amp. 2mg/5ml*	**Allergische Reaktion, Anaphylaxie:** 2-4mg i.v.
Diazepam	HWZ 24-48h → 371
Diazepam Desitin rectal tube *Rektallsg. 5, 10mg* **Valium** *Amp. 10mg/2ml* **Stesolid** *Amp. 10mg/2ml; Rectiole 5, 10mg*	**Erregungszustände:** 2-10mg i.v./rect.; **Status epilepticus:** 5-10mg i.v./rect.

Digoxin	HWZ 30-50h → 68
Lanicor *Amp. 0.25mg/1ml*	**Tachykarde HRST bei Vorhofflimmern:** ini 0.25mg i.v., bis 0.75mg an d1 in 3ED
Dopamin	HWZ 5-10min → 70
Dopamin *Amp. 50mg/5ml; Amp. 250mg/50ml*	**Kardiogener Schock, schwere Hypotension:** 2-20µg/kg/min i.v., max. 50µg/kg/min; Perf. (250mg) = 5mg/ml ⇒ 1.7-17ml/h
Esketamin	HWZ 2-4h → 305
Ketanest S *Amp. 25mg/5ml, 50mg/2ml; Inj.Lsg. 100mg/20ml, 250mg/10ml*	**Narkoseeinleitung, Narkoseerhaltung:** 0.5-1mg/kg i.v.; 2-4mg/kg i.m., dann 50% der Initialdosis alle 10-15min; **Analgesie:** 0.125-0.25mg/kg i.v.; 0.25-0.5mg/kg i.m.
Esmolol	HWZ 9min → 42
Brevibloc *Amp. 100mg/10ml, 2.5g/250ml*	**Supraventrikuläre Tachykardie:** ini 0.5mg/kg über 1min i.v., dann 50µg/kg/min, max. 200µg/kg/min
Etomidat	HWZ 3-5h → 305
Hypnomidate *Amp. 20mg/10ml*	**Kurznarkose, Narkoseeinleitung:** 0.15-0.30mg/kg i.v.
Fenoterol	HWZ 3.2h → 73
Berotec N *DA 0.1mg/Hub* **Partusisten** *Amp. 0.5mg/10ml*	**Asthma bronchiale:** 1 Hub, ggf. Wdh. nach 5min; **vorzeitige Wehentätigkeit:** 0.5-3µg/min i.v., Perf. (0.5mg) = 10µg/ml ⇒ 3-18ml/h
Fentanyl	HWZ 3-12h → 297
Fentanyl-Janssen *Amp. 0.1mg/2ml, 0.5mg/10ml*	**Analgesie:** 1.5-3µg/kg i.v.; **Narkose:** 2-50µg/kg i.v.
Flumazenil	HWZ 53min → 447
Anexate *Amp. 0.5mg/5ml, 1mg/10ml*	**Benzodiazepinintoxikation:** ini 0.2mg i.v., ggf. minütlich Nachinjektion von 0.1mg bis max. 1mg Gesamtdosis
Furosemid	HWZ 1h → 56
Lasix *Amp. 20mg/2ml, 40mg/4ml*	**Lungenödem:** 20-40mg i.v.
Glucose 40%	HWZ 15 min → 147
Glucose 40 Braun *Amp. 10ml*	**Hypoglykämie:** 20-100ml i.v.
Haloperidol	HWZ 13-30h → 362
Haldol *Amp. 5mg/1ml*	**Akute Psychose:** 5-10mg p.o./i.m., max. 60mg/d
Heparin	HWZ 1.5-2h → 157
Heparin-Natrium-ratioph. *Amp. 25.000IE/5ml*	**Herzinfarkt, Lungenembolie, Gefäßverschluss:** 5000IE i.v.

Ketamin	HWZ 2-4h → 306
Ketamin-ratioph. *Amp. 50mg/5ml, 100mg/2ml, 500mg/10ml*	**Narkoseeinleitung, Narkoseerhaltung:** 1-2mg/kg i.v.; 4-8mg/kg i.m., dann 50% der Initialdosis alle 10-15min; **Analgesie:** 0.25-0.5mg/kg i.v., 0.5-1mg/kg i.m.
Mepivacain	HWZ 3h → 310
Scandicain 1% *Amp. 50mg/5ml*	**Lokalanästhesie:** max. 30ml infiltrieren
Metamizol	HWZ 1.8-4.6h → 282
Novalgin *Amp. 1g/2ml, 2.5g/5ml*	**Starke Schmerzen:** 1-2.5g i.v., max. 5g/d
Metoclopramid	HWZ 2.6-4.6h → 98
Paspertin *Amp. 10mg/2ml*	**Übelkeit:** 10mg i.v., bis 3x/d
Metoprololtartrat	HWZ 3-5h → 42
Beloc, Lopresor *Amp. 5mg/5ml*	**Tachykarde Herzrhythmusstörungen:** 5mg langsam i.v., ggf. Wdh. alle 5-10min bis max 15mg; **akuter MI:** 5mg langsam i.v., ggf. Wdh. in Abständen v. 2min bis max 15mg
Morphin	HWZ 2.5h → 298
Morphin, MSI *Amp.10mg/1ml, 20mg/1ml*	**Stärkste Schmerzen, Lungenödem:** 2.5–10mg i.v.; 5–30 mg s.c./i.m.
Naloxon	HWZ 3-4h → 301
Naloxon-ratioph. *Amp. 0.4mg/1ml*	**Opiatintoxikation:** 0.4-2mg i.v./i.m./s.c., ggf. Wdh.; **Opiatüberhang nach Narkose:** 0.1-0.2mg i.v., Wdh. alle 2-3min bis Spontanatmung einsetzt
Natriumhydrogencarbonat 8.4%	→ 150
Natriumhydrogencarbonat 8.4% *Inf.Lsg. 100ml (100ml = 100mmol HCO_3^-)*	**Metabolische Azidose:** 0.5-1ml/kg i.v., evtl. Wdh. nach 10min
Nifedipin	HWZ 2.5-5h → 46
Adalat *Kps. 5, 10, 20mg*	**Hypertensiver Notfall:** 10-mg-Kapsel zerbeißen und schlucken, ggf. Wdh. nach 30 min
Nitroglycerin (Glyceroltrinitrat)	HWZ 2-4.4min → 61
Nitrolingual *Kps. 0.8, 1.2mg; Spray 0.4mg/Hub; Amp. 5mg/5ml, 25mg/25ml, 50mg/50ml*	**AP, Linksherzinsuffizienz, hypertensiver Notfall, akuter Herzinfarkt:** 0.4-1.2mg s.l., ggf. nach 10min wiederholen; ini 0.5-1mg/h i.v., je nach Wi und RR 2-8mg/h, Perfusor 50mg/50ml (1mg/ml): 0.5-8ml/h
Oxytocin	HWZ 15min → 439
Oxytocin HEXAL *Amp. 3IE/1ml, 5IE/1ml, 10IE/1ml*	**Postpartale Nachblutung:** 5-6IE langsam i.v.; 5-10IE i.m.

Phenytoin	HWZ 20-60h → 314
Phenhydan *Amp. 250mg/5ml, 750mg/50ml*	**Status epilepticus:** 750mg über 20-30min i.v. (bis 50mg/min), ggf. Wdh., max. 17mg/kg/d bzw. 1500mg/d
Prednisolon	HWZ 1.7-2.7h → 289
Infectocortikrupp *Supp. 100mg* **Klismacort** *Rektalkps. 100mg* **Solu-Decortin H** *Amp. 50mg/1ml, 250mg/5ml, 1000mg/10ml*	**Anaphylaktischer Schock:** 1g i.v.; **toxisches Lungenödem:** 1g i.v., evtl. Wdh. nach 6, 12 u. 24h; **Status asthmaticus:** 100-500mg i.v.; **Pseudokrupp:** 100mg rect., bei Bedarf nach 1h (Infectocortikrupp) bzw. 2-4h (Klismacort) erneut 100mg; 25-50mg i.v., evtl. Wdh. nach 2-3h; **Addison-Krise:** 25-50mg i.v.
Promethazin	HWZ 8-15h → 358
Atosil N *Amp. 50mg/2ml*	**Unruhezustände:** 25mg i.v., ggf. Wdh. nach 2h, max. 100mg/d, schwere Fälle 200mg/d; **Ki.:** 12.5-25mg i.v., max. 0.5mg/kg/d
Propofol 1%	HWZ 40-200min → 306
Disoprivan *Amp. 200mg/20ml, 500mg/50ml; Fertigspritze 500mg/50ml* **Propofol lipuro** *Amp. 200mg/20ml, 500mg/50ml, 1g/100ml*	**Narkoseeinleitung:** 1.5-2.5mg/kg langsam i.v.; Patient > 55J oder Risikopatient 1mg/kg; **Narkoseaufrechterhaltung:** 4-12mg/kg/h i.v.; **Sedierung bei chirurgischen oder diagnostischen Eingriffen:** ini 0.5-1mg/kg über 1-5min i.v., dann 1.5-4.5mg/kg/h
Terbutalin	HWZ 16h → 73
Bricanyl *Amp. 0.5mg/1ml*	**Status asthmaticus:** 0.25-0.5mg s.c., ggf. Wdh. nach 15-20min, max. 4x/d
Theophyllin	HWZ 7-9h (Erw.); 3-5h (Ki.) → 81
Bronchoparat, Euphylong *Amp. 200mg/10ml*	**Asthma-Anfall:** 5mg/kg über 20min i.v. (2.5mg/kg bei Theophyllin-Vorbehandlung), dann 10mg/kg/d; Perfusor 800mg/50ml (16mg/ml): 2ml/h
Urapidil	HWZ 2-3h → 48
Ebrantil *Amp. 25mg/5ml, 50mg/10ml*	**Hypertensiver Notfall:** 10-50mg langsam i.v., ggf. Wdh. nach 5min; Dauerinfusion: ini 2mg/min, mittlere Erh.Dos. 9mg/h; Perfusor 100mg/50ml (2mg/ml): 4.5-60ml/h
Verapamil	HWZ 3-7(12)h → 44
Isoptin *Amp. 5mg/2ml* **Verahexal** *Amp. 5mg/2ml*	**Supraventrikuläre Tachykardie, absolute Arrhythmie mit schneller Überleitung:** 5mg langsam i.v., ggf. Wdh. nach 5-10min; Perf. (100mg) = 2mg/ml ⇒ 2-5ml/h

1.2 Adult Advanced Life Support (ALS)

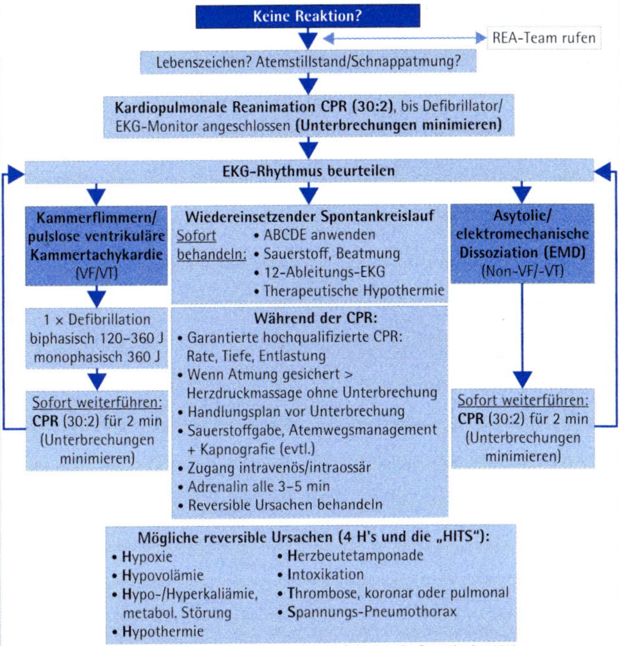

Adapt. nach: European Resuscitation Council Guidelines for Resuscitation 2010

2 Kardiologie

2.1 Antihypertensiva

2.1.1 ACE-Hemmer

Wm: kompetitive Hemmung des Angiotensin-Konversions-Enzyms ⇒ Angiotensin II ↓, Bradykinin ↑;
Wi: Vasodilatation ⇒ RR ↓, Nierendurchblutung ↑, Aldosteronfreisetzung ↓, Katecholaminfreisetzung ↓, Rückbildung von Herz- u. Gefäßwandhypertrophie, protektive Wi bei diabetischer Nephropathie;
UW (Benazepril): Hb/Hkt/Leukozyten/Thrombozyten ↓, Kopfschmerzen, Gleichgewichtsstrg., Müdigkeit, Apathie, Schläfrigkeit, Hypotonie, Orthostase, Schwindel, Ohnmacht, Sehvermögen ↓, Palpitationen, Husten, Bronchitis, Übelkeit, Bauchschmerzen, gastrointestinale Beschwerden, Verdauungsstrg., Nierenfktstrg., Pollakisurie;
UW (Captopril): Schlafstrg., Geschmacksstrg., Schwindel, Reizhusten, Dyspnoe, Übelkeit, Erbrechen, Obstipation, Diarrhoe, Bauchschmerzen, Mundtrockenheit, Magenverstimmung, Pruritus, Ausschlag, Alopezie;
UW (Cilazapril): Kopfschmerz, Schwindel, Husten, Übelkeit, Müdigkeit;
UW (Enalapril): Husten, Verschwommensehen, Schwindel, Übelkeit, Asthenie, Kopfschmerzen, Depression, Hypotonie, orthostatische Hypotonie, Synkope, Brustschmerzen, Herzrhythmusstrg., Angina pectoris, Tachykardie, Dyspnoe, Diarrhö, Bauchschmerzen, Geschmacksveränderungen, Hautausschlag, Überempfindlichkeit, angioneurotisches Ödem, Müdigkeit;
UW (Fosinopril): Schwindel, Kopfschmerzen, Tachykardie, Hypotonie, Orthostase, Husten, Übelkeit, Erbrechen, Diarrhoe, Hautausschlag, Angioödem, Dermatitis, Brustschmerz, Schwächegefühl, aP/LDH/Bili/Transaminasen ↑;
UW (Lisinopril): Benommenheit, Kopfschmerz, orthostatische Wirkungen, Husten, Durchfall, Erbrechen, Nierenfktstrg.;
UW (Moexipril): übermäßige initiale RR-Senkung, Schwindel, Schwäche, Sehstrg., Synkope, Nierenfktstrg., Bronchitis, trockener Reizhusten, dyspeptische Beschwerden, Kopfschmerzen, Müdigkeit, Hb-Abfall, Leuko-/Thromobopenie;
UW (Perindopril): Kopfschmerzen, Schwindel, Parästhesie, Benommenheit, Sehstrg., Tinnitus, Hypotonie und Folgeerscheinungen, Husten, Dyspnoe, Übelkeit, Erbrechen, Bauchschmerzen, Geschmacksstrg., Dyspepsie, Diarrhoe, Obstipation, Ausschlag, Pruritus, Muskelkrämpfe, Asthenie;
UW (Quinapril): Nervosität, Benommenheit, Müdigkeit, Schlaflosigkeit, Niedergeschlagenheit, Schwindel, Gleichgewichtsstrg., Schlafstrg., Somnolenz, Hypotonie, Husten, Übelkeit, Erbrechen, Diarrhoe, Exanthem, Kopfschmerz, Thoraxschmerz;
UW (Ramipril): Kopfschmerzen, Schwindel, Reizhusten, Bronchitis, Sinusitis, Dyspnoe, Entzündungen des Magen-Darm-Traktes, Verdauungsstrg., abdominelle Schmerzen, Dyspepsie, Übelkeit, Erbrechen, Diarrhoe, Exanthem, Muskelkrämpfe, Myalgie, Kalium ↑, Hypotonie, Orthostase, Synkope, Brustschmerz, Müdigkeit;
UW (Trandolapril): Kopfschmerzen, Schwindel, Husten, Abgeschlagenheit, Asthenie, Hypotonie;
UW (Zofenopril): Schwindel, Kopfschmerzen, Übelkeit, Erbrechen, Husten, Müdigkeit;

KI (Benazepril): bek. Überempfindlichkeit, anamnestisch bekanntes, durch vorhergehende Therapie mit einem ACE-Hemmer ausgelöstes angioneurotisches Ödem, hereditäres oder idiopathisches Angioödem, bds. Nierenarterienstenose, Nierentransplantation, hämodynamisch relevante Aorten-/Mitralklappenstenose, HCMP, primärer Hyperaldosteronismus, SS (2. u. 3. Trimenon);
KI (Captopril, Cilazapril, Enalapril, Fosinopril, Lisinopril, Perindopril, Quinapril): bekannte Überempfindlichkeit, anamnestisch bekanntes, durch vorhergehende Therapie mit einem ACE-Hemmer ausgelöstes angioneurotisches Ödem, hereditäres oder idiopathisches Angioödem, SS (2. u. 3. Trimenon);
KI (Moexipril): bekannte Überempfindlichkeit, anamnestisch bekanntes, durch vorhergehende Therapie mit einem ACE-Hemmer ausgelöstes angioneurotisches Ödem, hereditäres oder idiopathisches Angioödem, SS (2. und 3. Trimenon), CrCl < 40, keine ausreichende Therapieerfahrung, Dialyse, primäre Lebererkrankung/Leberfunktionsstrg., unbehandelte, dekompensierte Herzinsuffizienz, Kinder;
KI (Ramipril): bekannte Überempfindlichkeit, anamnestisch bekanntes, durch vorhergehende Therapie mit einem ACE-Hemmer ausgelöstes angioneurotisches Ödem, hereditäres oder idiopathisches Angioödem, SS (2. und 3. Trimenon), bds. Nierenarterienstenose oder Nierenarterienstenose bei Einzelniere, extrakorporale Behandlungen mit Kontakt zwischen Blut und negativ geladenen Oberflächen, hypotensive/hämodynamisch instabile Patienten;
KI (Trandolapril): bekannte Überempfindlichkeit, anamnestisch bekanntes, durch vorhergehende Therapie mit einem ACE-Hemmer ausgelöstes angioneurotisches Ödem, hereditäres oder idiopathisches Angioödem, SS, SZ, Nierenarterienstenose (bds. oder bei Einzelniere), Z.n. Nierentransplantation, hämodynamisch relevante Mitral-/Aortenklappenstenose, HCM, Hypotonie systolisch < 100mmHg, Schock, primärer Hyperaldosteronismus;
KI (Zofenopril): bek. Überempfindlichkeit gegen Z. bzw. andere ACE-Hemmer; angioneurotisches Ödem durch ACE-Hemmern in der Vorgeschichte; angeborenes/idiopathisches angioneurotisches Ödem; schwere Leberfunktionsstörung; Frauen im gebärfähigen Alter ohne ausreichenden Konzeptionsschutz; Nierenarterienstenose (beidseitig oder einseitig bei Einzelniere) SS (2. und 3. Trimenon)

Benazepril Rp — HWZ 6h, Qo 0.05, PPB 95%, PRC C (1.), D (2., 3. Trim.), Lact +

Benazepril AL *Tbl. 5, 10, 20mg* **Benazepril HEXAL** *Tbl. 5, 10mg* **Cibacen** *Tbl. 5, 10, 20mg*	**Art. Hypertonie:** 1 x 10-20mg p.o.; max. 40mg/d; **Herzinsuffizienz:** ini 1 x 2.5mg p.o., Erh.Dos. 1 x 5-10mg p.o., max. 20mg/d p.o.; **DANI** CrCl < 30: max. 10mg/d; **DALI** KI

Captopril Rp	HWZ 2(12) h, Qo 0.15, PPB 30%, PRC C (1.), D (2.,3.Trim.), Lact -
ACE-Hemmer-ratioph. *Tbl. 12.5, 25, 50, 100mg* **Captobeta** *Tbl. 25, 50, 100mg* **Captogamma** *Tbl. 6.25, 12.5, 25, 50, 100mg* **CaptoHEXAL** *Tbl. 2.5, 25, 50, 100mg*	**Art. Hypertonie:** ini 2 x 12.5-25mg p.o., nach Wi steigern bis 2 x 50-75mg, max. 150mg/d; **Herzinsuffizienz:** ini 2-3 x 6.25-12.5mg p.o., langsam steigern auf 75-150mg/d p.o., max. 150mg/d; **post Herzinfarkt:** ini 1 x 6.25mg p.o., nach 2h 1 x 12.5mg, nach 12h 1 x 25mg, ab d2 2 x 50mg; **Ki. > 6J:** 0.3mg/kg; **DANI (Ki.)** 0.15mg/kg; **DANI** CrCl > 40: ini 25-50mg, max. 150mg/d; 21-40: ini 25mg, max. 100mg/d; 10-20: ini 12.5, max. 75mg/d; < 10: ini 6.25mg, max. 37.5mg/d
Cilazapril Rp	HWZ (9) h, Q0 0.2, PPB 25-30%
Dynorm *Tbl. 0.5, 1, 2.5, 5mg*	**Art. Hypertonie:** ini 1 x 1.25mg p.o., je nach Wi steigern auf 1 x 2.5mg, max. 5mg/d; **Herzinsuffizienz:** ini 0.5mg, wöchentlich setigern auf 1-2.5mg, max. 5mg/d **DANI** CrCl 40-60: 1 x 0.5-1mg, max. 2.5mg/d; < 40: KI; **DALI** KI
Enalapril Rp	HWZ (11) h, Qo 0.1, PPB < 50%, PRC C (1.), D (2., 3. Trim.), Lact +
Benalapril *Tbl. 5, 10, 20mg* **Corvo** *Tbl. 2.5, 5, 10, 20mg* **EnaHEXAL** *Tbl. 2.5, 5, 10, 20, 30, 40mg* **Enalapril-ratioph.** *Tbl. 2.5, 5, 10, 20mg* **Jutaxan** *Tbl. 5, 10, 20mg* **Xanef** *Tbl. 2.5, 5, 10, 20mg*	**Art. Hypertonie:** ini 1 x 20mg p.o., Erh.Dos. 20mg/d, max. 2 x 20mg/d; **Herzinsuffizienz:** d1-3: 2.5mg, d4-7: 2 x 2.5mg, d8-14: 10mg, d15-28: 20mg/d, max. 40mg/d; **DANI** CrCl 30-80: 5-10mg/d; 10-30: 2.5mg/d p.o.; HD: 2.5mg/d
Fosinopril Rp	HWZ 11.5 h, Qo 0.5, PPB > 95%, PRC C (1.), D (2., 3. Trim.), Lact +
Fosinorm *Tbl. 10, 20mg* **Fosino Teva** *Tbl. 10, 20mg*	**Art. Hypertonie, Herzinsuffizienz:** ini 1 x 10mg p.o. je nach Wi steigern auf 1 x 20mg, max. 40mg/d; **DANI, DALI** nicht erforderlich
Lisinopril Rp	HWZ 12h, Qo 0.3, PPB 3-10%, PRC C (1.), D (2., 3. Trim.), Lact +
Lisidigal *Tbl. 5, 10, 20mg* **Lisinopril 1A** *Tbl. 5, 10, 20, 30mg* **Lisigamma** *Tbl. 5, 10, 20mg* **LisiHEXAL** *Tbl. 2.5, 5, 10, 20mg* **Lisi Lich** *Tbl. 5, 10, 20mg*	**Art. Hypertonie:** ini 1 x 10mg p.o., Erh.Dos. 1 x 20mg, max. 80mg/d; **Herzinsuffizienz:** ini 1 x 2.5mg p.o., langs. steigern bis 1 x 10mg, max. 35mg/d; **post Herzinfarkt:** ini 1 x 5mg p.o., nach 24h 1 x 5mg, nach 48h 1 x 10mg, Dosisanpassung je nach RR; **DANI** CrCl 30-80: ini 5-10mg/d; 10-30: ini 2.5-5mg; < 10: ini 2.5mg; jeweils langsam steigern bis max. 40mg/d

Moexipril Rp	HWZ 1 (25)h, Q0 (0.4), PRC C (1.), D (2., 3. Trim.), Lact +
Fempress *Tbl. 7.5, 15mg*	**Art. Hypertonie:** ini 1 x 7.5mg p.o., je nach Wi steigern bis 1 x 15mg, max. 30mg/d; **DANI** CrCl 40-60: ini 3.75mg; < 40: KI; **DALI** KI bei Leberfunktionsstörung
Perindopril-Arginin Rp	HWZ (17)h, Q0 (0.56), PPB 20%, PRC C (1.), D (2., 3. Trim.), Lact +
Coversum Arginin *Tbl. 2.5, 5, 10mg*	**Art. Hypertonie**: ini 1 x 2.5-5mg p.o., ggf. nach 4W 1 x 10mg; **Herzinsuffizienz:** ini 1 x 2.5mg, ggf. n. 2 W. 1 x 5mg; **stabile KHK:** ini 1 x 5mg, n. 2W. 1 x 10mg; **DANI** (CrCl) > 60: 5mg/d; 30-60: 2.5mg/d; 15-< 30: 2.5mg alle 2d; HD: 2.5mg jeweils nach HD; **DALI** nicht erforderl.l
Quinapril Rp	HWZ (3)h, Q0 0.2, PPB ca. 97%, PRC C (1.), D (2., 3. Trim.), Lact +
Accupro *Tbl. 5, 10, 20mg* **Quinapril Al** *Tbl. 5, 10, 20mg*	**Art. Hypertonie:** ini 1 x 10mg p.o., je nach Wi steigern bis 1-2 x 10mg, max. 40mg/d; **Herzinsuffizienz:** ini 2 x 2.5mg p.o., langsam steigern bis 10-20mg/d, max. 2 x 20mg/d; **DANI** CrCl 30-60: ini 1 x 5mg p.o., dann 5-10mg/d, max. 20mg/d; 10-29: 1 x 2.5mg/d, max. 5mg/d; < 10: KI; **DALI** KI
Ramipril Rp	HWZ 3 (13-17)h, Q0 0.15, PPB 73%, PRC C (1.), D (2., 3. Trim.), Lact +
Delix *Tbl. 2.5, 5, 10mg* **Rami-Q** *Kps. 2.5, 5, 10mg* **Ramilich** *Tbl. 2.5, 5, 10mg* **Ramipril-CT** *Tbl. 2.5, 5, 10mg* **Ramipril HEXAL** *Tbl. 1.25, 2.5, 5, 7.5, 10mg* **Ramipril-ratioph.** *Tbl. 2.5, 5, 10mg*	**Art. Hypertonie:** ini 1 x 2.5mg p.o., je nach Wi steigern bis 1 x 5mg, max. 10mg/d; **Herzinsuffizienz, post Herzinfarkt:** ini 2 x 1.25-2.5mg p.o., langsam steigern bis max. 2 x 5mg; **kardiovask. Prävention:** ini 1 x 2.5mg, alle 1-2W. Dosisverdoppelung auf Erh.Dos. 1 x 10mg; **diabet. Nephropathie:** ini 1 x 1.25mg, n. 2W. 2.5mg, n. 4W. 5mg; **DANI** CrCl 30-60: ini 1 x 2.5mg/d, max. 5mg/d; 10-30, HD: ini 1.25mg/d, max. 5mg/d; **DALI** KI

Trandolapril Rp	HWZ 1 (16-24)h, Q0 0.44, PPB > 80%, PRC C (1.), D (2., 3. Trim.), Lact -
Udrik *Kps. 0.5, 1, 2mg*	**Art. Hypertonie:** ini 1 x 1mg p.o., je nach Wi steigern bis 1 x 2mg, max. 4mg/d; **post Herzinfarkt:** ini 1 x 0.5mg p.o., nach 24h 1 x 1mg, dann langsam steigern bis 1 x 4mg; **DANI** CrCl 30-60: 100%; < 30: KI; **DALI** ini 0.5mg/d, max. 2mg/d; KI bei schwerer LI
Zofenopril Rp	HWZ 5h, PPB 88%, PRC C (1.), D (2., 3. Trim.), Lact
Zofenil *Tbl. 15, 60mg*	**Art. Hypertonie:** ini 1 x 15mg p.o., je nach Wi steigern auf 30mg/d, max. 60mg/d; **akuter Myokardinfarkt:** d1-2: 2 x 7.5mg; d3-4: 2 x 15mg; ab d5: 2 x 30mg; Dosis ggf. an RR anpassen, s. FachInfo; **DANI** CrCl < 45: 50% 1-x-Gabe; HD: 25% **DALI** leichte bis mittelschwere LI: 50%; schwere LI: KI

2.1.2 Angiotensin-II-Blocker (Sartane)

Wm: Blockade des Angiotensin-II-Typ-1-Rezeptors;
Wi: spezifische Hemmung der Angiotensin-II-Wi, ohne Wi auf Bradykinin;
UW (Azilsartan): Schwindel, Diarrhoe, Kreatinphosphokinasespiegel ↑;
UW (Candesartan): Atemwegsinfektionen, Kopfschmerzen, (Dreh-)Schwindel, Hyperkaliämie, Hypotonie, Einschränkung der Nierenfkt.;
UW (Eprosartan): Kopfschmerzen, Schwindel, Rhinitis, allergische Hautreaktionen, unspezifische gastrointestinale Beschwerden, Asthenie;
UW (Irbesartan): (orthostatischer) Schwindel, orthostatische Hypotonie, Übelkeit, Erbrechen, muskuloskelettale Schmerzen, Erschöpfung, Hyperkaliämie, Kreatinkinase ↑, Hb ↓;
UW (Losartan): Schwindel, Asthenie, Müdigkeit, Hypotonie, Hyperkaliämie, Hypoglykämie;
UW (Olmesartan): Schwindel, Bronchitis, Husten, Pharnygitis, Rhinitis, Diarrhoe, Übelkeit, Dyspepsie, Gastroenteritis, Arthritis, Abdominal-/Rücken-/Knochenschmerzen, Hämaturie, Infektion der Harnwege, Brustschmerz, Müdigkeit, periphere Ödeme, grippeähnliche Symptome, Kreatinphosphokinase/Harnsäure/Triglyceride/Leberenzyme ↑;
UW (Telmisartan): keine sehr häufigen/häufigen UW;
UW (Valsartan): Schwindel, Hypotonie, Nierenfktstörung;
KI (Azilsartan, Irbesartan): bekannte Überempfindlichkeit, SS (2., 3. Trim.);
KI (Candesartan): bekannte Überempfindlichkeit, schwere LI, Cholestase, SS (2., 3. Trim.);
KI (Eprosartan): bekannte Überempfindlichkeit, schwere LI, SS (2., 3. Trim.), Nierenarterienstenose (bds. o. bei Einzelniere);
KI (Losartan): bekannte Überempfindlichkeit, schwere LI, SS (2., 3. Trim.);
KI (Olmesartan): bek. Überempf., SS (2., 3. Trim.), Gallenwegsobstruktion;
KI (Telmisartan): bekannte Überempf., SS (2., 3. Trim.), obstruktive Gallenfunktionstörung, stark eingeschränkte Leberfunktion;
KI (Valsartan): bek. Überempf., schwere LI, Cholestase, biliäre Zirrhose, SS (2., 3. Trim.)

Azilsartanmedoxomil Rp	HWZ 11 h, PPB >99%, PRC D (1.), X (2., 3. Trim.), Lact -
Edarbi *Tbl. 20, 40, 80mg*	**Art. Hypertonie:** ini 1 x 40mg p.o., je nach Wi steigern bis max. 1 x 80mg/d; **DANI** bei schwerer Nierenfktstrg. keine Erfahrungen; **DALI** bei schwerer Funktionsstörung Anw. nicht empfohlen, bei leichter bis mäßiger Funktionsstrg. ini 1 x 20mg/d
Candesartan Rp	HWZ 9 h, Q0 0.4, PPB 99%, PRC C (1.), D (2., 3. Trim.), Lact ?
Amias *Tbl. 8mg* **Atacand** *Tbl. 4, 8, 16, 32mg* **Blopress** *Tbl. 4, 8, 16, 32mg* **Candesartan HEXAL** *Tbl. 4, 8, 16, 32mg* **Candesartan Stada** *Tbl. 4, 8, 16, 32mg* **Ratacand** *Tbl. 8, 16, 32mg*	**Art. Hypertonie:** ini 1 x 8mg p.o., je nach Wi steigern bis 1 x 16mg, max. 32mg/d; **Herzinsuffizienz:** ini 1 x 4mg, alle 2W Dosis verdoppeln je nach Verträglichkeit bis 32mg/d; **DANI** ini 4mg; CrCl < 15: nicht empfohlen; **DALI** ini 2mg
Eprosartan Rp	HWZ 5-9 h, Q0 0.9, PPB 98%, PRC C (1.), D (2., 3. Trim.), Lact -
Eprosartan-CT *Tbl. 600mg* **Eprosartan-ratioph.** *Tbl. 600mg* **Teveten Mono** *Tbl. 600mg*	**Art. Hypertonie:** 1 x 600mg p.o.; **DANI** CrCl > 30: 100%; < 30: sorgfältige Dosiseinstellung; **DALI** KI bei schwerer LI
Irbesartan Rp	HWZ 11-15 h, Q0 1.0, PPB 96%, PRC C (1.), D (2., 3. Trim.), Lact ?
Aprovel *Tbl. 75, 150, 300mg* **Ifirmasta** *Tbl. 75, 150, 300mg* **Irbesartan 1A** *Tbl. 75, 150, 300mg* **Irbesartan-CT** *Tbl. 75, 150, 225, 300mg* **Karvea** *Tbl. 75, 150, 300mg*	**Art. Hypertonie:** ini 1 x 150mg p.o., je nach Wi steigern bis max. 300mg/d; **DANI** Dialyse: ini 75mg; **DALI** nicht erforderlich
Losartan Rp	HWZ 2 (6-9) h, Q0 0.95, PPB 99%, PRC C (1.), D (2., 3. Trim.), Lact ?
Cozaar *Tbl. 50, 100mg* **Lorzaar** *Tbl. 12.5, 50, 100mg; Lsg. 2.5mg/ml* **Losar-Q** *Tbl. 50, 100mg* **Losartan HEXAL** *Tbl. 12.5, 25, 50, 75, 100mg* **Losar Teva** *Tbl. 25, 50, 100mg*	**Art. Hypertonie:** 1 x 50mg p.o., je nach Wi steigern bis max. 100mg/d; **Herzinsuffizienz:** ini 1 x 12.5mg p.o., langsam steigern bis 1 x 25-50mg; **Hypertonie + D.m. + Proteinurie:** (> 0.5g/d): ini 1 x 50mg, ggf. nach 1 Monat 1 x 100mg; **Hypertonie + LVH zur Risikoreduktion cerebr. Insult:** 1 x 50mg; ggf. 1 x 100mg; **DANI** nicht erforderlich; **DALI** Dosisreduktion., KI bei schwerer LI
Olmesartan Rp	HWZ 10-15 h, PPB 99%, PRC C (1.), D (2., 3. Trim.), Lact ?
Belsar *Tbl. 20, 40mg* **Olmetec** *Tbl. 10, 20, 40mg* **Votum** *Tbl. 10, 20, 40mg*	**Art. Hypertonie:** 1 x 10mg p.o., je nach Wi steigern bis max. 40mg/d; **DANI** CrCl > 20: max. 20mg; < 20: nicht empf.; **DALI** leichte Funktionsstrg.: 100%; mäßige: ini 10mg, max. 20mg/d; schwere LI: Anw. nicht empfohlen

Telmisartan Rp	HWZ > 20h, Q0 1.0, PPB 99%, PRC C (1.), D (2., 3. Trim.), Lact ?
Kinzal mono *Tbl. 20, 40, 80mg* **Micardis** *Tbl. 20, 40, 80mg* **Pritor** *Tbl. 40, 80mg* **Telmisartan HEXAL** *20, 40, 80mg* **Tolura** *20, 40, 80mg*	**Art. Hypertonie:** 1 x 20-40mg p.o., max. 80mg/d; **kardiovaskuläre Prävention:** 1 x 80mg p.o.; **DANI** leichte-mäßige NI: 100%; schwere NI, HD: ini 20mg/d; **DALI** max. 40mg/d, KI bei schwerer Leberfktstrg

Valsartan Rp	HWZ 6h, Q0 0.7, PPB 94-97%, PRC C (1.), D (2., 3. Trim.), Lact ?
Cordinate *Tbl. 40, 80, 160, 320mg* **Diovan** *Tbl. 40, 80, 160, 320mg; Lsg. 3mg/ml* **Provas** *Tbl. 40, 80, 160, 320mg* **Valsacor** *Tbl. 40, 80, 160, 320mg* **Valsartan Actavis** *Tbl. 40, 80, 160, 320mg* **Valsartan HEXAL** *Tbl. 40, 80, 160, 320mg* **Valsartan Stada** *Tbl. 40, 80, 160, 320mg*	**Art. Hypertonie:** 1 x 80mg p.o.; ggf. steigern auf max. 320mg/d; **Ki. 6-18J.**: < 35kg: 1 x 20mg (=7ml Lsg.) p.o., > 35kg: 1 x 40mg (=14ml Lsg.), max. 80mg/d (=27ml); **Herzinsuffizienz:** ini 2 x 40mg p.o., steigern auf max. 2 x 160mg; **post Herzinfarkt:** ini 2 x 20mg p.o., steigern auf max. 2 x 160mg; **DANI** CrCl > 10: 100%; < 10, HD: nicht empfohlen; **DALI** leichte bis mittelschwere LI: max. 80mg/d, KI bei schwerer LI

2.1.3 Betablocker

Wm/Wi: kompetitive Betarezeptoren-Hemmung ⇒ negativ ino-/chronotrop ⇒ HZV ↓, kardialer O_2-Verbrauch ↓, Reninsekretion ↓; in hohen Dosen: unspezifische, membranstabilisierende, chinidinartige Wi;
UW (Atenolol): Bradykardie, Kältegefühl an Extremitäten, Schwindel, Schwitzen, Magen-Darm-Beschwerden, Müdigkeit;
UW (Betaxolol): Schlaflosigkeit, Schwindel, Müdigkeit, Kopfschmerzen, Schwitzen, Bradykardie, Kältegefühl an Extremitäten, Magen-Darm-Beschwerden, allergische Hautreaktionen, Haarausfall, Schwäche;
UW (Bisoprolol): Bradykardie (bei chron. Herzinsuffizienz), Verschlechterung der Herzinsuffizienz, Schwindel, Kopfschmerzen, Übelkeit, Erbrechen, Diarrhö, Obstipation, Kälte- oder Taubheitsgefühl in den Extremitäten, Hypotonie, Asthenie, Müdigkeit;
KI (Atenolol): Überempfindlichkeit, manifeste Herzinsuffizienz, Schock, AV-Block II-III°, Sick-Sinus-Syndrom, sinuatrialer Block, Bradykardie, Hypotonie, Azidose, bronchiale Hyperreagibilität, Spätstadium pAVK, gleichzeitige MAO-Hemmer-Therapie;
KI (Betaxolol): manifeste Herzinsuffizienz, kardiogener Schock, anamnestisch anaphylaktische Reaktion, AV-Block II-III°, Sick-Sinus-Syndrom, sinuatrialer Block, Bradykardie, Hypotonie, Prinzmetal-Angina, Raynaud-Syndrom, Spätstadium pAVK, gleichzeitige MAO-Hemmer-Therapie, schwere Formen von Asthma/COPD, unbehandeltes Phäochromozytom, Kombinatioin mit Floctafenin, Sultoprid;
KI (Bisoprolol): akute Herzinsuffizienz, dekompensierte Herzinsuffizienz mit erforderlicher i.v. inotroper Ther., kardiogener Schock, AV-Block II°/III°, Sinusknotensyndrom, SA-Block, Bradykardie < 60/min, Hypotonie, schwere Formen von Asthma bronchiale, schwere COPD, Spätstadium pAVK, Raynaud-Syndrom, unbehandeltes Phäochromozytom, metabolische Azidose

Acebutolol Rp	HWZ 4(7-13)h, Q_0 0.8 (0.4), PPB 25%, PRC B, Lact ?	β_1	ISA
Prent *Tbl. 200, 400mg*	**Art. Hypertonie:** ini 1 x 200mg p.o., je nach Wi steigern bis 1 x 400-800mg; **KHK:** 1 x 400-800mg p.o.; **tachykarde HRST:** 2-3 x 200mg p.o.; **DANI** CrCl 10-30: 50%; < 10: 25%; **DALI** Dosisreduktion	+	+
Atenolol Rp	HWZ 6h, Q_0 0.12, PPB 3%, PRC D, Lact ?	+	0
Atenolol-ratioph. *Tbl. 25, 50, 100mg* **AteHEXAL** *Tbl. 25, 50, 100mg* **Juvental** *Tbl. 25, 50, 100mg* **Tenormin** *Tbl. 50mg*	**Hyperkinetisches Herzsyndrom:** 1 x 25mg p.o.; **art. Hypertonie, KHK, supraventrikuläre und ventrikuläre HRST:** 1 x 50-100mg p.o.; **DANI** CrCl 10-30: 50%; < 10: 25%		
Betaxolol Rp	HWZ 18h, Q_0 0.8, PPB 50%, PRC C, Lact ?	+	0
Kerlone *Tbl. 20mg*	**Art. Hypertonie:** 1x10-20mg p.o.; **DANI** CrCl > 30: 100%; < 30, HD: max. 10mg/d		
Bisoprolol Rp	HWZ 11h, Q_0 0.48, PPB 30%, PRC C, Lact ?	+	0
Bisobeta *Tbl. 5, 10mg* **BisoHEXAL** *Tbl. 1.25, 2.5, 3.75, 5, 10mg* **Bisoprolol-ratioph.** *Tbl. 5, 10mg* **Concor** *Tbl. 5, 10mg* **Jutabis** *Tbl. 5, 10mg* **Concor Cor** *Tbl. 1.25, 2.5, 3.75, 5, 7.5, 10mg*	**Art. Hypertonie, KHK:** 1 x 2.5-10mg p.o.; **Herzinsuffizienz:** ini 1 x 1.25mg p.o., je nach Verträglichkeit steigern um 1.25-2.5mg/W bis 10mg/d; **DANI** CrCl < 20: max. 10mg/d; **DALI** max. 10mg/d		
Carvedilol Rp	HWZ 6-10h, Q_0 1.0, PPB 99%, PRC C, Lact ?	0	0
Carvedilol HEXAL *Tbl. 3.125, 6.25, 12.5, 25, 50mg* **Carvedilol-ratioph.** *Tbl. 6.25, 12.5, 25mg* **Dilatrend** *Tbl. 3.125, 6.25, 12.5, 25mg* **Querto** *Tbl. 6.25, 12.5, 25mg*	**Art. Hypertonie:** ini 1 x 12.5mg, nach 2d 1 x 25mg, ggf. nach 14d 2 x 25mg p.o.; **chron. stabile AP:** ini 2 x 12.5mg, n. 2d 2 x 25mg, ggf. n. 14d 2 x 50mg; **Herzinsuffizienz:** ini 2 x 3.125mg, je nach Verträglichkeit alle 2W steigern um 3.125-12.5mg; bis 85kg: max. 2 x 25mg; > 85kg: max. 2 x 50mg; **DANI** nicht erforderlich		
Celiprolol Rp	HWZ 5-7h, Q_0 0.6	+	+
Celipro Lich *Tbl. 200mg* **Celiprolol-CT** *Tbl. 200mg* **Selectol** *Tbl. 200mg*	**Art. Hypertonie, KHK:** 1 x 200-400mg p.o.; **DANI** CrCl < 10: 1 x 100mg		

		β_1	IS
Esmolol Rp	HWZ 9min, Q0 1.0, PPB 55%, PRC C, Lact ?		
Brevibloc *Amp. 100mg/10ml, 2500mg/250ml* **Esmocard** *Amp. 100mg/10ml, 2500mg/10ml*	**Supraventrikuläre Tachykardie:** ini 500µg/kg i.v. über 1min, dann 50µg/kg/min, max. 200µg/kg/min; **DANI** CrCl 30-60: Anw. für max 4h; < 30: KI; **DALI** KI bei schwerer Leberfktsstrg.	+	0
Metoprololsuccinat Rp	HWZ 3-4h, PPB 10%	+	0
Beloc-Zok *Tbl. 23.75(ret.), 47.5(ret.), 95(ret.), 190(ret.)mg* **MetoHEXAL-Succ** *Tbl. 23.75(ret.), 47.5(ret.), 95(ret.), 142.5(ret.), 190(ret.)mg* **Meto-Succinat Sandoz** *Tbl. 23.75(ret.), 47.5(ret.), 95(ret.), 142.5(ret.), 190(ret.)mg*	**Art. Hypertonie, KHK, tachykarde HRST, hyperkinetisches Herzsyndrom:** 1 x 47.5-190mg p.o.; **Herzinsuffizienz:** ini 1 x 23.75mg, nach Verträglichkeit Dosis alle 2W verdoppeln bis max. 1 x 190mg; **Migräne-Pro.:** 1 x 95mg p.o.		
Metoprololtartrat Rp	HWZ 3-5(8)h, Q0 > 0.8, PPB 12%	+	0
Beloc *Amp. 5mg/5ml* **Jutabloc** *Tbl. 50, 100, 200(ret.)mg* **Lopresor** *Tbl. 50, 100mg; Amp. 5mg/5ml* **Meprolol** *Tbl. 50, 100, 200(ret.)mg* **MetoHEXAL** *Tbl. 50, 100, 100(ret.), 200(ret.)mg* **Metoprolol AL** *Tbl. 50, 100, 200(ret.)mg* **Metoprolol-ratioph.** *Tbl. 50, 50(ret.), 100, 100(ret.), 200(ret.)mg* **Prelis** *Tbl. 50, 200(ret.)mg*	**Art. Hypertonie, KHK, tachykarde HRST, hyperkinetisches Herzsyndrom:** 1-2 x 50-100mg p.o.; 1 x 100-200mg (ret.); 5-10mg langsam i.v., max. 20mg i.v.; **Migräne-Pro.:** 1-2 x 50-100mg p.o.; 1 x 100-200mg (ret.); **DANI** nicht erforderlich		
Nebivolol Rp	HWZ 10-50h, Q0 0.95, PPB 98%	+	0
Nebilet *Tbl. 5mg* **Nebivolol Actavis** *Tbl. 5mg* **Nebivolol Stada** *Tbl. 5mg*	**Art. Hypertonie:** 1 x 5mg p.o.; **chron. Herzinsuffizienz bei > 70J:** ini 1.25mg, max. 10mg/d; **DANI** ini 2.5mg; **DALI** KI		
Penbutolol Rp	HWZ 13-28h, Q0 0.95, PPB 99%, PRC C, Lact ?	0	+
Betapressin *Tbl. 40mg*	**Art. Hypertonie:** 1 x 40-80mg p.o.; **hyperkinetisches Herzsyndrom, KHK, tachykarde HRST:** 20-80mg/d in 1-2ED		
Pindolol Rp	HWZ 3-4h, Q0 0.5, PPB 40%, PRC B, Lact ?	0	+
Visken *Tbl. 5mg*	**Art. Hypertonie:** 3 x 5-10mg p.o.; **KHK:** 3 x 5mg p.o.; 1 x 15mg; **tachykarde HRST:** 3 x 5-10mg p.o.; **hyperkinetisches Herzsyndrom:** 2-3 x 2.5mg; **DALI** Dosisreduktion		

Propranolol Rp	HWZ 3-4h, Q_0 1.0, PPB 90%, PRC C, Lact ?	β_1	ISA
Dociton *Tbl. 10, 40, 80mg; Kps. 80(ret.), 160(ret.)mg; Amp. 1mg/1ml* **Hemangiol** *Lsg. (1ml = 3.75mg)* **Inderal** *Tbl. 40mg* **Obsidan** *Tbl. 25, 40, 100mg* **Propra-ratioph.** *Tbl. 10, 40, 80mg* **Propranolol Stada** *Tbl. 40, 80mg*	**Art. Hypertonie:** 2-3 x 40-80mg p.o.; 2 x 160mg; 1 x 160-320mg (ret.); **KHK, tachykarde HRST:** 2-3 x 40-80mg; 1 x 1mg langsam i.v., max. 10mg i.v.; **hyperkinetisches Herzsyndrom:** 3 x 10-40mg; **prim. Angstsyndrom, essentieller Tremor, Migräne-Pro.:** 2-3 x 40mg; **Hyperthyreose:** 3-4 x 10-40mg; **proliferative infantile Hämangiome:** (Hemangiol) Ki. 5W-5M: ini 1mg/kg/d p.o. in 2ED, nach 1W 2mg/kg/d, nach 2W 3mg/kg/d; Ther-Dauer 6M; **DANI** nicht erforderlich	0	0
Sotalol Rp	HWZ 15h, Q_0 0.15, keine PPB, PRC B, Lact ?	0	0
Corsotalol *Tbl. 160mg* **Rentibloc** *Tbl. 40, 160mg* **SotaHEXAL** *Tbl. 40, 80, 160mg* **Sotalex** *Tbl. 80, 160mg;* **Sotalol-ratioph.** *Tbl. 40, 80, 160mg*	**Ventrikuläre HRST**: ini 2 x 80mg p.o., ggf. steigern bis 3 x 80 od. 2 x 160mg; max. 640mg/d in 2-3 ED; **PRO chron. Vorhofflimmern nach DC-Kardioversion**: 2-3 x 80mg p.o., max. 2 x 160mg/d; **PRO paroxysmales Vorhofflimmern**: 2-3 x 80mg p.o. **DANI** CrCl 30-60: 50%; 10-30: 25%; <10: keine oder vorsichtige Anw.		

β1: selektive Hemmung von Beta-1-Rezeptoren; **ISA:** intrinsische sympathomimetische Aktivität = partieller Agonismus und partieller Antagonismus

2.1.4 Direkte Reninihibitoren

Wm/Wi: selektive direkte Hemmung des humanen Renins ⇒ Blockade der Umwandlung von Angiotensinogen zu Angiotensin I ⇒ Reduktion der Plasmareninaktivität; Senkung der Angiotensin I- und II-Spiegel ⇒ RR ↓;
UW: Schwindel, Diarrhoe, Arthralgie, Hyperkaliämie, Hautausschlag, Hypotonie, Einschränkung der Nierenfunktion, periphere Ödeme;
KI: angeborenes/idiopathisches Angioödem, Angioödem unter Aliskiren in Vorgeschichte, gleichzeitige Anwendung mit Ciclosporin, Itraconazol u. anderen potenten P-gp-Inhibitoren (z. B. Chinidin), gleichzeitige Anwendung mit Angiotensin-II-Rezeptor-Blockern oder ACE-Hemmern bei Patienten mit Diabetes mellitus oder eingeschränkter Nierenfkt. (CrCl < 60), SS (2./3. Trim.), bekannte Überempfindlichkeit gegen Wirkstoff oder sonstige Bestandteile

Aliskiren Rp	HWZ 40h, PPB 49%, PRC C (1.), D (2., 3. Trim.), Lact ?
Rasilez *Tbl. 150, 300mg*	**Art. Hypertonie:** ini 1 x 150mg p.o., ggf. nach 2W steigern auf 1 x 300mg; **DANI** CrCl < 30: vorsichtige Anw.; < 60: KI bei gleichzeitiger Einnahme v. ACE-Hemmern oder AT-II-Blockern; **DALI** nicht erforderlich

2.1.5 Kalziumantagonisten (Non-Dihydropyridine)

Wm: Hemmung des Ca2+-Einstroms;
Wi: negativ inotrop, kardialer O2-Verbrauch ↓, Vasodilatation (v.a. Arteriolen ⇒ Nachlast ↓, Vorlast unbeeinflusst!), negativ chronotrop, AV-Überleitungszeit ↑, AV-Refraktärzeit ↑;
UW (Verapamil): Übelkeit, Brechreiz, Völlegefühl, Obstipation, Müdigkeit, Nervosität, Schwindel, Benommenheit, Schläfrigkeit, Parästhesie, Neuropathie, Tremor, Entwicklung/ Verschlechterung einer Herzinsuffizienz, Hypotonie, Orthostase, Sinusbradykardie, AV-Block I°, Knöchelödeme, Flush, Hautrötung, Wärmegefühl, allergische Reaktionen, Erythem, Pruritus, Urtikaria, makulopapulöses Exanthem, Erythromelalgie, Schwitzen, Kopfschmerzen;
KI (Verapamil): Herz-Kreislauf-Schock, akuter Herzinfarkt mit Komplikationen, ausgeprägte Reizleitungsstrg. (z. B. SA- bzw. AV-Block II° u. III°), Sinusknotensyndrom, manifeste Herzinsuff., Vorhofflimmern/-flattern u. gleichzeitiges WPW-Syndrom, i.v. Applikation von Betablockern (Ausnahme Intensivmedizin)

Diltiazem Rp	HWZ 6h, Q0 > 0.9, PPB 70-85%, PRC C, Lact -
DiltaHEXAL *Tbl. 60, 90(ret.)mg* **Diltiazem-ratioph.** *Tbl. 60mg; Kps. 90(ret.), 120(ret.), 180(ret.)mg* **Dilzem** *Tbl. 90(ret.), 120(ret.), 180(ret.)mg; Kps. 240(ret.)mg*	**Art. Hypertonie, KHK:** 3 x 60mg; 2 x 90-180mg (ret.); 1 x 240mg (ret.) p.o.; **DANI, DALI** ini 120mg/d

Verapamil Rp	HWZ 3-7h, Q0 > 0.8, PPB 90%, PRC C, Lact +
Isoptin *Tbl. 40, 80, 120, 120(ret.), 240(ret.)mg; Inj.Lsg. 5mg/2ml* **VeraHEXAL** *Tbl. 40, 80, 120, 120(ret.), 240(ret.)mg; Kps. 120(ret.), 180(ret.), 240(ret.)mg; Inj.Lsg. 5mg/2ml* **Veramex** *Tbl. 40, 80, 120, 240(ret.)mg* **Verapamil-ratioph.** *Tbl. 40, 80, 120, 240(ret.)mg; Inj.Lsg. 5mg/2ml*	**Art. Hypertonie, KHK, supraventrikuläre Tachykardie:** 3 x 80-120mg; 2 x 120-240mg (ret.) p.o.; 5mg langsam i.v., dann 5-10mg/h, max. 100mg/d; Perf. (100mg) = 2mg/ml ⇒ 2-5ml/h; **Ki. 6-14J:** 80-360mg/d, 2.5-5mg i.v.; **< 6J:** 80-120mg/d, 2-3mg i.v.; **Sgl.:** 0.75-2mg i.v.; **NG:** 0.75-1mg i.v.; **DANI** nicht erforderlich; **DALI** 2-3 x 40mg

2.1.6 Kalziumantagonisten (Dihydropyridine)

Wm/Wi: Hemmung des Ca^{2+}-Einstroms ⇒ negativ inotrop, kardialer O_2-Verbrauch ↓, Vasodilatation v.a. der Arteriolen ⇒ Nachlast ↓, Vorlast unbeeinflusst!;
UW (Amlodipin): Knöchelschwellung, Kopfschmerzen, Schläfrigkeit, Schwindel, Schwäche, Palpitationen, Übelkeit, Dyspepsie, Bauchschmerzen, Gesichtsrötung mit Hitzeempfindung;
KI (Amlodipin): Überempfindlichkeit gegen Amlodipin oder andere Dihydropyridine, schwere Hypotonie, Schock, kardiogener Schock, Herzinsuffizienz nach akutem Herzinfarkt (erste 4W), hochgradige Aortenstenose, instabile Angina pectoris

Amlodipin Rp	HWZ 40h, Qo 0.85, PPB 93%, PRC C, Lact ?
Amlobesilat Sandoz *Tbl. 5, 7.5, 10mg* **Amlodipin Corax** *Tbl. 5, 10mg* **Amlodipin HEXAL** *Tbl. 5, 7.5, 10mg* **Amlodipin-ratioph.** *Tbl. 5, 10mg* **Amparo** *Tbl. 5, 10mg* **Norvasc** *Tbl. 5mg*	**Art. Hypertonie, chron. stabile AP:** 1 x 5-10mg p.o.; **DANI** nicht erforderlich; **DALI** KI b. schwerer LI
Felodipin Rp	HWZ 10-16h, Qo 1.0, PPB 99%, PRC C, Lact ?
Felocor *Tbl. 2.5(ret.), 5(ret.), 10(ret.)mg* **Felodipin-CT** *Tbl. 2.5(ret.), 5(ret.), 10(ret.)mg* **Modip** *Tbl. 2.5(ret.), 5(ret.), 10(ret.)mg*	**Art. Hypertonie:** ini 1 x 2.5-5mg; Erh.Dos. 1 x 5-10mg (ret.) p.o.; **DANI** CrCl < 30: KI; **DALI** sorgfältige Dosiseinstellung, KI bei Child C
Isradipin Rp	HWZ 8.4h, Qo 1.0, PPB 95%, PRC C, Lact ?
Lomir Sro *Kps. 5(ret.)mg* **Vascal uno** *Kps. 2.5(ret.), 5(ret.)mg*	**Art. Hypertonie:** 2 x 2.5-5mg; 1 x 5-10mg (ret.) p.o.; **DANI** CrCl > 30: ini 50%; < 30: nicht empfohlen; **DALI** KI
Lercanidipin Rp	HWZ 8-10h, PPB > 98%
Carmen *Tbl. 10, 20mg* **Corifeo** *Tbl. 10, 20mg* **Lercanidipin Heumann** *Tbl. 10, 20mg* **Lercanidipin Stada** *Tbl. 10, 20mg*	**Art. Hypertonie:** 1 x 10-20mg p.o.; **DANI** CrCl > 30: 100%; < 30: nicht empfohlen; **DALI** KI bei schwerer Leberfktstrg.
Manidipin Rp	PPB 99%
Manyper *Tbl. 10, 20mg*	**Art. Hypertonie:** ini 1 x 10mg p.o., nach 4W je nach Wi 1 x 20mg; **DANI** CrCl < 10: KI; **DALI** max. 10mg/d

Nifedipin Rp	HWZ 2.5-5h, Q_0 1.0, PPB 98%, PRC C, Lact +
Adalat *Kps. 5, 10mg; Tbl. 20(ret.), 30(ret.), 60(ret.)mg; Inf.Lsg. 5mg/50ml* **Aprical** *Kps. 10mg; Tbl. 60(ret.)mg* **Corinfar** *Tbl. 40(ret.)mg* **NifeHEXAL** *Kps. 5, 20mg; Tbl. 10(ret.), 20(ret.), 30(ret.), 40(ret.), 60(ret.)mg; Gtt. (1ml = 20mg)* **Nifical** *Tbl. 10(ret.), 20(ret.)mg; Gtt. (1ml = 20mg)*	**Art. Hypertonie, KHK:** 3 x 10-20mg p.o.; 1 x 30-60mg (ret.), 2 x 20mg (ret.); max. 60mg/d p.o.; 0.63-1.25mg/h i.v.; Perf. (5mg) = 0.1mg/ml ⇒ min1-5: 60-120ml/h, dann 6-12ml/h; **hypertensive Krise:** 10mg p.o. (Kps. zerbeißen), evtl. Wdh. nach 30min; **Raynaud-Syndrom:** 3 x 10-20mg p.o.; **DANI** nicht erforderlich; **DALI** sorgfältige Dosiseinstellung

Nilvadipin Rp	HWZ 15-20h, Q_0 1.0, PPB 99%
Escor *Kps. 8(ret.), 16(ret.)mg* **Nivadil** *Kps. 8(ret.), 16(ret.)mg*	**Art. Hypertonie:** ini 1 x 8mg p.o., je nach Wi steigern bis 1 x 16mg; **DANI** CrCl < 30: nicht empfohlen; **DALI** max. 8mg/d

Nisoldipin Rp	HWZ 7-12h, Q_0 1.0, PPB 99%, PRC C, Lact ?
Baymycard *Tbl. 5, 10mg* **Baymycard RR** *Tbl. 10(ret.), 20(ret.), 30(ret.)mg*	**Art. Hypertonie:** 2 x 5-10mg, max. 2 x 20mg p.o.; 1 x 10-40mg (ret.); **chronisch stabile AP:** 2 x 5-10mg, max. 2 x 20mg p.o.; **DANI** nicht erforderlich; **DALI** KI bei schwerer Leberfktstrg.

Nitrendipin Rp	HWZ 8-12h, Q_0 1.0, PPB 99%, PRC C
Bayotensin *Tbl. 10, 20mg; Phiole 5mg* **Jutapress** *Tbl. 10, 20mg* **Nitrendipin-ratioph.** *Tbl. 10, 20mg* **Nitrepress** *Tbl. 10, 20mg*	**Art. Hypertonie:** 1-2 x 10-20mg p.o.; **hypertensive Krise:** 5mg s.l., evtl. Wdh. nach 30 min; **DANI** nicht erforderlich; **DALI** ini 10mg/d, häufige RR-Kontrolle

2.1.7 Zentral angreifende Alpha-2-Rezeptoragonisten

Wm: Stimulation zentraler Alpha-2-Rezeptoren ⇒ präsynaptisch ⇒ Noradrenalinfreisetzung ↓ ⇒ postsynaptisch ⇒ peripherer Sympathikotonus ↓, Reninfreisetzung ↓ ⇒ Hemmung des RAAS;
Wm (Alpha-Methyldopa): zusätzlich Bildung des „falschen" Tansmitters Alpha-Methylnoradrenalin;
Wm (Moxonidin): Stimulation von zentralen Imidazolinrezeptoren; relativ schwache Stimulation zentraler Alpha-2-Rezeptoren;
Wi: peripherer Widerstand ↓, HF ↓, HZV ↓ ⇒ RR ↓;
UW (Alpha-Methyldopa): Sedierung, Schwindel, orthostatische Strg., Benommenheit, Kopfschmerzen, HF ↓, Mundtrockenheit, Ödeme, Schlafstrg., Depression, Halluzinationen, Libidostrg., Gynäkomastie, Amenorrhoe;
UW (Clonidin): Schlafstrg., Depression, Kopfschmerzen, AV-Block, HF ↓, Sedierung, Mundtrockenheit, Potenz- u. Libidostrg.;
UW (Moxonidin): Benommenheit, Mundtrockenheit, Schläfrigkeit, Schwäche, Schwindel, Kopfschmerzen, gestörte Denkprozesse, Schlafstrg., Übelkeit, Obstipation, Vasodilatation;
KI (Alpha-Methyldopa): akute u. chronische Lebererkrankungen, schwere Nierenfktstrg., Phäochromozytom, Depression, schwere Herzinsuffizienz, hämolytische Anämie;
KI (Clonidin): SZ, Depressionen, HF ↓ < 50/min, AV-Block II°-III°, Sick Sinus;
KI (Moxonidin): Sick Sinus, sinuatrialer Block, AV-Block II°-III°, HF ↓ < 50, maligne Arrhythmien, Herzinsuffizienz, schwere Koronarinsuffizienz, instabile AP, schwere Nierenfunktionsstörung, Angioödem, schwere Lebererkrankung

Alpha-Methyldopa Rp	HWZ 2h, Q0 0.4, PPB 10-15%, PRC B, Lact +
Dopegyt *Tbl. 250mg* **Methyldopa Stada** *Tbl. 250mg* **Presinol** *Tbl. 125, 250, 500mg*	**Art. Hypertonie:** ini 1-3 x 125mg p.o., je nach Wi steigern bis 2-3 x 250mg; **Schwangerschaftshypertonie:** 250-2000mg/d; **DANI** sorgfältige Dosiseinstellung, Erh.Dos. max. 50%

Clonidin Rp	HWZ 10-20h, Q0 0.4, PPB 30-40%, PRC C, Lact ?
Catapresan *Tbl. 0.075, 0.15, 0.3mg* **Clonidin-ratioph.** *Tbl. 0.075, 0.15, 0.3mg; Kps. 0.25mg; Amp. 0.15mg/1ml* **Clonistada** *Tbl. 0.15, 0.3, 0.25 (ret.)mg*	**Art. Hypertonie:** 2 x 0.075-0.3mg; 1-2 x 0.25mg (ret.), max. 0.9mg/d p.o.; **hypertensive Krise:** 1-4 x 0.075-0.15mg i.m./s.c./i.v.; Perf. (0.45mg) = 9µg/ml ⇒1-5ml/h; s. a. Alkoholentwöhnungsmittel → 378; **DANI** max. 0.3mg/d p.o./i.v.

Moxonidin Rp	HWZ 2-3h, Q0 0.4, PPB 7%
Cynt *Tbl. 0.2, 0.3, 0.4mg* **Moxobeta** *Tbl. 0.2, 0.3, 0.4mg* **Moxonidin HEXAL** *Tbl. 0.2, 0.3, 0.4mg* **Physiotens** *Tbl. 0.2, 0.3, 0.4mg*	**Art. Hypertonie:** 1-2 x 0.2-0.4mg p.o., max. 0.6mg/d; **DANI** CrCl: 30-60: max. 0.4mg/d; < 30: KI; **DALI** KI bei schwerer LI

2.1.8 Alphablocker

Wm: reversible Alpha-1-Rezeptorblockade; irreversible Alpha-1-/Alpha-2- Rezeptorblockade (Phenoxybenzamin);
Wi: Vasodilatation, Pre- und Afterload ↓; Urapidil: zusätzlich Agonist am 5-HT1A-Rezeptor;
UW (Doxazosin): Atemwegsinfekte, Harnwegsinfekt, Benommenheit, Kopfschmerzen, Somnolenz, Schwindel, Hypotonie, othostat. Hypotonie, Palpitationen, Tachykardie, Bronchitis, Dyspnoe, Rhinitis, Bauchschmerzen, Dyspepsie, Mundtrockenheit, Übelkeit, Pruritus, Rückenschmerzen, Myalgien, Zystitis, Harninkontinenz, Schwächegefühl, Brustschmerz, Grippesymptome, periph. Ödeme;
KI (Doxazosin): bekannte Überempfindlichkeit, orthostatische Hypotonie, Pat. mit benigner Prostatahyperplasie, die gleichzeitig eine Stauung der oberen Harnwege, einen chronischen; Harnwegsinfekt oder Blasensteine aufweisen, Pat. mit gastrointest. Obstruktion, ösophagealer Obstruktion oder verringertem Lumendurchmesser des GI-Traktes in der Anamnese, SZ, benigne Prostatahyperplasie mit Überlaufblase, Anurie oder progressiver Niereninsuffizienz als Monotherapie

Doxazosin Rp	HWZ 8.8-22h, Qo 0.95, PPB 98%, PRC C, Lact ?
Cardular PP *Tbl. 4(ret.)mg* **Diblocin PP** *Tbl. 4(ret.)mg* **Doxacor** *Tbl. 1, 2, 4, 8mg* **Doxazosin-ratioph.** *Tbl. 2, 4, 4(ret.), 8(ret.)mg* **Doxazosin Stada** *Tbl. 1, 2, 4, 4(ret.), 8mg* **Jutalar** *Tbl. 2, 4, 4(ret.), 8mg*	**Art. Hypertonie:** ini 1 x 1mg/d, bei Bedarf um 1mg/W steigern auf 1 x 8mg p.o., max. 16mg/d; **DANI** nicht erforderlich; **DALI** leichte LI: sorgfältige Dosiseinstellung; schwere LI: Anw. nicht empfohlen

Phenoxybenzamin Rp	HWZ 24h, PRC C, Lact ?
Dibenzyran *Kps. 10mg*	**Phäochromozytom:** 1-3W präoperativ: ini 1 x 10mg p.o., je nach Wi steigern bis 100mg/d; inoperabel: ini 10mg/d, Erh.Dos. 2-3 x 20-40mg; **Ki.:** ini 0.2-0.4mg/kg/d; **DANI** KI

Terazosin Rp	HWZ 8-14h, Qo 0.95, PPB 90-94%, PRC C, Lact ?
Heitrin *Tbl. 1, 2, 5mg* **Terazosin Stada** *Tbl. 2, 5, 10mg*	**Art. Hypertonie:** ini 1 x 1mg p.o., je nach Wi steigern bis max. 20mg/d; **DANI** nicht erforderlich; **DALI** Dosisreduktion

Urapidil Rp	HWZ 4.7 (10)h, Qo 1.0, PPB 80%
Ebrantil *Kps. 30(ret.), 60(ret.), 90(ret.)mg; Amp. 25mg/5ml, 50mg/10ml* **Urapidil Carino** *Amp. 25mg/5ml, 50mg/10ml, 100mg/20ml* **Urapidil Pharmore** *Amp. 25mg/5ml, 50mg/10ml, 100mg/20ml*	**Art. Hypertonie:** 2 x 30-90mg (ret.) p.o.; **hypertensiver Notfall:** 10-50mg langsam i.v., ggf. Wdh. nach 5min; Dauerinfusion ini 2mg/min, mittlere Erh.Dos. 9mg/h; Perfusor 100mg/50ml (2mg/ml): 4.5-60ml/h; **DANI, DALI** sorgfältige Dosiseinstellung

2.1.9 Direkte Vasodilatatoren

Wm: direkter Angriff an der glatten Muskulatur kleinerer Arterien und Arteriolen ⇒ peripherer Widerstand ↓ (Afterload) ⇒ RR ↓;
UW (Dihydralazin): Orthostatische Hypotonie, Schwindel, Appetitminderung, Übelkeit Erbrechen, Durchfall, Verstopfung, paralytischer Ileus, migräneartige Kopfschmerzen Verstopfung der Nase, Hautrötung, Ödeme, periphere Neuropathie, Parästhesien, Tremor, Muskelkrämpfe;
UW (Minoxidil): Salz- u. Wasserretention, Tachykardie, Perikarditis, Perikarderguss u. -tamponade, Magen-Darm-Unverträglichkeit, Hypertrichose, Veränderung der Haarfarbe, EKG-Veränderungen;
UW (Nitroprussid): ohne Häufigkeitsangab: Schwächegefühl, Schwindel, Brechreiz, Erbrechen und Tachykardie, Cyanidvergiftung;
KI (Minoxidil): bek. Überempf., pulm. Hypertonie wegen Mitralstenose, Phäochromozytom;
KI (Nitroprussid): Aortenisthmusstenose, Lebersche Optikusatrophie, Tabakamblyopie, Vit. B12-Mangel, metabolische Azidose, Hypothyreose, intrapulmonale art.-ven. Shunts

Dihydralazin Rp	HWZ 4-5h, PPB 84-90%, PRC B
Nepresol *Tbl. 25, 50mg; Amp. 25mg/2ml*	**Art. Hypertonie:** ini 2 x 12.5mg p.o., je nach Wi steigern bis 2 x 25mg; max. 100mg/d; **hypertensive Krise, Eklampsie:** 12.5-25mg i.m.; 6.25-12.5mg langsam i.v., evtl. Wdh. nach 20min; Perf. (75mg) = 1.5mg/ml ⇒ 1-5ml/h; max. 100mg/24h; **DANI, DALI** sorgfältige Dosiseinstellung

Minoxidil Rp	HWZ 4h, Q0 0.9, keine PPB, PRC C, Lact +
Loniten *Tbl. 2.5, 10mg* **Lonoten** *Tbl. 10mg* **Lonolox** *Tbl. 2.5, 10mg*	**Therapieresistente art. Hypertonie:** ini 2 x 2.5mg p.o., alle 3d um 5-10mg steigern, ab 50mg um 25mg/d steigern bis max. 100mg/d; **Ki. bis 12J:** ini 0.1mg/kg, alle 3d um 0.1-0.2mg/kg steigern, max. 1mg/kg bzw. 50mg/d; **DANI** CrCl < 30, HD: sorgfältige Dosiseinstellung

2.1.10 ACE-Hemmer + Diuretikum

Benazepril + Hydrochlorothiazid Rp	PPB (H) 64%, PRC C (1.), D (2., 3. Trim.), Lact -
Benazeplus Al *Tbl. 10+12.5, 20+25mg* **Benazeplus Stada** *Tbl. 10+12.5, 20+25mg* **Benazepril HEXAL comp** *Tbl. 10+12.5, 20+25mg* **Benazepril Winthrop comp** *Tbl. 10+12.5, 20+25mg* **Cibadrex** *Tbl. 10+12.5, 20+25mg*	**Art. Hypertonie:** 1 x 10-20 + 12.5-25mg p.o., max. 2 x 20+25mg; **DANI** CrCl 30-60: sorgfältige Dosiseinstellung; < 30: KI; **DALI** KI

Captopril + Hydrochlorothiazid Rp	PRC C (1.), D (2., 3. Trim.), Lact -
ACE-Hemmer-ratioph. comp. *Tbl. 25+12.5, 25+25, 50+25mg* **CaptoHEXAL comp.** *Tbl. 25 +12.5, 25+25, 50+25mg* **Tensobon comp.** *Tbl. 50+25mg*	**Art. Hypertonie:** 1 x 25-50+12.5-25mg p.o.; **DANI** CrCl 30-80: ini 1 x 25+12.5mg; < 30: KI; **DALI** sorgfältige Dosiseinstellung, KI bei schwerer LI

Cilazapril + Hydrochlorothiazid Rp	
Dynorm Plus *Tbl. 5+12.5mg*	**Art. Hypertonie:** 1 x 5+12.5mg p.o.; **DANI** CrCl 30-60: sorgfältige Dosiseinstellung; < 30: KI; **DALI** KI bei schwerer LI

Enalapril + Hydrochlorothiazid Rp	PPB (E) < 50%, PRC C (1.), D (2., 3. Trim.), Lact -
Corvo HCT *Tbl. 10+25mg* **EnaHEXAL comp.** *Tbl. 10+25mg, 20+6mg, 20+12.5mg* **Enalagamma HCT** *Tbl. 10+25, 20+12.5mg* **Enalapril HCT Sandoz** *Tbl. 10+25, 20+6, 20+12.5mg* **Enaplus Al** *Tbl. 10+25mg, 20+6mg, 20+12.5mg* **Renacor** *Tbl. 10+25mg*	**Art. Hypertonie:** 1 x 10-20+6-25mg p.o.; **DANI** CrCl 30-60: sorgfältige Dosiseinstellung; < 30: KI; **DALI** KI bei schwerer LI

Fosinopril + Hydrochlorothiazid Rp	
Dynacil comp. *Tbl. 20+12.5mg* **Fosinopril Act comp.** *Tbl. 20+12.5mg* **Fosino Teva comp.** *Tbl. 20+12.5mg*	**Art. Hypertonie:** 1 x 20+12.5mg p.o.; **DANI** CrCl 30-60: sorgfältige Dosiseinstellung; < 30: KI; **DALI** KI

Lisinopril + Hydrochlorothiazid Rp	PRC C (1.), D (2., 3. Trim.), Lact -
Acercomp *Tbl. 10+12.5, 20+12.5mg* **Lisibeta comp.** *Tbl. 10+12.5, 20+12.5mg* **Lisidigal HCT** *Tbl. 10+12.5, 20+12.5mg* **Lisigamma HCT** *Tbl. 10+12.5, 20+12.5mg*	**Art. Hypertonie:** 1 x 10-20+12.5mg p.o.; **DANI** CrCl 30-60: sorgfältige Dosiseinstellung; < 30: KI; **DALI** KI bei schwerer LI

Moexipril + Hydrochlorothiazid Rp	PRC C (1.), D (2., 3. Trim.), Lact -
Fempress Plus *Tbl. 15+25mg*	**Art. Hypertonie:** 1 x 15+25mg p.o.; **DANI** CrCl 40-60: 50%; < 40: KI; **DALI** KI

Perindopril + Indapamid Rp	
BiPreterax N *Tbl. 5+1.25mg* **Perindo In 1A** *Tbl. 2+0,625mg, 4+1.25mg* **Preterax N** *Tbl. 2.5+0.625mg*	**Art. Hypertonie:** 1 x 2.5-5+0.625-1.25mg p.o.; **DANI** CrCl 30-60: max. 1 x 2.5+0.625mg; < 30: KI; **DALI** KI

Quinapril + Hydrochlorothiazid Rp	PRC C (1.), D (2., 3. Trim.), Lact -
Accuzide *Tbl. 10+12.5, 20+12.5mg* **Accuzide diuplus** *Tbl. 20+25mg* **Quinaplus Stada** *Tbl. 10+12.5, 20+12.5, 20+25mg* **Quinapril HEXAL comp.** *Tbl. 10+12.5, 20+12.5, 20+25mg*	**Art. Hypertonie:** 1 x 10-20+12.5-25mg p.o.; **DANI** CrCl 30-60: sorgfältige Dosiseinstellung; < 30: KI; **DALI** KI bei schwerer LI

Ramipril + Piretanid Rp	
Arelix ACE *Tbl. 5+6mg* **Ramipril Piretanid Sandoz** *Tbl. 5+6mg* **Ramitanid Al** *Tbl. 5+6mg*	**Art. Hypertonie:** 1 x 5-10+6-12mg p.o.; **DANI** CrCl 30-60: sorgfältige Dosiseinstellung, max. 1 x 5 + 6mg; < 30: KI; **DALI** KI bei schwerer LI

Ramipril + Hydrochlorothiazid Rp	
Delix plus *Tbl. 2.5+12.5, 5+25mg* **Ramiplus Al** *Tbl. 2.5+12.5, 5+12.5, 5+25mg* **Ramipril comp.-CT** *Tbl. 2.5+12.5, 5+12.5, 5+25mg* **Ramipril-ratioph. comp.** *Tbl. 2.5+12.5, 5+12.5, 5+25mg* **Rami-Q comp.** *Tbl. 2.5+12.5mg, 5+25mg*	**Art. Hypertonie:** 1 x 2.5-5+12.5-25mg p.o.; **DANI** CrCl 30-60: sorgfältige Dosiseinstellung; < 30: KI; **DALI** KI bei schwerer LI

2.1.11 Angiotensin-II-Blocker + Diuretikum

Candesartan + Hydrochlorothiazid Rp	
Atacand plus *Tbl. 8+12.5, 16+12.5, 32+12.5, 32+25mg* **Blopresid plus** *Tbl. 16+12.5, 32+12.5, 32+25mg* **Blopress plus** *Tbl. 8+12.5; 16+12.5, 32+12.5, 32+25mg* **Candesartan ratioph. comp.** *Tbl. 8+12.5, 16+12.5, 32+12.5, 32+25mg* **Ratacand plus** *Tbl. 16+12.5, 32+25mg*	**Art. Hypertonie:** 1 x 8-16+12.5mg p.o.; **DANI** CrCl > 30: 100%; < 30: KI; **DALI** KI bei schwerer LI

Eprosartan + Hydrochlorothiazid Rp	PRC C (1.), D (2., 3. Trim.), Lact -
Eprosartan Comp Ct *Tbl. 600+12.5mg* **Eprosartan-ratioph. comp.** *Tbl. 600+ 12.5mg* **Teveten plus** *Tbl. 600+12.5mg*	**Art. Hypertonie:** 1 x 600+12.5mg p.o.; **DANI** CrCl > 30: 100%; < 30: KI; **DALI** leichte bis mittelschwere Leberfktstrg.: nicht empfohlen, schwere LI: KI

Irbesartan + Hydrochlorothiazid Rp	PRC C (1.), D (2., 3. Trim.), Lact -
CoAprovel *Tbl. 150+12.5, 300+12.5, 300+25mg* **Irbecor comp.** *Tbl. 150+12.5, 300+12.5, 300+25mg* **Irbesartan comp. HEXAL** *Tbl. 150+12.5, 300+12.5, 300+25mg* **Karvezide** *Tbl. 150+12.5, 300+12.5, 300+25mg*	**Art. Hypertonie:** 1 x 150-300+12.5-25mg p.o.; **DANI** CrCl > 30: 100%; < 30: KI; **DALI** KI bei schwerer LI

Losartan + Hydrochlorothiazid Rp	PRC C (1.), D (2., 3. Trim.), Lact -
Cozaar plus *Tbl. 50+12.5, 100+12.5mg* **Fortzaar** *Tbl. 100+25mg* **Hyzaar plus** *Tbl. 50+12.5mg* **Lorzaar plus** *Tbl. 50+12.5, 100+12.5mg* **Losar-Q comp.** *Tbl. 50+12.5; 100+25mg* **Losartan HEXAL comp.** *Tbl. 50+12.5; 100+25mg*	**Art. Hypertonie:** 1 x 50+12.5-25mg p.o.; ggf. steigern bis max. 1 x 100+25mg; **DANI** CrCl > 30: 100%; < 30: KI; **DALI** KI bei schwerer LI

Olmesartan + Hydrochlorothiazid Rp	PRC C (1.), D (2., 3. Trim.), Lact -
Belsar plus *Tbl. 20+12.5mg, 20+25mg* **Mencord plus** *Tbl. 40+12.5mg, 40+25mg* **Olmetec plus** *Tbl. 20+12.5mg, 20+25mg, 40+12.5mg, 40+25mg* **Votum plus** *Tbl. 20+12.5mg, 20+25mg, 40+12.5mg, 40+25mg*	**Art. Hypertonie:** 1 x 20-40+12.5-25mg p.o.; **DANI** CrCl > 30-60 max. 1 x 20+12.5-25 mg/d; < 30: KI; **DALI** leichte bis mäßige Leberinsuffizienz: vorsichtige Anwendung bzw. max. 20+12.5-25 mg/d; starke Leberfktstrg.: KI

Telmisartan + Hydrochlorothiazid Rp	PRC C (1.), D (2., 3. Trim.), Lact -
Actelsar *Tbl. 40+12.5, 80+12.5, 80+25mg* **Kinzal komb** *Tbl. 40+12.5, 80+12.5, 80+25mg* **Micardis plus** *Tbl. 40+12.5, 80+12.5, 80+25mg* **Pritor plus** *Tbl. 40+12.5, 80+12.5, 80+25mg* **Tolucombi** *Tbl. 40+12.5, 80+12.5, 80+25mg*	**Art. Hypertonie:** 1 x 40-80+12.5-25mg p.o.; **DANI** CrCl > 30: 100%; < 30: KI; **DALI** max. 40+12.5mg, KI bei schwerer Leberfktstrg.

Valsartan + Hydrochlorothiazid Rp	PRC C (1.), D (2., 3. Trim.), Lact -
CoDiovan *Tbl. 80+12.5, 160+12.5, 160+25, 320+12.5, 320+25mg* **Cordinate plus** *Tbl. 80+12.5, 160+12.5, 160+25, 320+12.5, 320+25mg* **Cotareg** Tbl. 80+12.5, 160+12.5, 160+25 320+12.5, 320+25mg **Provas comp.** *Tbl. 80+12.5, 160+12.5, 320+12.5mg* **Provas maxx** *Tbl. 160+25mg, 320+25mg* **Valsacor comp.** *Tbl. 80+12.5, 160+12.5, 160+25, 320+12.5, 320+25mg* **Valsartan ratioph. comp.** *Tbl. 80+12.5, 120+12.5, 160+12.5, 160+25, 320+12.5, 320+25mg*	**Art. Hypertonie:** 1 x 80-320+12.5-25mg p.o.; ggf. steigern auf max. 320+25mg/d; **DANI** CrCl > 30: 100%; < 30: KI; **DALI** Anwendung nicht empfohlen

2.1.12 Angiotensin-II-Blocker + Kalziumantagonist

Olmesartan + Amlodipin Rp	
Sevikar *Tbl. 20+5, 40+5, 40+10mg* **Vocado** *Tbl. 20+5, 40+5, 40+10mg*	**Art. Hypertonie:** 1 x 20-40 + 5-10mg p.o.; **DANI** CrCl 20-60: max. 20+5mg; < 20: Anw. nicht empfohlen; **DALI** leicht bis mäßig eingeschr. Leberfkt: vorsichtige Anw.; KI bei schwerer LI, Gallenwegsobstruktion
Telmisartan + Amlodipin Rp	
Twynsta *Tbl. 40+5, 40+10, 80+5, 80+10mg*	**Art. Hypertonie:** 1 x 40-80 + 5-10mg p.o.; **DANI** leicht bis mäßig eingeschr. Nierenfkt.: 100%, vorsichtige Anw. bei schwerer NI; **DALI** leicht bis mäßig eingeschränkte Leberfunktion: vorsichtige Anwendung; KI bei schwerer LI, Gallenwegsobstruktion
Valsartan + Amlodipin Rp	
Dafiro *Tbl. 80+5, 160+5, 160+10mg* **Exforge** *Tbl. 80+5, 160+5, 160+10mg*	**Art. Hypertonie:** 1 x 5-10+80-160mg p.o.; **DANI** CrCl < 30, HD: KI; **DALI** schwere LI, biliäre Leberzirrhose, Cholestase: KI

2.1.13 Angiotensin-II-Blocker + Kalziumantagonist + Diuretikum

Amlodipin + Valsartan + Hydrochlorothiazid Rp	
Dafiro HCT *Tbl. 5+160+12,5, 5+160+25, 10+160+12.5, 10+160+25, 10+320+25mg* **Exforge HCT** *Tbl. 5+160+12.5, 5+160+25, 10+160+12.5, 10+160+25, 10+320+25mg*	**Art. Hypertonie:** 1 x 5-10+160-320+12,5-25 mg p.o.; **DANI** leichte bis mittelschwere Nierenfktstrg.: 100%; CrCl < 30, Anurie, HD: KI; **DALI** KI bei Leberfunktionsstrg., Cholestase, biliärer Zirrhose
Amlodipin + Olmesartan + Hydrochlorothiazid Rp	
Sevikar HCT *Tbl. 20+5+12,5, 40+5+12,5, 40+5+25, 40+10+12,5, 40+10+25mg* **Vocado HCT** *Tbl. 20+5+12.5, 40+5+12.5, 40+5+25, 40+10+12.5, 40+10+25mg*	**Art. Hypertonie:** 1 x 20-40+5-10+12,5-25 mg p.o.; **DANI** CrCl 30-60: max. 1 x 20+5+12.5mg, < 30: KI; **DALI** Child A: vorsichtige Anw., Child B: max. 1 x 20+5+12,5mg, Child C/Cholestase/Gallenwegsobstruktion: KI

2.1.14 Betablocker + Diuretikum

Atenolol + Chlortalidon Rp	PRC D, Lact -
AteHEXAL comp. *Tbl. 50+12.5, 100+25mg* **Atenogamma comp.** *Tbl. 50+12.5, 100+25mg* **Atenolol comp. Stada** *Tbl. 50+12.5, 100+25mg* **Teneretic** *Tbl. 100+25mg*	**Art. Hypertonie:** 1 x 50-100+12.5-25mg p.o.; **DANI** sorgfältige Dosiseinstellung; CrCl < 30: KI; **DALI** KI bei schwerer LI

Bisoprolol + Hydrochlorothiazid Rp	PRC C, Lact ?
Bisolich comp. *Tbl. 5+12.5, 10+25mg* **Bisoplus Al** *Tbl. 5+12.5mg, 10+25mg* **Bisoplus Stada** *Tbl. 5+12.5mg, 10+25mg* **Concor plus** *Tbl. 5+12.5mg, 10+25mg*	**Art. Hypertonie:** 1 x 5-10+12.5-25mg p.o.; **DANI** sorgfältige Dosiseinstellung; CrCl < 30: KI

Metoprololtartrat + Hydrochlorothiazid Rp	
MetoHEXAL comp. *Tbl. 100+12.5mg* **Metoprolol-ratioph. comp.** *Tbl. 100+ 12.5mg*	**Art. Hypertonie:** 1 x 100+12.5mg p.o.; **DANI** sorgfältige Dosiseinstellung; CrCl < 30: KI; **DALI** KI bei Coma/Praecoma hepaticum

Metoprololsuccinat + Hydrochlorothiazid Rp	
Beloc-Zok comp *Tbl. 95(ret.)+12.5mg* **MetoHEXAL Succ comp.** *Tbl. 95(ret.) +12.5mg* **Metoprololsuccinat plus 1A.** *Tbl. 95(ret.) +12.5mg*	**Art. Hypertonie:** 1 x 95-190+12.5-25mg p.o.; **DANI** sorgfältige Dosiseinstellung; CrCl < 30: KI; **DALI** KI bei Coma/Praecoma hepaticum

Penbutolol + Furosemid Rp	
Betasemid *Tbl. 20+10, 40+20mg*	**Art. Hypertonie:** 1 x 20-40+10-20mg p.o., max. 80+40mg/d; **DANI** KI bei terminaler NI; **DALI** KI bei Coma/Praecoma hepaticum

Propranolol + Triamteren + Hydrochlorothiazid Rp	
Beta-Turfa *Tbl. 80+25+12.5mg* **Dociteren** *Tbl. 80+25+12.5mg* **Propra comp.-ratioph.** *Tbl. 80+25+12.5mg*	**Art. Hypertonie:** 1-2 x 80-160+25-50+12.5-25mg p.o.; **DANI** sorgfältige Dosiseinstellung; CrCl < 30: KI; **DALI** Dosisreduktion, KI bei schwerer LI

2.1.15 Direkte Renininhibitoren + Diuretikum

Aliskiren + Hydrochlorothiazid Rp	
Rasilez HCT *Tbl. 150+12.5, 150+25, 300+12.5, 300+25mg*	**Art. Hypertonie:** 1 x 150–300+12.5–25mg p.o.; **DANI** CrCl < 30: KI; < 60: KI in Kombination mit ACE-Hemmern oder AT-II-Blockern; **DALI** KI bei schwerer LI

2.1.16 Kalziumantagonisten + Diuretikum

Verapamil + Hydrochlorothiazid Rp	
Isoptin RR plus *Kps. (ret.) 240+12.5mg*	**Art. Hypertonie:** 1 x 240+12.5mg p.o.; **DANI** CrCl < 30: KI; **DALI** KI bei Praecoma/Coma hepaticum

Verapamil + Hydrochlorothiazid + Triamteren Rp	
Veratide *Tbl. 160+25+50mg*	**Art. Hypertonie:** 1-2 x 160+25+50mg p.o.; **DANI** CrCl 50-75: max. 50mg Triamteren; 30-50: max. 25mg Triamteren; < 30: KI; **DALI** sorgfältige Dosiseinstellung

2.1.17 Kalziumantagonisten + Betablocker

Felodipin + Metoprololsuccinat Rp

Logimat *Tbl. (ret.) 5+47.5mg* **Logimax** *Tbl. (ret.) 5+47.5mg* **Mobloc** *Tbl. (ret.) 5+47.5mg*	**Art. Hypertonie:** 1 x 5-10+47.5-95mg p.o.; **DANI** CrCl > 30: nicht erforderlich, < 30: KI; **DALI** KI bei schwerer Leberfunktionsstörung

Nifedipin + Atenolol Rp

Bresben Sandoz *Kps. 10(ret.)+25, 20(ret.)+50mg* **Nifatenol** *Kps. 20(ret.)+50mg* **Nif Ten** *Kps. 10(ret.)+25, 20(ret.)+50mg*	**Art. Hypertonie:** 1 x 10-20(ret.)+25-50mg p.o.; **DANI** CrCl > 30: 100%; < 30: nicht empfohlen

Nifedipin + Metoprololtartrat Rp

Belnif *Kps. (ret.) 15+50mg*	**Art. Hypertonie:** 1-2 x 15+50mg p.o.; **chronisch stabile AP:** 2 x 15+50mg; **DANI** CrCl < 30: nicht empf.; **DALI** KI bei schwerer LI

2.1.18 Kalziumantagonisten + ACE-Hemmer

Felodipin + Ramipril Rp

Delmuno *Tbl. (ret.) 2.5+2.5mg, 5+5mg* **Unimax** *Tbl. (ret.) 2.5+2.5mg, 5+5mg*	**Art. Hypertonie:** 1 x 2.5-5+2.5-5mg p.o.; **DANI** CrCl 20-60: s. Einzelsubstanz; < 20: KI; **DALI** s. Einzelsubstanz

Lercanidipin + Enalapril Rp

Carmen ACE *Tbl. 10+10mg, 10+20mg* **Lercaprel** *Tbl. 10+10mg, 10+20mg* **Zanipress** *Tbl. 10+10mg, 10+20mg*	**Art. Hypertonie:** 1 x 10 +10-20mg p.o.; **DANI** CrCl <30, HD: KI; **DALI** KI bei schwerer Leberfunktionsstörung

Nitrendipin + Enalapril Rp

Eneas *Tbl. 20+10mg*	**Art. Hypertonie:** 1 x 20+10mg p.o.; **DANI** CrCl < 10, HD: KI; **DALI** KI bei schwerer LI

Verapamil + Trandolapril Rp — PRC D, Lact -

Tarka *Tbl. (ret.) 180+2, 240+2, 240+4mg*	**Art. Hypertonie:** 1 x 180-240+2-4mg p.o.; **DANI** CrCl < 10: KI; **DALI** bei schwerer LI nicht empfohlen, KI bei Leberzirrhose mit Aszites

2.1.19 Reserpin + Diuretikum

Wm (Reserpin): Hemmung vesikulärer Speicherung für Katecholamine;
Wi: peripherer Widerstand ↓ (Afterload) ⇒ RR ↓, HF ↓, HZV ↓;
UW (Reserpin): depressive Verstimmung, GI-Motilität ↑, HF ↓, orthostatische Störung, Nasenverstopfung; **KI** (Reserpin): Depressionen, Cave in SS/SZ

Reserpin + Clopamid Rp

Briserin N *Tbl. 0.05+2.5mg, 0.1+5mg*	**Art. Hypertonie:** 1 x 1-3Tbl. p.o.; **DANI** CrCl < 30: KI; **DALI** KI bei schwerer LI

2.2 Diuretika

2.2.1 Schleifendiuretika

Wm: Rückresorption ↓ von Na^+, Cl^-, K^+, H_2O, v.a. im aufsteigenden Teil der Henle-Schleife;
Wi: Exkretion von Na^+, Cl^-, K^+, H_2O, Ca^{2+}, Mg^{2+} ↑;
UW (Furosemid): Hämokonzentration, Dehydratation, Hypotonie, Orthostasesyndrom, Hyponatriämie, Hypochlorämie, Hypokaliämie, Hyperurikämie, Hypercholesterinämie, Hypertriglyzeridämie, hepatische Enzephalopathie bei Patienten mit Leberinsuffizienz, Kreatinin-Anstieg, erhöhtes Urinvolumen;
KI (Furosemid): bekannte Überempfindlichkeit gegen Furosemid oder Sulfonamide, Nierenversagen mit Anurie (spricht auf Furosemidtherapie nicht an), hepatische Enzephalopathie mit Coma und Praecoma hepaticum, schwere Hypokaliämie, schwere Hyponatriämie, Hypovolämie, Dehydratation, SZ; bei Tbl. 500mg, Inf.Lsg 250: normale Nierenfunktion bzw. CrCl > 20 wegen Gefahr des zu starken Flüssigkeits-/Elektrolyt-Verlusts

Furosemid Rp	HWZ 30-120min, Q_0 0.3, PPB 95%, PRC C, Lact ?
Furanthril *Tbl. 40, 500mg* **Furorese** *Tbl. 40, 80, 125, 250, 500mg; Kps. 30(ret.), 60(ret.), 120(ret.)mg; Amp. 20mg/2ml, 40mg/4ml* **Furosemid-ratioph.** *Tbl. 20, 40, 125, 250, 500mg; Kps. 30(ret.)mg; Amp. 20mg/2ml, 40mg/4ml, 250mg/25ml* **Fusid** *Tbl. 40, 500mg* **Lasix** *Tbl. 40, 500mg; Kps. 30(ret.)mg; Gtt. (1ml = 10mg); Amp. 20mg/2ml, 40mg/4ml, 250mg/25ml*	**Ödeme, Aszites, art. Hypertonie:** 1-2 x 20-40mg p.o.; 1 x 60mg (ret.) p.o.; 20-40mg i.v., Wdh. je nach Diurese; **Ki.:** 1-2mg/kg/d, max. 40mg/Tag p.o., 0.5mg/kg/d i.v.; **Oligurie bei terminaler Niereninsuffizienz:** 250-1000mg/d p.o.; ini 100-200mg i.v., je nach Diurese bis 1000mg/d; **akutes Nierenversagen:** ini 40mg i.v., je nach Diurese 50-100mg/h, max. 1500mg/d; **DANI** nicht erforderlich, s. auch FachInfo; **DALI** KI bei Praecoma/Coma hepaticum

Piretanid Rp	HWZ 1-1.7h, Q_0 0.5, PPB 90%
Arelix *Tbl. 3, 6mg; Kps. 6(ret.)mg* **Piretanid 1A** *Tbl. 3, 6mg* **Piretanid HEXAL** *Tbl. 3, 6mg* **Piretanid Stada** *Tbl. 6mg*	**Ödeme:** ini 1 x 6mg p.o., Erh.Dos. 1 x 3-6mg; **arterielle Hypertonie:** ini 2 x 6mg (ret.), nach 2-4W 1 x 6mg (ret.) p.o.; **DANI** Dosisreduktion; **DALI** KI bei Coma hepaticum

Torasemid Rp	HWZ 3-4h, Q_0 0.75, PPB 99%
Toragamma *Tbl. 2.5, 5, 10, 20, 200mg* **Torasemid HEXAL** *Tbl. 2.5, 5, 10, 20, 50, 100, 200mg* **Torem** *Tbl. 2.5, 5, 10, 200mg; Amp. 10mg/2ml, 20mg/4ml; Inf.Lsg. 200mg/20ml* **Unat** *Tbl. 5, 10mg*	**Art. Hypertonie:** 1 x 2.5-5mg p.o.; **kardiale Ödeme:** 1 x 5mg p.o., je nach Wi bis 20mg/d steigern; 10mg i.v., max. 40mg/d; **Oligurie bei terminaler Niereninsuffizienz:** ini 50mg, je nach Diurese bis 200mg/d p.o./i.v.; **DANI** nicht erforderlich, s. auch FachInfo

2.2.2 Benzothiadiazine und Analoga

Wm: Hemmung der Rückresorption von Na^+, Cl^- und H_2O im distalen Tubulus, vermehrte Sekretion von K^+;
Wi: Ausscheidung von Na^+, Cl^-, H_2O und K^+ ↑; Exkretion von Ca^{2+} und PO_4^{3-} ↓;
UW (Chlortalidon): Hypokaliämie, Hyperurikämie, Gichtanfälle, Cholesterin- und Triglyceridspiegel ↑, Hyponatriämie, Hypomagnesiämie, Hyperglykämie, Glukosurie, Verschlechterung einer diabet. Stoffwechsellage; Anstieg von Krea u. Harnstoff; Kopfschmerzen, Schwindel, Schwächegefühl, Hypotonie, Orthostase, Palpitationen, Appetitlosigkeit, Mundtrockenheit, Übelkeit, Erbrechen, Oberbauchschmerzen, Bauchkrämpfe, Obstipation, Diarrhoe, allergische Reaktionen, Pruritus, Hypotonie der Skelettmuskulatur, Muskelkrämpfe, Impotenz;
UW (Hydrochlorothiazid): Hypokaliämie, Erhöhung der Serumlipide, Hyponatriämie, Hypomagnesiämie, Hyperurikämie, Urtikaria, Exanthem, Appetitlosigtkeit, Übelkeit, Erbrechen, orthostat. Hypotonie, die durch Alkohol, Anästhetika od. Sedativa verstärkt werden kann;
UW (Xipamid): Hypokaliämie Störungen des Elektrolyt- und Flüssigkeitshaushaltes, Hypermagnesiurie, Kopfschmerzen, Schwindel, Mundtrockenheit, Müdigkeit, orthostatische Hypotonie, Antriebsarmut, Lethargie, Muskelspasmen bzw. -krämpfe, Herzklopfen, Schwitzen, Angst, Agitiertheit, Oberbauchbeschwerden, Bauchkrämpfe, Diarrhoe oder Obstipation, reversibler Anstieg von Harnstoff, Kreatinin;
KI (Chlortalidon): bekannte Überempfindlichkeit gegen C., andere Thiazide und Sulfonamide, Anurie, schwere Nierenfunktionsstörung, CrCl <30, Serum-Krea >1,8mg/100ml, Glomerulonephritis, schwere Leberfunktionsstörung, Hyperkalzämie, therapieresistente Hypokaliämie oder Zustände mit erhöhten Kaliumverlusten, schwere Hyponatriämie, symptomatische Hyperurikämie;
KI (Hydrochlorothiazid): bekannte Überempfindlichkeitgegen H., andere Thiazide und Sulfonamide, Weizenstärke, Anurie, schwere Nierenfunktionsstörungen, CrCl <30, Serum-Krea >1,8mg/100ml, Glomerulonephritis, Coma und Praecoma hepaticum, therapieresistente Hypokaliämie oder Hyperkalzämie, therapierefraktäre Hyponatriämie, Hypovolämie, symptomatische Hyperurikämie/Gicht, SS, SZ;
KI (Xipamid): bekannte Überempfindlichkeit gegen X., andere Thiazide und Sulfonamide, schwere Leberfunktionsstörungen, therapieresistente Hypokaliämie, schwere Hyponatriämie, Hyperkalzämie, Hypovolämie, Gicht, SS, SZ

Bemetizid nur in Komb. mit anderen Diuretika	HWZ 6h, Qo 0.8
Bendroflumethiazid nur in Komb. mit anderen Diuretika	HWZ 3.5h, Qo 0.7
Chlortalidon Rp	HWZ 50h, Qo 0.5, PPB 76%
Hygroton *Tbl. 25, 50mg*	**Ödeme, Herzinsuffizienz:** ini 1 x 50-100mg, max. 200mg p.o., Erh.Dos. 1 x 25-50mg; **art. Hypertonie:** ini 1 x 12.5-50mg, Erh.Dos. alle 2d 25-50mg; **renaler Diabetes insipidus** ini 2 x 100mg, Erh.Dos. 1 x 50mg; **DANI** CrCl > 30: 100%; < 30: KI; **DALI** KI bei schwerer LI
Clopamid nur in Komb. mit anderen Diuretika	HWZ 4-5h, Qo 0.6

Hydrochlorothiazid Rp	HWZ 6-8h, Q_0 0.05, PPB 64%, PRC B, Lact +
Disalunil *Tbl. 25mg* **Esidrix** *Tbl. 25mg* **HCT Beta** *Tbl. 12.5, 25mg* **HCT HEXAL** *Tbl. 12.5, 25mg* **HCTad** *Tbl. 25mg*	**Ödeme** ini 1 x 25-50mg p.o., Erh.Dos. 1 x 25-100mg; **art. Hypertonie:** 1 x 12.5-25mg; **DANI** CrCl > 30: 100%; < 30: KI; **DALI** KI bei Coma hepaticum
Indapamid Rp	HWZ 15-18h, Q_0 0.95, PPB 76-79%, PRC B, Lact ?
Indapamid Actavis *Tbl. 1.5(ret.)mg, Kps. 2.5mg* **Indapamid Heumann** *Tbl. 1.5(ret.)mg, 2.5mg* **Natrilix** *Tbl. 1.5(ret.), 2.5mg*	**Art. Hypertonie:** 1 x 2.5mg p.o.; 1 x 1.5mg(ret.); **DANI** CrCl > 30: 100%; < 30: KI; **DALI** KI bei Coma hepaticum
Mefrusid nur in Komb. mit anderen Diuretika	HWZ 3-12(10-14)h
Xipamid Rp	HWZ 7h, Q_0 0.6, PPB 99%
Aquaphor *Tbl. 10, 20, 40mg* **Xipamid HEXAL** *Tbl. 10, 20, 40mg* **Xipamid Stada** *Tbl. 10, 20, 40mg*	**Ödeme:** 1 x 10-40mg p.o., max. 2 x 40mg; **art. Hypertonie:** 1 x 10-20mg; **DANI** CrCl > 30: 100%; < 30: KI; **DALI** Dosis anpassen, KI bei schwerer Leberfunktionsstörung

2.2.3 Kaliumsparende Diuretika

Wm: Hemmung der Rückresorption von Na^+, Cl^- und H_2O, Hemmung der K^+-Sekretion im distalen Tubulus;
Wi: vermehrte Ausscheidung von Na^+, Cl^- und H_2O, K^+-Ausscheidung ↓;

Amilorid nur in Komb. mit anderen Diuretika	HWZ 9.6h, Q_0 0.25, PPB 40%, PRC B, Lact ?
Triamteren nur in Komb. mit and. Diuretika	HWZ 1.5-2.5h, Q_0 0.8, PPB 60%, PRC D, Lact-

2.2.4 Aldosteronantagonisten

Wm: kompetitive Blockade des Aldosteronrezeptors im spätdistalen Tubulus;
Wi: Ausscheidung von Na^+, Cl^- und H_2O ↑; K^+-Ausscheidung ↓;
UW (Eplerenon): Eosinophilie, Hyperkaliämie, Dehydrierung, Hypercholesterinämie, Hypertriglyzeridämie, Hyponatriämie, Schlaflosigkeit, Benommenheit, Kopfschmerz, Vorhofflimmern, Herzinfarkt, Linksherzinsuffizienz, Hypotonie, Beinarterienthrombose, Pharyngitis, Durchfall, Übelkeit, Erbrechen, Blähungen, Juckreiz, Schwitzen ↑, Rückenschmerzen, Beinkrämpfe, Nierenfunktionsstrg., Kreatinin ↑, Harnsäure ↑, Kraftlosigkeit, Unwohlsein, Pyelonephritis;
UW (Spironolacton): Hyperkaliämie, Gynäkomastie, Kopfschmerzen, Schläfrigkeit, Ataxie, Verwirrtheit, Impotenz, Amenorrhoe, Hirsutismus, Stimm-, Hautveränderungen, Harnsäure ↑;
KI (Eplerenon): Kalium > 5 mmol/l bei Behandlungsbeginn, Niereninsuffizienz CrCl < 50, Leberinsuffizienz Child C, Kombination mit kaliumsparenden Diuretika/starken CYP3A4-Hemmern (Itraconazol, Ketoconazol, Ritonavir, Nelfinavir, Clarithromycin, Telithromycin);
KI (Spironolacton): bekannte Überempfindlichkeit, Niereninsuffizienz CrCl < 30 oder Krea > 1,8mg/dl, Anurie, akutes Nierenversagen, Hyperkaliämie, Hyponatriämie, Hypovolämie, Dehydratation, SS/SZ

Eplerenon Rp	HWZ 3-5h, PPB 50%
Elecor *Tbl. 25, 50mg* **EplerenHexal** *Tbl. 25, 50mg* **Eplerenon Stada** *Tbl. 25, 50mg* **Inspra** *Tbl. 25, 50mg*	**Herzinsuffizienz mit linksventrikulärer Dysfunktion nach Herzinfarkt:** ini 1 x 25mg p.o., innerhalb von 4W auf 1 x 50mg steigern; **DANI** CrCl < 50: KI; **DALI** Child C: KI
Kaliumcanrenoat Rp	HWZ 23h, PPB > 98%
Aldactone *Amp. 200mg/10ml*	**Primärer/sekundärer Hyperaldosteronismus:** 1-2 x 200mg i.v., max. 800mg/d; **Ki.:** ini 4-5mg/kg i.v., dann max. 2-3mg/kg; **Sgl.:** ini 2-3mg/kg i.v., dann max. 1.5-2mg/kg/d; **DANI** CrCl 30-60: sorgf. Dosiseinstellg.; < 30: KI
Spironolacton Rp	HWZ 1-2(13-15)h, Q0 1.0, PPB 98%, PRC D, Lact +
Aldactone *Tbl. 25, 50mg; Kps. 100mg* **Jenaspiron** *Tbl. 50mg* **Osyrol** *Tbl. 50mg* **Spiro-CT** *Tbl. 50, 100mg* **Spironolacton-ratioph.** *Tbl. 50, 100mg*	**Primärer/sekundärer Hyperaldosteronismus:** ini 100-200mg, max. 400mg/d p.o., nach 3-6d 50-100mg, max. 200mg/d; **Ki.:** ini 3mg/kg/d, nach 3-5d 2-3mg/kg/d; **Sgl.:** ini 2-3mg/kg/d, nach 3-4d 1.5-2mg/kg/d; **DANI** CrCl 30-60: sorgf. Dosiseinstellg.; < 30: KI

2.2.5 Osmotische Diuretika

Wm: osmotische Bindung von Wasser im Tubuluslumen der Niere;
Wi: vermehrte Wasserausscheidung bei geringer Mehrausscheidung von Elektrolyten;
UW: Exsikkose, Hypernatriämie, Volumenbelastung; **KI:** Herzinsuffizienz, Lungenödeme

Mannitol OTC	HWZ 71-100min, Q0 0.05, PRC C, Lact ?
Deltamannit, Mannit, Mannitol, Osmofundin, Osmosteril *Inf.Lsg. 10, 15, 20%*	**Beginnendes akutes Nierenversagen nach Trauma, Schock:** bis 1.5g/kg/d, max. 0.3g/kg/h i.v.; **Hirnödem:** 1.5-2g über 30-60min i.v.; **Ki.:** ini 1ml/kg über 3-5min, dann 2.5-7.5ml/kg

2.2.6 Diuretika-Kombinationen

Amilorid + Bendroflumethiazid Rp	
Tensoflux *Tbl. 5+2.5mg*	**Ödeme, art. Hypertonie:** 1-2 x 1Tbl. p.o.; **Aszites:** 1 x 1Tbl.; **DANI** CrCl < 30: KI; **DALI** KI bei Coma hepaticum
Amilorid + Hydrochlorothiazid Rp	PRC B, Lact -
Amiloretik *Tbl. 2.5+25mg; 5+50mg* **Amilorid comp.-ratioph.** *Tbl. 5+50mg* **Diursan** *Tbl. 5+50mg*	**Art. Hypertonie:** ini 1 x 2.5+25mg p.o., Erh.Dos. 1 x 1.25+12.5mg; **Ödeme:** 1 x 2.5-5+25-50mg, max. 10+100mg/d; **DANI** CrCl < 60: KI; **DALI** KI bei Coma hepaticum

Amilorid + Furosemid Rp	
Diaphal *Tbl. 5+40mg*	**Ödeme, Aszites, art. Hypertonie:** 1-2 x 5+40mg p.o.; **DANI** CrCl 30-60: max. 5+40mg/d; < 30: KI; **DALI** KI bei Coma hepaticum

Triamteren + Hydrochlorothiazid Rp	PRC D, Lact -
Duradiuret *Tbl. 50+25mg* **Dytide H** *Tbl. 50+25mg* **Nephral** *Tbl. 50+25mg* **Triampur comp.** *Tbl. 25+12.5mg* **Triamteren comp.-ratioph.** *Tbl. 50+25mg* **Triarese** *Tbl. 50+25mg* **Tri Thiazid** *Tbl. 50+25mg* **Turfa Gamma** *Tbl. 50+25mg*	**Art. Hypertonie:** ini 1-2 x 50+25mg, Erh.Dos. 1 x 25-50+12.5-25mg p.o.; **Ödeme:** ini 2 x 50-100+25-50mg, Erh.Dos. 1 x 25+12.5mg oder 50+25mg alle 2d; **Herzinsuffizienz:** 1-2 x 50+25mg; **DANI** CrCl: 75-100: max. 100mg Triamteren/d; 50-74: max. 50mg Triamteren/d; 30-49: max. 25mg Triamteren/d; < 30: KI; **DALI** KI bei Praecoma/Coma hepaticum

Triamteren + Furosemid Rp	
Furesis comp. *Tbl. 50+40mg*	**Ödeme, art. Hypertonie, Herzinsuffizienz:** 1-2 x 50+40mg p.o.; **DANI** CrCl 30-60: sorgfältige Dosiseinstellung; < 30: KI; **DALI** KI bei Coma hepaticum

Triamteren + Xipamid Rp	
Neotri *30+10mg*	**Art. Hypertonie:** 1 x 30+10mg p.o.; **Ödeme:** 1 x 30-60 + 10-20mg; **DANI** CrCl 30-60: sorgfältige Dosiseinstellung; < 30: KI; **DALI** KI bei Coma hepaticum

Triamteren + Bemetizid Rp	
Diucomb *Tbl. 20+10, 50+25mg* **Dehydro sanol tri** *Tbl. 10+5mg, 20+10mg*	**Ödeme, art. Hypertonie:** 1 x 10-50+5-25mg p.o.; **DANI** CrCl 30-60: sorgfältige Dosiseinstellung; < 30: KI; **DALI** KI bei Coma hepaticum

Spironolacton + Furosemid Rp	
Furorese comp. *Tbl. 50+20, 100+20mg* **Osyrol-Lasix** *Kps. 50+20, 100+20mg* **Spiro comp.** *Tbl. 50+20, 100+20mg* **Spiro D** *Tbl. 50+20, 100+20mg*	**Hyperaldosteronismus mit Ödemen, Aszites:** ini 1-4 x 50-100 + 20mg p.o., nach 3-6d Erh.Dos. 50-300 + 20-60mg/d, evtl. nur alle 2-3d; **DANI** CrCl 30-60: sorgfältige Dosiseinstellung; < 30: KI; **DALI** KI bei Coma hepaticum

2.3 Antianginosa

2.3.1 Nitrate

Wm (Nitrate): Metabolit NO relaxiert glatte Gefäßmuskulatur;
Wi (Nitrate): Vorlast ↓ durch venöses Pooling, Koronarspasmolyse, Nachlast ↓;
Wm/Wi (Trapidil): Hemmung der Phosphodiesterase ⇒ Hemmung der intrazellulären cAMP- und cGMP-Degradation ⇒ Vasorelaxation; Thromboxan-A_2-Bildung ↓ ⇒ Thrombozytenaggregation ↓;
UW (ISDN): Tachykardie, Schwächegefühl, Kopfschmerzen, Benommenheit, Schwindelgefühl, Schläfrigkeit, Hypotonie;
UW (Molsdomin): Kopfschmerzen, reflektorische Tachykardie, orthostat. Dysregulation;
UW (Trapidil): keine sehr häufigen bzw. häufigen UW
KI (ISDN): bekannte Überempfindlichkeit gegen ISDN bzw. andere Nitrate; akutes Kreislaufversagen, nicht ausreichend behandelter kardiogener Schock, HOCM, konstriktive Perikarditis, Hypotonie mit RR < 90 mmHg, gleichzeitige Anwendung von Sildenafil, Vardenafil, Tadalafil;
KI (Molsidomin): bekannte Überempfindlichkeit, akutes Kreislaufversagen, schwere Hypotonie, SZ, gleichzeitige Anwendung von Sildenafil, Vardenafil, Tadalafil
KI (Trapidil): bekannte Überempfindlichkeit, Schock, Hypotonie, SS, SZ

Glyceroltrinitrat (Nitroglycerin) Rp	HWZ 2-4.4min, Qo 1.0, PPB 60%, PRC C, Lact ?
Minitrans *TTS 5, 10mg/d* **Nitro Carino** *Inf.Lsg. 50mg/50ml* **Nitroderm** *TTS 5, 10mg/d* **Nitrolingual** *Spray 0.4mg/Hub;* *Amp. 5mg/5ml, 25mg/25ml, 50mg/50ml*	**Akute AP, Lungenödem:** 0.8-1.2mg s.l.; 1-3 Hub (à 0.4mg), evtl. Wdh. nach 10min; 2-8mg/h i.v.; Perf. (50mg) = 1mg/ml ⇒ 2-8ml/h; **AP-Pro.:** 0.2-1.2mg p.o.; TTS 1 Pfl. (5-10mg)/d; **DANI** nicht erforderlich

Isosorbidmononitrat Rp	HWZ 4-5h, Qo 0.8, PRC C, Lact ?
IS 5 mono-ratioph. *Tbl. 20, 40, 40(ret.), 60(ret.), 100(ret.)mg; Kps. 50(ret.)mg* **ISMN-CT** *Tbl. 40(ret.)mg* **Ismo** *Tbl. 20, 40(ret.)mg* **Isomonit** *Tbl. 60(ret.), 100(ret.)mg; Kps. 40(ret.), 50(ret.)mg* **Mono-Mack** *Tbl. 20, 100(ret.)mg*	**Pro., Langzeit-Therapie der AP:** 2 x 20-40mg; 1 x 40-100mg (ret.) p.o.; **DANI** nicht erforderlich

Isosorbiddinitrat Rp	HWZ 0.5(5)h, Qo 1.0, PPB 16-40%, PRC C, Lact ?
ISDN HEXAL *Kps. 20(ret.), 40(ret.), 60(ret.), 80(ret.)mg* **ISDN-ratioph.** *Tbl. 5mg; Kps. 20(ret.), 40(ret.), 60(ret.), 80(ret.)mg* **Isoket** *Sublingualtbl. 5mg; Tbl. 5, 10, 20, 40, 20(ret.), 40(ret.), 60(ret.)mg; Kps. 80(ret.), 120(ret.)mg; Spray 1.25mg/Hub; Amp. 10mg/10ml*	**Akute AP:** 5mg s.l.; 1-3 Hübe, evtl. Wdh. nach 10min; ini 1-2mg/h, max. 8-10mg/h i.v.; **Pro., Langzeit-Therapie der AP:** 2 x 10-40mg p.o.; 2 x 20mg (ret.); 1-2 x 40-60mg (ret.); 1 x 80-120mg (ret.); **DANI** nicht erforderlich

Molsidomin Rp	HWZ 0.25(1-2)h, Qo 0.9, PPB 3-11%
Corvaton *Tbl. 2, 4, 8(ret.)mg; Amp. 2mg/1ml* **Molsibeta** *Tbl. 8(ret.)mg* **Molsidomin Heumann** *Tbl. 2, 4, 8(ret.)mg* **MolsiHEXAL** *Tbl. 8(ret.)mg*	**Pro., Langzeit-Therapie der AP:** 2 x 2-4mg, max. 3-4 x 4mg p.o.; 1-2 x 8mg (ret.), max. 3 x 8mg (ret.); **instabile AP:** ini 2-4mg i.v., dann 4mg/h; **DANI/DALI** niedrigere Initialdosis i.v.

Pentaerithrityltetranitrat Rp	HWZ 0.1 h
Pentalong *Tbl. 50, 80mg*	**Pro., Langzeit-Therapie der AP:** 2-3 x 50-80mg p.o.

Trapidil Rp	HWZ 2-4h, PPB 80%
Rocornal *Kps. 200mg*	**Chronisch stabile AP:** 2-3 x 200mg p.o.

2.3.2 I_f -Kanal-Hemmer

Wm/Wi: selektive Hemmung des I_f-Kanals, der die spontane Depolarisation am Sinusknoten kontrolliert ⇒ negativ chronotrop, myokardialer O_2-Verbrauch ↓, O_2-Versorgung ↑;
UW: lichtbedingte visuelle Symptome, Verschwommensehen, HF ↓, AV-Block I°, VES, SVES, Vorhofflimmern, Palpitationen, Kopfschmerzen, Schwindel, Übelkeit;
KI: bek. Überempf. gegen I_f-Kanal-Hemmer, HF in Ruhe < 70/min, kardiogener Schock, akuter Herzinfarkt, schwere Hypotonie, schwere Leberinsuffizienz, Sick Sinus, SA Block, AV-Block III°, instabile oder akute Herzinsuff., Herzschrittmacherabhängigkeit, instabile AP, gleichzeitige Anwendung von starken CYP 3A4-Hemmern (Ketoconazol, Itraconazol, Clarithromycin, Erythromycin p.o., Josamycin, Telithromycin, Nelfinavir, Ritonavir, Nefazodon), Kombination mit Verpamil oder Diltiazem, SS/SZ

Ivabradin Rp	HWZ 2h, PPB 70%
Procoralan *Tbl. 5, 7.5mg*	**Symptomatische KHK:** ini 2 x 5mg p.o., abhängig vom Ansprechen auf die Therapie nach 3-4W auf 2 x 7.5mg steigern; **chronische stabile Herzinsuffizienz NYHA II-IV:** ini 2 x 5mg p.o., bei HF > 60 nach 2W auf 2 x 7.5mg steigern; **DANI** CrCl >15: 100%; CrCl < 15: vorsichtige Anw.; **DALI** KI bei schwerer LI

2.3.3 I_{Na}-late Inhibitor

Wm/Wi: weitestgehend unbekannt; Hemmung des späten Natriumeinstroms in die kardialen Myozyten, dadurch Reduktion der intrazellulären Kalziumüberladung ⇒ O_2- Bedarf ↓, O_2-Angebot ↑, Verbesserung der myokardialen Relaxation und Mikrozirkulation; hämodynamisch neutral, nur minimale Beeinflussung von RR und HF;
UW: Schwindel, Kopfschmerzen, Obstipation, Erbrechen, Übelkeit, Asthenie;
KI: bekannte Überempfindlichkeit; schwere Niereninsuffizienz und/oder mäßige bis schwere Leberinsuffizienz; gleichzeitige Anwendung von starken CYP3A4-Inhibitoren (z.B. Itraconazol, Ketoconazol, Voriconazol, Posaconazol, HIV-Proteasehemmer, Clarithromycin, Telithromycin, Nefazodon); gleichzeitige Anwendung von Antiarrhythmika der Klasse Ia (Chinidin) oder Klasse III (z.B. Dofetilid, Sotalol) mit Ausnahme von Amiodaron

Ranolazin Rp	HWZ 7h, PPB 62% PRC C, Lact -
Ranexa *Tbl. 375(ret.), 500(ret.), 750(ret.)mg*	**Stabile AP:** ini 2 x 375 mg p.o., nach 2-4W 2 x 500mg, dann je nach Ansprechen auf max. 2 x 750mg steigern; **DANI** CrCl < 30: KI; **DALI** KI bei mäßiger oder schwerer LI

2.4 Antiarrhythmika

2.4.1 Klasse-Ia-Antiarrhythmika

Wm/Wi: Na^+-Einstrom ↓ ⇒ Depolarisation ↓, Leitungsgeschwindigkeit ↓ (negativ dromotrop), Schwellenpotenzial des AP ↑ (Erregbarkeit ↓), negativ inotrop, K^+-Ausstrom ↓ ⇒ AP-Dauer ↑, Refraktärzeit ↑;
UW (Ajmalin): Transaminasen ↑, Cholestase, Blutbildveränderungen, Proarrhythmien, Reizleitungsstörung, Kammerfrequenz ↑ bei Vorhofflimmern, Flush-Symptomatik, GI-Symptomatik;
UW (Chinidin): Übelkeit, Erbrechen, Durchfall, Proarrhythmien, ventrikuläre Tachykardie, Torsade de pointes;
UW (Prajmaliumbitartrat): Übelkeit, Appetitlosigkeit, Erbrechen, Durchfall, Verstopfung, intrahepatische Cholestase;
KI (Ajmalin): HF < 50/min, Erregungsleitungsstrg., AV-Block II°-III°, Adam-Stokes-Anfälle, manifeste Herzinsuffizienz, Digitalisintoxikation, hypertrophe Kardiomyopathie, Myasthenia gravis, bis 90d nach Herzinfarkt, erhebliche QRS-Verbreiterung, QT-Verlängerung;
KI (Chinidin): kardiale Dekompensation, Digitalis-überdosierung, AV-Block II°-III°, Myokarditis, Thrombopenie, QT-Zeit ↑, bis 90d nach Herzinfarkt;
KI (Prajmaliumbitartrat): s. Ajmalin, Z.n. medikamentösinduzierter Cholestase;

Ajmalin Rp	HWZ 1.6h, Q0 0.85, PPB 75%
Gilurytmal *Amp. 50mg/10ml*	**(Supra-)ventrikuläre Tachykardie:** 50mg langsam i.v., ggf. Wdh. nach 30min; ggf. Dauerinfusion 20-50mg/h, max. 1200mg/24h; **DANI** sorgfältige Dosiseinstellung; **DALI** 10-30mg/h
Chinidin nur in Komb. mit anderen Antiarrhythmika	HWZ 6-7h, Q0 0.8
Chinidin + Verapamil Rp	
Cordichin *Tbl. 160+80mg*	**Nach Kardioversion von Vorhofflimmern:** 2 x 160+80 p.o., ab d2 3 x 160+80mg; **Vorhofflimmern, Rezidiv-Pro.:** d1: 1 x 160+80mg, d2-3: 2 x 160+80mg, ab d4: 3 x 160+80mg
Prajmaliumbitartrat Rp	HWZ 4-7h, Q0 0.95, PPB 60%
Neo-Gilurytmal *Tbl. 20mg*	**(Supra-)ventrikuläre Tachykardie:** ini 3-4 x 20mg p.o., nach 2-3d 2-4 x 10mg; **DANI** CrCl 30-60: 50%; < 30: KI; **DALI** nicht erforderlich

2.4.2 Klasse-Ib-Antiarrhythmika

Wm: Na^+-Einstrom ↓, K^+-Ausstrom ↑, Phase-4-Depolarisation verlangsamt;
Wi: Erregbarkeit ↓, v.a. am Ventrikel (s. Klasse Ia), AP-Dauer + Refraktärzeit (Purkinje-System) ↓, an Vorhof/Ventrikel ↑; Ausfilterung hochfrequenter Erregungen (Extrasystolen), AV-Überleitung evtl. ↑, negative Inotropie geringer als Klasse Ia; in hohen Konzentrationen negativ dromo-, inotrop;
UW (Lidocain): Benommenheit, Schwindel, Sprachstrg., Parästhesien bis hin zu generalisierten Krämpfen, kardiovaskuläre Strg., Blutdruckabfall, Bradykardie, AV-Blockierungen, Asystolie, proarrhythmische Wirkungen mit der möglichen Folge eines Herzstillstandes, Erhöhung der Defibrillationsschwelle bei Herz-Kreislauf-Stillstand, respiratorische Strg.;
KI (Lidocain): bek. Überempf. gegen Lidocain bzw. gegen Lokalanästhetika vom Säureamid-Typ; bei AV-Block II. und III. Grades ohne verfügbaren Herzschrittmacher, innerhalb der ersten drei Monate nach Myokardinfarkt oder bei eingeschränkter Herzleistung (linksventrikuläres Auswurfvolumen < 35%) außer bei Pat. mit lebensbedrohenden ventrikulären HRST

Lidocain Rp	HWZ 1.5-2(3.5)h, Qo 0.9, PPB 60%, PRC B, Lact +
Xylocain 2% *Amp. 100mg/5ml, 1000mg/50ml* **Xylocitin Cor 1%, 2%** *Amp. 100mg/10ml, 100mg/5ml, 200mg/10ml*	**Ventrikuläre HRST:** ini 50-100mg i.v., dann Perf. (1g) = 20mg/ml ⇒ 6-12ml/h; **Ki.:** 0.5-1mg/kg i.v.; **DANI, DALI** sorgfältige Dosiseinstellung, 50% bei ausgeprägter NI, LI

2.4.3 Klasse-Ic-Antiarrhythmika

Wm/Wi (Flecainid): bindet an schnelle Natriumkanäle und verlangsamt die Depolarisationsgeschwindigkeit; die Überleitung in Vorhof, AV-Knoten, Ventrikel und Purkinje-Fasern ist vermindert;
Wm/Wi (Propafenon): Blockade von Natriumkanälen ⇒ neg. dromotrop, Verlängerung der Refraktärzeiten in Vorhof, AV-Knoten, akzessorischen Bahnen (WPW-Syndrom) und Kammern;
UW (Flecainid): Schwindel, Depression, Angstzustände, Schlaflosigkeit, Kopfschmerzen, Parästhesien, Hypästhesien, Ataxien, Synkope, Hautrötung, vermehrtes Schwitzen, Zittern, Sehstörungen, Tinnitus, proarrhythmische Wirkungen, Atemnot, Übelkeit, Erbrechen, Durchfall, Verdauungsstörungen, Verstopfung, Exanthem, Schwäche, Müdigkeit, Ödeme;
UW (Propafenon): Schwindel, Benommenheit, Überleitungsstörungen (SA-Block, AV-Block, intraventr. Block), Angst, Schlafstörungen, Kopfschmerzen, Geschmacksstörungen, Sehstörungen, Sinusbradykardie, Bradykardie, Tachykardie, Vorhofflattern, Dyspnoe, Bauchschmerzen, Erbrechen, Übelkeit, Durchfall, Verstopfung, Mundtrockenheit, Anomalien der Leberfunktion, Brustschmerzen, Asthenie, Müdigkeit, Pyrexie;
KI (Flecainid): bekannte Überempfindlichkeit, strukturelle Herzerkrankungen und/oder eingeschränkte linksventrikuläre Funktion (EF< 35 %); nach Myokardinfarkt (außer bei Patienten mit lebensbedrohenden ventrikulären Herzrhythmusstörungen); kardiogener Schock, schwere Bradykardie, SA-Blockierungen, AV-Block II.-III.° sowie intraventrikulären Leitungsstörungen, falls kein Herzschrittmacher implantiert ist; Sinusknotensyndrom oder Bradykardie-Tachykardie-Syndrom, falls kein Herzschrittmacher implantiert ist; permanentes Vorhofflimmern, hämodynamisch wirksame Herzklappenfehler, gleichzeitige Anwendung von Antiarrhythmika der Klasse;

KI (Propafenon): bek. Überempfindlichkeit, Brugada-Syndrom, manifeste Herzinsuffizienz, kardiogener Schock (außer wenn dieser durch eine Störung der Herzschlagfolge bedingt ist); schwere symptomatischer Bradykardie, innerhalb der ersten drei Monate nach Myokardinfarkt oder bei eingeschränkter Herzleistung (EF <35%), außer bei Patienten mit lebensbedrohenden ventrik. Herzrhythmusstörungen; ausgeprägte Reizleitungsstörungen wie SA- bzw. AV-Block II-III°, Schenkelblock ohne Schrittmacherimplantation; bei Sinusknotensyndrom (ohne Schrittmacherimplantation), ausgeprägte Hypotonie, manifesten Störungen des Elektrolythaushaltes, schwere obstruktive Atemwegserkrankung, Myasthenia gravis, gleichzeitiger Anwendung von Ritonavir

Flecainid Rp	HWZ 20h, Q_0 0.7, PPB 40%, PRC C, Lact +
Flecadura *Tbl. 50, 100mg* **Flecainid HEXAL** *Tbl. 50, 100mg* **Tambocor** *Tbl. 50, 100mg; Amp. 50mg/5ml*	**(Supra-)ventrikuläre Tachykardie:** 2 x 50-150mg p.o.; 1mg/kg langsam i.v., evtl. nach 15-20min 0.5mg/kg; Dauerinfusion: 200-400mg/d; **DANI, DALI** CrCl < 50: ini max. 2 x 50mg p.o., Erh.Dos. max. 2 x 150mg oder 200-300mg i.v.

Propafenon Rp	HWZ 5-8h, Q_0 1.0, PPB 85-95%, PRC C, Lact ?
Propafenon-ratioph. *Tbl. 150, 300mg* **Rytmonorm** *Tbl. 10, 150, 300mg; Amp. 70mg/20ml* **Rytmonorm SR** *Kps. 225(ret.), 325(ret.), 425(ret.)mg*	**(Supra-)ventrikuläre Tachykardien:** 3 x 150 oder 2 x 300mg, max. 3 x 300mg p.o.; **Ki.:** 10-20mg/kg p.o. in 3-4ED; 0.5-1mg/kg i.v., ggf. 2mg/kg Kurzzeitinf. über 1-3h mit 0.5-1mg/Min; Langzeitinf. max 560mg/d **Rezidiv-Pro. Vorhofflimmern:** ini 2 x 225mg p.o., ggf. nach 5d 2 x 325mg bzw. nach 10d 2 x 425mg; **DANI** sorgfältige Dosiseinstellung; **DALI** ggf. Dosisred.

2.4.4 Klasse-II-Antiarrhythmika

= Betablocker (→ 40)

2.4.5 Klasse-III-Antiarrhythmika

Wm/Wi: Blockade von K^+Kanälen ⇒ AP-Dauer ↑;
UW (Amiodaron): Korneaablagerung, Lungenfibrose, Photosensibilität, Leberschäden, Sehstrg., Erythema nodosum, Hypo-, Hyperthyreose;
UW (Sotalol): AV-Block, HF ↓, Hypotonie, Herzinsuffizienz ↑, QT-Verlängerung, ventrikuläre Tachyarrhythmien, Torsade de pointes, Broncho-, periphere Vasokonstriktion, Insulinsekretion ↓, Glykogenolyse ↓, Hypoglykämiesymptome maskiert, Potenzstörng;
KI (Amiodaron): AV-Block II°–III°, HF ↓, Schilddrüsenerkrankungen, Jodallergie, SS/SZ;
KI (Sotalol): Herzinsuff. NYHA IV, akuter Herzinfarkt, AV-Block II°-III°, SA-Block, Sick Sinus, HF ↓ < 50/min, vorbestehende QT-Verlängerung, COPD, schwere pAVK s. Betablocker → 40

Amiodaron Rp	HWZ 64d, Qo 1.0, PPB 95%, PRC D, Lact -
Amiodaron-ratioph. *Tbl. 100, 200mg; Amp. 150mg/3ml* **AmioHEXAL** *Tbl. 200mg* **Cordarex** *Tbl. 200mg; Amp. 150mg/3ml* **Cordarone** *Tbl. 200mg; Amp. 150mg/3ml*	**(Supra-)ventrikuläre HRST:** d1-10: 3-6 x 200mg, Erh.Dos. 1 x 200mg an 5d/W p.o.; 5mg/kg über 3min i.v.; Dauerinfusion: 10-20mg/kg in 250-500ml Glucose 5% für max. 7d; **DANI** nicht erforderlich
Sotalol (s. auch Betablocker → 43) Rp	HWZ 7-18h, Qo 0.015, keine PPB, PRC B, Lact ?

2.4.6 Klasse-IV-Antiarrhythmika

= Ca-Antagonisten mit antiarrhythmischer Wi (→ 44)

2.4.7 Mehrkanalblocker

Wm/Wi: (Dronedaron): Hemmung des Kalium-, Natrium- u. Kalziumstroms, Verlängerung von Aktionspotenzial und Refraktärzeit, nicht kompetitiver Antagonist adrenerger Aktivität ⇒ Verlängerung der effektiven Refraktärzeit von Vorhof, AV-Knoten und Ventrikel ⇒ Verhinderung von Vorhofflimmern oder Wiederherstellung eines Sinusrhythmus, Reduktion der Herzfrequenz;
Wm/Wi (Vernakalant): Blockade von elektrischen Strömen in allen Phasen des atrialen Aktionspotentials ⇒ antiarrhythmische Wi v.a. im Vorhof, atriale Refraktärzeit ↑, Überleitungsgeschwindigkeit ↓ ⇒ Konversion in Sinusrhythmus;
UW (Dronedaron): Kreatininanstieg, QTc-Verlängerung, Bradykardie, Diarrhoe, Erbrechen, Übelkeit, Bauchschmerzen, Dyspepsie, Exanthem, Juckreiz, Müdigkeit, Asthenie;
UW (Vernakalant): Dysgeusie, Parästhesie/Hypoästhesie, Schwindel, Kopfschmerz, Bradykardie, Vorhofflattern, Hypotonie, Niesen, Husten, nasale Beschwerden, Übelkeit, Erbrechen, Mundtrockenheit, Pruritus, Hyperhidrose, Schmerzen/Parästhesien an Infusionsstelle, Hitzegefühl;
KI (Dronedaron): bekannte Überempfindlichkeit, AV-Block II°/III° oder Sick-Sinus-Syndrom (außer bei gleichzeitigem Schrittmacher), Bradykardie < 50/min; Herzinsuffizienz NYHA IV oder instabile NHYA III, hämodynamisch instabile Pat., gleichzeitige Anwendung von starken CYP-3A4-Inhibitoren (z.B. Ketoconazol, Itraconazol, Voriconazol, Posaconazol, Telithromycin, Clarithromycin, Nefazodon, Ritonavir), gleichzeitige Anwendung von Arzneimitteln, die Torsade de pointes verursachen können (z.B. Phenothiazine, Cisaprid, Bepridil, trizyklische Antidepressiva, Terfenadin, bestimmte orale Makrolid-Antibiotika, Klasse-I und-III-Antiarrhythmika), QTc-Verlängerung ≥ 500 ms, schwere Leberfunktionsstrg., stark eingeschränkte Nierenfunktion (CrCl < 30ml/min);
KI (Vernakalant): Überempfindlichkeit, schwere Aortenklappenstenose, RR < 100mmHg (systolisch), NYHA III/IV, QT-Verlängerung, schwere Bradykardie, AV-Block II°/III°/Sinusknotenerkrankung (ohne Schrittmacher), i.v.-Anw. von Antiarrhythmika in letzten 4 Std., ACS innerhalb der letzten 30d

Dronedaron Rp	HWZ 25-30h, PRC X, Lact ?
Multaq *Tbl. 400mg*	**Nichtpermanentes Vorhofflimmern:** 2 x 400mg p.o.; **DANI** CrCl ≥ 30: 100%; < 30: KI; **DALI** KI bei schwerer LI

Vernakalanthydrochlorid Rp	HWZ 3-5,5h, PRC X, Lact ?
Brinavess *Inf.Lsg. 20mg/ml*	**Kürzlich aufgetretenes Vorhofflimmern:** (ohne herzchir. Eingriff weniger als 7d, mit herzchir. Eingriff weniger als 3d): ini 3mg/kg über 10min i.v. (max. 339mg), nach 15min ggf. Wdh. mit 2mg/kg über 10min. (max. 226mg); max. 5mg/kg/24h; **DANI, DALI** nicht erforderlich

2.4.8 Weitere Antiarrhythmika

Wm/Wi (Adenosin): über Purin-1-Rezeptoren vermittelte Verlangsamung der Überleitungszeit am AV-Knoten und Sinusknoten ⇒ Terminierung von Reentry-Tachykardien; Relaxierung von Gefäßmuskelzellen; **UW** (Adenosin): Flush, thorakale Schmerzen, HF↓, Asystolie (meist transient), Sinuspause, ventrikuläre und supraventrikuläre Extrasystolen, AV-Block, ventrikuläre Tachykardien, Vorhofflimmern, Dyspnoe, Kopfschmerzen, Schwindel, innere Unruhe, Verschwommensehen, metallischer Geschmack, Bronchospasmus, RR↓; **KI** (Adenosin): AV-Block II°-III°, Sick Sinus, Vorhofflimmern, COPD, QT-Intervall↑

Adenosin Rp	HWZ < 10s, Q0 1.0, PRC C, Lact ?
Adenoscan *Inj.Lsg. 30mg/10ml* **Adenosin Life Medical** *Inj.Lsg. 10mg/2ml, 50mg/10ml* **Adrekar** *Inj.Lsg. 6mg/2ml*	**Paroxysmale AV-junktionale Tachykardien:** 3-6-9-12mg jeweils als Bolus je nach Wi; **Ki.:** ini 100µg/kg i.v., je nach Wi steigern um 50µg/kg alle 2min bis 250µg/kg; **pharmakologische Provokation einer Myokardischämie:** 140µg/kg/min über 4-6min i.v.; **DANI** nicht erforderlich

2.5 Digitalisglykoside

Wm: Hemmung des aktiven Na^+-K^+-Transports an der Muskelzelle ⇒ intrazelluläres Na^+ ↑ ⇒ Na^+-Ca^{2+}-Austausch ↓ ⇒ intrazelluläres Ca^{2+} ↑; Vagusaktivität ↑, Sympathikusaktivität ↓; **Wi:** positiv inotrop, Schlagvolumen ↑ ⇒ Wirkungsgrad des insuffizienten Herzens ↑, Gewebs- und Koronarperfusion ↑, negativ chrono-, dromotrop, Refraktärzeit am AV-Knoten ↑, am Myokard ↓ ⇒ Aktivierung ektoper Schrittmacher, positiv bathmotrop; **UW:** AV-Block, Arrhythmie, Extrasystolie, Nausea, Erbrechen, Diarrhoe, Farbsehstörung, Verwirrtheit; **KI:** AV-Block II°-III°, WPW-Syndrom, ventrikuläre Tachykardie, Carotissinussyndrom, HOCM, Hyperkalzämie, Hypokaliämie, thorakales Aortenaneurysma

Digitoxin Rp	HWZ 7-8d, Q0 > 0.7, PPB 90-97%, PRC C, Lact + therap. Serumspiegel (ng/ml): 10-30
Digimed *Tbl. 0.07, 0.1mg* **Digimerck** *Tbl. 0.05, 0.07, 0.1mg; Amp. 0.1mg/1ml, 0.25mg/1ml, 0.25mg/2.5ml* **Digitoxin Philo** *Amp. 0.25mg/1ml* **Digitoxin AWD** *Tbl. 0.07mg*	**Herzinsuffizienz, tachykardes Vorhofflimmern:** d1-3: 3 x 0.07-0.1mg p.o., dann: 1 x 0.07-0.1mg; d1: 0.5mg i.v., d2, 3: 0.25mg i.v., dann 0.07-0.1mg/d p.o./i.v.; **Ki.:** bis zur Sättigung 0.03mg/kg/d, dann 0.003mg/kg/d p.o.; **DANI** CrCl < 10: Dosisreduktion

Digoxin Rp	HWZ 30-50h, Q_0 0.3, PPB 20%, PRC C, Lact + therap. Serumspiegel (ng/ml): 0.8-2.0
Digacin *Tbl. 0.25mg* **Lanicor** *Tbl. 0.25mg; Amp. 0.25mg/1ml* **Lenoxin** *Tbl. 0.125, 0.25mg; Gtt. (1ml = 0.05mg)*	**Herzinsuffizienz, tachykardes Vorhofflimmern:** d1-3: 1 x 0.25-0.5mg p.o.; 2-3 x 0.25mg i.v., dann 1 x 0.25-0.375mg p.o.; 1 x 0.25mg i.v.; **Ki.:** s. FachInfo; **DANI** CrCl 50-100: 50%; 20-49: 33-50%; < 20: 33%; **DALI** nicht erforderlich
Beta-Acetyldigoxin Rp	HWZ (36)h, Q_0 0.3, PPB 30%; therap. Serumspiegel (ng/ml): 0.8-2.0
Beta-Acetyl Acis *Tbl. 0.2mg* **Digostada** *Tbl. 0.1, 0.2mg* **Novodigal** *Tbl. 0.1, 0.2mg*	**Herzinsuffizienz, tachykardes Vorhofflimmern:** d1-2: 3 x 0.2mg p.o., dann: 1 x 0.2-0.3mg; **Ki. 1-3J:** d1 40µg/kg in 3ED, dann 10µg/kg; **4-12J:** d1: 25-30µg/kg in 3ED, dann 5µg/kg; **DANI** CrCl 50-100: 50%; 20-49: 33-50%; < 20: 33%; **DALI** nicht erforderlich
Metildigoxin Rp	HWZ 48h, Q_0 0.35, PPB 20-30%; therap. Serumspiegel (ng/ml): 0.8-2.0
Lanitop *Tbl. 0.05, 0.1, 0.15mg; Gtt. (15Gtt. = 0.2mg)*	**Herzinsuffizienz, tachykardes Vorhofflimmern:** d1-2: 1 x 0.3-0.4mg p.o., dann 1 x 0.1-0.3mg; **Ki.:** s. Packungsbeilage; **DANI** CrCl 50-100: 50%; 20-49: 33-50%; < 20: 33%

2.6 Sympathomimetika

Wm/Wi (Dobutamin): v.a. beta-1- u. alpha-1-, geringer auch beta-2- u. alpha-2-agonistisch, Kontraktilität ↑, Schlagvolumen ↑, linksventrikulärer Füllungsdruck ↓, systemischer Gefäßwiderstand ↓;
Wm/Wi (Dopamin): dosisabhängig dopaminerg, alpha-/beta-agonistisch, renale Vasodilatation, HZV ↑, Vasokonstriktion, RR ↑;
Wm/Wi (Ephedrin): sympathomimetisches Amin, das direkt an Alpha- und Betarezeptoren wirkt, indirekte Wirkung über verstärkte Freisetzung von Noradrenalin, Wirkung als MAO-Hemmer;
Wm/Wi (Epinephrin): beta- > alphaagonistisch, positiv ino-, chrono-, bathmotrop, systolischer RR ↑, diastolischer RR ↓, Bronchodilatation;
Wm/Wi (Etilefrin): alpha-/betaagonistisch, RR ↑ durch Vasokonstriktion, positiv ino- und chronotrop;
Wm/Wi (Midodrin): alpha-1-agonistisch, systolischer u. diastolischer RR ↑;
Wm/Wi (Norepinephrin): alpha-/beta-1-agonistisch, Vasokonstriktion, systolischer und diastolischer RR ↑;
Wm/Wi (Theodreanlin + Cafedrin): beta-agonistisch, Kontraktilität ↑, Schlagvolumen ↑, peripherer Gefäßwiderstand ↑;

UW (Dobutamin): HRST, Palpitationen, AP, RR ↑ u. RR ↓, Kopfschmerzen, Übelkeit, Exanthem, Fieber, Bronchospasmus, Hemmung d. Thrombozytenfkt.;
UW (Dopamin): HRST, AP, Dyspnoe, Übelkeit, Erbrechen Angstgefühl, Kopfschmerzen, RR ↑ und RR ↓;
UW (Ephedrin): Verwirrtheit, Angstzustände, Depressionen, Nervosität, Reizbarkeit, Unruhe, Schwäche, Schlaflosigkeit, Kopfschmerz, Schwitzen, Palpitationen, Hypertonie, Tachykardie, Dyspnoe, Übelkeit, Erbrechen;
UW (Epinephrin): tachykarde HRST, Kammerflimmern, AP, hypertone Reaktionen, Vasokonstriktion, Hyperglykämie, metabolische Azidose, Übelkeit, Tremor, Angst, Halluzinationen;
UW (Etilefrin): Palpitationen, HRST, RR ↑, AP, Unruhe, Angstzustände, Schwitzen, Tremor, Kopfschmerzen, Schwindel;
UW (Midodrin): Liegendhypertonie, Reflexbradykardie, Palpitationen, Tachykardie, Parästhesien, Pruritus, Piloarrektion, Kältegefühl, Nausea, Dyspepsie, Harnverhalt;
UW (Norepinephrin): Herzklopfen, AP, Myokardischämie, starker RR ↑, Lungenödem, Vasokonstriktion, ischämische Nekrosen, Oligurie, Anurie;
KI (Dobutamin): mechanische Behinderung d. ventrikulären Füllung u./o. des Ausflusses, Hypovolämie, SS/SZ;
KI (Dopamin): Thyreotoxikose, Phäochromozytom, Glaukom, Blasenentleerungsstörung, hochfrequente absolute Arrhythmie, Hypovolämie, Kammerflimmern, SS;
KI (Ephedrin): bekannte Überempfindlichkeit, Behandlung mit MAO-Hemmern, Koronarthrombose, Diabetes mellitus, ischämische Herzerkrankung, Hypotonie, Thyreotoxikose, Winkelblockglaukom, ältere Patienten, Prostathypertrophie;
KI (Epinephrin, Norepinephrin): RR ↑, Hyperthyreose, Phäochromozytom, Glaukom, paroxysmale Tachykardie, hochfrequente absolute Arrhythmie, Cor pulmonale, Blasenentleerungsstrg.;
KI (Etilefrin, Midodrin): Thyreotoxikose, Phäochromozytom, Glaukom, Blasenentleerungsstrg., RR ↑, KHK, tachykarde HRST, Herzklappenstenose, HOCM;

Adrenalin (Epinephrin) Rp — HWZ 1-3min, Q0 > 0.7, PRC C, Lact ?

Adrenalin Infectopharm *Amp. 1mg/1ml*
Anapen *Autoinjektor 0.15mg/0.3ml, 0.3mg/0.3ml*
Epipen *Autoinjektor 0.15mg/0.3ml, 0.3mg/0.3ml*
Fastjekt *Autoinjektor 0.15, 0.3mg/ED*
Jext *Autoinjektor 0.15mg/0.3ml, 0.3mg/0.3ml*
Suprarenin *Amp. 1mg/1ml; Inj.Lsg. 25mg/25ml*

Kardiopulmonale Reanimation: 1 : 10 verdünnen, 1mg i.v. alle 3-5min;
Ki.: 0.01mg/kg i.v. oder i.o., ggf. Wdh. nach 3-5min; bei persistierender Erfolglosigkeit 0.1mg/kg i.v./i.o.;
Anaphylaxie: 1 : 10 verdünnen, 0.1mg i.v.; Wdh. nach Wi;
Ki.: 0.01mg/kg über 1-2min i.v.; ggf. Perfusor mit 0.05-0.5µg/kg/min i.v.;
Fertigspray: Selbstmedikation 0.3mg i.m.;
Ki.: 15-30kg: 0.15-0.3mg i.m.;
> 30kg: 0.3mg i.m.;
Septischer Schock: 0.014-0.28µg/kg/min als Dauerinfusion i.v.; lokale Blutstillung: 1:10 verdünnen, davon 10 Gtt. auf Tupfer bzw. einige ml in Harnröhre instillieren;
Blasenblutung: 1:10-50 verdünnen, davon 100-150ml zur Spülung

Dobutamin Rp	HWZ 2-3min, Q0 0.7, PRC B, Lact
Dobutamin Carino *Inf.Lsg. 250mg/50ml, 500mg/50ml* **Dobutamin Fresenius** *Inf.Lsg. 250mg/50ml, 500mg/50ml* **DobutaminHEXAL** *Inf.Lsg. 250mg/50ml* **Dobutamin-ratioph.** *Inf.Lsg. 250mg/10ml, 250mg/50ml*	**Akute Herzinsuffizienz:** 2.5-10µg/kg/min i.v.; Perf. (250mg) = 5mg/ml ⇒ 2-10ml/h; **Ki.:** 1-15µg/kg/min i.v.
Dopamin Rp	HWZ 5-10min, Q0 0.95, PRC C, Lact
Dopamin Carino *Amp. 50mg/5ml, 250mg/50ml* **Dopamin Fresenius** *Amp. 50mg/5ml, 200mg/5ml; Inf.Lsg. 250mg/50ml*	**Kardiale und andere Schockzustände:** 2-20µg/kg/min i.v.; Perf. (250mg) = 5mg/ml ⇒ 2-18ml/h; max. 50µg/kg/min i.v.; **Ki.:** 5-10µg/kg/min i.v.
Ephedrin Rp	HWZ 3-6h
Ephedrin Carino *Inj.Lsg. 30mg/ml* **Ephedrin Meduna** *Inj.Lsg. 50mg/5ml*	**Verringerung des RR-Abfalls während Spinalanästhesie:** bis zu 30mg in Teildosen von 3-7.5mg i.v.
Etilefrin OTC	HWZ 2.5h, Q0 0.7, PPB 23%, PRC C
Effortil *Tbl. 5mg, Gtt. (1ml = 7.5mg)* **Etilefrin-ratioph.** *Gtt. (1ml = 7.5mg)* **Thomasin** *Tbl. 10, 25(ret.)mg; Gtt. (1ml = 15mg)*	**Hypotone Kreislaufregulationsstörung:** 3 x 5-10mg p.o.; 1-2 x 25mg (ret.) p.o.; **Ki. 2-6J:** 3 x 2.5-5mg p.o.; < **2J:** 3 x 2-5Gtt. (1-2.5mg)
Midodrin OTC	HWZ 0.5h, Q0 0.4, PRC C, Lact ?
Gutron *Tbl. 2.5mg; Gtt. (1ml = 10mg)*	**Orthostatische Hypotonie:** 2-3 x 2.5mg (= 7Gtt.) p.o.; ggf. ↑, max 30mg/d
Norepinephrin (Noradrenalin) Rp	HWZ 1-3min, Q0 > 0.8, PPB 50%, PRC C, Lact
Arterenol *Amp 1mg/1ml; Inj.Lsg. 25mg/25ml*	**Septischer Schock:** 0.014-0.28µg/kg/min i.v.; Perf. (5mg) = 0.1mg/ml ⇒ 0.6-12ml/h
Theodrenalin + Cafedrin OTC	HWZ 1h (Cafedrin)
Akrinor *Amp. 10+200mg/2ml*	**Hypotone Kreislaufstörung:** 1/2-1 Amp. i.v. (1ml/min)/i.m.; **Ki. 1-2J:** 0.2-0.4ml i.v./i.m.; **3-6J:** 0.4-0.6ml; > **6J:** 0.5-1.0mg i.v./i.m. als ED

2.7 Parasympatholytika

Wm: kompetitiver Antagonismus an muscarinartigen Cholinozeptoren;
Wi: HF ↑, Spasmolyse, Tränen-, Speichel-, Schweiß-, Bronchialsekretion ↓, Mydriasis;
UW (Atropin) ohne Häufigkeitsangabe: Mundtrockenheit, Abnahme der Schweißsekretion, Tachykardie, Sehstörungen infolge Mydriasis und Störung der Akkomodation, supraventrikuläre und ventrikuläre Arrhythmien, Verkürzung der AV-Überleitung, Muskelschwäche, muskuläre Koordinationsstörungen, Miktionsstörungen, Störungen der Darmperistaltik, Schluckstörungen, gastroösophagealer Reflux, Sprachstörungen, Unruhe- und Erregungszuständen, Halluzinationen, Verwirrtheitszustände, Krämpfe, Delirien, komatöse Zustände, Glaukomanfall;
KI (Atropin): bek. Überempfindlichkeit gegen A. bzw. andere Anticholinergika, Engwinkelglaukom, Tachykardie bei Herzinsuffizienz und Thyreotoxikose, tachykarde Herzrhythmusstörungen, Koronarstenose, mechanische Verschlüsse des Magen-Darm-Trakts, paralytischer Ileus, Megakolon, obstruktive Harnwegserkrankungen, bestehende Prostatahypertrophie mit Restharnbildung, Myasthenia gravis, akutes Lungenödem, Schwangerschaftstoxikose

Atropin Rp	HWZ 2h, Qo 0.45, PPB 2-40%, PRC C, Lact ?
Atropinsulfat *Amp. 0.5mg/1ml; Inj.Lsg. 100mg/10ml* **Atropinum sulfuricum** *Amp. 0.25mg/1ml, 0.5mg/1ml, 1mg/1ml*	**Bradykarde HRST:** 0.5-1.5mg i.v./i.m. alle 4-6h; **Ki.:** 0.01mg/kg i.v. (minimal 0.1, max. 0.5mg); **Narkoseprämedikation:** 0.01mg/kg i.v.; **Alkylphosphatintoxikation:** 2-5mg alle 10-15min i.v. bis zum Rückgang der Bronchialsekretion, max. 50mg in Einzelfällen; Erh.Dos. 0.5-1mg alle 1-4h; **Ki.:** 0.5-2mg i.v., Erh.Dos. nach Klinik; **Neostigmin-/Pyridostigminintox.:** 1-2mg i.v.
Ipratropiumbromid Rp	HWZ 4h, Qo 0.5, PPB < 20%, PRC B, Lact ?
Itrop *Tbl. 10mg*	**Sinusbradykardie, bradykarde HRST:** 2-3 x 10-15mg p.o.

2.8 Phosphodiesterasehemmer

Wm: Hemmung der Phosphodiesterase ⇒ intrazelluläre cAMP-Konzentration ↑ und Ca^{2+} ↑ ⇒ Kontraktion ↑;
Wi: positiv chrono- und inotrop (Schlagvolumen und HZV ↑), Broncho-, Vasodilatation (Vor-/Nachlast ↓);
Wm (Levosimendan): Erhöhung der Kalziumsensitivität der kontraktilen Proteine durch Bindung an kardiales Troponin C; Öffnung der ATP-sensitiven Kaliumkanäle ⇒ Vasodilatation der systemischen und koronaren arteriellen Widerstandsgefäße und der systemischen venösen Kapazitätsgefäße;
Wi (Levosimendan): positiv ino- und chronotrop, Vasodilatation, Reduktion der Vor- und Nachlast, aktiviert "stunned" Myokard, Verbesserung der myokardialen Durchblutung, Abnahme des Endothelin-1-Spiegels;

UW (Enoximon): Abnahme Hb-Wert bzw. Hämatokrit um mind. 5 %, ventrikuläre Tachykardie, andere Arrhythmien, Hypotonie, Schlaflosigkeit, Gedächtnisstörungen, Somnolenz, Angst, Unruhe, Kopfschmerzen, Übelkeit, Erbrechen, Muskelschmerzen, Thrombopenie, petechiale Blutungen, Purpura, andere Blutungskomplikationen, GOT-Anstieg, Bilirubin-Anstieg, bei schwerer Herzinsuffizienz bedrohliche ventrikuläre Arrhythmien;
UW (Levosimendan): Hypokaliämie, Schlaflosigkeit, Kopfschmerzen, Schwindel, ventrikuläre Tachykardie, Vorhofflimmern, Tachykardie, ventrikuläre Extrasystolen, Herzversagen, Myokardischämie, Eytrasystolen, Hypotonie, Übelkeit, Obstipation, Diarrhoe, Erbrechen, erniedrigte Hämoglobinwerte;
UW (Milrinon): ventrikuläre Ektopien, ventrikuläre Tachykardie, supraventrikuläre Arrhythmien, Hypotonie, Kopfschmerzen;
KI (Enoximon): bek. Überempfindlichkeit, extravasale Injektion, Gabe der Erhaltungsdosis als Infusion bei Kreatinin-Clearance < 40ml/min, SS;
KI (Levosimendan): bek. Überempfindlichkeit, schwere Hypotonie und Tachykardie, signif. mechanische Behinderung, die die ventrikuläre Füllung und/oder den Ausstrom beeinflussen, CrCl < 30ml/min, schwer beeinträchtigte Leberfkt., Torsades de Pointes in der Anamnese;
KI (Milrinon): bek. Überempfindlichkeit, schwere Hypovolämie

Enoximon Rp	HWZ 4.2-6.2h, Qo 1.0 (0), PPB ca. 85%
Perfan *Inj.Lsg. 100mg/20ml*	**Akute Herzinsuffizienz:** ini 90µg/kg/min i.v., nach 10-30 min 2.5-10µg/kg/min; 0.5mg/kg (max. 12.5mg/min, max. 8 x/d); **DANI** CrCl 0-5: 33%, 6-15: 50%, 16-30: 67%, 31-40: 80%, > 40: 100%; **DALI** s. FachInfo

Levosimendan Rp	HWZ 1h, PPB ca. 97%
Simdax *Inf.Lsg. 12.5mg/5ml, 25mg/10ml*	**Akut dekompensierte schwere chronische Herzinsuffizienz:** ini 6-12µg/kg i.v. über 10min, dann 0.1µg/kg/min über 24h i.v., ggf. Dosisanpassung auf 0.05-0.2µg/kg/min; DANI CrCl <30: KI; DALI KI bei schwerer LI

Milrinon Rp	HWZ 2.3h, Qo 0.2, PPB 70-91%
Milrinon Carino *Amp. 10mg/10ml* **Milrinon Hikma** *Amp. 10mg/10ml* **Milrinon Stragen** *Amp. 10mg/10ml*	**Schwere Herzinsuffizienz:** ini 50µg/kg i.v. langsam über 10min, anschließend Erh.Dos. 0.375-0.75µg/kg/min; max. 1.13mg/kg/d; **DANI** CrCl 0-5: 0.2µg/kg/min, 6-10: 0.23µg/kg/min, 11-20: 0.28µg/kg/min, 21-30: 0.33µg/kg/min, 31-40: 0.38µg/kg/min, 41-50: 0.43µg/kg/min

3 Pneumologie

3.1 Inhalative Beta-2-Sympathomimetika

3.1.1 SABA (short acting beta-agonist)

Wm/Wi (alle): Stimulation der Beta-2-Rezeptoren ⇒ Erschlaffung der Bronchialmuskulatur, Anregung der mukoziliären Clearance;
Wi (Fenoterol): pos. ino-/chronotrop, Relaxation der Uterusmuskulatur;
UW (Fenoterol): Tremor, Schwindel, Husten, Übelkeit, Schwitzen;
UW (Salbutamol): Tremor, Übelkeit, Kopfschmerzen, Schwindel, Palpitationen, Tachykardie, Arrhythmie, Urtikaria, Myalgien, Schlafstrg., K^+↓;
KI (alle): bekannte Überempfindlichkeit;
KI (Fenoterol): HOCM, tachykarde Arrhythmien;
KI (Terbutalin): Hyperthyreose, Thyreotoxikose, Tachykardie, idiopathische hypertrophe subvalvuläre Aortenstenose, Phäochromozytom

Fenoterol Rp	HWZ 3.2h, Q_0 0.85
Berotec N *DA 100µg/Hub* **Dosberotec** *DA 100µg/Hub*	**Asthma bronchiale, COPD (akute Atemnot):** **Erw., Ki. ab 6J:** 100µg, evtl. Wdh. nach 5min; **Ki. 4-6J:** 100µg ED; **Dauerther.:** 3-4 x 100-200µg, max. 800µg/d; **4-6J:** 4 x 100µg

Salbutamol Rp	HWZ 2.7-5h, Q_0 0.7, PPB 10%
Apsomol N *DA 0.1mg/Hub* **Bronchospray** *DA u. Autohaler 0.1mg/Hub* **Paediamol** *Fert.Inh.Lsg. 1.25mg/2.5ml; Inh.Lsg. (1ml = 5mg)* **SalbuHEXAL** *DA 0.1mg/Hub; Fert.Inh.Lsg. 1.25mg/2.5ml; Inh.Lsg. (1ml = 5mg)* **Salbulair N** *DA 0.1mg/Hub; Autohaler 0.1mg/Hub* **Salbutamol-ratioph.** *DA 0.1mg/Hub; Fert. Inh.Lsg.1.25mg/2.5ml; Inh.Lsg. (1ml = 5mg)* **Sultanol** *DA 0.12mg/Hub; Fert.Inh.Lsg. 1.25mg/2.5ml; 2.5mg/2.5ml; Inh.Lsg. (1ml = 5mg)* **Ventilastin** *Novolizer 0.1mg/Hub*	**Asthma bronchiale, COPD (akute Atemnot):** 0.1-0.2mg; **Ki. < 12J:** 0.1mg; **Dauertherapie:** 3-4 x 0.1-0.2mg, max. 1.0mg/d; **Ki. < 12J:** 3-4 x 0.1mg, max. 0.4mg/d; Inh.Lsg.: 3-4 x 1.25-2.5mg über Vernebler

Terbutalin Rp	HWZ 3-4h, Q_0 0.4, PPB 25%, PRC B, Lact +
Aerodur *Turbohaler 0.5mg/Hub* **Bricanyl** *Turbohaler 0.5mg/Hub*	**Asthma bronchiale, COPD (akute Atemnot):** **Erw., Ki. ab 5J:** 0.5mg, evtl. Wdh. nach 5min; **Dauertherapie:** 3 x 0.5mg, max. 6mg/d; < **12J:** max. 4mg/d

3.1.2 LABA (long acting beta-agonist)

Wm/Wi (alle): Stimulation der Beta-2-Rezeptoren ⇒ Erschlaffung der Bronchialmuskulatur, Anregung der mukoziliären Clearance;
Wm/Wi (Formoterol, Salmeterol): lang wirksame Beta-2-Sympathomimetika, nicht zur Therapie des akuten Asthma-Anfalls geeignet;
UW (Formoterol): Kopfschmerzen, Tremor, Palpitationen;
UW (Indacaterol): Nasopharyngitis, Infektion der oberen Atemwege, Sinusitis, Diabetes mellitus, Hyperglykämie, Kopfschmerzen, Schwindel, ischämische Herzerkrankung, Palpitationen, Husten, pharyngolaryngealer Schmerz, Rhinorrhoe, Atemwegsobstruktion, Muskelspasmus, periphere Ödeme;
UW (Olodaterol): keine häufigen bzw. sehr häufigen UW;
UW (Salmeterol): Tremor, Kopfschmerzen, Palpitationen, Muskelkrämpfe;
KI (alle): bekannte Überempfindlichkeit

Formoterol Rp	HWZ 2-3 h, Qo 0.9
Atimos *DA 12µg/Hub* **Foradil P** *Inh.Kps. 12µg/Hub; DA 12µg/Hub* **Forair** *DA 12µg/Hub* **Formoterol-ratioph.** *Inh.Kps. 12µg* **Formatris** *Novolizer 6, 12µg/Hub* **Formotop** *Novolizer 6, 12µg/Hub* **Oxis** *Turbohaler 6, 12µg/Hub*	**Asthma bronchiale, COPD:** 1-2 x 6-12µg, max. 48µg/d; **Ki. > 6J:** 1-2 x 12µg/d, max. 24µg/d

Indacaterol Rp	HWZ 40-52h, PPB 95%
Hirobriz *Inh.Kps. 150, 300µg* **Onbrez** *Inh.Kps. 150, 300µg*	**COPD:** 1 x 150-300µg, max. 300µg/d; **DANI** nicht erforderlich; **DALI** leichte bis mittelschwere LI: nicht erforderlich; schwere LI: keine Daten

Olodaterol Rp	HWZ 45h, PPB 60%
Striverdi *Respimat 2.5µg/Hub*	**COPD:** 1 x 5µg; **DANI** nicht erforderlich; **DALI** leichte bis mittelschwere LI: nicht erforderlich; schwere LI: keine Daten

Salmeterol Rp	HWZ 5.5 h, PRC C, Lact ?
Salmeterol HEXAL *DA 0.025mg/Hub* **Serevent** *DA 0.025mg; Diskus 0.05mg/Hub*	**Asthma bronchiale, COPD Dauertherapie:** 2 x 0.025-0.1mg, max. 0.2mg/d; **Ki. ab 4J:** 2 x 0.05mg

3.2 Systemische Beta-2-Sympathomimetika

Wm: Stimulation der Beta-2-Rezeptoren;
Wi: Erschlaffung der Bronchialmuskulatur, Anregung der mukoziliären Clearance, antiallergisch;
UW (Bambuterol): Urtikaria, Exanthem, Palpitationen, Überempfindlichkeitsreaktionen, Verhaltensstörungen, Schlafstörungen, Tremor, Kopfschmerzen, Muskelkrämpfe;
UW (Clenbuterol): Tremor, Kopfschmerzen, Unruhegefühl, Übelkeit, Palpitationen;
UW (Reproterol): Kopfschmerzen, Unruhe, Tremor, Palpitationen, Muskelkrämpfe;
UW (Terbutalin): Tremor, Palpitationen, Kopfschmerzen, Muskelkrämpfe, Tachykardie, Hypokaliämie, Urtikaria, Exantheme;
KI (Bambuterol): bek. Überempfindlichkeit, frischer Herzinfarkt, Tachykardie, subvalvuläre Aortenstenose;
KI (Clenbuterol): bek. Überempfindlichkeit, schwere Hyperthyreose, tachykarde Arrhythmien, HOCM;
KI (Reproterol): bek. Überempfindlichkeit, schwere Hyperthyreose, HOCM, Phäochromozytom;
KI (Terbutalin): bekannte Überempfindlichkeit, Tachykardie, Hyperthyreose, Phäochromozytom, idiopathische subvalvuläre Aortenstenose

Bambuterol Rp	HWZ 13(22)h, Q0 0.45
Bambec *Tbl. 10mg*	**Asthma bronchiale, COPD:** ini 1 x 10mg p.o. z.N., nach 1-2W evtl. 1 x 20mg; **Ki. 2-6J:** 1 x 10mg p.o.; **6-12J:** s. Erw.; **DANI** CrCl < 60: 50%
Clenbuterol Rp	HWZ 34h, Q0 0.4
Spiropent *Tbl. 0.02mg;*	**Asthma bronchiale, COPD:** 2 x 0.01-0.02mg p.o.; **Ki. 0-8M:** 2 x 2.5µg; **8-24M:** 2 x 5µg; **2-4J:** 2 x 7.5µg; **4-6J:** 2 x 10µg; **6-12J:** 2 x 15µg
Reproterol Rp	HWZ 1.5h
Bronchospasmin *Amp. 0.09mg/1ml*	**Bronchospastischer Anfall, Status asthmaticus:** 0.09mg langsam i.v.; Dauerinfusion: 18-90µg/h i.v.; **Ki.:** 1.2µg/kg langsam i.v.; Dauerinfusion: 0.2µg/kg über 36-48h
Terbutalin Rp	HWZ 11-26h, PPB 25% PRC B, Lact +
Bricanyl *Tbl. 7.5(ret.)mg; Amp. 0.5mg/1ml* **Terbutalin AL** *Tbl. 2.5mg; Kps. 7.5(ret.)mg*	**Asthma bronchiale, COPD:** 2-3 x 2.5-5mg p.o.; 2 x 7.5mg (ret.) p.o., max. 15mg/d p.o.; bis 4 x 0.25mg s.c.; **Ki.** < **3J:** 2-3 x 0.75mg p.o.; **3-6J:** 2-3 x 0.75-1.5mg p.o.; **7-14J:** 2-3 x 1.5-3mg p.o.

3.3 Inhalative Alpha- und Beta-Sympathomimetika

Wm: Stimulation von Alpha-/Beta-Rezeptoren;
Wi: Bronchodilatation, Abschwellung der Schleimhäute im Bereich der Luftwege;
UW (Epinephrin inhalativ): Herzklopfen, Rhythmusstörung, Blutzuckeranstieg;
KI (Epinephrin inhalativ): bekannte Überempfindlichkeit, paroxysmale Tachykardie, Engwinkelglaukom, hochfrequente absolute Arrhythmie

Epinephrin (Adrenalin) Rp	HWZ 1-3min
InfectoKrupp Inhal *Inh.Lsg. (4mg/ml = 0.56mg/Hub)*	**Akute stenosierende Laryngotracheitis:** 7-14 Hübe über Vernebler applizieren

3.4 Inhalative Anticholinergika

3.4.1 SAMA (short acting muscarinergic-antagonist)

Wm/Wi: Hemmung der vagusinduzierten Reflexbronchokonstriktion, Freisetzung bronchospastisch wirksamer Mediatoren ↓;
UW (Ipratropium): Kopfschmerzen, Schwindel, Husten, Rachenreizung, trockener Mund, Übelkeit, Geschmacksstörung, gastrointestinale Mobilitätsstörungen;
KI: bek. Überempfindlichkeit, auch gegen Atropinderivate

Ipratropiumbromid Rp	HWZ 4h, PRC B, Lact ?
Atrovent *DA 20µg/Hub; Fert.Inh.Lsg. 0.25mg/2ml; 0.5mg/2ml* **Atrovent Ls** *Inh.Lsg. (1ml = 0.25mg)* **Iprabronch** *Inh.Lsg. 0.25mg/1ml; 0.5mg/2ml* **Ipratropium Teva** *Inh.Lsg. 0.25mg/1ml; 0.5mg/2ml*	**Asthma bronchiale, COPD:** DA: 3-6 x 20-40µg, max. 240µg/d; **Ki.:** s. Erw.; Inh.Lsg.: 3-4 x 0.5mg; **Ki. 6-12J:** 3-4 x 0.25mg; < **6J:** 3-4 x 0.1-0.25mg

3.4.2 LAMA (long acting muscarinergic-antagonist)

Wm/Wi: Hemmung der vagusinduzierten Reflexbronchokonstriktion, Freisetzung bronchospastisch wirksamer Mediatoren ↓;
UW (Aclidinium): Sinusitis, Nasopharyngitis, Kopfschmerz, Husten, Diarrhoe;
UW (Glycopyrronium): trockener Mund, Insomnie, Kopfschmerzen, Gastroenteritis, Harnweginfekt;
UW (Tiotropium): trockener Mund;
KI (alle): bek. Überempfindlichkeit, auch geg. Atropinderivate

Aclidinium Rp	HWZ 2-3h
Eklira Genuair *Inh.Pulver 322µg/Hub* **Bretaris Genuair** *Inh.Pulver 322µg/Hub*	**COPD:** 2 x 322µg/d; **DANI** nicht erforderlich; **DALI** nicht erforderlich
Glycopyrronium Rp	HWZ 33-57h
Seebri Breezhaler *Inh.Kps. 44µg* **Tovanor Breezhaler** *Inh.Kps. 44mg*	**COPD:** 1 x 44µg/d; **DANI** CrCl > 30: 100%; < 30: vorsichtige Anw.; **DALI** nicht erforderl.

Tiotropium Rp	HWZ 5-6d, PRC C, Lact ?
Spiriva *Inh.Kps. 18µg* **Spiriva Respimat** *DA 2.5µg/Hub*	**COPD:** Inh.Kps.: 1 x 18µg, max. 18µg/d; DA: 1 x 5µg, max. 5µg/d; **Asthma bronchiale** zusätzlich zu inhal. Glukokortikoid + LABA; DA: 1 x 5µg; **DANI** CrCl > 50: 100%; < 50: vorsichtige Anwendung; **DALI** nicht erforderlich

3.4.3 Kombinationen

Wm/Wi (Vilanterol): selektiver, langwirksamer beta-2-adrenerger Agonist ⇒ zyklisches AMP ↑ ⇒ Relaxation der glatten Bronchialmuskulatur, Hemmung der Freisetzung von Mediatoren der allergischen Sofortreaktion; **UW** (Aclidinium + Formoterol): Nasopharyngitis, Sinusitis, Harnwegsinfektionen, Zahnabszesse, Schlafstörungen, Angstzustände, Kopfschmerzen, Schwindel, Tremor, Husten, Diarrhoe, Übelkeit, Mundtrockenheit, Myalgie, Muskelkrämpfe, Ödeme, CK-Anstieg; **UW** (Umeclidinium + Vilanterol): Infektion der Harnwege, Sinusitis, Nasopharyngitis, Pharyngitis, Infektion der oberen Atemwege, Kopfschmerzen, Husten, Schmerzen im Oropharynx, Obstipation, trockener Mund

Aclidinium + Formoterol Rp	
Brimica Genuair *Inh.Pulver 340+12µg/Hub* **Duaklir Genuair** *Inh.Pulver 340+12µg/Hub*	**COPD:** 2 x 340 + 12µg/d; **DANI, DALI:** nicht erforderl.

Glycopyrronium + Indacaterol Rp	
Ultibro *Inh.Kps. 43+85µg*	**COPD:** 1 x 43 + 85µg/d; **DANI:** CrCl > 30: 100%; < 30: vorsichtige Anw.; **DALI:** schwere LI: vorsichtige Anw.

Ipratropium + Fenoterol Rp	
Berodual N *DA 0.02mg+0.05mg/Hub* **Berodual Ls** *Inh.Lsg., Pumpspender (1ml = 0.25+0.5mg; 1Hub = 0.1ml)* **Duovent** *DA 0.02mg+0.05mg/Hub*	**Asthma bronchiale, COPD:** DA: **Erw., Ki. ab 6J:** 3-4 x 0.02-0.04+0.05-0.1mg; **Akut-Th plötzlicher Bronchialkrämpfe:** Berodual Ls: **Erw., Ki. ab 12J:** 1-2.5, max. 4ml inhalieren; **Ki. 6-12J.:** 0.5-2ml inhalieren; **Pro. Anstrengungsasthma, allerg. Asthma:** Berodual LS: **Erw., Ki. ab 6J:** 0.1-0.2ml inhal.

Ipratropium + Salbutamol Rp	
Ipramol *Inh.Lsg. (2.5ml = 0.5+2.5mg)* **SalbuHEXAL plus Ipratropiumbromid** *Inh.Lsg. (2.5ml = 0.5+2.5mg)*	**COPD:** Erw., **Ki. ab 12J:** 3-4 x 0.5 +2.5mg inhalieren; **DANI, DALI** keine Daten

Umeclidinium + Vilanterol Rp	PRC C, Lact ?
Anoro *Inh.pulver 55+22µg*	**COPD**: 1 x 55+22µg p.i.;**DANI** nicht erford.; **DALI** vorsichtige Anwendung bei schwerer LI

Tiotropium + Olodaterol Rp	
Spiolto *Respimat 2.5+2.5µg/Hub*	**COPD:** 1 x 5+5µg p.i.; **DANI, DALI** nicht erforderlich

3.5 Inhalative Glukokortikoide

Wi: Entzündungsreakt. ↓, Empfindlichkeit v. Beta-Rezeptoren ↑, antiallergisch, antiödematös, antiexsudativ; **UW** (Beclometason): Laryngitis, Pharyngitis, Übelkeit, Dyspepsie, Husten;
UW (Budesonid): oropharnygeale Candida-Inf., Reizungen im Rachenraum, Husten, Heiserkeit;
UW (Ciclesonid): keine sehr häufigen bzw. häufigen UW;
UW (Fluticason): Heiserkeit, Blutergüsse, Pneumonie bei COPD-Patienten, Candidose der Mund- u. Rachenschleimhaut; **UW** (Mometason): Candidose, Pharyngitis, Dysphonie, Kopfschmerzen;
KI (alle): bekannte Überempfindlichkeit

Beclometason Rp	
BecloHEXAL *DA 0.1mg/Hub* **Beclomet** *Easyhaler 0.1, 0.2, 0.4mg/Hub* **Junik** *DA 0.05, 0.1mg/Hub; Autohaler 0.05, 0.1mg/Hub* **Sanasthmax** *DA 0.05, 0.25mg/Hub; Inh.Lsg. 0.4mg/1ml* **Ventolair** *DA 0.05, 0.1, 0.25mg/Hub*	**Asthma bronchiale, COPD:** 2 x 0.2-0.5mg, max. 1.5-2mg/d; **Ki. 6-12J:** 2 x 0.25mg, max. 0.5mg/d; **Rauchgasinhalation:** unmittelbar nach Exposition 0.4mg, nach ambulanter Aufnahme erneut 0.4mg, nach weiteren 2h 0.4mg; bei p**Asthma bronchiale, COPD:** 2 x 0.2-0.4mg, max. 1.6mg/d; **Ki.** < **12J:** 1-2 x 0.1-0.2mg, max. 0.8mg/d; Inh.Lsg.: 2 x 0.5-1mg über Vernebler; bei persistierenden Symptomen alle 2h 0.4mg bis zum Abklingen
Budesonid Rp	HWZ 2-3 h, PRC C, Lact ?
Budecort *Novolizer 0.2, 0.4mg/Hub* **Budes N** *DA 0.2mg/Hub* **Budiair** *DA 0.2mg/Hub* **Cyclocaps Budesonid** *Inh.Kps. 0.1, 0.2, 0.4, 0.8mg* **Miflonide** *Inh.Kps. 0.2, 0.4mg* **Novopulmon** *Novolizer 0.2, 0.4mg/Hub* **Pulmicort** *Turbohaler 0.2, 0.4mg/Hub; Inh.Lsg. 0.5mg/2ml, 1mg/2ml*	**Asthma bronchiale, COPD:** 2 x 0.2-0.4mg, max. 1.6mg/d; **Ki.** < **12J:** 1-2 x 0.1-0.2mg, max. 0.8mg/d; Inh.Lsg.: 2 x 0.5-1mg über Vernebler
Ciclesonid Rp	
Alvesco *DA 80, 160µg/Hub*	**Asthma bronchiale:** ini 1 x 160µg, ggf. reduzieren auf 1 x 80µg; **DANI** nicht erforderlich
Fluticason Rp	HWZ 7.8 h, PRC C, Lact ?
Flutide *DA 0.05, 0.125, 0.25mg/Hub; Diskus 0.05, 0.1, 0.25, 0.5mg;* **FlutiHEXAL** *DA 0.125, 0.25mg/Hub*	**Asthma bronchiale, COPD:** 2 x 0.25-0.5mg; **Ki.** > **4J:** 2 x 0.05-0.1mg
Mometason Rp	HWZ 4.5h
Asmanex *Twisthaler 200, 400µg/Hub*	**Asthma bronchiale:** 1-2 x 200µg, 1 x 400µg, max. 2 x 400µg

3.5.1 Kombinationen

Wm/Wi: Stimulation der Beta-2-Rezeptoren ⇒ Erschlaffung der Bronchialmuskulatur ⇒ Bronchodilatation, Anregung der mukoziliären Clearance, Entzündungsreaktion ↓, Empfindlichkeit von Beta-Rezeptoren ↑;
Wm/Wi (Vilanterol): selektiver, langwirksamer beta-2-adrenerger Agonist ⇒ zyklisches AMP ↑ ⇒ Relaxation der glatten Bronchialmuskulatur, Hemmung der Freisetzung von Mediatoren der allergischen Sofortreaktion;
UW (Formoterol + Beclometason): Pharyngitis, Kopfschmerzen, Dysphonie;
UW (Formoterol + Budesonid): Candidiasis Mund/Rachenraum, Kopfschmerzen, Tremor, Palpitationen, leichte Reizung des Rachens, Husten, Heiserkeit;
UW (Salmeterol + Fluticason): Kopfschmerzen, Nasopharyngitis, Candidiasis Mund/Rachenraum, Pneumonie, Bronchitis, Hypokaliämie, Heiserkeit, Dysphonie, Sinusitis, Blutergüsse, traumatische Frakturen, Arthralgien, Myalgien;
UW (Vilanterol + Fluticason): Pneumonie, Infektion der oberen Atemwege, Bronchitis, Influenza, Candidiasis im Mund- und Rachenraum, Kopfschmerzen, Nasopharyngitis, Schmerzen im Oropharynx, Sinusitis, Pharyngitis, Rhinitis, Husten, Dysphonie, Bauchschmerzen, Arthralgie, Rückenschmerzen, Frakturen, Fieber;
KI: bek. Überempfindlichkeit

Formoterol + Beclometason Rp

Inuvair *DA 6+100µg/Hub* **Formodual** *DA 6+100µg/Hub* **Foster** *DA 6+100µg/Hub; Nexthaler 6+100µg/Hub*	**Asthma bronchiale:** 2 x 1–2 Inh., max. 8 Inh./d; Pat. < 18J: nicht empfohlen; **COPD:** 2 x 2 Inh.; **DANI, DALI** keine Daten

Formoterol + Budesonid Rp

DuoResp *Spiromax 4.5+160, 9+320µg/Hub* **Symbicort** *Turbohaler 4.5+80, 4.5+160, 9+320µg/Hub*	**Asthma bronchiale:** 4.5+80µg: Erhaltungsther.: 2 x 2 Inh., max. 8 Inh./d, **Ki. 6–12J:** 2 x 2 Inh.; Erhaltungs- u. Bedarfsther.: 2 x 1 Inh., max. 12 Inh./d; 4.5+160µg: Erhaltungsther.: 2 x 1-2 Inh., max. 8 Inh./d; **12–17J:** 2 x 1-2 Inh.; Erhaltungs- u. Bedarfsther.: 2 x 1-2 Inh., max. 12 Inh./d; 9+320µg: 2 x 1 Inh., max. 4 Inh./d; **COPD:** 4.5+160µg: 2 x 2 Inh.; 9+320µg: 2 x 1 Inh.

Formoterol + Fluticason Rp

Flutiform *DA 5+50, 5+125, 10+250µg/Hub*	**Asthma bronchiale:** Erw.: 2 x 5-10 + 50-250mg; Ki ab 12J.: 2 x 5-10 + 50-125µg; **DANI, DALI** keine Daten

Salmeterol + Fluticason Rp	
Airflusal Forspiro *Inhalationspulver 50+500µg* **Atmadisc** *DA 25+50, 25+125, 25+250µg/Hub; Diskus 50+100, 50+250, 50+500µg* **Rolenium** *Inhalationspulver 50+250µg, 50+500µg* **Seretide** *DA 25+125, 25+250µg/Hub; Diskus 50+250, 50+500µg* **Viani** *DA 25+50, 25+125, 25+250µg/Hub; Diskus 50+100, 50+250, 50+500µg*	**Asthma bronchiale:** 2 x 50+100-500µg; **Ki. 4-12J:** 2 x 50+100µg; **COPD:** 2 x 50+500µg; **DANI** nicht erforderlich; **DALI** keine Daten

Vilanterol + Fluticason Rp	
Relvar Ellipta *Inhalationspulver 22+92, 22+184µg*	**Asthma bronchiale:** Erw., **Ki. ab 12J:** 1 x 22+92-184µg; **COPD:** Erw. ab 18J: 1 x 22+92µg; **DANI** nicht erforderlich; **DALI** vorsichtige Anw.; Child B, C: max 22+92µg/d

3.6 Methylxanthine

Wm: Hemmung der intrazellulären Phosphodiesterase ⇒ cAMP ↑;
Wi: Bronchospasmolyse, zentrale Atemstimulation, positiv ino-, chronotrop, Vasodilatation (Ausnahme Hirngefäße), Diurese ↑;
UW (Aminophyllin, Theophyllin): Tachykardie, Arrhythmie, Palpitationen, RR ↓, Magen-Darm-Beschwerden, Übelkeit, Erbrechen, Diarrhoe, Hypokaliämie, Hyperkalziämie, Hyperglykämie, Hyperurikämie, Kopfschmerzen, Erregungszustände, Tremor, Unruhe, Schlaflosigkeit, Schwindel, Krampfanfälle, verstärkte Diurese, Krea ↑;
KI (Aminophyllin, Theophyllin): bekannte Überempfindlichkeit, frischer Herzinfarkt, akute tachykarde Arrhythmien

Aminophyllin Rp	HWZ 6h, Q0 0.8, PRC C, Lact ?
Aminophyllin 125 *Tbl. 125mg*	**Asthma bronchiale, COPD:** 11-13mg/kg p.o. in 3-4 ED; **Ki. 6-8J:** 24mg/kg/d; **8-12J:** 20mg/kg/d; **12-16J:** 18mg/kg/d; Dosisanpassung an Serumspiegel

Theophyllin Rp	HWZ (5-10)h, Q0 0.8, ther. Serumspiegel: 8-20mg/l
Bronchoparat *Amp. 200mg/10ml* **Bronchoretard** *Kps. 100(ret.), 200(ret.), 350(ret.), 500(ret.)mg* **Contiphyllin** *Tbl. 300(ret.)mg* **Euphylong** *Kps. 125(ret.), 200(ret.), 250(ret.), 300(ret.), 375(ret.) mg, Amp. 200mg/10ml* **Solosin** *Tbl. 135(ret.), 270(ret.)mg; Gtt. (24Gtt. = 104mg); Amp. 624mg/15ml* **Theophyllin-ratioph.** *Kps. 125(ret.), 250(ret.), 375(ret.), 500(ret.)mg* **Uniphyllin** *300(ret.), 400(ret.), 600(ret.)mg*	**Asthma bronchiale, COPD:** 11-13mg/kg/d p.o. in 2ED; **Ki. 1-8J:** 24mg/kg/d p.o.; **8-12J:** 20mg/kg/d p.o.; **12-16J:** 18mg/kg/d p.o.; Dosisanpassung an Theophyllinserumspiegel; **akute Bronchokonstriktion:** ohne Theophyllinvorbehandlung: 4-5mg/kg über 20min i.v.; mit Theophyllinvorbehandlung: 2-2.5mg/kg über 20min i.v.; Erh.Dos. 9.5mg/kg/d i.v.; Raucher: 15mg/kg/d i.v.; > 60J: 5.5mg/kg/d i.v.; **Ki. 6M-9J:** 19mg/kg/d i.v.; **9-16J:** 15mg/kg/d i.v.; Dosisanpassung an Theophyllinserumspiegel; **DANI** nicht erforderlich

3.7 Leukotrienrezeptorantagonisten

Wm: Blockade der Leukotrienrezeptoren; **Wi:** Bronchodilatation, bronchiale Hyperreagibilität ↓; **UW:** Infektion der oberen Atemwege, Fieber, Diarrhoe, Nausea, Erbrechen, Erhöhung von GOT/GPT, Ausschlag, Pyrexie; **KI:** bekannte Überempfindlichkeit

Montelukast Rp	HWZ 2.7-5h, PRC B, Lact -
Monkasta *Tbl. 10mg; Kautbl. 4, 5mg* **Montelair HEXAL** *Tbl. 10mg; Kautbl. 4, 5mg; Gran. 4mg* **Montelubronch** *Tbl. 10mg; Kautbl. 4, 5mg; Gran. 4mg* **Montelukast AL** *Tbl. 10mg; Kautbl. 4, 5mg* **Singulair** *Tbl. 10mg; Kautbl. 4, 5mg; Gran. 4mg*	**Asthma bronchiale:** 1 x 10mg p.o. z.N.; **Ki. 6-14J:** 1 x 5mg p.o. z.N.; **6M-5J:** 1 x 4mg; **DANI** nicht erforderlich; **DALI** Child-Pugh < 9: 100%; > 9: keine Daten

3.8 Phosphodiesterase-4-Inhibitor

Wm/Wi: Phosphodiesterase-4-Inhibitor, nicht-steroidale antiinflammatorische Substanz ⇒ cAMP-Spiegel intrazellulär ↑ ⇒ systemische u. pulmonale Entzündung ↓; **UW:** Gewicht ↓, Appetit ↓, Schlafstrg., Kopf-/Bauchschmerzen, Diarrhoe, Übelkeit; **KI:** Überempfindlichkeit, Child-Pugh B/C

Roflumilast Rp	HWZ 17 (30)h, PPB 99%, PRC C, Lact -
Daxas *Tbl. 500µg*	**Begleittherapie bei schwerer COPD/häufiger Exazerbation:** 1 x 1 Tbl.; **DANI** nicht erforderl.; **DALI** Child A: vorsichtige Anw., Child B/C: KI

3.9 Sekreto- und Mukolytika

Wm/Wi (ACC): Spaltung von Disulfidbrücken der Schleimproteine ⇒ Sputumviskosität ↓;
Wm/Wi (Ambroxol, Bromhexin): Schleimproduktion ↑ ⇒ Sputumviskosität ↓;
Wm/Wi (Carbocistein): Hemmung der Becherzellhyperplasie und der Neuraminidaseaktivität ⇒ Hemmung des Bradykininsystems über Sialoglykoproteine ⇒ Sputumviskosität ↓;
Wm/Wi (Mannitol): verändert viskoelastische Eigenschaften des Schleims, steigert Hydration der periziliären Solschicht und hat mukoziliäre Aktivität ⇒ verstärkte Sputumclearance;
Wm (Tyloxapol): Oberflächenspannung u. Mucusviskosität ↓;
UW (ACC): keine sehr häufigen bzw. häufigen UW;
UW (Ambroxol): i.v.: Tachykardie, Palpitationen, Übelkeit, Erbrechen; p.o.: Übelkeit;
UW (Bromhexin): keine sehr häufigen bzw. häufigen UW;
UW (Carbocistein): Sodbrennen, Übelkeit, Erbrechen, Diarrhoe, Kopfschmerzen;
UW (Mannitol): Kopfschmerzen, Husten, Hämoptysen, Rachen-/Kehlkopfschmerzen, Thoraxbeschwerden, Giemen, Rachenreizung, (posttussives) Erbrechen, Asthma;
UW (Tyloxapol): Überempfindlichkeitsreaktion, Übelkeit, initialer Hustenreiz;
KI (ACC, Bromhexin): bekannte Überempfindlichkeit;
KI (Carbocistein): bek. Überempfindlichkeit, akute Magen-Darm-Ulzera;
KI (Mannitol): bek. Überempfindlichkeit, bronchiale Hyperreaktivität gegen inh. Mannitol;
KI (Tyloxapol): Lungenödem, Flüssigkeitsansammlung in der Lunge, Sekretstau durch Strg. des Abtransportes des Schleims aus der Lunge, SS/SZ

Acetylcystein (ACC) OTC/Rp	HWZ 2h, Qo 0.7, PRC B, Lact ?
ACC HEXAL *Tbl. 100, 200, 600mg; Brausetbl. 100, 200, 600mg; Saft (5ml = 100mg); Amp. 300mg/3ml* **Fluimucil** *Brausetbl. 200, 600mg; Gran. 200mg; Saft (5ml = 100mg); Amp. 300mg/3ml, 5g/25ml* **NAC-ratioph.** *Trinktbl. 200, 600mg; Brausetbl. 200, 600mg; Gran. 200, 600mg; Amp. 300mg/3ml* **NAC Stada akut** *Brausetbl. 600mg*	**Erkältungsbedingte Bronchitis:** 600mg/d in 1-3ED; **Ki. 6-14J:** 3-4 x 100mg p.o.; **Akute/chronische bronchopulmonale Erkrankung:** 2-3 x 200-300mg p.o.; 1 x 600mg p.o.; 1-2 x 300mg i.v.; **Ki. < 2J:** 2-3 x 50mg p.o.; **2-5J:** 2-3 x 100mg p.o.; **6-14J:** 3-4 x 100mg p.o.; **Mukoviszidose: Ki. < 2J:** 3 x 50mg p.o.; **2-6J:** 4 x 100mg p.o.; > **6J:** 3 x 200mg p.o.; **Paracetamolintoxikation:** ini 150mg/kg über 15min i.v., dann 50mg/kg über 4h i.v., dann 100mg/kg über 16h i.v.; **DANI** nicht erforderlich

Ambroxol OTC/Rp	HWZ 9h, Q0 0.9, PPB 85%
AmbroHEXAL *Tbl. 30mg; Brausetbl. 60mg; Gtt. (1ml= 7.5mg); Saft (5ml = 15, 30mg);* **Lindoxyl K** *Supp. 15mg* **Mucosolvan** *Tbl. 60mg; Brausetbl. 60mg; Lutschtbl. 15mg; Kps. 75(ret.)mg; Gtt. (20Gtt. = 15mg); Saft (5ml = 30mg); Inh.Lsg. (1ml = 7.5mg); Amp. 15mg/2ml; Inf.Lsg. 1g/50ml* **Paediamuc** *Saft (5ml = 15mg)*	**Akute/chronische bronchopulmonale Erkrankung:** ini 2-3 x 30mg p.o., nach 3d 2 x 30mg od. 3 x 15mg; 1 x 75mg (ret.) p.o.; 2-3 x 15-30mg i.v.; 1-2 x 2-3ml inhalieren; **Ki. < 2J:** 2 x 7.5mg p.o./i.v.; **2-5J:** 3 x 7.5mg p.o./i.v.; **6-12J:** 3 x 15mg p.o./i.v.; **Atelektasenpro. Intensivpatient:** 1 x 1g über 3-4h i.v.; **Atemnotsyndrom FG- u. NG:** 30mg/kg/d in 4ED i.v.
Bromhexin OTC	HWZ 1h
Bisolvon *Tbl. 8mg; Saft (5ml = 8mg)* **Bromhexin Berlin Chemie** *Tbl. 8mg, Gtt. (1ml = 12mg)* **Bromhexin KM** *Tbl. 12mg; Gtt. (1ml = 8, 12mg); Saft (10ml = 8mg)*	**Akute/chronische bronchopulmonale Erkrankung:** 3 x 8-16mg p.o.; **Ki. 3-6J:** 3 x 4mg p.o.; **6-14J:** 3 x 8mg p.o.
Carbocistein Rp	HWZ 23 min
Transbronchin *Kps. 375mg*	**Akute/chronische bronchopulmonale Erkrankung:** Erw., Ki. ab 13J. 3 x 750mg p.o.; **DANI, DALI** keine Angaben
Mannitol Rp	HWZ 4-5h, PRC B, Lact ?
Bronchitol *Inh.Kps. 40mg*	**Mukoviszidose:** 2 x 400mg p.i.; nach Initialdosis-Test (s. Fachinfo); **DANI, DALI** nicht erforderlich
Tyloxapol OTC	
Tacholiquin *Inh.Lsg. 1%*	**Entzündungen/akute/chron. Reizzustände d. Atemwege:** 3-5 x 5ml d. 1%-Lsg. inhalieren; bei Dauerinh. 0.1%- od. 1%-Lsg. verwenden

3.10 Antitussiva

Wm/Wi: (Codein): Bindung an supraspinale Opiatrezeptoren (μ) ⇒ zentral analgetisch und antitussiv (dosisabhängig); **Wm/Wi** (Dextromethorphan, Pentoxyverin): Derivat des Levorphanols ⇒ antitussiv, nur schwaches Abhängigkeitspotenzial; **Wm/Wi** (Dihydrocodein): opioidagonistische Wirkung ⇒ antitussiv, zentral analgetisch; **Wm/Wi** (Dropropizin): Verminderung vagaler Afferenzen in der Lunge ⇒ Unterbrechung des Hustenreflexes;
Wm/Wi (Noscapin): Hemmung des Hustenzentrums im Gehirn ⇒ Häufigkeit, Intensität von Hustenstößen ↓; **UW** (Codein): Kopfschmerzen, Schläfrigkeit, Übelkeit, Erbrechen, Obstipation; **UW** (Dextromethorphan, Pentoxyverin): Müdigkeit, Schwindel, Übelkeit/Erbrechen, Magen-Darm-Beschwerden; **UW** (Dihydrocodein): Sedierung, Kopfschmerzen, Schwindel, Obstipation, Übelkeit, Erbrechen, Abdominalschmerz, Mundtrockenheit;

UW (Dropropizin): keine sehr häufigen bzw. häufigen UW; **UW** (Noscapin): Kopfschmerzen, Benommenheit; **KI** (Codein): bek. Überempfindlichkeit, Ateminsuffizienz, Atemdepression, Pneumonie, akuter Asthmaanfall, Koma, Ki. < 12J., nahende Geburt, drohende Frühgeburt, tiefe Bewusstlosigkeit; **KI** (Dextromethorphan, Pentoxyverin): bek. Überempfindlichkeit, Ateminsuffizienz, -depression, Pneumonie, Asthma bronchiale, COPD, SZ; **KI** (Dihydrocodein): bek. Überempfindlichkeit, Ateminsuffizienz, Asthmaanfall, akute/chron. Pankreatitis; **KI** (Dropropizin): bek. Überempf., eingeschränkte Leber-/Nierenfkt., Ki. ≤ 12J, schwere Herz-/Kreislaufbeschwerden, SS/SZ, Asthma bronchiale; **KI** (Noscapin): bek. Überempfindlichkeit, produktiver Husten; **KI** (Pentoxyverin): bek. Überempfindlichkeit gegen P., Methyl(4-hydroxybenzoat), Propyl(4-hydroxybenzoat); SS, SZ, Ki. < 2J.	
Codein Rp	HWZ 3-5h, PRC C, Lact +
Bronchicum Mono Codein *Gtt. (30Gtt= 24mg)* **Codeinsaft-CT** *Saft (10ml = 10mg)* **Codeintropfen-CT** *Gtt. (20Gtt. = 20mg)* **Codicaps Mono** *Kps. 30mg* **Codicompren** *Tbl. 50(ret.)mg* **Tryasol** *Gtt. (30Gtt. = 30mg); Lsg. (10ml = 25mg)*	**Reizhusten:** 2-4 x 30-50mg p.o.; 2 x 30-50mg (ret.), max. 200mg/d;
Dextromethorphan OTC	HWZ 1.2-2.2h
Dextro Bolder *Pastillen 7.7mg* **Hustenstiller-ratioph. Dmp** *Kps. 30mg* **Wick Husten** *Pastillen 7.3mg; Saft (15ml = 15mg)*	**Reizhusten:** Kps.: 30mg alle 6h p.o., max. 120mg/d; **Ki. 1-6J:** Saft: 3 x 5ml; **7-12J:** 3 x 7.5ml; **>13J:** 3 x 15ml
Dihydrocodein Rp	HWZ 3.3-5.8h
DHC *Tbl. 60(ret.), 90(ret.), 120(ret.)mg* **Paracodin** *Tbl. 6.7mg; Saft (1ml = 2.43mg); Gtt. (20Gtt. = 10mg)* **Tiamon** *Kps. 23.4(ret.)mg*	**Reizhusten:** 1-3 x 10-30mg p.o.; 1-2 x 40-80mg (ret.); **mäßig starke bis starke Schmerzen:** 2 x 60-120mg (ret.) p.o.
Dropropizin OTC	HWZ 2h
Larylin Hustenstiller *Pastillen 20mg; Saft (10ml = 30mg)*	**Reizhusten:** 1-3 x 20-60mg p.o., max. 180mg/d; **DANI, DALI** KI
Noscapin Rp	HWZ 4.5h
Capval *Tbl. 25mg; Gtt. (30Gtt. = 25mg); Saft (5ml = 25mg)*	**Reizhusten: Tbl.:** 1-3 x 50mg p.o.; **Ki. > 6M:** 2 x 12.5mg p.o.; **3-12J:** 3 x 25mg; **Saft:** 3 x 10ml; **Ki. > 6M:** 2 x 2.5ml; **3-12J:** 3 x 5ml; **Gtt.:** 6 x 30Gtt.; **Ki. > 6M:** 6 x 8Gtt.; **3-12J:** 6 x 15Gtt.
Pentoxyverin OTC	HWZ 2-6h
Sedotussin *Saft (5ml = 6.76mg); Gtt. (1ml = 19mg);* **Silomat Pentoxyverin** *Saft (10ml = 13.5mg); Gtt. (30Gtt. = 30mg)*	**Reizhusten:** 4-6 x 20-30mg, max. 120mg/d p.o.; 2 x 50mg p.o.; **Ki. 2-5J:** 0.5-1mg/kg/d p.o. in 3ED; **6-14J:** 1-2mg/kg/d p.o. in 3ED

3.11 Antihistaminika

Wm/Wi (alle): kompetitive Blockade von H1-Rezeptoren ⇒ antiallergisch;
UW (Azelastin): Müdigkeit, Schläfrigkeit, Mundtrockenheit;
UW (Bilastin): Somnolenz, Kopfschmerzen;
UW (Cetirizin): Müdigkeit, Schläfrigkeit, Bauchschmerzen, Kopfschmerzen, Schwindel, Agitiertheit, Mundtrockenheit, Übelkeit, Pharyngitis, Rhinitis;
UW (Clemastin): Sedierung, Erregungszustände des ZNS, Somnolenz;
UW (Desloratadin): Diarrhoe, Fieber, Schlaflosigkeit, Kopfschmerzen, Müdigkeit;
UW (Dimetinden): Erschöpfung, Schläfrigkeit, Nervosität;
UW (Ebastin, Hydoxyzin): Somnolenz, Kopfschmerzen, Mundtrockenheit;
UW (Fexofenadin): Kopfschmerzen, Schläfrigkeit, Schwindel, Übelkeit;
UW (Levocetirizin): Somnolenz, Kopfschmerzen, Schwindel, Pharyngitis, Rhinitis, Bauchschmerzen, Mundtrockenheit, Übelkeit, Müdigkeit;
UW (Loratadin): Kopfschmerzen, Nervosität, Müdigkeit;
UW (Mizolastin): Diarrhoe, Übelkeit, Abdominalschmerzen, Mundtrockenheit; **UW** (Rupatadin): Somnolenz, Kopfschmerzen, Schwindel, Müdigkeit, Schwäche, Mundtrockenheit;
KI (Cetirizin): bek. Überempf., schwere Niereninsuffizienz;
KI (Clemastin): bek. Überempf., Porphyrie, Leber-, Niereninsuffizienz;
KI (Dimetinden): bek. Überempf., Ki. < 3J.;
KI (Ebastin): bek. Überempf., schwere Leberinsuffizienz; **KI** (Hydroxyzin): bek. Überempf., Porphyrie, QT-Zeit-Verlängerung, Engwinkelglaukom, Prostataadenom mit Restharnbildung, Th. mit MAO-Hemmern, Intoxikation mit Alkohol/zentraldämpfenden Med., Ki. < 6 J., SS/SZ;
KI (Levocetirizin): bek. Überempf., schwere Niereninsuffizienz;
KI (Mizolastin): bek. Überempf. gleichzeitige Th. mit Makroliden/Imidazol-Antimykotika/ QT-Zeit-verlängernden Medikamenten, schwere Leberfkt.strg., manifeste Herzerkr./Arrythmien, QT-Zeit-Verlängerung, Strg. d. Elektrolythaushaltes, relevante Bradykardie;
KI (Terfenadin): bek. Überempf., schwere Leberfkt.strg., gleichz. Th. mit Azolabkömmlingen/ Makroliden/Mibefradildihydrochlorid, QT-Verlängerung, QT-verlängernde Umstände

Azelastin Rp	HWZ 20h, PRC C, Lact -
Allergodil *Tbl. 2mg*	**Allerg. Rhinitis: Erw., Ki. ab 6J:** 2 x 2mg p.o.
Bilastin Rp	HWZ 14.5h, PPB 84-90%
Bitosen *Tbl. 20mg*	**Allergische Rhinokonjunktivitis, Urtikaria: Erw., Ki. ab 12J:** 1 x 20mg p.o.; **DANI** nicht erforderlich; **DALI** nicht erforderlich
Cetirizin OTC	HWZ 7.4 h, Qo 0.3, PRC B, Lact ?
Cetiderm *Tbl. 10mg* **Cetirizin 1A** *Tbl. 10mg* **Cetirizin HEXAL** *Tbl. 10mg; Gtt. (20Gtt. = 10mg); Saft (10ml = 10mg)* **Reactine** *Tbl. 10mg* **Zyrtec** *Tbl. 10mg; Gtt. (20Gtt. = 10mg); Saft (10ml = 10mg)*	**Allergische Rhinokonjunktivitis, Urtikaria:** 1 x 10mg p.o.; **Ki. 6-12J:** 2 x 5mg p.o.; **DANI** CrCl >50: 100%; 30-49: 1 x 5mg; 10-29: 5mg alle 2d; < 10: KI; **DALI** nicht erforderlich

Clemastin OTC	HWZ 8h, Q0 1.0, PRC B, Lact -
Tavegil *Tbl. 1mg; Amp. 2mg/5ml*	**Allergische Haut-, Schleimhautprozesse:** 2 x 1mg, max. 6mg/d p.o.; 2mg i.v.; **Ki. ab 1J:** 0.03mg/kg i.v.; **2-4J:** 2 x 0.25mg p.o.; **5-6J:** 1 x 0.5mg p.o.; **7-12J:** 2 x 0.5mg p.o.; 0.024mg/kg/d i.m.; **DANI** KI; **DALI** KI
Desloratadin Rp	HWZ 27h, PRC C, Lact -
Aerius *Tbl. 5mg; Schmelztbl. 2.5mg, 5mg; Gtt. (1ml = 0.5mg)* **Dasselta** *Tbl. 5mg* **Desloratadine ratioph.** *Tbl. 5mg*	**Allergische Rhinitis, chronische Urtikaria:** 1 x 5mg p.o.; **Ki. 1-5J:** 1 x 1.25mg; **6-11J:** 1 x 2.5mg; > **12J:** s. Erw.
Dimetinden OTC	HWZ 5-7h, Q0 0.9, PRC B
Fenistil *Tbl. 1mg; Kps. 4(ret.)mg; Gtt. (20Gtt. = 1mg); Amp. 4mg/4ml*	**Allergische Haut-, Schleimhautprozesse:** 3 x 1-2mg p.o.; 1 x 4mg (ret.) p.o.; 1-2 x 4mg i.v.; **Ki. > 3J:** Tbl. 3 x 1mg p.o.; **Ki. 1-8J:** Gtt. 3 x 0.5-0.75mg p.o.; > **9J:** Gtt. 3 x 1mg p.o.
Ebastin Rp	HWZ (15-19h)
Ebastel *Tbl. 10, 20mg* **Ebastin Aristo** *Schmelztbl. 10mg; Tbl. 10, 20mg* **Ebastin Lindopharm** *Tbl. 10, 20mg*	**Allergische Rhinitis, Urtikaria:** 1 x 10-20mg p.o.; **Ki. ab 12J:** s. Erw.; **DANI** bei Therapie < 6d nicht erforderlich; **DALI** bei Therapie < 8d nicht erforderlich
Fexofenadin Rp	HWZ 11-15h, PRC C, Lact -
Fexofenaderm *Tbl. 120, 180mg* **Fexofenadin Winthrop** *Tbl. 120, 180mg* **Telfast** *Tbl. 30, 120, 180mg*	**Allergische Rhinitis:** 1 x 120-180mg p.o.; **Ki. 6-11J:** 2 x 30mg; **Ki. ab 12J:** s. Erw.; **DANI, DALI** nicht erforderlich
Hydroxyzin Rp	HWZ 5-24h, PRC C, Lact -
AH 3 N *Tbl. 25mg* **Atarax** *Tbl. 25mg*	**Allergische Haut-, Schleimhautprozesse, Angst-, Spannungszustände:** 2-3 x 12.5-25mg p.o.; **Ki. 6-10J:** 25-50mg/d; **Schlafstrg.:** 37.5-75mg z.N.
Levocetirizin Rp	HWZ 6-10h, Q0 0.15
Levocetirizin HEXAL *Tbl. 5mg* **Levocetirizin Stada** *Tbl. 5mg* **Xusal** *Tbl. 5mg, Gtt. (20Gtt. = 1mg)* **Xyzall** *Tbl. 5mg; Gtt. (20Gtt. = 1mg)*	**Allergische Haut-, Schleimhautprozesse:** 1 x 5mg p.o.; **Ki. 2-6J:** 2 x 1.25mg; **6-12J:** 1 x 5mg; **DANI** CrCl 30-49: 5mg alle 2d; < 30: 5mg alle 3d; < 10, Dialyse: KI

Loratadin OTC	HWZ 12-15h, Q0 1.0 (0.5), PRC B, Lact ?
Loraderm *Tbl. 10mg* **Lorano** *Tbl. 10mg* **Loratadin Stada** *Tbl. 10mg*	**Allergische Haut-, Schleimhautprozesse:** 1 x 10mg p.o.; **Ki. 2-12J:** < 30kg: 1 x 5mg p.o.; > 30kg: 1 x 10mg; **DALI** Erw., Ki. > 30kg: ini 10mg alle 2d; Ki. < 30kg: ini 5mg alle 2d
Mizolastin Rp	HWZ 13h, Q0 1.0
Mizollen *Tbl. 10mg* **Zolim** *Tbl. 10mg*	**Allergische Haut-, Schleimhautprozesse:** 1 x 10mg p.o.; **Ki. ab 12J:** s. Erw.
Rupatadin Rp	HWZ 6-9h
Rupafin *Tbl. 10mg* **Urtimed** *Tbl. 10mg; Saft (10ml = 10mg)*	**Allergische Rhinitis, chron. idiopathische Urtikaria: Erw. u. Ki. > 12J:** 1 x 10mg p.o.; **Ki. < 12J:** nicht empfohlen; **DANI, DALI** nicht empfohlen
Terfenadin Rp	HWZ (20h), Q0 0.6, PRC C
Terfenadin Al *Tbl. 60mg*	**Allergische Haut-, Schleimhautprozesse: Erw. u. Ki. > 12J:** 1-2 x 60mg p.o.; 1 x 120mg; **DANI** CrCl < 40: 50%

S. auch Rhinologika, Antiallergika → 411

3.12 Mastzellstabilisatoren und Kombinationen

Wm/Wi (Cromoglicinsäure): Stabilisierung der Mastzellmembran ⇒ Mediatorfreisetzung ↓; Permeabilität der Darmmukosa ↓ ⇒ Durchtritt von Allergenen, Mediatoren ↓;
Wm/Wi (Ketotifen): Stabilisierung der Mastzellmembran, H1-Rezeptor-Antagonist;
UW (Cromoglicinsäure): oral: Überempfindlichkeitsreaktionen; inhalativ: Überempfindlichkeitsreaktionen, Irritation Rachenraum, Husten, Heiserkeit, unangenehmer Geschmack, Übelkeit, Myalgien, Arthralgien, Dermatitis, Myositis, Gastroenteritis;
UW (Ketotifen): Müdigkeit, initial Verschlechterung d. Asthma bronchiale, Kopfschmerzen, Schwindel, Mundtrockenheit, Übelkeit;
KI (Cromoglicinsäure): oral: bekannte Überempfindlichkeit, Sgl. im 1. u. 2. M; inhalativ: bekannte Überempfindlichkeit;
KI (Cromoglicinsäure + Reproterol): bek. Überempf., eosinophile Pneumonie, Ki. < 2J.;
KI (Ketotifen): bekannte Überempfindlichkeit

Cromoglicinsäure OTC	HWZ 1.4h, Q0 0.6
Allergoval *Kps. 100mg* **Colimune** *Gran. 100, 200mg* **CromoHEXAL** *Inh.Lsg. (2ml = 20mg)* **Cromo-ratioph.** *Inh.Lsg. (2ml = 20mg)* **DNCG Stada** *Inh.Lsg. (2ml = 20mg)* **Intal** *DA 1mg/Hub; Inh.Lsg. (2ml = 20mg)* **Pentatop** *Kps. 100mg; Gran. 200mg*	**Asthma bronchiale: Erw., Ki. ab 5J:** DA: 4 x 2mg; Inh.Lsg.: 4 x 20mg über Vernebler; **Nahrungsmittelallergien:** 4 x 200mg p.o. vor den Mahlzeiten, max. 2g/d; **Ki. 2-14J:** 4 x 100mg p.o., max. 40mg/kg/d; **Sgl., Ki. bis 2J:** 20-40mg/kg/d in 4 ED

Cromoglicinsäure + Reproterol Rp	
Aarane N *DA 1mg+0.5mg/Hub* **Allergospasmin N** *DA 1mg+0.5mg/Hub*	**Asthma bronchiale, COPD:** 4 x 2 Hub, max. 16 Hub/d
Ketotifen Rp	HWZ 21 h, Qo 1.0
Ketof *Kps. 1mg; Saft (5ml = 1mg)* **Ketofex** *Kps. 1mg; Saft (5ml = 1mg)* **Ketotifen Stada** *Kps. 1mg* **Zaditen** *Saft (5ml = 1mg)*	**Allergische Haut-, Schleimhautprozesse; Asthma-Pro.: Erw., Ki. ab 3J:** d1-4: 1mg p.o. z.N., dann 2 x 1mg; **Ki. 6M-3J:** 2 x 0.5mg p.o.

3.13 Monoklonale Antikörper

Wm/Wi: rekombinanter monoklonaler Antikörper, der an IgE bindet ⇒ freies IgE ↓, Hemmung der allergischen Kaskade;
UW: Kopfschmerzen, Reaktionen an der Injektionsstelle, Fieber, Oberbauchschmerzen;
KI: bekannte Überempfindlichkeit

Omalizumab Rp	HWZ 26d
Xolair *Fertigspr. 75, 150mg; Inj.Lsg. 75, 150mg*	**Schweres persistierendes allergisches Asthma bronchiale:** je nach Gewicht und IgE-Serumspiegel 75-600mg s.c., s. FachInfo; **Ki. > 6J:** s. Erw.

3.14 Immunsuppressiva

Wm/Wi (Pirfenidon): reduziert Akkumulation von Entzündungszellen, dämpft die Fibroblastenproliferation ⇒ antifibrotisch, antiinflammatorisch;
UW (Pirfenidon): Infektion der oberen Atemwege, Harnwegsinfektion, Gewicht ↓, Appetit ↓, Anorexie, Insomnie, Kopfschmerzen, Schwindel, Somnolenz, Dysgeusie, Hitzewallung, Dyspnoe, Husten, Auswurf, Dyspepsie, Übelkeit, Durchfall, Reflux, Erbrechen, abdominelle Beschwerden, Gastritis, Obstipation, Flatulenz, AST/ALT/GGT ↑, Photosensibilitätsreaktion, Hautausschlag, Juckreiz, Erythem, Myalgie, Arthralgie, Müdigkeit, Asthenie, nichtkardialer Thoraxschmerz, Sonnenbrand;
KI (Pirfenidon): Überempfindlichkeit, gleichzeitige Anwendung von Fluvoxamin, schwere Niereninsuffizienz, schwere Leberinsuffizienz

Pirfenidon Rp	HWZ 2.4h, PPB 50-58%, PRC C, Lact ?
Esbriet *Kps. 267mg*	**Idiopathische Lungenfibrose:** d1-7: 3 x 1 Kps. p.o., d8-14: 3 x 2 Kps., ab d15: 3 x 3 Kps.; **DANI** CrCl > 30: nicht erforderlich, < 30: KI; **DALI** Child A, B: nicht erforderlich, Child C: KI

3.15 Proteinkinaseinhibitoren

Wm/Wi (Nintedanib): Tyrosinkinaseinhibitor ⇒ Hemmung des von Blutplättchen abgeleiteten Wachstumsfaktor-Rezeptors α und β, des Fibroblasten-Wachstumsfaktor-Rezeptors 1-3 und VEGFR 1-3 ⇒ Hemmung der Proliferation, Migration und Differenzierung von Lungenfibroblasten/Myofibroblasten ⇒ antifibrotisch, antiinflammatorisch;
UW (Nintedanib): Gewichtsverlust, Appetitverlust, Diarrhoe, Übelkeit, Bauchschmerzen, Erbrechen, Erhöhung von GPT/GOT/γGT;
KI (Nintedanib): bekannte Überempfindlichkeit, Erdnuss-, Sojallergie;

Nintedanib Rp	HWZ 10-15h, PPB 98%, PRC C, Lact ?
Ofev *Kps. 100, 150mg*	**Idiopathische Lungenfibrose:** 2 x 150mg p.o., bei schlechter Verträglichkeit ggf. 2 x 100mg p.o.; **DANI** CrCl > 30: nicht erforderlich, CrCl < 30: keine Daten; **DALI** Child A: nicht erforderlich; Child B, C: Anwendung nicht empfohlen

3.16 Mittel zur Therapie der pulmonalen Hypertonie

Wm/Wi (Ambrisentan): selektiver Antagonist am Endothelinrezeptor Typ ET_A ⇒ Hemmung der Vasokonstriktion und Proliferation glatter Muskelzellen;
Wm/Wi (Bosentan, Macitentan): spezifischer und kompetitiver Antagonist am Endothelinrezeptor Typ ET_A und ET_B ⇒ Inh. von Endothelin-1-Wi ⇒ pulmonal arterieller Druck ↓;
Wm/Wi (Iloprost): Prostaglandin ⇒ Vasodilatation;
Wm/Wi (Riociguat): Stimulator der löslichen Guanylatcyclase, nach Bindung an NO wird die cGMP-Synthese gesteigert ⇒ Verminderung von Tonus, Proliferation, Fibrose und Entzündung in pulmonalarteriellen Gefäßen;
Wm/Wi (Sildenafil, Tadalafil): Hemmung der Phosphodiesterase Typ 5 ⇒ cGMP-Abbau ↓ ⇒ pulmonal arterieller Druck ↓ (Phosphodiesterase-5-Inhibitor);
UW (Ambrisentan): Kopfschmerzen, periphere Ödeme, Flüssigkeitsretention, Palpitationen, Anämie, Schleimhautschwellungen in oberen Atemwegen, Sinusitis, Rhinitis, abdominelle Schmerzen, Obstipation, Hautrötungen;
UW (Bosentan): Kopfschmerzen, Nasopharyngitis, Hypotension, Flush, Ödeme, Anämie, Transaminasen ↑, Leberschaden; **UW** (Macitentan): Nasopharyngitis, Bronchitis, Influenza, Harnwegsinfekt, Anämie, Kopfschmerzen, Hypotonie;
UW (Riociguat): Schwindel, Kopfschmerz, Diarrhoe, Übelkeit, Erbrechen, Dyspepsie, Ödeme, Gastroenteritis, Anämie, Palpitationen, Hypotonie, Hämoptoe, Epistaxis, vertsopfte Nase, Gastritis, Reflux, Bauchschmerzen, Dysphagie, Obstipation, Meteorismus;
UW (Sildenafil): Kopfschmerzen, Flush, Gliederschmerzen, Myalgie, Dyspepsie, Diarrhoe, Husten, Epistaxis, Schlaflosigkeit, Fieber, Grippe, Sehstörung;
UW (Tadalafil): Kopfschmerzen, Verschwommensehen, Hautrötung, Hypotonie, Epipharyngitis, Epistaxis, Übelkeit, Erbrechen, Muskelschmerzen, vermehrte uterine Blutung;
UW (Treprostinil): Kopfschmerzen, Vasodilatation, Diarrhoe, Übelkeit, Hautausschlag, Kieferschmerzen, Schmerzen an der Infusionsstelle, Reaktionen an der Infusionsstelle, Blutung oder Hämatom, Benommenheit, Hypotonie, Pruritus, Ödem, Blutungen;

KI (Ambrisentan): bekannte Überempfindlichkeit, stark eingeschränkte Leberfunktion, keine Kontrazeption, SS/SZ; **KI** (Bosentan): SS;
KI (Macitentan): bek. Überempfindlichkeit, SS/SZ, Frauen im gebärfähigen Alter, die keine zuverlässigen Verhütungsmethoden anwenden; schwere Leberfunktionsstörung, vor Behandlungsbeginn bestehende Transaminasenerhöhung (>3 ONW);
KI (Riociguat): bek. Überempfindlichkeit, gleichzeitige Anwendung von PDE-5-Hemmern (wie z. B. Avanafil, Sildenafil, Tadalafil, Vardenafil); schwere Leberfunktionsstörung (Child C); gleichzeitige Anwendung von Nitraten oder Stickstoffmonoxid-Donatoren (wie z. B. Amylnitrit) in jeglicher Form; RR syst. < 95 mmHg bei Behandlungsbeginn; SS;
KI (Tadalafil): bekannte Überempfindlichkeit, schw. Hypotonie, Herzinfarkt < 90d, gleichzeitige Anwendung von Nitraten, nichtarteriitische anteriore ischämische Opticusatrophie (NAION);
KI (Treprostinil): Bekannte Überempfindlichkeit, pulmonale arterielle Hypertonie in Verbindung mit einer Venenverschlusserkrankung; kongestive Herzinsuffizienz infolge einer schweren LV-Dysfunktion; schwere Leberinsuffizienz (Child C); aktives Magen-Darm-Geschwür, intrakranielle Blutung, Verletzung oder andere Blutungen; kongenitale oder erworbene Herzklappenfehler mit klinisch relevanter myokardialer Funktionsstörung, die nicht mit pulmonaler Hypertonie zusammenhängt; schwere koronare Herzkrankheit oder instabile Angina; Herzinfarkt innerhalb der letzten sechs Monate; dekompensierte Herzinsuffizienz, wenn diese nicht unter genauer ärztlicher Aufsicht steht; schwere Arrhythmien; zerebrovaskuläre Ereignisse (z. B. transitorischer ischämischer Schlaganfall, Schlaganfall) innerhalb der letzen drei Monate

Ambrisentan Rp	HWZ 14-17h, PPB 99%, PRC X Lact ?
Volibris *Tbl. 5, 10mg*	**Pulmonale Hypertonie** (WHO II-III): 1 x 5mg p.o.; **PAH + Bindegewebserkrankung:** ini 1 x 5mg, evtl. auf 10mg/d steigern; **Ki. < 18J:** Anwendung nicht empfohlen; **DANI** CrCl > 30: 100%; < 30: vorsichtige Anwendung; **DALI** Transaminasenerhöhung > 3 x ULN: KI

Bosentan Rp	HWZ 5h, PPB 98%, PRC X, Lact -
Tracleer *Tbl. 32, 62.5, 125mg*	**Pulmonale Hypertonie** (WHO III-IV): ini 2 x 62.5mg p.o., nach 4W 2 x 125mg; max. 2 x 250mg; **Ki. > 3J: 10-20kg:** ini 1 x 31.25mg, Erh.Dos. 2 x 31.25mg; **20-40kg:** ini 2 x 31.25mg, Erh.Dos. 2 x 62.5mg; **> 40kg:** ini 2 x 62.5mg, Erh.Dos. 2 x 125mg; **DANI** nicht erforderlich; **DALI** Child B-C: KI

Iloprost Rp	HWZ 0.5h, Q_0 1.0, PPB 60%
Ventavis *Amp. 10µg/1ml, 20µg/2ml*	**Primäre pulmonale Hypertonie NYHA III:** 6-9 x 2.5-5µg inhalieren; **DANI** CrCl > 30: 100%; HD: sorgfältige Dosiseinstellung, Dosisintervall mind. 3h; **DALI** Dosisreduktion
Macitentan Rp	HWZ 16 (48) h, PPB 99%
Opsumit *Tbl. 10mg*	**Pulmonale Hypertonie NYHA II-III:** 1 x 10mg p.o.; **DANI** nicht erford.; HD: Anw. nicht empfohlen; **DALI** schwere LI: KI
Riociguat Rp	HWZ 7-12h, PPB 95%
Adempas *Tbl. 0.5, 1, 1.5, 2, 2.5mg*	**Pulmonale Hypertonie, chronisch thrombo-embolische pulm. Hypertonie NYHA II-III:** ini 3 x 1mg p.o. f. 3W, dann alle 2W um 3 x 0.5mg steigern sofern syst. RR ≥ 95mmHg, bis max. 3 x 2.5mg; **DANI** CrCl 30-50: vorsichtige Dosistitration; < 30: Anw. nicht empfohlen; **DALI** Child B: vorsichtige Dosistitration; C: KI
Sildenafil Rp	HWZ 3-5h, PPB 96%, PRC B, Lact ?
Revatio *Tbl. 20mg; Trockensaft (1ml = 10mg); Inj.Lsg. 10mg/12.5ml*	**Pulmonale Hypertonie** (WHO III): 3 x 20mg p.o.; 3 x 10mg i.v.; **Ki. 1-17J:** < 20kg: 3 x 10mg p.o; > 20kg: 3 x 20mg; **DANI** CrCl < 30: bei schlechter Verträglichkeit 2 x 20mg; **DALI** Child-Pugh A, B: evtl. 2 x 20mg; C: KI
Tadalafil Rp	HWZ 16h, PPB 94%, PRC B, Lact ?
Adcirca *Tbl. 20mg*	**Pulmonale Hypertonie** (WHO II-III): 1 x 40mg p.o.; **DANI** leichte bis mäßige NI: ini 20mg, ggf. steigern auf 40mg/d; schwere NI: Anwendung nicht empfohlen; **DALI** Child-Pugh A, B: evtl. ini 20mg; C: Anwendung nicht empfohlen
Treprostinil Rp	
Remodulin *Inf.Lsg. 20mg/20ml, 50mg/20ml, 100mg/20ml, 200mg/20ml*	**Idiopathische oder familiäre pulmonal-arterielle Hypertonie (NYHA III):** ini 1.25ng/kg/min i.v.; in den ersten 4W um 1.25ng/kg/min/W steigern, dann 2.5ng/kg/min; s.a. FachInfo; **DANI, DALI** vorsichtige Anw.

4 Gastroenterologie

4.1 Ulkustherapeutika

4.1.1 H_2-Blocker

Wm: kompetetiver Antagonismus am H_2-Rezeptor der Belegzellen;
Wi: basale und Histamin-stimulierte Säuresekretion ↓;
UW (Cimetidin): keine sehr häufigen bzw. häufigen UW;
UW (Famotidin): Kopfschmerzen, Schwindel, Verstopfung, Durchfall;
UW (Ranitidin): Diarrhoe, Hepatitis, Obstipation, Exantheme;
KI (Cimetidin): bek. Überempfindlichkeit, Kinder u. Jugendliche im Wachstumsalter, SS, SZ;
KI (Famotidin): bekannte Überempfindlichkeit, Kinder;
KI (Ranitidin): bekannte Überempfindlichkeit, Ki. < 10J, akute Porphyrie, schwere Niereninsuffizienz

Cimetidin Rp	HWZ 2h, Q_0 0.3, PPB 20%, PRC B, Lact +
Cimetidin Acis *Tbl. 200, 400, 800mg* **Cim Lich** *Tbl. 800mg* **Cimetidin-CT** *Amp. 200mg/2ml* **H_2-Blocker-ratioph.** *Amp. 200mg/2ml* **Tagamet** *Amp. 200mg/2ml*	**Gastroduodenale Ulzera:** 800–1000mg/d p.o. in 1–2ED; **Stressulkus-Pro.:** 1–2g/d i.v. in 3–5ED oder Dauerinfusion, max. 80mg/h; **Refluxösophagitis:** 2 x 400–800mg p.o.; **Zollinger-Ellison-Syndrom:** 1–2g/d p.o. in 2–3ED; **Ki.:** 15–30mg/kg/d p.o., max. 1600mg/d in 4ED; **DANI** CrCl 0–15: 400mg/d; 15–30: 600mg/d; 30–50: 800mg/d

Famotidin Rp	HWZ 2.6-4h, Q_0 0.2, PPB 20% PRC B, Lact ?
Famobeta *Tbl. 20, 40mg* **Famotidin 1A** *Tbl. 20, 40mg* **Famotidin-ratioph.** *Tbl. 20, 40mg* **Pepdul** *Tbl. 20, 40mg*	**Gastroduodenale Ulzera:** 1 x 40mg p.o. z.N., Rezidiv-Pro.: 1 x 20mg; **Zollinger-Ellison-Syndrom:** 4 x 20mg p.o., je nach Wi steigern bis 800mg/d; **DANI** CrCl < 30, HD:50%

Ranitidin Rp/OTC	HWZ 2.5h, Q_0 0.25, PPB 15%, PRC B, Lact +
Junizac *Tbl. 300mg* **Ranibeta** *Tbl.150, 300mg* **Ranitic** *Tbl. 75, 150, 300mg; Amp. 50mg/5ml* **Ranitidin-ratioph.** *Tbl. 75, 150, 300mg; Brausetbl. 150, 300mg; Amp.50mg/5ml* **Zantic** *Tbl. 75*	**Gastroduodenale Ulzera, Refluxösophagitis:** 1 x 300mg oder 2 x 150mg p.o.; **Stressulkus-Pro.:** 3–4 x 50mg i.v.; **Zollinger-Ellison-Syndrom:** 3 x 150mg, je nach Wi steigern bis 900mg/d; **Ki. > 10J:** 2 x 2mg/kg p.o.; **Sodbrennen:** 1–2 x 75mg p.o., max. 300mg/d; **DANI** CrClCrCl < 10: KI; < 30: 150mg/d p.o.; 3–4 x 25mg i.v.; > 30: 300mg/d; 3–4 x 50mg i.v.

4.1.2 Protonenpumpenblocker

Wm/Wi: Blockade der H+/K+-ATPase ⇒ stärkste Suppression der Säurebildung;
UW (Dexlansoprazol): Kopfschmerzen, Diarrhoe, Bauchschmerzen, Übelkeit, Flatulenz, Obstipation;
UW (Esomeprazol): Bauchschmerzen, Verstopfung, Diarrhoe, Blähungen, Übelkeit/Erbrechen, Kopfschmerzen;
UW (Lansoprazol): Kopfschmerzen, Schwindel, Übelkeit, Diarrhoe, Magenschmerzen, Obstipation, Erbrechen, Flatulenz, trockener Mund/Hals, Anstieg der Leberenzyme, Urticaria, Juckreiz, Hautausschlag, Müdigkeit;
UW (Omeprazol): Diarrhoe, Verstopfung, Flatulenz, Bauchschmerzen, Übelkeit, Erbrechen, Müdigkeit, Schläfrigkeit, Schlafstörungen, Schwindel, Kopfschmerzen;
UW (Pantoprazol): Diarrhoe, Kopfschmerzen;
UW (Rabeprazol): Infekte, Kopfschmerzen, Schwindel, Schlaflosigkeit, Pharyngitis, Rhinitis, Husten, Diarrhoe, Erbrechen, Übelkeit, Bauchschmerzen, Obstipation, Flatulenz, unspezifische Schmerzen, Rückenschmerzen, Asthenie, Influenza-ähnliche Symptome;
KI (Dexlansoprazol): bekannte Überempfindlichkeit, Kombination mit Atazanavir;
KI (Esomeprazol): bekannte Überempfindlichkeit, Kombination mit Atazanavir, Nelfinavir;
KI (Lansoparzol): bekannte Überempfindlichkeit, Kombination mit Atazanavir;
KI (Omeprazol): bekannte Überempfindlichkeit, Kombination mit Atazanavir;
KI (Pantoprazol): bekannte Überempfindlichkeit gegen P., Soja, Erdnuss; Kombination mit Atazanavir;
KI (Rabeprazol): bekannte Überempfindlichkeit, Kombination mit Atazanavir, SS, SZ

Dexlansoprazol Rp — HWZ 1-2h, PPB 98%

Dexilant *Kps 30, 60mg*	**Erosive Refluxösophagitis:** 1 x 60mg p.o. f. 4W, ggf. f. 8W, dann 1 x 30mg f. bis zu 6M; **nichterosive Refluxkrankheit:** 1 x 30mg f. bis zu 4W. **DANI** nicht erforderl.; **DALI** schwere LI Anw. nicht empfohlen

Esomeprazol Rp — HWZ 1.5h, Q_0 > 0.9, PPB 97%, PRC B, Lact ?

Esomep *Tbl. 20, 40mg* **Esomeprazol-CT** *Tbl. 20, 40mg* **Esomeprazol Normon** *Inf.Lsg. 40mg* **Esomeprazol ratioph.** *Tbl. 20, 40mg* **Nexium Mups** *Tbl. 20, 40mg* **Nexium** *Tbl. 20, 40mg; Gran. 10mg; Inf.Lsg. 40mg*	**Refluxösophagitis:** Erw. u. Ki. ab 12J: ini 1 x 40mg p.o. für 4-8W, dann 1 x 20mg; 1 x 20-40mg i.v.; **Ki 1-11J:** 10-20kg: 1 x 10mg p.o.; ≥ 20kg: 1 x 10-20mg bis zu 8W; **H.P.-Eradikation:** 2 x 20mg p.o. + Antibiose; **Pro. gastroduodenale Ulzera bei NSAR-Therapie:** 1 x 20mg; **Zollinger-Ellison-Syndrom:** 2 x 40mg p.o., ggf. bis 2 x 80mg; **DANI** nicht erforderlich; **DALI** bei schwerer LI max. 20mg/d

Lansoprazol Rp	HWZ 0.9-1.5h, Q_0 1.0 (0.7), PPB 97%, PRC B, Lact ?
Agopton *Kps. 15, 30mg* **Lansogamma** *Kps. 15, 30mg* **Lansoprazol HEXAL** *Kps. 15, 30mg* **Lansoprazol-ratioph.** *Kps. 15, 30mg*	**Gastroduodenale Ulzera, Refluxösophagitis:** 1 x 30mg p.o.; Rezidiv-Pro.: 1 x 15mg; **H.P.-Eradikation:** 2 x 30mg + Antibiotika; **Pro. gastroduodenale Ulzera bei NSAR-Therapie:** 1 x 15mg; **Zollinger-Ellison-Syndrom:** ini 1 x 60mg, je nach Wi bis 180mg/d; **DANI** max. 30mg/d; **DALI** leichte bis mäßige LI: 30 bzw. 15mg/d; schwere LI: Anwendung nicht empfohlen

Omeprazol Rp/OTC*	HWZ 0.5-1.5h, Q_0 1.0, PPB > 90%, PRC C, Lact ?
Antra *Tbl. 20mg; Inj.Lsg. 40mg* **Antra Mups** *Tbl. 10, 20mg* **Omedoc** *Kps. 20mg* **Omep** *Kps. 10, 20, 40mg* **Omeprazol-ratioph. NT** *Kps. 10, 20, 40mg; Inf.Lsg. 40mg* **Omeprazol Dura** *Kps. 10, 20, 40mg* **Ome Tad** *Kps. 20, 40mg* ** 20mg Tbl. teils als OTC in kleinen Packungsgrößen verfügbar*	**Gastroduodenale Ulzera:** 1 x 20-40mg p.o.; 1 x 10-20mg i.v.; **Refluxösophagitis:** 1 x 20-40mg p.o.; **Ki. > 2J:** < 20kg: 1 x 10mg; > 20kg: 1 x 20mg; **H.P.-Eradikation:** 2 x 20mg; **Pro. gastroduodenale Ulzera bei NSAR-Therapie:** 1 x 20mg; **Zollinger-Ellison-Syndrom:** ini 1 x 60mg p.o., je nach Wi steigern bis 2 x 40-60mg, max. 200mg/d i.v.; **DANI** nicht erforderlich; **DALI** max. 20mg/d

Pantoprazol Rp/OTC*	HWZ 1h, Q_0 0.7, PPB 98%, PRC B, Lact ?
Gastrozol *Tbl. 20, 40mg* **Pantoprazol HEXAL** *Tbl. 20, 40mg; Inj.Lsg. 40mg* **Pantoprazol Nyc** *Tbl. 20, 40 mg* **Pantoprazol Stada** *Tbl. 20, 40mg* **Pantorc** *Tbl. 20, 40mg* **Pantozol** *Tbl. 20, 40mg; Inj.Lsg. 40mg* **Pantozol control** *Tbl. 20mg* **Rifun** *Tbl. 20, 40mg* ** 20mg Tbl. teils als OTC in kleinen Packungsgrößen verfügbar*	**Gastroduodenale Ulzera, Refluxösophagitis:** 1 x 40mg p.o.; 1 x 40mg i.v.; **Langzeittherapie u. Rezidiv-Pro. Refluxösophagitis, Pro. gastroduodenaler Ulzera bei NSAR-Therapie:** 1 x 20mg; **Zollinger-Ellison-Syndrom:** 1 x 80mg p.o./i.v., ggf. zeitweilig 2 x 80mg; **H.P.-Eradikation:** 2 x 40mg p.o. + Antibiose; **DANI** nicht erforderlich; **DALI** schwere LI max. 40mg alle 2d

Rabeprazol Rp	HWZ 1-2h, Q_0 0.8, PPB 97%, PRC B, Lact ?
Pariet *Tbl. 10, 20mg* **Rabeprazol Actavis** *Tbl. 10, 20mg* **Rabeprazol-ratioph.** *Tbl. 10, 20mg*	**Gastroduodenale Ulzera, Refluxösophagitis:** 1 x 20mg p.o.; Rezidiv-Pro. 1 x 10mg; **H.P.-Eradikation:** 2 x 20mg p.o. + Antibiose; **Zollinger-Ellison-Syndrom:** 1 x 60mg, ggf. bis 2 x 60mg; **DANI, DALI** nicht erforderlich

4.1.3 Kombinationen zur Helicobacter-pylori-Therapie

Wm/Wi (Bismut): genauer Wm nicht bekannt, scheint mit direkter Toxizität für die Membranfunktion, Hemmung der Protein- und Zellwandsynthese, Hemmung der Urease-Enzymaktivität, Verhinderung von Zytoadhärenz, der ATP-Synthese und einer unspez. kompetitiven Beeinträchtigung des Eisentransportes zusammenzuhängen;
UW (Pylera): metallischer Geschmack, Übelkeit, Diarrhoe, Schwarzfärbung des Stuhls, Vaginalinfektion, Anorexie, verminderter Appetit, Kopfschmerzen, Schwindel, Somnolenz, Erbrechen, Bauchschmerzen, Dyspepsie, Obstipation, Mundtrockenheit, Flatulenz, Transaminasenerhöhung, Exanthem, Chromurie, Schwächezustände;
KI (Pylera): bek. Überempfindlichkeit, Ki. bis 12J., Nieren- oder Leberfunktionsstrg., SS/SZ

Pantoprazol + Amoxicillin + Clarithromycin Rp

ZacPac *Packung enth. 14 Tbl. Pantozol 40mg, 14 Tbl. Amoxicillin 1g, 14 Tbl. Clarithromycin 500mg*	**H.P.-Eradikation:** 2 x 1Tbl. p.o. für 7d; **DANI** CrCl < 30: KI; **DALI** KI bei mittelschwerer bis schwerer LI

Omeprazol + Amoxicillin + Clarithromycin Rp

Omep plus *Packung enth. 14 Tbl. Omeprazol 20mg, 14 Tbl. Amoxicillin 1g, 14 Tbl. Clarithromycin 500mg*	**H.P.-Eradikation:** Erw. u. Ki. ab 12J: 2 x 1Tbl. p.o. für 7d; **DANI, DALI** Anw. nicht empfohlen

Bismut-III-Oxid-Citrat + Metronidazol + Tetracyclin Rp

Pylera *Kps. 140+125+125mg*	**H.P.-Eradikation, PRO rezidivierender peptischer H.P.-induzierter Ulzera:** 4 x 3 Kps. n. d. Essen p.o. + 2 x 20mg Omeprazol für 10d; **DANI, DALI** KI

4.1.4 Antazida

Wm/Wi: Neutralisierung der Magensäure;
UW (Hydrotalcit): weiche Stühle, Diarrhoe, bei Niereninsuffizienz: Hypermagnesiämie, Aluminiumeinlagerung v.a. in Knochen und Nervengewebe, Phosphatverarmung;
KI (Hydrotalcit): Niereninsuffizienz (CrCl < 30) nur unter Kontrolle des Magnesium- u. Aluminiumspiegels, Hypophosphatämie, Kinder < 12J

Almasilat OTC

Megalac Almasilat *Btl. 1g* **Simagel** *Tbl. 430mg*	**Säurebedingte Magenbeschwerden:** bis zu 6 x 430–860mg p.o.; **DANI** CrCl < 30: Kontrolle von Al- und Mg-Spiegel erforderlich

Hydrotalcit OTC

Ancid *Kautbl. 500, 1000mg* **Hydrotalcit-ratioph.** *Kautbl. 500mg* **Talcid** *Kautbl. 500mg; Btl. 1000mg; Saft 1g/Messl.* **Talidat** *Kautbl. 500mg*	**Säurebedingte Magenbeschwerden:** 3–4 x 500–1000mg p.o., max. 6g/d; **DANI** CrCl < 30: Kontrolle von Al- und Mg-Spiegel erforderlich

Magaldrat OTC	PRC B, Lact ?
Magaldrat-ratioph. *Tbl. 800mg; Btl. 800mg* **Marax** *Tbl. 800mg* **Riopan** *Tbl. 800mg; Btl. 1600mg* **Simagel Extra** *Lutschtbl. 800mg*	**Säurebedingte Magenbeschwerden:** 3–4 x 400–1600mg p.o.; max. 6400mg/d; **DANI** CrCl < 30: Kontrolle von Al- und Mg-Spiegel erforderlich
Al-Na-Carbonat-Dihydroxid OTC	
Kompensan *Tbl. 300mg; Btl. 300mg*	**Säurebedingte Magenbeschwerden:** 3–4 x 300–600mg p.o.; **DANI** CrCl < 30: KI
Al-Mg-Silicat OTC	
Gelusil Lac *Tbl. 500mg; Pulver (1g enth. 0.156g)*	**Säurebedingte Magenbeschwerden:** 3–4 x 1–2g p.o.; **DANI** CrCl < 30: Kontrolle von Al- und Mg-Spiegel erforderlich
Mg-hydroxid + Al-oxid OTC	PRC B, Lact ?
Maalox *Tbl. 400+200mg; Btl. 900+600mg; Susp. (4 Messl. = 600+900mg)* **Maaloxan** *Tbl. 400+200mg; Btl. 400+230mg; Susp. (10ml = 400+230mg)*	**Säurebedingte Magenbeschwerden:** 3–4 x 400–800 + 200–900mg p.o.; **DANI** CrCl < 30: Kontrolle von Al- und Mg-Spiegel erforderlich
Mg-hydroxid + Al-hydrooxid + Oxetacain Rp	PRC B, Lact ?
Tepilta *Susp. (5ml enth. 98 + 291 + 10mg)*	**Schmerzhafte akute und chron. Gastritis, Magen- und Duodenalulzera, Ösophagitis, Sodbrennen in SS (nach 1. Trim.), strahlentherapeutisch bedingte Schmerzzustände im oberen GIT:** 4 x 5–10ml p.o.; **DANI** CrCl < 30: Kontrolle von Al- und Mg-Spiegel erforderlich

4.1.5 Anticholinergika, Schleimhautprotektiva

Wm/Wi (Misoprostol): prostaglandinvermittelte Hemmung der Säuresekretion, Aktivierung der Bikarbonat- und Schleimsekretion; **Wm/Wi** (Pirenzepin): Parasympathikolyse durch kompetitive Blockade der Muscarinrezeptoren ⇒ Säure- und Pepsinogensekretion ↓; **UW** (Misoprostol): Diarrhoe, Schwindel, Kopfschmerzen, Metrorrhagien, Übelkeit, Erbrechen; **UW** (Pirenzepin): Kopfschmerzen, Akkommodationsstörung, Mundtrockenheit, Diarrhoe, Obstipation, Exanthem; **UW** (Sucralfat): Obstipation, Aluminiumspiegel ↑ bei Niereninsuffizienz; **KI** (Misoprostol): entzündliche Darmerkrankungen, SS/SZ; **KI** (Pirenzepin): bekannte Überempfindlichkeit, in SS/SZ zu vermeiden; **KI** (Sucralfat): bekannte Überempfindlichkeit; relative KI bei schwerer Einschränkung der Nierenfunktion, Ki. < 14 J, SS, SZ

Misoprostol Rp	HWZ 0.5 h, Q0 1.0, PPB 85%, PRC X, Lact -
Cytotec *Tbl. 200µg*	**Ulkus-Pro. bei NSAR-Ther.:** 2–4 x 200µg p.o.; **Gastroduodenale Ulzera:** 4 x 200µg/d

Pirenzepin Rp	HWZ 10–14h, Qo 0.6, PPB 12%
Gastrozepin *Tbl. 50mg*	**Ulcus ventrikuli/duodeni:** 2 x 50mg p.o.; max. 3 x 50mg; **DANI** nicht erforderlich

Sucralfat Rp	PRC B, Lact +
Sucrabest *Tbl. 1g; Gran. 1g*	**Gastroduodenale Ulzera, Refluxösophagitis:** 4 x 1g p.o.; Rezidiv-Pro.: 2 x 1g; **DANI** KI bei dialysepflichtiger NI

4.2 Motilitätssteigernde Mittel

Wm/Wi (Domperidon, MCP): Antagonismus an zentr. u. periph. Dopaminrezeptoren ⇒ Acetylcholinfreisetzung ↑; **Wm/Wi** (Methylnaltrexon): selektiver Opioid-Antagonist am μ-Rezeptor; **Wm/Wi** (Prucaloprid): selektiver Serotonin-(5HT4)-Agonist ⇒ Steigerung der enterokinet. Aktivität; **UW** (Domperidon): Mundtrockenheit; **UW** (MCP): Durchfall, Müdigkeit, akute Dyskinesien, Dystonien, Parkinsonismus, Kopfschmerzen, Schwindel, Angst, Ruhelosigkeit, Exanthem, HRST, Prolaktin ↑; **UW** (Methylnaltrexon): abdom. Schmerzen, Übelkeit, Diarrhoe, Flatulenz, Schwindel, allg. Injektionsbeschwerden; **UW** (Prucaloprid): Kopfschmerzen, Schwindel, Übelkeit, Bauchschmerzen, Diarrhoe, Erbrechen, Dyspepsie, Rektalblutung, Flatulenz, anormale Darmgeräusche, Pollakisurie, Müdigkeit; **KI** (Domperidon): bek. Überempfindlichkeit, Prolaktinom, mäßige od. schwere Leberfunktionsstörungen, best. Verlängerung des kard. Reizleitungsintervalls, insbes. der QTc-Zeit, sign. Elyt.störungen, kongestive Herzinsuffizienz; gleichzeitige Anw. von Disopyramid, Chinidin, Amiodaron, Dofetilid, Dronedaron, Ibutilid, Sotalol, Haloperidol, Pimozid, Sertindol, Citalopram, Escitalopram, Erythromycin, Clarithromycin, Telithromycin Levofloxacin, Moxifloxacin, Spiramycin, Pentamidin, Halofantrin, Lumefantrin, Cisaprid, Dolasetron, Prucaloprid, Mequitazin, Mizolastin, Toremifen, Vandetanib, Vincamin, Bepridil, Diphemanil, Methadon, Proteasehemmer, systemische Azol-Antimykotika, **KI** (MCP): bek. Überempfindlichkeit, Phäochromozytom, prolaktinabhängige Tumoren, mechan. Darmverschluss, Darmdurchbruch, Epilepsie, M. Parkinson, extrapyramidalmotor. Störung, Vorgeschichte neurolept. od. durch Metoclopramid verursachter Spätdyskinesie, Komb. mit Levodopa oder dopaminergen Agonisten, bekannte Vorgeschichte von Methämoglobinämie mit Metoclopramid oder eines NADH-Cytochrom-b5-Reduktase-Mangels, Ki. <1J; **KI** (Methylnaltrexon): bek. Überempfindlichkeit, Darmverschluss, akutes chirurg. Abdomen; **KI** (Prucaloprid): bek. Überempfindlichkeit, Dialysepflicht, Darmperforation od. Verstopfung infolge einer strukturellen od. funkt. Erkrankung der Darmwand, obstruktiver Ileus, schwere chron. entzündl. Darmerkrankungen, tox. Megakolon

Domperidon Rp	HWZ 7h, Qo 1.0, PPB 80–90%
Domperidon HEXAL *Tbl. 10mg* **Domperidon Teva** *Tbl. 10mg* **Motilium** *Tbl. 10mg; Gtt. (1ml = 10mg)*	**Übelkeit, Erbrechen:** **Erw., Ki. ab 12J u. >35kg:** 1–3 x 10mg p.o.; max. 30mg/d f. max.1W; **DANI** schwere NI: 1–2 x 10mg; **DALI** mäßige-schwere LI: KI

Metoclopramid Rp	HWZ 2.5–5h, Q_0 0.7, PPB 40%, PRC B, Lact
Cerucal *Tbl. 10mg; Kps. 30(ret.)mg* **Gastronerton** *Tbl. 10 mg* **Gastrosil** *Tbl. 10mg; Kps. 30(ret.)mg* **MCP HEXAL** *Tbl. 10mg; Amp. 10mg/2ml* **MCP-ratioph.** *Tbl. 10mg; Kps. 30(ret.)mg; Supp. 10mg; Amp. 10mg/2ml, 50mg/10ml* **Paspertin** *Tbl. 10mg; Amp. 10mg/2ml, 50mg/10ml*	**Prävention von verzögerter chemo-/strahlentherapieinduzierter/postoperative Übelkeit und Erbrechen, symptomatische Behandlung von Übelkeit und Erbrechen:** 1–3 x 10mg p.o.; max. 2 x 15mg (ret.) p.o.; 3 x 10mg rect.; 1–3 x 10mg i.v.; Behandlungsdauer max. 5 Tage; **Ki./Jug. 1–18J:** 0.1–0.15mg/kg/ED, max. 0.5mg/kg/d; **Übelkeit, Erbrechen bei Chemotherapie:** 30min vor Chemother. 2mg/kg über 15min i.v. Wdh. nach 2, 4, 6 und 9h, max. 10mg/kg/d; 2h vor Chemotherapie 1mg/kg/h i.v., während Chemotherapie 0.5mg/kg/h über 24h i.v.; **DANI** CrCl < 15: 25%, CrCl 15–60: 50%; **DALI** schwere LI mit Aszites: 50%

Methylnaltrexon Rp	HWZ 8h , PPB 13%, PRC B, Lact
Relistor *Inj.Lsg. 12mg/0.6ml*	**Opioid-induzierte Obstipation**: Erw. 38–61kg: 1 x 8mg (0.4ml) alle 2d s.c.; 62–114kg: 1 x 12mg (0.6ml) alle 2d s.c., < 38kg, > 114kg: 0.15mg/kg alle 2d s.c.; **DANI** CrCl < 30: 62–114kg: 1 x 8mg s.c., < 62kg: 1 x 0.075mg/kg s.c.; terminale NI: Anw. nicht empfohlen; **DALI** Child C: Anwendung nicht empfohlen

Prucaloprid Rp	HWZ 24h, PPB 30%
Resolor *Tbl. 1, 2mg*	**Chron. Obstipation bei Frauen:** 1 x 2mg p.o. > 65J: ini 1 x 1mg, ggf. steigern auf 2mg/d; **DANI** CrCl < 30: 1mg/d; **DALI** Child C: 1mg/d

4.3 Spasmolytika

Wm/Wi: Antagonismus am Muscarinrezeptor (Parasympatholyse);
Wm/Wi (Mebeverin): zusätzlich papaverinartige Wi (direkte Wi auf glatte Muskulatur);
UW (Butylscopolamin): keine sehr häufigen bzw. häufigen UW;
UW (Mebeverin): keine sehr häufigen bzw. häufigen UW;
KI (Butylscopolamin): bekannte Überempfindlichkeit, mechanische Stenosen des Magen-Darm-Trakts, Megakolon, Harnverhaltung bei subvesikaler Obstruktion, Engwinkelglaukom, Tachykardie, Tachyarrhythmie, Myasthenia gravis;
KI (Mebeverin): bekannte Überempfindlichkeit, paralytischer Ileus

Atropin Rp	HWZ 2-3h, Q0 0.45, PPB 2-40%, PRC C, Lact?
Cholspas Atropin *Tbl. 0.5mg* **Dysurgal** *Tbl. 0.5mg*	**Magen-Darm-/Harnwegsspasmen:** 1-3 x 0.5-1mg p.o.; **Ki. 2-5J:** 1-3 x 0.25mg; **6-14J:** 1-3 x 0.5mg

Butylscopolamin OTC/Rp	HWZ 5h, Q0 0.55, PPB 3-11%, PRC C
BS-ratioph. *Amp. 20mg/1ml* **Buscopan** *Tbl. 10mg; Supp. 10mg; Amp. 20mg/1ml*	**Magen-Darm-Spasmen:** 3-5 x 10-20mg p.o./rect.; 20-40mg i.v./i.m./s.c., max. 100mg/d; **Ki., Jugendl.:** 0.3-0.6mg/kg i.v./i.m./s.c., max. 1.5mg/kg/d

Mebeverin Rp	HWZ 2h, PPB 76%
Duspatal *Tbl. 135mg; Kps. 200(ret.)mg* **Duspatalin** *Tbl. 135mg* **Mebeverin dura** *Tbl. 135mg*	**Reizdarmsyndrom:** 2 x 200mg (ret.) p.o.; 3 x 135mg, evtl. Dosisreduktion nach einigen W

4.4 Laxantien

Wm/Wi (Bisacodyl, Natriumpicosulfat): nach Resorption und Metabolisierung in der Leber biliäre Exkretion, im Darm als freies Diphenol wirksam ⇒ antiresorptiv, hydragog;
Wm/Wi (Lactulose): osmotische Wirkung, Vergärung durch Bakterien zu Säuren ⇒ Anregung der Peristaltik; **Wm/Wi** (Macrogol) = Polyethylenglycol: nicht resobierbar, keine Metabolisierung, Wasserbindung ⇒ Auslösung von Diarrhoe;
Wm/Wi (Plantago ovata): Stuhlvolumen ↑ ⇒ Darmpassage ↑ (Gleit- und Füllmittel);
Wm/Wi (Senna): Spaltung der enthaltenen Anthraglykoside durch Colibakterien zu Anthronen bzw. Anthranolen ⇒ antiresorptive und hydragoge Wi;
UW (Laxantien): Elektrolytverlust (v.a. K^+), Melanosis coli, Albuminurie, Hämaturie;
UW (Plantago ovata): Blähungen, Völlegefühl, allergische Reaktionen;
KI (Laxantien): Ileus, SS/SZ

Bisacodyl OTC	PRC B, Lact ?
Dulcolax *Tbl. 5mg; Supp. 10mg* **Hemolax** *Tbl. 5mg* **Laxans-ratioph.** *Tbl. 5mg; Supp. 10mg* **Pyrilax** *Tbl. 5mg; Supp. 10mg* **Tirgon** *Tbl. 5mg*	**Obstipation:** 5–10mg p.o.; 10mg rect.; **Ki. > 2J:** 5mg p.o./rect.

Lactulose OTC	PRC B, Lact ?
Bifiteral *Saft (10ml = 6.67g); Btl. 10g* **Lactuflor** *Saft (10ml = 6.5g)* **Lactulose-ratioph.** *Saft (10ml = 6.67g)*	**Obstipation:** 1–2 x 5–10g p.o.; **Ki.:** 1–2 x 3–6g p.o.; **hepatische Enzephalopathie:** ini 3–4 x 5–10g p.o., langsam steigern bis 3–4 x 20–30g bis 2–3 weiche Stühle/d entleert werden

Macrogol OTC	
Bellymed Abführpulver *(1 Messl. = 14g)* **Dulcolax M Balance** *Btl. 10g; Lsg. (1ml = 500mg)* **Laxofalk** *Btl. 10g*	**Obstipation:** 1–2 x 10–14g p.o.
Macrogol + NaCl + $NaHCO_3$ + KCl Rp/OTC	
Isomol *Btl. 13,1g+351mg+179mg+47mg* **Macrogol Stada** *Btl. 13.1g+350mg+179mg +46mg* **Movicol** *Btl. 13,1g+351mg+179mg+47mg* **Movicol Junior** *Btl. 6.56g+175mg+89mg+23mg*	**Obstipation**: 1–3 x 1Btl. p.o.; **Koprostase**: 8Btl./d p.o.; **Ki. 5–11J:** Movicol Junior: 4–12Btl./d
Natriumpicosulfat OTC	
Agiolax Pico *Tbl. 5mg* **Guttalax** *Gtt. (1ml = 7.5mg)* **Laxoberal** *Tbl. 5mg; Perlen 2.5mg; Gtt. (14Gtt. = 7.5mg)*	**Obstipation:** 1 x 5–10mg p.o.; **Ki. > 4J:** 1 x 2.5–5mg p.o.
Paraffin OTC	
Obstinol M *Emulsion (1ml = 332mg)*	**Obstipation:** 10–45ml/d; **Ki. 2–6J:** 10–20ml/d; **6–12J:** 10–30ml
Plantago ovata (Flohsamen) OTC	
Agiocur *Gran. (5g enth. 3.25g)* **Mucofalk** *Gran. (5g enth. 3.25g)* **Flosine Balance** *Gran. (5g enth. 3g)* **Metamucil** *Pulver (10g enth. 5.3g)*	**Obstipation:** Granulat: 1–3 x 5–10g; Pulver: 1–3 x 7.5g (1TL)
Plantago ovata (Flohsamen) + Sennoside OTC	
Agiolax *Gran. (5g enth. 2.6g+15mg)*	**Obstipation:** 1–2 x 1TL Granulat

4.5 Darmlavage-Lösungen

Wm/Wi (Macrogol): Polyethylenglycol, nicht resorbierbar, keine Metabolisierung, Wasserbindung ⇒ Diarrhoe;
Wm/Wi (Na_2SO_4 = Natriumsulfat): verhindert Resorption von Na-Ionen ⇒ osmotische Diarrhoe;
UW: Übelkeit, Völlegefühl, Erbrechen, Magenkrämpfe, Reizung des Darmausgangs;
KI: Ileus, V.a. Ileus, GI-Obstruktion oder Perforation, hochfloride Kolitis, toxisches Megacolon, Entleerungsstrg. des Magens, Bewusstseinsstrg. mit Aspirationsneigung

Citronensäure + Magnesiumoxid + Natriumpicosulfat OTC	
Citrafleet *Btl. 12g+3.5g+10mg* **Picoprep** *Btl. 12g+3.5g+10mg*	**Koloskopie-Vorbereitung:** 1Btl. in 150ml Wasser lösen; am Vortag um 8 Uhr und 6–8h später jeweils 1 Btl. trinken; Picoprep: **Ki. 1–2J:** 2 x 1/4 Btl.; **2–4J:** 2 x 1/2 Btl.; **4–9J:** 1Btl. morgens, 1/2Btl. nachmittags; > **9J:** s. Erw.

Kaliumsulfat + Magnesiumsulfat + Natriumsulfat OTC	
Eziclen *2 x Konzentrat 3.13+3.28+17.51g/176ml*	**Koloskopie-Vorbereitung:** Konzentrat mit Wasser auf 0.5L auffüllen; am Vortag um 18 und 20 Uhr 0.5L Lösung + jeweils 1L klare Flüssigkeit trinken; auch 2-Tages-Schema möglich, s. FachInfo

Macrogol + Na_2SO_4 + $NaHCO_3$ + NaCl + KCl OTC	
Delcoprep *Lsg. (1l = 59+12.88+1.68+1.46+0.75g)* **Klean Prep** *Btl. 59+5.68+1.68+1.46+0.74g*	**Koloskopie-Vorbereitung:** 1Btl. in 1l Wasser lösen; 3–4l über 4–6h trinken

Macrogol + Na_2SO_4 + NaCl + KCl + Ascorbinsäure + Natriumascorbat OTC	
Moviprep *Lsg. (1l = 100+7.5+2.69+1.01+4.7+5.9g)*	**Koloskopie-Vorbereitung:** Btl. A und B in 1l Wasser lösen; 2l über 2–4h trinken, zusätzlich 1l klare Flüssigkeit trinken

Macrogol + $NaHCO_3$ + NaCl + KCl OTC	
Endofalk Classic *Btl. 52.5+0.71+1.4+0.18g* **Isomol** *Btl. 13+0.18+0.35+0.05g*	**Koloskopie-Vorbereitung:** 2Btl. in 1l Wasser lösen; 3–4l über 4–6h trinken

4.6 Karminativa

Wm/Wi: Oberflächenspannung ↓ ⇒ entschäumend, antimeteoristisch;
UW/KI: keine

Simeticon OTC	
Elugan *Kautbl. 40mg; Gtt. (1ml = 40mg)* **Espumisan** *Kautbl. 40mg; Kps. 40mg; Emulsion (1ml = 40mg)* **Imogas** *Kps. 120, 240mg* **Lefax** *Kautbl. 41, 100mg; Kps. 250mg; Granulat 250mg; Gtt. (1ml = 40mg); Susp. (5ml = 40mg)* **sab simplex** *Kautbl. 80mg; Gtt. (25Gtt. = 69mg)* **Simethicon-ratioph.** *Kautbl. 80mg*	**Meteorismus:** 3–4 x 40–240mg p.o.; **Sgl.:** 15Gtt. zu jeder Flaschennahrung; **Kleinki.:** 3–4 x 15 Gtt. p.o.; **Schulki.:** 4–6 x 20–30 Gtt; **Spülmittelintoxikation:** 5–20ml Suspension p.o.; **Ki.:** 2.5–10ml Suspension; **DANI** nicht erforderlich

4.7 Antidiarrhoika

Wm/Wi (Loperamid): Stimulation peripherer Opiatrezeptoren ⇒ Hemmung der Peristaltik;
Wm/Wi (Carbo medicinalis): Adsorption von Bakterientoxinen;
Wm/Wi (Racecadotril): Hemmung der Enkephalinase ⇒ Enkephalinabbau ↓ ⇒ antisekretorisch;
UW (Loperamid): Kopfschmerzen, Müdigkeit, Schwindel, Mundtrockenheit, Nausea;
UW (Racecadotril): Kopfschmerzen, Übelkeit, Erbrechen, Fieber, K^+ ↓, Ileus, Bronchospasmus;
KI (Loperamid): Ileus, Ki.. < 2J, SS/SZ;
KI (Racecadotril): Sgl. < 3M, eingeschränkte Nieren-/Leberfunktion, Fruktoseintoleranz, Glukose-Galaktose-Malabsorption, Saccharase-Isomaltase-Mangel

Carbo medicinalis OTC	
Kohle Hevert *Tbl. 250mg* **Kohle Pulvis** *Pulver 10g* **Ultracarbon** *Granulat 50g*	**Diarrhoe:** 3–4 x 500–1000mg p.o.; **Ki.:** 3–4 x 250–500mg p.o.; **Vergiftungen:** 50g in 400ml H_2O suspendieren ⇒ p.o. oder über Magensonde verabreichen
Loperamid Rp/OTC	HWZ 7–15h, Q0 1.0, PRC B, Lact -
Imodium *Lingualtbl. 2mg; Kps. 2mg; Lsg. (1ml = 0.2mg)* **Lopedium** *Tbl. 2mg; Brausetbl. 2mg; Kps. 2mg; Gtt. (30Gtt. = 2mg)* **Loperamid-ratioph.** *Tbl. 2mg; Lsg. (1ml = 0.2mg)* **Loperhoe** *Tbl. 2mg; Kps. 2mg*	**Akute Diarrhoe:** ini 4mg p.o., nach jedem Durchfall 2mg, max. 16mg/d; **Ki. 2–8J:** 0.04mg/kg/d p.o.; **> 8J:** ini 2mg p.o.; max. 8mg/d; **chronische Diarrhoe:** 4mg/d p.o.; **DANI** nicht erforderlich; **DALI** vorsichtige Anw.
Racecadotril Rp	HWZ 3h, PPB 90%
Tiorfan *Kps. 100mg; Granulat 10, 30mg* **Vaprino** *Kps. 100mg*	**Akute Diarrhoe:** 3 x 100mg p.o. für max. 7d; **Ki. > 3M:** 3 x 1.5mg/kg p.o. (5–7d)
Saccharomyces boulardii OTC	
Eubiol *Kps. 375mg* **Hamadin N** *Kps. 250mg* **Perenterol** *Kps. 50, 250mg; Btl. 250mg* **Perocur forte** *Kps. 250mg* **Yomogi** *Kps. 250mg*	**Akute Diarrhoe, Reisediarrhoe-Pro.:** 3 x 100–200mg p.o.; 1–2 x 250mg p.o.; 1 x 375mg p.o.; **Ki. > 2J:** s. Erw.; **Chronische Akne:** 2 x 375mg p.o.
Smektit OTC	
Colina *Btl. 3g*	**Diarrhoe, funktionelle Magen-Darm-Störung:** 3 x 3–6g p.o.; **Ki. < 2J:** 1–2 x 3g; **Ki. > 2J:** 2–3 x 3–6g

4.8 Lebertherapeutika

Wm/Wi: (Ornithinaspartat): Steigerung der Ammoniakentgiftung über günstige Beeinflussung der Harnstoff- und Glutaminsynthese;
UW: (Ornithinaspartat): keine sehr häufigen bzw. häufigen UW;
KI: (Ornithinaspartat): bekannte Überempfindlichkeit, schwere Nierenfunktionsstörung

Ornithinaspartat OTC	HWZ 0.3-0.4h
Hepa Merz *Granulat 3000, 6000mg; Inf.Lsg. 5g/10ml*	**Latente und manifeste hepatische Enzepahlopathie:** 3 x 3000-6000mg p.o.; 20g/d i.v., max.5g/h; bei beginnender **Bewusstseinsstörung bzw. Koma:** 40g/d **DANI:** Krea>3mg/dl KI **DALI** nicht erforderl.

4.9 Gallensäuren

Wm/Wi: Hemmung der biliären Cholesterinsekretion und der intestinalen Cholesterinresorption, Hemmung der HMG-CoA-Reduktase ⇒ Cholesterinsynthese ↓, Auflösung von Cholesterinsteinen;
relativer Austausch lipophiler, detergentienartig wirkender, toxischer Gallensäuren gegen die hydrophile, zytoprotektive, untoxische Ursodesoxycholsäure ⇒ Verbesserung der sekretorischen Leistung der Leberzelle, Einfluss auf immunregulatorische Prozesse;
UW: Durchfall, schwere rechtsseitige Oberbauchschmerzen, Verkalkung von Gallensteinen, Dekompensation einer Leberzirrhose, Urtikaria;
KI: Entzündungen der Gallenblase/-wege, Choledochus- oder Zystikusverschluss, gestörte Kontraktionsfähigkeit der Gallenblase, kalzifizierte Gallensteine, bekannte Überempfindlichkeit, SS/SZ

Ursodeoxycholsäure Rp	HWZ 3.5-5.8d
UDC *Tbl. 250, 400mg* **Urso** *Tbl. 250, 400mg* **Ursochol** *Tbl. 150, 300mg* **Ursofalk** *Tbl. 500mg; Kps. 250mg; Susp. (5ml = 250mg)*	**Auflösung von Cholesteringallensteinen** (bis 15mm): 10mg/kg p.o.; Gallenrefluxgastritis: 1 x 250mg p.o.; primär biliäre Zirrhose: 10-15mg/kg p.o.; **Hepatobiliäre Erkrankung bei zystischer Fibrose;** **Ki. 6-18J:** 20mg/kg/d p.o. in 2-3 ED, ggf. 30mg/kg/d

4.10 Verdauungsenzyme

Pankreatin OTC	PRC C, Lact
Cotazym *Kps. 20000, 30000, 40000E** **Kreon** *Kps. 10000, 25000, 40000E*; Btl. 20800E** **Kreon f. Kinder** *Granulat (1 Messl. = 5000E*)* **Ozym** *Kps. 10000, 20000, 40000E** **Pangrol** *Kps. 10000, 25000, 40000E*; Tbl. 20000E** **Pankreatin Mikro-ratioph.** *Kps. 20000E** **Panzytrat** *Kps. 10000, 25000, 40000E*; Pellets (1 Messl. = 20000E*)*	**Bei exokriner Pankreasinsuffizienz:** mindestens 25000–40000E zu den Hauptmahlzeiten, mindestens 10000–25000E zu den Nebenmahlzeiten; Faustregel: pro Gramm Nahrungsfett ca. 2000E Lipase; **Störung der Pankreasfunktion bei Mukovizidose: Sgl.:** 5000E zu jeder Mahlzeit, nach Bedarf steigern, max. 20.000E/kg
Pankreatin + Dimeticon (Simeticon) OTC	
Enzym Lefax *Kautbl. 2100E*+41.2mg; Kps. 10500E*+40mg*	**Verdauungsstörung, Meteorismus bei exokriner Pankreasinsuffizienz:** 3 x 1–2Kautbl. p.o.; 2–4Kps. zu jeder Mahlzeit
Meteozym *Tbl. 15000E* + 100mg*	**Verdauungsstörung, Meteorismus bei exokriner Pankreasinsuffizienz:** 1–2Tbl. zu jeder Mahlzeit p.o.
** Gehalt an Triacylglycerollipase*	

4.11 Aminosalicylate

Wm/Wi (Mesalazin): Beeinflussung der Prostaglandinbiosynthese, Hemmung der Leukotrien-Bildung ⇒ lokal antiphlogistisch;
Wi (Sulfasalazin): antiinflammatorisch, immunsuppressiv, bakteriostatisch;
UW (Mesalazin): Flatulenz, Kopfschmerzen, Nausea;
UW (Sulfasalazin): Folsäuremangelanämie, Leukopenie, Kopfschmerzen, Schwindel, Geschmacksstrg., Husten, Nausea, Bauchschmerzen, Appetitlosigkeit, Dyspepsie, Magenbeschwerden, Proteinurie, Arthralgie, Exantheme, Pruritus, Müdigkeit, Fieber, Schlaflosigkeit, Konzentrationsstörung, Leberenzyme ↑, reversible Oligospermie;
KI (Mesalazin): bekannte Überempfindlichkeit, schwere Leber-/Nierenfunktionsstörung, bestehendes Ulcus ventriculi/duodeni, hämorrhagische Diathese, Cave in SS/SZ (absolute KI in letzten 2W!);
KI (Sulfasalazin): bekannte Überempfindlichkeit, Erkrankung der blutbildenden Organe, akute intermittierende Porphyrie, schwere NI/LI, Glucose-6-Phosphat-Dehydrogenase-Mangel, Leuko-/Thrombozytopenie, Ileus, Erythema exsudativum multiforme (auch in der Anamnese)

Mesalazin (= 5-ASA) Rp	HWZ 0.5–2.4(6–9)h, Qo 0.75, PPB 43%
Asacol *Tbl. 400mg* **Claversal** *Tbl. 500mg; Pellets 1.5g; Supp. 250, 500mg; Klysma 4g; Rektalschaum (5g enth. 1g)* **Mesalazin Kohlpharma** *Tbl. 500mg; Supp. 500mg; Rektalschaum (5g enth. 1g)* **Mesavancol** *Tbl. 1.2g* **Mezavant** *Tbl. (ret.) 1.2g* **Pentasa** *Tbl. 500(ret.), 1000(ret)mg; Granulat 1(ret.), 2(ret.)g, Supp. 1g; Klysma 1g* **Salofalk** *Tbl. 250, 500mg; Gran. 500(ret.), 1000(ret.), 1500(ret.), 3000(ret.)mg; Supp. 250, 500, 1000mg; Klysma 2, 4g; Rektalschaum (5g enth. 1g)*	**Chron. entzündliche Darmerkrankungen:** akuter Schub: 3 x 400–1000mg p.o.; 1–2 x 2g p.o.; 1 x 1.5–4.8g(ret.) p.o.; 3 x 250–500mg rect.; 1 x 1g rect.; Klysma: 1 x 1–4g rect. z.N.; Rektalschaum: 1 x 2g rect.; Rezidivpro. 1500mg/d p.o.; 0.75–1g rect.; **Ki.:** akuter Schub 30–50mg/kg/d p.o., max. 75mg/kg/d; >6J.: 1–1,5g/d rect.; Rezidivpro. 15–30mg/kg/d p.o.; > 6J. 0.75–1g rect.; **DANI/DALI** KI bei schwerer Nieren- bzw. Leberinsuffizienz

Olsalazin Rp	HWZ 0.9h, PRC C, Lact ?
Dipentum *Kps. 250mg; Tbl. 500mg*	**Colitis ulcerosa:** Akuttherapie: 3 x 500–1000mg p.o.; Rezidiv-Pro.: 2 x 500mg; **DANI/DALI** KI bei schwerer NI/LI

Sulfasalazin Rp	HWZ 7.6h, PPB > 95%, PRC B, Lact ?
Azulfidine *Tbl. 500mg* **Colo-Pleon** *Tbl. 500mg* **Salazopyrine** *Tbl. 500mg* **Sulfasalazin HEXAL** *Tbl. 500mg* **Sulfasalazin Heyl** *Tbl. 500mg*	**Chron. entzündliche Darmerkrankungen, Strahlen-, kollagene Kolitis:** Akut: 3–4 x 1g p.o.; Rezidiv-Pro.: 2 x 1–1.5g p.o.; 2 x 500–1000mg rect.; **Ki.:** ini 40–60mg/kg, Erh.Dos. 30–40mg/kgKG p.o. in 3–4ED; **DANI/DALI** KI bei schwerer NI/LI

4.12 Glukokortikoide

Wm/Wi (Budesonid): Induktion spezifischer Proteine ⇒ Hemmung der Phospholipase A2 ⇒ verhindert Bildung entzündungsauslösender Mediatoren ⇒ antientzündlich, antiallergisch, antiexsudativ, antiödematös;
UW (Budesonid): cushingoid, Dyspepsie, Mukelkrämpfe, Palpitationen, Nervosität, Schlaflosigkeit, Verschwommensehen, Exantheme, Urtikaria, Menstruationsstrg., K^+ ↓;
UW (rektal): Brennen im Enddarm, Schmerzen;
KI (Budesonid): bekannte Überempfindlichkeit, lokale Infektionen des Darms, Leberzirrhose, portale Hypertension

Betamethason Rp	Qo 0.95
Betnesol *Lsg. (100ml = 5mg)*	**Colitis ulcerosa:** 1 x 5mg rect. für 2–4 W

Budesonid Rp	HWZ 2–3h, Qo 1.0, PPB 90%, PRC C, Lact ?
Budenofalk *Kps. 3mg; Granulat 9mg; Rektalschaum 2mg/Hub* **Cortiment MMX** *Tbl. 9(ret.)mg* **Entocort Kapseln** *Kps. 3(ret.)mg* **Entocort rektal** *Klysma 2.3mg*	**M. Crohn, kollagene Colitis:** 1 x 9mg oder 3 x 3mg p.o.; **Autoimmunhepatitis:** 3 x 3mg p.o., nach Erreichen einer Remission 2 x 3mg; **Colitis ulcerosa:** Cortiment zur Remissionsinduktion, wenn Mesalazin nicht ausreicht: 1 x 9mg p.o. f. max. 8W; Entokort rektal: 1 x 2.3mg rect. f. 4-8W
Hydrocortison Rp	HWZ 1–2h, Qo 1.0, PRC C, Lact –
Colifoam *Schaum (1g enth. 90mg)*	**Proktosigmoiditis bei M. Crohn, Colitis ulcerosa:** 1–2 x 90mg rect., nach 2W 1 x 90mg

4.13 Antikörper bei CED

Adalimumab → 292

Infliximab → 293

Golimumab → 293

Vedolizumab → 294

4.14 Antiemetika, Antivertiginosa

4.14.1 H_1-Antihistaminika

Wm/Wi: kompetitive Hemmung zentraler Histaminrezeptoren ⇒ antiemetisch;
UW: Somnolenz, Benommenheit, Schwindel, Muskelschwäche, Mundtrockenheit, Tachykardie, Sehstörungen, Miktionsstörungen, Glaukom, Magen-Darm-Beschwerden, Stimmungsschwankungen;
KI: bekannte Überempfindlichkeit, akuter Asthma-Anfall, Engwinkelglaukom, Phäochromozytom, Porphyrie, Prostatahyperplasie mit Restharn, Epilepsie, Eklampsie

Dimenhydrinat Rp/<u>OTC</u>	HWZ 5–10h, Qo > 0.7, PPB 99%, PRC B, Lact +
Dimenhydrinat AL <u>*Tbl. 50mg*</u> **Reisegold, Reisetabletten-ratioph., Rodavan S, Rubiemen** <u>*Tbl. 50mg*</u>; **Superpep** <u>*Tbl. 50mg; Kautbl. 20mg*</u>; **Vertigo-Vomex** <u>*Kps. 120(ret.)mg; Supp. 80mg*</u> **Vomacur** <u>*Tbl. 50mg; Supp. 40, 70mg*</u> **Vomex A** <u>*Tbl. 50, 200(ret.)mg; Kps. 150(ret.)mg; Supp. 40, 70, 150mg; Saft (10ml = 33mg)*</u>; *Amp. (i.v.) 62mg/10ml, (i.m.) 100mg/2ml*	**Reisekrankheit:** Pro.: 3 x 20–50mg p.o.; 2 x 200mg (ret.) p.o.; Ther.: 50–100mg p.o. alle 4h, max. 300mg/d; **Ki. 6–12J:** 5mg/kg p.o. in 4ED, max. 150mg/d; **Übelkeit, Erbrechen, zentrales vestibuläres Reizsyndrom:** 3–4 x 50–100mg p.o.; 2 x 120–200mg (ret.) p.o.; 3–4 x 80–150mg rect.; 100–200mg i.m.; 62–124mg i.v.; **Ki.:** 1–2mg/kg i.v./i.m.; 6–15kg: 1–2 x 40mg rect.; 15–25kg: 2–3 x 40mg rect.; > 25kg: 2–4 x 40mg rect.; 6–14J: 3 x 50mg p.o.

4.14.2 Partielle Histaminagonisten

UW: Magen-Darm-Unverträglichkeit, Übelkeit, Augenbrennen, Herzklopfen, Brustbeklemmungen, Kopfdruck, Hitzegefühl, Benommenheit, Nervosität, flüchtiger Hautausschlag; **KI:** Asthma bronchiale, Phäochromozytom, SS

Betahistin Rp	PPB 1–5%
Acuver *Pumplsg. 8mg/Hub* **Aequamen** *Tbl. 6, 12mg* **Betahistin-ratioph.** *Tbl. 6, 12mg* **Betavert** *Tbl. 6, 12mg* **Vasomotal** *Tbl. 16, 24mg; Gtt. (1ml = 8mg)*	**Schwindelanfälle, M. Menière:** 3 x 6–16mg p.o.; 1–2 x 24mg

4.14.3 Prokinetika

Wm/Wi: Antagonismus an zentralen + peripheren Dopaminrezeptoren ⇒ stark antiemetisch und gastroprokinetisch; **UW/KI:** s. motilitätssteigernde Mittel → 97

Alizaprid Rp	HWZ 3h, PPB 75%
Vergentan *Tbl. 50mg; Amp. 50mg/2ml*	**Übelkeit, Erbrechen bei Chemotherapie, Bestrahlung:** 30min vor + nach Chemotherapie jeweils 150mg p.o., dann 3 x 50mg; jeweils 100mg vor + 4h nach Chemotherapie i.v./i.m.; **DANI** CrCl < 10: 25%; < 50: 50%
Domperidon → 97	
Metoclopramid → 98	

4.14.4 Serotoninantagonisten

Wm/Wi (Ondansetron): selektive Blockade zentraler 5-HT3-Rezeptoren ⇒ antiemetisch; **UW** (Ondansetron): Kopfschmerzen, Wärmegefühl, Flush, Obstipation, lokale Irritation an Applikationsstelle; **KI** (Ondansetron): bekannte Überempfindlichkeit, Ki. < 2J

Granisetron Rp	HWZ 10–11h, Q0 0.85, PPB 65%, PRC B, Lact ?
Axigran *Amp. 1mg/1ml; Tbl. 2mg* **Granisetron HEXAL** *Tbl. 1, 2mg; Amp. 1mg/1ml, 3mg/3ml* **Granisetron-ratioph.** *Tbl. 1, 2mg; Amp. 1mg/1ml, 3mg/3ml* **Granisetron Stada** *Tbl. 2mg* **Kevatril** *Tbl. 2mg; Amp. 1mg/1ml, 3mg/3ml* **Kytril** *Tbl. 2mg; Amp. 1mg/1ml, 3mg/3ml* **Sancuso** *TTS 3.1mg/24h*	**Übelkeit, Erbrechen bei Chemotherapie:** 1h vor Chemotherapie 2mg p.o.; vor Chemotherapie 1–3mg i.v., max. 3 x 3mg/d i.v.; **TTS:** 24–48h vor bis 24h nach Chemotherapie applizieren, max. 7d; **Ki. > 1J:** 20µg/kg p.o. 1h vor Chemotherapie, bis 2 x 20µg/kg p.o. für 5d; **> 2J:** 40µg/kg i.v. vor Chemotherapie, ggf. zusätzlich 2 x 20µg/kg i.v.; **DANI/DALI** nicht erforderlich

Ondansetron Rp	HWZ 3h, Q0 > 0.8, PPB 70–76%, PRC B, Lact ?
Axisetron *Tbl. 8mg; Lingualtbl. 4, 8mg; Amp. 4, 8mg* **Cellondan** *Tbl. 4, 8mg; Lingualtbl. 4, 8mg; Amp. 4, 8mg* **Ondansetron HEXAL** *Tbl. 4, 8mg; Lingualtbl. 4, 8mg; Amp. 4, 8mg* **Ondansetron-ratioph.** *Tbl. 4, 8mg; Lingualtbl. 4, 8mg; Amp. 4, 8mg* **Zofran** *Tbl. 4, 8mg; Lingualtbl. 4, 8mg; Saft (5ml = 4mg); Amp. 4mg/2ml, 8mg/4ml*	**Übelkeit, Erbrechen bei Chemotherapie:** 1–2h vor Chemotherapie 8mg p.o., dann 2 x 8mg; 8mg vor Chemotherapie i.v., ggf. zusätzlich 2 x 8mg i.v.; **Ki. > 5J:** 5mg/m² KOF vor Chemotherapie i.v., dann 2 x 4mg p.o.; **postoperative Übelkeit/Erbrechen:** 16mg p.o. 1h präoperativ oder 4mg i.v. bei Narkosebeginn; **Ki.:** 0.1mg/kg i.v.; **DANI** nicht erforderlich; **DALI** max. 8mg/d p.o.

Palonosetron Rp	HWZ 40h, PPB 62%
Aloxi *Kps. 500mg; Inj.Lsg. 250µg/5ml*	**Übelkeit, Erbrechen bei Chemotherapie:** einmalig 1h vor Chemotherapie 500mg p.o. oder 30min vor Chemotherapie 250µg i.v.; **DANI/DALI** nicht erforderlich

Tropisetron Rp	HWZ 8h, Q0 0.9, PPB 71%
Navoban *Kps. 5mg; Amp. 5mg/5ml*	**Übelkeit, Erbrechen bei Chemotherapie:** vor Chemotherapie 5mg i.v., dann 1 x 5mg p.o.; **Ki.:** 0.2mg/kg i.v.; **DANI/DALI** nicht erforderlich

4.14.5 Anticholinergika

Wm/Wi: Antagonist am Muscarinrezeptor ⇒ Parasympathikolyse, zentrale antiemetische Wi durch Hemmung der cholinergen Reizübertragung; **UW:** Mundtrockenheit, Mydriasis, Verschwommensehen, Glaukom; **KI:** Ki. bis 10J, Engwinkelglaukom

Scopolamin Rp	HWZ 1(4,5)h, Q0 0.9
Scopoderm TTS *TTS 1mg/72h*	**Reisekrankheit:** 1 Pflaster 5–6h oder am Abend vor Reiseantritt auf unbehaarte Haut hinter dem Ohr aufkleben; Wi-Dauer: bis 72h

4.14.6 Neuroleptika

Wm/Wi: Neuroleptikum, wirkt hemmend auf dopaminerge Rezeptoren in der Area postrema, keine antihistaminerge, keine anticholinerge Wirkung ⇒ antiemetisch; **UW:** Benommenheit, Hypotonie, Halluzinationen, Epilepsie, Parkinson-Syndrom, Koma, QT-Verlängerung, Bronchospasmus, Laryngospasmus; **KI:** Überempf. gegen Droperidol bzw. Butyrophenone, bekanntes oder vermutetes verlängertes QT-Intervall, Hypokaliämie oder Hypomagnesiämie, Bradykardie (< 55/min), Begleitmedikation, die zu Bradykardie führen kann, Phäochromozytom, komatöse Zustände, M. Parkinson, schwere Depression

Droperidol Rp	HWZ 2h; PPB 85-90%
Droperidol Rotexmedica *Inj.Lsg. 2.5mg/1ml* **Ponveridol** *Inj.Lsg. 1.25mg/1ml* **Xomolix** *Inj.Lsg. 2.5mg/1ml*	**Postoperative Übelkeit/Erbrechen:** Pro. u. Ther.: 0.625–1.25mg i.v.; **Ki. > 2J:** 20–50µg/kg, max. 1.25mg; **DANI, DALI** max. 0.625mg; **morphininduzierte Übelkeit/Erbrechen:** Pro.: 15–50µg/mg Morphin, max. 5 mg/d

4.14.7 Neurokinin-1-Antagonisten

Wm/Wi: selektiver Antagonismus am Human-Substanz-P-Neurokinin-Rez. ⇒ antiemetisch;
UW: Kopfschmerzen, Schluckauf, Appetitlosigkeit, Obstipation, Diarrhoe, Müdigkeit, Transaminasen ↑;
KI: bek. Überempfindlichkeit, Kombination mit Pimozid, Terfenadin, Astemizol, Cisaprid

Aprepitant Rp	HWZ 9-13h, PPB 97%
Emend *Kps. 80, 125mg*	**Übelkeit, Erbrechen bei Chemotherapie:** 1h vor Chemotherapie 125mg p.o., d2+3 jeweils 1 x 80mg p.o.; Kombination mit Dexamethason und 5-HT3-Antagonisten; **DANI** nicht erforderlich
Fosaprepitant Rp	HWZ 9-13h; PPB 97%
Ivemend *Inj.Lsg. 150mg*	**Übelkeit, Erbrechen bei Chemotherapie:** 150mg über 15min i.v. 30min vor Chemotherapie an d1; Kombination mit Dexamethason und 5-HT3-Antagonist; **DANI** nicht erford.; **DALI** vorsichtige Anw.

4.14.8 Kombination

Dimenhydrinat + Cinnarizin Rp	PPB (Cinnarizin) 80%
Arlevert *Tbl. 40+20mg*	**Schwindel verschiedener Genese:** 3 x 1Tbl. p.o., max. 5Tbl./d

4.15 Regulatorische Peptide

Wm/Wi (Lanreotid): Octapeptidanalogon des natürlichen Somatostatins, Hemmung der Wachstumshormonsekretion durch Bindung an Somatostatinrezeptoren, v.a. SSTR 2 und 5;
Wm/Wi (Octreotid, Somatostatin): Hemmung der Freisetzung von Wachstumshormon, Gastrin, Insulin und Glucagon, Vasokonstriktion im Splanchnikusbereich;
UW (Lanreotid): Diarrhoe, Bauchschmerzen, Nausea, Erbrechen, Dyspepsie, Flatulenz, Cholelithiasis, Kopfschmerzen, Müdigkeit, Sinusbradykardie, Hypo- und Hyperglykämie;
UW (Octreotid): Übelkeit, Erbrechen, Diarrhoe, Bauchschmerzen, Hepatitis;
UW (Somatostatin): ini Blutzucker ↓, Brechreiz, Hitzegefühl;
KI (Lanreotid): bekannte Überempfindlichkeit, Anwendung in SS/SZ nicht empfohlen;
KI (Octreotid): Cave in SS/SZ; **KI** (Somatostatin): peri- u. postnatal, SS/SZ

Lanreotid Rp	HWZ 23–33d (s.c.)
Somatuline Autogel *Fertigspr. 60, 90, 120mg*	**Akromegalie, karzinoide Tumoren:** ini 60mg s.c., Wdh. alle 4W; nach 3M Dosisanpassung je nach Wi bzw. GH- und IGF-1-Spiegel; **DANI** nicht erforderlich

Octreotid Rp	HWZ 1.5h, Q0 0.8, PPB 65%, PRC B, Lact ?
Sandostatin *Inj.Lsg. 0.05mg/1ml, 0.1mg/1ml, 0.5mg/1ml, 1mg/5ml; Pen 1500µg/3ml* **Sandostatin LAR Monatsdepot** *Inj.Lsg. 10(ret.)mg/2ml, 20(ret.)mg/2ml, 30(ret.)mg/2ml* **Octreotid HEXAL** *Inj.Lsg 0.05mg/1ml, 0.1mg/1ml, 0.5mg/1ml*	**Hormonaktive Tumoren des GI-Trakts:** ini 1–2 x 0.05mg s.c., dann steigern bis 3 x 0.1–0.2mg, max. 3 x 0.5mg; 10–30mg (ret.) alle 4W i.m.; **Akromegalie:** ini 2–3 x 0.05–0.1mg s.c., Erh.Dos. 0.3mg/d, max. 1.5mg/d; **Pro. postoperative pankreatische Komplikationen:** 3 x 0.1mg s.c. für 7d; **DANI, DALI** nicht erforderlich

Somatostatin Rp	HWZ 1.1–3min
Somatostatin HEXAL *Inj.Lsg. 3mg* **Somatostatin Inresa** *Inj.Lsg. 3mg*	**Schwere gastrointestinale Blutung, stark sezernierende postoperative Pankreasfisteln:** ini 3.5µg/kg über 1min. i.v., dann 3.5µg/kg/h i.v.

4.16 Hämorrhoidalmittel

Wm/Wi (Cinchocain, Lidocain): Lokalanästhetika ⇒ schmerzstillend;
Wm/Wi (Bismut): Adstringentium ⇒ blutstillend, austrocknend, antiphlogistisch;
Wm/Wi (Glukokortikoide): antiphlogistisch, antiinflammatorisch;
UW (Glukokortikoide): Hautatrophie, Sekundärinfektionen;
KI (Glukokortikoide): vorhandene lokale Infektionen

Cinchocain Rp	
Dolo Posterine N *Salbe 25, 50, 100g (1g enth. 5mg); Supp. 6mg; Kombipackung (Supp. + Salbe)* **Dolo Posterine Haemotamp** *Supp. mit Mulleinlage 6mg*	**Hämorrhoiden, Pruritus, Fissuren:** 2 x tgl. auftragen bzw. 2 x 1 Supp. rect.
Hydrocortison Rp	
Postericort *Salbe (1g enth. 2.96mg); Supp. 2.96mg*	**Analekzem:** 2 x tgl. auftragen bzw. 2 x 1 Supp. rect.; Ther-Dauer max. 10d
Lidocain OTC	
Posterisan Akut *Salbe (1g enth. 50mg); Supp. 60mg*	**Hämorrhoiden, Fissuren, Proktitis:** 2–3 x tgl. auftragen bzw. 2 x 1 Supp. rect.; max. 4g Salbe/Einzelanwendung
Fluocinonid + Lidocain Rp	
Jelliproct *Salbe (1g enth. 0.25+50mg); Supp. 0.25+60mg; Kombipackung (Supp. + Salbe)*	**Hämorrhoiden, Analekzem:** 2 x tgl. auftragen bzw. 2 x 1 Supp. rect.; Ther-Dauer max. 14d
Fluocortolon + Lidocain Rp	
Doloproct *Creme (1g enth. 1+20mg); Supp. 1+40mg*	**Hämorrhoiden, Proktitis:** ini bis 3 x tgl. auftragen bzw. 2–3 x 1 Supp. rect., dann 1–2 x/d; Ther-Dauer max. 14d
Prednisolon + Bismut + Zinkoxid Rp	
Bismolan H Corti *Salbe (1g enth. 1+22+33mg); Supp. 2+44+66mg*	**Hämorrhoiden I-II° mit Brennen, Juckreiz:** Salbe ein oder mehrmals tgl. auftragen; 1-3 Supp. tgl.; Ther-Dauer max. 14d

4.17 Glyceroltrinitrat zur topischen Anwendung

Wm/Wi (Glyceroltrinitrat): Gefäßerweiterung ⇒ Durchblutung ↑ ⇒ bessere Abheilung;
UW (Glyceroltrinitrat): Kopfschmerzen, Schwindelgefühl, Übelkeit, anales Brennen/Jucken;
KI (Glyceroltrinitrat): bek. Überempf.; gleichzeitige Anwendung von anderen Nitraten, Sildenafil, Vardenafil, Tadalafil, orthostatischer Hypotonus, unbeh. Hypovolämie, erhöhter Schädelinnendruck, zerebrale Durchblutungsstrg., Migräne, Aorten- oder Mitralstenose, HOCM, konstriktive Perikarditis, Perikardtamponade, ausgeprägte Anämie, Engwinkelglaukom

Glyceroltrinitrat Rp	
Rectogesic *Salbe (1g enth. 4mg)*	**Chronische Analfissuren:** 2 x tgl. 2.5cm langen Salbenstrang auftragen

5 Endokrinologie

5.1 Antidiabetika

5.1.1 Sulfonylharnstoffe

Wm: Blockade ATP-abhängiger K^+-Kanäle; **Wi:** Insulinfreisetzung aus Pankreas-Beta-Zellen ↑;
UW (Glibenclamid): Hypoglykämie, Gewichtszunahme; **UW** (Gliclazid): ohne Häufigkeitsangabe: Hypoglykämie, GI-Störungen, Anstieg der Leberenzyme, Rash, Pruritus, Urtikaria, Erythem, makulopapulöses Exanthem, bullöse Reaktionen, Blutbildveränderungen;
UW (Glimepirid): keine sehr häufigen oder häufigen UW;
UW (Gliquidon): Hypoglykämie, Gewichtszunahme;
KI (Glibenclamid): bekannte Überempfindlichkeit gegen Glibenclamid oder andere Sulfonylharnstoffe/Sulfonamide, Typ-1-D.m., diabetisches Koma, Ketoazidose, schwere Nieren- und Leberfunktionsstörung;
KI (Gliclazid): bekannte Überempfindlichkeit gegen Gliclazid oder andere Sulnonylharnstoffe/Sulfonamide, Typ-1-D.m., diabetisches Koma, Ketoazidose, schwere Nieren- und Leberfunktionsstörung; gleichzeitige Anwendung von Miconazol, Stillzeit;
KI (Glimepirid): bekannte Überempfindlichkeit gegen Glimepirid oder andere Sulfonylharnstoffe/Sulfonamide, insulinpflichtiger D.m., diabetisches Koma und Präkoma, Ketoazidose, schwere Nieren- und Leberfunktionsstörung;
KI (Gliquidon): bekannte Überempf. gegen Gliquidon oder andere Sulnonylharnstoffe/Sulfonamide, komplettes Sekundärversagen einer Sulfonylharnstofftherapie bei D.m. Typ 2; Typ-1-D.m., diabetisches Koma, Ketoazidose, schwere Nieren- und Leberfunktionsstörung

Glibenclamid Rp	HWZ 2-5h, Q0 1.0, PPB 99%
Euglucon N *Tbl. 3.5mg* **Glib-ratioph.** *Tbl. 1.75, 3.5mg* **Gliben-CT** *Tbl. 1.75, 3.5mg* **GlibenHEXAL** *Tbl. 3.5mg* **Maninil** *Tbl. 1, 1.75, 3.5, 5mg*	**D.m. Typ 2:** ini 1.75-3.5mg/d p.o., Steigerung bis max. 10.5mg/d; **DANI** CrCl < 30: KI; **DALI** KI bei schwerer Leberinsuffizienz
Gliclazid Rp	HWZ 12h, Q0 0.8, PPB 95%
Diamicron Uno *Tbl. 60mg*	**D.m. Typ 2:** ini 1 x 30mg p.o., ggf. steigern auf 1 x 60-120mg; **DANI** CrCl < 30: KI; **DALI** KI bei schwerer LI
Glimepirid Rp	HWZ 5-8h, Q0 1.0, PPB 99%, PRC C, Lact -
Amaryl *Tbl. 1, 2, 3, 4, 6mg* Glimepirid-CT *Tbl. 1, 2, 3, 4, 6mg* **GlimepiridHEXAL** *Tbl. 1, 2, 3, 4, 6mg* **Glimepirid Stada** *1, 2, 3, 4, 6mg*	**D.m. Typ 2:** ini 1 x 1mg p.o. morgens, ggf. schrittweise steigern bis max. 6mg/d; **DANI** CrCl < 30: KI; **DALI** KI bei schwerer Leberinsuffizienz
Gliquidon Rp	HWZ 1.5h
Glurenorm *Tbl. 30mg*	**D.m. Typ 2:** ini 1 x 15, ggf. schrittweise steigern bis max. 120mg/d p.o.; **DANI** CrCl < 30: KI; **DALI** KI

5.1.2 Glinide

Wm: Blockade von ATP-abhängigen K^+-Kanälen;
Wi: Insulinfreisetzung aus Pankreas-Beta-Zellen↑;
UW (Nateglinid): Hypoglykämie, Nausea, Dyspepsie, abdominelle Schmerzen;
UW (Repaglinid): Hypoglykämie, grippeähnliche Symptome, Rücken-/Kopfschmerzen, Rhinitis, Bronchitis, abdominelle Schmerzen, Diarrhoe, Arthralgien;
KI (Nateglinid): bekannte Überempfindlichkeit, Typ-1-D.m., Ketoazidose, SS/SZ, schwere Lebererkrankung;
KI (Repaglinid): bekannte Überempfindlichkeit, Typ-1-D.m., Ketoazidose, SS/SZ, schwere Lebererkrankung, gleichzeitige Einnahme von Gemfibrozil

Nateglinid Rp — HWZ 1,5h, Q0 > 0.8, PPB 98%

Starlix *Tbl. 60, 120mg*	**D.m. Typ 2:** 3 x 60-120mg vor den Hauptmahlzeiten p.o., max. 3 x 180mg; **DANI** nicht erforderlich **DALI** KI bei schwerer Leberinsuffizienz

Repaglinid Rp — HWZ < 1h, PPB 98%, PRC C, Lact ?

Enyglid *Tbl. 0.5, 1, 2mg* **Novonorm** *Tbl. 0.5, 1, 2mg* **Prandin** *Tbl. 0.5, 1, 2mg* **Repaglinid HEXAL** *Tbl. 0.5, 1, 2mg* **Repaglinid Stada** *Tbl. 0.5, 1, 2mg*	**D.m. Typ 2:** ini 0.5mg vor den Hauptmahlzeiten p.o., je nach BZ-Verlauf steigern bis 4mg, max. 16mg/d; **DANI** sorgfältige Dosiseinstellung; **DALI** KI bei schwerer Leberinsuffizienz

5.1.3 Biguanide

Wm (Metformin): Glukoseaufnahme in die Zelle↑, nichtoxidativer Glukosemetabolismus↑;
UW (Metformin): Nausea, Erbrechen, Diarrhoe, Bauchschmerzen, Appetitverlust, Geschmacksveränderung, Laktatazidose (sehr selten);
KI (Metformin): Typ-1-D.m., Leber-/Niereninsuffizienz, respiratorische/kardiale Insuffizienz, fieberhafte Erkrankungen, vor, während und bis 48h nach Gabe jodhaltiger Kontrastmittel, frischer Herzinfarkt, Dehydratation, Schock, Alkoholismus, Alkoholintoxikation, SS/SZ

Metformin Rp — HWZ 1.5-6.2h, Q0 < 0.1, PPB 0%, PRC B, Lact ?

Diabesin *Tbl. 500, 850, 1000mg* **Espa Formin** *Tbl. 500, 850mg* **Glucobon** *Tbl. 500, 850, 1000mg* **Glucophage** *Tbl. 500, 850, 1000mg* **Juformin** *Tbl. 500, 850, 1000mg* **Metfoliquid Geriasan** *Lsg. (5ml = 500mg)* **Metformin-ratioph.** *Tbl. 500, 850, 1000mg* **Metformin Dura** *Tbl. 500, 850, 1000mg* **Metsop** *Tbl. 500, 850, 1000mg* **Siofor** *Tbl. 500, 850, 1000mg*	**D.m. Typ 2:** 2-3 x 500-850mg p.o., max. 3 x 1g; **Ki. ab 10J.:** ini 1 x 500-850mg p.o., max. 2g/d in 2-3ED; **DANI** CrCl < 60: KI; **DALI** KI

5.1.4 Alpha-Glukosidase-Inhibitoren

Wm/Wi: Glukosidasehemmung ⇒ intestinale Glukosefreisetzung ↓;
UW: Meteorismus, Bauchschmerzen, Diarrhoe; **KI:** entzündliche Darmerkankungen, SS/SZ

Acarbose Rp	HWZ 2h, PRC B, Lact ?
Acarbose-CT *Tbl. 50, 100mg* **Acarbose Stada** *Tbl. 50, 100mg* **Glucobay** *Tbl. 50, 100mg*	**Zusatztherapie bei D.m.:** ini 3 x 50mg p.o. vor den Hauptmahlzeiten, ggf. steigern bis 3 x 100mg p.o., max. 3 x 200mg/d; **DANI** CrCl < 25: KI

Miglitol Rp	HWZ 2h, PPB < 4%, PRC B, Lact -
Diastabol *Tbl. 50, 100mg*	**Zusatztherapie bei D.m.:** ini 3 x 50mg p.o., nach 4 W ggf. 3 x 100mg; **DANI** CrCl > 25: 100%; < 25: KI; **DALI** nicht erforderlich

5.1.5 GLP1-Agonisten

Wm/Wi (Albiglutid, Exenatid, Liraglutid): Inkretin-Mimetikum mit verschiedenen antihyperglykämischen Wirkungen des Glucagon-like-Peptide (GLP-1);
UW (Albiglutid): Hypoglykämie, Diarrhoe, Übelkeit, Reaktionen an Inj.Stelle, Pneumonie, Erbrechen, Obstipation, Dyspepsie, gastroösophageale Refluxerkrankung, Vorhofflimmern, Vorhofflattern; **UW** (Dulaglutid): Hypoglykämie, Übelkeit, Diarrhoe, Erbrechen, Bauchschmerzen, Appetit ↓, Obstipation, Meteorismus, Dyspepsie, abdominale Distension, gastroösophageale Refluxerkrankung, Aufstoßen, Fatigue, Sinustachykardie, AV-Block I°;
UW (Exenatid): Übelkeit, Erbrechen, Diarrhoe, Hypoglykämie, Appetit ↓, Kopfschmerzen, Schwindel, Bauchschmerzen, Reflux, vermehrtes Schwitzen, innere Unruhe;
UW (Liraglutid): Übelkeit, Erbrechen, Diarrhoe, Obstipation, Bauchschmerzen, Dyspepsie, Kopfschmerzen, Nasopharyngitis, Hypoglykämie; **KI** (Albiglutid): bek. Überempfindlichkeit; **KI** (Exenatid): bek. Überempfindlichkeit; **KI** (Liraglutid): bek. Überempfindlichkeit

Albiglutid Rp	HWZ 5d PRC C Lact ?
Eperzan *Pen 30, 50mg/Dosis*	**D.m. Typ 2 als Monotherapie oder in Komb. mit anderen Antidiabetika inkl. Basalinsulin:** 1x/W 30mg s.c., ggf. steigern auf 1x/W 50mg; **DANI** CrCl ≥ 30: nicht erf.; CrCl < 30: Anw. nicht empfohlen; **DALI** nicht erforderlich

Dulaglutid	HWZ 4.6d PRC C Lact ?
Trulicity *Pen 0.75, 1.5mg*	**D.m. Typ 2 als Monotherpaie oder in Komb. mit anderen Antidiabetika inkl. Insulin:** Monoth. 1 x/W 0.75mg s.c.; Komb.Ther. 1x/W 1.75mg; **DANI** CrCl ≥ 30: nicht erforderlich; CrCl < 30: Anwendung nicht empfohlen; **DALI** nicht erforderlich

Exenatid Rp	HWZ 2.4h PRC C Lact ?
Bydureon *Inj.Lsg. 2mg, Pen 2mg* **Byetta** *Pen 5µg/Dosis, 10µg/Dosis*	**D.m. Typ 2 in Komb. mit Metformin, Sulfonylharnstoff, Thiazolidindion oder Metformin und Sulfonylharnstoff oder Metformin und Thiazolidindion:** 2 x 5µg s.c. für 1M, dann ggf. 2 x 10µg, jeweils < 1h vor Mahlzeit; 1 x 2mg/W. s.c.; **DANI** CrCl > 50: nicht erforderlich; CrCl < 30: Anw. nicht empf.; **DALI** nicht erforderlich
Liraglutid Rp	HWZ 13h, PPB 98%
Victoza *Pen 18mg/3ml*	**D.m. Typ 2 in Komb. mit Basalinsulin oder Metformin u./o. Sulfonylharnstoff oder Thiazolidindion:** ini 1 x 0.6mg s.c., nach 1W 1.2mg, ggf. nach 2W 1.8mg; **DANI** CrCl > 60: nicht erf.; < 60: Anw. nicht empf.; **DALI** Anw. nicht empf.

5.1.6 GLP1-Insulin-Kombination

UW (Liraglutid + Insulin degludec): Hypoglykämie, verminderter Appetit, Übelkeit, Diarrhoe, Erbrechen, Obstipation, Dyspepsie, Gastritis, Bauchschmerzen, Flatulenz, gastroösophageale Refluxkrankheit, abdominelles Spannungsgefühl, Reaktion an der Injektionsstelle;
KI (Liraglutid + Insulin degludec): bekannte Überempfindlichkeit

Liraglutid + Insulin degludec Rp	
Xultophy *Pen 3.6mg+100 E/ml*	**D.m. Typ 2 in Komb. mit anderen oralen Antidiabetika:** je n. BZ bzw. Vortherapie, max. 1 x 1.8mg + 50 E/d; s. FachInfo; **DANI** CrCl < 50: Anwendung nicht empfohlen; **DALI** keine Daten

5.1.7 DPP-4-Inhibitoren

Wm/Wi (Saxagliptin, Sitagliptin): Dipeptidylpeptidase-4-Inhibitor, steigert Spiegel aktiver Inkretin-Hormone (GLP-1, GIP) ⇒ glukoseabhängige Insulinfreisetzung aus Pankreas-Beta-Zellen ↑, Glukagonfreisetzung aus Pankreas-Alpha-Zellen ↓;
UW (Saxagliptin): Infektion der oberen Atemwege/Harnwege, Gastroenteritis, Sinusitis, Nasopharyngitis, Hypoglykämie, Kopfschmerzen, Erbrechen, periphere Ödeme;
UW (Sitagliptin): Kopfschmerzen, Obstipation, Schwindel, Hypoglykämie;
KI (Saxagliptin): bek Überempf. gegen S. bzw. andere DDP-4-Inhibitoren;
KI (Sitagliptin): bek. Überempf., SS/SZ;

Saxagliptin Rp	HWZ 2.5-3.1h, PRC B, Lact?
Onglyza *Tbl. 2,5 5mg*	**D.m. Typ 2 in Komb. mit Metformin, Sulfonylharnstoff, Thiazolidindion oder Insulin (mit/ohne Metformin):** 1 x 5mg p.o.; **DANI** CrCl > 50: 100%, 30-50: 1 x 2.5mg, < 30: vorsicht. Anw.; HD: Anw. nicht empf.; **DALI** leichte bis mäßige LI: vorsicht. Anw.; schwere LI: Anwendung nicht empfohlen
Sitagliptin Rp	HWZ 12.4h, PPB 38% PRC B Lact ?
Januvia *Tbl. 25, 50, 100mg* **Xelevia** *Tbl. 25, 50, 100mg*	**D.m. Typ 2** als Monotherapie (bei Gegenanzeigen/Unverträgl. von Metformin) oder in Komb. mit Metformin, Pioglitazone (mit/ohne Metformin), Sulfonylharnstoffen (mit/ohne Metformin) oder Insulin (mit/ohne Metformin): 1 x 100mg p.o.; **DANI** CrCl ≥ 50: 100mg, 30-49: 50mg, < 30: 25mg; **DALI** leichte bis mäßige LI: 100%; schwere LI: keine Daten

5.1.8 DPP-4-Inhibitoren Kombinationen

Saxagliptin + Metformin Rp	
Komboglyze *Tbl. 2.5 + 850mg, 2.5 + 1000mg*	**D.m. Typ 2:** 2 x 2.5+850-1000mg p.o., Komb. mit Insulin oder Sulfonylharnstoff möglich; **DANI** CrCl <60: KI; **DALI** KI
Sitagliptin + Metformin Rp	
Janumet *Tbl. 50+850mg, 50+1000mg* **Velmetia** *Tbl. 50+850mg, 50+1000mg*	**D.m. Typ 2:** 2 x 50+850-1000mg p.o., Komb. mit Sulfonylharnstoff, Thiazolidindion oder Insulin möglich; **DANI** CrCl < 60: KI; **DALI** KI

5.1.9 Glitazone und Kombinationen

Wm/Wi (Glitazone) = Thiazolidindione = Insulinsensitizer: spezifische Bindung an Peroxisome Proliferator Activated(PPA)-Rezeptor in Insulinzielgeweben ⇒ verbesserte Insulinwirkung ⇒ zelluläre Glukoseaufnahme ↑, hepatische Glukoneogenese ↓;
UW: Kombination mit Metformin: Anämie, Hypo-/Hyperglykämie, Kopf-/Bauchschmerzen, Durchfall, Übelkeit, Müdigkeit, Ödeme, Kombination mit Sulfonylharnstoff, Anämie, Thrombopenie, Hypo-/Hyperglykämie, Gewicht ↑, Ödeme; **KI** (Pioglitazon): bek. Überempf., Herzinsuff. (auch i.d. Anamnese), eingeschränkte Leberfkt., diabetische Ketoazidose

Pioglitazon Rp	HWZ 3-7h, Q0 > 0.8, PPB 99%, PRC C, Lact ?
Actos *Tbl. 15, 30, 45mg* **Pioglitazon Aurobindo** *Tbl. 15, 30, 45mg* **Pioglitazone Microlabs** *Tbl. 15, 30, 45mg*	**D.m. Typ 2:** 1 x 15-30mg p.o., max. 45mg/d; Monotherapie oder Komb. mit Metformin und/oder Sulfonylharnstoff oder Insulin; **DANI** CrCl > 4: 100%; HD: KI; **DALI** KI
Pioglitazon + Metformin Rp	
Competact *Tbl. 15+850mg*	**D.m. Typ 2:** 2 x 15+850mg p.o.; **DANI** CrCl < 60: KI; **DALI** KI

5.1.10 SGLT-2-Inhibitoren

Wm/Wi (Dapagliflozin, Empaglifozin): selektiver reversibler Inhibitor des renalen Natrium-Glucose-Cotransporters 2 ⇒ renale Glucose-Reabsorption ↓ ⇒ Glucose-Ausscheidung mit Harn ↑ ⇒ Nüchtern- und postprandialer Plasma-Glucosespiegel ↓;
UW (Dapagliflozin): Infektion des Genital-bereichs, Harnweginfekte, Hypoglykämie, Rückenschmerzen, Dysurie, Polyurie, Dyslipidämie, Hämatokrit ↑;
UW (Empagliflozin): Hypoglykämie (bei Komb.-Th), vaginale Moniliasis, Vulvovaginitis, Balanitis, genitale Infektionen, Harnwegsinfekt, Pruritus, verstärkte Harnausscheidung;
KI (Dapagliflozin, Empagliflozin): bekannte Überempfindlichkeit

Dapagliflozin Rp — HWZ 13 h, PPB 91%

Forxiga *Tbl. 5, 10mg*	**D.m. Typ 2:** 1 x 10mg p.o. Monotherapie oder Kombination mit anderen Antidiabetika; **DANI** CrCl > 60: 100%, < 60: Anw. nicht empf.; **DALI** Child-Pugh A, B: 100%; C: ini 1 x 5mg/d

Empagliflozin Rp — HWZ 12 h, PPB 86%

Jardiance *Tbl. 10, 25mg*	**D.m. Typ 2:** 1 x 10mg p.o. Monotherapie oder Kombination mit anderen Antidiabetika; ggf. steigern auf 1 x 25mg p.o.; **DANI** CrCl > 60: 100%, 45-60: 1 x 10mg; < 45: Anwendung nicht empfohlen; **DALI** Child-Pugh A, B: 100%; C: Anwendung nicht empfohlen

5.1.11 SGLT-2-Inhibitor Kombination

UW (Dapaglifozin+Metformin): Vulvovaginitis, Balanitis, Infektion des Genitalbereichs, Harnweginfektion, Hypoglykämie, Geschmacksstörungen, gastrointestinale Symptome, Rückenschmerzen, Dysurie, Polyurie, Dyslipidämie, erhöhter Hämatokrit;
KI (Dapaglifozin+Metformin): bek. Überempfindlichkeit, diabetische Ketoazidose, diabetisches Präkoma, moderate/schwere Nierenfunktionsstörung, akute Erkrankung, die potenziell die Nierenfunktion beeinflussen kann (Dehydratation, schwere Infektion, Schock), akute/chron. Erkrankung, die zur Gewebehypoxie führen kann (Herz-/Lungeninsuffizienz, Myokardinfarkt, Schock), Leberfunktionsstörung, akute Alkoholvergiftung, Alkoholismus

Dapaglifozin + Metformin Rp — PRC C, Lact ?

Xigduo *Tbl. 5+850, 5+1000mg*	**D.m. Typ 2:** 2 x 5 + 850-1000mg p.o. **DANI** CrCl > 60: 100%; < 60: KI; **DALI** KI

5.1.12 Insuline – Übersicht

Wm/Wi (Insuline): Glukoseaufnahme in Muskel- und Fettzellen ↑, anaboler Stoffwechsel ↑ (Glykogen-, Lipid-, Proteinsynthese ↑), kataboler Stoffwechsel ↓ (Glykogeno-, Lipo-, Proteolyse ↓)

Insuline/Insulin-Analoga (IA)	Wirkstoff (Handelsname)	Wirk-beginn	Wirk-max.	Wirk-dauer
Sehr kurz wirksame IA	**Insulin glulisin** (Apidra®); **Insulin lispro** (Humalog®, Liprolog®); **Insulin aspart** (NovoRapid®)	0.25h	0.5-3h	2-5h
Kurz wirksame Insuline (humane Insuline)	**Normalinsulin = Altinsulin** (Berlinsulin H Normal®, Huminsulin Normal®, Insuman Rapid®, Actrapid HM®, Humulin Normal®)	0.25–0.5h	1-4h	6-9h
Mittellang wirksame Insuline (Verzögerungs-insuline)	**NPH-Insulin** (Berlinsulin H Basal®, Huminsulin Basal®, Insuman Basal®, Protaphane HM®, Humulin Basal®, Insulatard®)	0.75–1.5h	3-12h	11-20h
Lang wirksame IA	**Insulin detemir** (Levemir®)	3-4h	10-14h	16-20h
Sehr lang wirksame IA	**Insulin glargin** (Abasaglar®, Lantus®, Toujeo®)	3-4h	10-16h	20-30h

5.1.13 Sehr kurz wirksame Insulin-Analoga

Wm/Wi (Insulinaspart, Insulinglulisin, Insulin lispro): schnellere Resorption durch Veränderung der Aminosäuresequenz ⇒ Verkürzung des Spritz-Ess-Abstands

Insulin aspart Rp	HWZ 81min, PRC ?, Lact ?
NovoRapid	**D.m. Typ 1/2:** nach Bedarf
Insulin glulisin Rp	HWZ 42min, PRC C, Lact ?
Apidra	**D.m. Typ 1/2:** nach Bedarf
Insulin lispro Rp	HWZ 26-52min, PRC B, Lact ?
Humalog, Liprolog	**D.m. Typ 1/2:** nach Bedarf

5.1.14 Kurz wirksame Insuline (Normalinsulin)

Wm/Wi (s. Insuline - Übersicht)

Insulin normal (Altinsulin) human Rp HWZ wenige min (i.v.), 2-5h (s.c.), PPB gering, PRC B	
Actrapid, Berlinsulin H Normal, Huminsulin Normal, Humulin Normal, Insuman Rapid	**D.m. Typ 1/2:** nach Bedarf

5.1.15 Mittellang wirksame Insuline (Verzögerungsinsuline)

Wm/Wi: Zusatz v. Protamin als Depotstoff ⇒ Wi-Dauer ↑;
NPH = *N*eutrales *P*rotamin *H*agedorn

Verzögerungsinsulin (NPH-Insulin), human Rp	
Berlinsulin H Basal, Huminsulin Basal, Humulin Basal, Protaphane, Insuman Basal, Insulatard	**D.m. Typ 1/2:** nach Bedarf

5.1.16 Insulin-Kombinationen

Insulin normal (Altinsulin) + Verzögerungsinsulin Rp	
Actraphane 30, 50 *30/70, 50/50%* **Berlinsulin H 30/70** *30/70%* **Huminsulin Profil III** *30/70%* **Insuman Comb 15, 25, 50** *15/85, 25/75, 50/50%* **Mixtard 30, 50** *30/70%, 50/50%*	**D.m. Typ 1/2:** nach Bedarf
Insulin lispro + Verzögerungsinsulin (NPL-Insulin) Rp	
Humalog Mix 25, 50 *25/75, 50/50%* **Liprolog Mix 25, 50** *25/75, 50/50%*	**D.m. Typ 1/2:** nach Bedarf
Insulinaspart + Verzögerungsinsulin (NPA-Insulin) Rp	
Novomix 30 *30/70%*	**D.m. Typ 1/2:** nach Bedarf

5.1.17 Lang und sehr lang wirksame Insulin-Analoga

Wm/Wi (Insulindetemir): gentechnisch verändertes Insulinmolekül, starke Selbstassoziation an der Injektionsstelle, Bindung an Albumin ⇒ langsamere Abgabe in peripheres Zielgewebe;
Wm/Wi (Insulin glargin): gentechnisch verändertes Insulinmolekül, im physiologischen pH-Bereich schwer löslich ⇒ langsame Resorption ⇒ Wirkdauer ↑

Insulindetemir Rp	HWZ 5-7h, PRC C, Lact ?
Levemir	**D.m. Typ 1/2:** nach Bedarf
Insulin glargin Rp	PRC C, Lact ?
Abasaglar, Lantus, Toujeo	**D.m. Typ 1/2:** nach Bedarf

5.2 Antihypoglykämika

Wm/Wi (Diazoxid): reversible Hemmung der Insulinausschüttung an Pankreas-Beta-Zellen
Wm/Wi (Glucagon): cAMP-vermittelte Glykogenolyse in der Leber ⇒ Glukoneogenese ↑ ⇒ Blutglukose ↑;
UW (Diazoxid): Übelkeit, Erbrechen, Ödeme, Kaliumverlust, Tachykardie, Hypotonie, Hautausschlag, Hypertrichose, BB-Veränderungen, IgG ↓;
UW (Glucagon): Übelkeit, Erbrechen, Bauchschmerzen, Hypotonie, Tachykardie, sekundäre Hypoglykämie;
KI (Diazoxid): bekannte Überempfindlicheit, Cave in SS;
KI (Glucagon): bekannte Überempfindlichkeit, Phäochromozytom, vorsichtige Anwendung bei Glucagonom, Insulinom

Diazoxid Rp	HWZ 24-36h, Q0 0.8, PPB 90%, PRC C, Lact ?
Proglicem *Kps. 25, 100mg*	**Hypoglykämie verschiedener Genese:** ini 5mg/kg p.o. in 2-3ED, ggf. steigern; **Ki.:** u.U. 15-20mg/kg; **DANI** Dosisreduktion

Glucagon Rp	HWZ 8-18min, PRC B, Lact ?
GlucaGen *Inj.Lsg. 1mg/1ml*	**Hypoglykämie: Erw., Ki > 6J:** 1mg s.c./i.m./i.v.; **Ki < 6J:** 0.5mg; **Relaxation Magen-Darm-Trakt:** 0.2-0.5mg i.v.; 1-2mg i.m.

Glucose 40% Rp/OTC	
Glucose 40 Miniplasco *Amp. 4g/10ml* **Glucosteril 40%** *Amp. 4g/10ml*	**Hypoglykämie:** 20-100ml i.v.

5.3 Lipidsenker

Therapieziele abhängig von Begleiterkrankung[1]	
Diabetes mellitus	**D.m. plus makro- u./o. mikrovaskuläre Komplikationen oder weitere RF wie arterielle Hypertonie oder Albuminurie**
• Hypercholesterinämie LDL-Zielwert < 100 mg/dl • Kombinierte Hyperlipidämie LDL-Zielwert < 100 mg/dl TG-Zielwert < 150 mg/dl	• Hypercholesterinämie LDL-Zielwert < 70 mg/dl • Kombinierte Hyperlipidämie LDL-Zielwert < 70 mg/dl TG-Zielwert < 150 mg/dl

1 Vereinfachte schematische Darstellung nach aktuellen DDG/DEGIM-und DGK-Empfehlungen 2012; ESC/EAS Guidelines for the management of dyslipidaemias, European Society of Cardiology. European Heart Journal (2011) 32, 1769–1818.

5.3.1 Fibrate

Wm: Lipoproteinlipase-Aktivität ↑ ⇒ Triglyzeride ↓, LDL ↓, HDL ↑;
UW (Bezafibrat): Anstieg von Krea, CPK, AP, Appetitlosigkeit;
UW (Fenofibrat): Bauchschmerzen, Übelkeit, Diarrhoe, Erbrechen, Flatulenz, Transaminasen ↑;
UW (Gemfibrozil): Dyspepsie, Diarrhoe, Übelkeit, Bauchschmerzen, Erbrechen, Meteorismus, Obstipation, Ekzem, Exanthem, Müdigkeit;
KI (Bezafibrat): bek. Überempfindlichkeit, Gallenblasen-/Lebererkrankungen (Ausnahme: Fettleber), bekannte photoallergische/-toxische Reaktion auf Fibrate, Dialyse, SS/SZ, Ki.;
KI (Fenofibrat): bek. Überempfindlichkeit, Leberinsuffizienz, primär biliäre Zirrhose, unerklärbar persistierende Leberfunktionsabnormität, Gallenblasenerkrankungen, schwere chronische Nierenerkrankung, chronische oder akute Pankreatitis mit Ausnahme einer akuten Pankreatitis aufgrund schwerer Hypertriglyceridämie, bek. photoallergische oder phototoxische Reaktionen unter Behandlung mit Fibraten oder Ketoprofen, SS/SZ, Ki.;
KI (Gemfibrozil): bek. Überempfindlichkeit, eingeschränkte Leberfunktion, schwere Niereninsuffizienz, bek. Gallenblasen- oder Gallenwegserkrankung mit Cholelithiasis, auch in der Anamnese, gleichzeitige Anw. von Repaglinid oder Simvastatin; photoallergische oder phototoxischen Reaktionen unter Behandlung mit Fibraten in der Anamnese

Bezafibrat Rp	HWZ 2.5h, Q0 0.15, PPB 95%
Befibrat *Tbl. 200, 400(ret.)mg* **Bezafibrat dura** *Tbl. 400(ret.)mg* **Bezafibrat-ratioph.** *Tbl. 200, 400(ret.)mg* **Cedur** *Tbl. 200, 400(ret.)mg*	**schwere Hypertriglyceridämie, gemischte Hyperlipidämie** (bei Statin-KI/-Unverträglichkeit): 3 x 200mg p.o.; 1 x 400mg (ret.); **DANI** CrCl: > 60: 100%; 40-60: 2 x 200mg; 15-40: 200mg alle 1-2d; < 15: KI; HD: KI; **DALI** KI
Fenofibrat Rp	HWZ 21h, Q0 0.2, PPB 99%, PRC C, Lact -
Cil *Kps. 160, 200mg* **Durafenat** *Kps. 100, 250(ret.)mg* **Fenofibrat-ratioph.** *Kps. 100, 250(ret.)mg* **Lipidil** *Kps. 200mg* **Lipidil 145 ONE** *Tbl. 145mg (Nanopartikel)* **Lipidil Ter** *Tbl. 160mg* **Normalip Pro** *Kps. 200mg*	**schwere Hypertriglyceridämie, gemischte Hyperlipidämie** (bei Statin-KI/-Unverträglichkeit), **gemischte Hyperlipidämie** (bei hohem kardiovask. Risiko zusätzlich zu Statin, wenn Triglycerid-und HDL-Cholest. nicht ausreichend kontrolliert werden können): 3 x 100mg p.o.; 1 x 160-200mg; 1 x 145mg; 1 x 250mg (ret.); **DANI** Krea (mg/dl) > 2: 1 x 100mg/d; HD: 100mg alle 2d; Krea (mg/dl) > 6: KI; **DALI** KI
Gemfibrozil Rp	HWZ 1.5h, Q0 1.0, PPB > 97%, PRC C, Lact -
Gemfi *Tbl. 450, 600mg* **Gevilon** *Tbl. 600, 900mg*	**schwere Hypertriglyceridämie; gemischte Hyperlipidämie oder primäre Hypercholesterinämie** (bei Statin-KI/-Unverträglichkeit), **PRO kardiovask. Morbidität** (Männer mit nicht-HDL-Hypercholest. und Statin-KI/-Unverträglichkeit): 1 x 900mg p.o.; 2 x 600mg; **DANI** CrCl 50-80: ini 900mg/d; KI bei schwerer Niereninsuffizienz; **DALI** KI

5.3.2 Statine (CSE-Hemmer)

Wm: kompetitive Hemmung der HMG-CoA-Reduktase (= Cholesterol-Synthese-Enzym = CSE);
Wi: intrazelluläre Cholesterinsynthese ↓, LDL ↓, HDL ↑;
UW (Atorvastatin): Nasopharyngitis, allergische Reaktionen, Hyperglykämie, Kopfschmerzen, Epistaxis, pharyngolaryngeale Schmerzen, Obstipation, Diarrhoe, Dyspesie, Übelkeit, Meteorismus, Myalgie, Arthralgie, Extremitätenschmerzen, Muskelspasmen, Gelenkschwellungen, Rückenschmerzen, veränderte Leberfunktionstests, CK-Erhöhung;
UW (Rosuvastatin): Diabetes mellitus, Kopfschmerzen, Schwindel, Verstopfung Übelkeit, Bauchschmerzen, Myalgie, Asthenie;
UW (Simvastatin): Transaminasen ↑, Myopathie, Myalgie, CK-Anstieg, Rhabdomyolyse, Exanthem, Anämie, periphere Neuropathie, Kopfschmerzen, Hypersensitivitätssyndrom;
KI (Atorvastatin): bekannte Überempfindlichkeit, aktive Lebererkrankung, Transaminasenerhöhung > 3 x oberer Normwert, SS, SZ, Frauen im gebärfähigen Alter, die keine geeigneten Empfängnisverhütungsmethoden anwenden;
KI (Rosuvastatin): bek. Überempfindlichkeit, aktive Lebererkrankung, unklare Transaminasenerhöhung, schwere Niereninsuffizienz, Myopathie, gleichzeitige Anw. von Ciclosporin, SS, SZ; 40mg-Dosis bei Pat. mit prädisponierenden Faktoren für eine Myopathie/Rhabdomyolyse wie mittelschwere Niereninsuffizienz, Hypothyreose, erbliche Muskelerkrankungen in der pers. oder fam. Anamnese, Alkoholmissbrauch, asiatische Abstammung, gleichzeitige Anw. von Fibraten, muskelschädigende Wi. durch frühere Einnahme eines Fibrats oder eines anderen Statins;
KI (Simvastatin): bekannte Überempfindlichkeit, aktive Lebererkrankung, unklare Transaminasenerhöhung, SS/SZ, gleichzeitige Anwendung von potenten CYP3A4-Inhibitoren (z.B. Itraconazol, Ketoconazol, Proteaseinhibitoren, Erythromycin, Clarithromycin, Telithromycin, Nefazodon)

Atorvastatin Rp	HWZ 14h, Q0 > 0.7, PPB 98%, PRC X, Lact -
Atoris *Tbl. 10, 20, 30, 40, 60, 80mg* **Atorvastatin-CT** *Tbl. 10, 20, 40, 60, 80mg* **Atorvastatin HEXAL** *Tbl. 10, 20, 30, 40, 60, 80mg* **Lipitor** *Tbl. 10, 20mg* **Sortis** *Tbl. 10, 20, 40, 80mg*	**Hypercholesterin-, kombinierte Hyperlipidämie, Primärprävention kardiovaskulärer Erkrankungen:** ini 1 x 10mg p.o., je nach Wi steigern auf 1 x 20-40mg, max. 80mg/d; **DANI** nicht erforderlich; **DALI** regelmäßige Transaminasenkontrolle, KI bei aktiver Lebererkrankung

Fluvastatin Rp	HWZ 1-3h, Q0 1.0, PPB 98%, PRC X, Lact -
Fluvastatin Actavis Kps. 20, 40mg; Tbl. 80(ret.)mg **Fluvastatin HEXAL** *Kps. 20, 40mg; Tbl. 80(ret.)mg* **Locol** *Tbl. 80(ret.)mg*	**Hypercholesterin-, kombinierte Hyperlipidämie, KHK nach Herzkatheter:** 1 x 20-40mg p.o., max. 2 x 40mg oder 1 x 80mg (ret.); **Ki. < 18J:** KI; **DANI** nicht erforderlich; **DALI** KI bei aktiver Lebererkrankung/unklarer Transaminasenerhöhung

Lovastatin Rp	HWZ 1.4h, Q0 1.0, PPB 95%, PRC X, Lact -
Lovabeta *Tbl. 10, 20, 40mg* **LovaHEXAL** *Tbl. 10, 20, 40mg* **Lovastatin-ratioph.** *Tbl. 10, 20, 40mg*	**Hypercholesterin-, komb. Hyperlipidämie:** 1 x 20-40mg p.o., max. 80mg/d; **DANI** CrCl: > 30: 100%; < 30: 20mg/d; **DALI** KI
Pravastatin Rp	HWZ 1.5-2h, Q0 0.55, PPB 45%, PRC X, Lact -
Prava Basics *Tbl. 10, 20, 40mg* Pravalich Tbl. 10, 20, 40mg **Pravasin protect** *Tbl. 10, 20, 40mg* **Pravastatin-CT** *Tbl. 10, 20, 40mg* **Pravastatin HEXAL** *Tbl. 10, 20, 30, 40mg*	**Hypercholesterin-, kombinierte Hyperlipidämie:** 1 x 10-40mg p.o.; **Primär-/ Sekundärprävention kardiovaskulärer Erkrankungen:** 1 x 40mg/d; **Post-Transplantations-Hyperlipidämie:** ini 1 x 20mg, ggf. steigern auf 1 x 40mg; **Ki. 8-13J:** max. 1 x 20mg; **DANI, DALI** ini 1 x 10mg/d, Anpassung unter med. Kontrolle; KI bei aktiver Lebererkrankung/unklarer Transaminasenerhöhung
Rosuvastatin Rp	HWZ 19h, PPB 90%, PRC X , Lact -
Crestor *Tbl. 5, 10, 20, 40mg*	**Hypercholesterin-, kombinierte Hyperlipidämie, homozygote, familiäre Hypercholesterinämie:** ini 1 x 5-10mg/d, max. 40mg/d; > 70J: ini 1 x 5mg; **Pro. kardiovaskulärer Ereignisse:** 1x 20mg; **DANI** CrCl > 60: 100%, 30-60: ini 1 x 5mg, max. 20mg/d, < 30: KI; **DALI** Child-Pugh < 7: 100%, 8-9: Bestimmung Nierenfunktion, > 9: keine Daten, KI bei aktiver Lebererkrankung
Simvastatin Rp	HWZ 1.9h, Q0 1.0, PPB 95%, PRC X, Lact -
Simva Aristo Tbl. 10, 20, 30, 40, 60, 80mg **Simvabeta** *Tbl. 5, 10, 20, 30, 40, 80mg* **SimvaHEXAL** *Tbl. 5, 10, 20, 30, 40, 60, 80mg* **Simvastatin Acis** *Tbl. 40mg* **Simvastatin-ratioph.** *Tbl. 5, 10, 20, 30, 40, 80mg* **Zocor** *Tbl. 10, 20, 40mg*	**Hypercholesterin-, komb. Hyperlipidämie, KHK:** ini 1 x 10-20mg, je nach Wi alle 4W steigern bis max. 80mg/d; **homozygote, familiäre Hypercholesterinämie:** 1 x 40mg/d oder 80mg/d in 3ED (20-20-40mg); **DANI** CrCl > 30: 100% < 30: 10mg/d; **DALI** KI bei aktiver Lebererkrankung/unklarer Transaminasenerhöhung

5.3.3 Fibrat-Statin-Kombination

UW (Fenofibrat + Pravastatin): Abdominelles Spannungsgefühl, Bauchschmerzen, Oberbauchschmerzen, Obstipation, Diarrhoe, Mundtrockenheit, Dyspepsie, Aufstoßen, Flatulenz, Übelkeit, abdominelle Beschwerden, Erbrechen, Transaminasenerhöhung; **KI** (Fenofibrat + Pravastatin): Überempfindlichkeit gegen Pravastatin oder Fenofibrat; schwere Leberfunktionsstörung einschließlich biliärer Zirrhose oder aktive Lebererkrankung einschließl. nicht abgeklärter, persistierend erhöhter Werte bei Leberenzymen (> 3 x ULN); Ki. (< 18J); mittelschwere bis schwere Niereninsuffizienz, bek. Lichtallergie oder phototox. Reaktion während der Behandlung mit Fibraten oder Ketoprofen, Erkrankungen der Gallenblase, chron. oder akute Pankreatitis mit Ausnahme einer akuten Pankreatitis infolge schwerer Hypertriglyzeridämie, Myopathie u./od. Rhabdomyolyse unter Statinen und/oder Fibraten in der Anamnese oder gesicherte Erhöhung der Creatinphosphokinase (CK) > 5 x ULN unter einer früheren Behandlung mit Statinen; SS, SZ

Fenofibrat + Pravastatin Rp

Pravafenix *Tbl. 160+40mg*	**Komb. Hyperlipidämie und hohes KHK-Risiko:** 1 x 160 + 40 mg p.o.; **DANI** CrCl < 60: KI; **DALI** mittelschwere LI: Anw. nicht empfohlen; schwere LI: KI

5.3.4 Gallensäurenkomplexbildner

Wm/Wi: Bindung von Gallensäuren im Darm ⇒ Unterbrechung des enterohepat. Kreislaufs der Gallensäuren ⇒ Gallensäureproduktion aus Cholesterin ↑ ⇒ Cholesterin i.S. ↓; LDL-Rezeptoraktivität ↑ ⇒ LDL-Aufnahme der Leber ↑ ⇒ Cholesterin i.S. ↓; **UW** (Cholestyramin): Obstipation, Völlegefühl, Nausea, Diarrhoe, Resorptionsstörung (Med., lipophile Vit.); **UW** (Colesevelam): Dyspepsie, Obstipation, Myalgie; **KI** (Cholestyramin): Gallengangsverschluss; **KI** (Colesevelam): bek. Überempfindlichkeit, Darmverschluss, Gallengangsobstruktion

Colestyramin Rp

Colestyramin HEXAL *Btl. 4g* **Colestyramin-ratioph.** *Btl. 4g* **Lipocol** *Kautbl. 2g* **Quantalan** *Btl. 4g* Questran Btl. 4g **Vasosan** *Btl. 4g; Gran. (2Messl. enth. 4g)*	**Hypercholesterinämie:** 3 x 4-8g p.o.; **Pruritus/Ikterus bei partiellem Gallengangverschluss:** 1-2 x 4g p.o.; **chologene Diarrhoe:** 3 x 4g p.o.; **Ki.:** kg x Erw.-Dosis / 70kg

Colesevelam Rp

Cholestagel *Tbl. 625mg*	**Hypercholesterinämie:** 4–6Tbl./d; max. 3 x 2Tbl.

5.3.5 Cholesterinresorptionshemmstoffe, Omega-3-Fettsäuren

Wm/Wi (Ezetimib): selektive Hemmung der intestinalen Cholesterinresorption;
UW (Ezetimib): Kopfschmerzen, Bauchschmerzen, Diarrhoe, bei Kombination mit CSE-Hemmer auch Transaminasen ↑, Myalgie;
KI (Ezetimib): SS/SZ

Ezetimib Rp	HWZ 22h, PPB 99%
Ezetrol *Tbl. 10mg*	**Primäre Hypercholesterinämie, homozygote familiäre Hypercholesterinämie, homozygote Sitosterinämie:** 1 x 10mg p.o. allein oder in Kombination mit CSE-Hemmer; **Ki. < 10J:** KI; **DANI** nicht erforderlich; **DALI** Child-Pugh 5-6: nicht erforderl.; > 7: KI
Ezetimib + Atorvastatin Rp	
Atozet *Tbl. 10+10mg, 10+20mg, 10+40mg, 10+80mg* **Tioblis** *Tbl. 10+10mg, 10+20mg, 10+40mg, 10+80mg*	**Primäre Hypercholesterinämie:** 1 x 10+10 bis 10+80mg p.o.; **homozygote fam. Hypercholesterinämie:** 1 x 10+40 bis 10+80mg; **DANI** nicht erforderl.; **DALI** KI bei aktiver Lebererkrankung/unklarer Transaminasenerhöhung
Ezetimib + Simvastatin Rp	
Goltor *Tbl. 10+10mg, 10+20mg, 10+40mg, 10+80mg* **Inegy** *Tbl. 10+10mg, 10+20mg, 10+40mg, 10+80mg*	**Primäre Hypercholesterinämie:** 1 x 10+10 bis 10+80mg p.o.; **homozygote fam. Hypercholesterinämie:** 1 x 10+40 bis 10+80mg; **DANI** CrCl < 30: sorgfältige Dosisanpassung; **DALI** Child-Pugh 5-6: nicht erforderlich; > 7: KI ; KI bei aktiver Lebererkrankung/unklarer Transaminasen-erhöhung
Omega-3-Säurenethylester Rp	
Omacor *Kps. 1g* **Zodin** *Kps. 1g*	**Pro. nach Herzinfarkt:** 1g/d; **Hypertriglyzeridämie:** 2g/d p.o., ggf. steigern bis 4g/d; **DANI, DALI** keine Daten

5.3.6 Sonstige Mittel, den Lipidstoffwechsel beeinflussend

Wm/Wi (Alipogentiparvovec): enthält humane LPL-Genvariante LPL ^{S447X} in einem Adeno-assoziierten Virus vom Serotyp 1 (AAV1)-Vektor ⇒ wird von Muskelzellen aufgenommen ⇒ Expression des LPL ^{S447X} - Gens und Produktion des transgenen LPL ^{S447X} Proteins ⇒ Schlüssel-Enzym für die Metabolisierung von Lipoproteinen; **Wm/Wi** (Evolocumab): Proproteinkonvertase Subtilisin/Kexin Typ 9 (PCSK9) bindet an und zerstört LDL-Rezeptoren an der Leberzelle ⇒ LDL-Cholesterin-Aufnahme und Abbau in Leberzelle ↓ ⇒ LDL-Cholesterin im Blut ↑; PCSK9-Inhibitoren binden PCSK9 ⇒ LDL-Cholesterin Aufnahme und Abbau in Leberzelle ↑ ⇒ LDL-Cholesterin im Blut ↓; **Wm/Wi** (Lomitapid): selektive Hemmung des mikrosomalen Transfer-Proteins (MTP) ⇒ Sekretion von Lipoproteinen ↓ ⇒ zirkulierende Konzentration von Lipiden ↓; **UW** (Alipogentiparvovec): verminderter Appetit, Hypoglykämie, Kopfschmerz, Brennen, Benommenheit, Schwindelgefühl, Ameisenlaufen, Präsynkope, Lipaemia retinalis, Hypertonie, Belastungsdyspnoe, Lungenembolie, Bauchschmerzen, Übelkeit, Verstopfung, Xanthom, abnormes Haarwachstum, palmarplantares Erythrodysästhesiesyndrom, Ausschlag, Schmerzen in einer Extremität,

Arthritis, Gliederschmerzen, Muskelspasmen, Muskelzerrung, muskuloskelettale Steifigkeit, Myalgie, Nackenschmerzen, Gefühl der Schwere, Ermüdung, Hyperthermie, Schüttelfrost, Schmerzen/Ödem/Juckreiz/Beschwerden an der Injektionsstelle, peripheres Ödem, Fieber, Prellung; **UW** (Evoluzumab): Influenza, Nasopharyngitis, Inf. d. oberen Atemwege, Hautausschlag, Urtikaria, Übelkeit, Rückenschmerzen, Arthralgie, Reaktionen an Injektionsstelle; **UW** (Lomitapid): Gastroenteritis, verminderter Appetit, Schwindel, Kopfschmerz, Migräne, Diarrhoe, Übelkeit, Erbrechen, abdominale Schmerzen, Dyspepsie, Flatulenz, Obstipation, Gastritis, Tenesmus ani, Aerophagie, Stuhldrang, Aufstoßen, häufige Darmentleerungen, Magenerweiterung, Reflux, Regurgitation, Hämorrhoidalblutung, Steatosis hepatis, Lebertoxizität, Hepatomegalie, Ekchymose, Papeln, Erythematöser Hautausschlag, Xanthom, Ermüdung, Erhöhung von GOT/GPT/aP/INR, Erniedrigung von Kalium/Carotin/Vitamin E/K, verlängerte Prothrombinzeit, Gewichtsabnahme;
KI (Alipogentiparvovec): bekannte Überempfindlichkeit, Immundefizienz, erhöhte Blutungsneigung, Muskelerkrankungen, gleichzeitige Anwendung mit Thrombozytenaggregationshemmern oder sonstigen gerinnungshemmenden Arzneimitteln, Einnahme oraler Kontrazeptiva;
KI (Lomitapid): bekannte Überempfindlichkeit, mittelschwere/schwere Leberfunktionsstörung, signifikante oder chronische Darmerkrankung, gleichzeitige Anwendung von Simvastatin (>40mg), gleichzeitige Anwendung mit (mittel)starken Cytochrom-P450-3A4-Hemmern, SS

Alipogentiparvovec Rp	Lact -
Glybera *Inj.Lsg. 3 x 10^{12} gc/ml*	**Familiäre Lipoproteinlipasedefizienz:** max. 1 x 10^{12} gc/kgKG, einmalige Anw. mittels mehrerer i.m.-Injektionen, max. 0.5ml pro Injektionsstelle; **DANI, DALI** nicht erforderlich

Evoluzumab Rp	HWZ 11-17h,
Repatha *Inj.Lsg. 140mg/1ml*	**Primäre Hypercholesterinämie, gemischte Dyslipidämie:** 140mg alle 2 W oder 420mg 1 x /M s.c.; homozygote familiäre **Hypercholesterinämie:** ini 420mg 1x/M s.c., n. 12 W ggf.420mg s.c. alle 2W; **DANI** GFR < 30: Anw. mit Vorsicht; **DALI** geringe Leberfunktionsstörung: keine Dosisanpass.; mäßige Leberfktstrg.: engmaschige Überwachung, schwere Leberfktstrg.: vorsichtige Anwendung

Lomitapid Rp	HWZ 29h, PPB 99%, Lact ?
Lojuxta *Kps. 5, 10, 20mg*	**Homozygote, familiäre Hypercholesterinämie:** ini 1 x 5mg p.o., nach 2W 1 x 10mg, dann alle 4W steigern bis max. 1 x 60mg/d p.o.; **DANI** dialysepflichtige NI: max. 1 x 40mg/d; **DALI** Child A: max. 1 x 40mg/d; Child B, C: KI

5.4 Schilddrüse, Nebenschilddrüse

5.4.1 Schilddrüsenhormone

Wm/Wi: Stimulierung von Wachstum, körperlicher/geistiger Entwicklung, Proteinsynthese ↑, oxidativer Abbau von Fetten/Kohlenhydraten ↑ (Grundumsatz ↑);
UW: Tachykardie, Extrasystolie, AP, Gewichtsabnahme, Hyperthermie, Schwitzen, Durchfall, Nervosität, Schlaflosigkeit, Tremor, Muskelschwäche;
KI: Hyperthyreose

Levothyroxin (T4) Rp — HWZ 7d (22h), Q0 1.0 (1.0), PPB 99%, PRC A, Lact ?

Berlthyrox *Tbl. 50, 100, 150µg* **Eferox** *Tbl. 25, 50, 75, 100, 125, 150, 175, 200µg* **Euthyrox** *Tbl. 25, 50, 75, 88, 100, 112, 125, 137, 150, 175, 200µg* L-Thyrox HEXAL Tbl. 25, 50, 75, 88, 100, 112, 125, 150, 175, 200µg L-Thyroxin inject Henning Inj.Lsg. 500µg/5ml **L-Thyroxin-Na ratioph.** *Tbl. 25, 50, 75, 100, 125, 150, 175, 200µg* **Thevier** *Tbl. 50, 100µg*	**Hormonsubstitution bei Hypothyreose:** ini 1 x 25-50µg p.o., alle 2-4W um 25-50µg steigern bis 100-200µg/d; **Ki.:** ini 12.5-50µg/m² KOF, dann 100-150µg/m² KOF; **euthyreote Struma, Pro. Rezidivstruma:** 75-200µg/d; **hypothyreotes Koma:** ini 0.3-0.5mg i.v.; ab d2: 100µg/d; **Suppressionstherapie bei SD-Malignom:** 150-300µg/d

Liothyronin (T3) Rp — HWZ 22h, Q0 1.0, PPB 99%, PRC A, Lact ?

Thybon *Tbl. 20, 100µg* **Thyrotardin-inject** *Inf.Lsg. 100µg*	**Hormonsubstitution bei Hypothyreose:** ini 20µg/d p.o., Erh.Dos. 50-75µg/d in 3 ED; **hypothyreotes Koma:** 0.1mg i.v.; **SD-Suppressionstest:** 60-100µg/d für 6-10d

T4 + T3 Rp — PRC A, Lact ?

Novothyral *Tbl. 75+15, 100+20µg* **Prothyrid** *Tbl. 100+10µg*	**Hormonsubstitution bei Hypothyreose, euthyreote Struma, Pro. Rezidivstruma:** ini 50µg T4/d, nach 2W evtl. 75µg T4/d, Erh.Dos. 50-100µg T4/d; **SD-Malignom postop.:** 100-200µg T4/d

T4 + Kaliumiodid Rp — PRC A

Eferox-Jod *Tbl. 50+150, 75+150, 88+150, 100+100, 100+150, 112+150, 125+150, 150+150µg* **Jodthyrox** *Tbl. 100+131µg* **L-Thyrox Jod HEXAL** *Tbl. 50+150, 75+150, 88+150, 100+100, 100+150, 112+150, 125+150, 150+150µg* **Thyronajod** *Tbl. 50+196, 75+196, 100+196, 125+196, 150+196µg*	**Euthyreote Struma, Pro. Rezidivstruma:** 1 x 50-150µg T4 p.o.

5.4.2 Thyreostatika

Wm/Wi (Carbimazol, Propylthiouracil, Thiamazol): Hemmung thyreoidaler Peroxidase ($J^- \rightarrow J$) und Hormonsynthese, Inkretion bereits fertiger Hormone wird nicht gehemmt, Propylthiouracil: zusätzlich partielle Hemmung der Konversion von T4 zu T3; **Wm/Wi** (Natriumperchlorat): kompetitive Hemmung thyreoidaler Iodidaufnahme; **UW:** (Carbimazol, Thiamazol): Agranulozytose, Leukos ↓, allergische Hautreaktion, Strumaentwicklung, GI-Beschwerden, Hepatitis, transiente Cholestase; **UW:** (Natriumperchlorat): flüchtiges Exanthem, Übelkeit, Brechreiz, Mundtrockenheit, pharyngitische Reizungen, Lymphadenopathie, Leukopenie, Purpura, fieberhafte Arthralgie; **KI** (Carbimazol, Thiamazol): bekannte Überempfindlichkeit, Granulozytopenie, frühere Knochenmarks-schädigung durch Thyreostatika, Cholestase, bei zusätzlicher Therapie mit SD-Hormonen in der SS; **KI** (Natriumperchlorat): retrosternale Struma, bekannte Überempfindlichkeit, zuvor unter Perchlorat-Gabe aufgetretene BB-Veränderungen, v.a. eine Agranulozytose, während Plummerung zur OP-Vorbereitung

Carbimazol Rp	HWZ 0.5(4) h, Q0 1.0 (0.9), PPB 0%, PRC C
Carbimazol Aristo Tbl. 5, 10mg **Carbimazol Henning** *Tbl. 5, 10mg* **Carbimazol HEXAL** *Tbl. 5, 10mg*	**Hyperthyreose:** ini 40-60mg p.o., Erh.Dos. 1 x 5-20mg; **Ki.:** ini 0.5-0.7 mg/kg/d, Erh.Dos. 0.3-0.5 mg/kg/d; **DALI** möglichst niedrige Dosis
Propylthiouracil Rp	HWZ 0.9-4.3 h, Q0 0.9, PPB 80%, PRC D, Lact ?
Propycil *Tbl. 50mg*	**Hyperthyreose:** ini 3 x 75-100mg/d p.o., in schweren Fällen: 300-600mg/d in 4-6ED, Erh.Dos. 25-150mg/d; **Ki. 6-10J:** ini 50-150mg/d, Erh.Dos. 25-50mg/d; **neonatal:** ini 5-10mg/d in 3ED, Erh.Dos. 3-4mg/kg/d; **DANI** milde bis mäßige NI: 75%, schwere NI: 50%; **DALI** ggf. Dosisreduktion
Thiamazol Rp	HWZ 3 h, Q0 0.9, PPB 0%, PRC C
Favistan *Tbl. 20mg; Amp. 40mg/1ml* **Methizol** *Tbl. 5, 20mg* **Thiamazol Henning** *Tbl. 5, 20mg; Amp. 40mg/1ml* **Thiamazol HEXAL** *Tbl. 5, 10, 20mg* **Thyrozol** *Tbl. 5, 10, 20mg*	**Hyperthyreose:** ini 20-40mg/d p.o. in 2-4ED, Erh.Dos. 1 x 5-20mg; **Ki.:** ini 0.3-0.5mg/kg/d, Erh.Dos. 0.2-0.3mg/kg/d; **thyreotoxische Krise:** ini 80mg i.v., dann Dauerinfusion 120-240mg/d; **DALI** möglichst niedrige Dosis
Natriumperchlorat Rp	
Irenat *Gtt. (15Gtt. = 300mg)*	**Hyperthyreose:** ini 4-5 x 10Gtt., nach 1-2W 4 x 5Gtt.; **Ki.6-14J:** 3-6 x 1Gtt. oder 4-6 x 2Gtt.; **Schilddrüsenblockade vor szintigraphischer Untersuchung:** 10-20Gtt.; **Perchlorat-Discharge-Test:** 30-50 Gtt. nach Radiojodtracerdosis; **Ki.:** 300-600mg/m² KOF

5.4.3 Parathormon

Wm/Wi (Teriparatid): rekombinantes Parathormon ⇒ Knochenbildung ↑ durch Osteoblastenstimulation, intestinale Kalziumresorption ↑, tubuläre Kalziumreabsorption ↑, renale Phosphatausscheidung ↑;
UW (Teriparatid): Gliederschmerzen, Kopfschmerzen, Schwindel, Nausea, Emesis, Depression, Anämie, Hypercholesterinämie, Müdigkeit, Thoraxschmerzen, Schwitzen;
KI (Teriparatid): bekannte Überempfindlichkeit, Ca^{++} ↑, schwere Niereninsuffizienz, M. Paget, Hyperparathyreoidismus, ungeklärte aP ↑, Z.n. Strahlentherapie des Skeletts

Teriparatid Rp	HWZ 1 h, PRC C, Lact -
Forsteo *Injector 750µg/3ml (20µg/Dosis), 600µg/2.4ml (20µgDosis)*	**Manifeste Osteoporose:** 1 x 20µg s.c. für max. 18M; **DANI** KI bei schwerer NI; **DALI** keine Daten

5.4.4 Parathormon-Antagonist

Wm/Wi: Erhöhung der Empfindlichkeit des kalziumsensitiven Rezeptors der Nebenschilddrüse auf extrazelluläres Kalzium ⇒ Parathormonspiegel ↓ ⇒ Serumkalziumspiegel ↓;
UW: Übelkeit, Erbrechen, Anorexie, Schwindel, Parästhesien, Rash, Myalgien, Asthenie, Hypokalzämie, Testosteronspiegel ↓, allergische Reaktionen, Krampfanfälle, Hypotonie, Verschlechterung einer Herzinsuffizienz, Dyspepsie, Diarrhoe;
KI: bek. Überempfindlichkeit, Galaktoseintoleranz, Laktase-Mangel, Glukose-Galaktose-Malabsorption, Ki. und Jugendliche

Cinacalcet Rp	HWZ 30-40h, Q0 0.2, PPB 97%, PRC B, Lact ?
Mimpara *Tbl. 30, 60, 90mg*	**Sekundärer HPT bei dialysepflichtiger, terminaler NI:** ini 1 x 30mg p.o., Dosistitration alle 2-4W nach PTH-Spiegel, max. 180mg/d; regelmäßige Ca- u. PTH-Kontr.; **Hyperkalzämie bei Nebenschilddrüsen-Ca, primärem HPT:** ini 2 x 30mg p.o., alle 2-4W ED um 30mg steigern bis 2 x 90mg, max. 3-4 x 90mg; regelmäßige Ca-Kontrollen; **DALI** sorgfältige Dosiseinstellung

5.5 Gichtmittel

5.5.1 Urikosurika

Wm/Wi (Benzbromaron, Probenecid): Hemmung der tubulären Harnsäurerückresorption;
UW (Benzbromaron): Nausea, Brechreiz, Völlegefühl, Diarrhoe, Gichtanfall, Uratsteine;
UW (Probenecid): Anorexie, Nausea, Brechreiz, Völlegefühl, Hautreaktionen, Zahnfleischentzündungen, Haarausfall, Hautjucken, Kopfschmerzen, Benommenheit, Gichtanfall, Uratsteine; **KI** (Benzbromaron): bekannte Überempfindlichkeit, Nierensteindiathese, Niereninsuffizienz, akuter Gichtanfall, Lebererkrankungen, SS;
KI (Probenecid): bekannte Überempfindlichkeit, akuter Gichtanfall, Ki. < 2J, Nierensteindiathese, Niereninsuffizienz., SS, SZ

Benzbromaron Rp	HWZ 3(17-20)h, Q0 1.0 (1.0), PPB 99%
Benzbromaron Al *Tbl. 100mg*	**Hyperurikämie:** ini 1 x 20mg p.o., Erh.Dos. 1 x 100mg; **DANI, DALI** KI

Probenecid Rp	HWZ 3-17h, Q0 0.9, PPB 90%, PRC B, Lact ?
Probenecid *Tbl. 500mg*	**Hyperurikämie:** W1: 2 x 250mg p.o., dann 2 x 500mg; **Ki. > 2J:** ini 25mg/kg, dann 40mg/kg; **DANI** KI

5.5.2 Xanthin-Oxidase-Inhibitoren

Wm/Wi: Hemmung der Xanthinoxidase ⇒ Harnsäureproduktion ↓ (Urikostatikum);
UW (Allopurinol): Nausea, Erbrechen, Hautreaktionen, Diarrhoe, Leukopenie, reaktiver Gichtanfall;
UW (Febuxostat): Leberfktsstörung, Durchfall, Übelkeit, Hautausschlag, Kopfschmerzen;
KI (Allopurinol): bek. Überempfindlichkeit, Cave in SS/SZ;
KI (Febuxostat): bek. Überempfindlichkeit

Allopurinol Rp	HWZ 1.5(19)h, Q0 0.8 (0.1), PPB < 1%, PRC C, Lact ?
Allo-CT Tbl. 100, 300mg **Allopurinol-ratioph.** *Tbl. 100, 300mg* **Cellidrin** *Tbl. 100, 300mg* **Jenapurinol** *Tbl. 100mg* **Zyloric** *Tbl. 100, 300mg*	**Hyperurikämie, Uratnephropathie, Pro. von Ca-Oxalatsteinen, Lesch-Nyhan-Syndrom:** 1 x 100-300mg p.o., max. 800mg/d; **Ki. < 15J:** 10mg/kg/d in 3ED; max. 400mg/d; **DANI** CrCl 10-20: 100-200mg/d; < 10: 100mg/d; HD: 2-3 x/W 300-400mg; **DALI** s. DANI

Febuxostat Rp	HWZ 5-8h, PPB 99%, PRC C, Lact ?
Adenuric *Tbl. 80, 120mg*	**Chronische Hyperurikämie mit Uratablagerungen:** 1 x 80mg p.o.; ggf. 1 x 120mg, wenn Harnsäurespiegel nach 2-4W > 6mg/dl; **DANI** leichte bis mittelschwere NI: 100%; schwere NI: keine Daten; **DALI** leichte LI: 80mg/d; mittelschwere bis schwere LI: keine Daten

5.5.3 Allopurinol-Kombinationen

Allopurinol + Benzbromaron Rp	
Allopurinol-ratioph. comp. *Tbl. 100+20mg*	**Hyperurikämie:** 1 x 100+20mg p.o., evtl. vorübergehend 300+60mg/d; **DANI** KI; **DALI** KI

5.5.4 Weitere Gichtmittel

Wm/Wi (Colchicin): verhindert Phagozytose abgelagerter Uratkristalle durch Leukozyten, die Entzündungsmediatoren freisetzen = Mitosehemmstoff;
Wm/Wi (Rasburicase): Katalyse der enzymatischen Oxidation von Harnsäure in Allantoin, das leichter über die Niere ausgeschieden wird;
UW (Colchicin): Durchfälle, Nausea, Erbrechen, Leukopenie, Alopezie;
UW (Rasburicase): Fieber, Erbrechen, Übelkeit, Diarrhoe, Kopfschmerzen, allerg. Reaktionen;
KI (Colchicin): SS/SZ; **KI** (Rasburicase): G-6-PDH-Mangel, SS/SZ

Colchicin Rp	HWZ 4.4h, Q0 1.0, PRC D, Lact +
Colchicum-Dispert *Tbl. 0.5mg* **Colchysat** *Gtt. (25Gtt. = 0.5mg)*	**Akuter Gichtanfall:** ini 1mg p.o., dann alle 1-2h 0.5-1.5mg bis Besserung, max. 8mg/d bzw. 12mg/Anfall; **DANI, DALI** KI

Rasburicase Rp	HWZ 19h, keine PPB
Fasturtec *Inj.Lsg. 1.5mg/1ml, 7.5mg/5ml*	**Akute Hyperurikämie, Tumorlyse bei Therapie hämatologischer Malignome:** 1 x 0.2mg/kg über 30min i.v. über 5-7d; **DANI, DALI** nicht erforderlich

5.6 Kalziumstoffwechselregulatoren

5.6.1 Bisphosphonate

Wm/Wi: Osteoklastentätigkeit ↓ ⇒ ossäre Kalziumfreisetzung ↓, Knochenabbau ↓;
UW: allergische Hautreaktionen, Hypokalzämie, GI-Strg., Ösophagitis, ösophageale Erosionen, Kieferosteonekrose;
KI: Niereninsuffizienz, akute Entzündungen des GI-Traktes, SS/SZ, Kinder

Alendronsäure Rp	HWZ bis zu 10a (im Knochen), Q0 0, PPB 78%, PRC C, Lact ?
Alendron Beta *Tbl. 70mg* **Alendron HEXAL** *Tbl. 10, 70mg* **Alendronsäure-ratioph.** *Tbl. 70mg* **Fosamax** *Tbl. 10, 70mg* **Tevanate** *Tbl. 10, 70mg*	**Osteoporose:** 1 x 10mg p.o.; 1 x 70mg/W; **DANI** CrCl 35-60: 100%; < 35: KI; **DALI** nicht erforderlich

Alendronsäure + Colecalciferol Rp	
Fosavance *Tbl. 70mg+2800IE, 70mg+5600IE*	**Osteoporose:** 1 x/W 70mg + 2800IE p.o.; bei fehlender zusätzlicher Vitamin-D-Supplementierung 1 x/W 70mg+5600IE; **DANI** CrCl 35-60: 100%; < 35: KI

Alendronsäure + Alfacalcidol Rp	
Alendron ratio plus *Kombipck. mit Alendrons. Tbl. 70mg u. Alfacalcidol Kps.1µg* **Tevabone** *Kombipck. mit Alendrons. Tbl. 70mg u. Alfacalcidol Kps.1µg*	**Osteoporose:** 1 x/W 70mg Alendronsäure + 1 x tgl. 1µg Alfacalcidol p.o.; **DANI** CrCl 35-60: 100%; < 35: Anw. nicht empfohlen

Clodronsäure Rp	HWZ 2h, geringe PPB
Bonefos *Kps. 400mg; Tbl. 800mg; Amp. 300mg/5ml, 1.5g/25ml* **Clodron HEXAL** *Tbl. 400, 800mg; Amp. 300mg/5ml* **Ostac** *Tbl. 520mg*	**Tumorinduzierte Hyperkalzämie, Osteolyse:** ini 2400-3200mg/d p.o., langsam reduzieren auf 1600mg/d; 1500mg i.v. einmalig oder 300mg/d i.v. für 10d; **DANI** CrCl 50-80: 75% i.v. bzw. 1600mg/d p.o.; 12-50: 50-75% i.v. bzw. 1200mg/d p.o.; < 12: 50% i.v. bzw. 800mg/d p.o.

Etidronsäure Rp	HWZ 1-6h, PRC C, Lact -
Etidronat Jenapharm *Tbl. 200mg*	**Osteoporose:** 400mg p.o. für 14d, dann 500mg Kalzium für 76d; **M. Paget:** 5mg/kg für max. 6M, Steigerung auf max. 20mg/kg/d; Wdh. evtl. nach 3M; **Pro. heterotoper Ossifikationen:** bei Hüftgelenksersatz 20mg/kg/d 1M präoperativ bis 3M postoperativ, posttraumatisch W1-2 20mg/kg/d, W3-12 10mg/kg/d; **DANI** KI bei schwerer NI

Ibandronsäure Rp	HWZ 10-16h, PRC C, Lact ?
Bondronat *Tbl. 50mg; Amp. 2mg/2ml, 6mg/6ml* **Bonviva** *Tbl. 150mg; Fertigspr. 3mg/3ml* Ibandronsäure HEXAL Tbl. 150mg; Inf.Lsg. 2mg/2ml, 3mg/3ml, 4mg/4ml, 6mg/6ml Ibandronsäure Stada Tbl. 150mg; Inf.Lsg. 2mg/2ml, 3mg/6ml, 6mg/6ml Ribobandron Inf.Lsg. 2mg/2ml, 6mg/6ml	**Tumorinduzierte Hyperkalzämie:** 2-4mg, max. 6mg i.v. als ED; **Pro. skelettbezogener Komplikationen bei Knochenmetastasen:** 1 x 50mg p.o.; 6mg i.v. alle 3-4W; **Osteoporose:** 150mg p.o. 1 x/M; 3mg i.v. alle 3M; **DANI** CrCl > 30: 100%; < 30: 2mg i.v. alle 3-4W bzw. 50mg p.o. 1 x/W; **DALI** nicht erforderlich

Pamidronsäure Rp	HWZ 1.6-27h, Q0 0.5, PPB 54%, PRC C, Lact ?
Aredia *Inj.Lsg. 15mg/5ml, 30mg/10ml, 60mg/10ml, 90mg/10ml* **Axidronat** *Inj.Lsg. 30mg/10ml, 60mg/10ml, 90mg/10ml* **Pamidron HEXAL** *Inj.Lsg. 15mg/1ml, 30mg/2ml, 60mg/4ml, 90mg/6ml* **Pamifos** *Inj.Lsg. 15mg/5ml, 30mg/10ml, 60mg/20ml, 90mg/30ml* **Ribodronat** *Inj.Lsg. 60mg/20ml, 90mg/30ml*	**Tumorinduzierte Hyperkalzämie, osteolytische Metastasen, Multiples Myelom:** 90mg i.v. alle 4W; **M. Paget:** 1 x 30mg/W über 6W i.v.; **DANI** CrCl > 30: 100%, max. 90mg/4h; < 30: KI; **DALI** leichte bis mittlere LI: 100%, schwere LI: keine Daten

Risedronsäure Rp	HWZ 1.5(24)h, PPB 24%, PRC C, Lact ?
Actonel *Tbl. 5, 30, 35, 75mg* **Risedronat Heumann** *Tbl. 35mg* **Risedron HEXAL** *Tbl. 35, 75mg* Risedronsäure-CT Tbl. 35, 75mg	**Osteoporose:** 1 x 5mg p.o.; 1 x/W 35mg; **postmenopausale Osteoporose mit erhöhtem Frakturrisiko:** 75mg p.o. d1+2, Wh d29; **M. Paget:** 1 x 30mg p.o. für 2M, evtl. Wdh. nach 2M; **DANI** CrCl < 30: KI

Zoledronsäure Rp	HWZ 167h, Q0 0.1, PPB 56%, PRC D, Lact ?
Aclasta *Inf.Lsg. 5mg/100ml* Zoledron HEXAL Inf.Lsg. 4mg/5ml, 4mg/100ml Zoledronsäure Actavis Inf.Lsg. 4mg/5ml Zoledronzentiva Inf.Lsg. 4mg/5ml, 4mg/100ml **Zometa** *Inf.Lsg. 4mg/5ml*	**Tumorinduzierte Hyperkalzämie, Pro. skelettbezogener Komplikationen bei Knochenmetastasen:** Zometa: 4mg in 100ml NaCl 0.9% über 15min i.v., alle 3-4W; **DANI** CrCl 50-60: 3.5mg; 40-49: 3.3mg; 30-39: 3mg; < 30: Anw. nicht empfohlen; **M. Paget:** Aclasta: einmalig 5mg i.v.; **Erhöhtes Frakturrisiko bei postmenopausaler/cortisoninduzierter Osteoporose, Osteoporose bei Männern:** Aclasta: 1 x/J 5mg i.v.; **DANI** CrCl > 35: 100%; < 35: KI; **DALI** nicht erforderlich

5.6.2 Calcitonin

Wm/Wi: ossärer Kalzium- und Phosphateinbau ↑, renale Kalzium- und Phosphatausscheidung ↑;
UW: Hitzegefühl, Flush, Übelkeit, Erbrechen, Diarrhoe;
KI: Hypokalzämie, SS/SZ

Calcitonin (vom Lachs) Rp	HWZ 5h, PPB 30-40%, Q0 0.95, PRC C, Lact ?
CalciHEXAL *Amp. 50IE/1ml, 100IE/1ml* **Calcitonin-CT** *Amp. 50IE/1ml, 100IE/1ml* **Calcitonin Rotexmedica** *Amp. 50IE/1ml, 100IE/1ml*	**Pro. von akutem Knochenverlust nach plötzlicher Immobilisation:** 100IE s.c./i.m. in 1-2ED für 2-4W; **Hyperkalzämie:** ini 100IE i.m./s.c. alle 6-8h, Steigerung bis max. 400IE alle 6-8h; in schweren Fällen 5-10IE/kg über 6h i.v.; **CRPS:** 1 x 100IE s.c./i.m., nach 2-4W 3 x/W 100IE für insgesamt 6W; **M. Paget:** ini 1 x 100IE s.c./i.m., Erh.Dos. 100IE alle 2d; **DANI, DALI** nicht erforderlich

5.6.3 RANKL-Inhibitoren

Wm/Wi: humaner monoklonaler AK, inhibiert RANKL, Hemmung der Bildung, Funktion und Überleben der Osteoklasten und Vorläuferzellen ⇒ Knochenresorption im kortikalen und trabekulären Knochen ↓;
UW: Hypokalzämie (v.a. bei renaler Funktionsstörung), Hypophosphatämie, Dyspnoe, Diarrhoe, Hyperhidrose, Kieferosteonekrose, Zahnextraktion, Katarakt, Harnwegsinfektion, Infekte der oberen Atemwege, Ischiassyndrom, Obstipation, Exanthem, Gliederschmerzen;
KI: Hypokalzämie, bekannte Überempfindlichkeit, Anwendung in SS/SZ nicht empfohlen

Denosumab Rp	HWZ 26d, PRC C Lact-
Prolia *Fertigspr. 60mg/1ml*	**Postmenopausale Osteoporose** zur Risikoreduktion von WS-, nicht-vertebralen und Hüftfrakturen, Osteoporose bei Z.n. Androgenentzug bei Prostata-Ca zur Risikoreduktion von WS-Frakturen: 60mg s.c. alle 6M; **DANI** nicht erforderlich; **DALI** keine Daten
Xgeva *Inj.Lsg. 120mg*	**PRO skelettbezogener Komplikationen bei Knochenmetastasen solider Tumore:** 120mg alle 4W. s.c., Komb. mit mindestens 500mg Kalzium und 400 IE Vitamin D, außer bei Hyperkalzämie; **Riesenzelltumore des Knochens:** 120mg s.c. d1, 8, 15, Wdh. d29 **DANI** nicht erforderlich; **DALI** keine Daten

5.6.4 Knochenmorphogene Proteine

Wm/Wi: osteoinduktives Protein, bindet an Oberflächenrezeptoren von Mesenchymzellen ⇒ Bildung von trabekulärem Knochen;
UW: Amylase ↑, Kopfschmerzen, Tachykardie, Hypomagnesiämie;
KI: bekannte Überempfindlichkeit gegen Dibotermin alfa bzw. Rinderkollagen Typ I, noch nicht ausgewachsener Knochenbau, akute Infektion an der Frakturstelle, Kompartmentsyndrom, pathologische Frakturen, M. Paget, Malignome, SS

Dibotermin alfa Rp	
InductOs *Implantationskit 12mg/8ml*	**Zur anterioren Lendenwirbelfusion, Tibiafraktur:** Lsg. auf Matrix auftragen und Frakturoberfläche damit bedecken

5.6.5 Strontium

Wm/Wi: Knochenaufbau ↑ und Replikation der Präosteoblasten ↑, Hemmung der Osteoklastendifferenzierung und deren Resorptionsaktivität ;
UW: Übelkeit, Diarrhoe, Kopfschmerzen, Dermatitis, Ekzem, Bewusstseinsstörung, Gedächtnisschwund, Krampfanfälle, CK ↑;
KI: bekannte Überempfindlichkeit; akute VTE oder VTE in Vorgeschichte, inkl. TVT und LE; Immobilisierung, ischämische Herzkrankheit, pAVK, zerebrovaskuläre Erkrankung, unkontrollierte Hypertonie

Strontiumranelat Rp	HWZ 60h
Protelos *Btl. 2g*	**Schwere Osteoporose bei postmenopausalen Frauen mit hohem Frakturrisiko bzw. bei Männern mit erhöhtem Frakturrisiko:** 1 x 2g p.o.; **DANI** CrCl 30-70: 100%; < 30: Anw. nicht empfohlen; **DALI** nicht erforderl.

5.7 Eisenchelatbildner

Wm/Wi (Deferoxamin): Komplexbildung mit 3-wertigen Eisenionen und Aluminiumionen ⇒ Ausscheidung des chelatgebundenen Eisens über Urin bzw. Stuh;
UW: Kopfschmerzen, Übelkeit, Urtikaria, Arthralgie, Myalgie, Fieber; Schmerzen, Rötung, Schwellung a.d. Injektionsstelle;
KI: bek. Überempfindlichkeit

Deferoxamin Rp	HWZ 3-6h, PRC C, Lact ?
Desferal *Inj.Lsg. 0.5, 2g*	Chron. Eisenüberladung: 20-60mg/kg/d als s.c.-Infusion über 8-12h, 5-7 x/W; **DANI** vorsichtige Anw.; **DALI** keine Daten

5.8 Abmagerungsmittel

5.8.1 Zentral wirksame Mittel

Wm/Wi (Amfepramon): indirektes Sympathomimetikum durch präsynaptische Freisetzung adrenerger Amine ⇒ Appetithemmung durch Erregung der Neuronen im lateralen Hypothalamus;
UW (Amfepramon): Psychosen, Depression, Nervosität, Schwindel, Tachykardie, Herzklopfen, präkardiale Schmerzen, Mundtrockenheit, Abhängigkeit, pulmonale Hypertonie;
UW (Phenylpropanolamin): Persönlichkeitsveränderungen, Hypertonie, Tachykardie, HRST, Kopfschmerzen, Reizbarkeit, Benommenheit, Unruhezustände, Miktionsstrg., Schwindel, Schlafstörung;
KI (Amfepranon): tachykarde Arrhythmien, Phäochromozytom, Hyperthyreose, schwere AP, Engwinkelglaukom, pulmonale Hypertonie, schwere arterielle Hypertonie, Psychosen, Anorexia nervosa, SS/SZ;
KI (Phenylpropanolamin): Hypertonie, Schwindel, Herzerkrankung, Herzklopfen, Diabetes mellitus, Nieren-, Schilddrüsenerkrankung, Prostataadenom mit Restharn, Engwinkelglaukom, Phäochromozytom, Ki. < 12J

Amfepramon Rp-L!	HWZ 4-6h, PRC B, Lact ? ✋
Regenon *Kps. 25, 60(ret.)mg* **Tenuate** *Tbl. 75(ret.)mg*	**Adipositas** (BMI > 30kg/m²): bis 3 x 25mg p.o.; 1 x 60-75mg (ret.); Therapiedauer max. 12W

Phenylpropanolamin Rp-L!	✋
Boxogetten S *Tbl. 20mg* **Recatol Mono** *Kps. 40(ret.)mg*	**Adipositas:** 2 x 20mg oder 1 x 40mg (ret.) p.o. für 4W

5.8.2 Lipasehemmer

Wm: Hemmung der gastrischen und der pankreatischen Lipase;
Wi: Triglyzeride können nicht mehr in freie Fettsäuren und Monoglyzeride hydrolysiert werden und somit nicht resorbiert werden;
UW: Bauchschmerzen, Fettstuhl, Flatulenz mit Stuhlabgang, Stuhldrang, Kopfschmerzen, Abgeschlagenheit, Resorption fettlöslicher Vitamine ↓;
KI: chronisches Malabsorptionssyndrom, Cholestase, SS/SZ

Orlistat Rp-L!/OTC	HWZ 1-2h, PPB 99%, PRC B, Lact ?
Alli *Kps. 60mg* **Orlistat HEXAL** *Kps. 60mg; Kps. 120mg* **Orlistat-ratioph.** *Kps. 60mg; Kps. 120mg* **Xenical** *Kps. 120mg*	**Adipositas:** BMI > 30kg/m² oder > 28kg/m² + Risikofaktoren: 3 x 120mg; BMI > 28kg/m²: 3 x 60mg; jeweils zur oder bis 1h nach Hauptmahlzeit; **DANI, DALI** nicht erforderlich

5.9 Orphan Drugs

Orphan Drugs: Medikamente zur Therapie seltener Erkrankungen;
Wm (Agalsidase, Galsulfase, Imiglucerase, Laronidase, Velaglucerase alfa): Enzymsubstitution der entsprechenden Mangelerkrankung;
Wm/Wi (Amifampridin): Blockade spannungsabhängiger Kaliumkanäle ⇒ Verlängerung der Depolarisation ⇒ Erhöhung der intrazellulären Kalziumkonzentration ⇒ Steigerung der Exozytose acetylcholinhaltiger Vesikel;
Wm/Wi (Ataluren): verhindert die durch ein Stopcodon bedingten vorzeitige Beendigung des Translationsprozess am Ribosom ⇒ Proteine können in voller Länge erzeugt werden;
Wm/Wi (Betain): Methylgruppendonator ⇒ Remethylierung von Homocystein zu Methionin
Wm/Wi (Canakinumab): bindet an Interleukin-1-beta ⇒ verminderte Bildung von Entzündungsmediatoren;
Wm/Wi (Carglumsäure): Aktivierung der Carbamoylphosphatsynthetase (erstes Enzym des Harnstoffzyklus) ⇒ Normalisierung des Ammoniakspiegels;
Wm/Wi (Elosulfase alfa): liefert exogenes Enzym N-Acetylgalactosamin-6-Sulfatase ⇒ wird in Lysosomen aufgenommen ⇒ steigert Katabolismus der Glukosaminglykane;
Wm/Wi (Hemin): Ausgleich des bei Porphyrien auftretenden Häminmangels, Verhinderung einer erhöhten Delta-Amino-Laevulinsäure-Synthase-Aktivität, Reduktion der Porphyriensynthese bzw. der Bildung toxischer Zwischenprodukte;
Wm/Wi (Ivacaftor): selektiver Potentiator des CFTR-Proteins, erhöht die CFTR-Kanal-Gating-Aktivität und verstärkt den Chloridtransport;
Wm (Miglustat): Hemmung der Glucosylceramidsynthase;
Wm/Wi (Natriumphenylbutyrat): Prodrug, Verstoffwechslung zu Phenylacetat und Phenylacetatglutamin ⇒ alternativer Träger zur Ausscheidung von Stickstoff;
Wm/Wi (Tafamidis): Stabilisator von Transthyretin ⇒ Verlangsamung des Krankheitsverlaufs
Wm/Wi (Sapropterin): synthetische Form des 6R-Tetrahydrobiopterins ⇒ Aktivität der Phenylalaninhydroxylase ↑;

UW, KI (alle): s. Packungsbeilage; **UW** (Ataluren): Kopfschmerzen, Übelkeit, Erbrechen, verminderter Appetit, Schwindel, Hypertonie, Epistaxis, Husten, Oberbauchschmerzen, Flatulenz, Diarrhoe, Magenbeschw., Bauchschmerzen, Obstipation, Regurgitation, Erythem, Schmerzen in Extremitäten, Einnässen, Nierenzyste, Pollakisurie, anomale Urinfarbe, Pyrexie, Müdigkeit, Gewicht ↓; **UW** (Elosulfase alfa): Überempfindlichkeit, Kopfschmerzen, Schwindel, Dyspnoe, Diarrhoe, Erbrechen, Schmerzen im Mund-Rachenbereich, Oberbauchschmerzen, Übelkeit, Myalgie, Schüttelfrost, Pyrexie; **UW** (Ivacaftor): Nasopharyngitis, Infektion der oberen Atemwege, Rhinitis, Kopfschmerzen, Schwindel, Ohrbeschwerden, Tinnitus, Trommelfellhyperämie, verstopfte Nase/NNH, oropharyngeale Schmerzen, Rachenrötung, Bauchschmerzen, Diarrhoe, Hautausschlag, Bakterien im Sputum; **UW** (Natriumphenylbutyrat): Anämie, Thrombozytopenie, Leukopenie, Leukozytose, Thrombozytose, metabolische Azidose, Alkalose, verminderter Appetit, Depression, Reizbarkeit, Synkope, Kopfschmerzen, Ödem, abdominelle Schmerzen, Erbrechen, Übelkeit, Verstopfung, Dysgeusie, Hautausschlag, abnormaler Hautgeruch, renaltubuläre Azidose, Amenorrhoe, unregelmäßige Menstruation, Hypokaliämie, Hypalbuminämie, Hypoproteinämie, Hypophosphatämie, Erhöhung von aP/GOT/GPT/Bilirubin/Harnsäure/Chlorid/Phosphat/Natrium; Gewichtszunahme; **UW** (Tafamidis): Harnwegsinfekte, Scheideninfektionen, Diarrhoe, Oberbauchschmerzen; **KI** (Ataluren): bek. Überempfindlichkeit, gleichzeitige i.v.-Anwendung von Aminoglykosiden; **KI** (Elosulfase alfa): bek. Überempfindlichkeit; **KI** (Ivacaftor): bek. Überempfindlichkeit; **KI** (Natriumphenylbutyrat): bek. Überempfindlichkeit, SS, SZ; **KI** (Tafamidis): bek. Überempfindlichkeit	
Agalsidase alfa Rp	Keine PPB zu erwarten
Replagal *Inf.Lsg. 3.5mg/3.5ml*	**M. Fabry (Alpha-Galactosidase-A-Mangel):** alle 2W 0.2mg/kg über 40min i.v.; **DANI** nicht erforderlich; **DALI** keine Daten
Agalsidase beta Rp	HWZ 45-102min, PRC B, Lact ?
Fabrazyme *Inf.Lsg. 35mg*	**M. Fabry (Alpha-Galactosidase-A-Mangel):** alle 2W 1mg/kg über 2h i.v.; **DANI** nicht erforderlich
Alglucosidase alfa Rp	HWZ 2-3h, PRC B, Lact ?
Myozyme *Inf.Lsg. 50mg*	**M. Pompe (Alpha-Glucosidase-Mangel):** alle 2W 20mg/kg i.v.; **DANI, DALI** keine Daten
Amifampridin Rp	HWZ 2h
Firdapse *Tbl. 10mg*	**Lambert-Eaton-Myasthenisches-Syndrom:** ini 15mg/d p.o., alle 4-5d um 5mg steigern bis max. 60mg in 3-4ED, max. 20mg/ED; **DANI, DALI** leichte NI/LI ini 10mg; mäßige bis schwere NI/LI ini 5mg

Ataluren Rp	HWZ 2-6h, PPB 99%
Translarna *Granulat 125, 250, 1000mg*	**Duchenne-Muskeldystrophie mit Nonsense-Mutation im Dystrophin-Gen: Ki. ab 5J**, Erw: 3 x tgl. Einnahme mit 10-10-20mg/kg p.o.; **DANI, DALI** vorsichtige Anwendung
Betain Rp	HWZ 14h
Cystadane *Pulver (1g enth. 1g)*	**Homocystinurie:** Erw., Ki >10J: 2 x 3g p.o.; Ki <10J: 100mg/kg/d in 2 Einzeldosen; **DANI, DALI** nicht erforderlich
Canakinumab Rp	HWZ 26d
Ilaris *Inj.Lsg. 150mg*	**Cryopyrin-assoziierte periodische Syndrome ab 4J: ≥ 15-40kg:** 2mg/kg alle 8W s.c.; > **40kg:** 150mg alle 8W s.c.; **DANI** nicht erforderlich; **DALI** keine Daten
Carglumsäure Rp	HWZ 28h
Carbaglu *Tbl. 200mg*	**Hypermammonämie bei N-Acetylglutamatsynthasemangel:** ini 100-250mg/kg in 2-4 Einzeldosen p.o., Erh.Dos. 10-100mg/kg; **DANI, DALI** keine Daten
Elosulfase alfa Rp	HWZ 7-36min, PRC B, Lact ?
Vimizim *Inf.Lsg. 5mg/5ml*	**Mucopolysaccharidose Typ IVa:** 1 x 2mg/kg KG pro Woche über 4h i.v.; **DANI, DALI** keine Daten
Galsulfase Rp	PRC B, Lact ?
Naglazyme *Inj.Lsg. 5mg/5ml*	**Mukopolysaccharidose VI:** 1 x/W 1mg/kg über 4h i.v.
Hemin Rp	HWZ 11h
Normosang *Amp. 250mg/10ml*	**Akute Schübe der akuten intermittierenden Porphyrie, Porphyria variegata, hereditäre Koproporphyrie:** 1 x 3mg/kg i.v. für 4-7d; **DANI, DALI** KI
Idursulfase Rp	HWZ 45min
Elaprase *Inj.Lsg. 6mg/3ml*	**Hunter-Syndrom (Mukopolysaccharidose II):** 1 x/W 0.5mg/kg über 3h i.v.; **DANI, DALI** keine Daten
Imiglucerase Rp	
Cerezyme *Inf.Lsg. 400U*	**M. Gaucher Typ I/III:** alle 2W 60U/kg über 3h i.v.; **DANI** nicht erforderlich

Ivacaftor Rp	HWZ 12h, PPB 99%, PRC B, Lact ?
Kalydeco *Tbl. 150mg*	**Mukoviszidose mit G551D-Mutation:** 2 x 150mg/d p.o.; **DANI** CrCl > 30: 100%, < 30: vorsichtige Anwendung; **DALI** Child-Pugh A: 100%; B: 1 x 150mg/d; C: keine Daten, ini 1 x 150mg alle 24h
Laronidase Rp	HWZ 1.5-3.6h PRC B, Lact ?
Aldurazyme *Inf.Lsg. 500U/5ml*	**Mukopolysaccharidose I:** 1 x/W 100U/kg i.v.
Miglustat Rp	HWZ 6-7h, keine PPB
Zavesca *Kps. 100mg*	**M. Gaucher Typ I:** 3 x 100mg p.o.; **DANI** CrCl 50-70: 2 x 100mg; 30-50: 1 x 100mg; < 30: KI; **DALI** keine Daten
Natriumphenylbutyrat Rp	HWZ 1.3-2.4h
Pheburane Granulat 483mg/g	**Zusatztherapie bei Stoffwechselstörungen des Harnstoffzyklus:** <20kg: 450-600mg/kg/d p.o. in mehreren ED zu den Mahlzeiten; >20kg: 9.9-13 g/m2/d, max. 20g/d; **DANI, DALI** vorsichtige Anwendung
Nitisinon Rp	
Orfadin *Kps. 2, 5, 10mg*	**Tyrosinämie Typ I:** ini 1mg/kg/d p.o. in 2 ED, ggf. 1.5-2mg/kg/d
Sapropterin Rp	
Kuvan *Tbl. 100mg*	**Hyperphenylalaninämie bei Phenylketonurie:** ini 1 x 10mg/kg/d p.o. morgens, ggf. 5-20mg/kg/d; **bei Tetrahydrobiopterin (BH4)-Mangel:** ini 1 x 2-5mg/kg/d p.o., ggf. bis 20mg/kg/d steigern, evtl. in 2-3 ED; **DANI, DALI** keine Daten
Tafamidis Rp	HWZ 59h, PPB 99,9%
Vyndaqel *Kps. 20mg*	**Transthyretin-Amyloidose mit symptomatischer PNP (Stadium I):** 1 x 20mg/d p.o.; **DANI** nicht erforderlich; **DALI** schwere LI: vorsichtige Anwendung
Velaglucerase alfa Rp	PRC B, Lact ?
Vpriv *Inf.Lsg. 400IE (100IE/1ml)*	**M. Gaucher Typ I:** 60 IE/kg i.v. alle 2 W.; **DANI, DALI** nicht erforderlich

5.10 Hypothalamushormone

5.10.1 Somatostatin-Analagon

Wm/Wi (Pasireotid): Bindung an Somatostatin-Rezeptoren (Subtypen hsst 1-5) mit starker Affinität zu hsst5 der kortikotropen Zellen von ACTH-produzierenden Adenomen ⇒ Hemmung der ACTH-Sekretion;
UW (Pasireotid): Anämie, Nebenniereninsuffizienz, Hyperglykämie, Diabetes mellitus, verminderter Appetit, Kopfschmerzen, Sinusbradykardie, QT-Verlängerung, Hypotonie, Durchfall, Bauchschmerzen, Übelkeit, Erbrechen, Cholelithiasis, Haarausfall, Pruritus, Myalgie, Arthralgie, Reaktion an Inj.stelle, Erschöpfung, Erhöhung von glykosyliertem Hb/γGT/ALAT/BZ/Lipase/Amylase, verlängerte Prothrombinzeit;
KI (Pasireotid): Überempfindlichkeit gegen Wirkstoff oder Bestandteile, Child-Pugh C

Pasireotid Rp	HWZ 12h , PPB 88% PRC C , Lact -
Signifor *Inj.Lsg. 0.3, 0.6, 0.9mg/ml; 20, 40, 60mg*	**M. Cushing:** 2 x 0.6mg/d s.c., ggfs. steigern auf 2 x 0.9mg/d s.c.; **DANI** nicht erforderlich; **DALI** Child-Pugh A: 100%; B: 2 x 0.3mg/d, max. 2 x 0.6mg/d; C: KI **Akromegalie:** 40mg i.v. alle 4W; ggf. nach 3M steigern auf max 60mg; ggf. Dosisreduktion um 20mg bei UW bzw. Überreaktion; **DANI** nicht erforderlich; **DALI** Child-Pugh A: 100%; B: ini 20mg alle 4W, max. 40mg alle 4W; C: KI

5.11 Hypophysenhinterlappenhormone

5.11.1 Agonisten

Wm/Wi (Desmopressin): renale H_2O-Rückresorption ↑; vasokonstriktiv;
Wm/Wi (Oxytocin): Kontraktion der Uterusmuskulatur, Förderung der Milchejektion durch Kontraktion der glatten Muskulatur der Milchdrüse;
Wm/Wi (Terlipressin): Durchblutung im Portalgefäßgebiet ↓ + Kontraktion der glatten Ösophagusmuskulatur ⇒ Kontraktion der Ösophagusvarizen ⇒ portale Hypertension ↓;
UW (Terlipressin): Bronchospasmus, RR-Schwankungen, Kopfschmerzen, Diarrhoe;
KI (Terlipressin): schwere Hypertonie, Arteriosklerose, AP, Epilepsie, SS; Anw.Beschr. bei Asthma bronchiale, Herzinsuffizienz

Desmopressin Rp	HWZ 75min i.v./90-150min p.o., Q0 1.0, PRC B, Lact ?
Desmogalen *Spray (10µg/Hub)* **Desmopressin** Tbl. 0.1, 0.2mg **Desmotabs** *Tbl. 0.1, 0.2mg* **Minirin** *Schmelztbl. 60, 120, 240µg; Tbl. 0.1, 0.2mg; Spray (10µg/Hub); Rhinyle (0.1ml = 10µg); Amp. 4µg/1ml* **Nocturin** *Tbl. 0.1mg* **Nocutil** *Tbl. 0.1, 0.2mg; Spray (10µg/Hub)* **Octostim** *Spray (150µg/Hub)*	**Zentr. Diabetes insipidus:** 2-3 x 10-40µg p.o.; 1 x 10-20µg nasal; 1-2 x 0.5-2µg i.v./i.m./s.c.; **Ki.:** 2-3 x 10-40µg p.o.; 1 x 10 µg nasal; 1-2 x 0.2-0.5µg i.v./i.m./s.c.; **diagnostisch:** 1 x 40µg nasal; 4µg i.m./s.c.; **Ki. < 1J:** 1 x 10µg nasal; 0.4µg i.m./s.c.; **> 1J:** 1 x 20µg nasal; 1-2µg i.m./s.c.; **Enuresis nocturna:** ini 20µg p.o./nasal z.N., evtl. 40µg; **Steigerung der Faktor-VIII-Gerinnungsaktivität, Thrombozytendysfunktion:** 0.3-0.4µg/kg über 30min i.v. präop.; 300µg nasal 1-2h präop.
Oxytocin → 31, → 439	HWZ 15min, PRC X, Lact -, Nasenspray +
Terlipressin Rp	HWZ 24min
Glycylpressin *Inj.Lsg. 0.1mg/ml* **Haemopressin** *Inj.Lsg. 1mg/5ml* Variquel Inj.Lsg. 0.2mg/ml	**Ösophagusvarizenblutung:** ini 1-2mg i.v., Erh.Dos. 1mg alle 4-6h für 2-3d; max. 6 x 20µg/kg/d

5.11.2 Vasopressinantagonisten

Wm/Wi: selektiver Vasopressin-V2-Rezeptorantagonist ⇒ Harnausscheidung ↑ ⇒ Aquaresis ↑, Osmolarität des Urins ↓, Serumnatriumkonzentration ↑;
UW: Polydipsie, Hyperkali-ämie, Dehydration, Hyperglykämie, Appetit ↓, orthostatische Hypotonie, Obstipation, Mundtrockenheit, Ecchymosis, Pruritus, Polyurie, Pollakisurie, Durst, Asthenie, Pyrexie, Blukreatininwerte ↑; **KI:** bek Überempf., Anurie, Volumendepletion, hypovolämische Hyponatriämie, Hypernatriämie, Patient ohne Durstgefühl, SS, SZ

Tolvaptan Rp	HWZ 12h, PPB 98%, Q0 1.0, PRC C, Lact ?
Samsca *Tbl. 15, 30mg*	**Hyponatriämie bei SIADH:** ini 1 x 15mg/d p.o., max. 60mg/d; **DANI** CrCl > 10: nicht erforderl.; < 10: keine Daten; Anurie: KI; **DALI** Child A-B: nicht erforderl.; C: keine Daten

5.12 Wachstumshormonrezeptorantagonisten

Wm/Wi: selektive Bindung an Wachstumshormonrezeptoren ⇒ Hemmung der Wachstumshormonwirkung ⇒ IGF-1 ↓, IGF-Bindungsproteine ↓; **UW:** Diarrhoe, Übelkeit, Erbrechen, grippeähnliche Symptome, Müdigkeit, Arthralgie, Myalgie, Kopfschmerzen, Schwindel, Somnolenz, Tremor, Schwitzen, Pruritus, Exanthem; **KI:** bekannte Überempfindlichkeit

Pegvisomant Rp	6d, PRC B, Lact ?
Somavert *Inj.Lsg. 10mg/1ml, 15mg/1ml, 20mg/1ml*	**Akromegalie**: ini 80mg s.c., dann 10-20mg/d s.c., Dosisanpassung alle 4-6W in 5-mg-Schritten je nach IGF-1-Serumspiegel, max. 30mg/d; **DANI, DALI** keine Daten

5.13 Endokrinologische Diagnostik

Corticorelin (CRH) Rp	
Cortirel *Inj.Lsg. 0.1mg/1ml* **CRH Ferring** *Inj.Lsg. 0.1mg/1ml*	**Test der corticotropen Partialfunktion des HVL:** 0.1mg i.v., bei übergewichtigen Pat. 2µg/kg; ACTH- und Cortisolbestimmung zuvor und nach 15, 30, 60, 90min
Gonadorelin (LHRH) Rp	PPB < 15%
LhRh Ferring Amp. 0.1mg/1ml **Relefact LHRH** *Amp. 0.1mg/1ml*	**Diagnostik hypothalamischer, hypophysärer und gonadaler Funktionsstörung:** 0.1mg i.v.; **Ki.:** 60µg/m^2 KOF, mindestens 25µg i.v.; LH-/FSH-Bestimmung zuvor und nach 30min
Metyrapon Rp	HWZ 2h
Metopiron *Kps. 250mg*	**ACTH-Insuffizienz-Kurztest:** 30mg/kg, max. 3g um 0 Uhr p.o., nach 7.5-8h Bestimmung von 11-Desoxycortisol und/oder ACTH; **Mehrfachddosistest:** s. FachInfo; Ther. **Cushing-Syndrom:** ini 250-1000mg p.o., Erh.Dos. 500-6000mg/d in 3-4 ED
Protirelin (TRH) Rp	
Antepan *Spray 1mg/Hub, Amp. 0.2mg/1ml* **TRH Ferring** *Amp. 0.2mg/1ml*	**Diagnostik von Hypophysen- und Schilddrüsenfunktionsstörung:** 2mg nasal; 0.2-0.4mg i.v.; **Ki.:** 1mg nasal; 1µg/kg oder 50-100µg i.v.; erneute Diagnostik nach 30-45min (Spray) bzw. nach 30min (Amp.)
Somatorelin (GHRH) Rp	
GHRH Ferring *Inj.Lsg. 0.05mg/1ml*	**Test der somatotropen Partialfunktion des HVL:** 0.05mg i.v.; **Ki.:** 1µg/kg i.v.; Wachstumshormonbestimmung zuvor und nach 30, 60, 90, 120min
Tetracosactid (ACTH) Rp	
Synacthen *Amp. 0.25mg/1ml (= 25IE)*	**Test der Nebennierenrindenfunktion:** 0.25mg i.v./i.m.; Cortisolbestimmung zuvor und nach 30min

6 Hämatologie

6.1 Mineralstoffe

6.1.1 Kaliumpräparate

UW (Kalium oral): Nausea, Erbrechen, Aufstoßen, Sodbrennen, Blähungen, Leibschmerzen, Durchfälle; (ret.): Schleimhautulzera, GI-Blutungen;
KI: Hyperkaliämie, Hyperchlorämie, Niereninsuffizienz, M. Addison

Kalium OTC	
Kalinor *Brausetbl. 40mmol K^+* **Kalinor ret. P** *Kps. 8mmol K^+* **Kalitrans** *Brausetbl. 25mmol K^+* **Kalium Verla** *Gran. 20mmol K^+* **Rekawan** *Tbl. 13.4mmol K^+; Kps. (ret.) 8.05mmol K^+*	**Kaliumsubstitution:** 40-100mmol/d p.o., max. 150mmol/d
Kaliumchlorid OTC	PRC C, Lact ?
Kaliumchlorid 7.45% *Amp. 20mmol K^+/20ml, 50mmol K^+/50ml, 100mmol K^+/100ml*	**Kaliumsubstitution:** max. 20mmol K^+/h bzw. max. 2-3mmol K^+/kg/d i.v.; als Zusatz zu Inf.Lsg. max. 40mmol/l

6.1.2 Kalziumpräparate

UW (Kalzium i.v.): starkes Wärmegefühl, Schweißausbruch, RR ↓, Übelkeit, Erbrechen, HRST;
KI (Kalzium i.v.): Hyperkalzämie, Nephrokalzinose, Digitalisintoxikation, schwere Niereninsuffizienz

Calcium-Ion OTC	
Calcitrat *Tbl. 200mg* **Calcium HEXAL** *Brausetbl. 500, 1000mg* **Calcium-Sandoz** *Brausetbl. 500, 1000mg, Amp. (10ml = 2.25mml)* **Frubiase Calcium T** *Trinkamp. 109mg/10ml*	**Kalziumsubstitution:** 1-3 x 500mg p.o.; **Ki.:** 500-1000mg/d; **Osteoporose:** 500-1500mg/d; **Hyperphosphatämie:** 2-8g/d in 2-4 ED
Calciumgluconat Rp	PRC C, Lact ?
Calciumgluconat Braun 10% *Amp. 2.26mmol/10ml*	**Hypokalzämie:** 2.25-4.5 mmol i.m. oder langsam i.v.; **Ki. < 3J:** 0.09-0.23mmol/kg; **4-12J:** 0.05-0.1mmol/kg

6.1.3 Magnesiumpräparate

UW: Müdigkeit, Diarrhoe, ZNS-Störungen, HRST, Muskelschwäche, Atemdepression; **KI:** Anw.Beschr. bei eingeschränkter Nierenfunktion; i.v.: AV-Block, Myasthenia gravis

Magnesium OTC	
Magium *Brausetbl. 5, 10mmol* **Magnetrans** *Kps. 6.2, 10mmol* **Magnesium Diasporal** *Kps. 6.2mmol; Lutschtbl. 4mmol; Gran. 12mmol; Amp. 2mmol/5ml, 4mmol/2ml* **Magnesium-ratioph.** *Kautbl. 5mmol* **Magnesium Verla** *Tbl. 1.65mmol; Kautbl. 5mmol; Brause 5mmol; Gran. 5mmol; Amp. 3.15mmol; Inf.Lsg. 20.3mmol* **Magnesiocard** *Tbl. 2.5mmol; Brausetbl. 7.5mmol; Gran. 5, 10mmol; Amp. 2.5mmol/5ml, 3mmol/10ml* **Mg 5-Longoral** *Kautbl. 5mmol* **Mg 5 Sulfat** *10% Amp. 4.05mmol/10ml, 50% Amp. 20.25mmol/10ml*	**Magnesiummangel:** ini 0.37mmol/kg/d p.o., Erh.Dos. 0.185mmol/kg/d; alle 1-2d 2.5-4mmol i.v./i.m.; **Torsade-de-pointes-Tachykardie:** ini 8mmol über 15min i.v., dann 3mmol/h für 10h; **Muskelrelaxierung bei Abortneigung, vorzeitige Wehen:** ini 8-16mmol über 15-30min i.v., dann 4-8mmol/h

6.1.4 Kombinationen

Kalium + Magnesium OTC	
Tromcardin duo *Tbl. 117.3 + 36.5mg*	**Nahrungsergänzung mit Kalium, Magnesium:** 2-4 Tbl. p.o.

6.1.5 Spurenelemente

Selen (Natriumselenit) OTC/Rp	
Cefasel *Tbl. 50, 100, 300µg; Amp. 300µg/1ml* **Selenase** *Tbl. 50, 300µg; Lsg. 50µg/1ml, 100µg/2ml; Amp. 100µg/2ml*	**Selenmangel:** 1 x 50-300µg p.o.; 1 x 100-300µg i.v.
Zink OTC	
Cefazink *Tbl. 10, 20mg* **Curazink** *Kps. 15mg* **Unizink** *Tbl. 10mg; Amp. 5.95mg/10ml* **Zinkit** *Brausetbl. 10mg*	**Zinkmangel:** 1 x 10-20mg p.o.; 1 x 5-20mg i.v.; Kleinkinder: 1 x 1-2mg/kg i.v.

6.2 Phosphatbinder

Wm (Sevelamer): Ca- und Al-freies Polymer;
Wi (alle): Hemmung der enteralen Phosphatresorption;
UW (Algeldrat, Aluminiumchlorid-OH-Komplex): Obstipation, Ileus, Aluminiumeinlagerung in Nerven/Knochen;
UW (Lanthancarbonat): Bauchschmerzen, Obstipation, Diarrhoe, Dyspepsie, Blähungen, Übelkeit, Erbrechen, Hypokalzämie;
UW (Sevelamer): Schmerz, Übelkeit, Erbrechen, Diarrhoe, Obstipation, Dyspnoe;
KI (Algeldrat, Aluminiumchlorid-OH-Komplex): manifeste Al-Intoxikation;
KI (Lanthancarbonat): Hypophosphatämie, bekannte Überempfindlichkeit;
KI (Sevelamer): Hypophosphatämie, Ileus, Cave in SS/SZ

Algeldrat OTC	
Antiphosphat *Tbl. 600mg*	**Hyperphosphatämie bei Niereninsuffizienz:** 3-4 x 0.6-3g p.o. 10-20min vor d. Mahlzeiten
Aluminiumchloridhydroxid-Komplex OTC	
Phosphonorm *Kps. 300mg*	**Hyperphosphatämie bei Niereninsuffizienz:** 3-6 x 300mg p.o.
Lanthancarbonat Rp	PRC C, Lact ?
Fosrenol *Kautbl. 250, 500, 750, 1000mg, Btl. 750, 1000mg*	**Hyperphosphatämie bei Niereninsuffizienz:** nach Serumphosphat (mmol/l): 1.8-2.4: 750mg/d p.o., > 2.4-2.9: 1500mg/d, > 2.9: 2250mg/d
Sevelamer Rp	PRC C, Lact ?
Renagel *Tbl. 800mg* **Renvela** *Tbl. 800mg; Btl. 2.4g* **Sevelamer HEXAL** *Tbl. 800mg*	**Hyperphosphatämie bei Niereninsuffizienz:** nach Serumphosphat (mmol/l): 1.76-2.42: 3 x 800mg p.o., > 2.42: 3 x 1600mg

6.3 Kationenaustauscher

Wm/Wi: enterale Zufuhr eines unlöslichen Kunststoffs mit Sulfonsäure als Grundgerüst, Austausch von Kationen zur Neutralisierung der Säure entsprechend dem Konzentrationsverhältnis im Darmlumen ⇒ Bindung von Kalium;
UW: Übelkeit, Erbrechen, Obstipation, Hyperkalzämie;
KI: Hypokaliämie, Hyperkalzämie, stenosierende Darmerkrankungen

Polysulfonsäure Rp	
Anti Kalium Na *Btl. 15g* **CPS Pulver** *Btl. 15g* **Resonium A, Sorbisterit** *Dose 500g*	**Hyperkaliämie:** 2-4 x 15g p.o.; 1-2 x 30g in 150-200 ml Wasser rect. als Einlauf; **NG, Ki.:** 0.5-1g/kg in mehreren ED

6.4 Parenterale Ernährung

6.4.1 Tagesbedarf bei parenteraler Ernährung

Substrat	Einheit	Bedarf	Substrat	Einheit	Bedarf
Wasser	[ml/kg]	30-50	K^+	[mmol/kg]	0.5-2
Energie	[kcal/kg]	25-35	Ca^{2+}	[mmol/kg]	0.1
Kohlenhydrate	[g/kg]	3-4	Cl^-	[mmol/kg]	2-4
Aminosäuren	[g/kg]	1	Mg^{2+}	[mmol/kg]	0.1
Fett	[g/kg]	1	PO_4^{3-}	[mmol/kg]	0.2
Na^+	[mmol/kg]	1-2			

6.4.2 Stufenschema zur parenteralen Ernährung

		Infusionslösungen	Beispiel
Stufe 1	**Tag 1** nach kleinen Eingriffen, guter EZ, Nahrungskarenz < 2d	30 ml/kg als Vollelektrolytlsg., evtl. mit 5%igem Glucosezusatz	2000 ml Sterofundin, 500 ml Glucose 5%, evtl. 500ml NaCl 0.9%
Stufe 2	**Tag 2–3** bei mittelfristiger Nahrungskarenz und geringgradiger Katabolie	2.5–3.5%ige Aminosäurelsg., 5–10%ige Kohlenhydratlsg., 2/3-Elektrolytlsg.	1000ml Periamin G, 1000ml Glucose 10%, 500–1000ml Thomaejonin OP
Stufe 3	Ab **Tag 4** bei längerfristiger, vollständiger parenteraler Ernährung, ZVK erforderlich	10–15%ige Aminosäurelsg., 20–50%ige Kohlenhydratlsg., 10–20%ige Fettlsg., Vitamine, Spurenelemente	1.0l Aminomel 10, 0.5l Glucose 50%, 1.25l Normofundin OP, 0.25l Lipofundin 20% + 1A Multibionta + 1A Vitintra + 1A Addel

6.4.3 Vollelektrolytlösungen (Na^+ 121–160 mmol/l)

Ind.: plasmaisotoner Flüssigkeitsersatz bei isotoner und hypotoner Dehydratation

	Na^+ mmol/l	Ca^{2+} mmol/l	Cl^- mmol/l	K^+ mmol/l	Mg^{2+} mmol/l	Acet. mmol/l	Lact. mmol/l	Gluc. g/l
Ringer-Lösung	147	2.3	155	4.0	-	-	-	-
Ringer-Lactat	130	2.0	112	5.0	-	-	27	-
Jonosteril	137	1.65	110	4.0	1.25	36.8	-	-
Sterofundin	140	2.5	106	4.0	1.0	-	45	-
Tutofusin	140	2.5	153	5.0	1.5	-	-	-
Tutofusin HG5	140	2.5	153	5.0	1.5	-	-	50

6.4.4 Zweidrittelelektrolytlösungen (Na^+ 91–120 mmol/l)

Ind.: Flüssigkeitsersatz bei hypertoner und isotoner Deydratation, partielle Deckung des Energiebedarfs durch Kohlenhydratzusatz

	Na^+ mmol/l	Ca^{2+} mmol/l	Cl^- mmol/l	K^+ mmol/l	Mg^{2+} mmol/l	Acet. mmol/l	Gluc. g/l	Xyl. g/l	Kcal/l
Normofundin G5	100	2.0	90	18	3.0	38	50	-	200
Jonosteril Na 100	100	2.5	100	20	2.5	20	-	-	0
Tutofusin OPG	100	2.0	90	18	3.0	38	55		200

6.4.5 Halbelektrolytlösungen (Na^+ 61–90 mmol/l)

Ind.: Flüssigkeitsersatz bei hypertoner Dehydratation, partielle Deckung des Energiebedarfs durch Kohlenhydratzusatz

	Na^+ mmol/l	Ca^{2+} mmol/l	Cl^- mmol/l	K^+ mmol/l	Mg^{2+} mmol/l	Acet. mmol/l	Gluc. g/l	Xyl. g/l	Kcal/l
Jonosteril HD 5	68.5	0.82	73.4	2.0	0.62	-	55	-	200
Normofundin OP	80	2	76	18	3	32	-	-	0
Tutofusin H G5	70	1.25	76.5	2.5	0.75	-	55	-	200

6.4.6 Kaliumfreie Lösungen

Ind.: kaliumfreier Flüssigkeitsersatz bei gestörter bzw. unbekannter Nierenfunktion

	Na^+ mmol/l	Ca^{2+} mmol/l	Cl^- mmol/l	K^+ mmol/l	Mg^{2+} mmol/l	Acet. mmol/l	Gluc. g/l	Xyl. mmol/l	Kcal/l
NaCl 0.9%	154	-	154	-	-	-	-	-	-

6.4.7 Kohlenhydratlösungen

Ind.: Glucose 5%, 10%: Zufuhr freien Wassers bei hypertoner Dehydratation, partielle Deckung des Kohlenhydratbedarfs, Glucose 20–70%: partielle bis komplette Kohlenhydratzufuhr

	Na^+ mmol/l	Ca^{2+} mmol/l	Cl^- mmol/l	K^+ mmol/l	Mg^{2+} mmol/l	Gluc. g/l	Osmo mosm/l	Kcal/l
Glucose 5%	-	-	-	-	-	50	277	200
Glucose 10%	-	-	-	-	-	100	555	400
Glucose 20%	-	-	-	-	-	200	1110	800
Glucose 40%	-	-	-	-	-	400	2200	1600
Glucose 50%	-	-	-	-	-	500	2775	2000
Glucose 70%	-	-	-	-	-	700	3885	2870

6.4.8 Aminosäurelösungen

Ind.: Zufuhr von essentiellen und nichtessentiellen Aminosäuren zur parenteralen Ernährung; z.T. mit Kohlenhydraten und Elektrolyten kombiniert

	Na^+ mmol/l	Ca^{2+} mmol/l	Cl^- mmol/l	K^+ mmol/l	AS g/l	Gluc. g/l	Xyl. g/l	Osmo mosm/l	Kcal/l
Aminomix 3 Novum	-	-	-	-	50	120	-	1164	680
AKE 1100 mit Xylit	50	3	40	25	30	-	60	838	360
Nutriflex combi	60	4	60	30	100	100	50	1540	800

6.4.9 Aminosäurelösungen bei Niereninsuffizienz

Ind.: Zufuhr v.a. von essentiellen Aminosäuren ⇒ angestauter Harnstoff wird zur Synthese nicht essentieller Aminosäuren verwendet

	Na^+ mmol/l	Ca^{2+} mmol/l	Cl^- mmol/l	K^+ mmol/l	AS g/l	Osmo mosm/l	Kcal/l
Aminomel nephro	-	-	-	-	K.A.	510	222
Nephrotect	-	-	-	-	100	935	400

6.4.10 Aminosäurelösungen bei Leberinsuffizienz

Ind.: Zufuhr v.a. von verzweigtkettigen AS ⇒ günstige Beeinflussung einer hepatischen Enzephalopathie

	Na^+ mmol/	Ca^{2+} mmol/l	Cl^- mmol/	K^+ mmol/l	AS g/l	Osmo mosm/l	Kcal/l
Aminoplasmal Hepa 10%	-	-	10	-	100	K.A.	400
Aminosteril N Hepa 8%	-	-	-	-	80	770	320

6.4.11 Fettlösungen

Ind.: Zufuhr von Lipiden in Form von langkettigen Triglyzeriden (LCT), mittelkettigen Triglyzeriden (MCT), Phospholipiden (Pholip) und Glyzerol (Glyc) zur parenteralen Ernährung

	LCT g/l	MCT g/l	Pholip g/l	Glyc. g/l	Osmo mosm/l	Kcal/l
Deltalipid 20%	200	-	12	25	350	2030
Lipofundin 20%	200	-	12	25		2000
Lipovenös MCT 20	100	100	12	25	273	1950

6.5 Plasmaersatzmittel

6.5.1 Dextrane

Wm/Wi: hochmolekulare Polysaccharide mit Wasserbindungsvermögen und intravenöser Verweildauer ⇒ intravasales Volumen ↑;
UW (Dextran): Allergie/Anaphylaxie, nephrotoxisch bei großen Mengen niedermolekularen Dextrans;
KI: s. Gelatinederivate

	HWZ	MW	Dex. g/l	Na^+ mmol/l	Ca^{2+} mmol/l	Cl^- mmol/l	K^+ mmol/l	$Mg2^+$ mmol/l	Gluc. g/l
Dextran 40		40000	40	77	-	77	-	-	-

6.5.2 Stärkederivate

Wm/Wi: (Hydroxyethylstärke = HAES/HES) mit Wasserbindungsvermögen und i.v.-Verweildauer ⇒ intravasales Volumen ↑;
Ind: Hypovolämie aufgrund akuten Blutverlustes, wenn kristalloide Infusionslösungen allein nicht ausreichend sind;
UW: allergische Reaktionen, Hyperamylasämie;
KI: Sepsis, Verbrennungen, eingeschränkte Nierenfunktion, Nierenersatztherapie, intra-kranielle Blutung, kritisch kranke Patienten, Hyperhydratation, Lungenödem, Dehydratation, schwere Gerinnungsstörung, schwere Leberfunktionsstörungen

	HWZ	MW	HES g/l	Na^+ mmol/l	Ca^{2+} mmol/l	Cl^- mmol/l	K^+ mmol/l	Lact. mmol/l	Gluc. g/l
Venofundin 6%	2–4 h	130000	60	154	-	154	-	-	-

6.5.3 Gelatinederivate

Wm/Wi: kolloidale Substanzen mit Wasserbindungsvermögen und intravenöser Verweildauer ⇒ intravasales Volumen ↑;
UW (Gelatine): selten allergische Reaktionen;
KI bek. Überempfindlichkeit, Hypervolämie, Hyperhydratation, schwere Herzinsuffizienz, schwere Blutgerinnungsstörungen, Hypernatriämie, Hyperchlorämie

	HWZ	MW	Gela g/l	Na^+ mmol/l	Ca^{2+} mmol/l	Cl^- mmol/l	K^+ mmol/l	Azet. mmol/l	Gluc. g/l
Gelafusal	3–4h	30000	40	130	0.9	85	5.4	27	-
Gelafundin		30000	40	154	-	120	-	-	-

6.6 Azidose, Alkalose

6.6.1 Azidosetherapeutika

Wm/Wi (Na-Hydrogencarbonat): $H^+ + HCO_3^- \Rightarrow H_2CO_3 \Rightarrow H_2O + CO_2$; H^+-Elimination v.a. aus dem Extrazellulärraum;
Wm/Wi (Trometamol): Ausscheidung von Tris-H über den Urin; H^+-Elimination im Intra- und Extrazellulärraum;
UW (Na-Hydrogencarbonat): Alkalose, Hypernatriämie, Nekrose bei Paravasat, hypokalzämische Tetanie, CO_2-Retention bei respiratorischer Insuffizienz;
UW (Trometamol): Alkalose, Nekrose bei Paravasat, Atemdepression;
KI (Na-Hydrogencarbonat): Alkalose, Hypernatriämie;
KI (Trometamol): Alkalose, Niereninsuffizienz

Natriumhydrogencarbonat OTC

Natriumhydrogencarbonat 4.2% *Inf.Lsg. 250ml (100ml = 50mmol HCO_3^-)* **Natriumhydrogencarbonat 8.4%** *Inf.Lsg. 20, 100, 250ml (100ml = 100mmol HCO_3^-)*	**Metabolische Azidose:** Base excess (-) x 0.3 x kg = mmol; max. 1.5mmol/kg/h i.v.

Trometamol OTC HWZ 5-6h, Qo 0.1

Tham Koehler 3M *Amp. 20ml = 60mmol* **TRIS 36.34%** *Amp. 20ml = 60mmol*	**Metabolische Azidose:** Base excess (-) x 0.3 x kg = mmol; max. 1mmol/kg/h i.v., max. 5mmol/kg/d; Verdünnung auf 0.3mmol/ml!; **DALI** KI

6.6.2 Alkalosetherapeutika

Wm/Wi (Argininhydrochlorid): Bikarbonat-Neutralisation durch HCl;
UW (Salzsäure): Nekrosen bei paravenöser oder intraarterieller Infusion;
KI (Argininhydrochlorid): Azidosen

Argininhydrochlorid OTC

L-Arginin-Hydrochlorid 21% *Amp. 20ml = 20mmol H^+*	**Metabolische Alkalose:** Base excess x 0.3 x kg = mmol; max. 1mmol/kg/h i.v., max. 1mmol/kg/d; Verdünnung erforderlich!

Salzsäure OTC

Salzsäure 7.25% *Amp. 10ml = 20mmol H^+*	**Metabolische Alkalose:** Base excess x 0.3 x kg = mmol; max. 0.25mmol/kg/h i.v.; Verdünnung erforderlich

6.7 Vitamine

6.7.1 Vitamin B

B_1 (Thiamin) OTC	PRC A, Lact +
B1 Asmedic *Tbl. 100mg* **Novirell B_1** *Amp. 50mg/1ml* **Vitamin B1 Hevert** *Amp. 200mg/2ml* **Vitamin-B_1-ratioph.** *Tbl. 200; Amp.100mg/2ml*	**Thiaminmangelzustände:** 1-3 x 100mg p.o.; 1 x 100mg i.v.; i.m.

B_2 (Riboflavin) OTC	PRC A, Lact +
B_2-Asmedic *Tbl. 10mg* **Vitamin B_2 Jenapharm** *Tbl. 10mg*	**Riboflavinmangelzustände:** 1-2 x 100mg p.o.; **Ki.:** 1-2 x 5mg p.o.

B_6 (Pyridoxin) OTC	HWZ 15-20d, PRC A, Lact +
B6 Asmedic *Tbl. 40mg* **B_6-Vicotrat** *Tbl. 300mg* **Vitamin B6 Hevert** *Tbl. 100mg; Amp. 25mg/2ml* **Vitamin-B_6-ratioph.** *Tbl. 40*	**Pro. Vit.-B_6-Mangel-Neuropathie:** 1 x 25-50mg p.o.; **Therapie von Vit.-B_6-Mangelzuständen:** 50-300mg/d p.o.; ini 100-250mg/d i.v./i.m.

B_{12} (Cyanocobalamin) OTC	HWZ 6d PRC A, Lact +
B_{12}-Ankermann *Tbl. 1000µg; Gtt. (1ml = 50µg); Amp. 100µg/1ml, 1000µg/1ml* **Lophakomp B_{12}** *Amp. 3mg/2ml* **Novirell B_{12}** *Amp. 1mg/1ml* **Vitamin B_{12}-ratioph.** *Tbl. 10µg; Amp. 100µg/1ml*	**Perniziöse Anämie, funikuläre Myelose:** ini 100µg tgl. oder 1000-2000µg/W i.m. für 14d, dann 1 x 100µg/M. i.m.; 1 x 300-1000µg p.o.

$B_1 + B_6$ OTC	
Medivitan N Neuro *Tbl. 100+100mg* **Neuro-ratio 100/100 N** *Tbl. 100+100mg* **Neurotrat S forte** *Tbl. 100+100mg*	**Neurol. Systemerkrankung durch B1- und B6-Mangel:** 1 x 1Tbl. p.o., bei manifestem nachgewiesenem Mangel max. 3 x 1 Tbl. p.o.

$B_6 + B_{12}$ + Folsäure (+ Lidocain) OTC	
Medivitan IM mit Lidocain *Amp. 5+1+1.1mg*	**B_6-, B_{12}-, Folsäure-Mangelzustände:** 2 x 1 Amp./W i.m. über 4 W

6.7.2 Vitamin C

UW: z.T. osmotische Diarrhoe;
KI: Anw.Beschr. bei Oxalaturolithiasis, Thalassämie, Hämochromatose

Ascorbinsäure OTC	HWZ 3h, Qo 0.3, PRC C, Lact ?
Ascorvit *Tbl. 200, 500mg* **Cetebe** *Kps. 500(ret.)mg* **Pascorbin** *Inj.Lsg. 7.5g/50ml; Amp. 750mg/5ml* **Vitamin C Loges** *Amp. 500mg/5ml*	**Vitamin-C-Mangel:** 200-1000mg/d p.o.; 100-500mg i.v.; **Ki.:** 5-7mg/kg/d i.v.; **Methämoglobinämie:** 500-1000mg i.v.

6.7.3 Vitamin D

UW: Hyperkalzämie, Nausea, Erbrechen, Kalzifizierung verschiedener Organe, Nierensteine; **KI:** Hyperkalzämie, Cave in SS/SZ

Alfacalcidol Rp	HWZ (35)h
Alfacalcidol HEXAL *Kps. 0.25, 0.5, 1µg* **Bondiol** *Kps. 0.25, 0.5, 1µg* **Doss** *Kps. 0.25, 0.5, 1µg* **EinsAlpha** *Kps. 0.25, 0.5, 1µg; Gtt. (20Gtt. = 2µg); Amp. 1µg/0.5ml, 2µg/1ml* **One-Alpha** *Kps. 0.25, 0.5, 1µg; Gtt. (20Gtt. = 2µg); Amp. 1µg/0.5ml, 2µg/1ml*	**Renale Osteodystrophie, postmenopausale Osteoporose, Osteomalazie:** 1 x 1µg p.o.; **Ki. < 20kg:** 0.05µg/kg/d; 1µg/Dialyse i.v., max. 12µg/W i.v. Doss: **zur Sturzprophylaxe bei Älteren:** 1 x 1µg p.o.
Calcitriol Rp	HWZ 5-8h, PRC C, Lact ?
Calcitriol Kyramed *Tbl. 0.25, 0.5µg* **Decostriol** *Tbl. 0.25, 0.5µg; Amp. 1µg/1ml, 2µg/1ml* **Osteotriol** *Kps. 0.25, 0.5µg* **Renatriol** *Tbl. 0.25, 0.5µg* **Rocaltrol** *Tbl. 0.25, 0.5µg*	**Renale Osteodystrophie:** 0.25µg alle 2d p.o.; ini 0.5µg i.v. 3 x/W nach Dialyse, Erh.Dos. 0.5-3µg 3 x/W nach Dialyse; **Hypoparathyreoidismus, hypophosphatämische Rachitis:** 0.25µg/d; Dosissteigerung nach Serum-Ca
Colecalciferol OTC/Rp	HWZ 12 h
D 3 Vicotrat *Amp. 100.000IE/1ml* **Dekristol** *Tbl. 400, 500, 1000IE; Kps. 20000IE* **Heliodrei** *Lsg. 25.000,100.000/1ml* **Vigantol** *Gtt. (30Gtt. = 20000IE)* **Vigantoletten** *Tbl. 500, 1000IE* **Vitamin D_3-Hevert** *Tbl. 1000IE*	**Osteoporose:** 1000-3000IE/d p.o.; **Malabsorption:** 3000-5000IE/d p.o.; 50000-100000IE i.m. alle 3 M; **Vitamin-D-Mangelzustände:** ini 1x/W 100.000 IE p.o.; Erh.Dos. im Verlauf niedriger; **Rachitis, Osteomalazie:** 1000-5000IE/d für 1J; **Rachitis-Pro. Sgl.:** 500IE/d
Colecalciferol + Calciumcarbonat OTC	
Biolectra Calcimed *Brausetbl. 400IE+1.5g* **Calci Aps D_3** *Brausetbl. 880IE+2.5g* **Calcicare D_3** *Kautbl. 400IE+1.5g; Brausetbl. 880IE+2.5g* **Calcimagon D_3** *Kautbl. 400IE+1.25g* **IDEOS** *Kautbl. 400IE+1.25g* **Ossofortin D** *Brausetbl. 800IE+3g* **Ossofortin forte** *Brausetbl. 400IE+1.5g; Kautbl. 400IE+1.5g* **Osspulvit D_3** *Brausetbl. 880IE+2.5g* **Sandocal-D** *Gran. 440/880IE+1.25/2.5g*	**Osteoporose, Vitamin-D-, Kalziummangel bei älteren Patienten:** 800-880IE/d Colecalciferol p.o. in 1-2 ED; **DANI** KI bei schwerer NI; **DALI** nicht erforderlich

Colecalciferol + Fluorid OTC	
D-Fluoretten *Tbl. 500IE+0.25mg* **Fluor-Vigantoletten** *Tbl. 500IE+0.25mg, 1000IE+0.25mg* **Zymafluor D** *Tbl. 500IE+0.25mg, 1000IE+0.25mg*	**Rachitis- und Karies-Pro.:** **FG:** 1 x 1000IE p.o.; **Sgl., Ki. bis 2J:** 1 x 500IE p.o.

Dihydrotachysterol Rp	HWZ 16-18h PRC C, Lact ?
A.T. 10 *Kps. 0.5mg; Gtt. (26Gtt. = 1mg)* **Atiten** *Gtt. (26Gtt. = 1mg)*	**Hypoparathyreoidismus:** 0.5-1.5mg/d p.o., je nach Serum-Ca-Spiegel

Paricalcitol Rp	HWZ 15h PPB 99%
Paricalcitol HEXAL *Amp. 4µg/2ml, 5µg/1ml, 10µg/2ml* **Pasonican** *Kps. 1, 2µg* **Zemplar** *Kps. 1, 2µg; Amp. 5µg/1ml, 10µg/2ml*	**Pro. Hyperparathyreoidismus bei chronischer Niereninsuffizienz:** nach PTH-Serumspiegel [pg/ml]: Dosis in µg = PTH/80, alle 2d i.v. während Dialyse; Dosisanpassung nach PTH s. FachInfo; **DALI** nicht erforderlich

6.7.4 Vitamin K

UW: bei i.v.-Anwendung anaphylaktische Reaktionen mit Atemstillstand

K1 (Phytomenadion) OTC	HWZ 1.5-3h, Qo 0.95
Ka Vit *Gtt. (20Gtt. = 20mg)* **Konakion** *Amp. 2mg/0.2ml, 10mg/1ml*	**Blutung bei Cumarinüberdosierung:** 5-10mg p.o.; 1-10mg langsam i.v.; **Pro. M. haemorrhagicus: NG:** 2mg p.o. oder 2mg i.m./s.c. bei U1, U2, U3

6.7.5 Carotinoide

Wm/Wi (Betacaroten): Antioxidans, Fänger von Singulett-Sauerstoff und freien Radikalen; protektive Wi bei phototoxischen Prozessen;
UW (Betacaroten): keine häufigen oder sehr häufigen UW;
KI (Betacaroten): bek. Überempfindlichkeit, Leberschäden, starke Raucher (≥ 20 Zigaretten)

Betacaroten OTC	
Carotaben *Kps. 25mg*	**Erythropoetische Protoporphyrie, polymorphe Lichtdermatosen:** ini 150-200mg p.o.; Dosisanpassung nach Schweregrad bzw. Stärke der Sonneneinstrahlung; **Ki., Vorschulki.:** 50-75mg; **Schulki.:** 50-125mg; **Pigmentstörungen:** ini 75-125mg, nach 3-5W 25-50mg; **DANI** vorsichtige Anwendung

6.7.6 Folsäure

UW (Folsäure): selten ZNS-Strg., GI-Strg.;
KI (Folsäure): megaloblastäre Anämie infolge Vitamin-B_{12}-Mangels

Folsäure OTC — HWZ 1.5-2h PRC A, Lact +

Folarell *Tbl. 5mg; Amp. 5mg/1ml* **Folsan** *Tbl. 0.4, 5mg* **Folsäure Hevert** *Tbl. 5mg; Amp. 5mg/2ml, 20mg/2ml* **Rubiefol** *Tbl. 5mg*	**Folsäuremangel: Pro.:** 0.4-0.8mg/d; 1-5mg i.v./i.m.; **Therapie:** ini 1-20mg i.v./i.m., dann 5-20mg 1-3x/W i.v./i.m.; ini 5-15mg/d p.o., dann 1-3x/W; **Ki.:** 2.5-7.5mg p.o.

Folsäure + Fe^{2+} OTC

Ferro-Folsan *Tbl. 0.85+31.25mg* **Plastulen Duo** *Kps. 0.5+102mg* **Tardyferon-FOL** *Tbl. 0.35+80mg*	**Eisen- und Folsäuremangelzustände:** 1-3 x 1Tbl. p.o.

6.8 Antianämika

6.8.1 Eisen

UW (Eisen-II-Ion): Übelkeit, Erbrechen, Diarrhoe, Obstipation, epigastrische Beschwerden, Dunkelfärbung d. Stuhls; **UW** (Eisen-III-Ion): Geschmacksstrg.;
KI (Eisen-II-Ion): bek. Überempfindlichkeit, Hämochromatose, chron. Hämolysen mit Zeichen der Eisenüberladung, Bleianämie, Thalassämie, sideroachrestische Anämie;
KI (Eisen-III-Ion): bek. Überempfindlichkeit, Anämien, die nicht durch Eisenmangel verursacht sind, Hämochromatose, Hämosiderose, Thalassämie, sideroachrestische Anämie, gleichzeitige Anw. oraler Eisenpräparate

Eisen-II-Ion OTC

Eisentabletten-ratioph. *Tbl. 50, 100mg* **Eryfer** *Kps. 100mg* **ferro sanol** *Tbl. 40mg; Gtt. (20Gtt. = 30mg)* **ferro sanol duodenal** *Kps. 50, 100mg* **Ferrum Hausmann** *Kps. (ret.) 100mg* **Lösferron** *Brausetbl. 80.5mg* **Tardyferon** *Tbl. (ret.) 80mg* **Vitaferro** *Brausetbl. 80.5mg*	**Eisenmangelanämie:** 1-2 x 50-100mg p.o. für mindestens 8 W; nach Normalisierung des Hb-Werts Weiterbehandlung für 6-8W

Eisen-III-Ion Rp

Ferrlecit *Amp. 40mg/3.2ml, 62.5mg/5ml* **Venofer** *Amp. 100mg/5ml*	**Ausgeprägte Eisenmangelzustände:** 1 x 40-62.5mg langsam i.v.; Venofer: 2-3x/W 100-200mg i.v.; **Ki.:** 2-3x/W 0.15ml/kg i.v.

Eisen-III-Hydroxid-Dextran-Komplex Rp

CosmoFer *Amp. 625mg (= 100mg* Fe^{3+}*)/2ml*	**Ausgeprägte Eisenmangelzustände:** 2-3x/W 100-200mg Fe^{3+} i.v., max. 20mg Fe^{3+}/kg/Infusion

Eisen-III-Hydroxid-Oxidcitrat-Isomaltooligosaccharidalkohol-Hydrat-Komplexe Rp	
MonoFer *Amp. 100mg Fe^{3+}/1ml, 500mg Fe^{3+}/5ml, 1000mg Fe^{3+}/10ml*	**Eisenmangelanämie:** bis 3x/W 100-200mg Fe^{3+} i.v.; Gesamtdosisinfusion max. 20mg Fe^{3+}/kg/Infusion in 500ml NaCl über 60min i.v.; s.a. FachInfo

Eisen-III-Hydroxid-Polymaltose-Komplex Rp	
Ferinject *Amp. 370mg (=100mg Fe^{3+})/2ml, 1850mg (= 500mg Fe^{3+})/10ml* **Ferrum Hausmann** *Gtt. 186mg (= 50mg Fe^{3+})/1ml; Saft 186mg (= 50mg Fe^{3+})/5ml*	**Ausgeprägte Eisenmangelzustände:** max. 2-3x/W 200mg Fe^{3+} i.v.-Injektion oder max. 15mg Fe^{3+}/kg bzw. max. 1x/W 1g Fe^{3+} als Infusion; Gesamtdosis individuell berechnen, s. FachInfo; **Erw.:** 1 x 100-200mg Fe^{3+}/d p.o.; **Ki.:** 1 x 50-100mg Fe^{3+}/d p.o.; **< 2J:** 1 x 25-50mg Fe^{3+}/d p.o.; **FG:** 2.5-5mg Fe^{3+}/kg/d p.o.; **DANI, DALI** KI b. schwerer NI, LI

6.8.2 Erythropoetin

Wm/Wi (Erythropoetin): spez. Interaktion mit dem Erythropoetinrezeptor auf erythroiden Vorläuferzellen im Knochenmark ⇒ Erythropoese ↑;
Wm/Wi (Darbepoetin): s. Erythropoetin, längere HWZ durch veränderte Molekülstruktur;
UW (Darbepoetin): Kopfschmerz, Hypertonie, Shuntthrombose, Schmerz an der Einstichstelle; **UW** (Erythropoetin): Hypertonie, Hautreaktion, Schwindel, Kopfschmerz, grippeähnliche Symptome, epileptische Anfälle;
UW (Epoetin theta): Kopfschmerzen, Hypertonie, hypertensive Krise, Hautreaktionen, Arthralgie, grippeähnliche Erkrankung, Shuntthrombose;
UW (Epoetin zeta): Kopfschmerzen, Benommenheit, Thrombosen, Lungenembolie, Exanthem, Gelenkschmerzen, Blutdruckanstieg, Schwächegefühl, grippeähnliche Symptome, Müdigkeit, Blutgerinnsel in künstlichen Nieren;
KI (alle): bekannte Überempfindlichkeit gegen Inhaltsstoffe;
KI (Darbepoetin): schwer kontrollierbare Hypertonie, SZ, keine Daten bezüglich SS;
KI (Erythropoetin): schwer kontrollierbare Hypertonie, Ki. < 2J;
KI (Epoetin theta): bek. Überempfindlichkeit, unkontrollierte Hypertonie;
KI (Epoetin zeta): bek. Überempfindlichkeit, unkontrollierte Hypertonie, bek. Erythroblastopenie nach Epoetin-Therapie; Pat. ohne adäquat durchführbare Thromboseprophylaxe; bei Ind. autologe Blutspende: Herzinfarkt, Schlaganfall innerhalb 1 Monat vor Ther., instabile AP, erhöhtes Risiko für Thromboembolien; bei Ind. vor großen orthopädischen OPs: schwere Koronar-, periphere Gefäß-, Karotiden- oder Hirngefäßkrankheit, einschließlich Patienten mit kürzlichem Myokardinfarkt oder zerebrovaskulärem Ereignis

Darbepoetin alfa Rp	HWZ 49h (s.c.); 21h (i.v.), Q_0 > 0.7
Aranesp *Fertigspr. 10, 15, 20, 30, 40, 50, 60, 80, 100, 130, 150, 300, 500µg*	**Anämie bei chronischer Niereninsuffizienz,** **Anämie nach Chemotherapie:** ini 0.45µg/kg 1x/W i.v./s.c.; Dosisanpassung nach Hb (s. Packungsbeilage)

Epoetin alfa Rp	HWZ 16h
Abseamed/Binocrit/Epoetin Alfa HEXAL *Fertigspr. 1000IE/0.5ml, 2000IE/1ml, 3000IE/0.3ml, 4000IE/0.4ml, 5000IE/0.5ml, 6000IE/0.6ml, 8000IE/0.8ml, 10000IE/1ml* **Eprex** *Inj.Lsg. 40000IE/1ml; Fertigspr. 1000IE/0.5ml, 2000IE/0.5ml, 3000IE/0.3ml, 4000IE/0.4ml, 5000IE/0.5ml, 6000IE/0.6ml, 8000IE/0.8ml, 10000IE/1ml, 40000IE/1ml* **Erypo** *Fertigspr. 1000IE/0.5ml, 2000IE/0.5ml, 3000 IE/0.3ml, 4000 IE/0.4ml, 5000 IE/0.5ml, 6000 IE/0.6ml, 8000IE/0.8ml, 10000IE/1ml, 20000IE/0.5ml, 30000IE/0.75ml, 40000 IE/1ml*	**Anämie bei chronischer Niereninsuffizienz:** ini 50IE/kg 3x/W s.c./i.v., Dosisanpassung +/- 25IE/kg je nach Hb (Ziel: 10-12g/dl); **Tumoranämie bei Chemotherapie:** 150IE/kg 3x/W s.c., alternativ: 450IE/kg 1x/W s.c., bei Hb↑ < 1g/dl: 300IE/kg; **autologe Blutspende:** 600IE/kg 2x/W s.c. für 3W prä-OP

Epoetin beta Rp	HWZ 4-12h, Qo 0.9
NeoRecormon *Inj.Lsg. 10000IE/1ml, 20000IE/1ml, 50000IE/10ml, 100000IE/5ml; Fertigspr. 500IE/0.3ml, 1000IE/0.3ml, 2000IE/0.3ml, 3000IE/0.3ml, 4000IE/0.3ml, 5000IE/0.3ml, 6000IE/0.3ml, 10000IE/0.6ml, 20000IE/0.6ml, 30000IE/0.6ml*	**Anämie bei chronischer Niereninsuffizienz:** ini 20IE/kg 3x/W s.c., evtl. Dosis↑ um 20IE/kg; Erh.Dos. 50% der Initialdosis; **Anämie bei Chemotherapie:** 150IE/kg 3x/W s.c., max. 900IE/kg/W; **Pro. der Frühgeborenenanämie:** 250IE/kg 3x/W s.c. für 6W

Epoetin theta Rp	HWZ 22-41h, Qo 0.9
Biopoin *Fertigspr. 1000IE/0,5ml, 2000IE/0,5ml, 3000IE/0,5ml, 4000IE/0,5ml, 5000IE/0,5ml, 10.000IE/1ml, 20.000IE/1ml, 30.000IE/1ml* **Eporatio** *Fertigspr. 1000IE/0,5ml, 2000IE/0,5ml, 3000IE/0,5ml, 4000IE/0,5ml, 5000IE/0,5ml, 10.000IE/1ml, 20.000IE/1ml, 30.000IE/1ml*	**Anämie bei chronischer Niereninsuffizienz:** ini 20IE/kg 3x/W s.c., evtl. nach 4W 40IE/kg falls Hb-Anstieg < 1g/dl; ini 40IE/kg 3x/W i.v., evtl. nach 4W 80IE/kg; max 700 IE/kg/W; Erh.Dos. je nach Hb; **Anämie bei Chemotherapie:** ini 20.000IE 1x/W s.c., evtl. nach 4W 40.000IE falls Hb-Anstieg < 1g/dl; Th. bis 4W nach Chemotherapie; s.a. FachInfo

Epoetin zeta Rp	HWZ 4-12h, Qo 0.9
Retacrit *Fertigspr. 1000IE/0.3ml, 2000IE/0.6ml, 3000IE/0.9ml, 4000IE/0.4ml, 5000IE/0.5ml, 6000IE/0.6ml, 8000IE/0.8ml, 10.000IE/1.0ml, 20.000IE/0.5ml, 30.000IE/0.75ml, 40.000IE/1.0ml* **Silapo** *Fertigspr. 1000IE/0.3ml, 2000IE/0.6ml, 3000IE/0.9ml, 4000IE/0.4ml, 5000IE/0.5ml, 6000IE/0.6ml, 8000IE/0.8ml, 10.000IE/1.0ml, 20.000IE/0.5ml, 30.000IE/0.75ml, 40.000IE/1.0ml*	**Anämie bei chron. Niereninsuffizienz:** ini 50IE/kg 2-3 x/W s.c./i.v., evtl. nach 4W steigern um 25IE/kg je nach Hb-Verlauf; Erh. Dos. 17-300IE/kg/W; **Ki. + HD:** ini 3 x 50 IE/kg i.v., evtl. nach 4W steigern um 25IE/kg je nach Hb-Verlauf, Erh.Dos. 30-150IE/kg; **Anämie bei Chemotherapie:** ini 150IE/kg 3 x/W oder 450IE 1 x/W s.c., ggf. nach 4W 300IE/g 3x/W. falls Hb-Anstieg < 1g/dl; **autologe Blutspende:** 600IE/kg 2 x/W s.c. für 3W; **vor großem orthopädischem Eingriff:** 600IE/kg 1x/W s.c. 3W vor OP und am OP-Tag; s.a. FachInfo
PEG-Epoetin beta Rp	HWZ 140h
Mircera *Fertigspr. 30, 50, 75, 100, 120, 150, 200, 250, 360µg*	**Anämie bei chron. Niereninsuffizienz:** ini 0.6µg/kg alle 2W s.c./i.v.; Dosisanpassung nach Hb, z.B. 25% steigern, wenn Hb < 1g/dl in 1M ansteigt; b. EPO-Vorbehandlung: s. FachInfo

6.9 Gerinnung

6.9.1 Unfraktioniertes Heparin

Wm/Wi: Komplexbildung mit AT-III ⇒ Beschleunigung der inhibierenden Wi von AT-III um Faktor 1000 ⇒ v.a. Hemmung von Thrombin, Xa, XIa, XIIa und Kallikrein, Aktivierung der Lipoproteinlipase;
UW/KI: s. niedermolekulare Heparine

Heparin Rp	HWZ 90-120 min, Qo 0.8, PPB 90%, PRC C, Lact +
Heparin-Calcium-ratioph. *Amp. 5000IE/0.2ml, 12500IE/0.5ml;* **Heparin-Natrium-ratioph.** *Amp. 5000IE/0.2ml, 25000IE/5ml; Fertigspr. 5000IE/0.2ml, 7500IE/0.3mg*	**Thrombose-Pro.:** 3 x 5000IE oder 2 x 7500IE s.c.; **Ther. Thromboembolie:** 5000IE als Bolus i.v., dann 300-600IE/kg/d; Perf. (25000IE) = 500IE/ml: 1.7-3.3ml/h; Dosisanpassung nach PTT (1.5-2.5 x Normwert); **Ki.:** ini 50IE/kg i.v., dann 20IE/kg/h; **DANI** nicht erforderlich

6.9.2 Niedermolekulare Heparine

Wm/Wi: Molekulargewicht ↓ ⇒ Thrombinhemmung ↓, während Faktor-Xa-Hemmung ↑; Wi auf Thrombozytenfkt. ↓, Thrombolyse ↑⇒ antithrombotische Wi ↑, Blutungsgefahr ↓; geringere Neutralisation durch Plättchenfaktor 4; bei s.c.-Anwendung deutlich höhere Bioverfügbarkeit; längere HWZ;
UW (Enoxaparin): Blutung, Thrombozytose, Thrombopenie, Transaminasen ↑, allergische Reaktion, Urtikaria, Pruritus, Erythem, Hämatom/Schmerzen an Injektionsstelle;
KI (Enoxaparin): bek. Überempfindlichkeit, < 6W zurückligende OP an ZNS, Auge, Ohr, < 30d zurückliegende, klinisch relevante Blutung, < 6M zurückliegender hämorrhagischer Schlaganfall oder andere intrakranielle Blutungen, akute oder anamnestisch bekannte intrakranielle Erkrankung (Neoplasma, arteriovenöse Malformation, Aneurysma), klinisch relevante Gerinnungsstörungen, Magen- oder Darmulzera, Abortus imminens, schwere Leber- oder Pankreaserkrankungen, unkontrollierbare schwere Hypertonie, Endokarditis, allergisch bedingte Thrombozytopenie (HIT-Typ II) auf Heparin, V. a. vaskuläre Retinopathie, Glaskörperblutungen oder andere intraokuläre Blutungen, gleichzeitige Lumbalpunktion, Epidural- oder Periduralanaesthesiethesie

Certoparin Rp	HWZ 4.3h
Mono-Embolex *Fertigspr. 3000IE/0.3ml, 8000IE/0.8ml* **Mono-Embolex multi** *Inj.Lsg. 90000IE/15ml (3000 IE/0.5ml)* **Sandoparin Nm** *Fertigspr. 3000IE/0.3ml*	**Postop. Thromb.-Pro.:** ini 3000IE s.c. 1–2h vor OP-Beginn, dann 1 x tgl. 3000IE; **Thromb.-Pro. internistische Pat. und bei ischämischem Schlaganfall:** 1 x 3000IE s.c.; **Ther. tiefe Venenthromb.:** 2 x 8000IE s.c.; **Antikoagulation bei Dialyse:** ini 3000IE i.v., dann 600IE/h, individuelle Dosisanpassung; **DANI** vorsichtige Anw. bei schwerer NI (CrCl < 30); **DALI** KI bei schwerer LI
Dalteparin Rp	HWZ 2-5h, PRC B, Lact ?
Fragmin P *Fertigspr. 2500IE/0.2ml* **Fragmin P forte** *Fertigspr. 5000IE/0.2ml* **Fragmin** *Amp. 10000IE/1ml; Fertigspr. 10000IE/0.4ml, 12.500IE/0.5ml, 15000IE/0.6ml, 18000/0.72ml* **Fragmin D** *Amp. 10000IE/4ml* **Fragmin Multidose** *Inj.Lsg. 100000IE/4ml, 100000IE/10ml*	**Postop. Thrombose-Pro.:** ini 2500IE s.c. 2h vor OP-Beginn, dann 1 x 2500IE; bei hohem Risiko: 5000IE am Abend vor OP, dann 1 x 5000IE; **Thrombose-Pro. internistischer Pat.:** 1 x 5000IE; **Ther. tiefe Venenthrombose:** 1 x 200IE/kg s.c. oder 2 x 100IE/kg s.c., max. 18000IE/d; **Rezidiv-Pro. Thromboembolie bei onkologischen Pat.:** 1 x 150IE/kg s.c., Dosisreduktion bei Thrombopenie (s. FachInfo) **Antikoagulation bei Dialyse:** 85IE/kg als Bolus i.v.; **kontinuierliche Antikoagulation:** ini 30-35IE/kg, dann 10-15IE/kg/h, bei hohem Blutungsrisiko ini 5–10IE/kg, dann 4–5IE/kg/h; **DANI, DALI** vorsichtige Anwendung

Enoxaparin Rp	HWZ 4.5h
Clexane *Fertigspr. 20mg/0.2ml, 40mg/0.4ml, 60mg/0.6ml, 80mg/0.8ml, 100mg/1ml* **Clexane multidose** *Inj.lsg. 1000mg/10ml* **Lovenox** *Fertigspr. 20mg/0.2ml, 40mg/0.4ml, 60mg/0.6ml, 80mg/0.8ml, 100mg/1ml*	**Postop. Thrombose-Pro.:** 1 x 20mg s.c., Beginn 2h präop.; hohes Risiko 1 x 40mg s.c., Beginn 12h präop.; **Thrombose-Pro. nicht-chirurgischer Pat.:** 1 x 40mg s.c.; **Ther. tiefe Venenthromb.:** 2 x 1mg/kg s.c.; **Antikoagul. bei Dialyse:** 0.01ml/kg (Lsg. multidose) i.v. bzw. individuelle Dosis; **NSTEMI, instabile AP:** 2 x 1mg/kg s.c.; **STEMI:** Pat. < 75J: Bolus 30mg i.v., 2 x 1mg/kg s.c.; Pat. > 75J: kein Bolus, 2 x 0.75mg/kg s.c.; **DANI** CrCl > 30: 100%; < 30: s. FachInfo; **DALI** KI bei schwerer LI
Nadroparin Rp	HWZ 3.3h
Fraxiparin *Fertigspr. 1900IE/0.2ml, 2850IE/0.3ml, 3800IE/0.4ml, 5700IE/0.6ml, 7600IE/0.8ml, 9500IE/1ml* **Fraxiparin Multi** *Amp. 47.500IE/5ml, 142.500IE/15ml (1ml = 9500IE)* **Fraxodi** *Fertigspr. 11400IE/0.6ml, 15200IE/0.8ml, 19000IE/1.0ml*	**Postop. Thromb.-Pro.:** 2850IE 2h vor OP, dann 1 x tgl. 2850IE s.c. für 7d; Hüft-OP: s. Packungsbeilage; **Antikoagul. bei Dialyse:** 2850-5700IE i.v.; **Ther. tiefe Venenthromb.:** Fraxiparin: < 50kg: 2 x 0.4ml; 50-59kg: 2 x 0.5ml; 60-69kg: 2 x 0.6ml; 70-79kg: 2 x 0.7ml; 80-89kg: 2 x 0.8ml; > 90kg: 2 x 0.9ml s.c.; Fraxodi: 1 x tgl. s.c. ml/kg s.o.; **DANI** KI bei schwerer NI (CrClCrCl < 30), vorsichtige Anw. bei CrCl ≥30-<60; **DALI** KI bei schwerer LI
Reviparin Rp	HWZ 3.3h
Clivarin 1750 *Fertigspr. 1750IE/0.25ml* **Clivarin 5726IE/ml** *Fertigspr. 3436IE/0.6ml* **Clivarodi** *Fertigspr. 17178IE/ml*	**Thrombose-Pro. perioperativ bzw. bei Immobilisation:** ini 1750IE s.c. 2h vor OP-Beginn, dann 1 x tgl. 1750IE s.c.; **Pro. bei hohem Thromboserisiko:** ini 3436IE/0.6ml s.c. 12 h vor OP-Beginn, dann 1 x tgl. 3436IE/0.6ml s.c.; **Therapie tiefe Venenthrombose:** 35-45kg: 2 x 2863IE s.c.; 46-60kg: 2 x 3436IE; >60kg: 2 x 5153IE oder 1 x tgl. 10307IE/0.6ml s.c. (Clivarodi) **DANI, DALI:** KI bei schwerer NI/LI

Tinzaparin Rp	HWZ 3-4h, PRC B, Lact ?
innohep *Fertigspr. 3500IE/0.3ml* **innohep multi** *20000IE/2ml, 50000IE/5ml* **innohep 20000** *Fertigspr. 8000IE/0.4ml, 10000IE/0.5ml, 12000IE/0.6ml, 14000IE/ 0.7ml, 16000IE/0.8ml, 18000IE/0.9ml; Amp. 40000IE/2ml*	**Postop. Thrombose-Pro.:** ini 3500IE s.c. 2h vor OP-Beginn, dann 1 x tgl. 3500IE s.c.; **Ther. tiefe Venenthrombose:** 1 x tgl. 175IE/kg s.c.; **Thromboembolie-Ther./Rezidiv-Pro. bei aktiver Tumorerkrankung:** 1 x tgl. 175IE/kg s.c. f. 3-6M; **DANI** CrCl < 30 vorsichtige Anw.; **DALI** keine Daten

6.9.3 Heparinoide, andere Faktor-Xa-Hemmer

Wm/Wi (Apixaban, Edoxaban, Rivaroxaban): selektiver, direkter Inhibitor von Faktor Xa; **Wm/Wi** (Danaparoid; Fondaparinux): Faktor-Xa-Hemmung; **UW** (Apixaban): Anämie, Blutungen, Übelkeit, Hämatome, Hämaturie, Kontusion; **UW** (Danaparoid): Blutungskomplikationen, allergische Reaktionen, Thrombopenie; **UW** (Edoxaban): Anämie, Epistaxis, GI-Blutungen, Mund/Pharynx-Blutungen, Hämaturie, vaginale Blutung, Blutung an Punktionsstelle, Übelkeit, Erhöhung von gGT, Bilirubin, anomaler Leberfunktionstest, kutane Weichteilgewebsblutung, Exanthem, Juckreiz; **UW** (Fondaparinux): Blutungskomplikationen, Anämie, Thrombopenie, Ödeme, veränderte Leberfunktionstests; **UW** (Rivaroxaban): postoperative Blutungen, Anämie, Schwindel, Kopfschmerzen, Augeneinblutungen, Hypotonie, Hämatome, Epistaxis, Hämoptyse, Zahnfleischbluten, gastrointestinale Blutungen, gastrointestinale und abdominale Schmerzen, Dyspepsie, Verstopfung, Durchfall, Erbrechen, Übelkeit, Transaminasen-Anstieg, Pruritus, Hautrötung, Ekchymose, kutane und subkutane Blutung, Schmerzen der Extremitäten, Blutung im Urogenitaltrakt, Einschränkung der Nierenfunktion, Fieber, Ödeme verminderte Leistungsfähigkeit; **KI** (Apixaban): bek. Überempfindlichkeit, klinisch relevante aktive Blutung, Lebererkrankung mit Koagulopathie, Läsionen oder klinische Situationen mit hohem Blutungsrisiko; **KI** (Danaparoid): hämorrhagische Diathese, kurz zuvor Schlaganfall/ OP am Gehirn, bakterielle Endokarditis, diabetische Retinopathie, fortgeschrittene NI und LI, Überempfindlichkeit gegen Wirkstoff bzw. Sulfit, SS/SZ; **KI** (Edoxaban): bek. Überempfindlichkeit, klinisch relevante akute Blutung, Leberrkrankungen, die mit Koagulopathie und klinisch relevantem Blutungsrisiko einhergehen, Läsionen oder klinische Situationen mit signifikantem Risiko für eine schwere Blutung (z.B. gastrointestinale Ulzerationen, maligne Neoplasien mit hohem Blutungsrisiko, kürzlich aufgetretene Hirn- oder Rückenmarksverletzungen, kürzlich durchgeführte chirurgische Eingriffe an Gehirn, Rückenmark oder Augen, kürzlich aufgetretene intrakranielle Blutungen, Ösophagusvarizen, arteriovenöse Fehlbildungen, vaskuläre Aneurysmen, größere intraspinale oder intrazerebrale vaskuläre Anomalien); nicht eingestellte schwere Hypertonie, gleichzeitige Anw. anderer Antikoagulanzien, SS, SZ; **KI** (Fondaparinux): bek. Überempf., aktive Blutung, bakterielle Endokarditis, schwere NI; **KI** (Rivaroxaban): aktive Blutungen, Läsionen oder klinische Situationen mit einem signifikanten Risiko einer schweren Blutung, bekannte Überempfindlichkeit, Lebererkrankung mit Koagulopathie oder klinisch relevantem Blutungsrisiko, gleichzeitige Anwendung von anderen Antikoagulanzien außer bei Umstellung der Antikoagulationstherapie, SS/SZ

Apixaban Rp		HWZ 12h, PPB 87%
Eliquis *Tbl. 2.5, 5mg*		**Pro. ven. Thromboembolien bei Hüft-/Kniegelenkersatz:** 2 x 2.5mg p.o., Beginn 12-24h post OP, für 32-38d (Hüfte) bzw. 10-14d (Knie); **Ther. tiefer Venenthrombosen und Lungenembolien:** 2 x 10mg, nach 7d 2 x 5mg; **Pro. rezidiv. TVT/LE:** 2 x 2.5mg; **Pro. Schlaganfall/system. Embolien bei VHF:** 2 x 5mg p.o.; Pat. mit mind. 2 Kriterien (≥ 80J, ≤ 60kg oder Krea ≥ 1.5mg/dl): 2 x 2.5 mg; **DANI:** CrCl > 30: 100%, 15-29: vors. Anw., < 15: Anw. nicht empfohlen; **DALI:** Child A/B: vors. Anwendung, Child C: Anw. nicht empfohlen
Danaparoid Rp		HWZ 7-14h, Qo 0.58, PRC B, Lact ?
Orgaran *Amp. 750E/0.6ml*		**Thrombose-Pro.:** 2 x 750E s.c.; **Ki.:** 2 x 10E/kg s.c.; **Thromboembolie bei HIT-2:** ini 2500E (< 55kg: 1250E; > 90kg: 3750E) i.v., dann 400E/h für 4h, dann 300E/h für 3h, Erh.Dos. 150-200E/h; **Ki.:** ini 30E/kg, dann 1.2-4E/kg/h i.v.; **DANI, DALI** KI bei schwerer NI/LI
Edoxaban Rp		HWZ 10-14h, PPB 55%, PRC C, Lact ?
Lixiana *Tbl. 15, 30, 60mg*		**Pro. Schlaganfall/system. Embolien bei VHF:** 1 x 60mg p.o.; **Ther. tiefer Venenthrombosen und Lungenembolien, Pro. rezidiv. TVT, LE:** ini Anw. eines parent. Antikoagulans über 5d, dann 1 x 60mg p.o; Pat. ≤ 60kg oder gleichzeitige Anw. v. Ciclosporin, Erythromycin, Ketoconazol, Dronedaron: 1 x 30 mg p.o.; **DANI** CrCl > 50: 100%; 15-50: 1 x 30mg; < 15: Anw. nicht empfohlen; **DALI** leichte bis mäßige LI 100%; schwere LI: Anw. nicht empfohlen; Lebererkr. mit Koagulopathie: KI
Fondaparinux Rp		HWZ 17-21h, PRC B, Lact ?
Arixtra *Fertigspr. 1.5mg/0.3ml, 2.5mg/0.5ml, 5mg/0.4ml, 7.5mg/0.6ml, 10mg/0.8ml*		**Thrombose-Pro.:** ini 6h post-OP 2.5mg s.c., dann 1 x 2.5mg für 5-9d; **DANI** CrCl > 50: 100%; 20-50: 1.5mg/d; < 20: KI; **Ther. oberflächliche Venenthrombose der unteren Extremität:** 1 x 2.5mg s.c. für 30-45d; **Ther. tiefe Venenthrombose und LE:** < 50kg: 1 x 5mg s.c.; 50-100kg: 1 x 7.5mg; > 100kg: 1 x 10mg; **NSTEMI, instabile AP:** 1 x 2.5mg s.c. für max. 8d; **STEMI:** 1 x 2.5 mg, 1. Dosis i.v., dann s.c. für max. 8d; **DANI** CrCl > 30: 100%; < 30: KI; **DALI** nicht erf.

Rivaroxaban Rp	HWZ 7-11 h, PPB 94%
Xarelto *Tbl. 2,5, 10, 15, 20 mg*	**Pro. Thromboembolie bei elektivem Knie-/ Hüftgelenkersatz:** 1 x 10mg p.o. 6-10h post-OP, dann 10mg/d für 35d (Hüfte) bzw. 14d (Knie); **Ther./Pro. rez. tiefer Venenthrombosen:** d1-21 2 x 15mg p.o., ab d22 1 x 20mg; **Ther./Pro. rez. LE bei hämodynamisch stabilen Patienten:** d1-21 2 x 15mg p.o., ab d22 1 x 20mg; **Sek.-Pro. nach ACS mit erhöhten kardialen Biomarkern:** 2 x 2.5 mg in Komb. mit Ass oder mit Ass + Clopidogrel/Ticlopidin; **Pro. von Schlaganfällen/system. Embolien bei Vorhofflimmern:** 1 x 20mg p.o.; **DANI** CrCl > 50: 100%; 15-49: s. Fachinfo; < 15: Anwendung nicht empfohlen; **DALI** KI bei Lebererkrankung mit Koagulopathie und erhöhtem Blutungsrisiko

6.9.4 Direkte Thrombininhibitoren

Wm/Wi (Argatroban, Bivalirudin): direkter spezifischer Thrombininhibitor;
UW (Argatroban): Blutungskomplikationen, Anämie, Leukopenie, Thrombopenie, Thrombose, Thrombophlebitis, Purpura, Übelkeit, Erbrechen, Kopfschmerzen;
UW (Bivalirudin): Blutungskomplikationen, allergische Reaktionen, Fieber, Anämie, Thrombopenie, Kopfschmerz, HRST, Exanthem, Rückenschmerz;
UW (Dabigatran): Anämie, Nasenbluten, GI-Blutung, Bauchschmerzen, Diarrhoe, Übelkeit, Dyspepsie, abnorme Leberfunktion bzw. Leberfunktionstests, urogenitale Blutung;
KI (Argatroban): unkontrollierbare Blutungen, bek. Überempfindlichkeit, schwere Leberfkts-strg.; **KI** (Bivalirudin): aktive Blutungen, Gerinnungsstörung, unkontrollierte Hypertonie, subakute bakterielle Endokarditis, NI mit CrCl < 30, Hämodialyse;
KI (Dabigatran): bek. Überempfindlichkeit, schwere Niereninsuff. (CrCl< 30), akute klin. relev. Blutung, Läsionen oder klin. Situationen mit signifikantem Risiko einer schweren Blutung, Beeinträchtigung der Leberfkt. oder Lebererkr., die Auswirkungen auf das Überleben erwarten lässt; gleichzeit. Anw. anderer Antikoagulanzien außer bei Umstellung der Antikoagulations-ther.; gleichzeit. Anw. von Ketoconazol, Ciclosporin, Itraconazol, Tacrolimus und Dronedaron; Patienten mit künstlichen Herzklappen, die eine gerinnungshemmende Therapie benötigen

Argatroban Rp	HWZ 1 h PPB 54% PRC B, Lact ?
Argatra *Inj.Lsg. 250mg/2.5ml*	**Antikoagulation bei HIT-2:** 2µg/kg/min i.v., Dosisanpass. nach PTT (Ziel: 1.5-3 x Ausgangswert), max. 10µg/kg/min, Ther.-Dauer max. 14d; **DANI** nicht erforderlich; **DALI** Child B: ini 0.5µg/kg/min; Child C: KI

Bivalirudin Rp	HWZ 13-37 min
Angiox *Inj.Lsg. 250mg*	**Instabile AP, NSTEMI:** ini 0.1mg/kg i.v., dann 0.25mg/kg/h bis zu 72h; s. FachInfo für Dosierung bei nachfolgenden Interventionen; **perkutane Koronarintervention:** ini 0.75mg/kg als i.v.-Bolus, dann 1.75mg/kg/h für Dauer des Eingriffs, ggf. weitere 4h; **DANI** CrCl 30-59: 1.4mg/kg/h, aktuelle Gerinnung (ACT) kontrollieren; < 30, HD: KI; **DALI** nicht erforderl.

Dabigatran Rp	HWZ 12-14 h PPB 35%
Pradaxa *Kps. 75, 110, 150mg*	**Pro. Thromboembolie bei elektivem Knie-/Hüftgelenkersatz:** 110mg p.o. 1-4h post-OP, dann 1 x 220mg für 10d (Knie) bzw. 28-35d (Hüfte); > 75J. oder Pat., die Verapamil, Amiodaron oder Chinidin einnehmen: 1 x 150mg; **Pro. von Schlaganfällen/system. Embolien bei Vorhofflimmern:** 2 x 150mg p.o., > 80J. oder Pat., die Verapamil, Amiodoran oder Chinidin einnehmen: 2 x 110mg; **Ther./Pro. rez. tiefer Venenthrombosen und Lungenembolien:** 2 x 150mg; > 80J. oder Pat., die Verapamil, Amiodoran oder Chinidin einnehmen: 2 x 110mg; **DANI:** CrCl < 30: KI; 30-50: s. Fach-Info; > 50: 100%; **DALI:** GPT > 2 x oberer Grenzwert: Anwendung nicht empfohlen

6.9.5 Heparinantidot

Wm/Wi (Protamin): Bildung einer salzartigen Heparinverbindung ⇒ Inaktivierung von Heparin;
UW (Protamin): Wärmegefühl, Flush, Hypotonie;
KI (Protamin): bek. Überempfindlichkeit

Protamin OTC	HWZ (24 min) PRC C, Lact ?
Protamin Me *Amp. 5000IE/5ml, 25000IE/5ml* **Protaminsulfat Leo** *Amp. 7000IE/5ml*	**Antagonisierung der Heparin-Wi:** 1000IE inaktivieren 1000IE Heparin, langsam i.v.

6.9.6 Thrombin-Rezeptor-Antagonisten

Wm/Wi (Vorapaxar): Kompetitiver Antagonismus am Protease-aktivierten-Rezeptor-1 (PAR-1) ⇒ Blockade Thrombin-vermittelter Plättchenaktivierung OHNE Beeinflussung der Fibrinogenaufspaltung ⇒ keine Wirkung auf Gerinnungskaskade oder Blutungszeit;
UW (Vorapaxar): häufig: Hämatom, Epistaxis, blaue Flecken, Hämaturie, Kontusion; gelegentlich: Anämie, Bindehautblutung, Doppelstehen, Blutung, Gastritis, GI-Blutung, Zahnfleischbluten, Meläna, Rektalblutung, Ekchymose, Hautblutung, Wundblutung;
KI (Vorapaxar): Schlaganfall/TIA/intrakranielle Blutung in Vorgeschichte, aktive patholog. Blutungen, Überempfindlichkeit gegen Ws, schwere Leberfunktionsstr.

Vorapaxar Rp	HWZ 187h, Qo 0.9
Zontivity *Tbl. 2mg*	**Reduktion atherothrombot. Ereignisse bei Z.n. Myokardinfarkt (MI):** 1 x 2mg/d ab 2 W nach MI zusätzl. zu ASS (und ggf. Clopidogrel); **DANI** nicht erf.; **DALI** Child-Pugh 5–6 nicht erf., CP 7–9 Anwendung mit Vorsicht, CP 10–15 KI

6.9.7 Cumarinderivate

Wm/Wi: Hemmung der Vit.-K-vermittelten Carboxilierung Ca^{2+}-abhängiger Gerinnungsfakt. (II, VII, IX, X) in der Leber; **UW** (Phenprocoumon): Hämaturie, Epistaxis, Zahnfleischbluten, Hämatome nach Verletzungen, Hepatitis, Ikterus; **KI** (Phenprocoumon): bek. Überempf., Erkrankungen mit erhöhter Blutungsbereitschaft, frischer Apoplex, Endocarditis lenta, Perikarditis, Hirnarterienaneurysma, dissez. Aortenaneurysma, Magen-Darm-Ulzera, OPs am Auge, OPs od. Traumen am ZNS, Retinopathien ↑, Blutungsrisiko, fixierte u. behandlungsrefraktäre Hypertonie (> 200/105 mmHg), kavernöse Lungen-Tbc, nach Uro-OP mit Makrohämaturie, ausgedehnte offene Wunden, SS (Ausnahme: absolute Indikation zur Antikoagulation bei lebensbedrohlicher Heparinunverträglichkeit)

Phenprocoumon Rp	HWZ 150h, Qo 1.0, PPB 99%
Falithrom *Tbl. 1.5, 3mg* **Marcumar** *Tbl. 3mg* **Marcuphen** *Tbl. 3mg* **Phenpro Abz** *Tbl. 3mg* **Phenpro-ratioph.** *Tbl. 3mg* **Phenprogamma** *Tbl. 3mg*	**Langzeitantikoagulation, Pro. arterieller und venöser Thrombosen und Embolien:** d1: 6-9mg p.o., d2: 6mg; Erh.Dos. je nach INR-Wert 1 x 1.5-4.5mg (abends); **DANI** nicht erforderlich

Warfarin Rp	HWZ 35-45h, Qo 1.0, PPB 99%, PRC X, Lact +
Coumadin *Tbl. 5mg*	**Langzeitantikoagulation, Pro. arterieller und venöser Thrombosen und Embolien:** ini 2.5-10mg, Erh.Dos. je nach INR-Wert 2.5-10mg (abends); **DANI** nicht erforderlich

6.9.8 Thromboembolische Risiken und Ziel-INR bei oraler Antikoagulation

Indikation	Risiko ohne OAK	RR durch OAK	Ziel-INR
Akute venöse Thromboembolie, 1. M	40%	80%	2.0-3.0
Akute venöse Thromboembolie 2. + 3. M	10%	80%	2.0-3.0
Rezidiv venöse Thromboembolie	15%	80%	2.0-3.0
Arterielle Embolie	15%	66%	2.0-3.0
Absolute Arrhythmie + Z.n. Embolie	12%	66%	2.0-3.0
Absolute Arrhythmie ohne Klappenbeteiligung	4.5%	66%	2.0-3.0
Aortenklappenersatz*	12%	80%	2.0-3.0
Mitralklappenersatz*	22%	85%	2.5-3.5
Doppelklappenersatz*	90%	95%	2.5-3.5

* Bei Bioklappen OAK nur in den ersten 3M postop., INR 2.0-3.0; OAK: orale Antikoagulation; RR: Risikoreduktion; INR: International Normalized Ratio; Bauersachs R.: Moderne Antikoagulation; Internist 2004, 45 Heft 6: 717-726, Springer Verlag

6.9.9 Fibrinolytika

Wm (Urokinase, rtPA): proteolytische Umwandlung von Plasminogen in Plasmin;
Wm (Streptokinase): Bildung eines Streptokinase-Plasminogen-Komplexes ⇒ Umwandlung von freiem Plasminogen in Plasmin (Plasmin baut Fibrin ab);
Wi: Auflösung noch nicht organisierter Thromben;
UW: Blutungskomplikation, Kopf-/Rückenschmerzen, anaphylaktische Reaktion;
KI: schwere Hypertonie, Aortenaneurysma, Endokarditis, Ulzera, Pankreatitis, fortgeschrittenes Malignom, pathologische Hämostase, OP/Punktion < 10d, i.m.-Injektion < 7d, Ösophagusvarizen, SS: 1. Trimenon

Alteplase (rt-PA) Rp	HWZ 26-46min, Q_0 1.0, PPB 0%, PRC C, Lact ?
Actilyse *Inj.Lsg. 10mg/10ml, 20mg/20ml, 50mg/50ml* **Actilyse Cathflo** *Inj.Lsg. 2mg/2ml*	**Herzinfarkt, akut:** 15mg über 2min i.v. → 50mg über 0.5h, → 35mg über 1h; < 65kg: 15mg → 0.75mg/kg → 0.5mg/kg; **Lungenembolie:** 0mg i.v. über 2min → 90mg über 2h; < 65kg Gesamtdosis max. 1.5mg/kg; **zerebrale Ischämie:** 0.9mg/kg, max. 90mg über 1h, davon 10% als Initialbolus, kein Heparin! **DALI** KI bei schwerer Lebererkrankung; **Thrombolyse verschlossener ZVK, Port-Hämodialysekatheter:** ≥ 30kg: 2mg in den dysfunktionalen Venenkatheter instillieren, ggf. Wdh. nach 2h; < 30kg: s. FachInfo

Streptokinase Rp	HWZ 18-83min, Q_0 1.0, PRC C, Lact ?
Streptase *Inf.Lsg. 0.25, 0.75, 1.5 Mio IE*	**Herzinfarkt, akut:** 1.5 Mio IE i.v. über 1h; **periph. venöser/arterieller Gefäßverschluss:** 0.25 Mio IE i.v. über 30min, dann 1.5 Mio IE/h über 6h, evtl. Wdh. nach 1d oder 100000IE/h über max. 5d

Tenecteplase Rp	HWZ 17-20min, PRC C, Lact ?
Metalyse *Inj.Lsg. 10000U (50mg)/10ml*	**Herzinfarkt, akut:** < 60kg: 30mg; 60-69kg: 35mg; 70-79kg: 40mg; 80-89kg: 45mg; > 90kg: 50mg als Bolus i.v.; **DALI** KI bei schwerer Leberfunktionsstrg.

Urokinase Rp	HWZ 20min od. weniger, PRC B, Lact ?
Rheothromb *Inf.Lsg. 0.5 Mio IE* **Urokinase medac** *Inf.Lsg. 10000IE, 50000IE, 100000IE, 250000IE, 500000IE*	**Arterielle Thrombose:** 0.25-0.6 Mio IE über 10-20min i.v., dann 80000-150000IE/h über 4-5d; **Lungenembolie:** 2000-4400IE/kg über 10-20min i.v., dann 2000IE/kg/h; **venöse Thrombose:** 0.25-0.6 Mio IE über 10-20min i.v., 40000-100000IE/h über 7-14d; **DANI, DALI** KI bei schwerer NI, LI

6.9.10 Protein C

Protein C Rp	
Ceprotin *Inj.Lsg. 500, 1000IE*	**Purpura fulminans, cumarininduzierte Hautnekrosen, schwerer angeborener Protein-C-Mangel:** ini 60-80IE/kg i.v., dann nach Protein-C-Spiegel; **DANI, DALI** engmaschige Kontrolle

6.9.11 Antifibrinolytika

Wm/Wi (Aminomethylbenzoesäure, Aprotinin): Hemmung der Plasminbildung/-wirkung ⇒ sofortige Fibrinolysehemmung;
Wm/Wi (Tranexamsäure): Plasminogenaktivatorhemmung ⇒ verzögerte Fibrinolysehemmung;
UW: Übelkeit, Erbrechen, Diarrhoe, orthostatische Regulationsstörung, allergische Reaktionen;
KI: SZ, Cave in SS

Aminomethylbenzoesäure Rp	
Pamba *Tbl. 250mg*	**Lokale und generalisierte hyperfibrinolytische Blutungen:** 2-3 x 250mg p.o., max. 1000mg/d; **DANI** KI bei schwerer NI
Tranexamsäure Rp	HWZ 1.9-3.3h, Q0 0.03
Cyklokapron *Tbl. 500mg; Inj.Lsg. 500mg/5ml*	**Pro./Ther. hyperfibrinolytische Blutung:** 6-8 x 500mg p.o.; 2-3 x 500-1000mg i.v./i.m.; **Ki.:** ini 10mg/kg i.v./i.m. über 15 min, dann 1mg/kg/h; **DANI** Krea (mg/dl): 1.35-2.82: 2 x 10mg/kg i.v., 2 x 15mg/kg p.o.; 2.82-5.65: 1 x 10mg/kg i.v., 1 x 15mg/kg p.o.; > 5.65: 1 x 5mg/kg i.v., 1 x 7.5mg/kg p.o.

6.9.12 Thrombozytenaggregationshemmer

Wm (Abciximab, Eptifibatid, Tirofiban): Antagonist des Glykoprotein-IIb/IIIa-Rezeptors;
Wm (ASS): Hemmung der Cyclooxygenase ⇒ ↓ Synthese v. Thromboxan A2 (Aggregationsaktivator von Thrombozyten) und von Prostacyclin (Aggregationsinhibitor im Endothel);
Wm (Clopidogrel, Prasugrel, Ticagrelor, Ticlopidin): Blockade des ADP-Rezeptors an Thrombozyten;
Wm (Dipyridamol): Hemmung der Phosphodiesterase ⇒ aggregationshemmendes cAMP in Thrombozyten ↑; **UW** (Abciximab, Tirofiban): Blutung, Thrombopenie, Übelkeit, Fieber, Kopfschmerz; **UW** (ASS): Ulkus, allerg. Hautreaktionen, Schwindel, Tinnitus, Sehstörung, Nausea, Bronchospasmus, Alkalose, Azidose;
UW (Ass + Esomeprazol): Kopfschmerzen, Bauchschmerzen, Diarrhoe, Dyspepsie, Flatulenz, Übelkeit, Erbrechen, Obstipation;
UW (Clopidogrel): Bauchschmerzen, Dyspepsie, Durchfall, Übelkeit, Exanthem, Juckreiz, Kopfschmerzen, Schwindel, Parästhesien, Blutungen, Thrombopenie;
UW (Prasugrel): Anämie, Hämatom, Epistaxis, GI-Blutung, Exanthem, Ekchymose, Hämaturie, Hämatom/Blutung an Punktionsstelle;

UW (Ticagrelor): Dyspnoe, Epistaxis, GI-Blutung, subkutane/dermale Blutungen;
UW (Ticlopidin): Agranulozytose, Panzytopenie, allergische Hautreaktionen;
KI (Abciximab, Tirofiban): zerebrovaskuläre Komplikationen in den letzten 2J, OP/Trauma in den letzten 2M, Thrombopenie, Vaskulitis, Aneurysma, AV-Fehlbildungen, hypertensive/diabetische Retinopathie; **KI** (ASS): Ulzera, hämorrhagische Diathese, Anw.Beschr. SS/SZ, Ki.;
KI (ASS + Esomeprazol): bek. Überempfindlichkeit, Pat. mit asthmat. Beschwerden, Rhinitis, Urtikaria auf ASS oder andere NSAR in der Vorgeschichte, Hämophilie, Thrombopenie, Leberzirrhose, schwere Herzinsuffizienz, schwere Niereninsuffizienz, gleichzeitige Anwendung von Nelfinavir;
KI (Clopidogrel): schwere Leberfunktionsstörung, akute Blutung, SS/SZ;
KI (Prasugrel): bekannte Überempfindlichkeit, Schlaganfall u./od. TIA in der Anamnese, aktive pathologische Blutung, Leberfunktionsstörung Child C;
KI (Ticagrelor): bek. Überempfindlichkeit, aktive pathologische Blutung, intrazerebrale Blutung in Anamnese, mäßige/schwere Leberfunktionsstörung; **KI** (Ticlopidin): BB-Veränderung, SS/SZ

Abciximab Rp	HWZ 10-30min, Q0 1.0, PRC C, Lact ?
ReoPro *Inf.Lsg. 10mg/5ml*	**Koronarintervention, instabile AP:** ini 0.25mg/kg i.v., dann 0.125µg/kg/min über 12h; **DANI, DALI** KI bei HD, schwerer NI, LI

Acetylsalicylsäure (ASS) OTC	HWZ 15min (3h), Q0 1.0 (0.8), PRC D, Lact ?
Aspirin *Tbl. 100, 300mg* **ASS Dexcel protect** *Tbl. 75, 100mg* **ASS-ratioph.** *Tbl. 100, 300mg* **Godamed** *Tbl. 50, 100, 300mg* **Herz ASS-ratioph.** *Tbl. 50, 100mg*	**Instabile AP, akuter Herzinfarkt:** 1 x 75-300mg p.o.; **Sekundär-Pro. KHK, AVK, zerebrale Ischämie, TIA:** 1 x 30-300mg p.o.; s. auch → 276

Cilostazol Rp	HWZ 10h, PPB 98%
Pletal *Tbl. 50, 100mg* **Cilostazol HEXAL** *Tbl. 100mg*	**AVK:** 2 x 100mg p.o.; **DANI:** CrCl > 25: 100%; < 25: KI; **DALI** KI bei mittelschwerer bis schwerer LI

Clopidogrel Rp	HWZ 8h, Q0 > 0.8, PRC B, Lact?
Clopidogrel HEXAL *Tbl. 75mg* **Clopidogrel-ratioph.** *Tbl. 75mg* **Grepid** *Tbl. 75mg* **Iscover** *Tbl. 75, 300mg* **Plavix** *Tbl. 75, 300mg*	**Sek.-Pro. KHK, AVK, zerebrale Ischämie, TIA:** 1 x 75mg p.o.; **akutes Koronarsyndrom ohne ST-Hebung (inkl. Pat. nach PCI mit Stenting), STEMI (bei Pat., die für Thrombolyse infrage kommen):** ini 300mg p.o., dann 1 x 75mg, Komb. mit ASS; **Pro. atherothrombotischer und thromboembolischer Ereignisse bei Vorhofflimmern:** 1 x 75mg. Komb. m. ASS; **DANI** vorsichtige Anwendung; **DALI** KI bei schwerer Leberfunktionsstörung

Clopidogrel + ASS Rp	
Clopidogrel HEXAL plus Ass 100 *Tbl. 75+100mg* **DuoPlavin** *Tbl. 75+100mg*	**Akutes Koronarsyndrom ohne ST-Hebung (inkl. Pat. PCI mit Stenting), STEMI (bei Pat. die für Thrombolyse infrage kommen):** 1 x 75 + 100mg p.o.; **DANI, DALI** KI bei schwerer NI, LI
Dipyridamol + ASS Rp	
Aggrenox *Kps. 200+25(ret.)mg* **Asasantin Retard** *Kps. 200+25(ret.)mg* **Ass HEXAL plus Dipyridamol** *Kps. 200+25(ret.)mg* **Dipyridamol Ass beta** *Kps. 200+25(ret.)mg*	**Sekundär-Pro. nach TIA, zerebraler Ischämie:** 2 x 1Kps. p.o.
Eptifibatid Rp	HWZ 1.13-2.5h, Q0 0.6, PRC B, Lact
Integrilin *Inj.Lsg. 20mg/10ml; Inf.Lsg. 75mg/100ml*	**Instabile AP, Non-Q-wave-Infarkt:** ini 180µg/kg i.v., dann 2µg/kg/min; **DANI** CrCl 30-50: 1µg/kg/min; < 30: KI
Prasugrel Rp	HWZ 7h, PPB 98%
Efient *Tbl. 5, 10mg*	**Pro. atherothrombotischer Ereignisse bei akutem Koronarsyndrom (instabile AP, NSTEMI, STEMI) mit primärer oder verzögerter PCI:** ini 60mg p.o., dann 1 x 10mg, Komb. mit ASS; < 60kg: 1 x 5mg; > 75J: Anw. nur nach sorgfältiger Nutzen-Risiko-Abwägung, 1 x 5mg; **DANI** nicht erforderlich; **DALI** Child C KI
Ticagrelor Rp	HWZ 7(8.5)h, PPB > 99%, PRC C, Lact
Brilique *Tbl. 90mg*	**Pro. atherothrombotischer Ereignisse bei akutem Koronarsyndrom (instabile AP, NSTEMI, STEMI) bei medikamentös behandelten Pat., Z.n. PCI und Z.n. ACB-OP:** (in Komb. mit ASS), ini 1 x180mg, dann 2 x 90mg p.o. für 12M; **DANI** nicht erforderlich, HD: Anw. nicht empfohlen; **DALI** KI bei mäßiger/schw. Leberfunktionsstrg
Ticlopidin Rp	HWZ 30-50h, Q0 1.0, PPB 98%, PRC B, Lact ?
Tiklyd *Tbl. 250mg* **Ticlopidin HEXAL** *Tbl. 250mg* **Ticlopidin-ratioph.** *Tbl. 250mg*	**Sekundär-Pro. nach TIA, PRIND, zerebraler Ischämie:** 2 x 250mg p.o.

Tirofiban Rp	HWZ 1.5h, Q0 0.6, PRC B, Lact ?
Aggrastat *Inf.Lsg. 12.5mg/50ml, 12.5mg/250ml* **Tirofiban HEXAL** *Inf.Lsg. 12.5mg/50ml, 12.5mg/250ml*	**Instabile AP, Non-Q-wave-Infarkt:** wenn keine Angiografie in den nächsten 4-48h nach Diagnose: ini. 0.4µg/kg/min für 30min, dann 0.1µg/kg/min für 48h; **bei PCI:** Bolus 25 µg/kg i.v., dann 0.15 µg/kg/min über 18h; **DANI** CrCl < 30: 50%; **DALI** KI bei schwerer LI

6.9.13 Durchblutungsfördernde Mittel

Wm/Wi (Alprostadil, Iloprost): Prostaglandine ⇒ Vasodilatation, Hemmung der Thrombozytenaggregation; **Wm/Wi** (Na-PPS): Hemmung der Thrombozytenaggregation; Hemmung des Faktors Xa, Wechselwirkung mit Faktor VIIIa, Hemmung der Aktivierung des Faktors V; Freisetzung von t-PA aus den Endothelien, Aktivierung des Faktors XII und Modifikation der Fibrinbildung ⇒ fördert Thrombusauflösung;
Wm/Wi (Pentoxifyllin): Vasodilatation, Erythrozytenverformbarkeit ↑, Blutviskosität ↓;
UW (Alprostadil): Temperatur ↑, Verwirrtheit, Krampfanfälle, RR ↓, Tachykardie, Kopfschmerz, Durchfall, Übelkeit, Erbrechen, Flush-Reaktion, Schmerz, Erytheme, Ödeme an infundierter Extremität, Rötungen der infundierten Vene; **UW** (Na-PPS): Thrombozytopenie, Thromboembolie, zerebrale Ischämie, Myokardinfarkt, Übelkeit, Erbrechen, allergische Reaktionen, Aortenstenose; **UW** (Pentoxifyllin): Hautreaktionen, Flush, Kopfschmerzen, Schwindel, GI-Störung, Tachykardie, RR ↓, Stenokardien;
KI (Alprostadil): schwere Herzinsuffizienz, HRST, KHK, Lungenödem, Lungeninfiltrationen, schwere COPD, Lebererkrankung, Magenulkus, SS/SZ;
KI (Na-PPS): bekannte Überempfindlichkeit, allergische Thrombopenie Typ II in der Anamnese, aktuelle Blutung, Blutungsgefahr, ZNS-/ Augen-OP, Lumbalanästhesie, schwere Leber-, Nieren-, Pankreaserkrankung, Endokarditis lenta, drohender Abort, drohende Plazentalösung, Placenta praevia, Cave in SS;
KI (Pentoxifyllin): frischer Herzinfarkt, Massenblutungen, großflächige Retinablutungen, SS, Cave in SZ

Alprostadil Rp	HWZ 5-10 (0.5)min, PRC X, Lact -
Alprostadil HEXAL Kardio *Inf.Lsg. 20µg* **Pridax** *Amp. 20µg/1ml* **Prostavasin** *Amp. 20µg*	**AVK Stadium III-IV:** 2 x 40µg in 250ml NaCl über 2h i.v.; 1 x 10-20µg in 50ml NaCl über 60-120min i.a.; **DANI** Krea (mg/dl) > 1.5: ini 2 x 20µg i.v., nach 2-3d evtl. 2 x 40µg i.v.; **DALI** KI bei Lebererkrankung

Iloprost Rp	HWZ 0.5h, Q0 1.0, PPB 60%
Ilomedin *Amp. 20µg/1ml* **Iloprost Ibisqus** *Amp. 50µg/0.5ml*	**Thrombangitis obliterans:** 0.5-2ng/kg/min über 6h i.v.; **DANI** CrCl > 30: 100%; HD: sorgfältige Dosiseinstellung, Dosisintervall mindestens 3h; **DALI** Dosisreduktion

Naftidrofuryl Rp	HWZ 1h
Dusodril *Kps. 100mg; Tbl. 100(ret.), 200mg* **Naftilong** *Kps. 100(ret.), 200(ret.)mg* **Nafti-ratioph.** *Kps. 100(ret.), 200(ret.)mg*	**AVK Stadium II:** 3 x 100-200mg p.o.; 3 x 100-200mg (ret.) p.o.; **DALI** KI bei Leberfunktionsstrg.

Natrium-Pentosanpolysulfat (Na-PPS) Rp	HWZ 24h, Q0 0.7, PRC B, Lact -
Fibrezym *Amp. 50mg/0.5ml* **Pentosanpolysulfat SP 54** *Tbl. 25mg; Inj.Lsg. 100mg*	**AVK Stadium IIb:** schwere akute Zustände: ini 100mg s.c. alle 12h; stufenweise reduzieren auf 1 x 100mg/d s.c.; Dauerinfusion d1-2 300mg/24h verdünnt i.v., d3-6 200mg/24h verdünnt i.v.; subakute/chron. Zustände: 3 x 100mg s.c./W; 3 x 75-100mg/d p.o.

Pentoxifyllin Rp	HWZ 1.6 h, Q0 1.0, PRC C, Lact ?
PentoHEXAL *Tbl. 400(ret.), 600(ret.)mg; Amp. 100mg/5ml, 300mg/15ml* **Rentylin** *Tbl. 400(ret.)mg* **Trental** *Tbl. 400(ret.), 600(ret.)mg; Amp. 100mg/5ml, 300mg/15ml*	**AVK Stadium IIb:** 2-3 x 400mg (ret.) p.o.; 2 x 600mg (ret.) p.o.; 1-2 x 100-600mg i.v., max. 100mg/h; **DANI** CrCl < 30: 50-70%; **DALI** Dosisreduktion

6.9.14 Gerinnungsfaktoren

Faktor I (Fibrinogen) Rp	HWZ 72-96h
Haemocomplettan P *Inf.Lsg. 1, 2g*	**Hypo-, Dys-, Afibrinogenämie:** 1-2g i.v., weiter nach Bedarf

Faktor VIIa (Eptacog alfa) Rp	HWZ 2.9h
NovoSeven *Inj.Lsg. 50, 100, 250, 400kIE*	**Angeborene Hämophilie, erworb. Hemmkörper gegen Faktor VIII u. IX:** ini 4.5kIE/kg über 2-5min i.v., dann 3-6kIE/kg pro Inj.

Faktor VIII (antihämophiles Globulin A) Rp	HWZ 8-24h
Beriate P, Haemate HS, Haemoctin, Immunate *Inj.Lsg. 250, 500, 1000IE* **Helixate, Kogenate** *Inj.Lsg. 250, 500, 1000, 2000IE* **Nuwiq** *Inj.Lsg. 250, 500, 1000, 2000IE* **Recombinate** *Inj.Lsg. 250, 500, 1000IE*	**Hämophilie A:** 1IE/kg erhöht den Faktor-VIII-Spiegel um 2%

Faktor IX (Christmasfaktor, antihämophiles Globulin B) Rp	
Alphanine *Inj.Lsg. 500, 1000IE* **Benefix** *(rekombinant) Inj.Lsg. 250, 500, 1000, 2000, 3000IE* **Berinin P** *Inj.Lsg. 300, 600, 1200IE* **Immunine** *Inj.Lsg. 600, 1200IE* **Mononine, Octanine** *Inj.Lsg. 500, 1000IE* **Rixubis** *Inj.Lsg. 250, 500, 1000, 2000, 3000IE*	**Hämophilie B:** 1IE/kg erhöht den Faktor-IX-Spiegel um 0.5-1.5%

Faktor XIII (fibrinstabilisierender Faktor) Rp	HWZ 96-168h
Fibrogammin P *Inj.Lsg. 250, 1250IE*	**Angeborener und erworbener Faktor-XIII-Mangel:** 10-35 E/kg i.v.

Prothrombinkomplex (Faktor II, VII, IX, X) Rp	
Beriplex *Inj.Lsg. 250, 500, 1000IE* **Octaplex** *Inj.Lsg. 500IE*	**Angeborener und erworbener Mangel an Faktor II, VII, IX, X, Cumarinüberdosierung:** 1IE/kg hebt Quick-Wert um ca. 1%

Prothrombinkomplex (Faktor II, VII, VIII, IX, X) Rp	
FEIBA *Inj.Lsg. 500E, 1000IE*	**Hämophilie-A und B und erworbener Mangel an Faktor VIII, IX, XI; in Kombination mit Faktor VIII-Konzentrat für LZ-Therapie mit F VIII:** 50-100 E/kg KG (max. 100 E/kg, max. 200 E/kg/d)

6.9.15 Thrombininhibitoren

Antithrombin III Rp	HWZ 36-72h
Anbinex *Inj.Lsg. 500, 1000IE* **AT III Nf** *Inj.Lsg. 500, 1000IE* **Atenativ, Kybernin Hs** *Inj.Lsg. 500, 1000IE*	**Angeborener und erworbener AT-III-Mangel:** 1IE/kg erhöht den AT-III-Spiegel um ca. 1-1.5%

6.9.16 Enzyminhibitoren

Wm/Wi (C1-Esterase-Inhibitor): Hemmung des Komplementsystems;
Wm/Wi (Conestat alfa): rekombinantes Analagon des humanen C1-Esterase-Inhibitors;
Wm/Wi (Icatibant): selektiver kompetitiver Antagonist des Bradykininrezeptors Typ 2;
UW (C1-Esterase-Inhibitor): Hautausschlag;
UW (Conestat alfa): Kopfschmerzen, allergische Reaktion;
UW (Icatibant): Erythem, Schwellung, Brennen, Jucken, Hautschmerzen, Wärmegefühl, Übelkeit, Bauchschmerzen, Schwächegefühl, Schwindel, Kopfschmerzen, verstopfte Nase, Exanthem, CK-Erhöhung, abnorme Leberfunktionswerte;
KI (Conestat alfa): Allergie gegen Kaninchen, bekannte Überempfindlichkeit;
KI (C1-Esterase-Inhibitor, Icatibant): bekannte Überempfindlichkeit

C1-Esterase-Inhibitor Rp	HWZ 4.5d
Berinert *Inj.Lsg. 500E*	**Erbliches Angioödem:** 500-1000E i.v., ggf. Wdh. je nach Wi; **Ki.:** s. Erw.
Cinryze *Inj.Lsg. 500E*	**Erbliches Angioödem:** 1000E i.v, ggf. Wdh. nach 60 min od. früher; **Pro:** alle 3-4 d 1000E i.v. bzw. 24h vor Eingriff; **Ki.:** s. Erw.; **DANI/DALI** nicht erforderlich

Conestat alfa Rp	HWZ 2h, PRC C, Lact ?
Ruconest *Inj.Lsg. 2100IE (150IE/ml)*	**Attacke eines hereditären Angioödems:** Erw. < 84kg: 50IE/kg i.v. über 5min; > 84kg: 4200IE i.v.; max. 2 Dosen/24h; < 18J: KI; **DANI** nicht erforderlich; **DALI** keine Daten

Icatibant Rp	HWZ 1-2h PPB 44%
Firazyr *Fertigspr. 30mg/3ml*	**Attacke eines hereditären Angioödems:** 30mg s.c., max 3 x 30mg/24h; **DANI, DALI** nicht erforderlich

6.9.17 Fusionsproteine

Wm/Wi (Eltrombopag): Aktivierung der Thrombozytenproduktion über Interaktion mit der Transmembrandomäne des Thrombopoetin-Rezeptors;
Wm/Wi (Romiplostim): Fusionsprotein, aktiviert über den Thrombopoetin-Rezeptor die Thrombozytenproduktion;
UW (Eltrombopag): Schlaflosigkeit, Kopfschmerzen, Katarakt, Augentrockenheit, Übelkeit, Diarrhoe, Obstipation, Bauchschmerzen, Transaminasen- u. Bilirubinerhöhung, Exanthem, Juckreiz, Haarausfall, Arthralgie, Myalgie, Knochenschmerzen, Fatigue, peripheres Ödem;
UW (Romiplostim): Kopfschmerzen, Knochenmarksstrg., Thrombopenie, Schlaflosigkeit, Schwindel, Parästhesie, Migräne, Übelkeit, Dyspepsie, Bauchschmerzen, Diarrhoe, Obstipation, Pruritus, Ekchymose, Exanthem, Arthralgie, Myalgie, Knochenschmerzen, Müdigkeit, Ödeme, grippeähnliche Symptome, Schmerzen, Fieber, Asthenie, Reaktionen an der Injektionsstelle, Kontusion;
KI (Eltrombopag): bekannte Überempfindlichkeit;
KI (Romiplostim): Überempfindlichkeit gegen Romiplostim bzw E. coli-Proteine

Eltrombopag Rp	HWZ 21-32h; PPB 99%
Revolade *Tbl. 25, 50, 75mg*	**Immunthrombozytopenische Purpura mit Splenektomie:** ini 1 x 50mg p.o. (Ostasiaten 25mg), dann Dosisanpassung an Thrombozytenzahl (s. FachInfo), max. 75mg/d; **DANI** vorsichtige Anwendung; **DALI** mäßige bis schwere LI Anwendung nicht empfohlen

Romiplostim Rp	HWZ 3.5d
Nplate *Inj.Lsg. 250, 500µg*	**Immunthrombozytopenische Purpura:** ini 1x/W 1µg/kg s.c., weitere Dosis je nach Thrombozytenzahl (s. FachInfo), max. 10µg/kg/W; **DANI, DALI** keine Daten

7 Onkologie

7.1 Wichtiger Benutzerhinweis

Die Angaben zu Indikation und Dosierung sind den aktuellen Fachinformationen der entsprechenden Handelspräparate entnommen. Hierbei ist zu beachten, dass Chemotherapeutika bei einigen angegebenen Indikationen heute kaum mehr eingesetzt werden. Andererseits erfolgt der Einsatz zahlreicher Substanzen bei hier nicht aufgeführten Indikationen nach aktuellen Therapiestandards.

Bei den Dosierungsangaben unterscheiden sich die hier abgebildeten Angaben aus den FachInfos teils erheblich von der in Klinik und Praxis etablierten Vorgehensweise. Auch kann nicht immer auf die in der Onkologie häufig durchgeführten Kombinationstherapien mit mehreren Substanzen eingegangen werden. Hier sei auf aktuelle Therapieleitlinien von Fachgesellschaften und Tumorzentren verwiesen.

Am Anfang dieses Kapitels sind die unerwünschten Wirkungen (UW) angegeben, die bei nahezu allen Zytostatika auftreten können. Weitere substanzspezifische UW sind in den Tabellen der jeweiligen Wirkstoffgruppe aufgeführt.

7.2 Allgemeine unerwünschte Wirkungen von Zytostatika

Sofortreaktionen

Übelkeit, Erbrechen, Fieber, allergische Reaktionen, RR ↓, HRST, Venenentzündungen

Verzögert einsetzende, reversible Nebenwirkungen

Knochenmarkdepression (Leuko- und Thrombopenie, weniger häufig Anämie), Mukositis, Stomatitis, aregenerative Enteropathie mit Appetitlosigkeit und Diarrhoe, Haarausfall, Hautveränderungen (Pigmentierungen, Hyperkeratosen), Hautausschläge, Lungen-, Nieren-, Leberfunktionsstörung, Gerinnungsstörung, Amenorrhoe, Azoospermie, Wachstums-hemmung bei Kindern

Bleibende chronische Toxizität

Kardiotoxizität, Nieren- und Leberschädigung, Neurotoxizität (Lähmungen, Sensibilitätsstrg., Polyneuropathie), Mutagenität, Teratogenität, Karzinogenität (Zweittumor)

Indirekte Wirkungen, Paravasat

Immunsuppressive Wirkung als Folge der Leukopenie, Infektanfälligkeit, Hyperurikämie, akute Nephropathie und akutes Nierenversagen;
Zytostatika-Paravasat: initial Ödem, Rötung, Schmerzen, Überwärmung, im weiteren Verlauf Gewebsnekrose, Superinfektion möglich

7.3 Alkylierende Mittel

7.3.1 Stickstofflost-Analoga

Wm/Wi (alkylierende Mittel): Quervernetzung von DNA-Einzel und -Doppelsträngen durch Alkylierung, Strg. von Matrixfunktion und Synthese der DNA;
UW (alle) s. allgemeine UW von Zytostatika → 173;
UW (Bendamustin): Infektion, Leukopenie, Thrombopenie, Übelkeit, Erbrechen, Mukositis, Erschöpfung, Fieber, Hb-Abfall, Krea/Harnstoff-Anstieg, Tumorlysesyndrom, Schlaflosigkeit, Palpitationen, Angina pectoris, Arrhythmie, Hypotonie, Hypertonie, Lungenfunktionsstörung, Diarrhoe, Obstipation, Stomatitis, Hautveränderungen, Alopezie, Schmerzen, Schüttelfrost, Dehydrierung, Appetitlosigkeit, Transaminasen/AP/Bili-Anstieg, Hypokaliämie;
UW (Cyclophosphamid): transiente Transaminasen ↑, Cholestase, hämorrhagische Zystitis, Blasenfibrose, bei Hochdosistherapie akute Myo-/Perikarditis, Herzinsuffizienz, hämorrhagische Myokardnekrosen, akute Enzephalopathie, Lungenfibrose, Pneumonitis;
UW (Chloroambucil): Lungenfibrose v.a. bei kumulativer Dosis > 2000mg, transiente Transaminasen ↑, Lebertoxizität, periphere/zentrale Neurotoxizität, Zystitis;
UW (Melphalan): pulmonale Fibrose;
UW (Ifosfamid): transiente Transaminasen ↑, Cholestase, hämorrhagische Zystitis, akute Enzephalopathie und zerebelläre Neurotoxizität, Verwirrtheit, Psychose, Ataxie, Krampfanfälle, Somnolenz, Koma;
UW (Trofosfamid): transiente Transaminasen ↑, hämorrhagische Zystitis bei hochdosierter oder Langzeittherapie

Bendamustin Rp	HWZ 30min, PPB 95%
Levact *Inf.Lsg. 25, 100mg*	**Non-Hodgkin-Lymphome:** 120mg/m² d1-2, Wdh. d22; **Multiples Myelom:** 120-150mg/m² d1-2, Wdh. d29 + Prednison; **CLL:** 70-100mg/m² d1-2, Wdh. d29; **DANI** CrCL ≥ 10: 100%; **DALI** Serumbili 1.2-3mg/dl: 70%; > 3mg/dl: keine Daten; s.a. FachInfo

Cyclophosphamid Rp	HWZ (4-8h), Q0 0.5, PPB 15%
Cyclophosphamid Baxter *Inf. Lsg, 1000, 2000mg* **Endoxan** *Tbl. 50mg; Inf.Lsg. 200, 500, 1000mg*	**ALL, AML, maligne Lymphome, Hoden-, Mamma-, Ovarial-Ca, Ewing-Sarkom, Neuroblastom, kleinzelliges Bronchial-Ca, Rhabdomyosarkom, Autoimmunerkrankung, immunsuppressive Therapie nach Organ-Tx:** Dauertherapie 120-240mg/m² i.v. tgl. oder 1 x 50-200mg p.o.; Intervalltherapie 400-600mg/m² i.v. in Abständen von 2-5d; 800-1600mg/m² i.v. alle 21-28d; **DANI** CrCL < 10: 50%; **DALI** Serumbili 3.1-5mg/dl: 75%

Chlorambucil Rp	HWZ 1-1.5(2.4)h, Q0 1.0, PPB 98%
Leukeran *Tbl. 2mg*	**CLL, niedrig maligne Non-Hodgkin-Lymphome:** 1 x 0.4mg/kg p.o. d1, Wdh. d15, ggf. um 0.1mg/Zyklus steigern; bei Komb. mit Prednison 5mg/m² d1-3, Wdh. d15, ggf. um 1.3mg/m² steigern; **M. Waldenström:** 0.1mg/kg tgl. oder 0.3mg/kg für 7d, Wdh. alle 6W; **DANI** nicht erforderlich; **DALI** Dosisreduktion empfohlen
Melphalan Rp	HWZ (1.5-2h), Q0 0.9, PPB 90%
Alkeran *Tbl. 2mg; Inf.Lsg. 50mg* **Melfalan** *Inf.Lsg. 50mg*	**Multiples Myelom:** 0.25mg/kg p.o. d1-4, Wdh. nach 4-6W, Kombination mit Prednison; 15mg/m² i.v. d1, Wdh. nach 4W; Hochdosistherapie: 100-200mg/m²; **fortgeschrittenes Ovarial-Ca:** 0.2mg/kg p.o. d1-5, Wdh. nach 4-8W; **DANI** CrCL 30-50: 50%
Ifosfamid Rp	HWZ 6-8(4-7)h, Q0 0.5, PPB gering
Holoxan *Inf.Lsg. 0.5, 1, 2, 3g* **IFO-cell** *Inf.Lsg. 1, 2, 5g*	**Hoden-, Zervix-, Mamma-, nichtkleinzelliges Bronchial-Ca, kleinzelliges Bronchial-Ca, Weichteil-, Ewing-Sarkome, Non-Hodgkin-Lymphome, M. Hodgkin:** 1200-2400mg/m² i.v. d1-5 oder 5-8g/m² über 24h d1; **DANI** KI bei schwerer Niereninsuffizienz
Trofosfamid Rp	HWZ 1-1.5(4-8)h
Ixoten *Tbl. 50mg*	**Non-Hodgkin-Lymphome:** 3 x 50mg p.o.; **DANI** k.A.

7.3.2 Alkylsulfonate

Wm/Wi (alkylierende Mittel): Quervernetzung von DNA-Einzel- und -Doppelsträngen durch Alkylierung, Strg. von Matrixfunktion und Synthese der DNA;
UW (alle): s. allgemeine UW von Zytostatika → 173;
UW (Busulfan): Lungenfibrose, insbesondere bei kumulativer Dosis > 300mg, bei Hochdosistherapie Lebervenenverschlusssyndrom, Katarakt, Gynäkomastie, retroperitoneale Fibrose, Endokardfibrose, hämorrhagische Zystitis;
UW (Treosulfan): Lungenfibrose, allergische Alveolitis, Pneumonie, Cholestase, Sklerodermie, Psoriasis, Parästhesien, hämorrhagische Zystitis

Busulfan Rp	HWZ 2.5h, Q_0 1.0, PPB 32%
Busilvex *Inf.Lsg. 60mg/10ml* **Myleran** *Tbl. 2mg*	**Konditionierung vor konventioneller Stammzell-Tx:** 0.8mg/kg i.v. alle 6h über 4d; **CML:** Remissionseinleitung 0.06mg/kg p.o., Erhaltungstherapie 0.5-2mg/d; **Polycythaemia vera:** 4-6mg/d; **DANI** nicht erforderlich

Treosulfan Rp	HWZ 1.5-1.8h
Ovastat *Kps. 250mg; Inf.Lsg. 1, 5g*	**Ovarial-Ca:** 4 x 100-150mg/m^2 p.o. für 28d, Wdh. d56; 5-8g/m^2 i.v. d1, Wdh. d21-28; **DANI** k.A.

7.3.3 Nitrosoharnstoffe

Wm/Wi (alkylierende Mittel): Quervernetzung von DNA-Einzel- und -Doppelsträngen durch Alkylierung, Strg. von Matrixfunktion und DNA-Synthese;
UW: s. allgemeine UW von Zytostatika → 173; **UW** (Lomustin): pulmonale Infiltrate, Lungenfibrose, transiente Transaminasen ↑, periphere und zentrale Neurotoxizität

Lomustin Rp	HWZ (72h), PPB 60%
Cecenu *Kps. 40mg*	**M. Hodgkin, Hirntumoren, Hirnmetastasen, malignes Melanom, kleinzell. Bronchial-Ca:** 70-100mg/m^2 p.o. d1, Wdh. nach 6W; **DANI** Dosisreduktion, KI bei stark eingeschränkter Nierenfunktion

7.3.4 Platinhaltige Verbindungen

Wm/Wi (alkylierende Mittel): Quervernetzung von DNA-Einzel- und -Doppelsträngen durch Alkylierung, Störung von Matrixfunktion und Synthese der DNA;
UW: s. allg. UW von Zytostatika → 173; **UW** (Carboplatin): transiente Transaminasen ↑, Nephrotoxizität, periphere Neurotoxizität, Hörstörung, Optikusneuritis;
UW (Cisplatin): Herzinsuff., Enteritis, transiente Transaminasen ↑, Elektrolytveränderungen (Ca^{2+} ↓, Mg^{2+} ↓, K^+ ↓, Na^+ ↓), kumulative Nephrotoxizität mit Tubulusschädigung, Otoxizität, periphere Neurotoxizität, Geschmacksstörung, fokale Enzephalopathie, Sehstörung, Optikusneuritis, Schwindel; **UW** (Oxaliplatin): meist transiente periphere Neuropathie mit Dysästhesien, Parästhesien der Extremitäten (ausgelöst/verstärkt durch Kälteexposition), akute laryngeale/pharyngeale Dysästhesie mit Erstickungsgefühl

Carboplatin Rp	HWZ 2(24)h, Q_0 0.25, PPB < 25%
Axicarb *Inf.Lsg. 10mg/ml* **Carboplatin-GRY** *Inf.Lsg. 10mg/ml* **CARBO-cell** *Inf.Lsg. 10mg/ml* **Carboplatin HEXAL** *Inf.Lsg. 50, 150, 450, 600, 1000mg* **Neocarbo** *Inf.Lsg. 50, 150, 450, 600mg* **Ribocarbo-L** *Inf.Lsg. 50, 150, 450, 600mg*	**Ovarial-, Zervix-Ca, kleinzelliges Bronchial-Ca, Plattenepithel-Ca des Kopf-/Halsbereichs:** 300-400mg/m^2 i.v., Wdh. nach 4W; alternativ Dosierung nach AUC; **DANI** CrCL 40-60: 250mg/m^2; 20-40: 200mg/m^2; < 20: KI

Cisplatin Rp	HWZ 58-90h, Q0 0.6, PPB > 90%
Cisplatin-Lsg.-Ribosepharm *Inj.Lsg. 10, 25, 50mg* **Cisplatin medac** *Inf.Lsg. 10, 25, 50, 100mg* **Cisplatin HEXAL PI** *Inf.Lsg. 10, 50mg* **Cisplatin Neocorp** *Inf.Lsg. 10, 50, 100mg*	**Hoden-, Prostata-, Ovarial-Ca, kleinzelliges und nichtkleinzelliges Bronchial-Ca, Oesophagus-, Zervix-, Blasen-, Endometrium-Ca, Kopf-Hals-Ca, Osteosarkom:** 50-120mg/m² i.v. d1 oder 15-20mg/m² d1-5, Wdh. nach 3-4W; **DANI** KI bei Niereninsuff.

Oxaliplatin Rp	HWZ biphasisch 0.4h und 38h
Croloxat *Inf. Lsg. 50mg/10ml, 100mg/20ml* **Eloxatin** *Inf.Lsg. 50, 100, 200mg* **Medoxa** *Inf.Lsg. 50mg/10ml, 100mg/20ml, 150mg/30ml* **Oxaliplatin Nc** *Inf. Lsg. 50mg/10ml, 100mg/20ml* **Oxaliplatin HEXAL** *Inf.Lsg. 50, 100, 150ml* **Riboxatin** *Inf. Lsg. 50mg/10ml, 100mg/20ml*	**Kolorektales Karzinom, adjuvant und metastasiert:** 85mg/m² i.v. d1, Wdh. d15, Kombination mit 5-FU; **DANI** CrCL < 30: KI

7.3.5 Weitere alkylierende Mittel

Wm/Wi (alkylierende Mittel): Quervernetzung von DNA-Einzel- und -Doppelsträngen durch Alkylierung, Strg. von Matrixfunktion und Synthese der DNA;
Wm/Wi (Procarbazin): hemmt die Inkorporation von kleinen DNA-Präkursoren sowie die RNA- und Protein-Synthese, direkte Schädigung der DNA durch Alkylierungsreaktion, schwacher Inhibitor der MAO im ZNS;
UW: s. allgemeine UW v. Zytostatika → 173; **UW** (Dacarbazin): transiente Transaminasen ↑, Lebervenenverschlusssyndrom, Lebernekrose, Photosensitivität, ZNS-Strörung (Kopfschmerzen, Sehstörung, Verwirrtheit, Lethargie, Krämpfe), Parästhesien, Thrombophlebitis, ausgeprägte Nausea; **UW** (Procarbazin): KM-Suppression, Anämie, Neutropenie, Leukopenie, Thrombozytopenie mit Blutungstendenz, Panzytopenie, allergische Reaktionen mit makulopapillarem Exanthem, Hypereosinophilie, Fieber, Hautrötung, Urtikaria, Neuropathien, Parästhesien der Extremitäten, Schläfrigkeit, Verwirrtheit, interstitielle Pneumonie, Nausea, Erbrechen, Anorexie, Obstipation, Diarrhoen, Stomatitis, Leberfktsstrg., Azoospermie, Beendigung der Ovarialfunktion, Alopezie, inkurrente Infektionen, Herpes zoster; **UW** (Temozolomid): Obstipation, Kopfschmerzen, Schwindel, Geschmacksanomalien, Parästhesien;
KI (Procarbazin): bek. Überempf., Myelosuppression mit Granulozyto- und Thrombozytopenie (nicht durch maligne Grunderkrankung bedingt), SZ, schwere Nieren- und Leberschäden

Dacarbazin Rp	HWZ 0.5-3.5h, Q0 0.3, PPB 5%
Dacarbazin Lipomed *Inf.Lsg. 100, 200mg* **Detimedac** *Inf.Lsg. 100, 200, 500, 1000mg*	**Malignes Melanom:** 200-250mg/m² i.v. d1-5 oder 850mg/m² d1, Wdh. nach 3W; **Weichteilsarkom:** 250mg/m² d1-5, Wdh. nach 3W; **M. Hodgkin:** 375mg/m² d1, Wdh. d15; **DANI** leichte bis mittlere NI: 100%, schwere NI: KI; **DALI** leichte bis mittlere LI: 100%, schwere LI: KI

Procarbazin Rp	PRC D, Lact -
Natulan *Kps. 50mg*	**M. Hodgkin:** 100mg/m² KÖ für 7-14 d p.o. in Kombination mit anderen Zytostatika

Temozolomid Rp	HWZ 1.8h, PPB 10-20%
Temodal *Kps. 5, 20, 100, 140, 180, 250mg* **Temozo Cell** *Kps. 5, 20, 100, 140, 180, 250mg* **Temozolomid HEXAL** *Kps. 5, 20, 100, 140, 180, 250mg*	**Rezidivierende oder progrediente maligne Gliome:** 200mg/m² d1-5, Wdh. nach 4W; vorbehandelte Patienten beim 1. Zyklus 150mg/m²; **DANI** nicht erforderlich

7.4 Antimetabolite

7.4.1 Folsäure-Analoga

Wm/Wi (Antimetabolite): Einbau als falsches Substrat in die DNA oder RNA, Hemmung der DNA- oder RNA-Polymerase;
UW: s. allgemeine UW von Zytostatika → 173;
UW (Methotrexat): GI-Blutungen, Transaminasen ↑, Tubulusschädigung, reversible akute Enzephalopathie nach i.v.-/intrathekaler Applikation, Leukenzephalopathie, Konjunktivitis;
UW (Pemetrexed): Transaminasen ↑, Fieber, motorische und sensible Neuropathie, Diarrhoe, Fatigue, Hautrötung, Appetitverlust, Stomatitis, Angina pectoris, kardiovaskuläre Ereignisse

Methotrexat → 286 Rp	HWZ 12-24h, Q0 0.06, PPB 50%
Methotrexat-Gry *Inf.Lsg. 5, 50, 500, 1000, 5000mg* **Methotrexat medac** *Inj.Lsg. 5, 15, 50mg; Inf.Lsg. 250, 500, 1000, 5000mg* **MTX HEXAL** *Tbl. 2.5, 5, 7.5, 10, 15mg; Inj.Lsg. 5, 7.5, 10, 15, 25, 50, 500, 1000mg; Fertigspritze 2.5mg/0.33ml, 7.5mg/1ml, 10mg/1ml, 10mg/1.33ml, 15mg/2ml, 20mg/2.67ml, 25mg/3.33ml* **Neotrexat** *Inj.Lsg. 1g/10ml, 5g/50ml*	**Chorionepitheliom, Mamma-Ca, Kopf-Hals-Ca, Non-Hodgkin-Lymphom, ALL, kleinzelliges Bronchial-Ca, Osteosarkom, Meningeosis leucaemica + carcinomatosa, maligne Lymphome im Kindesalter, ZNS-Tumoren:** ED i.v. je nach Therapie-Schema, niedrigdosierte Therapie: < 100mg/m²; mittelhochdosierte Therapie: 100-1000mg/m²; hochdosierte Therapie: > 1000mg/m²; intrathekal: 8-12mg/m², max. 15mg absolut, ini alle 2-3d, später alle 4W; **DANI** CrCL > 80: 100%; 80: 75%; 60: 63%; < 60: KI

Pemetrexed Rp	HWZ 3.5h, PPB 81%
Alimta *Inf.Lsg. 100, 500mg*	**Malignes Pleuramesotheliom:** 500mg/m² i.v. d1, Kombination mit Cisplatin 75mg/m² d1, Wdh. d22; **NSCLC:** 500mg/m² d1, Wdh. d22; **DANI** CrCL ≥ 45: 100%; < 45: Anwendung nicht empfohlen

7.4.2 Purin-Analoga

Wm/Wi (Antimetabolite): Einbau als falsches Substrat in die DNA oder RNA, Hemmung der DNA- oder RNA-Polymerase; **Wm/Wi** (Cladribin): DNA-Synthese und -Reparatur wird blockiert; **Wm/Wi** (Nelarabin): wird zu ara-G metabolisiert;
UW: s. allgemeine UW von Zytostatika → 173;
UW (Cladribin): transiente Transaminasen ↑, toxische Epidermiolyse, periphere od. zentrale Neurotoxizität, Immunsuppression mit T-Zell-Defizienz (CD^{4+} ↓ ↓, CD^{8+} ↓), Kopfschmerzen;
UW (Clofarabin): febrile Neutropenie, Ängstlichkeit, Kopfschmerzen, Nausea, Erbrechen, Diarrhoe, Dermatitis, Pruritus, Schleimhautentzündung, Pyrexie, Erschöpfung;
UW (Fludarabin): akute Kardiotoxizität mit Arrhythmien, Hypotonie, transiente Transaminasen ↑, periphere Neuropathie mit Parästhesien, ZNS-Strg., Immunsuppression mit T-Zell-Defizienz, (CD^{4+} ↓ ↓, CD^{8+} ↓), Tumorlysesyndrom, Hämolyse;
UW (Mercaptopurin): transiente Transaminasen ↑, Cholestase, Lebervenenverschlusssyndrom;
UW (Nelarabin): Infektionen, Tumor-Lyse-Syndrom, Hypoglykämie, Hypokalzämie, Hypomagnesiämie, Hypokaliämie, Verwirrtheit, Somnolenz, Kopfschmerzen, periphere neurologische Strörung, Schwindel;
UW (Tioguanin): transiente Transaminasen ↑, Cholestasen, Lebervenenverschlusssyndrom, Darmperforation

Cladribin Rp	HWZ 3-22h (kontinuierl. Infusion an 7d), 11h (s.c.-Bolus an 5d), PPB 20%
Leustatin *Inf.Lsg. 10mg/10ml* **LITAK** *Inj.Lsg. 10mg/5ml*	**Haarzell-Leukämie:** 0.14mg/kg s.c. d1-5 oder 0.09mg/kg i.v. über 24h d1-7; **DANI, DALI** vorsichtige Anwendung
Clofarabin Rp	HWZ 5.2h
Evoltra *Inf.Lsg. 20mg/20ml*	**ALL: Ki > 21kg:** 52mg/m² über 2h i.v. d1-5; **DANI, DALI** KI bei schwerer NI, LI
Fludarabin Rp	HWZ 10-30h, PPB nicht ausgeprägt
Fludara *Inf.Lsg. 50mg* **Fludarabinphos Gry** *Inj.Lsg. 50mg* **Neoflubin** *Inj.Lsg. 50mg*	**CLL vom B-Zell-Typ:** 25mg/m² i.v. d1-5, Wdh. d29; **DANI** CrCL 30-70: 50%; < 30: KI; **DALI** vorsichtige Anwendung
Mercaptopurin Rp	HWZ 1.5h, Q_0 0.8, PPB 20%
Mercaptopurin Medice *Tbl. 10mg* **Puri-Nethol** *Tbl. 50mg* **Xaluprine** *Susp. (1ml = 20mg)*	**ALL:** 2.5mg/kg/d p.o., Therapiedauer je nach Schema; **DANI, DALI** Dosisreduktion erwägen
Nelarabin Rp	HWZ 0.5(3)h, PPB 25%
Atriance *Inf.Lsg. 250mg/50ml*	**T-ALL, T-LBL:** 1.5g/m² i.v. d 1, 3, 5, Wdh. d22; **Ki., Jugendl. < 21J:** 650mg/m² i.v. d1-5, Wdh. d22; **DANI, DALI** keine Daten
Thioguanin Rp	HWZ (0.5-6h)
Thioguanin-GSK *Tbl. 40mg*	**AML:** Induktion: 100mg/m² alle 12h p.o.; **ALL:** 60mg/m² p.o.; Therapiedauer je nach Schema; **DANI, DALI** Dosisreduktion erwägen

7.4.3 Pyrimidin-Analoga

Wm/Wi (Antimetabolite): Einbau als falsches Substrat in die DNA oder RNA, Hemmung der DNA- oder RNA-Polymerase;
Wm/Wi (Gimeracil): Dihydropyrimidindehydrogenase-(DPD)-Hemmer ⇒ verhindert Abbau von 5-FU ⇒ 5-FU-Plasmakonzentration ↑;
Wm/Wi (Oteracil): Orotatphosphoribosyltransferase-(OPRT)-Hemmer ⇒ setzt Aktivität von 5-FU in der normalen Magen-Darm-Mukosa herab;
Wm/Wi (Tegafur): nach Absorption Umwandlung in 5-FU ⇒ hemmt die DNA-Synthese und stört die RNA-Funktion;
UW: s. allgemeine UW von Zytostatika → 173;
UW (Azacitidin): Pneumonie, Nasopharyngitis, Anorexie, Schwindel, Kopf-, Bauch-, Brustschmerzen, Diarrhoe, Obstipation, Petechien, Exanthem, Pruritus, Ekchymosen, Arthralgien, Erythem an der Injektionsstelle, Hypokaliämie, Myalgie;
UW (Capecitabin): Ödeme der unteren Extremitäten, Hand-Fuß-Syndrom, Kopfschmerzen, Parästhesien, Geschmacksstörung, Schwindel, Schlaflosigkeit, Lethargie, Dehydrierung;
UW (Cytarabin): bei hochdosierter Therapie akute Pulmotoxizität, Lungenödem, ARDS, Pankreatitis, Ulzera, Darmnekrose, Ösophagitis, transiente Transaminasen ↑, Cholestase, Konjunktivitis, Keratitis, periphere und zentrale Neurotoxizität, zerebrale und zerebelläre Störung, bei intrathekaler Gabe akute Arachnoiditis, Leukenzephalopathie, Myalgien, Arthralgien, Knochenschmerzen;
UW (Fluorouracil): akute Kardiotoxizität mit Arrhythmien, Ischämie, Herzinfarkt, Konjunktivitis, hoher Tränenfluss, ZNS-Strg. (Somnolenz, Verwirrtheit), reversible zerebelläre Strg. (Ataxie, Müdigkeit, Sprachstrg.), Palmar- und Plantarveränderungen;
UW (Gemcitabin): Fieber, Schüttelfrost, Kopf-, Rückenschmerzen, transiente Transaminasen ↑, mäßiggradige Proteinurie/Hämaturie, Lungenödem, periphere Ödeme;
UW (Tegafur): Sepsis, Dehydratation, Kachexie, Geschmacksveränderungen, Hepatitis, Ikterus, Leberversagen, Rückenschmerzen, Harnverhaltung, Hämaturie; alkalische Phosphatase ↑, ALT, AST und Gesamtbilirubinwerte ↑
UW (Teysuno): Neutro-/Leuko-/Lymphopenie, Anämie, Thrombopenie, febrile Neutropenie, Anorexie, Dehydratation, Hypokaliämie, Hyponatriämie, Hypokalzämie, Hypomagnesiämie, Hypalbuminämie, Hyperkaliämie, Schlaflosigkeit, periphere Neuropathie, Schwindel, Kopfschmerzen, Dysgeusie, Sehstörungen, Erkrankungen der Tränenwege, Konjunktivitis, Augenerkrankung, Hörschäden, Taubheit, Hypotonie, Hypertonie, tiefe Venenthrombose, Dyspnoe, Epistaxis, Singultus, Husten, Diarrhoe, Erbrechen, Obstipation, Übelkeit, gastrointestinale Blutung/Entzündung, Stomatitis, Flatulenz, abdominelle Beschwerden, Dysphagie, Dyspepsie, trockener Mund, Erhöhung von Bilirubin/GPT/GOT, Erythrodysästhesie-Syndrom der Handflächen und Fußsohlen, Ausschlag, Pruritus, Hyperpigmentation der Haut, trockene Haut, Alopezie, Schmerzen des Bewegungsapparates, Nierenversagen, Erhöhung von Kreatinin/Harnstoff, verminderte CrCL, Müdigkeit, Asthenie, Gewichtsverlust, Pyrexie, Schleimhautentzündung, peripheres Ödem, Schüttelfrost;
KI (Teysuno): Überempfindlichkeit, schwere UW gegen Fluoropyrimidin-Th. in der Vorgeschichte, bekannter Mangel an DPD, SS, SZ, schwere Knochenmarkdepression, terminale/dialysepflichtige Niereninsuffizienz, gleichzeitige Gabe von anderen Fluoropyrimidinen, Behandlung mit DPD-Hemmern innerhalb von 4 W

Azacitidin Rp	HWZ 41min
Vidaza *Inj.Lsg. 100mg*	**Myelodysplastische Syndrome, CMML, AML:** 75mg/m² s.c. d1-7, Wdh. d29; **DANI** s. FachInfo; **DALI** sorgf. Überwachung

Capecitabin Rp	HWZ 0.25h, Q0 1.0, PPB 54%
Capecitabin Actavis *Tbl. 150, 500mg* **Capecitabin HEXAL** *Tbl. 150, 500mg* **Capecitabin Medac** *Tbl. 150, 300, 500mg* **Ecansya** *Tbl. 150, 300, 500mg* **Xeloda** *Tbl. 150, 500mg*	**Kolorektales Ca:** 2 x 1250mg/m²/d p.o. d1-14, Wdh. d22; **Mamma-Ca:** 2 x 1250mg/m²/d p.o. d1-14, Wdh. d22, Kombination mit Docetaxel; **Kombinationsther. bei Kolorektal- und Magen-Ca:** 2 x 800-1000mg/m² d1-14, Wdh. d22; bei fortlaufender Gabe 2 x 625mg/m²; **DANI** CrCL 30-50: 75%; < 30: KI

Cytarabin Rp	HWZ (1-3h), Q0 0.9, PPB 15%
DepoCyte *Inj.Susp. 50mg* **ARA-cell** *Inj.Lsg. 40mg/2ml, 100mg/5ml; Inf.Lsg. 1g/20ml, 4g/80ml, 5g/50ml, 10g/100ml* **Alexan** *Inj.Lsg. 100mg/5ml; Inf.Lsg. 1000mg/20ml*	**Akute Leukämien:** Induktion 100-200mg/m² i.v. für 5-10d; Remissionserhaltung: 70-200mg/m² i.v./s.c. d1-5, Wdh. d29; **Non-Hodgkin-Lymphom:** 300mg/m² i.v. je nach Schema z.B. d8; **Meningeosis lymphomatosa:** DepoCyte: 50mg intrathekal W1+3, dann W5, 7, 9, 13, 17, 21, 25, 29; **DANI** CrCL < 10: 50-75%

Fluorouracil (5-FU) Rp	HWZ 8-40min, Q0 1.0, PPB 0%
Fluorouracil-GRY *Inf.Lsg. 250mg/5ml, 500mg/10ml, 1000mg/20ml, 5000mg/100ml* **5-FU HEXAL** *Lsg. 250, 500, 1000, 5000mg* **5-FU medac** *Inf.Lsg. 500, 1000, 5000, 10000mg* **Benda 5 Fu** *Inf.Lsg. 1g/20ml, 5g/200ml* **Eurofluor** *Inf.Lsg. 500mg/10ml, 1g/20ml, 5g/100ml* **Neofluor** *Inf.Lsg. 1g/20ml, 5g/100ml* **Onkofluor** *Inj.Lsg. 5000mg* **Ribofluor** *Inf.Lsg. 250mg/5ml, 500mg/10ml, 1000mg/20ml, 5000mg/100ml* **Efudix** *Salbe (1g enth. 50mg)*	**Kolorektales Karzinom:** 370-600mg/m² als i.v.-Bolus; 200-750mg/m² als Dauerinfusion; **Pankreas-Ca:** 400-500mg/m² als i.v.-Bolus; 1000mg/m² als Dauerinfusion; **Mamma-Ca, Magen-Ca:** 500-600mg/m²; **DANI** CrCL < 10: 50-75%; **solare und solide Keratosen, M. Bowen, Basaliome:** Effudix: 1-2 x tgl. auftragen

Gemcitabin Rp	HWZ 42-94min (0.7-12h), Q0 > 0.9
Gemci Cell *Inf.Lsg. 200, 1000, 1500, 2000mg* **Gemcitabin HEXAL** *Inf.Lsg. 200, 500, 1000mg* **Gemedac** *Inf.Lsg. 200, 1000, 1500mg* **Gemzar** *Inf.Lsg. 200, 1000mg*	**Blasen-Ca:** 1g/m² i.v. d1, 8, 15, Wdh. d29, Kombination mit Cisplatin 70mg/m² d2; **nichtkleinzelliges Bronchial-Ca:** 1250mg/m² d1, 8, Wdh. d22 oder 1000mg/m² d1, 8, 15, Wdh. d29; **Mamma-Ca:** 1250mg/m² d1, 8, Wdh. d22, Kombination mit Paclitaxel 175mg/m² d1; **Ovarial-Ca:** 1g/m² d1, 8, Wdh. d22, Kombination mit Carboplatin d1 (Ziel-AUC 4.0mg/ml×min); **Pankreas-Ca:** 1g/m² 1 x/W für 7W, dann d1, 8, 15, Wdh. d29; **DANI** vorsichtige Anwendung
Tegafur + Uracil Rp	HWZ 11h, PPB 52%
UFT Hartkapseln *Kps. 100+224mg*	**Kolorektales Karzinom:** 3 x 100mg Tegafur/m²/d p.o. d1-28, Wdh. d36; **DANI** vorsichtige Anwendung
Tegafur + Gimeracil + Oteracil Rp	Lact -
Teysuno *Kps. 15+4.35+11.8mg, 20+5.8+15.8mg*	**fortgeschrittenes Magen-Ca in Komb. mit Cisplatin:** 2 x 25mg Tegafur/m²/d p.o. d1-21, Wh. d29; **DANI** CrCL > 50: 100%, 30-50: 2 x 20mg Tegafur/m²/d, < 30: Anwendung nicht empfohlen; **DALI** nicht erforderlich

7.5 Alkaloide und andere natürliche Mittel

7.5.1 Vinca-Alkaloide und -Analoga

Wm/Wi (Vinca-Alkaloide und -Analoga): Bindung an mikrotubuläre Proteine mit Depolarisation, Verhinderung der mitotischen Spindel, Strg. der Protein-, DNA- und RNA-Synthese;
UW: s. allgemeine UW von Zytostatika → 173;
UW (Vinca-Alkaloide und -Analoga): kardiovaskuläre Strg., RR ↑, RR ↓, akute interstitielle Pneumonitis/Broncho-spasmus v.a. bei Gabe mit Mitomycin C, Obstipation, Ileus, Polyurie (ADH-Sekretion ↓), Dysurie, Harnverhalten (Blasenatonie), dosisabhängige periphere Neurotoxizität, autonome Neurotoxizität, Hirnnervenausfälle und ZNS-Strg.: Hypästhesie, Parästhesien, motorische Strörung, Areflexie, Paralyse, Ataxie, paralytischer Ileus, Optikusatrophie, Erblindung, Krampfanfälle, Muskelkrämpfe/Schmerzen in Unterkiefer/Hals/Rücken/Extremitäten nach Injektion, Pankreatitis, schwere Gewebsnekrose bei Paravasat;
UW (Vinflunin): Panzytopenie, Infektionen, Anorexie, Dehydratation, Überempfindlichkeit, Insomnie, periphere sensorische Neuropathie, Synkope, Kopf-, Ohrenschmerzen, Neuralgie, Tachykardie, Hypo-, Hypertension, Venenthrombose, gastrointestinale Störung, Husten, Dyspnoe, Alopezie, Myalgie, Hautreaktionen, muskuloskeletale Schmerzen, Asthenie, Reaktion an der Applikationsstelle, Schüttelfrost

Vinblastin Rp	HWZ 25h, Q_0 0.95, PPB 44-75%
Vinblastinsulfat Teva *Inf.Lsg. 10mg*	**Hoden-Ca, Mamma-Ca, M. Hodgkin, Non-Hodgkin-Lymphom, Histiocytosis X:** ini 3.7mg/m^2/W, dann steigern um 1.8-1.9mg/m^2/W bis 6mg/m^2 i.v. 1 x/W; **Ki.:** ini 2.5mg/m^2 1 x/W, steigern auf max. 7.5mg/m^2/W; **DANI** nicht erforderlich; **DALI** Bilirubin i.S. (µmol/l) < 25: 100%; 20-50: 50%; > 50: KI
Vincristin Rp	HWZ 85h, Q_0 0.95, PPB 44%
Cellcristin *Inj.Lsg. 1mg/1ml, 2mg/2ml* **Vincristinsulfat HEXAL** *Inj.Lsg. 1mg, 2mg* **Vincristin Liquid L** *Inj.Lsg. 1mg/1ml* **Vincristinsulfat Teva** *Inj.Lsg. 1mg/1ml, 2mg/2ml, 5mg/5ml*	**ALL, M. Hodgkin, Non-Hodgkin-Lymphom, Mamma-Ca, kleinzelliges Bronchial-Ca, Sarkome, Wilms-Tumor, Neuroblastom, M. Werlhof:** 1.4mg/m^2 i.v. 1 x/W, max. 2mg/W; **Ki.:** < 10kg: 0.05mg/kg 1 x/W; > 10kg: 2mg/m^2 1 x/W; **DANI** k.A.; **DALI** Bili > 3mg/dl: 50%
Vindesin Rp	HWZ 25h
Eldisine *Inj.Lsg. 5mg*	**Akute Leukämien, Blastenschub der CML, maligne Lymphome, malignes Melanom, NSCLC und SCLC, Mamma-, Ösophagus-, Kopf-Hals-, Hoden-Ca:** 3mg/m^2 i.v.; **Ki.:** 4mg/m^2; **DANI** k.A.; **DALI** Bili > 3mg/dl: 50%
Vinflunin Rp	HWZ 40h, PPB 67%
Javlor *Inf.Lsg. 25mg/ml*	**Fortgeschrittenes/metastasiertes Urothel-Übergangszell-Ca:** 320mg/m^2 über 20min. i.v. d1, Wdh. d22; **DANI** CrCL > 60: 100%; 40-60: 280mg/m^2; 20-39: 250mg/m^2 alle 3W; **DALI** s. FachInfo
Vinorelbin Rp	HWZ 38-40h, Q_0 > 0.7, PPB 14%
Bendarelbin *Inf.Lsg. 10mg/1ml, 50mg/5ml* **Navelbine** *Inf.Lsg. 10mg/1ml, 50mg/5ml; Kps. 20, 30, 80mg* **Navirel** *Inf.Lsg. 10mg/1ml, 50mg/5ml* **Vinorelbin HEXAL** *Inf.Lsg. 10mg/1ml, 50mg/5ml* **Vinorelbin Nc** *Inf.Lsg. 10mg/1ml*	**Fortgeschrittenes nichtkleinzelliges Bronchial-Ca, anthrazyklinresistentes Mamma-Ca:** 25-30mg/m^2 i.v. d1, Wdh. d29; 60mg/m^2 p.o. 1 x/W, nach 3 Gaben 80mg/m^2; **DANI** nicht erforderlich; **DALI** massive Lebermetasen/schwere LI: 66%

7.5.2 Podophyllotoxin-Derivate

Wm/Wi (Podophyllotoxin-Derivate): Interaktion mit Topoisomerase II, DNA-Einzel- und -Doppelstrangbrüche;
UW: s. allgemeine UW von Zytostatika → 173;
UW (Etoposid): Hypotonie bei i.v.-Gabe, Ischämie, Dysphagie, Obstipation, transiente Transaminasen ↑, allerg. Reaktionen bis zur Anaphylaxie, periphere Neuropathie/ZNS-Störung;
UW (Tenisposid): transiente Transaminasen ↑, Lebervenenverschlusssyndrom, allergische Reaktionen bis zur Anaphylaxie, periphere Neuropathie/ZNS-Störung

Etoposid Rp	HWZ 6-8h, Q0 0.65, PPB 98%
Eto Cell *Inf.Lsg. 100, 500mg* **Eto-Gry** *Inf.Lsg. 20mg/ml* **Etomedac** *Inf.Lsg. 100mg/5ml, 500mg/25ml* **Etopophos** *Inf.Lsg. 100, 1000mg* **Etoposid HEXAL** *Inf.Lsg. 50, 100, 200, 400, 1000mg* **Lastet** *Kps. 25, 50, 100mg* **Neoposid** *Inf.Lsg. 100, 200, 1000mg* **Riboposid** *Inf.Lsg. 100mg/5ml, 200mg/10ml, 400mg/20ml* **Vepesid** *Kps. 50, 100mg*	**Kleinzelliges Bronchial-Ca, nichtkleinzelliges Bronchial-Ca, M. Hodgkin, Non-Hodgkin-Lymphom, AML, Hoden-, Chorion-, Ovarial-Ca:** 50-100mg/m² i.v. d1-5 oder 120-150mg/m² d1, 3, 5; 100-200mg/m² p.o. d1-5, Wdh. nach 3-4W; **DANI, DALI** KI bei schwerer Nieren-/Leberinsuffizienz

7.5.3 Taxane

Wm/Wi (Taxane): pathologische Bildung und Stabilisierung von Mikrotubuli ⇒ Störung der Mitose;
UW: s. allgemeine UW von Zytostatika → 173; **UW** (Cabazitaxel): Hyperglykämie, Hypokaliämie, Dehydratation, Angst, Verwirrtheitszustände, Geschmacksstörungen, Schwindel, Kopfschmerzen, Lethargie, Ischialgie, Konjunktivitis, Tränenfluss ↑, Tinnitus, TVT, Dyspnoe, Husten, Schmerzen im Oropharynx, Abdominalschmerz, Hämorrhoiden, Reflux, Mundtrockenheit, Rückenschmerzen, Arthralgie, Myalgie, Hämaturie, Dysurie;
UW (Docetaxel): Ischämiesymptomatik, Obstipation, transiente Transaminasenerhöhung, Dermatoxizität, Dysästhesien, Epidermiolyse, periphere Neurotoxizität mit Parästhesien und motorischen Störungen, paralytischer Ileus, ZNS-Störung, Hypersensitivitätsreaktion, Flüssigkeitsretention (Kapillarpermeabilität ↑) mit Gewichtszunahme und Ödemen, Hypotonie, Pleuraerguss, Aszites;
UW (Paclitaxel): Erregungsleitungsstörung (Herz), Ischämie, Obstipation, transiente Transaminasenerhöhung, periphere Neurotoxizität mit Parästhesien, paralytischer Ileus, ZNS-Strg., Hypersensitivitätsreaktion

Cabazitaxel Rp	HWZ 95h, Q0 > 0.95, PPB 89-92%
Jevtana *Inf.Lsg. 60mg*	**Hormonrefraktäres, metastasiertes Prostata-Ca (nach Vorbehandlung mit Docetaxel):** 25mg/m² über 1h i.v. d1, Wdh. d22; **DANI** CrCL > 50: 100%, <50: vorsichtige Anwendung; **DALI** KI bei schw. LI

Docetaxel Rp	HWZ 11h, Q0 > 0.9, PPB 95%
Bendadocel *Inf.Lsg. 20, 80, 140mg* **Docetaxel HEXAL** *Inf.Lsg. 20, 80, 160mg* **Ribodocel** *Inf.Lsg. 20, 80, 160mg* **Taxceus** *Inf.Lsg. 20, 80, 140mg* **Taxotere** *Inf.Lsg. 20, 80, 160mg*	**Mamma-Ca:** 75-100mg/m² i.v. d1, Wdh. d22; **nichtkleinzelliges Bronchial-Ca, Prostata-, Magen-Ca, Plattenepithel-Ca des Kopf-/ Halsbereichs:** 75mg/m² i.v. d1, Wdh. d22; **DANI** k.A.; **DALI** KI bei schwerer LI
Paclitaxel Rp	HWZ 6.4-12.7h, Q0 > 0.8, PPB 89-98%
Abraxane *Inf.Lsg. 5mg/ml* **Celltaxel** *Inf.Lsg. 30, 100, 150, 300mg* **Neotaxan** *Inf.Lsg. 30, 100, 150, 300, 600mg* **Paclitaxel HEXAL** *Inf.Lsg. 30, 100, 150, 300mg* **Ribotax** *Inf.Lsg. 30, 100, 150, 300, 600mg* **Taxomedac** *Inf.Lsg. 30, 100, 300mg*	**Ovarial-Ca:** 175mg/m² über 3h i.v. d1; 135mg/m² über 24h i.v. d1, Wdh. d22; **Mamma-Ca, fortgeschrittenes nichtkleinzelliges Bronchial-Ca:** 175mg/m² über 3h i.v. d1, Wdh. d22; **Kaposi-Sarkom bei AIDS:** 100mg/m² über 3h i.v. d1, Wdh. d15; **DANI** k.A.; **DALI** auf verstärkte Myelosuppression achten; KI bei schwerer LI

7.6 Zytotoxische Antibiotika

7.6.1 Anthracycline

Wm/Wi (Anthracycline): Interkalation in die Doppelhelix der DNA, Hemmung der Topoisomerase I und II;
Wm/Wi (Pixantron): schwacher Inhibitor der Topoisomerase II, alkyliert direkt DNA ⇒ bildet stabile DNA-Addukte und Doppelstrangbrüche;
UW: s. allgemeine UW von Zytostatika → 173;
UW (Daunorubicin): akute Kardiotoxizität (EKG-Veränderungen, Arrhythmien, Ischämie, Infarkt) und chronische Kardiotoxizität (dilatative Kardiomyopathie, LVEF ↓), Tubulusschädigung, Rezidiv früherer Strahlendermatitis;
UW (Doxorubicin): akute Kardiotoxizität (EKG-Veränderungen, Arrhythmien, Ischämie, Infarkt) und chronische Kardiotoxizität (dilatative Kardiomyopathie, LVEF ↓), Rezidiv früherer Strahlendermatitis;
UW (Doxorubicin liposomal): im Vergleich zu Doxorubicin geringere chronische Kardiotoxizität;
UW (Epirubicin): Kardiotoxizität geringer als bei Dauno-/Doxorubicin: akute Kardiotoxizität (EKG-Veränderungen, Arrhythmien, Ischämie, Infarkt) und chronische Kardiotoxizität (dilatative Kardiomyopathie mit Minderung der LVEF), Rezidiv früherer Strahlendermatitis;
UW (Idarubicin): Kardiotoxizität ist geringer als bei anderen Anthrazyklinen: akute Kardiotoxizität (EKG-Veränderungen, Arrhythmien, Ischämie, Infarkt) u. chronische Kardiotoxizität (dilatative Kardiomyopathie);
UW (Mitoxantron): chronische Kardiotoxizität: Kardiomyopathie, Herzinsuffizienz (im Vergleich zu Doxorubicin weniger ausgeprägt), GI-Blutungen, Transaminasen ↑ (transient), Cholestase, Pruritus, bläuliche Verfärbung von Skleren/Fingernägeln/Injektionsstelle und Urin;

UW (Pixantron): neutropenische Infektion, Infektion der Atemwege, Neutro-, Leuko-, Lymphopenie, Anämie, Thrombozytopenie, febrile Neutropenie, Bluterkrankung, Anorexie, Hypophosphatämie, Geschmacksstörung, Kopfschmerzen, Somnolenz, Parästhesie, Konjunktivitis, linksventrikuläre Dysfunktion, Herzerkrankung, kongestive Herzinsuffizienz, Tachykardie, Schenkelblock, Blässe, Venenverfärbung, Hypotonie, Dyspnoe, Husten, Übelkeit, Erbrechen, Stomatitis, Diarrhoe, Obstipation, Abdominalschmerz, Dyspepsie, Mundtrockenheit, Hautverfärbung, Haarausfall, Erythem, Pruritus, Nagelstörungen, Knochenschmerzen, Chromaturie, Proteinurie, Hämaturie, Asthenie, Müdigkeit, Entzündung der Schleimhaut, Fieber, Schmerzen in der Brust, Ödeme, Erhöhung von GOT/GPT/aP/Kreatinin;
KI (Pixantron): Überempfindlichkeit, Immunisierung mit Lebendvirusimpfstoff, starke Knochenmarkdepression, schwere Leberfunktionsstörung

Daunorubicin Rp	HWZ 11-27h, Q0 0.9
Daunoblastin *Inf.Lsg. 20mg*	**AML, ALL:** 24-60mg/m²/d i.v.; Kumulativdosis max. 550mg/m²; **Ki. > 2J** max. 300mg/m²; **DANI** Krea (mg/dl) > 3: 50%; **DALI** Bili 1.2-3: 50%; 3.1-5: 25%
Doxorubicin Rp	HWZ 30-50h, Q0 0.95, PPB 75%
Adrimedac *Inf.Lsg. 10, 20, 50, 200mg* **DOXO-cell** *Inj.Lsg. 10, 50, 150mg, 50mg+BIS* **Doxorubicin HEXAL** *Inj.Lsg. 10, 50, 100, 200mg* **Doxorubicin NC** *Inf.Lsg. 10, 50, 100mg* **Ribodoxo** *Inf.Lsg. 10, 50mg*	**Kleinzelliges Bronchial-Ca, Mamma-Ca, Ovarial-Ca, Harnblasen-Ca, Osteosarkom, Weichteilsarkom, Ewing-Sarkom, Hodgkin-Lymphom, Non-Hodgkin-Lymphom, ALL, AML, Multiples Myelom, Endometrium-Ca, Wilms-Tumor, Schilddrüsen-Ca, Neuroblastom, Magen-Ca, AIDS-assoziiertes Kaposi-Sarkom:** Monotherapie: 50-80mg/m² i.v. d1, Wdh. d22; Polychemotherapie: 30-60mg/m² d1; Wdh. d22/29; Kumulativdosis max. 450-550mg/m²; **DANI** CrCL < 10: 75%; **DALI** Bili 1.2-3: 50%; 3.1-5: 25%; > 5: KI
Doxorubicin liposomal Rp	
Myocet *Inf.Lsg. 50mg*	**Metastasiertes Mamma-Ca:** 60-75mg/m² i.v. d1 in Kombination mit Cyclophosphamid, Wdh. d22; **DANI** nicht erforderlich
Doxorubicin liposomal, polyethylenglykolisiert Rp	HWZ 74h
Caelyx *Inf.Lsg. 20mg/10ml, 50mg/25ml*	**Mamma-Ca, Ovarial-Ca:** 50mg/m² i.v. d1, Wdh. d29; **AIDS-assoziiertes Kaposi-Sarkom:** 20mg/m² i.v. d1, Wdh. nach 2-3W; **Multiples Myelom:** 30mg/m² i.v. d4 in Komb. mit Bortezomib; **DANI** nicht erforderlich

Epirubicin Rp	HWZ 30-40h, Q_0 1.0
Axirubicin *Inj.Lsg. 50, 200mg* **Bendaepi** *Inj.Lsg. 50, 100, 200mg* **EPI-cell** *Inj.Lsg. 10, 20, 50, 200mg* **Epi Nc** *Inj.Lsg. 10, 50, 100, 200mg* **Epirubicin HEXAL** *Inj.Lsg. 50, 100, 200mg* **Episachs** *Inj.Lsg. 20, 50, 200mg* **Eracin** *Inj.Lsg. 10, 20, 50, 200mg* **Farmorubicin** *Inf.Lsg., 20, 50, 200mg* **Riboepi** *Inf.Lsg. 10, 20, 50, 100, 200mg*	**Mamma-Ca, Ovarial-Ca, kleinzelliges Bronchial-Ca, Magen-Ca, Weichteilsarkom:** konventionelle Dosierung: 75-90mg/m² i.v. d1, Wdh. d22; intensivierte Dosierung: bis 135mg/m² d1, Wdh. d22/29; Kumulativdosis max. 1g/m²; **Harnblasen-Ca, Rezidiv-Pro.:** 50mg intravesical 1 x/W, Wdh. s. FachInfo; **DANI** CrCL < 10: 75%; **DALI** Bili 2.1-3: 75%, > 3: 50%
Idarubicin Rp	HWZ 11-35(41-69)h
Zavedos *Inj.Lsg. 5mg/5ml, 10mg/10ml, 20mg/20ml* **Zavedos Oral** *Kps. 5, 10, 25mg*	**AML, ALL:** 15-30mg/m² p.o. d1-3; 12mg/m² i.v. d1-3 od. 8mg/m² d1-5; Kumulativdosis max. 120mg/m² i.v.; **DANI** Krea (mg/dl) > 2.5: KI; **DALI** Bili > 2: KI
Mitoxantron Rp	HWZ 5-18d, Q_0 0.95, PPB 90%
Mitoxantron HEXAL *Inj.Lsg. 10mg, 20mg* **Mitoxantron-GRY** *Inf.Lsg. 2mg/ml* **Novantron** *Inf.Lsg. 10mg/5ml, 20mg/10ml* **Onkotrone** *Inf.Lsg. 10mg /5ml, 20mg/10ml, 25mg/12.5ml, 30mg/15ml* **Ralenova** *Inf.Lsg. 10mg/5ml; 20mg/10ml*	**Mamma-Ca, Non-Hodgkin-Lymphom:** 12-14mg/m² i.v. d1, Wdh. d22; intrapleural: 20-30mg; **AML:** 10-12mg/m² d1-5; **Prostata-Ca:** 12mg/m² d1, Wdh. d22; **Multiple Sklerose:** Ralenova: 12mg/m² i.v. alle 3M; **DANI** k.A.
Pixantron Rp	HWZ 14.5-44.8h , PPB 50%, PRC C, Lact -
Pixuvri *Inj.Lsg. 29mg*	**Mehrfach rezidiviertes oder therapie-refraktäres Non-Hodgkin-B-Zell-Lymphom:** 50mg/m² i.v. d1, 8 und 15, Wh. d29, bis zu 6 Zyklen; **DANI** keine Daten/vorsichtige Anwendung; **DALI** leichte-mittelschwere LI: vorsichtige Anwendung; KI bei schwerer LI

7.6.2 Weitere zytotoxische Antibiotika

Wm/Wi (Bleomycin): Einzel- und Doppelstrangbrüche der DNA infolge einer Redoxreaktion; **Wm/Wi** (Mitomycin): Alkylierung der DNA ⇒ Hemmung der DNA-Synthese, DNA-Brüche; **UW:** s. allgemeine UW von Zytostatika → 173; **UW** (Bleomycin): interstitielle Pneumonitis und Lungenfibrose, Nagelveränderungen, Pruritus, Striae, Ödeme, idiosynkratische Reaktionen bis zur Anaphylaxie; **UW** (Mitomycin): Herzinsuffizienz, Ischämie, Pulmotoxizität (Pneumonitis, Fibrose), transiente Transaminasen ↑, hämolytisch-urämisches Syndrom, Photosensitivität, Neurotoxizität: Sehstörungen, Parästhesien

Bleomycin Rp	HWZ 3h, Qo 0.45
BLEO-cell *Inj.Lsg. 15mg* **Bleomedac** *Inj.Lsg. 15, 30mg* **Bleomycin HEXAL** *Inj.Lsg. 15mg*	**Hoden-Ca:** 30mg i.v. d1, 8, 15; **M. Hodgkin:** 10mg/m² i.v.; **Non-Hodgkin-Lymphom:** 5mg/m² i.v.; **maligne Pleuraergüsse:** 60mg intrapleural; **DANI** k.A.

Mitomycin Rp	HWZ 30-70min
Ametycine *Inj.Lsg. 20mg* **Mitem** *Inj.Lsg. 5, 10, 20mg* **Mito-extra** *Inj.Lsg. 40mg (zur Blaseninstillation)* **Mito-medac** *Inj.Lsg. 20mg (zur Blaseninstillation)* **Mitomycin medac** *Inj.Lsg. 2, 10, 15mg* **Mitomycin HEXAL** *Inj.Lsg. 10, 20mg*	**Blasentumoren:** 20-40mg intravesical 1 x/W; **Magen-, Bronchial-, Pankreas-, Kolon-, Rektum-, Mamma-, Leberzell-, Zervix-, Ösophagus-Ca, CML, Osteosarkom, Karzinome im Kopf-Hals-Bereich:** 10-20mg/m² i.v. d1, Wdh. nach 6-8W oder 8-12mg/m², Wdh. nach 3-4W; **DANI** k.A.

7.7 Topoismerase-I-Hemmer

Wm/Wi (Topoisomerase-I-Hemmer): Hemmung der Topoisomerase I;
UW: s. allgemeine UW von Zytostatika → 173;
UW (Irinotecan): cholinerges Frühsyndrom (u.a. Diarrhoe, Bauchkrämpfe, Konjunktivitis, HF ↓, Miosis, Flush), verzögert einsetzende Diarrhoe, Fieber, Dyspnoe, Bauchschmerzen, Transaminasen ↑; **UW** (Topotecan): schwere Zytopenie, Hautausschläge, Dyspnoe

Irinotecan Rp	HWZ 14.2h, Qo 0.8, PPB 65%
Campto *Inf.Lsg. 40mg/2ml, 100mg/5ml, 300mg/15ml* **Irinotecan HEXAL** *Inf.Lsg. 40mg/2ml, 100mg/5ml, 150mg/7.5ml, 300mg/15ml, 500mg/25ml* **Riboirino** *Inf.Lsg. 40mg/2ml, 100mg/5ml, 300mg/15ml, 500mg/25ml*	**Kolorektales Karzinom:** Monotherapie: 350mg/m² i.v. d1, Wdh. d22; Kombinationstherapie mit 5-FU: 180mg/m² d1, Wdh. d15; **DANI** Anwendung nicht empfohlen

Topotecan Rp	HWZ 2-3h, Qo 0.6, PPB 35%
Hycamtin *Kps. 0.25, 1mg; Inf.Lsg. 1mg, 4mg* **Topo Cell** *Inf. Lsg. 1, 4mg* **Topotecan Medac** *Inf.Lsg. 1, 2, 4mg*	**Ovarial-Ca, kleinzelliges Bronchial-Ca** (second line)**:** 1.5mg/m² i.v. d1-5, Wdh. d22; **DANI** CrCL 20-40: 50%; < 20: Anwendung nicht empfohlen

7.8 Proteinkinase-Inhibitoren

Wm/Wi (Afatinib): selektiver irreversibler Blocker der ErbB-Familie (u.a. EGFR, HER2); **Wm/Wi** (Axitinib): selektiver Tyrosinkinase-Inhibitor der vaskulären, endothelialen Wachstumsfaktor-Rezeptoren (VEGFR-1 bis 3) ⇒ Verzögerung des Tumorwachstums, Tumorregression, Hemmung von Metastasen; **Wm/Wi** (Bosutinib): hemmt die pathologisch veränderte BCR-ABL-Kinase und die Aktivität von Kinasen der Src-Familie, minimale Hemmung von PDGF-Rezeptoren und c-Kit; **Wm/Wi** (Crizotinib): selekt. Inhibitor der ALK-Rezeptor-Tyrosinkinase (RTK) + Inhibitor der Hepatozyten-Wachtstumsfaktor-Rezeptor-RTK; **Wm/Wi** (Dabrafenib): Inhibitor der RAF-Kinasen; **Wm/Wi** (Dasatinib): Hemmung der BCR-ABL-Kinase und anderer onkogener Kinasen; **Wm/Wi** (Erlotinib): Hemmung der Tyrosinkinase und dadurch Hemmung der Aktivierung des Wachstumsfaktors HER1/EGFR; **Wm/Wi** (Geftinib): Hemmung der Tyrosinkinase des epidermalen Wachstumusfaktors (EGF); **Wm/Wi** (Ibrutinib): Bruton-Tyrosinkinase-Inhibitor ⇒ wichtiges Signalmolekül im Signalweg des B-Zell-Antigen-Rezeptors und des Zytokin-Rezeptors ⇒ effektive Hemmung der Proliferation und des Überlebens maligner B-Zellen; **Wm/Wi** (Imatinib): Protein-Tyrosinkinase-Inhibitor, starke Hemmung der Tyrosinkinase-Aktivität von BCR-ABL, Inhibition der Proliferation und Induktion von Apoptose; **Wm/Wi** (Lapatinib): Inhibition der intrazellulären Tyrosinkinase-Domänen, des EGFR- und ErbB2-Rez.; **Wm/Wi** (Lenvatinib): Hemmung von Kinasen, u.a. VEGFR (Vascular Endothelial Growth Factor Receptor) ⇒ antitumoral, antiangiogenet.; **Wm/Wi** (Nilotinib): Hemmung der BCR-ABL-Kinase; **Wm/Wi** (Nintedanib): Angiokinaseinhibitor ⇒ blockiert vaskulär endotheliale, von Blutplättchen abgeleitete Wachstumsfaktorrezeptoren und die Kinaseaktivität von Fibroblasten-Wachstumsfaktorrezeptoren; **Wm/Wi** (Pazopanib): Multi-Tyrosinkinase-Inhibitor ⇒ antiproliferativ, antiangiogen; **Wm/Wi** (Ponatinib): starker pan-BCR-ABL-Inhibitor ⇒ Hemmg. von Tyrosinkinaseaktivitäten; **Wm/Wi** (Regorafenib): Blockade multipler Proteinkinasen ⇒ antiproliferativ, antiangiogen; **Wm/Wi** (Ruxolitinib): selektive Hemmung der JAK1- und JAK2-Kinasen ⇒ Hemmung des Signalwegs und der Zellproliferation von Zytokin-abh. Zellmodellen hämatologischer Malignome; **Wm/Wi** (Sorafenib): Multi-Kinase-Inhibitor ⇒ antiproliferativ, antiangiogen; **Wm/Wi** (Vandetanib): Inhibitor von VEGFR-2, EGFR, der RET-Tyrosinkinase und der vaskulären endothelialen Rezeptor-3-Tyrosinkinase ⇒ antiangiogen, antiproliferativ; **Wm/Wi** (Vemurafenib): Inhibitor der BRAF-Serin-Threokinin-Kinase; **UW** (Afatinib): Paronychie, Zystitis, verminderter Appetit, Dehydratation Hypokaliämie, Geschmacksstörung, Konjunktivitis, trockenes Auge, Epistaxis, Rhinorrhoe, Diarrhoe, Stomatitis, Dyspepsie, Cheilitis, Erhöhung von GPT/GOT, Ausschlag, akneiforme Dermatitis, Pruritus, palmar-plantares Erythrodysästhesie-Syndrom, Muskelspasmen, eingeschränkte Nierenfunktion/Nierenversagen, Fieber, Gewichtsverlust; **UW** (Axitinib): Anämie, Thrombozytopenie, Hypothyreose, verminderter Appetit, Dehydrierung, Kopfschmerzen, Dysgeusie, Schwindel, Tinnitus, Hypertonie, Hämorrhagie, arterielle/venöse thrombot./embol. Ereignisse, Dysphonie, Dyspnoe, Husten, oropharyngelaer Schmerz, Diarrhoe, Erbrechen, Nausea, Stomatitis, Obstipation, (Ober-) Bauchschmerzen, Dyspepsie, Blähungen, Hämorrhoiden, Hand-Fuß-Syndrom, Ausschlag, trockene Haut, Pruritus, Erytheme, Alopezie, Myalgie, Arthralgie, Schmerz in Extremitäten, Proteinurie, Nierenversagen, Müdigkeit, Asthenie, Mukositis, Gewichtsabnahme, Erhöhung von TSH/GOT/GPT/aP/Amylase/Lipase; **UW** (Bosutinib): Atemwegsinfektionen, Pneumonie, Grippe, Bronchitis, Nasopharyngitis, Thrombozytopenie, (febrile) Neutropenie, Anämie, Leukopenie, Arzneimittelüberempfindlichkeit, Appetit ↓, Dehydratation, Hyperkaliämie, Hypophosphatämie, Kopfschmerzen, Schwindel, Geschmacksstörung, Perikarderguss, QT-Verlängerung, Husten, Dyspnoe, Pleuraerguss, Diarrhoe, Erbrechen, Übelkeit, Oberbauchschmerz, Gastritis, Erhöhung von GOT/GPT/Bilirubin/γGT/Lipase/Amylase/Kreatinin/Kreatinphosphokinase, Hepatotoxizität, anormale Leberfunktion, Hautausschlag, Urtikaria, Akne, Pruritus, Arthralgie, Myalgie, Rückenschmerzen, Nierenversagen, Fieber, Ödem, Fatigue, Thoraxschmerz, Asthenie; **UW** (Crizotinib): Neutro-, Leuko-, Lymphopenie, Anämie, Appetit ↓, Hypophosphatämie, Neuropathie, Schwindel, Dysgeusie, Sehstörungen, Bradykardie, Pneumonitis, Übelkeit, Erbrechen, Diarrhoe, Obstipation, ösophageale Störungen, Dyspepsie, Ausschlag, Müdigkeit, Ödeme, GPT/GOT/aP ↑, QT-Zeit-Verlängerung; **UW** (Dabrafenib): Papillom, Plattenepithelkarzinom der Haut, seborrhoische Keratose, Akrochordon, Basalzellkarzinom, verminderter Appetit, Hypophosphatämie, Hyperglykämie, Kopfschmerzen, Husten, Übelkeit, Erbrechen, Durchfall, Obstipation, Hyperkeratose, Haarausfall, Hautausschlag, palmar-plantares Erythrodysästhesiesyndrom, trockene Haut, Pruritus, aktinische Keratose, Hautläsion, Erythem, Arthralgie, Myalgie, Schmerzen in Extremitäten, Pyrexie, Fatigue, Schüttelfrost, Asthenie, grippeartige Erkrankung, Verringerung der LVEF; **UW** (Dasatinib): Flüssigkeitsretention, Diarrhoe, Hautausschlag, Kopfschmerzen, Blutungen, Erschöpfung, Übelkeit, Dyspnoe, febrile Neutropenie; **UW** (Erlotinib): Exanthem, Pruritus, Diarrhoe, Übelkeit, Erbrechen, Husten, Konjunktivitis, Stomatitis, Bauchschmerzen, Ermüdung, Anorexie; **UW** (Geftinib): Anorexie, Konjunktivitis, Blepharitis, trockene Augen, Hämorrhagie, Epistaxis, Hämaturie, interstitielle Lungenerkrankung, Diarrhoe, Übelkeit, Erbrechen, Stomatitis, Dehydratation, Transaminasen- und Bilirubinerhöhung, Hautreaktionen, Alopezie, Nagelstörung, Krea-Anstieg, Proteinurie, Asthenie, Pyrexie; **UW** (Ibrutinib): Pneumonie, Inf. der oberen Atemwege, Sinusitis, Sepsis, Harnweginfektion, Infektion der Haut, Neutropenie, Thrombozytopenie, Anämie, Leukozytose, Lymphozytose, Dehydratation, Hyperurikämie, Schwindel, Kopfschmerz, Verschwommensehen, Vorhofflimmern, Blutung, Bluterguss, Petechien, subdurales Hämatom, Epistaxis, Diarrhoe, Erbrechen, Stomatitis, Übelkeit, Obstipation, trockener Mund, Hautausschlag, Arthralgie, muskuloskelettale Schmerzen, Fieber, periphere Ödeme; **UW** (Imatinib): Hepatotoxizität mit reversibler Enzymerhöhung, Flüssigkeitsretention, Ödeme, Muskelkrämpfe, Arthralgie; **UW** (Lapatinib): linksventrikuläre Ejektionsfraktion ↓, Diarrhoe, Erbrechen, Hautausschlag, Nagelveränderungen, Anorexie, Müdigkeit, Hyperbilirubinämie, Hepatotoxizität, Dyspepsie, trockene Haut, Kopfschmerzen, Stomatitis, Obstipation, palmar-plantare Erythrodysästhesie, Schmerzen in Extremitäten/Rücken, Schlaflosigkeit; **UW** (Lenvatinib): (sehr) häufig: Harnwegsinfektion, Thrombozytopenie, Lymphopenie, Hypothyreose, Thyreoidea- stimulierendes Hormon im Blut ↑, Hypokalzämie, Hypokaliämie, Gewichtsverlust, vermind. Appetit, Dehydrierung, Hypomagnesiämie, Hypercholesterinämie, Insomnie, Schwindel, Kopfschmerz, Dysgeusie, Schlaganfall, Myokardinfarkt, Herzinsuffizienz, verlängerte QT-Zeit im EKG, red. Ejektionsfraktion, Blutung, Hypertonie, Hypotonie, Dysphonie, Lungenembolie, Diarrhoe, gastrointestinale u. abd. Schmerzen, Erbrechen, Übelkeit, orale Entzündung, Schmerzen im Mundbereich, Verstopfung, Dyspepsie, Mundtrockenheit, Analfistel, Flatulenz, Aspartataminotransferase ↑, Hypalbuminämie, Alaninaminotransferase ↑, alkalische Phosphatase im Blut ↑, Leberfunktionsstörung, Gamma-Glutamyltransferase erhöht, Bilirubin im Blut ↑, Palmar-plantares Erythrodysästhesie-Syndrom, Hautausschlag, Alopezie, Hyperkeratose, Rückenschmerzen, Arthralgie, Myalgie, Schmerzen der Extremitäten, Muskel- und Knochenschmerzen, Proteinurie, Fälle von Niereninsuffizienz, Nierenfunktionsstörungen, Kreatinin im Blut erhöht, Harnstoff im Blut erhöht, Ermüdung, Asthenie, peripheres Ödem, Unwohlsein; **UW** (Nilotinib): Exanthem, Pruritus, Diarrhoe, Übelkeit, Obstipation, Ödeme, Knochenschmerzen, Arthralgien, Muskelspasmen; **UW** (Nintedanib): Neutropenie,

Abszesse, Sepsis, Appetit ↓, Elektrolytverschiebung, Dehydratation, periphere Neuropathie, Blutung, venöse Thromboembolie, Hypertonie, Diarrhoe, Erbrechen, Übelkeit, Abdominalschmerz, GOT/GPT/Bilirubin ↑, Mukositis; **UW** (Pazopamib): Hypothyreose, Appetit ↓, Thrombo-, Leuko-, Neutropenie, Geschmacksstörung, Kopfschmerzen, Lethargie, Parästhesie, Schwindel, Hypertonie, Hitzewallungen, Nasenbluten, Dysphonie, Diarrhoe, Übelkeit, Erbrechen, Bauchschmerzen, Dyspepsie, Flatulenz, Stomatitis, Leberfunktionsstrg., Hyperbilirubinämie, Haarausfall, Verfärbung der Haare, Hautausschlag, palmar-plantares Erythrodysästhesiesyndrom, Hypopigmetierung der Haut, Erythem, Pruritus, trockene Haut, Hyperhidrose, Myalgie, Muskelkrämpfe, Proteinurie, Fatigue, Asthenie, Mukositis, Ödeme, Brustschmerzen, GPT/GOT/Kreatinin/Lipase/γGT ↑, Gewichtsverlust, Zahnfleischinfektion, Tumorschmerzen, Hyperalbuminämie, Dehydratation, Schlaflosigkeit, periphere sensorische Neuropathie, verschwommenes Sehen, kardiale Dysfunktion, Bradykardie, venöses thromboembolisches Ereignis, Dyspnoe, Pneumothorax, Singultus, orale/anale Blutungen; **UW** (Ponatinib): Pneumonie, Sepsis, Infektionen der oberen Atemwege, Follikulitis, Anämie, Thrombopenie, Neutropenie, Panzytopenie, Appetit ↓, Dehydratation, Flüssigkeitsretention, Hypokalzämie, -kaliämie, -phosphatämie Hyperglykämie/-urikämie/-triglyceridämie, Gewichtsverlust, Schlaflosigkeit, Kopfschmerzen, periphere Neuropathie, Müdigkeit, Benommenheit, Migräne, Hyper-/Hypo-/Parästhesie, Verschwommensehen, trockene Augen, Herzinsuffizienz, Myokardinfarkt, KHK, Vorhofflimmern, Perikarderguss, Angina pectoris, LVEF ↓, Hypertonie, TVT, Hitzewallungen, Flush, Dyspnoe, Husten, Pleuraerguss, Epistaxis, Dysphonie, Bauchschmerzen, Diarrhoe, Erbrechen, Obstipation, Übelkeit, Lipase/Amylase/GOT/GPT/Bilirubin/aP/γGT ↑, Pankreatitis, GERD, Stomatitis, Dyspepsie, Meteorismus, Mundtrockenheit, Hautausschlag, Hauttrockenheit, Erythem, Alopezie, Pruritus, Hyperhidrosis, Petechien, Ekchymose, periorbitales/peripheres/Gesichts-Ödem, Knochenschmerzen, Arthralgie, Myalgie, Gliederschmerzen, Rückenschmerzen, erektile Dysfunktion, Asthenie, Pyrexie, Schüttelfrost, grippaler Infekt, nicht-kardialer Thoraxschmerz, tastbare Knoten; **UW** (Regorafenib): Infektion, Thrombozytopenie, Anämie, Leukopenie, Hypothyreose, Hypokaliämie/-phosphatämie/-kalzämie/-natriämie/-magnesiämie, Hyperurikämie/-bilirubinämie, Transaminasen/Amylase/Lipase ↑, Beeinflussung des INR-Wertes, Appetit ↓, Kopfschmerzen, Tremor, Hämorrhagie, Hypertonie, Dysphonie, Diarrhoe, Stomatitis, Geschmacksstörungen, Mundtrockenheit, Reflux, Gastroenteritis, Hand-Fuß-Hautreaktion, Exanthem, trockene Haut, Alopezie, Nagelerkrankung, exfoliative Dermatitis, muskuloskelettale Steifigkeit, Proteinurie, Asthenie, Schmerzen, Fieber, Mukositis, Gewichtsverlust; **UW** (Ruxolitinib): Harnweginfektionen, Herpes zoster, Anämie, Thrombozytopenie, Neutropenie, Blutungen, Gewicht ↑, Hypercholesterinämie, Schwindel, Kopfschmerzen, Flatulenz, Obstipation, GOT/GPT ↑, Hypertonie; **UW** (Sorafenib): Lymphopenie, Hypophosphatämie, Blutungen, Hypertonie, Durchfall, Übelkeit, Erbrechen, Exanthem, Hand-Fuß-Syndrom, Müdigkeit, Pruritus, Schmerzen, Leukopenie, Anämie, Thrombopenie, Depression; **UW** (Sunitinib): Anämie, Kopfschmerzen, Geschmacksstörung, Verfärbung der Haut, Übelkeit, Erbrechen, Diarrhoe, Bauchschmerzen, palmoplantare Erythrodysästhesie; **UW** (Vandetanib): Nasopharyngitis, Bronchitis, Infektion der oberen Atemwege, Harnweginfektionen, Pneumonie, Sepsis, Influenza, Zystitis, Sinusitis, Laryngitis, Follikulitis, Furunkel, Pilzinfektion, Pyelonephritis, Hypothyreose, Appetit ↓, Hypo-/Hyperkalziämie, Hypokaliämie, Hyperglykämie, Dehydratation, Hyponatriämie, Insomnia, Depression, Angst, Kopfschmerzen, Parästhesie, Dysästhesie, Schwindel, Tremor, Lethargie, Bewusstseinsverlust, Gleichgewichtsstörungen, Dysgeusie, verschwommenes Sehen, Strukturveränderungen der Hornhaut, Sehstörung, Dyspepsie, Colitis, Mundtrockenheit, Stomatitis, Halos, Photopsie, Glaukome;

UW (Vandetanib, Fortsetzung): Konjunktivitis, Augentrockenheit, Keratopathie, QT-Zeit-Verlängerung, Hypertonie, hypertensive Krisen, ischämische zerebrovaskuläre Störungen, Epistaxis, Hämoptyse, Pneumonitis, Abdominalschmerz, Diarrhoe, Übelkeit, Erbrechen, Dyspepsie, Colitis, Mundtrockenheit, Stomatitis, Dysphagie, Obstipation, Gastritis, gastrointestinale Hämorrhagie, Cholelithiasis, Ausschlag und andere Hautreaktionen, palmar-plantares Erythrodysästhesie-Syndrom, Alopezie, Proteinurie, Nephrolithiasis, Dysurie, Hämaturie, Nierenversagen, Pollakisurie, Harndrang, Asthenie, Erschöpfung, Schmerzen, Ödeme, Pyrexie, GOT/GPT/Kreatinin ↑, Gewichtsverlust; **UW** (Vemurafenib): Follikulitis, Plattenepithelkarzinom der Haut, seborrhoische Keratose, Hautpapillom, Basalzellkarzinom, neue primäre Melanome, Kopfschmerzen, Dysgeusie, Lähmung des N. facialis, Schwindelgefühl, Uveitis, Husten, Diarrhoe, Erbrechen, Übelkeit, Obstipation, Lichtempfindlichkeitsreaktionen, aktinische Keratose, Ausschlag, Pruritus, Hyperkeratose, Erythem, Alopezie, trockene Haut, Sonnenbrand, palmar-plantares Erythrodysästhesie-Syndrom, Pannikulitis, Keratosis pilaris, Arthralgie, Myalgie, Schmerzen in den Extremitäten, Schmerzen des Bewegungsapparats, Rückenschmerzen, Arthritis, Abge-schlagenheit, Pyrexie, periphere Ödeme, Asthenie, γGT/GPT/aP/Bilirubin ↑, Gewicht ↓, QT-Verlängerung; **KI** (Afatinib): bek. Überempfindlichkeit; **KI** (Axitinib): bek. Überempfindlichkeit; **KI** (Bosutinib): bek. Überempf., Leberinsuffizienz; **KI** (Crizotinib): bek. Überempf., schwere Leberfkt.störung; **KI** (Dabrafenib): bek. Überempfindlichkeit; **KI** (Ibrutinib): bek. Überempfindlichkeit, gleichzeitige Anw. mit Johanniskraut-Präparaten; **KI** (Levatinib): bek. Überempf.; **KI** (Nintedanib): bek. Überempf., Soja-, Erdnussallergie; **KI** (Pazopanib): bek. Überempf.; **KI** (Ponatinib): bekannte Überempfindlichkeit; **KI** (Regorafenib): bek. Überempfindlichkeit; **KI** (Ruxolitinib): bek. Überempfindlichkeit, SS, SZ; **KI** (Vandetanib): bek. Überempfindlichkeit, kongenitales Long-QT-Syndrom, QT-Intervall > 480ms, gleichzeitige Anwendung von arsenhaltiger Arzneimittel, Cisaprid, Erythromycin (i.v.), Toremifen, Mizolastin, Moxifloxacin, Antiarrhythmika der Klasse IA und III; **KI** (Vemurafenib): bek. Überempfindlichkeit

Afatinib Rp	HWZ 37h, PPB 95%, PRC B, Lact -
Giotrif *Tbl. 20, 30, 40, 50mg*	**Lokal fortgeschrittenes u./od. metastasiertes NSCLC mit aktivierenden EGFR-Mutationen:** 1 x 40mg/d p.o., ggf. steigern auf 1 x 50mg/d; **DANI** CrCL > 30: 100%, < 30: Anwendung nicht empfohlen; **DALI** Child-Pugh A, B: 100%; C: Anw. nicht empf.
Axitinib Rp	HWZ 2.5-6h, PPB 99%, PRC C, Lact -
Inlyta *Tbl. 1, 5mg*	**Fortgeschrittenes Nierenzell-Ca:** 2 x 5mg/d p.o., ggf. steigern auf max. 2 x 10mg/d; **DANI** CrCL > 15: 100%, < 15: keine Daten; **DALI** vorsichtige Dosiseinstellung
Bosutinib Rp	HWZ 34h, PPB 95%, PRC C, Lact -
Bosulif *Tbl. 100, 500mg*	**Ph-positive CML in chron./akzelerierter Phase und Blastenkrise mit mind. einer Vorbeh.:** 1 x 500mg/d p.o., ggf. steigern auf max. 1 x 600mg/d; **DANI, DALI** keine Daten

Crizotinib Rp	HWZ 42h, PPB 91%, PRC C, Lact -
Xalkori *Kps. 200, 250mg*	**Vorbehandeltes ALK-positives NSCLC:** 2 x 250mg/d p.o.; **DANI** CrCL > 30: 100%, < 30: keine Daten; **DALI:** leichte bis mäßige Funktionsstörung: vorsichtige Anwendung, KI bei schwerer Funktionsstörung
Dabrafenib Rp	HWZ 10h, PPB 99%, PRC C, Lact ?
Tafinlar *Kps. 50, 75mg*	**Nicht-resezierbares oder metastasiertes Melanom (BRAF-V600-Mutation-positiv):** 2 x 150mg/d p.o.; **DANI** leichte bis mäßige Funktionsstörung: 100%, schwere Funktionsstörung: vorsichtige Anwendung; **DALI** mäßige bis schwere Funktionsstörung: vorsichtige Anwendung
Dasatinib Rp	HWZ 5-6h, Q0 0.99, PPB 96%
Sprycel *Tbl. 20, 50, 80, 100, 140mg*	**Chron. Phase neu diagnostizierte Ph+CML, chron. oder akzelerierte Phase der CML oder Blastenkrise mit Resistenz/Intoleranz gegen vorherige Behandlung (einschl. Imatinibmesilat), Ph+ALL oder lymphatische Blastenkrise der CML:** chronische Phase: 1 x 100mg/d p.o; akzelerierte Phase, myeloische oder lymphatische Blastenkrise: 1 x 140mg/d p.o; **DANI** nicht erforderlich; **DALI** vorsichtige Dosiseinstellung
Erlotinib Rp	HWZ 36h, Q0 0.97
Tarceva *Tbl. 25, 100, 150mg*	**Nichkleinzelliges Bronchial-Ca:** 1 x 150mg p.o.; **Pankreas-Ca:** 1 x 100mg p.o., Kom. mit Gemcitabin; **DANI, DALI:** Anw. bei schwerer Nieren-/Leberinsuffizienz nicht empf.
Gefitinib Rp	HWZ 41h, Q0 0.9, PPB 90%
Iressa *Tbl. 250 mg*	**Nichtkleinzelliges Bronchial-Ca:** 1 x 250mg p.o.; **DANI** CrCL > 20: 100%; < 20: vorsichtige Anwendung; **DALI**: Child B, C: engmaschige Überwachung hinsichtlich UW
Ibrutinib Rp	HWZ 4-13h, PPB 97% PRC D, Lact ?
Imbruvica *Kps. 140 mg*	**Rezidiviertes oder refraktäres Mantelzell-Lymphom:** 1 x 560mg/d p.o.; **CLL:** 1 x 420mg/d p.o.; **DANI** CrCL > 30: nicht erford.; < 30: vorsichtige Anwendung; **DALI:** Child A: 1 x 280mg/d p.o.; B: 1 x 140mg/d p.o.; C: Anw. nicht empfohlen

Imatinib Rp	HWZ 18h, Q0 0.95, PPB 95%
Glivec *Tbl. 100, 400mg*	**Ph+CML:** chronische Phase: 1 x 400mg p.o.; akzelerierte Phase, Blastenkrise: 600mg p.o.; **Ki. > 2J:** 340mg/m², max. 570mg/m² bzw. 800mg/d; **Ph+ALL:** 1 x 600mg; **MDS:** 1 x 400mg; **hypereosinophiles Syndrom, chronische eosinophile Leukämie:** 1 x 100mg, ggf. bis 400mg/d steigern; **CD117+GIST:** 1 x 400mg; **Dermatofibrosarcoma protuberans:** 1 x 800mg; **DANI** vorsichtige Anw. bei schwerer NI; **DALI** 400mg/d
Lapatinib Rp	HWZ 24h PPB 99%
Tyverb *Tbl. 250mg*	**Fortgeschrittenes/metastasiertes Mamma-Ca mit Her2-Überexpression:** 1 x 1250mg/d p.o. in Komb. mit Capecitabin; **DANI** CrCL > 30: 100%; < 30: keine Daten; **DALI** Child A, B: keine Daten, Child C: KI
Lenvatinib Rp	HWZ 17h, Q0 0.9, PPB 98%
Lenvima *Kps. 4, 10mg*	**Progr., lokal fortgeschritt. od. metastasiertes differenziertes (papilläres/follikuläres/Hürthle-Zell-)Schilddrüsenkarzinom** (DTC), das nicht auf Radiojodtherapie (RAI) angesprochen hat: 24mg p.o.; **DANI** n. erford.; DALI n. erford.
Nilotinib Rp	HWZ 17h, Q0 0.9, PPB 98%
Tasigna *Kps. 150, 200mg*	**Ph+CML:** 2 x 400mg p.o., ggf. Dosisanpass. nach Blutbild, s. FachInfo; **DANI** nicht erf.
Nintedanib Rp	HWZ 10-15h, PPB 98%
Vargatef *Kps. 100, 150mg*	**Lokal fortgeschrittenes, metastasiertes oder lokal rezidiviertes NSCLC:** 2 x 200mg p.o. d2-21 in Komb. mit Docetaxel; **DANI** CrCL > 30: 100%, < 30: keine Daten; **DALI** Child A: 100%, Child B, C: Anw. nicht empfohlen
Pazopanib Rp	HWZ 31h, PPB 99%, PRC C, Lact ?
Votrient *Tbl. 200, 400mg*	**Fortgeschrittenes Nierenzell-Ca, Weichteilsarkom (WTS, STS):** 1 x 800mg/d p.o.; **DANI** CrCL > 30 : 100%, <30: keine Daten; **DALI** Child A: keine Daten, B: max. 20mg/d, C: KI

Ponatinib Rp	HWZ 22h, PPB >99%, PRC C, Lact -
Iclusig *Tbl. 15, 45mg*	**CML in chron. Phase, akzelerierter Phase oder Blastenkrise und Ph+ALL:** 1 x 45mg/d p.o.; **DANI** CrCL > 50: 100%, < 50: vorsichtige Anwendung; **DALI** vors. Anwendung
Regorafenib Rp	HWZ 20-30(40-100)h, PPB 99%, PRC C, Lact -
Stivarga *Tbl. 40mg*	**Metastasiertes kolorektales Karzinom:** 1 x 160mg/d p.o. d1-21, Wh. d29; **DANI** CrCL > 30 : 100%, < 30: keine Daten; **DALI** Child A: 100%, B: engmaschige Überwachung, C: Anw. nicht empfohlen
Ruxolitinib Rp	HWZ 3h, PPB 97%
Jakavi *Tbl. 5, 10, 15, 20mg*	**Myelofibrose (MF):** ini 2 x 15-20mg p.o., max. 2 x 25mg/d; **Polycythaemia vera (PV):** ini 2 x 10mg p.o., max. 2 x 25mg/d; **DANI** CrCL > 30: 100%, < 30: MF: 50%, PV: ini 2 x 5mg/d; HD: MF: 1 x 15-20mg oder 2 x 10mg am Dialysetag; PV: 1 x 10mg oder 2 x 5mg am Dialysetag; **DALI** 50%
Sorafenib Rp	HWZ 25-48h, Q0 >0.9
Nexavar *Tbl. 200mg*	**Leberzell-Ca, fortgeschrittenes Nierenzell-Ca:** 2 x 400mg p.o.; **DANI** CrCL > 30: 100%, < 30: keine Daten; **DALI** Child A, B: 100%, C: keine Daten
Sunitinib Rp	HWZ 40-60(80-110)h, Q0 >0.7, PPB 95%
Sutent *Kps. 12.5, 25, 50mg*	**GIST, fortgeschrittenes Nierenzell-Ca:** 1 x 50mg p.o., ggf. Dosisanpassung in 12.5mg-Schritten; mind. 25mg/d, max. 75mg/d; Therapiedauer 4W, dann 2W Pause; **pankreatische neuroendokrine Tumore:** 1 x 37.5mg ohne Therapie-Pause **DANI** nicht erf.; **DALI** Child A, B: 100%; C: keine Daten, Anw. nicht empfohlen
Vandetanib Rp	HWZ 19d, PPB 93%, PRC C, Lact -
Caprelsa *Tbl. 100, 300mg*	**Medulläres SD-Ca. mit nicht resektabler, lokal fortgeschrittener o. metastasierter Erkrankung:** 1 x 300mg p.o.; **DANI** CrCL 30-50: ggfs. ini 200mg/d, < 30: Anw. nicht empf.; **DALI** keine Daten

Vemurafenib Rp	HWZ 51.6h, PPB > 99%, PRC B, Lact
Zelboraf *Tbl. 240mg*	**BRAF-V600-Mutation-positives, nicht resezierbares oder metastasiertes Melanom:** 2 x 960mg p.o.; **DANI, DALI** engmaschige Überwachung bei schwerer Nierenfunktionsstörung bzw. mittlerer bis schwerer Leberfunktionsstörung

7.9 mTOR-Inhibitoren

Wm/Wi (Everolimus, Temsirolimus): Hemmung des mTOR (mammalian target of rapamycin) = Enzymkomplex, der u.a. das Zellwachstum reguliert ⇒ antitumorale und antiangiogene Wi
UW (Everolimus): Stomatitis, Hautausschlag, Hauttrockenheit, Nagelveränderungen, Hand-Fuß-Syndrom, Erythem, Exfoliation, akneförmige Dermatitis, Hautläsionen, Alopezie, Erschöpfung, Asthenie, Diarrhoe, Übelkeit, Appetitlosigkeit, Mukositis, Infektionen, Erbrechen, Husten, Pruritus, Epistaxis, Pneumonitis, Dyspnoe, Anämie, Cholesterin/Triglyzeride/GOT/GPT/Kreatinin/Blutzucker ↑, Thrombopenie, Leukopenie, Neutropenie, Lymphopenie, Diabetes mellitus, Hypophosphatämie, Hypokaliämie, Hypokalzämie, Dehydratation, Hyperlipidämie, Schlaflosigkeit, Dysgeusie, Kopfschmerzen, Konjunktivitis, Ödeme der Augenlider, Hypertonie, Blutungen, Lungenembolie, Bluthusten, Mundtrockenheit, Abdominalschmerzen, Schmerzen im Mund, Dysphagie, Dyspepsie, Arthralgie, Nierenversagen, Proteinurie, peripheres Ödem, Pyrexie, Brustschmerzen, Gewichtsverlust;
UW (Temsirolimus): Kreatinin ↑, Thrombopenie, Anämie, Dysgeusie, Atemnot, Nasenbluten, Husten, Bauchschmerzen, Erbrechen, Stomatitis, Diarrhoe, Übelkeit, Exanthem, Hautjucken, Akne, Nagelveränderungen, Rückenschmerzen, Arthralgie, Hypokaliämie, bakterielle und virale Infektionen, Pharyngitis, Rhinitis, Mukositis, Schmerzen, Schmerzen im Brustkorb, Ödeme, Pyrexie, Asthenie;
KI (Everolimus): bekannte Überempfindlichkeit

Everolimus Rp	HWZ 30h, PPB 74%, PRC D, Lact
Afinitor *Tbl. 2.5, 5, 10mg*	**Nierenzell-Ca, Hormonrezeptor-positives Mamma-Ca, neuroendokrine Tumore pankreatischen Ursprungs:** 1 x 10mg p.o., ggf. 5mg bei intolerablen UW; **DANI** nicht erforderlich; **DALI** Child A: 1 x 7.5mg/d; Child B: 5mg/d; Child C: nach Nutzen-Risiko-Abwägung, max. 1 x 2.5mg/d

Temsirolimus Rp	HWZ 17(55)h, PRC D, Lact
Torisel *Inf.Lsg. 30mg*	**Nierenzell-Ca:** 1 x/W 25mg über 30-60min i.v., zuvor Antihistaminikum; **DANI** vorsichtige Anwendung bei schwerer Niereninsuffizienz; **DALI** Anwendung bei schwerer Leberinsuffizienz nicht empfohlen

7.10 Antikörper

Wm/Wi (Antikörper): Bindung an spezifisches Antigen, durch Komplementfixierung entsteht antikörperabhängige, zellvermittelte Zytotoxizität; **Wm/Wi** (Bevacizumab): bindet an Gefäßwachstumsfaktor VEGF, Hemmung der Tumorvaskularisierung; **Wm/Wi** (Brentuximabvedotin): Antikörper-Wirkstoff-Konjugat ⇒ setzt Zytostatikum frei ⇒ bindet an CD30-tragende Tumorzellen ⇒ Unterbrechung des Zellzyklus und programmierter Zelltod; **Wm/Wi** (Cetuximab): Blockierung von EGFR, dadurch Reduktion der Invasion von Tumorzellen ins Normalgewebe und Reduktion von Metastasenbildung; **Wm/Wi** (Eculizumab): rekombinanter humanisierter IgG-AK, der an das Komplementprotein C5 bindet, Hemmung der komplementvermittelten intravaskulären Hämolyse; **Wm/Wi** (Nivolumab, Pembrolizumab): PD-1-Inhibitor (Programmed-Cell-Death-Protein 1-Inhibitor) blockiert Bindung von PD-L1 u. PD-L2 an PD-1-Rezeptoren auf T-Zellen ⇒ T-Zell-Proliferation ↑, Zytokinbildung ↑, Immunantwort gegen Krebszellen ↑; **Wm/Wi** (Obinutuzumab): monoklonaler, humanisierter Antikörper ⇒ bindet an CD-20-Transmembranantigen auf der Oberfläche nicht-maligner und maligner prä-B- und reifer B-Lymphozyten ⇒ direkter Zelltod, antikörperabhängige zelluläre Zytotoxizität und Phagozytose; **Wm/Wi** (Ofatumumab): humaner monoklonaler Antikörper ⇒ bindet an CD-20-Epitope, Lyse von Tumorzellen, Zelltodinduktion durch antikörperabhängige, zellvermittelte Zytotoxizität; **Wm/Wi** (Panitumomab): humaner monoklonaler IgG2-Antikörper gegen EGF-Rezeptor, dadurch Hemmung des Zellwachstums, Induktion der Apoptose und Verminderung der Produktion von Interleukin 8 und vaskulärem, endothelialem Wachstumsfaktor; **Wm/Wi** (Pertuzumab): humanisierter monoklonaler Antikörper ⇒ bindet an HER2 und hemmt Heterodimerisierung von HER2 mit anderen Rezeptoren der HER-Rezeptorfamilie ⇒ zellulärer Wachstumsstopp bzw. Apoptose; **Wm/Wi** (Ramucirumab): humaner Antikörper ⇒ bindet sepzifisch an VEGF Rezeptor-2 ⇒ verhindert die Liganden-stimulierte Aktivierung des VEGF Rezeptor-2 und der nachfolgenden Signalkaskaden ⇒ Proliferation und Migration der humanen Endothelzellen wird neutralisiert; **Wm/Wi** (Rituximab): bindet spezifisch an das Transmembran-Antigen CD20, das auf > 95% aller Zellen von Non-Hodgkin-Lymphomen des B-Zell-Typs exprimiert wird; **Wm/Wi** (Trastuzumab): monoklonaler AK gg. menschl. epidermalen Wachstumsfaktor 2 (HER2); **Wm/Wi** (Trastuzumab Emtansin): gegen HER2 gerichtetes Antikörper-Wirkstoff-Konjugat; Emtansin verleiht Zytostatikum Selektivität für Tumorzellen mit Überexpression von HER2; **UW:** s. allgemeine UW von Zytostatika → 173;
UW (Bevacizumab): Sepsis, Abszess, Infektion, (febrile) Neutropenie, Leuko-, Thrombozytopenie, Anämie, Ovarialinsuffizienz, Dehydrierung, Anorexie, periphere sensorische Neuropathie, Schlaganfall, Synkope, Somnolenz, Kopfschmerzen, Dysgeusie, Dysarthrie, Augenerkrankung, erhöhter Tränenfluss, kongestive Herzinsuffizienz, supraventrikuläre Tachykardie, Hypertonie, arterielle/venöse Thromboembolie, Asthenie, Fatigue, Lethargie, Schleimhautentzündung, Pyrexie, Diarrhoe, Übelkeit, Erbrechen, Obstipation, Schmerzen, Magen-Darm-Perforation, Ileus, Bauchschmerzen, Erkrankung des GI-Trakts, Blutungen, Lungenembolie, Dyspnoe, Hypoxie, Epistaxis, Rhinitis, Stomatitis, palmoplantares Erythrodysäthesiesyndrom, exfoliative Dermatitis, trockene Haut, Hautverfärbung, Muskelschwäche, Myalgie, Arthralgie, Proteinurie, Harnwegsinfektion; **UW** (Brentuximabvedotin): Infektion, Infektion der oberen Atemwege, Herpes zoster, Pneumonie, Neutropenie, Anämie, Thrombozytopenie, Hyperglykämie, periphere sensorische/motorische Neuropathie, Schwindel, demyelinisierende Polyneuropathie, Husten, Dyspnoe, Diarrhoe, Übelkeit, Erbrechen, Obstipation, Haarausfall, Juckreiz, Hautausschlag, Myalgie, Arthralgie, Rückenschmerzen, Fatigue, Fieber,

infusionsbedingte Reaktionen, Schüttelfrost; **UW** (Catumaxomab): Lymphopenie, Leukozytose, Anämie, Neutrophilie, Thrombozythämie, Tachykardie, Vertigo, Bauchschmerzen, Übelkeit, Erbrechen, Diarrhoe, Ileus, Obstipation, Flatulenz, Reflux, Stomatitis, Fieber, Schüttelfrost, Schmerzen, Asthenie, Ödeme, Durst, Hyperbilirubinämie, Hepatitis, Infektionen, Anorexie, Elektrolytstrg., Arthralgie, Rückenschmerzen, Myalgie, Angst, Oligurie, Proteinurie, Hämaturie, Dyspnoe, Hautausschlag, Hypo-/Hypertonie, Hitzewallungen; **UW** (Cetuximab): Atemnot, Paronychie, Konjunktivitis, akneartiges Exanthem; **UW** (Eculizumab): Schwindel, Dysgeusie, Parästhesie, Vertigo, progressive Hypertonie, Husten, verstopfte Nase, Pharynx-/Larynxschmerzen, Bauchschmerzen, Obstipation, Diarrhoe, Dyspepsie, Übelkeit, Erbrechen, Alopezie, trockene Haut, Pruritus, Exanthem, Arthralgie, Rückenschmerzen, Myalgie, Nackenschmerzen, Extremitätenschmerzen, Dysurie, Spontanerektion, Thoraxbeschwerden, Schüttelfrost, Fatigue, Asthenie, infusionsbed. Reaktion, Ödeme, Fieber, pos. Coombs-Test; **UW** (Nivolumab): häufig: Infekt. der oberen Atemwege, infusionsbed. Reaktion, Hypothyreose, Hyperthyreose, Hyperglykämie, Hyponatriämie, Appetit ↓, periphere Neuropathie, Kopfschmerzen, Schwindelgefühl, Hypertonie, Pneumonitis, Dyspnoe, Husten, Diarrhö, Übelkeit, Kolitis, Stomatitis, Erbrechen, Bauchschmerzen, Obstipation, Hautausschlag, Juckreiz, Vitiligo, trockene Haut, Erythem, Alopezie, Muskel- und Skelettschmerzen, Arthralgie, Müdigkeit, Pyrexie, Ödeme (einschließl. peripheres Ödem), AST/ALT/Gesamtbilirubin/alkal. Phosphatase/Kreatinin ↑, Lymphozytopenie, Thrombozytopenie, Anämie, Lipase/Amylase ↑, Neutropenie; **UW** (Obinutuzumab): Harnweginfektion, Nasopharyngitis, Lippenherpes, Rhinitis, Pharyngitis, Plattenepithelkarzinom der Haut, Neutropenie, Thrombozytopenie, Anämie, Leukopenie, Tumorlysesyndrom, Hyperurikämie, Vorhofflimmern, Hypertonie, Husten, Diarrhoe, Obstipation, Alopezie, Arthralgie, Rückenschmerzen, muskuloskelettale Thoraxschmerzen, Fieber, Gewichtszunahme, infusionsbedingte Reaktionen; **UW** (Ofatumumab): Infektionen, Sepsis, Neutropenie, Anämie, Thombopenie, allerg. Reaktion, Tachykardie, Hypo-/Hypertonie, Bronchospasmus, Husten, Hypoxie, Dyspnoe, Brustbeschwerden, Exanthem, Fatigue, Hyperhidrose, Dünndarmobstruktion, Diarrhoe, Übelkeit, Pruritus, Rückenschmerzen, Fieber, Schüttelfrost; **UW** (Panitumomab): Exanthem, akneiforme Dermatitis, Exfoliation, Paronychie, Pruritus, Fissuren, Diarrhoe, Fatigue, Infusionsreaktionen, Elektrolytverschiebungen, Nausea, Emesis, Dyspnoe, Husten, Kopfschmerzen, Konjunktivitis, Wimpernwachstum, Stomatitis, Onycholyse, Hypertrichose, Alopezie, trockene Haut/Nase/Mund, Lungenembolie; **UW** (Pembrolizumab): häufig: Anämie, Thrombozytopenie, Hypophysitis, HyperHypothyreose, verminderter Appetit, Dehydrierung, Kopfschmerzen, Dysgeusie, periphere Neuropathie, Schwindel, Parästhesie, trockene Haut, Vertigo, Hitzewallungen, Pneumonitis, Dyspnoe, Husten, Diarrhö, Übelkeit, Komitees, Erbrechen, Abdominalschmerzen, Obstipation, Mundtrockenheit, aufgeblähtes Abdomen, Hautausschlag, Pruritus, Schwere Hautreaktionen, Vitiligo, Hauttrockenheit, Erythem, Ekzem, Hyperhidrose, Hypopigmentierung der Haut, Alopezie, Athralgie, Myalgie, Muskelschwäche, muskuloskelettale Schmerzen, Schmerzen in den Extremitäten, Rückenschmerzen, Arthritis, Muskelkrämpfe, muskuloskelettale Steifheit, Müdigkeit, Erschöpfung, Asthenie, Fieber, Schleimhautentzündungen, periphere Ödeme, grippeähnliche Erkrankung, Schüttelfrost, Aspartataminotransferase (AST) ↑, Alaninaminotransferase (ALT) ↑, Gewicht ↓, alkalischer Phosphatase im Blut ↑, infusionsbed. Reaktionen; **UW** (Pertuzumab): Infektion der oberen Atemwege, Nasopharyngitis, (febrile) Neutropenie, Leukopenie, Anämie, Überempfindlichkeit, anaphylakt. Reaktion, infusionsbedingte Reaktion, Zytokin-Freisetzungs-Syndrom, Appetit ↓, Schlaflosigkeit, periphere (sensorische) Neuropathie, Kopfschmerzen, Schwindel, Dysgeusie, Tränensekretion ↑, linksventrikuläre Dysfunktion, Dyspnoe, Husten, Pleuraerguss, Diarrhoe, Erbrechen, Stomatitis, Übelkeit, Obstipation, Dyspepsie, Alopezie, Exanthem, Nagelveränderungen, Pruritus, trockene Haut, Myalgie, Arthralgie, Mukositis, Ödem,

Schmerzen, Pyrexie, Fatigue, Asthenie, Schüttelfrost; **UW** (Ramucirumab): Neutro-/Leukopenie, Thrombozytopenie, Hypoalbuminämie, Hypertonie, Epistaxis, gastrointestinale Blutungsereignisse, Stomatitis, Diarrhoe, Proteinurie, Fatigue/Asthenie, periph. Ödeme, Hypokaliämie, Hyponatriämie, Kopfschmerzen, abd. Schmerzen; **UW** (Rituximab): Hypertonie, Angina pectoris od. Herzinsuff. bei bek. Herzerkrankung, Husten, Sinusitis, Bronchitis (obliterans), Dyspepsie, Transaminasen ↑, Kopfschmerz, Tumorschmerz, Parästhesien, Schwindel, Angstgefühl, allerg. Reaktionen (u.a. Dyspnoe, Bronchospasmus, Angioödem), Nachtschweiß, periphere Ödeme, Arthralgien, Myalgien, Knochenschmerz, Konjunktivitis, Hyperkalzämie, LDH ↑, Lymphadenopathie, Geschmacksveränderungen; **UW** (Trastuzumab): Vasodilatation, Tachykardie, Herzinsuffizienz, Kardiomyopathie, Ischämie, Perikarderguss, Herzstillstand, Kopfschmerzen, Schwindel, Parästhesien, Neuropathie, Tremor, Depression, allerg. Reaktionen (u.a. Dyspnoe, Bronchospasmus, Urtikaria, Angioödem, Anaphylaxie), Arthralgie, Myalgie, Mastitis, transienter Tumorschmerz, Ödeme, AK-Bildung; **UW** (Trastuzumab Emtansin): Harnweginfektion, Neutro-, Leukozytopenie, Arzneimittelüberempfindlichkeit, Hypokaliämie, Insomnie, periph. Neuropathie, Kopfschmerzen, Schwindel, Dysgeusie, Gedächtnisstrg., trockenes Auge, Konjunktivitis, verschwommenes Sehen, verstärkte Tränensekretion, LV-Dysfkt., Blutung, Hypertonie, Epistaxis, Husten, Dyspnoe, Stomatitis, Diarrhoe, Erbrechen, Übelkeit, Obstipation, Mundtrockenheit, Abdominalschmerz, Dyspepsie, Zahnfleischbluten, Ausschlag, Pruritus, Alopezie, Nagelstörungen, Hand-Fuß-Syndrom, Urtikaria, Myalgie, Arthralgie, Fatigue, Fieber, Asthenie, Schüttelfrost, peripheres Ödem, erhöhte Transaminasen/aP, infusionsbed. Reaktionen; **KI** (Bevacizumab): Überempf. gegen Wirkstoff, CHO-Zellprodukte o. a. rekomb. humane/humanisierte AK, SS; **KI** (Brentuximabvedotin): bek. Überempfindlichkeit, kombin. Anw. mit Bleomycin; **KI** (Nivolumab): siehe FachInfo; **KI** (Obinutuzumab): bek. Überempf.; **KI** (Pembrolizumab): siehe FachInfo; **KI** (Pertuzumab): bek. Überempf.; **KI** (Ramucirumab): bek. Überempf.; **KI** (Rituximab): bek. Überempfindlichkeit, aktive/schwere Infektionen, stark geschwächte Immunabwehr; **KI** (Trastuzumab Emtansin): bek. Überempfindlichkeit

Bevacizumab Rp	HWZ 20d, Lact ?
Avastin *Inf.Lsg. 100mg/4ml, 400mg/16ml*	**Kolorektales Karzinom:** 5-10mg/kg i.v. d1, Wdh. d15 oder 7.5-15mg/kg d1, Wdh. d22; Kombination mit 5-FU/Folinsäure/Irinotecan; **Mamma-Ca:** 10mg/kg i.v. d1, Wdh. d15 oder 15mg/kg d1, Wdh. d22; **nichtkleinzelliges Bronchial-Ca:** 7.5 bzw. 15mg/kg d1, Wdh. d22, Komb. mit platinhaltiger Chemoth.; **Nierenzell-Ca:** 10mg/kg d1, Wdh. d15, Komb. mit Interferon; **epitheliales Ovarial-Ca, Eileiter-Ca, prim. Peritoneal-Ca:** Primärbeh.: 15mg/kg i.v. d1, Wdh. d22, in Komb. mit Carboplatin und Paclitaxel; Rezidiv: 15mg/kg d1, Wdh. d22, in Komb. mit Carboplatin und Gemcitabin; **DANI, DALI** keine Daten

Brentuximabvedotin Rp	HWZ 4-6d, PPB 68-82% PRC C, Lact ?
Adcetris *Inf.Lsg. 50mg/10ml*	**Rezidiviertes/refraktäres CD30+Hodgkin-Lymphom, rezidiv. refraktäres großzelliges anaplastisches Lymphom:** 1.8mg/kg i.v. über 30min alle 21d, 8-16 Zyklen; **DANI, DALI** k.A.

Catumaxomab Rp	HWZ 0.7-17
Removab *Inf.Lsg. 10µg/0.1ml, 50µg/0.5ml*	**Maligner Aszites bei EpCAM-pos. Ca:** 10µg intraperitoneal an d1, 20µg d3, 50µg d7, 150µg d10; **DANI, DALI** k.A.
Cetuximab Rp	HWZ 70-100h
Erbitux *Inf.Lsg. 100mg/20ml, 500mg/100ml*	**Kolorektales Karzinom, fortgeschrittenes Plattenepithel-Ca im Kopf-/Halsbereich:** ini 400mg/m² i.v. d1, dann 1 x/W 250mg/m²; **DANI, DALI** k.A.
Eculizumab Rp	HWZ 11d
Soliris *Inf.Lsg. 300mg/30ml*	**Par. nächt. Hämoglobinurie:** ini 600mg i.v. 1x/W f. 4W, dann 900mg alle 14d; **atyp. häm.-uräm. Synd.:** ini 900mg i.v. 1x/W f. 4W, dann 1200mg alle 14d; **DANI** nicht erford.; **DALI** k. Daten
Nivolumab Rp	HWZ 11d
Opdivo *Inf.Lsg. 40mg/4ml, 100mg/10ml*	**Fortgeschrittenes (nicht-resezierbares oder metastasierendes) Melanom:** 3mg/kg alle 2Wo über 60min i.v.; **DANI** (leicht, moderat) n. erford.; DANI (schwer) keine Daten; **DALI** (leicht, mäßig) n. erforderlich, (schwer) keine Daten; SS: keine Daten
Obinutuzumab Rp	HWZ 30d, PRC C, Lact ?
Gazyvaro *Inf.Lsg. 1000mg/40ml*	**CLL Komb. mit Chlorambucil: Zyklus 1:** 100mg i.v. d1, 900mg d2, 1000mg d8 und 15, Wh. d29, **Zyklus 2-6:** 1000mg an d1; **DANI** CrCL > 30: nicht erforderlich, < 30: keine Daten; **DALI** keine Daten
Ofatumumab Rp	HWZ 1.3d (1.), 11.5d (4.), 15.8d (8.Inf.), PRC C, Lact ?
Arzerra *Inf.Lsg. 100mg/5ml, 1000mg/50ml*	**CLL** (refraktär auf Fludarabin u. Alemtuzumab): ini 300mg i.v. (12ml/h, steigern bis max. 200ml/h), dann 2000mg (25ml/h, steigern bis max. 400ml/h) 1 x/W für 8 W, dann 2000mg 1 x alle 4W; **DANI** CrCL > 30: 100%, < 30: keine Daten; **DALI** keine Daten
Panitumumab Rp	HWZ 7.5d
Vectibix *Inf.Lsg. 100mg/5ml, 400mg/20ml*	**Metastasiertes EGFR-exprimierendes kolorektales Karzinom:** 6mg/kg alle 14d über 60min. i.v., Verdünnung mit NaCl auf < 10mg/ml; **DANI, DALI** k.A.

Pembrolizumab Rp		HWZ 26d
Keytruda *Inf.Lsg. 50mg/2ml*	**Fortgeschrittenes (nicht-resezierbares oder metastasierendes) Melanom:** 2mg/kg alle 3Wo über 30min i.v.; **DANI** (leicht, moderat) n. erforderlich; DANI (schwer) keine Daten; **DALI** (leicht) n. erforderlich, (moderat, schwer) keine Daten; SS: keine Daten	
Pertuzumab Rp		HWZ 18d, PRC C, Lact ?
Perjeta *Inf.Lsg. 420mg/14ml (30mg/ml)*	**HER2-positives metastasiertes oder lokal rezidivierendes, inoperables Mamma-Ca:** ini 840mg über 60 min. i.v., Erhaltungsdosis 420mg alle 3 Wochen über 30-60 min. i.v.; **DANI** CrCL > 30: 100%, < 30: k.A.; **DALI** k.A.	
Ramucirumab Rp		HWZ 15d, PRC C, Lact ?
Cyramza *Inf.Lsg. 100mg/10ml, 500mg/50ml*	**Fortgeschrittenes Adeno-Ca des Magens oder gastroösophagealen Übergangs mit Tumorprogress nach Platin- und Fluoropyrimidin-haltiger Chemotherapie:** Monotherapie: 8mg/kg über 60min i.v. alle 2W; Kombination mit Paclitaxel: 8mg/kg KG i.v. d1, 15, Wdh. d29; **DANI/DALI** keine Daten	
Rituximab Rp		HWZ 76-206h
MabThera *Inf.Lsg. 100, 500mg* **MabThera SC** *Inj.Lsg. 1400mg/11.7ml*	**Follikuläres Lymphom:** Monotherapie: 375mg/m² i.v. d1, Wdh. d8, 15, 22; Komb. mit CVP-Schema: 375mg/m² d1; Induktionstherapie: 1 x 1400mg s.c. pro Zyklus; Erhaltungstherapie: 1 x 1400mg s.c. alle 2 Mo. bzw. alle 3 Mo. beim rezidivierenden/refraktärem foll. Lymphom; **CD20+ großzellig diffuses B-Zell-Lymphom:** 375mg/m² i.v. d1 bzw. 1 x 1400mg s.c. pro Zyklus, Komb. mit CHOP-Schema; **CLL:** 375mg/m² d1 + Chemotherapie, ab 2. Zyklus 500mg/m², insgesamt 6 Zyklen; **rheumatoide Arthritis:** 1g i.v. d1, Wdh. d15; **DANI, DALI** k.A.	
Trastuzumab Rp		HWZ 28.5d
Herceptin *Inf.Lsg. 150mg* **Herceptin s.c.** *Inj.Lsg. 600mg/5ml*	**Mamma-Ca mit HER2-Überexpression:** metastasiert: ini 4mg/kg i.v. d1, dann 2mg/kg 1 x/W; Frühstadium: ini 8mg/kg i.v., dann 6mg/kg alle 3W; 600mg s.c. alle 3W; **metastasiertes Magen-Ca mit HER2-Überexpression:** ini 8mg/kg i.v. d1, dann 6mg/kg alle 3W; 600mg s.c. alle 3W, Komb. mit Capecitabin oder 5-FU und Cisplatin; **DANI** k.A.	

Trastuzumab Emtansin Rp	HWZ 4d
Kadcyla *Inf.Lsg. 100, 160mg*	**Inoperables o. metastasiertes Mamma-Ca (HER2-positiv):** 3.6mg/kg i.v. d1, Wdh. d22; **DANI** leicht bis mäßig eingeschränkte Fkt.: nicht erf.; schwere Funktionseinschränkung: engmaschige Überwachung; **DALI** keine Daten

7.11 Weitere antineoplastische Mittel

Wm/Wi (Aflibercept): agiert als löslicher Rezeptor und bindet an VEGF-A, -B und PIGF ⇒ blockiert rezeptorvermittelte Signalübertragung ⇒ hemmt Wachstum von neuen Gefäßen; **Wm/Wi** (Aldesleukin): vergleichbar mit nativem humanen IL-2 ⇒ vielfältige immunologische Effekte ⇒ inhibiert Wachstum und Ausbreitung von Tumoren; **Wm/Wi** (Alitretinoin): Vitamin A verwandtes Hormon, steuert Prozess der Zelldifferenzierung und -proliferation; **Wm/Wi** (Amsacrin): Interkalation in die DNA, dadurch Hemmung der DNA-Synthese, DNA-Brüche, Chromosomenaberrationen und falsche Chromosomenteilungen; **Wm/Wi** (Anagrelid): Hemmung der zyklischen AMP-Phosphodiesterase III, Verzögerung der Megakaryozytenreifung; **Wm/Wi** (Asparaginase): Senkung des Asparaginspiegels ⇒ Stillstand der Proteinsynthese; **Wm/Wi** (Bexaroten): selektive Bindung und Aktivierung der drei RXR; **Wm/Wi** (Bortezomib): Proteasom-Inhibitor; **Wm/Wi** (Eribulin): hemmt die Wachstumsphase der Mikrotubuli und kapselt Tubulin in nicht produktive Aggregate ab ⇒ Mitoseblockade und apoptotischer Zelltod; **Wm/Wi** (Estramustin): antimitotische und antimikrotubuläre Effekte durch Interaktion mit mikrotubuliassoziierten und Tau-Proteinen; estragene Komponente ⇒ LH ↓, FSH ↓ ⇒ Androgenproduktion ↓;
Wm/Wi (Folinsäure): Blockade der Thymidilatsynthase, Hemmung der DNA-Synthese;
Wm/Wi (Histaminhydrochlorid): Hemmung der NAPDH-Oxidase ⇒ Schutz der von IL-2 aktivierten NK- und T-Zellen vor sauerstofffreier Radikal-induzierter Inhibition u. Apoptose
Wm/Wi (Hydroxycarbamid): Blockade des Ribonukleotidreduktase-Systems ⇒ Hemmung der DNA-Synthese;
Wm/Wi (Idelalisib): Hemmung der Phosphatidylinositol-3-Kinase p110d ⇒ induziert Apoptose und hemmt die Proliferation in Zelllinien aus malignen B-Lymphozyten und Primärtumorzellen;
Wm/Wi (Lenalidomid): Proliferationshemmung bestehender hämatopoetischer Tumorzellen, Hemmung der Angiogenese, Produktionshemmung von TNF-alpha und IL-6;
Wm/Wi (Mifamurtid): Analogon von Muramyldipeptid (Bestandteil der Zellwand von Mycobacterium sp.) ⇒ bindet an NOD2, ein starker Monozyten-/Makrophagen-aktivator;
Wm/Wi (Miltefosin): Hemmung membranständiger Enzymsysteme;
Wm/Wi (Mitotan): bindet kovalent an die Makromoleküle der Mitochondrien ⇒ Zerstörung der Mitochondrien, Zelltod und Nekrose, wirkt selektiv zytotoxisch auf die Zonae fasciculata und retikularis, hemmt die Produktion von Kortikosteroiden und beeinflusst den extraadrenalen Metabolismus von endogenen und exogenen Steroiden;
Wm/Wi (Olaparib): Inhibitor der humanen Poly-Polymerase-Enzyme, die zur effizienten Reparatur von DNA-Einzelstrangbrüchen benötigt werden ⇒ genomische Instabilität ⇒ Absterben der Tumorzelle;
Wm/Wi (Pentostatin): Hemmung der Adenosin-Deaminase, direkte Hemmung der RNA-Synthese und erhöhte Schädigung der DNA;

Wm/Wi (Pomalidomid): direkt gegen das Myelom gerichtete, tumorizide Wirkung, immunmodulierende Wirkungen, hemmt das Tumorzellwachstum beim multiplen Myelom, hemmt die Proliferation und induziert die Apoptose hämatopoetischer Tumorzellen, hemmt die Proliferation von Lenalidomid-resistenten Zelllinien, hemmt die Angiogenese, verstärkt die durch T-Zellen und Killerzellen vermittelte Immunität, hemmt die Bildung von proinflammatorischen Zytokinen;
Wm/Wi (Thalidomid): Suppression der TNF-alpha-Produktion, Hemmung bestimmter Adhäsionsmoleküle und der antiangiogenetischen Aktivität ⇒ immunmodulatorisch, antiinflammatorisch, antineoplastisch;
UW (Aflibercept): (neutropenische) Infektion, Sepsis, HWI, Nasopharyngitis, Leuko-, Neutro-, Thrombopenie, Überempf., Appetit ↓, Gewicht ↓, Dehydratation, Kopfschmerzen, Hypertonie, Blutung, arterielle/venöse Thromboembolie, Dyspnoe, Epistaxis, Dysphonie, Schmerzen im Oropharynx, Rhinorrhoe, Diarrhoe, Stomatitis aphtosa, Abdominalschmerz, Rektalblutung, Fistel, Hämorrhoiden, Zahnschmerzen, Proktalgie, GOT/GPT ↑, palmoplantares Erythrodysästhesiesyndrom, Hauthyperpigmentierung, Proteinurie, Kreatinin ↑, Schwächezustände;
UW (Aldesleukin): Infektion des Respirationstrakts, Sepsis, Anämie, Thrombozytopenie, Leukopenie, Koagulopathie (u.a. DIC), Eosinophilie, Hypothyreose, Hyperthyreose, Anorexie, Azidose, Hyperglykämie, Hypo-/Hyperkalziämi⇒, Hyperkaliämie, Dehydratation, Angstgefühl, Verwirrtheit, Depression, Schlaflosigkeit, Reizbarkeit, Agitiertheit, Halluzinationen, Schwindel, Kopfschmerzen, Parästhesie, Somnolenz, Neuropathie, Synkopen, Sprachstörungen, Verlust des Geschmacksinns, Lethargie, Konjunktivitis, Tachykardie, Arrhythmie, Brustschmerzen, Zyanose, vorübergehende EKG-Veränderungen, Myokardischämie, Palpitationen, kardiovask. Erkrankungen (u.a. Herzversagen), Hypotonie, Hypertonie, Phlebitis, Dyspnoe, Husten, Lungenödem, Pleuraergüsse, Hypoxie, Hämoptyse, Epistaxis, nasale Kongestion, Rhinitis, Übelkeit, Erbrechen, Diarrhoe, Stomatitis, Dysphagie, Dyspepsie, Obstipation, gastrointest. Blutungen, Hämatemesis, Aszites, Cheilitis, Gastritis, GOT/GPT/aP/LDH/Bilirubin/Harnstoff/Kreatinin ↑, Hepatomegalie, Hepatosplenomegalie, Erythem, Ausschlag, exfoliative Dermatitis, Pruritus, Schwitzen, Alopezie, Urtikaria, Myalgie, Arthralgie, Oligurie, Hämaturie, Nierenversagen, Anurie, Reaktion/Schmerzen/Entzündung/Knötchen an der Injektionsstelle, Fieber, Schüttelfrost, Unwohlsein, Asthenie, Müdigkeit, Schmerzen, Ödeme, Gewicht ↑/↓, Hypothermie;
UW (Alitretinoin, lokal): Erythem, Ödem, Pruritus, Krustenbildung, Nässen, exfoliative Dermatitis, Schmerzen;
UW (Amsacrin): Herzinsuffizienz, Herzstillstand, transient Transaminasen ↑, Gelbfärbung, periphere und zentrale Neurotoxizität mit Kopfschmerzen, Verwirrtheit, Krampfanfällen;
UW (Anagrelid): Anämie, Flüssigkeitsretention, Kopfschmerzen, Schwindel, Palpitationen, Tachykardie, Müdigkeit, Exanthem, Übelkeit, Erbrechen, Diarrhoe, Bauchschmerzen;
UW (Asparaginase): Transaminasen ↑, Hepatitis, Pankreatitis, Hyperglykämie, Strg. der Gerinnungsfaktorsynthese, thromboembolische Ereignisse, Blutungen, akutes Nierenversagen, reversible Enzephalopathie: Antriebslosigkeit, Somnolenz, Verwirrtheit, hirnorganisches Psychosyndrom (chronisch), allergische Reaktionen bis zum anaphylaktischen Schock;
UW (Bexaroten): Hyperlipämie, Hyperthyroidismus, Hypercholesterinämie, Kopfschmerzen, Schmerzen;
UW (Bortezomib): Dehydratation, periphere Neuropathie, Kopfschmerzen, orthostatische Hypotonie, Dyspnoe, Myalgie, Anorexie, Obstipation;

UW (Eribulin): HWI, orale Candidiasis, Infektion der oberen Atemwege, Nasopharyngitis, Rhinitis, Neutropenie, Leukopenie, Anämie, Thrombozytopenie, Lymphopenie, Appetit ↓, Hypokaliämie, Hypomagnesiämie, Dehydratation, Hyperglykämie, Hypophosphatämie, Insomnie, Depression, periphere Neuropathie, Kopfschmerzen, Dysgeusie, Schwindel, Hypoästhesie, Lethargie, Neurotoxizität, Tränenfluss ↑, Konjunktivitis, Vertigo, Tachykardie, Hitzewallungen, Dyspnoe, Husten, oropharyngeale Schmerzen, Epistaxis, Rhinorrhoe, Übelkeit, Obstipation, Diarrhoe, Erbrechen, Bauchschmerzen, Stomatitis, Mundtrockenheit, Dyspepsie, gastroösophageale Refluxkrankheit, Mundschleimhautgeschwüre, aufgetriebenes Abdomen, GOT/GPT ↑, Alopezie, Hautausschlag, Pruritus, Nagelerkrankungen, nächtl. Schweißausbrüche, palmarplantare Erythrodysästhesie, trockene Haut, Erythem, Hyperhidrose, Arthralgie, Myalgie, Schmerzen in Extremitäten, Muskelspasmen, muskuloskelettale Schmerzen, Muskelschwäche, Knochenschmerzen, Rückenschmerzen, Müdigkeit, Asthenie, Pyrexie, peripheres Ödem, Schüttelfrost, grippeähnl. Zustand, Gewicht ↓;
UW (Estramustin): Ischämie, Herzinsuff., Ödeme, transient Transaminasen ↑, Gynäkomastie, Missempfindungen im Perineum bzw. Prostatabereich;
UW (Folinsäure): hochdosiert GI-Strg.;
UW (Histamindihydrochlorid + IL-2): Eosinophilie, Thrombozytopenie, Anorexie, Schlaflosigkeit, Kopfschmerzen, Benommenheit, Geschmacksstörungen, Tachykardie, Palpitationen, Flush, Hypotonie, Husten, Dyspnoe, verstopfte Nase, Übelkeit, Dyspepsie, Durchfall, Erbrechen, Oberbauchbeschwerden, trockener Mund, Hautausschlag, Erytheme, vermehrtes Schwitzen, Nachtschweiß, Pruritus, Arthralgie, Myalgie, Gliederschmerzen, Rückenschmerzen, influenzaartige Erkrankung, Schüttelfrost, Entzündung/Schmerzen/Urtikaria/Pruritus/Exanthem/ blaue Flecke/Granulome an der Injektionsstelle, Schwächegefühl, Schmerzen in der Brust;
UW (Hydroxycarbamid): akute Pulmotoxizität mit diffuser pulmonaler Infiltration/Lungenödem, Obstipation, transiente Transaminasenerhöhung, Proteinurie, Hyperurikämie, periphere/zentrale Neurotoxizität;
UW (Idelalisib): Infektionen, Neutropenie, Pneumonitis, Diarrhoe, Kolitis, Transaminasen/ Triglyceride ↑, Exanthem, Pyrexie;
UW (Lenalidomid): Neutropenie, Müdigkeit, Asthenie, Obstipation, Muskelkrämpfe, Thrombopenie, Anämie, Diarrhoe, Exanthem, venöse Thromboembolie;
UW (Mifamurtid): Infektionen und parasitäre Erkrankungen, Tumorschmerzen, Anämie, Leukopenie, Thrombopenie, Anorexie, Dehydratation, Verwirrtheit, Depression, Angstzustände, Verschwommensehen, Hörstrg., Tachykardie, Hypo-/Hypertonie, Dyspnoe, Pleuraerguss, Husten, Diarrhoe, Emesis, Hyperhidrosis, Exanthem, Arthralgien, Myalgien, Dysurie, Dysmenorrhoe, Fieber, Schüttelfrost, Schmerzen, Ödeme;
UW (Mitotan): subjektive und objektive Symptome einer Hypervitaminose A, Retinoic-Acid-Syndrome, Lethargie, Ataxie, Schwäche, Schwindel, Anorexie, Hypertonie, Hämaturie, hämorrhagische Zystitis, Albuminurie, Leberveränderungen, bei hoher Dosierung M. Addison;
UW (Olaparib): Appetit ↓, Kopfschmerzen, Schwindel, Dysgeusie, Übelkeit, Erbrechen, Diarrhoe, Dyspepsie, Oberbauchschmerzen, Stomatitis, Erschöpfung, Anämie, Neutropenie, Lymphopenie, Thrombozytopenie, Anstieg des Kreatinin-Wertes/MCV;
UW (Olaparib): Appetit ↓, Kopfschmerzen, Schwindel, Dysgeusie, Übelkeit, Erbrechen, Diarrhoe, Dyspepsie, Oberbauchschmerzen, Stomatitis, Erschöpfung, Anämie, Neutropenie, Lymphopenie, Thrombozytopenie, Kreatinin-Wert/MCV ↑;
UW (Pentostatin): EKG-Veränderungen, Herzinsuffizienz, transiente Transaminasenerhöhung, Photosensibilität, Pruritus, Keratokonjunktivitis, periorbitales Ödem;

UW (Pomalidomid): (Broncho-)Pneumonie, neutropenische Sepsis, Bronchitis, Atemweginfektion, Nasopharyngitis, (febrile) Neutropenie, Thrombozytopenie, Anämie, Leukopenie, Appetit ↓, Hyperkaliämie, Hyponatriämie, Verwirrtheit, Bewusstseinstrübung, periphere sensorische Neuropathie, Schwindel, Tremor, Vertigo, tiefe Venenthrombose, Dyspnoe, Husten, Lungenembolie, Diarrhoe, Nausea, Obstipation, Erbrechen, Hautausschlag, Pruritus, Knochenschmerzen, Muskelkrämpfe, Nierenversagen, Harnverhalt, Unterleibsschmerzen, Fatigue, Pyrexie, periphere Ödeme, Erhöhung der GPT; Bilirubin-, aP-, gGT-, Transaminasen ↑;
UW (Thalidomid): Neutro-, Leuko-, Thrombozytopenie, Anämie, periphere Neuropathie, Tremor, Schwindel, Somnolenz, Obstipation, periphere Ödeme, Herzinsuffizienz, Bradykardie, Koordinationsstrg., thromboembolische Ereignisse, Bronchopneumopathie, Erbrechen, toxische Hautausschläge, Fieber, Verwirrtheit, Teratogenität;
UW (Trabectedin): CK-Erhöhung, Obstipation, Anorexie, Asthenie, Abgeschlagenheit;
UW (Tretinoin): Cheilitis, Konjunktivitis, Kopfschmerzen, intrakranieller Druck ↑, Pseudotumor-cerebri-Syndrom, Schwindelgefühl, Verwirrtheit, Depression, Parästhesien, Seh-/Hörstrg., Pankreatitis, Kreatinin/Transaminasen/Triglyceriden/Cholesterol/VLDL/LDL ↑, Hyperkalzämie, Dyspnoe, Ateminsuffizienz, Knochen-, Brust-, Muskelschmerzen;
UW (Vismodegib): Anstieg der Leberenzyme, Appetit ↓, Dehydratation, Hyponatriämie, Dys-/Hypo-/Ageusie, Übelkeit, Diarrhoe, Obstipation, Erbrechen, Dyspepsie, Oberbauchschmerzen, Alopezie, Pruritus, Ausschlag, Madarosis, unnormales Haarwachstum, Muskelspasmen, Myalgie, Arthralgie, Glieder-/Rücken-/Brustmuskel-/Leistenschmerzen, Amenorrhoe, Gewichtsverlust, Müdigkeit, Asthenie;
KI (Aflibercept): bek. Überempf., Anw. am Auge/intravitreale Anw.; Autoimmunkrankheit;
KI (Aldesleukin): bek. Überempfindlichkeit, ECOG ≥ 2, ECOG ≥ 1 plus metastatischer Befall in > 1 Organ plus Intervall < 24 M zwischen Erstdiagnose und Indikationsstellung zur Aldesleukin-Therapie, bek. schwere Herzkrankheit, akute schwere Infektion mit Ind. zur Antibiose, paO2 < 60mmHg in Ruhe, bestehende schwere organische Erkr., ZNS-Metastasierung, Anfallsleiden, Leukozyten < 4.000/mm^3, Thrombozyten < 100.000/mm^3, Hkt <30%, Serumbilirubin-/Kreatininwerte außerhalb der Norm, Pat. mit allogener Organtransplantation, potenzielle Notwendigkeit zur Kortikosteroidgabe, bestehende Autoimmunkrankheit;
KI (Eribulin): bek. Überempfindlichkeit, SZ;
KI (Histamindihydrochlorid): bek. Überempfindlichkeit;
KI (Idelalisib): bek. Überempfindlichkeit;
KI (Olaparib): bek. Überempfindlichkeit, SZ (während und 1 Monat nach letzter Dosis);
KI (Pomalidomid): bek. Überempf., SS, gebärfähige Frauen (ohne SS-Verhütungsprogramm), männliche Patienten ohne Einhalt der erforderlichen Verhütungsmaßnahmen;
KI (Thalidomid): bek. Überempf., SS, gebärfähiges Alter; **KI** (Vismodegib): bek. Überempfindlichkeit, SS, SZ, gebährfähiges Alter, gleichzeitige Anwendung von Johanniskraut

Aflibercept Rp	HWZ 6d, PRC D, Lact ?
Zaltrap *Inf.Lsg. 100mg/4ml, 200mg/8ml*	**Metastasiertes Kolorektales Ca in Komb. mit FOLFIRI:** 4mg/kg i.v. über 1h, gefolgt von FOLFIRI, Wdh. nach 14d

Aldesleukin Rp	PRC C, Lact ?
Proleukin S *Inj./Inf.Lsg 1.1mg/ml (18 x 10^6 IE/ml)*	**Metastasiertes Nierenzellkarzinom:** 18 x 106 IE/m^2 KÖ i.v. d1-5, nach 2-6d weitere 5 Tage Therapie, Wdh. nach weiteren 3 Wochen Pause; Erhaltung: bis zu 4 Zyklen (18 x 106 IE/m2 d1-5) alle 4 Wochen; 18 x 106 IE s.c. d1-5, Pause an d6+7, dann 18 x 106 IE s.c. an d1+2 und 9 x 106IE s.c. an d3-5 der folgenden 3 Wochen, Wdh. des Zyklus an d8; **DANI, DALI** keine Daten
Alitretinoin Rp	
Panretin *Gel 0.1% (1g enth. 1mg)*	**Kaposi-Sarkom bei AIDS:** ini 2 x tgl. auf die Hautläsionen auftragen, nach 14d ggf. steig. auf 3-4 x tgl. je n. Wi und Verträglichkeit
Amsacrin Rp	HWZ 6.3h, PPB 95%
Amsidyl *Inf.Lsg. 75mg*	**AML, ALL:** Induktion, Monotherapie: 90mg/m^2 i.v. d1-5; Erhaltungstherapie: 50mg/m^2 d1-3, Wdh. nach 3-4W; **DANI, DALI** 60-75mg/m^2 i.v. d1-5; Kontrolle der Nieren-/Leberwerte bei NI/LI
Anagrelid Rp	HWZ 1.3h
Xagrid *Kps. 0.5mg*	**Essentielle Thrombozythämie:** ini 2 x 0.5mg p.o., nach 1W je nach Thrombo-Zahl (Ziel: 150-400/nl) steigern um max. 0.5mg/W; Erh.Dos. 1-3mg/d; **DANI** CrCL < 30: KI; **DALI** Child-Pugh C: KI
Asparaginase Rp	HWZ 14-22h
Asparaginase Medac *Inf.Lsg. 5000, 10.000 IE* **Oncaspar** *Inf.Lsg. 3750IE*	**Non-Hodgkin-Lymphom:** 200E/kg oder 6000E/m^2 i.v. tgl.; 45000E/m^2 und mehr 2 x/W; 100-400E/kg/d oder 3000-12000E/m^2 /d i.m.; **Oncaspar: ALL:** 2500IE/m^2 alle 14d; **Ki. mit KOF < 0.6m²:** 82.5 IE/kg; **DANI** k.A.
Bexaroten Rp	HWZ 1-3h, PPB 99%
Targretin *Kps. 75mg*	**Kutanes T-Zell-Lymphom:** 300mg/m^2/d p.o.; **DANI** sorgfältige Überwachung; **DALI** KI
Bortezomib Rp	HWZ 5-15h PPB 83%
Velcade *Inf.Lsg. 3.5mg*	**Multiples Myelom:** 1.3mg/m^2 i.v. d1, 4, 8, 11, Wdh. d22; **DANI, DALI** sorgfältige Überwachung, evtl. Dosisreduktion

Eribulin Rp	HWZ 40h, PPB 49-65% , PRC C, Lact -
Halaven *Inj.Lsg. 0.44mg/ml*	**Lokal fortgeschr. oder metast. Mamma-Ca:** 1.23mg/m² über 2-5min i.v. d1, 8, Wdh. d22; **DANI** CrCL < 40: ggfs. Dosisreduktion; **DALI** Child A: 0.97mg/m² d1, 8, Wdh. d22; Child B: 0.62mg/m²; Child C: keine Daten;
Estramustin Rp	HWZ 20-24h, Q0 1.0, PPB 99%
Cellmustin *Kps. 140, 280mg* **Estracept** *Kps. 280mg* **Estracyt** *Kps. 140mg; Inf.Lsg. 300mg* **Estramustin HEXAL** *Kps. 140, 280mg* **Multosin** *Kps. 140, 280mg*	**Prostata-Ca:** 300-450mg i.v. für 5-10d; ini 3 x 280mg p.o., nach 4W 2 x 280mg; **DANI** k.A.
Folinsäure Rp	HWZ 0.5-2(2.25-6)h
Calciumfolinat HEXAL *Kps. 15mg; Amp. 30mg; Inf.Lsg. 100, 200, 300, 400, 500, 800, 1000mg* **Degalin** *Inf.Lsg. 200, 500mg* **Foli Cell** *Inf.Lsg. 200, 500, 1000mg* **Leukovorin** *Tbl. 15mg; Amp. 10, 30, 50mg* **Oncofolic** *Inf.Lsg. 100, 200, 300, 400, 500, 900mg* **Vorina** *Inf.Lsg. 100, 350, 500, 1000mg*	**Kolorektales Karzinom:** 20-500mg/m² i.v. + 5-FU; **Pro. von Intoxikationserscheinungen bei Methotrexat-Therapie:** nach MTX-Serumspiegel, s. FachInfo; **DANI** k.A.
Histamindihydrochlorid Rp	HWZ 0.75-1.5h
Ceplene *Inj.Lsg. 0.5mg/0.5ml*	**AML in erster Remission mit gleichzeitiger IL-2-Th.:** 0.5mg über 5-15min i.v., jeweils 1-3 Minuten nach jeder IL-2-Injektion; **DANI, DALI** vorsichtige Anwendung
Hydroxycarbamid Rp	HWZ 2-4.5h, Q0 0.5
Hydrea *Kps. 500mg* **Litalir** *Kps. 500mg* **Syrea** *Kps. 500mg* **Siklos** *Tbl. 1000mg*	**CML:** ini 40mg/kg p.o., wenn Leukozyten < 20/nl 20mg/kg, Leukozytenziel: 5-10/nl; **essentielle Thrombozythämie:** ini 15mg/kg p.o., Dosisanpassung nach Thrombozyten (Ziel < 600/nl); **Polycythaemia vera:** ini 15-20mg/kg p.o., Dosisanpassung je nach Hkt, Leukozyten; **DANI** k.A.
Idelalisib Rp	HWZ 8.2h, PPB 93-94%, Lact ?
Zydelic *Tbl. 100, 150mg*	**CLL in Komb. mit Rituximab** (als Zweitlinientherapie oder bei Vorliegen einer 17p-Deletion oder TP53-Mutation); **Follikuläres Lymphom** (Drittlinientherapie): 2 x 150mg p.o.; **DANI** nicht erforderlich; **DALI** schwere LI: vorsichtige Anw.

Lenalidomid Rp	HWZ 3h, PPB 22-29%, PRC X, Lact -
Revlimid *Kps. 5, 7.5, 10, 15, 20, 25mg*	**Multiples Myelom:** ini 1 x 25mg p.o. d1-2, Wdh. d29, Komb. mit Dexamethason, ggf. Dosisanpassung nach Blutbild, s. FachInfo; **myelodysplastische Syndrome:** ini 1 x 10mg p.o. d1-21, Wdh. d29; Dosisanpassung nach Blutbild, s. FachInfo; **DANI** CrCL 30-50: 1 x 10mg; < 30: 15mg alle 2d; HD: 15mg 3 x/W
Mifamurtid Rp	HWZ 18h
Mepact *Inf.Lsg. (4mg/50ml)*	**High-grade Osteosarkom:** 2-30J als postop. Kombinationstherapie: W1-12: 2mg/m² i.v. 2 x/W, W13-24: 2mg/m² 1 x/W, jeweils als Inf. über 60min; **DANI, DALI** keine Daten
Miltefosin Rp	HWZ 150-200h
Impavido *Kps. 10, 50mg*	**Hautmetastasen bei Mamma-Ca:** 1 x tgl. auftragen (1-2Gtt./10cm²), nach 1W 2 x tgl.; **viszerale Leishmaniasis:** 1.5-2.5mg/kg/d p.o. in 2-3ED für 28d; **kutane Leishmaniasis:** 30-45kg: 2 x 50mg; > 45kg: 3 x 50mg für 28d; **DANI, DALI** KI bei schwerer NI, LI
Mitotan Rp	HWZ 0.14h
Lysodren *Tbl. 500mg*	**Nebennierenrinden-Ca:** ini 2-3g/d p.o., nach 8W 1-2g/d; < **18J:** ini 1.5-3.5g/m²/d; **DANI, DALI** Anwendung bei schwerer NI, LI nicht empfohlen
Olaparib Rp	HWZ 11.9h, PPB 82%, PRC D, Lact?
Lynparza *Kps. 50mg*	**Platin-sensitives Rezidiv eines epithelialen Ovarial-Ca, Eileiter-Ca, primären Peritoneal-Ca:** 2 x 400mg/d p.o.; **DANI** CrCL ≥ 50: 100%; <50: Anw. nicht empfohlen; **DALI** Anw. nicht empfohlen
Pentostatin Rp	HWZ 5.7h, PPB 4%
Nipent *Inf.Lsg. 10mg*	**Haarzell-Leukämie:** 4mg/m² i.v. d1, Wdh. d15; **DANI** CrCL < 60: KI; **DALI** vorsichtige Anw.

Pomalidomid Rp	HWZ 7.5h, PPB 12-44%, PRC X, Lact ?
Imnovid *Kps. 1, 2, 3, 4mg*	**Rezidiviertes oder refraktäres Multiples Myelom:** 1 x 4mg p.o. d1-21, Wh. d29 in Kombination mit Dexamethason; **DANI, DALI** vorsichtige Dosiseinstellung
Thalidomid Rp	HWZ 5.5-7.3h, PPB 55-65%, PRC X, Lact -
Thalidomide Celgene *Kps. 50mg*	**Multiples Myelom bei Pat. > 65J oder bei KI für hochdosierte Chemotherapie:** 1 x 200mg abends, max. 12 x 6W; in Kombination mit Melphalan und Prednison; **DANI, DALI** vorsichtige Dosiseinstellung
Trabectedin Rp	HWZ 180h, PPB 96%
Yondelis *Inf.Lsg. 0.25, 1mg*	**Fortgeschrittene Weichteilsarkome:** 1.5mg/m² i.v. (ZVK) d1, Wdh. d22; **DANI** CrCL < 30: KI; **DALI** KI bei erhöhtem Bilirubin
Tretinoin Rp	HWZ 0.7h
Vesanoid *Kps. 10mg*	**Akute Promyelozytenleukämie:** 45mg/m² p.o. in 2ED bis Vollremission erreicht, max. 90d; **DANI, DALI** 25mg/m²
Vismodegib Rp	HWZ 12d, PPB > 99%, PRC X, Lact -
Erivedge *Kps. 150mg*	**Symptomatisches metastasiertes oder lokal fortgeschrittenes Basalzellkarzinom:** 1 x 150mg/d p.o.; DANI, DALI keine Daten

7.12 Entgiftungsmittel bei Zytostatikatherapie

Wm/Wi (Mesna): Stabilisierung urotoxischer Hydroxymetaboliten, Bildung atoxischer Additionsverbindungen mit Acrolein;
UW (Mesna): Überempfindlichkeitsreaktionen, Übelkeit, Erbrechen, Juckreiz, Exantheme, Enantheme, Fieber;
KI (Mesna): bek. Überempfindlichkeit, Ki. <3J

Mesna Rp	
Mesna Cell *Inj.Lsg. 400, 1000, 5000mg* **Uromitexan** *Tbl. 400, 600mg; Inj.Lsg. 1000, 5000mg*	**Verhütung der Harnwegstoxizität von Oxazaphoshorinen (Ifosfamid, Cyclophosphamid, Trofosfamid):** ini 20% der Oxazaphosphorindosis i.v., nach 2 und 6h 40% p.o.;

8 Infektiologie

8.1 Keimempfindlichkeit: Keime – Antibiotika

	Penicillin G	Penicillin V	Flucloxacillin	Amoxicillin	Amox. + Clav.	Piperac.+Tazob.	Cefadroxil	Cefuroxim-Axetil	Cefotaxim	Imipenem	Doxycyclin	Clarithromycin	Gentamicin	Moxifloxacin	Levofloxacin	Ciprofloxacin	Cotrimoxazol	Metronidazol	Vancomycin	Linezolid
Streptokokken A, B, C, G	Therapie 1. Wahl	Therapie 1. Wahl	Mäßig wirksam	Gut wirksam	Gut wirksam	Gut wirksam	Alternativtherapie	Therapie 1. Wahl	Gut wirksam	Gut wirksam	Mäßig wirksam	Alternativtherapie	Nicht anzuraten	Alternativtherapie	Alternativtherapie	Mäßig wirksam	Mäßig wirksam	Nicht anzuraten	Gut wirksam	Alternativtherapie
Streptococcus viridans	Therapie 1. Wahl	Gut wirksam	Mäßig wirksam	Gut wirksam	Gut wirksam	Gut wirksam	Alternativtherapie	Therapie 1. Wahl	Gut wirksam	Gut wirksam	Mäßig wirksam	Alternativtherapie	Nicht anzuraten	Alternativtherapie	Alternativtherapie	Mäßig wirksam	Mäßig wirksam	Nicht anzuraten	Gut wirksam	Alternativtherapie
Pneumokokken[1]	Therapie 1. Wahl	Gut wirksam	Gut wirksam	Gut wirksam	Gut wirksam	Gut wirksam	Alternativtherapie	Therapie 1. Wahl	Alternativtherapie	Gut wirksam	Gut wirksam	Alternativtherapie	Nicht anzuraten	Therapie 1. Wahl	Therapie 1. Wahl	Mäßig wirksam	Mäßig wirksam	Nicht anzuraten	Alternativtherapie	Alternativtherapie
Enterococcus faecalis	Nicht anzuraten	Nicht anzuraten	Nicht anzuraten	Therapie 1. Wahl	Gut wirksam	Gut wirksam	Nicht anzuraten	Nicht anzuraten	Nicht anzuraten	Mäßig wirksam	Mäßig wirksam	Nicht anzuraten	Nicht anzuraten	Gut wirksam	Gut wirksam	Mäßig wirksam	Mäßig wirksam	Nicht anzuraten	Therapie 1. Wahl	Therapie 1. Wahl
VRE[2]	Nicht anzuraten	Nicht anzuraten	Nicht anzuraten	Mäßig wirksam	Mäßig wirksam	Mäßig wirksam	Nicht anzuraten	Nicht anzuraten	Nicht anzuraten	Nicht anzuraten	Gut wirksam	Nicht anzuraten	Nicht anzuraten	Nicht anzuraten	Nicht anzuraten	Nicht anzuraten	Mäßig wirksam	Nicht anzuraten	Alternativtherapie	Therapie 1. Wahl
Staph. aureus (MSSA[3])	Mäßig wirksam	Mäßig wirksam	Therapie 1. Wahl	Mäßig wirksam	Mäßig wirksam	Gut wirksam	Alternativtherapie	Alternativtherapie	Gut wirksam	Gut wirksam	Gut wirksam	Alternativtherapie	Alternativtherapie	Alternativtherapie	Alternativtherapie	Mäßig wirksam	Gut wirksam	Nicht anzuraten	Alternativtherapie	Alternativtherapie
Staph. aureus (MRSA[4])	Nicht anzuraten	Nicht anzuraten	Nicht anzuraten	Nicht anzuraten	Nicht anzuraten	Nicht anzuraten	Nicht anzuraten	Nicht anzuraten	Nicht anzuraten	Mäßig wirksam	Nicht anzuraten	Nicht anzuraten	Nicht anzuraten	Mäßig wirksam	Nicht anzuraten	Nicht anzuraten	Alternativtherapie	Nicht anzuraten	Therapie 1. Wahl	Therapie 1. Wahl
Corynebact. diphtheriae	Therapie 1. Wahl	Gut wirksam	Mäßig wirksam	Gut wirksam	Gut wirksam	Gut wirksam	Mäßig wirksam	Nicht anzuraten	Nicht anzuraten	Mäßig wirksam	Mäßig wirksam	Therapie 1. Wahl	Mäßig wirksam	Gut wirksam	Gut wirksam	Nicht anzuraten	Mäßig wirksam	Nicht anzuraten	Gut wirksam	Alternativtherapie
Meningokokken[5]	Therapie 1. Wahl	Mäßig wirksam	Mäßig wirksam	Gut wirksam	Gut wirksam	Gut wirksam	Mäßig wirksam	Alternativtherapie	Alternativtherapie	Mäßig wirksam	Nicht anzuraten	Nicht anzuraten	Gut wirksam	Therapie 1. Wahl	Alternativtherapie	Alternativtherapie	Nicht anzuraten	Nicht anzuraten	Nicht anzuraten	Nicht anzuraten
Haemophilus influenzae	Nicht anzuraten	Nicht anzuraten	Nicht anzuraten	Therapie 1. Wahl	Gut wirksam	Gut wirksam	Gut wirksam	Alternativtherapie	Alternativtherapie	Alternativtherapie	Mäßig wirksam	Gut wirksam	Gut wirksam	Therapie 1. Wahl	Therapie 1. Wahl	Alternativtherapie	Alternativtherapie	Nicht anzuraten	Nicht anzuraten	Nicht anzuraten
Escherichia coli	Nicht anzuraten	Nicht anzuraten	Nicht anzuraten	Gut wirksam	Gut wirksam	Alternativtherapie	Gut wirksam	Therapie 1. Wahl	Therapie 1. Wahl	Alternativtherapie	Gut wirksam	Nicht anzuraten	Gut wirksam	Gut wirksam	Alternativtherapie	Alternativtherapie	Gut wirksam	Nicht anzuraten	Nicht anzuraten	Nicht anzuraten
Klebsiella spp.	Nicht anzuraten	Nicht anzuraten	Nicht anzuraten	Nicht anzuraten	Mäßig wirksam	Mäßig wirksam	Gut wirksam	Alternativtherapie	Therapie 1. Wahl	Therapie 1. Wahl	Gut wirksam	Nicht anzuraten	Gut wirksam	Gut wirksam	Alternativtherapie	Alternativtherapie	Alternativtherapie	Nicht anzuraten	Nicht anzuraten	Nicht anzuraten
Proteus mirabilis	Nicht anzuraten	Nicht anzuraten	Nicht anzuraten	Therapie 1. Wahl	Alternativtherapie	Alternativtherapie	Gut wirksam	Therapie 1. Wahl	Therapie 1. Wahl	Therapie 1. Wahl	Nicht anzuraten	Nicht anzuraten	Gut wirksam	Gut wirksam	Alternativtherapie	Alternativtherapie	Gut wirksam	Nicht anzuraten	Nicht anzuraten	Nicht anzuraten
Proteus vulgaris	Nicht anzuraten	Nicht anzuraten	Nicht anzuraten	Nicht anzuraten	Gut wirksam	Gut wirksam	Nicht anzuraten	Nicht anzuraten	Therapie 1. Wahl	Therapie 1. Wahl	Nicht anzuraten	Nicht anzuraten	Gut wirksam	Gut wirksam	Therapie 1. Wahl	Therapie 1. Wahl	Alternativtherapie	Nicht anzuraten	Nicht anzuraten	Nicht anzuraten
Enterobacter spp.	Nicht anzuraten	Nicht anzuraten	Nicht anzuraten	Nicht anzuraten	Therapie 1. Wahl	Gut wirksam	Mäßig wirksam	Mäßig wirksam	Alternativtherapie	Therapie 1. Wahl	Gut wirksam	Nicht anzuraten	Gut wirksam	Mäßig wirksam	Alternativtherapie	Alternativtherapie	Mäßig wirksam	Nicht anzuraten	Nicht anzuraten	Nicht anzuraten
Serratia spp.	Nicht anzuraten	Nicht anzuraten	Nicht anzuraten	Nicht anzuraten	Mäßig wirksam	Gut wirksam	Nicht anzuraten	Nicht anzuraten	Alternativtherapie	Therapie 1. Wahl	Gut wirksam	Nicht anzuraten	Gut wirksam	Mäßig wirksam	Alternativtherapie	Therapie 1. Wahl	Mäßig wirksam	Nicht anzuraten	Nicht anzuraten	Nicht anzuraten
Salmonella enterica	Nicht anzuraten	Nicht anzuraten	Nicht anzuraten	Mäßig wirksam	Gut wirksam	Gut wirksam	Mäßig wirksam	Alternativtherapie	Alternativtherapie	Alternativtherapie	Mäßig wirksam	Nicht anzuraten	Gut wirksam	Gut wirksam	Alternativtherapie	Therapie 1. Wahl	Gut wirksam	Nicht anzuraten	Nicht anzuraten	Nicht anzuraten
Pseudomonas aeruginosa	Nicht anzuraten	Nicht anzuraten	Nicht anzuraten	Nicht anzuraten	Nicht anzuraten	Alternativtherapie	Nicht anzuraten	Mäßig wirksam	Mäßig wirksam	Therapie 1. Wahl	Mäßig wirksam	Nicht anzuraten	Alternativtherapie	Nicht anzuraten	Alternativtherapie	Alternativtherapie	Nicht anzuraten	Nicht anzuraten	Nicht anzuraten	Nicht anzuraten
Stenotrophomonas	Nicht anzuraten	Nicht anzuraten	Nicht anzuraten	Nicht anzuraten	Nicht anzuraten	Gut wirksam	Nicht anzuraten	Nicht anzuraten	Mäßig wirksam	Nicht anzuraten	Gut wirksam	Nicht anzuraten	Mäßig wirksam	Mäßig wirksam	Alternativtherapie	Alternativtherapie	Therapie 1. Wahl	Nicht anzuraten	Nicht anzuraten	Nicht anzuraten
Borrelia (systemisch)	Alternativtherapie	Alternativtherapie	Mäßig wirksam	Mäßig wirksam	Mäßig wirksam	Mäßig wirksam	Mäßig wirksam	Mäßig wirksam	Alternativtherapie	Mäßig wirksam	Alternativtherapie	Mäßig wirksam	Mäßig wirksam	Mäßig wirksam	Mäßig wirksam	Mäßig wirksam	Mäßig wirksam	Nicht anzuraten	Nicht anzuraten	Nicht anzuraten
Treponema	Therapie 1. Wahl	Gut wirksam	Mäßig wirksam	Gut wirksam	Gut wirksam	Gut wirksam	Nicht anzuraten	Mäßig wirksam	Alternativtherapie	Nicht anzuraten	Gut wirksam	Mäßig wirksam	Nicht anzuraten	Nicht anzuraten	Nicht anzuraten	Nicht anzuraten	Nicht anzuraten	Nicht anzuraten	Nicht anzuraten	Nicht anzuraten
Legionella pneumophila	Nicht anzuraten	Nicht anzuraten	Nicht anzuraten	Nicht anzuraten	Nicht anzuraten	Nicht anzuraten	Nicht anzuraten	Nicht anzuraten	Mäßig wirksam	Mäßig wirksam	Gut wirksam	Therapie 1. Wahl	Nicht anzuraten	Therapie 1. Wahl	Therapie 1. Wahl	Therapie 1. Wahl	Gut wirksam	Nicht anzuraten	Nicht anzuraten	Nicht anzuraten
Actinomyces spp.	Alternativtherapie	Alternativtherapie	Mäßig wirksam	Alternativtherapie	Alternativtherapie	Alternativtherapie	Nicht anzuraten	Nicht anzuraten	Mäßig wirksam	Gut wirksam	Alternativtherapie	Gut wirksam	Nicht anzuraten	Gut wirksam	Gut wirksam	Gut wirksam	Mäßig wirksam	Alternativtherapie	Gut wirksam	Gut wirksam
Clostridien (ohne Cl. difficile)	Therapie 1. Wahl	Gut wirksam	Mäßig wirksam	Gut wirksam	Gut wirksam	Gut wirksam	Nicht anzuraten	Nicht anzuraten	Mäßig wirksam	Therapie 1. Wahl	Gut wirksam	Gut wirksam	Nicht anzuraten	Gut wirksam	Gut wirksam	Therapie 1. Wahl	Nicht anzuraten	Therapie 1. Wahl	Alternativtherapie	Alternativtherapie
Bacteroides fragilis	Nicht anzuraten	Nicht anzuraten	Nicht anzuraten	Mäßig wirksam	Gut wirksam	Gut wirksam	Nicht anzuraten	Nicht anzuraten	Mäßig wirksam	Therapie 1. Wahl	Gut wirksam	Nicht anzuraten	Nicht anzuraten	Alternativtherapie	Alternativtherapie	Mäßig wirksam	Nicht anzuraten	Therapie 1. Wahl	Nicht anzuraten	Nicht anzuraten
Chlamydien	Nicht anzuraten	Nicht anzuraten	Nicht anzuraten	Nicht anzuraten	Nicht anzuraten	Nicht anzuraten	Nicht anzuraten	Nicht anzuraten	Nicht anzuraten	Nicht anzuraten	Therapie 1. Wahl	Alternativtherapie	Nicht anzuraten	Alternativtherapie	Alternativtherapie	Alternativtherapie	Nicht anzuraten	Nicht anzuraten	Nicht anzuraten	Nicht anzuraten
Mykoplasmen	Nicht anzuraten	Nicht anzuraten	Nicht anzuraten	Nicht anzuraten	Nicht anzuraten	Nicht anzuraten	Nicht anzuraten	Nicht anzuraten	Nicht anzuraten	Nicht anzuraten	Alternativtherapie	Therapie 1. Wahl	Nicht anzuraten	Alternativtherapie	Alternativtherapie	Mäßig wirksam	Nicht anzuraten	Nicht anzuraten	Nicht anzuraten	Nicht anzuraten
Rickettsien	Nicht anzuraten	Nicht anzuraten	Nicht anzuraten	Nicht anzuraten	Nicht anzuraten	Nicht anzuraten	Nicht anzuraten	Nicht anzuraten	Nicht anzuraten	Nicht anzuraten	Therapie 1. Wahl	Mäßig wirksam	Nicht anzuraten	Alternativtherapie	Alternativtherapie	Alternativtherapie	Nicht anzuraten	Nicht anzuraten	Nicht anzuraten	Nicht anzuraten

Legende	Grampositiv (1. Spalte)
Therapie 1. Wahl	
Alternativtherapie	
Gut wirksam	
Mäßig wirksam	
Nicht anzuraten	

Quelle: Antibiotika pc Set 2015; Hof, Börm Bruckmeier Verlag; 1 = Streptococcus pneumoniae; 2 = Vancomycinresist. Enterokokken; 3 = Methicillinsensitiver Staph. aureus; 4 = Methicillinresistenter Staph. aureus; 5 = Neisseria meningitidis

8.2 Penicilline

8.2.1 Benzylpenicilline

Empf.: Pneumo-, Strepto-, Meningo-, Staphylokokken (nur noch wenige Stämme), Aktinomyceten, Leptospiren, C. diphtheriae, Treponemen, Borrelien, Pasteurella multocida, Fusobakterien, Peptokokken, Clostridien;
resist.: Enterobakterien, Pseudomonas, B. fragilis, E. faecium, Nocardia, Mykoplasmen, Chlamydien, Beta-Lactamase-Bildner;
UW: dosisabhängige Neutropenie, allergische Hautreaktionen, angioneurotisches Ödem, Larynxödem, allergische Vaskulitis, Erythema nodosum, allergische Purpura, arterielle Gefäßverschlüsse, eosinophile pulmonale Infiltrate, Arzneimittelfieber, Bronchospasmen, Serumkrankheit, anaphylaktische Reaktionen, Benommenheit, Halluzinationen, Hyperreflexie, Myoklonien (Übergang in fokale, später generalisierte Krampfanfälle und komatöse Zustände möglich);
KI: bekannte Überempfindlichkeit gegen Penicilline und Betalactam-Antibiotika

Penicillin G (Benzylpenicillin) Rp — HWZ 20-50min, Q0 0.4, PPB 45-65%, PRC B, Lact +

Gewebe-	ZNS	entzünd.	Lunge	ELF	Galle	Leber	Prostata	Niere	Knochen
gängigkeit	+	++	++	++	++	++	++	++	+

Infectocillin Parent *Inf. Lsg. 1, 5, 10 Mio IE*	**Normal empfindliche Keime:** 1-5 Mio IE/d i.v./i.m. in 4-6ED; **Meningitis, Endokarditis:** 20-60 Mio IE/d i.v.; **NG:** 0.05-0.1 Mio IE/kg/d i.v. in 2ED; **Ki. 1-12M:** 0.05-1 Mio IE/kg/d i.v. in 3-4ED; **1-12J:** 0.05-0.5 Mio IE/kg/d i.v. in 4-6ED; **DANI** CrCl 46-120: 5 Mio IE in 3ED; 19-45: 4 Mio IE in 3ED; 9-18: 5 Mio IE in 2ED; 3-8: 3 Mio IE in 2ED; < 2: 2 Mio IE in 2ED

Benzylpenicillin-Benzathin Rp — HWZ Tage bis Wochen

Gewebe-	ZNS	entzünd.	Lunge	ELF	Galle	Leber	Prostata	Niere	Knochen
gängigkeit	+	++	++	k.A.	++	++	++	++	+

Pendysin *Inj.Lsg. 1.2 Mio IE* **Tardocillin** *Inj.Lsg. 1.2 Mio IE*	**Rezidiv-Pro. rheumatisches Fieber:** 1-2 x/M 1.2 Mio IE i.m.; **Lues I/II:** 2.4 Mio IE i.m. (verteilt auf 2 Injektionsstellen); **Ki. > 1M:** 50000 IE/kg/W, max. 2.4 Mio. IE, für 3 W

8.2.2 Oralpenicilline (Phenoxypenicilline)

Empf. und resist.: s. Benzylpenicilline →8.2.1; **UW:** Übelkeit, Erbrechen, Appetitlosigkeit, Magendrücken, Bauchschmerzen, Flatulenz, weiche Stühle, Diarrhoe, Exanthem, Urtikaria, Juckreiz, Schleimhautentzündungen (besonders Glossitis, Stomatitis);
KI: bekannte Überempfindlichkeit gegen Penicilline und Betalactam-Antibiotika

Penicillin V (Phenoxymethylpenicillin) Rp HWZ 35 min Q0 0.6 PPB 71-89% PRC B Lact+

Gewebe-gängigkeit	ZNS	entzünd.	Lunge	ELF	Galle	Leber	Prostata	Niere	Knochen
	-	-	++	++	++	++	++	++	k.A.

Arcasin *Tbl. 1.5 Mio IE;*
Saft, Trockensaft (5ml = 0.3 Mio IE)
Infectocillin *Tbl. 1 Mio IE;*
Trockensaft (5ml = 0.25, 0.3, 0.4, 0.5 Mio IE)
Isocillin *Tbl. 1.2 Mio IE;*
Trockensaft (5ml = 0.3 Mio IE)
Ispenoral *Tbl. 1, 1.5 Mio. IE*
PenHEXAL *Tbl. 1, 1.5 Mio IE;*
Trockensaft (4ml = 0.32 Mio IE)
Penicillin V-CT *Tbl. 1, 1.5 Mio IE*
Penicillin V-ratioph. *Tbl. 1, 1.5 Mio IE;*
Trockensaft (5ml = 0.4 Mio IE)

HNO-, Atemweg-, Haut-, Mund-Kiefer-Zahn-Infektionen, Endokarditispro., Rezidiv-Pro. rheumatisches Fieber, Scharlach, Erysipel, Lymphadenitis: 3 x 0.6-1.5 Mio IE p.o.;
Ki. < 1M: 45000-60000IE/kg/d;
2.-3.M: 40000-64000IE/kg/d;
4.M-1J: 400000-600000IE/d p.o. in 3-4ED;
1-2J: 600000-900000IE/d;
2-4J: 900000-1.4 Mio IE/d;
4-8J: 1.2-1.8 Mio IE/d;
8-12J: 1.2-2.4 Mio IE/d;
DANI CrCl > 15: 100%; < 15: 2 x 0.6-1.5 Mio IE

8.2.3 Beta-Lactamase-resistente Penicilline (Isoxazolylpenicilline)

Empf. und resist.: gute Aktivität gegen Beta-Lactamase-bildende Staphylokokken; bei den übrigen grampositiven Bakterien jedoch schwächere Aktivität als Penicillin G;
UW (Flucloxacillin): Übelkeit, Erbrechen, Diarrhoe, Thrombophlebitis (bei i.v.-Gabe);
KI (Flucloxacillin): bekannte Überempfindlichkeit gegen Penicilline und Betalactam-Antibiotika, Ikterus/Leberenzymanstieg unter Flucloxacillin-Therapie in der Vorgeschichte; intraarterielle, intrathekale oder subkonjunktivale Anwendung

Flucloxacillin Rp HWZ 0.7-1 h, Q0 0.3, PPB 92-96%

Gewebe-gängigkeit	ZNS	entzünd.	Lunge	ELF	Galle	Leber	Prostata	Niere	Knochen
	-	-	k.A.	++	k.A.	k.A.	k.A.	k.A.	++

Fluclox *Inf.Lsg. 1, 2g*
Flucloxacillin Altamedics *Kps. 500mg*
Staphylex *Kps. 250, 500mg;*
Inf.Lsg. 0.25, 0.5, 1, 2g

Staphylokokken-Infektion: 3 x 1g p.o.; 3 x 1-2g i.v./i.m., max. 12g/d p.o./i.v., max. i.m.-ED: 2g; **Ki. < 6J:** 40-50mg/kg/d p.o./i.v. in 3ED; **6-10J:** 3 x 250-500mg p.o./i.v.; **10-14J:** 3-4 x 500mg p.o./i.v.; **DANI** CrCl 18: 1.5g in 4ED; 8: 1.5g in 3ED; 2: 1g in 3ED; 0.5: 2g 1x/d; **DALI** nicht erforderlich

Methicillin Wegen Toxizität nicht mehr im Handel

Verwendung nur noch zur Resistenzprüfung bei Staphylokokken; **MRSA** = Methicillin-resistant Staphylococcus-aureus; **MSSA** = Methicillin-sensitive Staphylococcus-aureus

8.2.4 Breitbandpenicilline (Aminobenzylpenicilline)

Empf.: im Vergleich zu Penicillin G zusätzlich Enterokokken, H. influenzae, E. coli, Listerien, Proteus mirabilis, Salmonellen, Shigellen;
resist.: Bacteroides fragilis, Pseudomonas, E. faecium, Nocardia, Mykoplasmen, Chlamydien, Beta-Lactamase-Bildner, Klebsiellen, Yersinien;
UW (Amoxicillin): dosisabhängig Magenschmerzen, Übelkeit, Erbrechen, Meteorismus, weiche Stühle, Diarrhoe, Exanthem, Juckreiz, Enanthem;
UW (Ampicillin): Magenschmerzen, Übelkeit, Erbrechen, Meteorismus, weiche Stühle, Diarrhoe, Pruritus, Rash, Exanthem (masernartig);
KI (Amoxicillin): bek. Überempfindlichkeit gegen Penicilline und Betalactam-Antibiotika;
KI (Ampicillin): bek. Überempfindlichkeit gegen Ampicillin bzw. Penicilline

Amoxicillin Rp — HWZ 1-2h, Qo 0.12, PPB 17-20%, PRC B, Lact +

Gewebe-gängigkeit	ZNS	entzünd.	Lunge	ELF	Galle	Leber	Prostata	Niere	Knochen
	-	+	-	++	++	++	k.A.	k.A.	k.A.

Amoxicillin-ratioph. *Tbl. 500, 750, 1000mg; Brausetbl. 1000mg; Trockensaft (1 Messl. = 250, 500mg)*
AmoxiHEXAL *Tbl. 500, 750, 1000mg; Saft (1 Messl. = 250, 500mg)*
Amoxi-Saar *Tbl. 500, 100mg*
Infectomox *Tbl. 1g; Trockensaft (1 Messl. = 250, 500, 750mg)*

HNO-, Atemweg-, Harnweg-, MD-Trakt-, Haut-, Weichteilinfektionen, Listeriose: 3 x 750-1000mg p.o.;
Ki. < 6J: 50mg/kg/d in 3-4ED;
6-12J: 900-2000mg/d in 3-4ED;
Endokarditis-Pro.: 3g p.o. 3h vor Eingriff; **Ki.:** 50mg/kg;
H.P.-Eradikation: 2 x 1g p.o. + 2 x 500mg Clarithromycin + 2 x 20mg Omeprazol;
DANI CrCl: 20-30: 66%; < 20: 33%

Ampicillin Rp — HWZ 0.9h, Qo 0.06, PPB 20%, PRC B, Lact +

Gewebe-gängigkeit	ZNS	entzünd.	Lunge	ELF	Galle	Leber	Prostata	Niere	Knochen
	-	+	k.A.	++	++	k.A.	k.A.	k.A.	k.A.

Ampicillin-ratioph. *Tbl. 1g; Inf.Lsg. 0.5, 1, 2, 5g*

HNO-, Atemweg-, Harnweg-, MD-Trakt-, Haut-, Weichteilinf., Listeriose, Osteomyelitis, Typhus, Meningitis, Endokarditis: 2-6g/d p.o. in 3-4ED; 1.5-6g/d i.v. in 2-4ED, max. 15g/d;
Ki. < 6J: 100(-150-200)mg/kg/d p.o./i.v. in 3-4ED; **> 6J:** s. Erw.;
Meningitis < 6J: 200-400mg/kg/d i.v.;
DANI CrCl: 20-30: 66%; < 20: 33%

8.2.5 Breitbandpenicilline mit Pseudomonaswirkung (Acylaminopenicilline)

Empf. und resist.: weitgehend identisch mit Breitbandpenicillinen; Piperacillin: zusätzlich gute Aktivität bei Pseudomonas aeruginosa;
UW (Piperacillin): allergische Hautreaktionen, Juckreiz, Exanthem, Kopfschmerzen, Purpura, zentralnervöse Erregungszustände, Muskelzuckungen (Myoklonien), tonisch/klonische Krämpfe, Tremor, Schwindel, Schleimhautentzüdungen, Schleimhautblutungen, Anstieg von Serumkreatinin und Harnstoff;
KI (Piperacillin): bek. Überempfindlichkeit gegen Penicilline und Betalactam-Antibiotika

Piperacillin Rp — HWZ 1 h, Qo 0.3, PPB 16-21%, PRC B, Lact +

Gewebe-gängigkeit	ZNS	entzünd.	Lunge	ELF	Galle	Leber	Prostata	Niere	Knochen
	0	+	++	++	++	k.A	k.A.	k.A.	+

Piperacillin Eberth *Inf.Lsg. 1, 2, 4g* **Piperacillin Fresenius** *Inf.Lsg. 1, 2, 4g* **Piperacillin Ibisqus** *Inf.Lsg. 1, 2, 3, 4g* **Piperacillin Hikma** *Inf.Lsg. 2, 4g* **Piperacillin-ratioph.** *Inf.Lsg. 1, 2g*	**Sepsis, Endokarditis, Meningitis, Peritonitis, Pneumonie, abdominelle, gynäkologische, Knochen-, Weichteilinfektionen:** 6-12g/d i.v. in 2-4ED max. 24g/d; **Ki. < 2kg:** 150mg/kg/d i.v. in 3ED; **> 2kg:** 300mg/kg/d in 3-4ED; **1M-12J:** 100-200mg/kg/d in 2-4ED; **DANI** CrCl 40-80: max. 4 x 4g; 20-40: 3 x 4g; < 20: 2 x 4g; HD: 3 x 2g

8.3 Beta-Lactamase-Inhibitoren

Empf.: Erweiterung des Spektrums von Penicillinen um Beta-Lactamase-bildende Stämme von Staphylokokken, Moraxella catarrhalis, E. coli, Haemophilus influenzae, Klebsiellen, Proteus, Gonokokken, Bacteroides fragilis; nur zusammen mit Beta-Lactam-Antibiotika wirksam!

Clavulansäure Nur in Kombination → 215 — HWZ 60-75min

Sulbactam Rp — HWZ 1-2h, Qo 0.13, PPB 38%

Gewebe-gängigkeit	ZNS	entzünd.	Lunge	ELF	Galle	Leber	Prostata	Niere	Knochen
	k.A.	k.A.	k.A.	k.A.	k.A.	k.A.	k.A.	k.A.	k.A.

Sulbactam Eberth *Inf.Lsg. 1g*	**Kombination mit Beta-Lactam-Antibiotika:** 3-4 x 0.5-1g i.v.; **Sgl., Ki.:** 50mg/kg/d in 3-4ED, max. 80mg/kg/d; **DANI** CrCl 15-30: max. 2g/d; < 15: max. 1g/d; HD: 1g alle 48h

Tazobactam Nur in Kombination → 216

8.3.1 Breitbandpenicilline + Beta-Lactamase-Inhibitoren

Empf. (Amoxicillin + Clavulansäure): Enterococcus faecalis, Gardnerella vaginalis, Staph. aureus (Methicillin-empfindlich), Staph. agalactiae, Strept. pneumoniae, Strept. pyogenes und andere betahämolysierende Streptokokken, Strept.-viridans-Gruppe, Capnocytophaga spp., Eikenella corrodens, Haemophilus influenzae, Moraxella catarrhalis, Pasteurella multocida, Bacteroides fragilis, Fusobacterium nucleatum, Prevotella spp.;
Resist. (Amoxicillin + Clavulansäure): Acinetobacter sp., Citrobacter freundii, Enterobacter sp., Legionella pneumophila, Morganella morganii, Providencia spp., Pseudomonas sp., Serratia sp., Stenotrophomonas maltophilia, Chlamydophila pneumoniae, Chlamydophila psittaci, Coxiella burnetti, Mycoplasma pneumoniae;
UW (Amoxicillin + Clavulansäure): Diarrhoe, mukocutane Candidose, Übelkeit, Erbrechen;
KI (Amoxicillin + Clavulansäure): bekannte Überempfindlichkeit gegen Amoxicillin + Clavulansäure, gegen Penicilline, schwere allergische Sofortreaktion gegen ein anderes Betalaktam-Antibiotikum in der Vorgeschichte, Gelbsucht/Leberfunktionsstrg. in der Vorgeschichte, die durch Amoxicillin/Clavulansäure hervorgerufen wurde; Trockensaft: Überempfindlichkeit gegen Schwefeldioxid

Amoxicillin + Clavulansäure Rp — PRC B, Lact +

Gewebegängigkeit	ZNS	entzünd.	Lunge	ELF	Galle	Leber	Prostata	Niere	Knochen
	-	+	k.A.	++	++	k.A.	k.A.	k.A.	++

Amoclav plus *Tbl. 500+125, 875+125mg; Trockensaft (5ml = 125+31.25, 250+62.5, 400+57mg)*
Amoxidura plus *Tbl. 500+125, 875+125mg; Trockensaft (10ml = 250+62.5)*
Augmentan *Tbl. 500+125, 875+125mg; Trockensaft (10ml = 500+125, 800+114mg)*
Augmentin *Inf.Lsg. 1000+200mg*
Infectosupramox *Trockensaft (5ml = 400+57mg)*

Atemweg-, Harnweg-, Haut-, Weichteil-, abdominelle Infektionen, amb. erworbene Pneumonie, Knochen- u. Gelenkinfektionen: 3 x 500+125mg p.o.; 2 x 875+125mg p.o.; 3 x 1000-2000+200mg i.v.;
Ki. < 2J: max. 40+10mg/kg/d p.o. in 3ED;
2-12J: max. 60+15mg/kg/d p.o. in 3ED;
DANI CrCl 10-30: 2 x 500+125mg p.o.; ini 1000+200mg, dann 2 x 500+100mg i.v.; < 10: 1 x 500+125mg p.o.; ini 1000+200mg, dann 1 x 500+100mg; **DALI** vorsichtige Anw.

Ampicillin + Sulbactam Rp — PRC B, Lact +

Gewebegängigkeit	ZNS	entzünd.	Lunge	ELF	Galle	Leber	Prostata	Niere	Knochen
	k.A.	+	k.A.	++	++	k.A.	k.A.	k.A.	++

Ampicillin/Sul Kabi *Inf.Lsg. 1+0.5g, 2+1g*
Ampicillin + Sulbactam Actavis *Inf.Lsg. 2+1g*
Ampicillin HEXAL comp. *Inf.Lsg. 1+0.5g*
Ampicillin + Sulbactam ratioph. *Inf.Lsg. 0.5+0.25g, 1+0.5g, 2+1g*

Atemweg-, Harnweg-, Haut-, Weichteil-, abdominelle Infektionen, Gonorrhoe: 3-4 x 1.5-3g i.v.;
Ki. < 1W: 75mg/kg/d i.v. in 2ED;
> 1W: 150mg/kg/d in 3-4ED;
DANI > 30: 100%; 15-30: Dosierungsintervall 12h; 5-14: 24h; < 5: 48h

Piperacillin + Tazobactam Rp									PRC B, Lact +
Gewebe-gängigkeit	ZNS	entzünd.	Lunge	ELF	Galle	Leber	Prostata	Niere	Knochen
	-	+	++	++	++	k.A.	k.A.	k.A.	++

Piperacillin/Tazobactam Aurobindo *Inf.Lsg. 2 + 0.25g; 4+0.5g* **Piperacillin/Tazobactam HEXAL** *Inf.Lsg. 2 + 0.25g; 4+0.5g* **Piperacillin/Tazobactam Kabi** *Inf.Lsg. 2 + 0.25g; 4+0.5g* **Tazocin** *Inf.Lsg. 4+0.5g*	**Schwere (inkl. nosokomiale) Pneumonien:** 4 x 4+0.5g i.v.; **kompliz. Harnweg-, Haut-, Weichteilinfektionen inkl. diabet. Fuß:** 3 x 4+0.5g i.v.; **Ki. 2-12J:** 3 x 100+12.5mg/kg i.v.; **abdominelle Inf.:** 3 x 100+12.5mg/kg i.v.; **DANI** CrCl 40: 100%; 20-40: max 3 x 4+0.5g; <20: max. 2 x 4+0.5g; nach HD Zusatzdosis mit 2+0.25g; **DALI** nicht erforderl.

Sultamicillin (Ampicillin + Sulbactam) Rp									
Gewebe-gängigkeit	ZNS	entzünd.	Lunge	ELF	Galle	Leber	Prostata	Niere	Knochen
	-	+	k.A.	++	++	k.A.	k.A.	k.A.	++

Sultamicillin ratioph. *Tbl. 375mg* **Unacid PD** *Tbl. 375mg; Trockensaft (1 Messl. = 375mg)* **Unasyn PD oral** *Tbl. 375mg*	**Atemweg-, Harnweg-, Haut-, Weichteilinfektionen:** 2 x 375-750mg p.o.; **Ki.:** 50mg/kg/d p.o. in 2ED; **DANI** CrCl 5-14: 1 x 375-750mg; < 5: 375-750mg alle 2d

8.4 Cephalosporine

8.4.1 Parenterale Cephalosporine Gruppe 1 (Cefazolin-Gruppe)

Empf.: Staphylo-, Strepto-, Meningo-, Pneumokokken, Escherichia coli, Klebsiella, Proteus mirabilis, Haemophilus influenzae; **resist.:** Enterokokken, Pseudomonas, Acinetobacter, Listerien, Chlamydien, Mykoplasmen, gramnegative Beta-Lactamase-Bildner;
UW (Cefazolin): Diarrhoe, Übelkeit, Erbrechen, Appetitmangel, Meteorismus, Bauchschmerzen, Exanthem, Urtikaria, Pruritus; **KI** (Cefazolin): bek. Überempfindlichkeit gegen Cephalosporine, Frühgeborene/Säuglinge im 1. Lebensmonat

Cefazolin Rp					HWZ 2h, Q0 0.06, PPB 65-92%, PRC B, Lact +				
Gewebe-gängigkeit	ZNS	entzünd.	Lunge	ELF	Galle	Leber	Prostata	Niere	Knochen
	-	-	++	++	++	++	k.A.	++	++

Basocef *Inf.Lsg. 1, 2g* **Cefazolin HEXAL** *Inf.Lsg. 2g* **Cefazolin Hikma** *Inf.Lsg. 1, 2g* **Cefazolin Saar** *Inf.Lsg. 2g* **Cephazolin Fresenius** *Inf.Lsg. 1, 2g*	**Atem-, Harn-, Gallenweg-, Haut-, Weichteil-, Knocheninfektionen, Sepsis, Endokarditis:** grampositive Erreger: 1.5-2g/d; gramnegative Erreger: 3-4g/d i.v. in 2-3ED, max. 12g/d; **Ki. > 2M:** 25-50mg/kg in 3-4ED, max. 100mg/kg/d; **Ki. < 2M:** KI; **DANI** CrCl > 35: 100%; 10-34: 50% alle 12h; < 10: 50% alle 18-24h

8.4.2 Parenterale Cephalosporine Gruppe 2 (Cefuroxim-Gruppe)

Empf.: vgl. Cefazolin-Gruppe → 216; deutlich besser bei E. coli, Klebsiella, Proteus mirabilis, Haemophilus influenzae, Beta-Lactamase-Bildnern;
resist.: Enterokokken, Pseudomonas, Acinetobacter, Listerien, Chlamydien, Mykoplasmen;
UW: Serumkreatinin- u. Harnstoffkonzentration ↑, v.a. bei Pat. mit bereits bestehender Nierenfktstrg.; leichte, vorübergehende Erhöhung von Bilirubin, GOT, GPT, aP; Exanthem, Juckreiz, Urtikaria, Schwellungen, Thrombophlebitis;
KI: bekannte Überempfindlichkeit gegen Cephalosporine, intraarterielle Anwendung

Cefuroxim Rp — HWZ 80min, Q_0 0.1, PPB 30%, PRC B, Lact +

Gewebe-gängigkeit	ZNS	entzünd.	Lunge	ELF	Galle	Leber	Prostata	Niere	Knochen
	-	+	++	++	++	++	+	k.A.	++

Cefuroxim Actavis *Inf.Lsg. 0.75, 1.5g*
Cefuroxim Fresenius *Inf.Lsg. 0.25, 0.75, 1.5g*
Cefuroxim-ratioph. *Inf.Lsg. 0.25, 0.75, 1.5g*
Zinacef *Inf.Lsg. 0.75, 1.5g*

Atemweg-, Harnweg-, Haut-, HNO-, Knochen-, abdominelle Infektionen, Sepsis: unkompliziert: 1.5-2.25g/d i.v.; schwer: 3-4.5g/d i.v. in 2-3ED, max. 6g/d;
Ki. 1M-12J: 30-100mg/kg/d in 3ED;
DANI CrCl > 20: 100%; 10-20: 2 x 750mg; < 10: 1 x 750mg; nach HD Zusatzdosis von 750mg; **DALI** nicht erforderl.

Orales Cefuroxim s. Oralcephalosporine Gruppe 2 → 221

8.4.3 Parenterale Cephalosporine Gruppe 3a (Cefotaxim-Gruppe)

Empf.: Staphylokokken, Haemophilus influenzae, Proteus mirabilis, Streptokokken, Escherichia coli, Klebsiella pneumoniae, Gonokokken, Meningokokken, Salmonellen, Shigellen, Anaerobier, Morganella, Serratia; gegenüber der Cefuroximgruppe bessere Aktivität im gramnegativen Bereich;
resist.: Enterokokken, Listerien, Pseudomonas, Clostridien, Legionellen, Mykoplasmen, Chlamydien, Treponema, MRSA, Bacteroides fragilis;
UW (Ceftriaxon): Dermatitis, Exanthem, Urtikaria, Pruritus, Ödeme, Transaminasen u. aP ↑, Arzneimittelfieber, Schüttelfrost, Herxheimer-artige Reaktionen, Thrombophlebitis;
KI (Ceftriaxon): bekannte Überempfindlichkeit gegen Cephalosporine, schwere Überempfindlichkeitsreaktionen auf Penicilline oder anderes Betalactam-Arzneimittel in der Vorgeschichte, Frühgeborene bis zu einem korrigierten Alter von 41W (SSW + Lebenswoche), Hyperbilirubinämie, Ikterus, Hypoalbuminämie oder Azidose bei reifen Neugeborenen (bis zu einem Alter von 28d) bzw. die eine intravenöse Kalziumbehandlung oder Kalzium-haltige Infusionen erhalten haben oder erhalten werden (wegen des Risikos von Ceftriaxon-Kalzium-Präzipitationen)

Cefotaxim Rp					HWZ 1h, Q0 0.35, PPB 25-40%, PRC B, Lact +				
Gewebe-gängigkeit	ZNS	entzünd.	Lunge	ELF	Galle	Leber	Prostata	Niere	Knochen
	+	++	++	++	++	++	k.A.	k.A.	++

Cefotaxim Actavis *Inf.Lsg. 0.5, 1, 2g*
Cefotaxim Fresenius *Inf.Lsg. 0.5, 1, 2g*
Cefotaxim HEXAL *Inf.Lsg. 0.5, 1, 2g*
Claforan *Inf.Lsg. 0.5, 1, 2g*

Atemweg-, Harnweg-, Haut-, Weichteil-, Knochen-, abdominelle Infektionen, Sepsis, Endokarditis, Meningitis: 2 x 1-2g i.v.; schwere Infektion: 3-4 x 2-3g; **Gonorrhoe:** 1 x 0.5g i.v.; **Borreliose:** 6g/d i.v. in 2-3ED f. 14-21d; **Ki. bis 12J:** 50-100mg/kg/d i.v. in 2ED; **FG:** max. 50mg/kg/d; **DANI** CrCl < 10: 50%; < 5: 1g in 2ED; nach HD Zusatzdosis erforderl.

Ceftriaxon Rp					HWZ 8h, Q0 0.5, PPB 85-95%, PRC B, Lact +				
Gewebe-gängigkeit	ZNS	entzünd.	Lunge	ELF	Galle	Leber	Prostata	Niere	Knochen

Cefotrix *Inf.Lsg. 1, 2g*
Ceftriaxon HEXAL *Inf.Lsg. 0.5, 1, 2g*
Ceftriaxon Kabi *Inf.Lsg. 0.5, 1, 2g*
Ceftriaxon-ratioph. *Inf.Lsg. 0.5, 1, 2g*
Rocephin *Inf.Lsg. 0.5, 1, 2g*

Atemweg-, Harnweg-, Haut-, Weichteil-, Knochen-, abdominelle Infektionen, Meningitis, Borreliose II-III: 1 x 1-2g i.v.; schwere Infektion: 1 x 4g; **Gonorrhoe:** 1 x 250mg i.m.; **Ki. < 2W:** 1 x 20-50mg/kg; **2W-12J:** 1 x 20-80mg/kg; **Meningitis:** 1 x 100mg/kg i.v., max. 4g/d; **DANI** CrCl: < 10: max. 2g/d; **DALI** nicht erforderl. bei normaler Nierenfunktion

8.4.4 Parenterale Cephalosporine Gruppe 3b (Ceftazidim-Gruppe)

Empf. und resist.: weitgehend identisch mit Cefotaxim-Gruppe → 217, jedoch erheblich stärkere Pseudomonas-Aktivität; **UW** (Ceftazidim): Diarrhoe, Thrombophlebitis, vorübergehende Erhöhung v. GOT, GPT, LDH, GGT, AP; makulopapulöse oder urtikarielle Ausschläge, pos. Coombs-Test; **KI** (Ceftazidim): bekannte Überempfindlichkeit gegen Cephalosporine

Cefepim Rp					HWZ 2h, Q0 0.07, PPB < 19%, PRC B, Lact ?				
Gewebe-gängigkeit	ZNS	entzünd.	Lunge	ELF	Galle	Leber	Prostata	Niere	Knochen
	-	+	++	++	++	k.A.	k.A.	k.A.	++

Cefepim Rotexmedica *Inf.Lsg. 1, 2g*
Maxipime *Inf.Lsg. 1, 2g*

Sepsis, schwere Pneumonie, Harnweg-, Gallenweginfektionen: 2-3 x 2g i.v.; **Ki. 1-2M:** 2-3 x 30mg/kg/d; **2M bis 40kg:** 2-3 x 50mg/kg/d; **DANI** CrCl > 50: 100%; 30-50: 1-2 x 2g; 11-30: 1 x 1-2g; < 10: 1 x 0.5-1g; HD 1g an d1, dann 0.5g/d, bei febriler Neutropenie 1g/d; **DALI** nicht erforderl.

Ceftazidim Rp					HWZ 1.7h, Q0 0.05, PPB 10%, PRC B, Lact +				
Gewebe-gängigkeit	ZNS	entzünd.	Lunge	ELF	Galle	Leber	Prostata	Niere	Knochen
	-	++	+	++	++	k.A.	k.A.	k.A.	++

Ceftazidim Actavis *Inf.Lsg. 1, 2g* **Ceftazidim Eberth** *Inf.Lsg. 0.5, 1, 2g* **Ceftazidim HEXAL** *Inf.Lsg. 0.5, 1, 2g*	**Atemweg-, Harnweg-, Haut-, Weichteil-, Knochen-, abdominelle Infektionen, Sepsis, Meningitis:** 2-3 x 1-2g i.v.; **Ki. 0-8W:** 2 x 12.5-30mg/kg i.v.; **2M-1J:** 2 x 25-50mg/kg; **1-14J:** 2 x 15-50mg/kg od. 3 x 10-33mg/kg; max. 3 x 50mg/kg bzw. 6g/d; **DANI** CrCl 31-50: 2 x 1g; 16-30: 1 x 1g; 6-15: 1 x 0.5g; < 5: 0.5g alle 48h

8.4.5 Parenterale Cephalosporine Gruppe 5 (Ceftarolin-Gruppe)

Empf. (Ceftarolin): Staph. aureus (inkl. MRSA), Streptococcus pyogenes/agalactiae/ anginosus-Gruppe/dysgalactiae/pneumoniae, E. coli, Klebsiella pneumoniae/oxytoca, Morganella morganii, Haemophilus influenzae/parainfluenzae;
Empf. (Ceftobiprol): Staph. aureus (inkl. MRSA), Streptococcus pneumoniae (inkl. MDRSP), E. coli, Klebsiella pneumoniae, Acinetobacter spp., Citrobacter spp., Enterobacter spp., Haemophilus influenzae, Klebsiella oxytoc, Moraxella catarrhalis, Morganella morganii, Proteus mirabilis, Providencia spp., Pseudomonas spp., Serratia spp.;
resist. (Ceftobiprol): Chlamydia pneumoniae, Burkholderia cepacia complex, Mycoplasma pneumoniae, Mykobakterien, Nocardia spp., Stenotrophomonas maltophilia;
Wm/Wi (Ceftarolin): bakterizid und Hemmung der Bakterienzellwand-Synthese;
Wm/Wi Ceftobiprol): bakterizid durch Bindung an wichtige penicillinbindende Proteine;
UW (Ceftarolin): Ausschlag, Pruritus, Kopfschmerzen, Schwindel, Phlebitis, Diarrhoe, Übelkeit, Erbrechen, Abdominalschmerzen, erhöhte Transaminasen, Pyrexie, Reaktion an Injektionsstelle, positiver direkter Coombs-Test;
UW (Ceftobiprol): Pilzinfektionen, Überempfindlichkeit, Hyponatriämie, Geschmackstörung, Kopfschmerzen, Schwindel, Schläfrigkeit, Übelkeit, Erbrechen, Diarrhoe, Bauchschmerzen, Dyspepsie, Anstieg der Leberenzyme, Hautausschlag, Pruritus, Reaktionen am Infusionsort;
KI (Ceftarolin): bekannte Überempf., schwere Überempf. gegen Betalactam-Antibiotika;
KI (Ceftobiprol): bek. Überempfindlichkeit gegen C. oder Antibiotika der Cephalosporin-Gruppe oder gegen Betalaktam-Antibiotika (z.B. Penicilline, Carbapeneme)

Ceftarolinfosamil Rp					HWZ 2.5h, PPB 20%, PRC B, Lact ?				
Gewebe-gängigkeit	ZNS	entzünd.	Lunge	ELF	Galle	Leber	Prostata	Niere	Knochen
	k.A.	k.A.	k.A.	++	k.A.	k.A.	k.A.	k.A.	++

Zinforo *Inf.Lsg. 600mg*	**Komplizierte Haut-/Weichteilinfektionen, ambulant erworbene Pneumonie:** 2 x 600mg über 60min i.v.; **DANI** CrCl > 50: 100%, 31-50: 2 x 400mg, < 30: keine Daten; **DALI** nicht erforderlich

Ceftobiprol Rp — HWZ 3h, PPB 16%, PRC B, Lact ?

Gewebe-gängigkeit	ZNS	entzünd.	Lunge	ELF	Galle	Leber	Prostata	Niere	Knochen
	-	+	++	++	k.A.	k.A.	k.A.	++	++

Zevtera *Inf.Lsg. 500mg*	**Nosokomiale Pneumonie** (nicht beatmungs-assoziiert), **ambulant erworbene Pneumonie:** 3 x 500mg über 2h i.v.; **DANI** CrCl > 50: 100%; 30–50: 2 x 500mg; < 30: 2 x 250mg i.v.; HD: 1 x 250mg/d i.v.; **DALI** nicht erforderlich

8.4.6 Oralcephalosporine Gruppe 1

Empf.: ähnliches Spektrum wie Cefazolin-Gruppe → 216; gute Aktivität gegen grampositive, geringe gegen gramnegative Keime;
resist.: Pseudomonas, Enterokokken, Proteus vulgaris, Morganella, Citrobacter, Serratia, Enterobacter, Acinetobacter, Bacteroides fragilis, Listerien, Mykoplasmen, Chlamydien;
UW (Cefaclor): Übelkeit, Erbrechen, Appetitlosigkeit, Bauchschmerzen, weiche Stühle, Diarrhoe, Juckreiz, urtikarielles Exanthem, makulopapulöse u. morbilliforme Exantheme;
KI (Cefaclor): bek. Überempf gegen Cephalosporine, schwerwiegende Überempfindlichkeitsreaktionen auf Penicilline oder anderes Betalactam-Arzneimittel in der Vorgeschichte

Cefaclor Rp — HWZ 30-60min, Qo 0.25, PPB 25%, PRC B, Lact +

Gewebe-gängigkeit	ZNS	entzünd.	Lunge	ELF	Galle	Leber	Prostata	Niere	Knochen
	k.A.	k.A.	+	++	++	k.A.	+	k.A.	+

CEC *Tbl. 250, 500mg; Brausetbl. 250, 500, 1000mg; Trockensaft (5ml = 125, 250mg)* **Cefaclor-ratioph.** *Kps. 500mg; Saft/Trockensaft (5ml = 125, 250mg)* **Infectocef** *Trockens. (5ml = 125, 250, 500mg)* **Panoral** *Kps. 500mg; Trockensaft (5ml = 125, 250mg)*	**Atemweg-, HNO-, Harnweg-, Haut-, Weichteilinfektionen:** 3 x 500mg p.o., max. 4g/d; unkomplizierte Infektion: 3 x 250mg; **Gonorrhoe:** 1 x 3g + 1g Probenecid p.o.; **Ki. < 6J:** 3 x 10mg/kg p.o., max. 1g/d; **6–10J:** 3 x 250mg p.o.; > **10J:** s. Erw.; **DANI** nicht erforderlich

Cefadroxil Rp — HWZ 1.2-1.7h, Qo 0.1, PPB 20%, PRC B, Lact +

Gewebe-gängigkeit	ZNS	entzünd.	Lunge	ELF	Galle	Leber	Prostata	Niere	Knochen
	k.A.	k.A.	++	++	++	++	++	++	++

Cefadroxil 1A *Tbl. 1000mg; Trockensaft (5ml = 250, 500mg)* **Cefadroxil HEXAL** *Tbl. 500, 1000mg; Trockensaft (5ml = 250, 500mg)* **Grüncef** *Tbl. 1g; Trockensaft (5ml = 500mg)*	**Atemweg-, HNO-, Harnweg-, Haut-, Weichteil-, Knochen-, gynäkologische Infektionen:** 2 x 1g p.o., max. 4g/d; **Ki. bis 40kg:** 25-100mg/kg/d p.o. in 2-4ED; **Streptokokken-Tonsillophyaryngitis:** Erw., Ki. > 40kg: 1 x 1g p.o. für 10d; Ki. bis 40kg: 1 x 30mg/kg; **DANI** CrCl 25-50: ini 1g, dann 2 x 500mg; 10-24: ini 1g, dann 1 x 500mg; < 10: ini 1g, dann 500mg alle 36h; nach HD Zusatzdosis 500-100mg erforderl.; **DALI** nicht erforderl.

Cefalexin Rp			HWZ 1h, Qo 0.04, PPB 6-15%, PRC B, Lact +						
Gewebe-	ZNS	entzünd.	Lunge	ELF	Galle	Leber	Prostata	Niere	Knochen
gängigkeit	-	-	+	++	+	+	k.A.	+	+

Cephalex-CT *Tbl. 500, 1000mg* **Cephalexin-ratioph.** *Tbl. 500, 1000mg; Trockensaft (5ml = 250mg)*	**Atemweg-, HNO-, Harnweg-, Haut-, Weichteil-, Knocheninfektionen:** 3-4 x 0.5-1g p.o.; unkomplizierte Infektion: 2 x 500mg; **Ki. bis 12J:** 25-100mg/kg/d in 2-4ED; **DANI** CrCl 15-30: Dosisintervall 8-12h; 5-14: 24h; < 5: 48h; CrCl 20-50: max. 3g/d; 5-19: max. 1.5g/d; < 5: max. 0.5g/d

8.4.7 Oralcephalosporine Gruppe 2

Empf. u. resist.: weitgehend identisch mit Cefuroxim-Gruppe → 217;
UW: Candidose, Anstieg der Leberenzyme, Eosinophilie, Kopfschmerzen, Schwindel, Diarrhoe, Übelkeit, Bauchschmerzen;
KI: bekannte Überempfindlichkeit gegen Cephalosporine, schwerwiegende Überempfindlichkeitsreaktionen auf Penicilline oder anderes Betalactam-Arzneimittel in der Vorgeschichte

Cefuroxim-Axetil Rp			HWZ 1.1-1.3h, Qo 0.1, PPB 20-50%, PRC B, Lact +						
Gewebe-	ZNS	entzünd.	Lunge	ELF	Galle	Leber	Prostata	Niere	Knochen
gängigkeit	-	+	++	++	++	++	k.A.	k.A.	++

Cefudura *Tbl. 250mg* **CefuHEXAL** *Tbl. 250, 500mg; Trockensaft (5ml = 125mg)* **Cefuroxim-ratioph.** *Tbl. 250, 500mg; Trockensaft (5ml = 125mg)* **Elobact** *Tbl. 125, 250, 500mg; Trockensaft (5ml = 125mg)* **Zinnat** *Tbl. 500mg*	**Atemweg-, HNO-, Haut-, Weichteilinfektionen:** 2 x 250-500mg p.o.; **Harnweginfektion:** 2 x 125-250mg; **Erythema migrans:** 2 x 500mg p.o. für 20d; **Ki. 3M-5J:** 2 x 10mg/kg p.o.; **> 5J:** 2 x 125-250mg; **DANI** CrCl ≥ 30: 100%; 10-29: Standard-ED 1 x tgl; < 10: Standard-ED alle 2d; nach HD zusätzl. Standard-ED erforderl.

8.4.8 Oralcephalosporine Gruppe 3

Empf. u. resist.: höhere Aktivität und breiteres Spektrum als Gruppe 2 gegen gramnegative Keime; etwas geringere Aktivität gegen grampositive Keime;
UW (Cefpodoxim): Magendrücken, Übelkeit, Erbrechen, Appetitlosigkeit, Blähungen, Diarrhoe, Erythem, Exanthem, Urtikaria, Purpura;
KI (Cefpodoxim): bekannte Überempf. gegen Cephalosporine, schwerwiegende Überempfindlichkeitsrkt. auf Penicilline oder anderes Betalactam-Arzneimittel in der Vorgeschichte

Cefixim Rp — HWZ 3-4h, Qo 0.5, PPB 65%, PRC B, Lact ?

Gewebe-gängigkeit	ZNS	entzünd.	Lunge	ELF	Galle	Leber	Prostata	Niere	Knochen
	k.A.	k.A.	++	++	++	k.A.	k.A.	k.A.	k.A.

Cefixdura *Tbl. 200, 400mg; Trockensaft (5ml = 100mg)* **Cefixim AL** *Tbl. 400mg; Trockensaft (5ml = 100mg)* **Cefixim-ratioph.** *Tbl. 200, 400mg; Trockensaft (5ml = 100mg)*	**Atemweg-, HNO-, Harnweg-, Gallenweg-infektionen:** 2 x 200mg p.o.; 1 x 400mg p.o.; **Ki. bis 12J:** 8mg/kg/d p.o.; **DANI** CrCl < 20: 50%

Cefpodoxim-Proxetil Rp — HWZ 2.4h, Qo 0.2, PPB 40%

Gewebe-gängigkeit	ZNS	entzünd.	Lunge	ELF	Galle	Leber	Prostata	Niere	Knochen
	k.A.	k.A.	++	++	k.A.	k.A.	++	++	k.A.

Cefpo Basics *Tbl. 100, 200mg* **Cefpodoxim-ratioph.** *Tbl. 100, 200mg; Trockensaft (5ml = 40mg)* **Orelox** *Tbl. 100, 200mg; Trockensaft (5ml = 40mg)* **Podomexef** *Tbl. 100, 200mg; Trockensaft (5ml = 40mg)*	**Atemweg-, HNO-, Harnweg-, Haut-, Weichteilinfektionen:** 2 x 200mg p.o.; **Gonorrhoe:** 1 x 200mg p.o.; **Ki. 4W-12J:** 5-12mg/kg/d in 2ED; **DANI** CrCl > 40: 100%; 10-40: Dosisintervall 24h; < 10: 48h; HD: 40-200mg nach Dialyse; **DALI** nicht erforderl.

Ceftibuten Rp — HWZ 1.53-2.5h, Qo 0.14, PPB 63%, PRC B, Lact ?

Gewebe-gängigkeit	ZNS	entzünd.	Lunge	ELF	Galle	Leber	Prostata	Niere	Knochen
	k.A.	k.A.	++	++	k.A.	k.A.	k.A.	k.A.	k.A.

Keimax *Kps. 200, 400mg; Trockensaft (5ml = 180mg)*	**Atemweg-, HNO-, Harnweginfektionen:** 1 x 400mg p.o.; **Ki. 3M-12J:** 1 x 9mg/kg p.o.; **DANI** CrCl > 50: 100%; 30-49: ini 400mg, dann 1 x 200mg; 5-29: ini 200mg, dann 1 x 100mg; HD: 400mg nach jeder Dialyse

8.5 Monobactame

Empf.: gramnegative aerobe Bakterien;
resist.: grampositive und anaerobe Bakterien;
UW: Husten, verstopfte Nase, pfeifendes Atemgeräusch, pharyngolaryngeale Schmerzen, Dyspnoe, Bronchospasmus, Brustbeschwerden, Rhinorrhoe, Hämoptysen, Exanthem, Arthralgie, Fieber, verminderte Werte bei Lungenfunktionstests;
KI: bekannte Überempfindlichkeit

Aztreonam Rp — HWZ 1.6h, Qo 0.2, PPB 56%, PRC B, Lact +

Gewebe-gängigkeit	ZNS	entzünd.	Lunge	ELF	Galle	Leber	Prostata	Niere	Knochen
	-	-	++	-	-	-	-	-	-

Cayston *Inh.Lsg. 75mg*	**Chronische Pseudomonas-aeruginosa-Lungeninfektion bei Mukoviszidose:** 3 x 75mg über 28d inhalieren; **Ki. ab 6J:** s. Erwachsene; **DANI, DALI** nicht erforderlich

8.6 Cycline

8.6.1 Tetracycline

Empf.: zahlreiche grampositive u. gramnegative Bakterien, u.a. Chlamydien, Mykoplasmen, Rickettsien, Yersinien, Borrelien, Leptospiren, Treponemen, Aktinomyceten;
resist.: Pseudomonas aeruginosa, Providencia, Serratia, Proteus, Morganella;
UW: allergische Hautreaktionen, phototoxische Reaktionen, reversible Knochenwachstumsverzögerung (Ki. < 8J), irreversible Zahnverfärbung und Zahnschmelzschädigung (Ki. < 8J), intrakranieller Druck ↑, BB-Veränderungen, Superinfektion durch Bakterien bzw. Sprosspilze;
KI: bekannte Überempfindlichkeit, schwere Leberfktsstrg., Niereninsuffizienz, Ki. < 8J, SS/SZ

Doxycyclin Rp — HWZ 12-24h, Qo 0.7, PPB 80-90%, PRC D, Lact ?

Gewebe-gängigkeit	ZNS	entzünd.	Lunge	ELF	Galle	Leber	Prostata	Niere	Knochen
	-	-	++	+	++	++	++	++	++

Doxycyclin-ratioph. *Kps. 100mg; Amp. 100mg/5ml* **DoxyHEXAL** *Tbl. 100, 200mg; Amp. 100mg/5ml*	**HNO-, Atemweg-, Harnweginfektionen, diverse Infektionen mit o.g. Erregern:** d1: 1 x 200mg p.o./i.v.; dann 1 x 100mg p.o./i.v.; **Ki. > 8J:** d1: 1 x 4mg/kg, dann 1 x 2mg/kg; **Borreliose:** 1 x 200mg für 14-21d; **Lues bei Penicillinallergie:** 1 x 300mg für 15d; **Akne vulgaris, Rosacea:** ini 100mg/d für 7-21d, dann 50mg/d; **DANI** nicht erforderlich; **DALI** KI bei schwerer Leberfunktionsstörung

Minocyclin Rp				HWZ 11-22h, Q0 0.85, PPB 70-75%, PRC D, Lact +					
Gewebe-gängigkeit	ZNS	entzünd.	Lunge	ELF	Galle	Leber	Prostata	Niere	Knochen
	-	+	++	+	++	++	++	++	++

Aknosan *Tbl. 50mg*
Minakne *Tbl. 50mg*
Minocyclin-ratioph. *Kps. 50, 100mg*
Skid *Tbl. 50, 100mg*
Udima *Kps. 50, 100mg*

HNO-, Atemweg-, Harnweginfektionen, diverse Infektionen mit o.g. Erregern: ini 200mg, dann 2 x 100mg p.o.;
Akne vulgaris: 100mg/d in 2ED;
Ki. > 8J: ini 4mg/kg, dann 2 x 2mg/kg;
DANI nicht erforderlich;
DALI KI bei schwerer Leberfktsstrg.

Tetracyclin Rp				HWZ 8-10h, Q0 0.12, PPB 36-64%, PRC D, Lact +					
Gewebe-gängigkeit	ZNS	entzünd.	Lunge	ELF	Galle	Leber	Prostata	Niere	Knochen
	-	-	+	+	++	++	++	++	++

Tefilin *Kps. 250mg*
Tetracyclin Wolff *Kps. 250, 500mg*

HNO-, Atemweg-, Urogenitaltrakt-, gastrointestinale Infektionen, diverse Infektionen mit o.g. Erregern: 4 x 250-500mg p.o., max. 2g/d;
Ki. > 8J: 25-35mg/kg/d p.o. in 2-4ED;
DANI, DALI KI

8.6.2 Glycylcycline

Empf.: gegen zahlreiche grampositive und gramnegative Bakterien inkl. Anaerobier und speziell gegen problematische Keime wie MRSA, VRE (E. faecalis und E. faecium), ESBL, Chinolon-resistente Escherichia coli, multiresistente Enterobacter und Acinetobacter;
resist.: Pseudomonas aeruginosa;
UW: Übelkeit, Erbrechen, Diarrhoe, Abszess, Infektionen, verlängerte aPTT u. Prothrombinzeit, Schwindel, Phlebitis, Bauchschmerzen, Dyspepsie, Anorexie, Transaminasen ↑, Bilirubinämie, Pruritus, Exanthem, Kopfschmerzen, Amylase und Harnstoff ↑;
KI: bekannte Überempfindlichkeit gegen Tigecyclin bzw. gegen Tetracycline, SS;

Tigecyclin Rp				HWZ 42h, Q0 0.78, PPB 71-89%, PRC D, Lact ?					
Gewebe-gängigkeit	ZNS	entzünd.	Lunge	ELF	Galle	Leber	Prostata	Niere	Knochen
	++	++	k.A.	+	++	++	k.A.	++	k.A.

Tygacil *Inf.Lsg. 50mg*

Komplizierte Haut-, Weichteil- (außer diabetische Fußinfektion) und abdominelle Infektionen: ini 100mg i.v., dann 2 x 50mg i.v. für 5-14d;
DALI Child-Pugh C: ini 100mg, dann 2 x 25mg;
DANI nicht erforderlich

8.7 Makrolide, Ketolide

Empf.: Strepto-, Pneumokokken, Chlamydien, Legionellen, Mycoplasma pneumoniae, Listerien, Aktinomyceten, Campylobacter, Helicobacter, Mycobacterium avium intracellulare (MAC);
resist.: Brucellen, Enterobakterien, Nocardia, Mycoplasma hominis, Bacteroides fragilis, Fusobakterien, Pseudomonas;
UW (Azithromycin): Diarrhoe, Übelkeit, Blähungen, Erbrechen, Dyspepsie, Arthralgie, Pruritus, Exanthem, Taubheit, Sehstrg., Benommenheit, Kopfschmerzen, Parästhesien, Strg. des Geruchs- u. Geschmackssinnes, Lymphopenie, Eosinophilie, erniedrigtes Bicarbonat;
UW (Clarithromycin): Übelkeit, Erbrechen, epigastrisches Druckgefühl, Bauchschmerzen, Diarrhoe, Beeinträchtigung des Geruchssinnes, Dyspepsie, Stomatitis, Glossitis, Zahn- und Zungenverfärbungen, orale Candidose, Kopfschmerzen, erhöhte Blut-Harnstickstoffwerte;
KI (Azithromycin): bekannte Überempfindlichkeit gegen Makrolide bzw. Ketolide;
KI (Clarithromycin): bekannte Überempfindlichkeit gegen Makrolide; gleichzeitige Anwendung von Cisaprid, Pimozid, Terfenadin, Astemizol, Dihydroergotamin, Ergotamin

Azithromycin Rp — HWZ 40h, Qo 0.8, PPB 12-52%, PRC B, Lact ?

Gewebe-	ZNS	entzünd.	Lunge	ELF	Galle	Leber	Prostata	Niere	Knochen
gängigkeit	-	-	++	+	++	++	++	k.A.	k.A.

Azi Teva *Tbl. 250, 500mg; Trockensaft (5ml = 200mg)*
Azithrobeta *Tbl. 250, 500mg*
Azithromycin HEXAL *Tbl. 250, 500mg; Trockensaft (5ml = 200mg)*
Ultreon *Tbl. 600mg*
Zithromax *Tbl. 250, 500mg; Trockensaft (5ml = 200mg)*

HNO-, Atemweg-, Haut-, Weichteilinfektionen, atyp. Pneumonie: 1 x 500mg für 3d p.o. oder 500mg an d1, dann 250mg d2-4; **Ki.:** 1 x 10mg/kg für 3d oder 10mg/kg an d1, dann 5mg/kg d2-4;
Gonorrhoe, Genitalinfektion m. Chlamydia trachomatis: 1 x 1g p.o.;
MAC-Pro. bei HIV-Infektionen: 1 x/W 1200mg p.o.;
DANI CrCl > 40: 100%

Clarithromycin Rp — HWZ 3-7h, Qo 0.6, PPB 72%, PRC C, Lact ?

Gewebe-	ZNS	entzünd.	Lunge	ELF	Galle	Leber	Prostata	Niere	Knochen
gängigkeit	-	-	++	+	++	++	++	k.A.	k.A.

Clarilind *Tbl. 250, 500mg*
Clarithromycin 1A *Tbl. 250, 500mg; Trockensaft (5ml = 125, 250mg)*
Clarithromycin-ratioph. *Tbl. 250, 500mg; Trockensaft (5ml = 125, 250mg)*
Klacid *Tbl. 250, 500(ret.)mg; Trockensaft (5ml = 125, 250mg); Inf.Lsg. 500mg*

HNO-, Atemweg-, Haut-, Weichteilinfektionen, atypische Pneumonie: 2 x 250-500mg p.o.; 2 x 500mg i.v.;
Ki. 6M-12J: 15mg/kg/d p.o. in 2ED;
H.P.-Eradikation: 2 x 500mg p.o. + 2 x 1g Amoxycillin + 2 x 20mg Omeprazol;
DANI CrCl < 30: p.o.: 50%; i.v. d1: 100%, ab d2: 50%

Erythromycin Rp					HWZ 2-3h, Qo > 0.8, PPB 60-70%, PRC B, Lact +				
Gewebe-gängigkeit	ZNS	entzünd.	Lunge	ELF	Galle	Leber	Prostata	Niere	Knochen
	-	-	++	k.A.	++	++	++	++	k.A.

EryHEXAL *Tbl. 500mg; Trockensaft (5ml = 200, 400mg)*
Erythrocin *Tbl. 500mg; Inf.Lsg. 500, 1000mg*
Erythromycin-ratioph. *Tbl. 500mg; Gran. 1000mg*
Infectomycin *Trockensaft (5ml = 100, 200, 400, 600mg)*
Paediathrocin *Trockensaft (5ml = 200mg)*

HNO-, Haut-, Atemweginfektionen, atypische Pneumonie: 3-4 x 500mg p.o., 4 x 0.5-1g i.v., max. 4g/d;
Ki. < 8J: 30-50mg/kg/d p.o. in 3-4ED;
8-14J: 1-2g/d p.o. in 3-4ED;
Gonorrhoe: 3 x 1g p.o. für 7d;
Lues Primärstadium: 3 x 1g p.o. für 15d;
Urethritis durch Chlamydia trachomatis, Ureaplasma urealyticum: 3 x 1g p.o. für 7d;
DANI Krea (mg/dl) > 2: max. 2g/d

Roxithromycin Rp					HWZ 12h, Qo 0.7, PPB 95%				
Gewebe-gängigkeit	ZNS	entzünd.	Lunge	ELF	Galle	Leber	Prostata	Niere	Knochen
	-	-	++	k.A.	+	k.A.	++	k.A.	k.A.

Roxi Aristo *Tbl. 150, 300mg*
RoxiHEXAL *Tbl. 50, 150, 300mg*
Roxithromycin Heumann *Tbl. 150, 300mg*
Rulid *Tbl.150, 300mg*

HNO-, Atemweg-, Haut-, Urogenitaltrakt-infektionen: 2 x 150mg, 1 x 300mg p.o.;
Ki. bis 40kg: 5-7.5mg/kg/d p.o. in 2ED;
> 40kg: s. Erw.;
DANI nicht erforderlich; **DALI** 50%

Telithromycin Rp					HWZ 10h, PPB 60-70%				
Gewebe-gängigkeit	ZNS	entzünd.	Lunge	ELF	Galle	Leber	Prostata	Niere	Knochen
	-	-	++	+	++	++	k.A.	k.A.	k.A.

Ketek *Tbl. 400mg*

Amb. erworbene Pneumonie, Sinusitis, Exazerbation einer chron. Bronchitis: 1 x 800mg p.o.;
Tonsilitis, Pharyngitis durch Strept. pyogenes: Ki. 12-18J: 1 x 800mg
DANI CrCl < 30: 50%;
DALI nicht erforderlich

8.8 Lincosamide

Empf.: Pneumo-, Staphylo-, Streptokokken, Corynebacterium diphtheriae, Anaerobier, Bacteroides fragilis, Clostridium perfringens; **resist.:** Enterobakterien, Pseudom. aeruginosa, Entero-, Gono-, Meningokokken, Haemophilus influenzae, Mykoplasmen, Listerien;
UW: Übelkeit, Erbrechen, Diarrhoe, pseudomembranöse Kolitis, allergische Hautreaktionen, Erythema exsudativum, Thrombophlebitis (i.v.-Anwendung);
KI: SS/SZ; Anw.Beschr. bei Myasthenia gravis

Clindamycin Rp — HWZ 1.5-5h, Q_0 > 0.8, PPB 90%, PRC B, Lact ?

Gewebe-gängigkeit	ZNS	entzünd.	Lunge	ELF	Galle	Leber	Prostata	Niere	Knochen
	-	-	+	+	++	++	-	k.A.	++

ClindaHEXAL *Kps. 150, 300mg; Tbl. 450, 600mg; Amp. 600mg*
Clindamycin-ratioph. *Kps. 150, 300mg; Tbl. 600mg; Amp. 300mg/2ml, 600mg/4ml, 900mg/6ml*
Clindasol *Tbl. 150, 300, 600mg; Amp. 300mg/2ml, 600mg/4ml, 900mg/6ml;*
Clindastad *Kps. 300mg*
Sobelin *Kps. 75, 150, 300mg; Gran. (5ml = 75mg); Amp. 300/2ml, 600mg/4ml; Vaginalcreme (5g enth. 100mg)*

HNO-, Zahn-, Kiefer-, Atemweg-, abdominelle, Haut-, Knochen-, Weichteilinfektionen: 4 x 150-450mg p.o.; 2-4 x 200-600mg i.v./i.m., max. 4.8g/d i.v.; **Ki. 4W-14J:** 8-25mg/kg/d p.o. in 3-4ED; 20-40mg/kg/d i.v./i.m. in 3-4ED;
bakterielle Vaginose: 1 x 5g Creme vaginal für 3-7d;
DANI leichte bis mäßige NI: 100%; schwere NI: Plasmaspiegel-Kontrolle, ggf. Dosisanpassg.;
DALI schwere LI: Plasmaspiegel-Kontrolle. ggf. Dosisanpassung

8.9 Aminoglykoside

Empf.: Enterobakterien, Pseudomonas, Staphylokokken, Serratia, Yersinien, Pasteurellen, Brucellen; **resist.:** Streptokokken, Pneumokokken, Enterokokken, Anaerobier;
UW: Schädigung des N. vestibulocochlearis, neuromuskuläre Blockade, Parästhesien, Nierenschäden, Blutbildveränderungen, allergische Reaktionen;
KI: Vorschädigung des N. vestibulocochlearis, terminale Niereninsuffizienz, SS/SZ

Amikacin Rp HWZ 2.3h, Q_0 0.02, PPB 10%, ther. Serumspiegel (mg/l): min. < 10, max. 25

Gewebe-gängigkeit	ZNS	entzünd.	Lunge	ELF	Galle	Leber	Prostata	Niere	Knochen
	-	+	++	++	++	k.A.	-	++	+

Amikacin B. Braun *Inf.Lsg. 250mg/100ml, 500mg/100ml*
Amikacin Fresenius *Inf.Lsg. 250/50ml, 500mg/100ml*

Atemweg-, abdominelle, Urogenitalinfektionen, Sepsis, Endokarditis, Meningitis, Verbrennungen: 10-15mg/kg i.v./i.m.; max. 1.5g/d, max. Gesamtdosis: 15g;
Ki. < **6J:** ini 10mg/kg, dann 2 x 7.5mg/kg i.v./i.m.; > **6J:** s. Erw.;
DANI CrCl < 70: ini 7.5mg/kg, dann Krea (mg/dl) x 9 = Dosisintervall (h); Kontrolle Serumspiegel!

Gentamicin Rp HWZ 2h, Qo 0.02, PPB < 10%, ther. Serumspiegel (mg/l): min. < 2, max. 10-12									
Gewebe-gängigkeit	ZNS	entzünd.	Lunge	ELF	Galle	Leber	Prostata	Niere	Knochen
	-	-	++	++	+	+	-	++	-

Gencin *Amp. 40mg/2ml, 80mg/2ml* **GentamicinHEXAL** *Amp. 40mg/1ml, 80mg/2ml, 160mg/2ml* **Gentamicin-ratioph.** *Amp. 40mg/1ml, 80mg/2ml, 160mg/2ml* **Refobacin** *Amp. 10mg/2ml, 40mg/1ml, 80mg/2ml, 120mg/2ml*	**Abdominelle, Urogenital-, Knocheninfektionen, nosokomiale Pneumonie, Sepsis, Endokarditis, gramnegative Meningitis:** ini 1.5-2mg/kg, Erhaltungsdosis 1 x 3-6mg/kg i.v./i.m. (als Kurzinfusion über 60min); **Ki. bis 3W:** 4-7mg/kg/d i.v./i.m. in 1-2 ED; **> 4W:** 3 x 1.5-2.5mg/kg; **DANI** s. FachInfo

Tobramycin Rp HWZ 2h, Qo 0.02, keine PPB, ther. Serumspiegel (mg/l): min. < 2, max. 12									
Gewebe-gängigkeit	ZNS	entzünd.	Lunge	ELF	Galle	Leber	Prostata	Niere	Knochen
	-	-	+	++	+	+	-	++	-

Bramitob *Inh.Amp. 300mg/4ml* **Gernebcin** *Inj.Lsg. 40mg/1ml, 80mg/2ml, 160mg/2ml* **Tobi** *Inh.Amp. 300mg/5ml* **Tobi Podhaler** *Inh.Kps. 28mg* **Tobramycin B. Braun** *Inj. Lsg. 80, 240, 360mg* **Tobrazid** *Inj.Lsg. 40mg/1ml, 80mg/2ml*	**Atemweg-, Harnweg-, abdom., Knochen-, Haut-, Weichteilinf., Sepsis, Endokarditis, gramnegative Meningitis:** ini 1.5-2mg/kg/d über 30-60min i.v., dann 3 x 1-2mg/kg i.v./ i.m.; **NG:** 2 x 2.5mg/kg i.v./i.m.; **Sgl.:** 3 x 1.5-2.5mg/kg i.v./i.m.; **Ki.:** 3 x 2-2.5mg/kg i.v./i.m.; **chron. Lungeninfektion mit Pseudomonas aeruginosa bei Mukoviszidose: Ki. > 6J:** 2 x 300mg (Amp.) bzw. 2 x 112mg (Kps.) inhalieren für 28d, dann 28d Pause; **DANI** s. FachInfo

8.10 Chinolone (Gyrasehemmer)

8.10.1 Fluorierte Chinolone Gruppe I

Empf.: Enterobakterien, Salmonellen, Shigellen, Gonokokken; **resist.:** Anaerobier, Chlamydien, Mykoplasmen, E. faecium, Ureaplasmen; **UW:** Leukopenie, Neutropenie, Eosinophilie, Erhöhung von GOT, GPT, aP; Kopfschmerzen, Benommenheit, Schwindel, Magenbeschwerden, Bauchschmerzen, Übelkeit, Exanthem; **KI:** bekannte Überempfindlichkeit gegen Chinolone; Tendinitis oder Sehnenruptur durch Chinolone in der Vorgeschichte

Norfloxacin Rp HWZ 2-4h, Qo 0.7, PPB < 15%, PRC C, Lact ?									
Gewebe-gängigkeit	ZNS	entzünd.	Lunge	ELF	Galle	Leber	Prostata	Niere	Knochen
	-	-	k.A.	++	++	++	++	++	k.A.

Barazan *Tbl. 400mg* **NorfloHEXAL** *Tbl. 400mg* **Norflosal** *Tbl. 400mg* **Norfloxacin-ratioph.** *Tbl. 400mg* **Norfluxx** *Tbl. 400mg*	**Harnweginf., Prostatitis, bakt. Enteritis:** 2 x 400mg p.o.; **Gonorrhoe:** 1 x 800mg p.o.; **Pro. gramnegative Infektion bei Neutropenie:** 2-3 x 400mg; **DANI** CrCl < 30: 1 x 400mg

8.10.2 Fluorierte Chinolone Gruppe II

Empf.: hohe Aktivität gegen Enterobakterien, Haemophilus influenzae, Legionella, unterschiedliche Aktivität gegen Pseudomonas aeruginosa, schwache Aktivität gegen Staphylo-, Pneumo-, Enterokokken, Mykoplasmen, Chlamydien;
UW (Ciprofloxacin): Übelkeit, Diarrhoe; **KI** (Ciprofloxacin): bekannte Überempfindlichkeit gegen Chinolone; gleichzeitige Anwendung von Tizanidin

Ciprofloxacin Rp — HWZ 3-6h, Qo 0.5, PPB 20-30%, PRC C, Lact -

Gewebe-gängigkeit	ZNS	entzünd.	Lunge	ELF	Galle	Leber	Prostata	Niere	Knochen
	+	+	++	++	++	++	++	++	++

Ciprobay *Tbl. 250, 500, 750mg; Trockensaft (5ml = 250, 500mg); Inf.Lsg. 100mg/50ml, 200mg/100ml, 400mg/200ml* **Ciprobeta** *Tbl. 100, 250, 500, 750mg* **Cipro HEXAL** *Tbl. 100, 250, 500, 750mg; Inf.Lsg. 100mg/50ml, 200mg/100ml, 400mg/200ml* **Ciprofloxacin-ratioph.** *Tbl. 100, 250, 500, 750mg* **Gyracip N** *Tbl. 250, 750mg* **Keciflox** *Tbl. 250, 500mg*	**HNO-, Atemweg-, Urogenital-, abdom., Haut-, Weichteil-, Knocheninfektionen, Sepsis, Neutropenie:** 2 x 250-750mg p.o.; 2 x 200-400mg i.v.; **unkomplizierte Harnweginfektion:** 2 x 100mg p.o./i.v.; **DANI** CrCl > 60: 100%; 30-60: 2 x 200-400mg i.v., 2 x 250-500mg p.o.; < 30, HD: 1 x 200-400mg i.v., 1 x 250-500mg p.o., nach HD geben; **DALI** nicht erforderl.

Enoxacin Rp — HWZ 4.3-6.4h, Qo 0.2, PPB 30%, PRC C, Lact ?

Gewebe-gängigkeit	ZNS	entzünd.	Lunge	ELF	Galle	Leber	Prostata	Niere	Knochen
	k.A.	k.A.	++	++	++	k.A.	++	++	k.A.

Enoxor *Tbl. 200mg*	**HNO-, Atemweg-, Hautinf.:** 2 x 400mg p.o.; **unkomplizierte Harnweginfektion:** 2 x 200mg für 3d; **Gonorrhoe:** 1 x 400mg; **Ulcus molle:** 400mg 3 x im Abstand v. 12h; **DANI** CrCl < 30: max. 2 x 200mg

Ofloxacin Rp — HWZ 5-7.5h, Qo 0.1, PPB 25%, PRC C, Lact -

Gewebe-gängigkeit	ZNS	entzünd.	Lunge	ELF	Galle	Leber	Prostata	Niere	Knochen
	k.A.	k.A.	++	++	k.A.	k.A.	++	++	k.A.

OfloHEXAL *Tbl. 100, 200, 400mg* **Oflox-CT** *Tbl. 400mg* **Ofloxacin-ratioph.** *Tbl. 100, 200, 400mg* **Ofloxacin Stada** *Tbl. 100, 200, 400mg* **Tarivid** *Tbl. 200mg; Inf.Lsg. 200mg/100ml*	**HNO-, Atemweg-, Urogenital-, abdominelle, Weichteil-, Haut-, Knocheninfektionen, Enteritis, Neutropenie:** 2 x 200mg p.o./i.v.; **unkomplizierte Harnweginfektion:** 2 x 100mg p.o./i.v. für 3d; **Gonorrhoe:** 1 x 400mg p.o. als Einmalgabe; **DANI** CrCl 20-50: 100-200mg/d; < 20, HD: 100mg/d; **DALI** max. 400mg/d

8.10.3 Fluorierte Chinolone Gruppe III

Empf.: zusätzlich Aktivität gegen Staphylokokken, Pneumokokken, Streptokokken, Chlamydien, Mykoplasmen; **UW:** Schlaflosigkeit, Diarrhoe, Erbrechen, Übelkeit, Kopfschmerzen, Benommenheit, Phlebitis (bei i.v.-Gabe); **KI:** bekannte Überempfindlichkeit gegen Chinolone, Epilepsie, anamnestisch bekannte Sehnenbeschwerden nach früherer Anwendung von Fluorchinolonen, Ki. u. Jugendl. in der Wachstumsphase, SS/SZ

Levofloxacin Rp — HWZ 7h, Qo 0.23, PPB 30-40%, PRC C, Lact -

Gewebe-gängigkeit	ZNS	entzünd.	Lunge	ELF	Galle	Leber	Prostata	Niere	Knochen
	+	k.A.	++	++	++	++	++	++	++

Levam *Tbl. 250, 500mg*
Levitis *Tbl. 250, 500mg*
Levoflox-CT *Tbl. 250, 500mg*
Levofloxacin Actavis *Tbl. 250, 500mg; Inf.Lsg. 250mg/50ml, 500mg/100ml*
Levofloxacin HEXAL *Tbl. 250, 500mg*
Levofloxacin Kabi *Inf.Lsg. 250mg/50ml, 500mg/100ml*
Tavanic *Tbl. 250, 500mg; Inf.Lsg. 250mg/50ml, 500mg/100ml*

Exazerbierte chronische Bronchitis, Sinusitis, komplizierte Harnweginfektionen, Prostatitis, Lungenmilzbrand: 1 x 500mg p.o./i.v.;
ambulant erworbene Pneumonie, komplizierte Haut- und Weichteilinfektionen: 1-2 x 500mg p.o./i.v.;
unkomplizierte Zystitis: 1 x 250mg p.o. für 3d;
DANI CrCl 20-50: max. 2 x 250mg; 10-19: max. 2 x 125mg; < 10, HD: max. 1 x 125mg;
DALI nicht erforderlich

8.10.4 Fluorierte Chinolone Gruppe IV

Empf.: zusätzlich verbesserte Aktivität gegen Anaerobier;
UW: Superinfektionen durch resistente Bakterien oder Pilze; Übelkeit, Benommenheit, QT-Verlängerung bei Hypokaliämie, Übelkeit, Erbrechen, Bauchschmerzen, Diarrhoe;
KI: bekannte Überempfindlichkeit gegen Chinolone; anamnestisch bekannte Sehnenbeschwerden nach früherer Anwendung von Fluorchinolonen, Pat. < 18J; angeborene oder dokumentierte erworbene QT-Verlängerungen, unkorrigierte Hypokaliämie, klinisch relevante Bradykardie, klinisch relevante Herzinsuffizienz mit reduzierter LV-Auswurffraktion, symptomatische Herzrhythmusstrg. in der Vorgeschichte; gleichzeitige Anwendung von Arzneimitteln, die das QT-Intervall verlängern; eingeschränkte Leberfunktion (Child C, bzw. Transaminasen > 5 x oberer Normwert) SS/SZ

Moxifloxacin Rp — HWZ 12h, Qo 0.8, PPB 41%, PRC C

Gewebe-gängigkeit	ZNS	entzünd.	Lunge	ELF	Galle	Leber	Prostata	Niere	Knochen
	+	k.A.	++	+	++	++	++	++	++

Actira *Tbl. 400mg*
Avalox *Tbl. 400mg; Inf.Lsg. 400mg/250ml*
Avelox *Tbl. 400mg*
Moxifloxacin Actavis *Tbl. 400mg*
Moxifloxacin HEXAL *Tbl. 400mg*
Moxifloxacin Kabi *Inf.Lsg. 400mg*

Exazerbierte chronische Bronchitis, ambulant erworbene Pneumonie, Sinusitis, komplizierte Haut- und Weichteilinfektionen, Infektionen der weiblichen Beckenorgane: 1 x 400mg p.o./i.v.;
DANI nicht erforderlich;
DALI Child-Pugh C: KI

8.11 Folsäureantagonisten

8.11.1 Sulfonamide

Empf.: Toxoplasmen in Kombination mit Pyrimethamin;
UW: Übelkeit, Erbrechen, allergische Reaktionen, Erythema exsudativum multiforme, Photosensibilisierung, Nierenschädigung, Blutbildveränderungen;
KI: Sulfonamidüberempfindlichkeit, Erythema exsudativum in der Anamnese, schwere Leber- und Nierenfktsstrg., SS (1. + 3. Trim.), strenge Ind.Stell. in der SZ

Sulfadiazin Rp — HWZ 7-16h, Qo 0.45, PPB 55%, PRC C, Lact -

Gewebe-gängigkeit	ZNS	entzünd.	Lunge	ELF	Galle	Leber	Prostata	Niere	Knochen
	++	k.A.	k.A.	++	k.A.	k.A.	k.A.	k.A.	k.A.

Sulfadiazin-Heyl *Tbl. 500mg*	**Toxoplasmose:** 2-4g/d p.o. in 3-6ED; **Ki. > 2M:** 65-150mg/kg/d in 3-6ED; max. 1.5g/d; Komb. mit Pyrimethamin → 239; **DANI** CrCl < 25: KI; **DALI** KI bei schwerer Funktionsstrg.

8.11.2 Trimethoprim und Sulfonamid-Kombinationen

Empf. (Cotrimoxazol): fast alle aeroben Bakterien; Pneumocystis jirovecii (carinii);
resist. (Cotrimoxazol): Pseudomonas aeruginosa, Treponema, Clostridien, Leptospiren, Rickettsien, Chlamydia psittaci, Mykoplasmen;
UW (Cotrimoxazol): allergische Reaktionen (z.B. Exantheme), Pruritus, Purpura, Photodermatose, Erythema nodosum, Glossitis, Gingivitis, Stomatitis, abnormer Geschmack, epigastrische Schmerzen, Appetitlosigkeit, Übelkeit, Erbrechen, Diarrhoe;
KI (Cotrimoxazol): bekannte Überempfindlichkeit, Erythema exsudativum multiforme (auch in der Anamnese), Thrombozytopenie, Granulozytopenie, megaloblastische Anämie, angeborener Glukose-6-Phosphat-Dehydrogenase-Mangel der Erythrozyten, Hämoglobin-anomalien wie Hb Köln u. Hb Zürich, Nierenschäden oder hochgradige Niereninsuffizienz (CrCl < 15 ml/min), schwere Leberschäden oder Leberfktsstrg., akute Hepatitis, akute Porphyrie, Frühgeborene, Neugeborene mit Hyperbilirubinämie, Osteomyelitis

Trimethoprim Rp — HWZ 5-17h, Qo 0.5, PRC C, Lact +

Gewebe-gängigkeit	ZNS	entzünd.	Lunge	ELF	Galle	Leber	Prostata	Niere	Knochen
	+	k.A.	k.A.	++	k.A.	k.A.	k.A.	k.A.	k.A.

Infectotrimet *Tbl. 50, 100, 150, 200mg;* *Saft (5ml = 50, 100mg)*	**Unkomplizierte Harnweginfektion:** 2 x 150-200mg p.o.; **Ki. < 12J:** 2 x 3mg/kg; **Pro. rezidivierende Harnweginfektion:** 1 x 100mg; **Ki. < 12J:** 1 x 2mg/kg **DANI** CrCl: 15-25: 2 x 200mg für 3d, dann 1 x 100mg; 10-15: 2 x 100mg; < 10: KI

Trimethoprim + Sulfamethoxazol Rp (**Cotrimoxazol**) — Q0 (T/S) 0.5/0.8, PPB 65%/40%, PRC C, Lact ?

Gewebe-gängigkeit	ZNS	entzünd.	Lunge	ELF	Galle	Leber	Prostata	Niere	Knochen
	++	++	++	++	++	++	++	++	++

CotrimHEXAL *Tbl. 160+800mg* **Cotrim-ratioph.** *Tbl. 80+400, 160+800mg; Saft (5ml = 40+200, 80+400mg); Amp. 80+400mg/5ml* **Cotrim 960 1A Pharma** *Tbl. 160+800mg* **Eusaprim** *Tbl. 160+800mg; Saft (5ml = 40+200, 80+400mg)* **Kepinol** *Tbl. 20+100mg, 80+400, 160+800mg*	**Atemweg-, HNO-, Harnweg-, Genitaltraktinfektionen, bakterielle Enteritis, Salmonellose, Shigellose, Nocardiose:** 2 x 160+800mg p.o./i.v.; **Ki. 6W-5M:** 2 x 20+100mg; **6M-5J:** 2 x 40+200mg; **6-12J:** 2 x 80+400mg; **Pneumocystis-jirovecii-Pneumonie:** **Ther.:** 20+100mg/kg/d p.o./i.v. in 4ED für 21d; **Pro.:** 160+800mg p.o. 3x/W; **DANI** CrCl > 30: 100%; 15-30: 50%; < 15: KI; **DALI** KI bei schwerer Funktionsstörung

8.12 Nitroimidazole

Empf.: obligat anaerobe Bakterien (u.a. Bacteroides, Clostridium), Campylobacter, Helicobacter, Gardnerella vaginalis; Protozoen: Trichomonas vaginalis, Giardia lamblia, Entamoeba histolytica;
resist.: alle aeroben u. fakultativ anaeroben Bakterien, Aktinomyceten, Propionibakterien;
UW: metallischer Geschmack, bitteres Aufstoßen, Zungenbelag, Glossitis, Stomatitis, Magendrücken, Übelkeit, Erbrechen, Appetitlosigkeit, Diarrhoe, Dunkelfärbung des Urins, allergische Hautreaktionen, Photodermatose, Erythema nodosum;
KI: bek. Überempfindlichkeit gegen M. bzw. andere 5-Nitroimidazole

Metronidazol Rp — HWZ 7 (10)h, Q0 0.85 (0.3), PPB < 20%, PRC B, Lact ?

Gewebe-gängigkeit	ZNS	entzünd.	Lunge	ELF	Galle	Leber	Prostata	Niere	Knochen
	++	++	k.A.	++	++	++	k.A.	k.A.	k.A.

Arilin *Tbl. 250, 500mg; Vaginalsupp. 100, 1000mg* **Clont** *Tbl. 250, 400mg* **Metronidazol Fresenius** *Inf.Lsg. 500mg* **Metronidazol-ratioph.** *Tbl. 400mg* **Metronidazol Rotexmedica** *Inf.Lsg. 500mg* **Vagimid** *Tbl. 250, 500mg; Vaginaltbl. 100mg*	**Abdominelle, Genital-, Atemweg-, Knochen-, Zahn-Mund-Kieferinfektionen, Sepsis, Endokarditis, Hirnabszess, Amöbiasis, Lambliasis:** 0.8-1g/d p.o., max. 2g/d in 2-3ED; 2-3 x 500mg i.v., Ther.dauer max. 10d; **Ki.:** 20-30mg/kg/d p.o./i.v.; **Trichomoniasis:** 1 x 100mg vaginal für 6d, 1 x 1g für 1-2d; Mitbehandlung des Partners: 1 x 2g p.o.; **DANI** CrCl < 10: max. 1g/d

8.13 Nitrofurane

Empf.: Enterococcus faecalis, Staph. saprophyticus, E. coli;
resist.: Proteus mirabilis, Proteus vulgaris, Pseudomonas aeruginosa;
UW: Schwindel, Ataxie, Nystagmus, Arzneimittelfieber, Pruritus, Urtikaria, angioneurotisches Ödem, Kopfschmerzen, allergisches Lungenödem, interstitielle Pneumonie, Pleurirtis, Atemnot, Husten, Thoraxschmerz, Appetitlosigkeit, Übelkeit, Erbrechen;
KI: bekannte Überempfindlichkeit, Niereninsuffizienz jeden Grades, Oligurie, Anurie, pathologische Leberenzymwerte, Glukose-6-Phosphat-Dehydrogenase-Mangel, Polyneuropathien, SS im letzten Trimenon, FG u. Sgl. < 3M

Nitrofurantoin Rp — HWZ 20min-1h, Qo 0.7, PPB 50-60%, PRC B, Lact

Gewebe-gängigkeit	ZNS	entzünd.	Lunge	ELF	Galle	Leber	Prostata	Niere	Knochen
	-	-	-	++	-	-	-	-	-

Furadantin *Kps. 50, 100(ret.)mg* **Nifurantin** *Tbl. 50, 100mg* **Nifuretten** *Tbl. 20mg* **Nitrofurantoin retard-ratioph.** *Kps. 100(ret.)mg* **Uro-Tablinen** *Tbl. 50mg*	**Harnweginfektion:** 3-4 x 100mg p.o.; 2-3 x 100mg ret.; **Ki.:** 5mg/kg/d; **Langzeittherapie:** 2-3 x 50mg; 1-2 x 100mg ret.; **Ki.:** 2-3mg/kg/d; **DANI** KI

8.14 Carbapeneme

Empf.: fast alle grampositiven u. gramnegativen Bakterien;
resist. (Ertapenem, Imipenem, Meropenem): MRSA, Burkholderia cepacia, Xanthomonas maltophilia, E. faecium;
UW (Ertapenem, Imipenem, Meropenem): Erbrechen, Diarrhoe, Transaminasen ↑, allergische Reaktion, BB-Veränderungen, ZNS-Strg.;
KI (Ertapenem, Imipenem, Meropenem): SS/SZ, Ki. < 3M

Ertapenem Rp — HWZ 4h, Q0 0.6, PPB 92-95%, PRC B, Lact ?

Gewebe-gängigkeit	ZNS	entzünd.	Lunge	ELF	Galle	Leber	Prostata	Niere	Knochen
	k.A.	k.A.	++	++	k.A.	k.A.	k.A.	++	k.A.

Invanz *Inf.Lsg. 1g*	**Abdominelle, akute gynäk. Infektionen, ambulant erworbene Pneumonie, Haut- u. Weichteilinfektionen bei diabet. Fuß; Pro. abdomineller Infektionen bei elektiven kolorektalen Eingriffen:** 1 x 1g i.v.; **Ki. 3M-12J:** 2 x 15mg/kg/d i.v.; **DANI** CrCl > 30: 100%; < 30, HD: KI; **DALI** nicht erforderlich

Imipenem + Cilastatin Rp — HWZ 0.9/1 h, Q_0 0.3/0.1, PPB 20/35%, PRC C, Lact ?

Gewebe-gängigkeit	ZNS	entzünd.	Lunge	ELF	Galle	Leber	Prostata	Niere	Knochen
	-	+	++	++	++	++	k.A.	k.A.	++

Imipenem/Cilastatin Actavis *Inf.Lsg. 500+500mg/100ml*
Imipenem/Cilastatin Basics *Inf.Lsg. 500+500mg/100ml*
Tienam *Inf.Lsg. 500+500mg/100ml*
Zienam *Inf.Lsg. 500+500mg/100ml*

Atemweg-, Harnweg-, abdominelle, Genital-, Haut-, Knochen-, Weichteilinfektionen, Sepsis, neutropenisches Fieber: 3-4 x 500+500-1000+1000mg i.v., max. 50+50mg/kg/d bzw. max. 4+4g/d; **Ki. < 3M:** 50+50mg/kg/d in 2-3ED; **> 3M:** 60+60mg/kg/d i.v. in 4ED, max. 2+2g/d; **DANI** CrCl 41-70: max. 3 x 750+750mg; 21-40: max. 4 x 500+500mg; 6-20: max. 2 x 500+500mg; **DALI** nicht erforderl.

Meropenem Rp — HWZ 1 h, Q_0 0.12, PPB 2%, PRC B, Lact ?

Gewebe-gängigkeit	ZNS	entzünd.	Lunge	ELF	Galle	Leber	Prostata	Niere	Knochen
	+	+	++	++	++	++	k.A.	k.A.	++

Meronem *Inf.Lsg. 500, 1000mg*
Meropenem HEXAL *Inf.Lsg. 500, 1000mg*
Meropenem Kabi *Inf.Lsg. 500, 1000mg*

Atemweg-, Harnweg-, abdominelle, intra- und postpartale Infektionen Haut-, Weichteilinfektionen, Sepsis, neutropen. Fieber: 3 x 0.5-1g i.v.; **Ki. > 3M:** 3 x 10-20mg/kg i.v.; **Meningitis:** 3 x 2g i.v.; **Ki.:** 3 x 40mg/kg i.v.; **DANI** CrCl > 50: 100%; 26-50: 2 x 0.5-1g; 10-25: 2 x 250-500mg; < 10: 1 x 250-500mg **DALI** nicht erforderl.

8.15 Glykopeptide

Empf.: an-/aerobe grampositive Bakterien, MRSA;
resist.: alle gramnegativen Bakterien, Mykoplasmen, Chlamydien, Enterobakterien;
UW (Teicoplanin): Exanthem, Erythem, Juckreiz, Schmerzen, Fieber;
UW (Vancomycin i.v.): Venenentzündung, Rötung von Körper/Gesicht, Blutdruck ↓, Dyspnoe, Stridor, Exanthem, Schleimhautentzündung, Juckreiz, Nesselfieber, Nierenschädigung;
UW (Vancomycin oral): keine;
KI (Teicoplanin): bek. Überempfindlichkeit;
KI (Vancomycin i.v./oral): bek. Überempfindlichkeit

Teicoplanin Rp — HWZ 70-100h, Q0 0.3, PPB 90%

Gewebe-gängigkeit	ZNS	entzünd.	Lunge	ELF	Galle	Leber	Prostata	Niere	Knochen
	-	+	++	++	++	++	k.A.	k.A.	++

Targocid *Amp. 100/1.8ml, 200mg/3.2ml, 400mg/3.2ml*

Kompliz. Haut- u. Weichteilinf., Knochen- u. Gelenkinf., nosokomiale Pneumonien, ambulant erw. Pneumonien, komplizierte Harnweginf., infektiöse Endokarditis, Peritonitis, assoziiert mit kontin. amb. Peritonealdialyse (CAPD): d1: 1 x 400mg, max. 800mg, dann 1 x 200-400mg i.v./i.m.;
Ki. < 2M: d1: 16mg/kg i.v./i.m., dann 1 x 8mg/kg;
2M-12J: d1: 10mg/kg alle 12h, dann 1 x 6-10mg/kg i.v./i.m.;
Cl. difficile Enterocolitis: 2 x 100-200mg p.o. f. 7-14d;
DANI CrCl 40-60: ab d4 50%; < 40: CrCl/100 x normale Dosis;
HD: ini 800mg, dann 1 x 400mg/W

Vancomycin Rp — HWZ 4-6(15)h, Q0 0.05, PPB 55%, ther. Serumsp. (mg/l) min. 5-10, max. 30-40

Gewebe-gängigkeit	ZNS	entzünd.	Lunge	ELF	Galle	Leber	Prostata	Niere	Knochen
	-	+	+	++	+	+	k.A.	k.A.	+

Vanco Cell *Inf.Lsg. 0.5, 1g*
Vancomycin Enterocaps *Kps. 250mg*
Vancomycin Hikma *Inf.Lsg. 0.5, 1g*
Vancomycin-ratioph. *Inf.Lsg. 0.5, 1g*

Knochen-, Weichteilinf., Pneumonie, Sepsis, Endokarditis: 4 x 500mg oder 2 x 1g i.v.;
NG/Sgl.: ini 15mg/kg/d, Erhaltungsdosis: 2-3 x 10mg/kg/d; **Ki. < 12J:** 4 x 10mg/kg i.v.;
Spiegelkontrollen bei längerer Anwendung, v.a. bei NI, gleichzeitiger Anwendung oto-/nephrotoxischer Substanzen;
DANI CrCl: 100: 100%; 70: 70%; 30: 30%; 10: 10%; HD: ini 1g, dann 1g alle 7-10d;
DALI nicht erforderl.;
C.-difficile- oder Staph.-Enterokolitis: 0.5-2g/d p.o. in 3-4ED; **Ki.:** 40mg/kg/d;

8.16 Lipopeptide

Empf.: Staph. aureus, alle anderen grampositiven Keime inkl. multiresistente Keime; **resist.:** alle gramnegativen Keime;
UW: Pilzinfektionen, Kopfschmerzen, Übelkeit, Erbrechen, Durchfall, Exanthem, Reaktion an Infusionsstelle, Leberenzyme ↑ (GOT, GPT, AP), CK ↑, Geschmacksstrg., supraventrikuläre Tachykardie, Extrasystolie, Flush, RR ↑/RR ↓, Obstipation, Bauchschmerzen, Dyspepsie, Glossitis, Ikterus, Pruritis, Urtikaria, Myositis, Muskelschwäche, Muskelschmerzen, Arthralgie, Vaginitis, Pyrexie, Schwäche, Erschöpfung, Schmerzen, Elektrolytstrg., Kreatinin ↑, Myoglobin ↑, LDH ↑;
KI: bekannte Überempfindlichkeit, SS/SZ

Daptomycin Rp — HWZ 8-9h, Q0 0.5, PPB 90% PRC B, Lact ?

Gewebe-gängigkeit	ZNS	entzünd.	Lunge	ELF	Galle	Leber	Prostata	Niere	Knochen
	k.A.	k.A.	k.A.	++	k.A.	k.A.	k.A.	k.A.	++

Cubicin *Inf.Lsg. 350, 500mg*

Komplizierte Haut-/Weichteilinfektionen: 1 x 4mg/kg i.v. für 10-14d; **Staph.-aureus-Bakteriämie, rechtsseitige Endokarditis mit Staph. aureus:** 1 x 6mg/kg i.v.;
DANI CrCl > 30: 100%; < 30, HD: 4mg/kg alle 48h;
DALI Child-Pugh A, B: 100%; C: keine Daten

8.17 Oxazolidinone

Empf.: alle grampositiven Keime; **resist.:** alle gramnegativen Keime;
UW: Kopfschmerzen, Juckreiz, Übelkeit, Erbrechen, Diarrhoe, Candidiasis, Mykosen, metallischer Geschmack, Blutbildveränderungen, Transaminasen ↑, aP ↑, LDH ↑, Harnstoff ↑, Lipase ↑, Amylase ↑, CK ↑, Glukose ↑, Gesamteiweiß ↓, Albumin ↓, Na ↓, Ca ↓, Kalium ↑↓, Bicarbonat ↑↓;
KI: bekannte Überempfindlichkeit, unkontrollierbare Hypertonie, Phäochromozytom, Karzinoid, Thyreotoxikose, bipolare Depression, schizoaffektive Psychose, akute Verwirrtheitszustände, gleichzeitige Anwendung von Serotonin-Wiederaufnahmehemmer, trizyklische Antidepressiva, Serotonin-5HT1-Rezeptor-Agonisten (Triptane), direkt oder indirekt wirkende Sympathomimetika inkl. adrenerger Bronchodilatatoren, Pseudoephedrin, Phenylpropanolamin, Adrenalin, Noradrenalin, Dopamin, Dobutamin

Linezolid Rp — HWZ 5h, Q0 0.65, PPB 31%, PRC C, Lact ?

Gewebe-gängigkeit	ZNS	entzünd.	Lunge	ELF	Galle	Leber	Prostata	Niere	Knochen
	++	++	++	+	k.A.	k.A.	k.A.	k.A.	++

Zyvoxid *Tbl. 600mg; Gran. (5ml = 100mg); Inf.Lsg. 600mg/300ml*

Nosokomiale, ambulant erworbene Pneumonie, schwere Haut-, Weichteil-infektionen: 2 x 600mg p.o./i.v. für 10-14d, max. 28d, nach 14d Blutbildkontrolle;
DANI, DALI nicht erforderlich

8.18 Intestinale Antibiotika

Empf. (Colistin): gramnegative Bakterien (außer Proteus spp.) inkl. Pseudomonas; **empf.** (Fidaxomicin): Clostridium difficile; **empf.** (Rifaximin): E. coli (ETEC, EAEC), Salmonella spp., Shigella spp., Non-V Vibrio cholerae, Plesiomonas spp., Aeromonas spp., Campylobacter spp.; **Wm/Wi** (Fidaxomicin): lokal wirksames Antibiotikum aus der Klasse der Makrozykline, bakterizid und Hemmung der RNA-Polymerase; **UW** (Colistin): Übelkeit, Erbrechen, Magenschmerzen, Diarrhoe; **UW** (Fidaxomicin): Erbrechen, Übelkeit, Obstipation; **UW** (Paromomycin): Diarrhoe, Appetitlosigkeit, Übelkeit, Erbrechen, Bauchschmerzen; **UW** (Rifaximin): Benommenheit, Kopfschmerz, Blähungen, Bauchschmerzen, Stuhldrang, Übelkeit, Erbrechen, Tenesmus ani, Erschöpfung, Pyrexie; **KI** (Colistin): bekannte Überempfindlichkeit, geschädigte Darmmukosa, FG- und NG; **KI** (Fidaxomicin): bekannte Überempfindlichkeit; **KI** (Paromomycin): bekannte Überempfindlichkeit, Myasthenia gravis, Obstipation, Ileus, Vorschädigung des Vestibular- oder Cochleaorgans, SS; **KI** (Rifaximin): Überempfindlichkeit gegen Rifaximin bzw. andere Rifamycinderivate

Colistin Rp

Gewebe-gängigkeit	ZNS	entzünd.	Lunge	ELF	Galle	Leber	Prostata	Niere	Knochen
	-	-	-	-	-	-	-	-	-

Diaroent Mono *Tbl. 95mg; Trockensaft (1ml = 5.95mg)*

Selektive Darmdekontamination: 3-4 x 95mg p.o.; **Ki 6-11J:** 3-4 x 47,5mg; **>12J:** 3-4 x 47,5-95mg

Fidaxomicin Rp — HWZ 8-10h, PRC B, Lact ?

Gewebe-gängigkeit	ZNS	entzünd.	Lunge	ELF	Galle	Leber	Prostata	Niere	Knochen
	-	-	-	-	-	-	-	-	-

Dificlir *Tbl. 200mg*

Clostridium-difficile-Infektion: 2 x 200mg p.o. für 10d; **DANI, DALI** nicht erforderl.

Paromomycin Rp

Gewebe-gängigkeit	ZNS	entzünd.	Lunge	ELF	Galle	Leber	Prostata	Niere	Knochen
	-	-	-	-	-	-	-	-	-

Humatin *Kps. 250mg; Pulver (1Fl. = 1g)*

Präcoma/Coma hepat.: 35-75mg/kg/d p.o.; **Pro. portosystem. Enzephalopathie:** 1-2g/d; **Darmdekontam. präop.:** 4g/d p.o. für 2d; **nichtinvas. Amöbenenteritis:** 15-100mg/kg/d p.o. für 5d; **DANI** vorsichtig dosieren

Rifaximin Rp

Gewebe-gängigkeit	ZNS	entzünd.	Lunge	ELF	Galle	Leber	Prostata	Niere	Knochen
	-	-	-	-	-	-	-	-	-

Xifaxan *Tbl. 200, 550mg*

Reisediarrhoe: 3 x 200mg p.o. für 3d, max. 2 x 400mg/d; **Hepatische Enzephalopathie:** 2 x 550mg p.o.

8.19 Inhalative Antibiotika

Wm/Wi (Colistimethatnatrium): zyklischer antibakterieller Polypeptid-Wirkstoff ⇒ Schädigung der Zellmembran von gramnegativen Bakterien;
UW (Colistimethatnatrium): Gleichgewichtsstrg., Kopfschmerzen, Tinnitus, Dyspnoe, Husten, Dysphonie, Rachenreizung, Hämoptysen, Bronchospasmus, Asthma, Keuchen, thorakale Beschwerden, Infektion der unteren Atemwege, produktiver Husten, Lungenknistern, Dysgeusie, Übelkeit, Erbrechen, Arthralgie, Pyrexie, Asthenie, Müdigkeit, FEV ↓;
KI (Colistimethatnatrium): bekannte Überempfindlichkeit

Colistimethatnatrium Rp — PRC C, Lact ?

Gewebe-gängigkeit	ZNS	entzünd.	Lunge	ELF	Galle	Leber	Prostata	Niere	Knochen
	-	-	++	-	-	-	-	-	-

Colistin Cf *Inh.Lsg. 80mg = 1Mio IE*
Colobreathe *Inh.Kps. 125mg*
Promixin *Inh.Lsg. 80mg = 1Mio IE*

Mukoviszidose, chronische pulmonale Infekte durch Pseudomonas aeruginosa: **Erw., Ki ab 6J:** 2 x 1 Kps. bzw. 2 x 1 Mio IE p.i., bei Erregerpersistenz bis 3 x 2 Mio IE; **DANI, DALI** nicht erforderlich

8.20 Antiprotozoenmittel

Empf. (Atovaquon): Pneumocystis jirovecii;
empf. (Pentamidin): Pneumocystis jirovecii, Leishmania, Trypanosoma;
empf. (Pyrimethamin): Malariaplasmodien, Toxoplasma gondii;
UW (Atovaquon): Übelkeit, Exanthem, Juckreiz, Durchfall, Erbrechen, Kopfschmerzen, Schlaflosigkeit, erhöhte Leberenzyme, Anämie, Neutropenie, Hyponatriämie, Überempfindlichkeitsreaktionen inkl. Angioödem, Bronchospasmus, Enge im Rachen, Urtikaria, Fieber;
UW (Pentamidin): i.v: Azotämie, akutes Nierenversagen, Hämaturie, lokale Reaktionen am Verabreichungsort wie Schwellung, Entzündung, Schmerz, Induration, Abszeß, Muskelnekrose, Anämie, Leukopenie, Thrombopenie, Hypoglykämie, Hyperglykämie, Diabetes mellitus, Hypermagnesiämie, Hyperkaliämie, Hypokalzämie, Hypertonie, Hypotonie, Kollaps, Hitzegefühl, Nausea, Erbrechen, Geschmacksstrg., Leberenzymem, Exanthem; inhalativ: Husten, Dyspnoe, Bronchospasmus, Giemen, Geschmacksstrg., Übelkeit;
UW (Pyrimethamin): Übelkeit, Erbrechen, Diarrhoe, Exanthem, Kopfschmerzen, Schwindel, Anämie, Leukopenie, Thrombopenie;
KI (Atovaquon, Pentamidin): bekannte Überempfindlichkeit;
KI (Pyrimethamin): bekannte Überempfindlichkeit, SZ

Atovaquon Rp — HWZ 50-84h, PPB 99%, PRC C, Lact ?

Gewebe-gängigkeit	ZNS	entzünd.	Lunge	ELF	Galle	Leber	Prostata	Niere	Knochen
	k.A.	k.A.	++	k.A.	k.A.	k.A.	k.A.	k.A.	k.A.

Wellvone *Susp. (5ml = 750mg)*

Pneumocystis-jirovecii-Pneumonie: 2 x 750mg p.o.

Pentamidin Rp					HWZ 6-9h, Q0 0.95, PPB 70%, PRC C, Lact -				
Gewebe-gängigkeit	ZNS	entzünd.	Lunge	ELF	Galle	Leber	Prostata	Niere	Knochen
	k.A.	k.A.	++	k.A.	k.A.	k.A.	k.A.	k.A.	k.A.

Pentacarinat *Inf.Lsg. 300mg*

Pneumocystis-jirovecii-Pneumonie: Ther.: für 14d 4mg/kg i.v. oder 300-600mg/d inhalieren; **Pro.:** 200mg über 4d, dann 300mg alle 4W inhalieren; **Leishmaniasis:** 3-4mg/kg alle 2d i.m., 10 x; **Trypanosomiasis:** 4mg/kg alle 2d i.v./i.m., 7-10 x; **DANI** s. FachInfo; **DALI** nicht erforderlich

Pyrimethamin Rp					HWZ 80-96h, Q0 1.0, PPB 80%, PRC C, Lact +				
Gewebe-gängigkeit	ZNS	entzünd.	Lunge	ELF	Galle	Leber	Prostata	Niere	Knochen
	+	+	k.A.	k.A.	k.A.	k.A.	k.A.	k.A.	k.A.

Daraprim *Tbl. 25mg*

Toxoplasmose: d1 100mg p.o., dann 1 x 25-50mg; **Ki.** < **3M:** 6.25mg alle 2d; **3-9M:** 1 x 6.25mg; **10M-2J:** 1 x 1mg/kg/d, max. 25mg; **3-6J:** d1 2mg/kg, dann 1mg/kg; Kombination mit Sulfadiazin! → 231

8.21 Weitere Antibiotika

empf. (Fosfomycin): Staphylokokken, Streptokokken, Escherichia coli, Enterobacter, Proteus, Pseudomonas aeruginosa, Neisseria, Haemophilus influenzae, Citrobacter, Serratia; **resist.** (Fosfomycin): Morganella, Bacteroides; **UW** (Fosfomycin i.v.): Brechreiz, Magendrücken, Phlebitis; **UW** (Fosfomycin, oral): Kopfschmerzen, Schwindel, Asthenie; **KI** (Fosfomycin i.v.): bek. Überempf. gegen F. bzw gegen Bernsteinsäure; **KI** (Fosfonycin oral): bek. Überempf. gegen F.; schwere Niereninsuffizienz

Fosfomycin Rp					HWZ 2h, Q0 0.1, keine PPB, PRC B, Lact ?				
Gewebe-gängigkeit	ZNS	entzünd.	Lunge	ELF	Galle	Leber	Prostata	Niere	Knochen
	++	++	+	++	++	++	k.A.	k.A.	++

Fosfouro *Granulat 3g*
Fosfomycin Aristo *Granulat 3g*
Infectofos *Inf.Lsg. 2, 3, 5, 8g*
Monuril *Granulat 3g*

Unkomplizierte Harnweginfektion: 1 x 3g p.o.; **DANI** Kreatininclearance < 20: KI; **Atemweg-, HNO-, Harnweg-, Gallenweg-, Haut-, Weichteil-, Knocheninfektionen, Meningitis, Sepsis, Endokarditis:** 2-3 x 3-5g i.v., max. 20g/d; **Ki** < **4W:** 100mg/kg/d in 2ED i.v.; **5W-1J:** 200-250mg/kg/d in 3ED; **1-12J:** 100-200mg/kg/d in 3ED, max. 300mg/kg/d; **DANI** s. FachInfo

8.22 Antimikrobielle Spüllösung

Wm/Wi (Taurolidin): Methylolgruppen-Übertragung, Denaturierung von Oligosaccharid-Peptid-Komplexen der Bakterien, Entgiftung von Lipopolysacchariden;
UW (Taurolidin): keine häufigen bzw. sehr häufigen UW;
KI (Taurolidin): bek. Überempfindlichkeit, terminale Niereninsuffizienz, Ki. < 6J

Taurolidin Rp	HWZ (3-6h), PPB 40%
Taurolodin Nova 2% *Instillationslsg. 2g/100ml, 5g/250ml*	**Lokale oder diffuse Peritonitis:** 300-500ml 0.5% oder 100-250ml 2%; **Ki. 6-15J.:** bis max. 300ml 0.5% oder 50-100ml 2%; **DANI** KI bei terminaler NI

8.23 Tuberkulostatika

8.23.1 Monopräparate

Empf. (Bedaquilin): M. tuberculosis;
empf. (EMB): M. tuberculosis, M. kansasii, M. avium-intracellulare;
empf. (INH): M. tuberculosis, M. kansasii;
empf. (PTH): M. tuberculosis, M. kansasii, M. leprae;
empf. (PZA): M. tuberculosis;
empf. (RMP): M. tuberculosis, grampositive Kokken, Legionellen, Chlamydien, M. leprae, Meningokokken, Gonokokken, Haemophilus influenzae, Bacteroides;
empf. (SM): M. tuberculosis, Brucellen, Yersinia pestis, Francisella tularensis;
Wm/Wi (Bedaquilin): spezifische Hemmung der mykobakteriellen ATP-Synthase ⇒ bakterizide Wirkung in sich teilenden und sich nicht teilenden Tuberkulosebakterien;
UW (Bedaquilin): Kopfschmerzen, Schwindel, verlängerte QT-Zeit, Nausea, Erbrechen, Diarrhoe, erhöhte Transaminasen, Arthralgie, Myalgie;
UW (EMB): N.-opticus-Schädigung, Transaminasen ↑, allergische Reaktionen;
UW (INH): periphere Neuropathie, Transaminasen ↑, Akne, Leukopenie, Mikrohämaturie;
UW (PTH): gastrointestinale Störung, Transaminasen ↑, allergische Reaktionen;
UW (PZA): Hyperurikämie, Transaminasen ↑, Erbrechen, Strg. der Hämatopoese;
UW (RMP): Transaminasen ↑, Cholestase, Rotfärbung des Urins, Neutro- und Thrombopenie, Nierenversagen;
UW (SM): Schädigung des N. vestibularis, Nephrotoxizität;
KI (Bedaquilin): bek. Überempfindlichkeit;
KI (EMB): Vorschädigung des N. opticus;
KI (INH): akute Lebererkrankung, periphere Neuropathien;
KI (PTH): schwere Leberfunktionsstrg., SS;
KI (PZA): schwere Leberfunktionsstrg.;
KI (RMP): schwere Leberfunktionsstrg., SZ; Cave in SS;
KI (SM): schwere Niereninsuffizienz, Innenohrschädigung, SS/SZ

Bedaquilin Rp — HWZ 5.5 Monate, PPB >99%, PRC B, Lact ?

Gewebe-gängigkeit	ZNS	entzünd.	Lunge	ELF	Galle	Leber	Prostata	Niere	Knochen
	k.A.	k.A.	k.A.	k.A.	k.A.	k.A.	k.A.	k.A.	k.A.

Sirturo *Tbl. 100mg*	**Multiresistente pulmonale TBC:** W 1–2: 1 x 400mg/d p.o.; W 3–24: 200mg 3 x/W; **DANI** CrCl > 30: nicht erforderlich; <30, HD: vorsichtige Anwendung; **DALI** Child A, B: nicht erforderlich; C: Anwe. nicht empfohlen

Ethambutol (EMB) Rp — HWZ 2.5-4h, Q_0 0.8, PPB 10-20%, PRC B, Lact +

Gewebe-gängigkeit	ZNS	entzünd.	Lunge	ELF	Galle	Leber	Prostata	Niere	Knochen
	-	+	++	++	k.A.	k.A.	k.A.	k.A.	k.A.

EMB-Fatol *Tbl. 100, 400, 500mg; Inf.Lsg. 1000mg/10ml* **Myambutol** *Tbl. 400mg*	**TBC:** 1 x 25mg/kg p.o./i.v./i.m., nach 2-3M 1 x 20mg/kg; **DANI** CrCl 40-75: 1 x 15mg/kg; 30-39: 15mg/kg alle 2d; < 30: nach Serumspiegel

Isoniazid (INH) Rp — HWZ 0.7-4h, Q_0 0.6, PPB 30%, PRC C, Lact +

Gewebe-gängigkeit	ZNS	entzünd.	Lunge	ELF	Galle	Leber	Prostata	Niere	Knochen
	+	++	++	k.A.	k.A.	k.A.	k.A.	k.A.	k.A.

Isozid *Tbl. 50, 100, 200mg; Inf.Lsg. 0.5g* **tebesium-s** *Inf.Lsg. 100mg*	**TBC: Therapie:** 1 x 5mg/kg p.o./i.v.; 15mg 2-3 x/W; **Ki.:** 1 x 200mg/m² KOF; **Pro.:** 500mg p.o./i.v. für mindestens 6-9M; **Ki.:** 15mg/kg 3 x/W p.o., 5mg/kg/d i.v.; **DANI** nicht erforderlich, evtl. 1-2d/W Pause; **DALI** max. 100-200mg/d

Protionamid (PTH) Rp — HWZ 1-2h, keine PPB

Gewebe-gängigkeit	ZNS	entzünd.	Lunge	ELF	Galle	Leber	Prostata	Niere	Knochen
	++	++	++	++	k.A.	k.A.	k.A.	k.A.	k.A.

Peteha *Tbl. 250mg*	**TBC:** 10-15mg/kg p.o. in 1-3ED; **Ki. < 4J:** 25mg/kg p.o.; **5-8J:** 20mg/kg; > **9J:** 15mg/kg; **DANI** 2-3 x/W 1g p.o.; **DALI** KI

Pyrazinamid (PZA) Rp — HWZ 9-23h, Q_0 1.0, PPB 50%, PRC C, Lact ?

Gewebe-gängigkeit	ZNS	entzünd.	Lunge	ELF	Galle	Leber	Prostata	Niere	Knochen
	++	++	++	++	k.A.	++	k.A.	++	k.A.

Pyrafat *Tbl. 500mg* **Pyrazinamid** *Tbl. 500mg*	**TBC:** 1 x 20-30mg/kg p.o., max. 2.5g/d für 2-3M; **Ki.** 1 x 30mg/kg p.o., max. 1.5g/d; **DANI** 2 x/W 3g; **DALI** KI bei schwerer Fktsstrg.

Rifampicin (RMP) Rp					HWZ 2-3h; Q0 0.85, PPB 90%, PRC C, Lact -				
Gewebe-	ZNS	entzünd.	Lunge	ELF	Galle	Leber	Prostata	Niere	Knochen
gängigkeit	++	++	++	-	k.A.	++	k.A.	++	+
Eremfat *Tbl. 150, 300, 450, 600mg; Saft (5ml = 100mg); Inf.Lsg. 300, 600mg*					**TBC:** 1 x 10mg/kg p.o./i.v., max. 600mg/d; minimal 450mg/d; **Ki. < 2M:** 10mg/kg; **2M-6J:** 15mg/kg; **> 6J:** 10-20mg/kg, max. 450mg/d; **andere Infektionen:** 600-1200mg/d p.o./i.v. in 2-3ED; **Meningokokken-Pro.:** 2 x 600mg p.o. für 2d; **Ki. 3-11M:** 2 x 5mg/kg für 2d; **1-12J:** 2 x 10mg/kg für 2d; **DANI** nicht erforderlich; **DALI** KI bei schwerer Funktionsstrg.				

Streptomycin (SM) Rp					HWZ 2.5h, Q0 0.04, PPB 32-35%, PRC D, Lact +				
Gewebe-	ZNS	entzünd.	Lunge	ELF	Galle	Leber	Prostata	Niere	Knochen
gängigkeit	-	-	++	++	k.A.	k.A.	k.A.	k.A.	k.A.
Strepto-Fatol *Inj.Lsg. 1g*					**TBC, Brucellose, Tularämie:** 1 x 15mg/kg i.m.; **> 50J:** 1 x 0.5g/d; **Ki. < 3M:** 1 x 10mg/kg, max. 50mg/d; **3-6 M:** 1 x 15-25mg/kg; **0.5-12J:** 1 x 20-30mg/kg, max. 1g/d; **Enterokokkenendokarditis:** 1 x 2g für 10-14d; **DANI** CrCl 50-60: 1g alle 40h; 40-50: 1g alle 60h; 30-40: 1g alle 72h; < 30: KI; HD: zusätzlich 3.5-5mg				

8.23.2 Kombinationspräparate

Rifampicin + Isoniazid Rp	
Iso-Eremfat *Tbl. 150+100mg, 300+150mg*	**TBC:** 1 x 10+5mg/kg p.o.
Isoniazid + Pyridoxin Rp	
Isozid compositum *Tbl. 100+20mg, 200+40mg, 300+60mg*	**TBC:** 1 x 5mg/kg INH p.o.

8.23.3 Tuberkulostatika – Reservemittel

Empf. (Capreomycin): M. tuberculosis, auch streptomycinresistente Stämme; **empf.** (Dapson): M. tuberculosis, M. leprae, Pneumocystis jirovecii (carinii); **empf.** (Rifabutin): M. tuberculosis, M. marinum, M. kansasii, M. leprae, M. avium intracellulare, grampositive Kokken, Legionellen, Chlamydien; **UW** (Rifabutin): rotorange Färbung des Urins, Übelkeit, Erbrechen, Leberenzyme↑, Gelbsucht, Leukopenie, Eosinophilie, Thrombopenie, Anämie, Fieber, Hautrötung, Bronchospasmen, Schock, reversible Uveitis, Wirkung hormoneller Kontrazeptiva u.a.↓; **KI** (Rifabutin): Überempfindlichkeit gegen andere Rifamycine, Verschlussikterus, Leberzirrhose, akute Hepatitis, Cave in SS/SZ

Capreomycin

Gewebe-gängigkeit	ZNS	entzünd.	Lunge	ELF	Galle	Leber	Prostata	Niere	Knochen
	k.A.	k.A.	k.A.	k.A.	k.A.	k.A.	k.A.	k.A.	k.A.

Ogostal *(Int. Apotheke) Inj.Lsg. 1g* — **TBC:** 1 x 1g i.m. für 1-2M, dann: 1g 2-3 x/W

Dapson Rp — HWZ 10-50h, PPB 70-90%, PRC C, Lact -

Gewebe-gängigkeit	ZNS	entzünd.	Lunge	ELF	Galle	Leber	Prostata	Niere	Knochen
	k.A.	k.A.	++	+	k.A.	k.A.	k.A.	k.A.	k.A.

Dapson-Fatol *Tbl. 50mg* — **TBC:** 50-200mg p.o.; **Lepra:** 1 x 50-100mg p.o.

4-Aminosalicylsäure Rp — HWZ 26min, PPB 50-70%

Gewebe-gängigkeit	ZNS	entzünd.	Lunge	ELF	Galle	Leber	Prostata	Niere	Knochen
	-	+	+	+	k.A.	k.A.	k.A.	k.A.	k.A.

Granupas *Granulat 4g*
PAS-Fatol N *Inf.Lsg. 13.5g*

TBC: 3 x 4g p.o.; **Ki. > 1M:** 150mg/kg/d in 2 ED p.o.; 1 x 10–15g i.v., max. 40g/d; **Ki. < 6J:** 200-300mg/kg/d; **> 6J:** 200mg/kg/d; **Jug. > 14J:** s. Erw.

Rifabutin Rp — HWZ 45h, Q_0 0.9, PPB 91-94%, PRC B, Lact ?

Gewebe-gängigkeit	ZNS	entzünd.	Lunge	ELF	Galle	Leber	Prostata	Niere	Knochen
	+	+	++	++	k.A.	k.A.	k.A.	k.A.	k.A.

Mycobutin *Kps. 150mg* — **TBC:** 1 x 150mg für 6-9M; vorbehand. und immunsuppr. Patienten: 1 x 300-450mg p.o.; **Mycobacterium-avium-Infektion: Ther.:** 1 x 450-600mg p.o.; **Pro.:** 1 x 300mg; **DANI** CrCl < 30: 50%; **DALI** Dosisreduktion, KI bei schwerer Leberfktsstrg.

8.24 Virustatika

8.24.1 Herpes-Präparate

Wm (Aciclovir): Hemmung der viralen DNA-Polymerase;
Wm (Brivudin): Nukleosidanalogon, Replikationshemmung des Varizella-Zoster-Virus;
Wm (Famciclovir): Hemmung der viralen DNA-Polymerase;
Wm (Valaciclovir): bessere Resorption als Aciclovir;
UW (Aciclovir): Nierenfunktionsstrg., Exanthem, Blutbildveränderungen;
UW (Brivudin): Übelkeit, Kopfschmerzen, Erbrechen, Diarrhoe, Schwindel, Pruritus;
KI (Aciclovir): SS/SZ; **KI** (Brivudin): bereits voll ausgeprägte Hautmanifestation, Immundefizienz, Kinder, SS/SZ, Einnahme von 5-FU oder anderen 5-Fluoropyrimidinen (Abstand zur Brivudineinnahme muss > 4W sein)

Aciclovir Rp	HWZ 3h, Qo 0.25, PPB 9-33%, PRC B, Lact ?
Acic *Tbl. 200, 400, 800mg; Inf.Lsg. 250, 500mg* **Aciclostad** *Tbl. 200, 400, 800mg* **Aciclovir-ratioph.** *Tbl. 200, 400, 800mg; Inf.Lsg. 250, 500mg* **Virzin** *Tbl. 200, 400, 800mg* **Zovirax** *Susp. (5ml = 200mg)*	**Herpes zoster:** 5 x 800mg p.o.; 3 x 5mg/kg i.v. (5-7d); immunsupprimierte Patienten: 3 x 10mg/kg i.v.; **Herpes genitalis:** 5 x 200mg p.o.; 3 x 5mg/kg i.v. (5d); **Herpes-Enzephalitis:** 3 x 10mg/kg i.v. für 10d; **Ki. < 3M, > 12J:** s. Erw. (mg/kg); **3M-12J:** 3 x 250-500mg/m² KOF i.v.; **DANI** CrCl: > 50: 100%; 25-50: Dosisintervall 2 x i.v.; 10-25: Dosisintervall 1 x i.v.; < 10, HD: 50% 1 x i.v., nach Dialyse
Brivudin Rp	HWZ 16h, PPB > 95%
Zostex *Tbl. 125mg*	**Herpes zoster** (immunkompetente Patienten): 1 x 125mg p.o. für 7d; **DANI, DALI** nicht erforderlich
Famciclovir Rp	HWZ 2.2h, Qo 0.14, PPB < 20%, PRC B, Lact ?
Famvir *Tbl. 125, 250, 500mg*	**Herpes genitalis:** Ersterkrankung: 3 x 250mg p.o. für 5d, immunsupprimierte Pat.: 2 x 500mg; Frührezidiv: 2 x 125mg; **Herpes zoster:** 3 x 250mg für 7-10d; bei immunsupprimierten Patienten oder Zoster ophthalmicus: 3 x 500mg; **DANI** CrCl > 40: 100%; 30-39: 2 x 250mg; 10-29: 1 x 250mg; **DALI** nicht erforderlich
Valaciclovir Rp	HWZ 3h, Qo 0.25
Valaciclovir 1A Pharma *Tbl. 500, 1000mg* **Valaciclovir HEXAL** *Tbl. 500, 1000mg* **Valtrex** *Tbl. 500mg*	**Herpes zoster:** 3 x 1g p.o. für 7d; **DANI** CrCl 15-30: max. 2 x 1g; < 15, HD: max. 1 x 1g nach Dialyse; **Herpes genitalis:** 2 x 500mg p.o. für 10d; **DANI** CrCl < 15: 1 x 500mg

8.24.2 CMV-Präparate

Wm (Foscarnet): Hemmung viraler Polymerasen; **Wm** (Ganciclovir): Nukleosidanalogon, Hemmung der DNA-Synthese; **Wm** (Valganciclovir): Prodrug von Ganciclovir;
UW (Ganciclovir): Neutropenie, Thrombopenie, Fieber, Kopfschmerzen, Nausea;
KI (Ganciclovir): schwere Leuko- bzw. Thrombopenie, SS/SZ, Kinder < 18J

Foscarnet Rp	HWZ 3-6h, Q_0 0.1, PPB < 20%, PRC C, Lact ?
Foscavir *Inf.Lsg. 6g*	**CMV-Infektion:** W1-3: 3 x 60mg/kg i.v., dann: 1 x 90-120mg/kg; **Herpesinfektion (Aciclovir-resistent):** 3 x 40mg/kg i.v.; **DANI** s. Fachlnfo

Ganciclovir Rp	HWZ 2.5-5h, Q_0 0.05, PPB 2%, PRC C, Lact ?
Cymeven *Inf.Lsg. 500mg*	**CMV-Retinitis:** W1-2: 2 x 5mg/kg i.v., dann 1 x 5mg/kg i.v.; **DANI** CrCl 50-69: 2 x 2.5mg/kg i.v.; 25-49: 1 x 2.5mg/kg; 10-24: 1 x 1.25mg/kg; < 10: 1.25mg 3 x/W

Valganciclovir Rp	HWZ 3h
Valcyte *Tbl. 450mg, Trockensaft (1ml = 50mg)*	**CMV-Retinitis:** 2 x 900mg p.o. für 21d, dann 1 x 900mg/d; **DANI** CrCl > 60: 100%; 40-59: ini 2 x 450mg, dann 1 x 450mg; 25-39: ini 1 x 450mg, dann 450mg alle 2d; 10-24: ini 450mg alle 2d, dann 450mg 2 x/W; < 10, HD: KI

8.24.3 Influenza-Präparate

Wm (Amantadin): verhindert Uncoating und Reifung von Influenza-Viren;
Wm (Oseltamivir, Zanamivir): Hemmung der viralen Neuraminidase, Hemmung der Freisetzung neu gebildeter Influenza-A- und -B-Viren;
UW (Amantadin): Schlafstrg., motorische und psychische Unruhe, Ataxie, Angstzustände, Livedo reticularis, Gedächtnis- und Konzentrationsstrg.;
UW (Oseltamivir): Kopfschmerzen, Übelkeit, Erbrechen, Bronchitis, Herpes simplex, Nasopharyngitis, Infektionen der oberen Atemwege, Sinusitis, Schlaflosigkeit, Husten, Halsentzündung, Rhinorrhoe, Schmerzen, Bauchschmerzen, Dyspepsie, Benommenheit, Abgeschlagenheit, Fieber, Gliederschmerzen, Otitis media, Konjunktivitis, Ohrenschmerzen;
KI (Amantadin): HF ↓, Hypokaliämie, Hypomagnesiämie, Long-QT-Syndrom;
KI (Oseltamivir): bekannte Überempfindlichkeit

Amantadin Rp	HWZ 10-14h, Q_0 0.1, keine PPB, PRC C, Lact -
Amantadin HEXAL *Tbl. 100, 200mg* **Amantadin-ratioph.** *Tbl. 100mg*	**Influenza-A-Virusgrippe:** 2 x 100mg p.o. für 10d, > 65J: 1 x 100mg; **Ki. 5-9J:** 1 x 100mg; > **10J:** 2 x 100mg; **DANI** CrCl 50-60: 1 x 150mg; 30-49: 1 x 100mg; 20-29: 200mg 2 x/W; 10-19: 100mg 3 x/W; < 10, HD: 100mg 1 x/W

Oseltamivir Rp	HWZ 6-10h, Q0 0.01, PPB 3%
Tamiflu *Trockensaft (1ml = 6mg); Kps. 30, 45, 75mg*	**Influenza: Ther.:** 2 x 75mg p.o. (5d); **Pro.:** 1 x 75mg (7d); **Ki. > 1J: Ther.:** < 15kg: 2 x 30mg; 15-23kg: 2 x 45mg; 23-40kg: 2 x 60mg; > 40kg: 2 x 75mg; **DANI** CrCl > 30: Ther./Pro.: 2 x 75mg/1 x 75mg; 10-30: 1 x 75mg/75mg alle 2d oder tgl. 30mg; < 10, HD: nicht empfohlen; **DALI** nicht erforderlich

Zanamivir Rp	HWZ 1.6-5.1h, PRC B, Lact ?
Relenza *Diskhaler (ED = 5mg)*	**Influenza A, B: Erw. u. Ki ab 5J:** 2 x 10mg inhalieren für 5d; **Postexpositions-Pro.:** 1 x 10mg für 10d; **saisonale Pro.:** 1 x 10mg für bis zu 28d; **DANI, DALI** nicht erforderlich

8.24.4 Nukleosidische und nukleotidische Reverse-Transkriptase-Inhibitoren (NRTI)

Wm/Ind: Blockade der Umwandlung von RNA in DNA durch ein chemisch verändertes Nukleosid; **UW** (Abacavir): Übelkeit, Müdigkeit, Fieber, Kopfschmerzen, Diarrhoe, Anorexie; **UW** (Adefovir): Asthenie, Bauchschmerzen, Kopfschmerzen, Übelkeit, Diarrhoe, Krea ↑; **UW** (Didanosin, Stavudin): Polyneuropathie, Pankreatitis, Diarrhoe, Exanthem; **UW** (Emtricitabin): Kopfschmerzen, Übelkeit, Diarrhoe, CK ↑, Exanthem; **UW** (Lamivudin): Kopfschmerzen, Übelkeit, Pankreatitis; **UW** (Tenofovir): Diarrhoe, Übelkeit, Erbrechen, Hypophosphatämie, Flatulenz; **UW** (Zidovudin): Anämie, Leuko ↓, Myopathie, Übelkeit, Kopfschmerzen; **KI** (Abacavir): schwere Leberfunktionsstrg., SS/SZ; **KI** (Adefovir): bekannte Überempfindlichkeit; **KI** (Didanosin): akute Pankreatitis, SS/SZ; **KI** (Emtricitabin): bekannte Überempfindlichkeit; **KI** (Lamivudin, Stavudin): SS/SZ; **KI** (Tenofovir): schwere Nierenfunktionsstrg.; **KI** (Zidovudin): Leukozyten ↓ < 750/µl, Hb < 7.5g/dl, SS/SZ

Abacavir (ABC) Rp	HWZ 1-2h, Q0 0.95, PPB 50%, PRC C, Lact -
Ziagen *Tbl. 300mg; Saft (1ml = 20mg)*	**HIV-Infektion:** 2 x 300mg p.o.; **Ki. 3M-12J:** 2 x 8mg/kg, max. 600mg/d; **DANI** nicht erforderl.; **DALI** Anw. nicht empf.

Abacavir + Lamivudin Rp	PRC C, Lact -
Kivexa *Tbl. 600+300mg*	**HIV-Infektion:** 1 x 600+300mg p.o.; **DANI** CrCl < 50: Anw. nicht empfohlen; **DALI** Anwendung nicht empfohlen

Adefovir Rp	HWZ 1-2h, PPB < 4%, PRC C, Lact -
Hepsera *Tbl. 10mg*	**Chronische Hepatitis B:** 1 x 10mg p.o.; **DANI** CrCl > 50: 100%; 20-49: 10mg alle 48h; 10-19: 10mg alle 72h; HD: 10mg alle 7d

Didanosin (DDI) Rp	HWZ 1.3-1.5h, Q0 0.5, PPB < 5%, PRC B, Lact ?
Videx *Kps. 125, 200, 250, 400mg; Trockensaft (10ml = 200mg)*	**HIV-Infektion:** < 60kg: 250mg/d p.o.; > 60kg: 400mg/d in 1-2ED; **Ki. > 3M:** 240mg/m² KOF p.o. in 1-2ED, 180mg/m² bei Kombination mit Zidovudin; **DANI** CrCl > 60: 100%; 30-59: ≥ 60kg: 200mg/d, < 60kg: 150mg/d; 10-29: ≥ 60kg: 150mg/d, < 60kg: 100mg/d; < 10: ≥ 60kg: 100mg/d, < 60kg: 75mg/d; **DALI** nicht erforderl.
Emtricitabin (FTC) Rp	HWZ 10h, PPB < 4%, PRC B, Lact -
Emtriva *Kps. 200mg; Saft (1ml = 10mg)*	**HIV-Infektion:** 1 x 200-240mg p.o.; **Ki. < 33kg:** 6mg/kg/d, max. 240mg/d; **Ki. > 33kg:** s. Erw.; **DANI** CrCl > 50: 100%; 30-49: 200mg alle 48h; 15-29: 200mg alle 72h; < 15, HD: 200mg alle 96h (gilt für Tbl., Saft s. FachInfo)
Emtricitabin + Tenofovir Rp	PRC B, Lact -
Truvada *Kps. 200+245mg*	**HIV-Infektion:** 1 x 200+245mg p.o.; **DANI** CrCl > 50: 100%; 30-49: 1Kps. alle 48h; < 30, HD: Anwendung nicht empfohlen
Emtricitabin + Tenofovir + Rilpivirin (→ 250) Rp	PRC B, Lact -
Eviplera *Tbl. 200+245+25mg*	**HIV-Infektion:** 1 x 200+245+25mg p.o. mit einer Mahlzeit; **DANI** CrCl < 50: Anwendung nicht empf.; **DALI** Child A, B: 100%; C: Anw. nicht empf.
Entecavir Rp	HWZ 128-149h, PPB 13%, PRC C, Lact-
Baraclude *Tbl. 0.5, 1mg; Saft (1ml = 0.5mg)*	**Chronische Hepatitis B:** nukleosid-naive Patienten, kompensierte Lebererkrankung: 1 x 0.5mg p.o.; Lamivudin-refraktäre Pat. und/oder dekompensierte Lebererkrankung: 1 x1mg p.o.; Ki. 2-18J: ab 10kg s. FachInfo; **DANI** CrCl 30-49: 0.25/0.5mg/d; 10-29: 0.15-0.3mg/d; < 10, HD: 0.05-0.1mg/d; **DALI** nicht erforderlich

Lamivudin (3TC) Rp	HWZ 3-7h, Q0 0.03, PPB 16-36%, PRC C, Lact?
Epivir *Tbl. 150, 300mg; Saft (1ml = 10mg)* **Zeffix** *Tbl. 100mg; Saft (1ml = 5mg)* **Lamivudin HEXAL** *Tbl. 100, 150, 300mg* **Lamivudin Teva** *Tbl. 100, 150, 300mg*	**HIV-Infektion:** 300mg/d p.o. in 1-2ED; **Ki. > 3M:** 2 x 4mg/kg; **DANI** CrCl > 50: 100%; 30-50: 1 x 150mg; 15-29: 1 x 100mg; 5-14: 1 x 50mg; < 5: 1 x 25mg; **chronische Hepatitis B:** 1 x 100mg p.o.; **DANI** CrCl 30-49: ini 100mg, dann 50mg/d; 15-29: ini 100mg, dann 25mg/d; 5-14: ini 35mg, dann 15mg/d; < 5: ini 35mg, dann 10mg/d
Lamivudin + Zidovudin (CBV) Rp	PRC C, Lact ?
Combivir *Tbl. 150+300mg*	**HIV-Infektion:** 2 x 1Tbl. p.o.; **Ki. 14-21kg:** 2 x 1/2Tbl.; **21-30kg:** 1 x 1/2Tbl. morgens + 1 x 1Tbl. abends; **DANI** CrCl < 50: Monopräparate empfohlen
Lamivudin + Zidovudin + Abacavir Rp	PRC C, Lact -
Trizivir *Tbl. 150+300+300mg*	**HIV-Infektion:** 2 x 1Tbl. p.o.; **DANI** CrCl < 50: Monopräp. empf.; **DALI** KI
Stavudin (D4T) Rp	HWZ 1-1.5h, Q0 0.6, PPB unerheblich, PRC C, Lact ?
Zerit *Kps. 20, 30, 40mg; Trockensaft (1ml = 1mg)*	**HIV-Infektion:** < 60kg: 2 x 30mg p.o.; > 60kg: 2 x 40mg; **Ki. > 3M, < 30kg:** 2 x 1mg/kg; > **30kg:** s. Erw.; **DANI** CrCl 26-50: 2 x 15-20mg; < 26, HD: 1 x 15-20mg; **DALI** nicht erforderlich
Telbivudin Rp	HWZ 42h, PPB 3%, PRC B, Lact -
Sebivo *Tbl. 600mg*	**Chronische Hepatitis B:** 1 x 600mg p.o.; **DANI** CrCl 30-49: 400mg/d oder 600mg alle 48h, < 30: 200mg/d oder 600mg alle 72h, terminale NI: 120mg/d oder 600mg alle 96h; **DALI** nicht erforderlich
Tenofovir (TDF) Rp	HWZ 12-18h, PPB < 0,7%
Viread *Tbl. 123, 163, 204, 245mg, Granulat (1g enth. 33mg)*	**HIV-Infektion:** 1 x 245mg p.o.; **Ki. 6-12J,** 17-21kg: 1 x 123mg; 22-27kg: 1 x 163mg; 28-34kg: 1 x 204mg; **chronische Hepatitis B:** Erw., Ki. ab 12J, > 35kg: 1 x 245mg p.o.; **DANI** CrCl 30-49: 245mg alle 48h; 10-29: 245mg alle 72-96h; HD: 1 x 245mg/W; **DALI** nicht erforderl.

Zidovudin (AZT) Rp	HWZ 1h, Q0 0.85, PPB 35%, PRC C, Lact ?
Retrovir *Kps. 100, 250mg; Tbl. 300mg; Saft (5ml = 50mg); Inf.Lsg. 200mg* **Zidovudin Aurobindo** *Kps. 100, 250mg*	**HIV-Infektion:** 500-600mg/d p.o. in 2-3ED; 6 x 1-2mg/kg i.v.; **Ki. 3M-12J:** 360-480mg/m² KOF p.o. in 3-4ED; 4 x 80-160mg/m² KOF i.v.; **DANI** CrCl < 10: 300-400mg/d p.o.; 3-4 x 1mg/kg i.v.

8.24.5 Non-nukleosidische Reverse-Transkriptase-Inhibitoren (NNRTI)

Wm/Ind: Blockade der reversen Transkriptase von HIV-1;
UW (Efavirenz): Schwindel, Benommenheit, Konzentrationsstörung, Schlaflosigkeit, Exanthem, Leberenzyme↑; **UW** (Etravirin): Hautausschlag, Diarrhoe, Übelkeit;
UW (Nevirapin): Hautausschlag, Übelkeit, Fieber, Kopfschmerzen, Leberwerte↑;
UW (Rilpivirin): Leukopenie, Anämie, Thrombopenie, erhöhtes Gesamt-/LDL-Cholesterin, erhöhte Triglyzeride, verminderter Appetit, Schlafstrg., abnorme Träume, Depression, Kopfschmerzen, Schwindel, Übelkeit, Somnolenz, Amylase↑,Lipase ↑, Bauchschmerzen, Erbrechen, Mundtrockenheit, Transaminasen↑, Bilirubin↑, Exanthem, Fatigue;
KI (Efavirenz): SS/SZ, Kinder < 3J, bek. Überempf., schwere Leberschädigung, gleichzeitige Anw. von Johanniskrautpräparaten und verschiedenen anderen Präparaten (s. FachInfo);
KI (Etravirin): bekannte Überempfindlichkeit, SZ, strenge Ind.Stell. in der SS;
KI (Nevirapin): bek. Überempfindlichkeit, schwere Leberfunktionsstörung, gleichzeitige Anwendung von Johanniskrautpräparaten, SZ, strenge Ind.Stell. in der SS;
KI (Rilpivirin): bek. Überempfindlichkeit, gleichzeitige Anw. von Carbamazepin, Oxcarbazin, Phenobarbital, Phenytoin, Rifabutin, Rifampicin, Rifapentin, Omeprazol, Esomeprazol, Pantoprazol, Rabeprazol, Lansoprazol, Dexamethason (außer Einzeldosis), Johanniskraut

Efavirenz (EFV) Rp	HWZ 40-55h, Q0 > 0.9, PPB 99%, PRC C, Lact -
Efavirenz Teva *Tbl. 600mg* **Stocrin** *Tbl. 600mg* **Sustiva** *Kps. 50, 100, 200mg; Tbl. 600mg; Saft (1ml = 30mg)*	**HIV-Infektion:** 1 x 600mg p.o.; 1 x 720mg p.o.; **Ki. 3-17J:** < 15kg: 200mg; 15-19kg: 250mg; 20-24kg: 300mg; 25-32kg: 350mg; 32.5-39kg: 400mg; > 40kg: 600mg; **DANI** nicht erforderlich; **DALI** Child C: KI

Efavirenz + Emtricitabin → 247 + Tenofovir → 248	
Atripla *Tbl. 600+200+245mg*	**HIV-1-Infektion:** 1 x 1 Tbl. p.o.; **DANI** CrCl <50: Anw. nicht empfohlen; **DALI** Child C: KI

Etravirin Rp	HWZ 30-40h, PPB 99.9%, PRC B, Lact -
Intelence *Tbl. 25, 100, 200mg*	**HIV-Infektion:** 2 x 200mg p.o.; **Ki. 16 bis < 20kg:** 2 x 100mg; **20 bis < 25kg:** 2 x 125mg; **25 bis < 30kg:** 2 x 150mg; **≥ 30kg:** 2 x 200mg; nur in Kombination mit geboosterten PI/antiretroviralen Substanzen; **DANI** nicht erforderlich; **DALI** Child C: Anwendung nicht empfohlen

Nevirapin (NVP) Rp	HWZ 22-84h, Qo 0.95, PPB 60%, PRC C, Lact ?
Nevirapin Aurobindo *Tbl. 200mg* **Nevirapin HEXAL** *Tbl. 200mg* **Nevirapin-ratioph.** *Tbl. 200mg* **Viramune** *Tbl. 100(ret.), 200, 400(ret.)mg; Saft (5ml = 50mg)*	**HIV-Infektion:** 1 x 200mg p.o., nach 14d 2 x 200mg oder 1 x 400mg (ret.); **Ki. 2M-8J:** 1 x 4mg/kg p.o., nach 14d 2 x 7mg/kg; **8-16J:** 1 x 4mg/kg, nach 14d 2 x 4mg/kg; **DANI** HD: weitere 200mg nach jeder Dialyse; **DALI** Child C: KI
Rilpivirin Rp	HWZ 45h, PPB 99%, PRC B, Lact -
Edurant *Tbl. 25mg*	**HIV-Infektion:** 1 x 25mg p.o. mit einer Mahlzeit; **DANI** leichte bis mäßige NI: 100%; schwere NI: vorsichtige Anw.; **DALI** Child A, B: 100%; Child C: Anw. nicht empfohlen

8.24.6 Protease-Inhibitoren (PI)

Wm/Ind: spezifische Hemmung der viralen Protease ⇒ Produktion wichtiger Virusproteine ↓ (z.B. reverse Transkriptase);
UW (Atazanavir): Ikterus, Lipodystrophie, Kopfschmerzen, Schlaflosigkeit, Sklerenikterus, Bauchschmerzen, Diarrhoe, Dyspepsie, Übelkeit, Erbrechen, Ausschlag, Asthenie;
UW (Boceprevir): Bronchitis, Entzündung von Haut/Bindegewebe, Herpes simplex, Influenza, orale Pilzinfektion, Sinusitis, Anämie, Neutropenie, Leukopenie, Thrombopenie, Struma, Hypothyreose, Appetit ↓, Dehydratation, Hyperglykämie, Hypertriglyzeridämie, Hyperurikämie, Angst, Depression, Schlaflosigkeit, Reizbarkeit, Affektlabilität, Agitiertheit, Libidostörung, Stimmungsänderung, Schlafstrg., Schwindel, Kopfschmerz, Hypästhesie, Parästhesie, Synkope, Amnesie, Aufmersamkeitsstrg., Gedächtnisstrg., Migräne, Parosmie, Tremor, Drehschwindel, trockenes Auge, Retinaexsudate, verschwommenes Sehen, Sehstrg., Tinnitus, Palpitation, Hypotonie, Hypertonie, Husten, Dyspnoe, Epistaxis, verstopfte Nase, oropharyngeale Schmerzen, Atemwegblockade, Diarrhoe, Übelkeit, Erbrechen, Mundtrockenheit, Dysgeusie, Bauchschmerzen, Obstipation, Reflux, Hämorrhoiden, aphtöse Stomatitis, Glossodynie, Alopezie, Hauttrockenheit, Pruritus, Ekzem, Exanthem, Erythem, Dermatitis, Lichtreaktion, Urtikaria, Arthralgie, Myalgie, Rücken-/Gliederschmerzen, Muskelkrämpfe, Muskelschwäche, Nackenschmerzen, Pollakisurie, erektile Dysfunktion, Asthenie, Schüttelfrost, Erschöpfung, Pyrexie, Beschwerden im Brustbereich, Unwohlsein, Schleimhauttrockenheit, Gewicht ↓;
UW (Fosamprenavir): Diarrhoe, Triglyzeride ↑, Kopfschmerzen, Schwindel, weiche Stühle, Übelkeit, Erbrechen, Unterleibsschmerzen, Müdigkeit, erythematöse/makulopapuläre Hauteruptionen, Transaminasen ↑, Lipase ↑;
UW (Indinavir, Ritonavir): Übelkeit, Diarrhoe, Kopfschmerzen, Müdigkeit, Exanthem;
UW (Saquinavir): Diarrhoe, Übelkeit, Exanthem;
UW (Telaprevir): Pruritus, Exanthem, Ekzem, Gesichtsschwellung, exfoliativer Hautausschlag, orale Candidose, Anämie, Thrombopenie, Lymphopenie, Hypothyreose, Hyperurikämie, Hypokaliämie, Geschmacksstrg., Synkope, Übelkeit, Diarrhoe, Erbrechen, Hämorrhoiden, Proktalgie, analer Pruritus, Analfissur, rektale Blutung, Hyperbilirubinämie, periphere Ödeme, abnormaler Geschmack des Produkts; **UW** (Tipranavir): Hautausschlag, Pruritus, Photosensibilität, Lebertoxizität, Hypertriglyzeridämie, Anorexie, Kopfschmerzen, Diarrhoe, Übelkeit, Erbrechen, Flatulenz, Bauchschmerzen, Dyspepsie; Erschöpfung;

KI (Atazanavir): bekannte Überempfindlichkeit, mäßige/schwere Leberinsuffizienz;
KI (Boceprevir): bekannte Überempfindlichkeit, Autoimmunhepatitis, SS, gleichzeitige Anwendung v. Midazolam, Triatolam, Bepridil, Pimozid, Lumefantrin, Halofantrin, Tyrosinkinaseinhibitoren, Ergotaminderivaten;
KI (Fosamprenavir): bekannte Überempfindlichkeit, schwere Leberinsuffizienz;
KI (Indinavir): SS/SZ; **KI** (Ritonavir): schwere Leberinsuffizienz, Cave in SS/SZ;
KI (Saquinavir): SS/SZ; **KI** (Telaprevir): bekannte Überempfindlichkeit, gleichz. Anwendung von Alfuzosin, Amiodaron, Bepridil, Chinidin, Astemizol, Terfenadin, Cisaprid, Pimozid, Ergotaminderivaten, Lovastatin, Simvastatin, Atorvastatin, Sildenafil, Tadalafil (nur bei Ther. der pulmonalen Hypertonie), Midazolam/Triazolam p.o., Klasse Ia-/-III-Antiarrhythmika, Lidocain (i.v.), Rifampicin, Johanniskraut, Carbamazepin, Phenytoin, Phenobarbital;
KI (Tipranavir): bekannte Überempfindlichkeit, Leberinsuffizienz (Child B-C)

Atazanavir (AZV) Rp	HWZ 8.6 h, PPB 86%, RCB, Lact -
Reyataz *Kps. 150, 200, 300mg*	**HIV-Infektion:** 1 x 300mg p.o., Kombination mit 1 x 100mg Ritonavir; **DANI** nicht erforderlich; **DALI** Child B, C: KI
Boceprevir Rp	HWZ 3.4 h, PPB 75%, PRC B, Lact -
Victrelis *Kps. 200mg*	**Chronische Hepatitis C Genotyp 1 mit/ ohne Vortherapie:** Kombination mit PEG-Interferon alfa + Ribavirin: 3 x 800mg p.o. mit einer Mahlzeit; Ther.Dauer s. FachInfo; **DANI, DALI** nicht erforderlich
Darunavir Rp	HWZ 15h, PPB 95%, PRC B, Lact -
Prezista *Tbl. 75, 150, 400, 600, 800mg; Susp. (1ml = 100mg)*	**HIV-Infektion:** Behandlungsnaive 1 x 800mg p.o. mit 1 x 100mg Ritonavir, Vorbehandelte 2 x 600mg p.o. mit 2 x 100mg Ritonavir; **Ki. 3-17J, vorbehandelt: 15 bis < 30kg:** 2 x 375mg mit 2 x 50mg Ritonavir; **30 bis < 40kg:** 2 x 450mg mit 2 x 60mg Ritonavir; **≥ 40kg:** 2 x 600mg mit 2 x 100mg Ritonavir; **DANI** nicht erforderlich; **DALI** Child C: KI
Fosamprenavir (FPV) Rp	HWZ 15-23h, PPB 90%, PRC C, Lact -
Telzir *Tbl. 700mg; Susp. (5ml = 250mg)*	**HIV-Infektion:** 2 x 700mg p.o., Kombination mit 2 x 100mg Ritonavir; **Ki. 25-39kg:** 2 x 18mg/kg + 2 x 3mg/kg Ritonavir; **DANI** nicht erforderlich; **DALI** Child-Pugh < 7: 100%; 7-9: 2 x 450mg + 2 x 100mg Ritonavir; > 9: KI
Indinavir (IDV) Rp	HWZ 1.5-2h, Q_0 0.8, PPB 40%, PRC C, Lact -
Crixivan *Kps. 200, 400mg*	**HIV-Infektion:** 3 x 800mg p.o.; **Ki. 4-17J:** 3 x 500mg/m²; **DALI** leichte bis mittelschwere Leberfktsstrg.: 3 x 600mg

Lopinavir + Ritonavir Rp	
Kaletra *Tbl. 100+25, 200+50mg; Saft (5ml = 400+100mg)*	**HIV-Infektion:** 2 x 400+100mg p.o.; 2 x 5ml p.o.; **Ki. > 2J:** 2 x 230 (max. 400) +57.5 (max. 100)mg/m²; s. auch FachInfo; **DANI** nicht erforderl.; **DALI** KI bei schwerer LI
Paritaprevir Rp nur in Kombation mit anderen Virustatika → 254	
Ritonavir (RTV) Rp	HWZ 3-3.5h, Q0 0.7, PPB 99%, PRC B, Lact ?
Norvir *Tbl. 100mg; Saft (7.5ml = 600mg)*	**Verbesserung der Pharmakokinetik von Proteaseinhibitoren:** 1-2 x 100-200mg p.o.; s. a. FachInfo d. jeweiligen Proteaseinhibitors; **HIV-Infektion:** ini 2 x 300mg p.o., steigern bis 2 x 600mg; **Ki. > 2J:** ini 2 x 250mg/m², alle 2-3d um 50mg/m² steigern bis 2 x 350mg/m²; **DANI** nicht erforderlich; **DALI** KI bei schwerer Leberinsuffizienz
Saquinavir (SQV) Rp	HWZ 13h, Q0 > 0.95, PPB 97%, PRC B Lact ?
Invirase *Tbl. 500mg*	**HIV-Infektion:** 2 x 1g p.o., Kombination mit 2 x 100mg Ritonavir; **DANI** nicht erforderlich; **DALI** KI bei schwerer LI
Simeprevir Rp	HWZ 10-13h, PPB 99%, PRC C Lact ?
Olysio *Kps. 150mg*	**Chronische Hepatitis C:** 1 x 150mg p.o., Komb. mit Ribavirin bzw. PEG-IFN-alfa bzw. Sofosbuvir f. 12W je nach Genotyp, s. FachInfo; **DANI** CrCl <30: vors. Anw.; **DALI** Child A, B: 100%; C: keine Daten, vors. Anw.
Telaprevir Rp	HWZ 9-11h, PPB 59-76%, PRC B Lact ?
Incivo *Tbl. 375mg*	**Chron. Hepatitis C Genotyp 1 mit/ohne Vorther.:** Komb. mit PEG-Interferon alfa-2a oder -2b + Ribavirin: 3 x 750mg p.o. mit einer Mahlzeit; Ther.Dauer s. FachInfo; **DANI** nicht erforderlich; **DALI** Child A 100%; B-C: Anwendung nicht empfohlen
Tipranavir (TPV) Rp	HWZ 5-6h, PPB 99%, PRC C Lact -
Aptivus *Kps. 250mg; Saft (1ml = 100mg)*	**HIV-Infektion:** 2 x 500mg p.o., Kombination mit Ritonavir 2 x 200mg; **Ki. 2-12J:** 2 x 375mg/m² mit Ritonavir 2 x 150mg/m²; **DANI** nicht erforderlich; **DALI** Child B, C: KI

8.24.7 NS5A-Inhibitoren

Wm/Wi (Daclatasvir): Inhibitor des Nichtstrukturproteins 5A ⇒ Hemmung der RNA-Replikation und der Virus-Assembly;
UW (Daclatasvir, Komb. mit Sofosbuvir + Ribavirin): Anämie, verminderter Appetit, Depression, Angst, Schlaflosigkeit, Kopfschmerz, Schwindel, Migräne, Hitzewallung, Husten, Dyspnoe, Belastungsdyspnoe, Nasenverstopfung, Übelkeit, Diarrhoe, Oberbauchschmerzen, Obstipation, Flatulenz, gastroösophageale Refluxerkrankung, trockener Mund, Erbrechen, Pruritus, trockene Haut, Alopezie, Ausschlag, Arthralgie, Myalgie, Ermüdung, Reizbarkeit;
KI (Daclatasvir): bek. Überempfindlichkeit; Komb. mit Phenytoin, Carbamazepin, Oxcarbazepin, Phenobarbital, Rifampicin, Rifabutin, Rifapentin, systemisch angewendetes Dexamethason, Johanniskraut

Daclatasvir (DCV) Rp — HWZ 12-15h, PPB 99%

Daklinza *Tbl. 30, 60mg*	**Chronische Hepatitis C, Genotyp 1-4:** 1 x 60mg p.o., Komb. m. anderen Virustatika; s. FachInfo bei gleichzeitiger Anw. von CYP3A4-Inhibitoren/Induktoren; **DANI, DALI** nicht erforderlich

Ledipasvir (LDV) Rp nur in Komb. mit anderen Virustatika → 254

Ombitasvir (OMV) Rp nur in Komb. mit anderen Virustatika → 254

8.24.8 NS5B-Inhibitoren, nukleos(t)idisch

Wm/Wi (Sofosbuvir): Hemmung der NS5B-RNA-Polymerase ⇒ Hemmung der Virusreplikation;
UW (Sofosbuvir, Komb. mit Ribavirin und PEG-IFN): Anämie, Lymphopenie, Thrombopenie, Neuropenie, verminderter Appetit, Gewichtsabnahme, Schlaflosigkeit, Depresseion, Angst, Unruhe, Schwindel, Kopfschmerzen, Migräne, Gedächtnisstörung, Aufmerksamkeitsstörung, Sehstörung, Dyspnoe, Husten, Belastungsdyspnoe, Diarrhoe, Übelkeit, Erbrechen, Obstipation, Mundtrockenheit, Reflux, Bilirubinanstieg, Exanthem, Pruritus, Alopezie, trockene Haut, Arthralgie, Myalgie, Rückenschmerzen, Muskelkrämpfe, Schüttelfrost, Erschöpfung, grippeähnliche Symptome, Reizbarkeit, Schmerzen, Fieber, Brustschmerzen, Asthenie;
KI (Sofosbuvir): bekannte Überempfindlichkeit

Sofosbuvir Rp — HWZ 0.4 (27)h, PPB 85%

Sovaldi *Tbl. 400mg*	**Chronische Hepatitis C:** 1 x 400mg p.o., Komb. mit Ribavirin bzw. PEG-IFN-alfa für 12-24W je nach Genotyp, s. FachInfo; **DANI** CrCl > 30: 100%; ≤30: keine Daten; **DALI** nicht erforderlich

8.24.9 NS5B-Inhibitoren, nicht-nukleosidisch

Wm/Wi (Dasabuvir): nicht-nukleosidischer Inhibitor der RNA-abhängigen HCV-RNA-Polymerase, die durch das NS5B-Gen codiert wird und von entscheidender Bedeutung für die Replikation des Virusgenoms ist;
UW (Dasabuvir in Komb. mit Ombitasvir, Paritaprevir, Ritonavir, Ribavirin): Anämie, Schlaflosigkeit, Übelkeit, Pruritus, Asthenie, Erschöpfung; Erhöhung von Transaminasen, Bilirubin;
KI (Dasabuvir): bek. Überempfindlichkeit, gleichzeitige Anw. von Ethinylestradiol, Carbamazepin, Phenytoin, Phenobarbital, Efavirenz, Nevirapin, Etravirin, Enzalutamid, Johanniskraut, Mitotan, Rifampicin, Gemfibrozil

Dasabuvir (DSV) Rp	HWZ 6h PPB 99% PRC B Lact ?
Exviera *Tbl. 250mg*	**Chronische Hepatitis C Genotyp 1:** 2 x 250mg p.o. nur in Komb. mit anderen Virustatika; **DANI** nicht erforderlich; **DALI** Child A: 100%; B: keine Daten; C: Anw. nicht empfohlen

8.24.10 Hepatitis-C-Virustatika-Kombinationen

UW (Ledipasvir + Sofosbuvir): Kopfschmerzen, Erschöpfung;
UW (Ombitasvir + Paritaprevir + Ritonavir + Dasabuvir + Riavirin): Anämie, Schlaflosigkeit, Übelkeit, Pruritus, Asthenie, Erschöpfung;
KI (Ledipasvir + Sofosbuvir): bek. Überempfindlichkeit; gleichzeitige Anwendung von Johanniskraut, Rosuvastatin;
KI (Ombitasvir + Paritaprevir + Ritonavir): bek. Überempfindlichkeit, schwere Leberfunktionsstörung Child C, gleichzeitige Anw. von ethinylestradiolhaltigen Arzneimitteln, Alfuzosinhydrochlorid, Amiodaron, Astemizol, Terfenadin, Chinidin, Cisaprid, Colchicin bei Patienten mit Nieren- oder, Leberfunktionsstörung, Ergotamin, Dihydroergotamin, Ergometrin, Methylergometrin, Fusidinsäure, Lovastatin, Simvastatin, Atorvastatin, oral angewendetes Midazolam, Triazolam, Pimozid, Quetiapin, Salmeterol, Sildenafil (bei Behandlung einer pulmonalen arteriellen Hypertonie), Ticagrelor, Carbamazepin, Phenytoin, Phenobarbital, Efavirenz, Nevirapin, Etravirin, Enzalutamid, Johanniskraut, Mitotan, Rifampicin, Clarithromycin, Telithromycin, Cobicistat, Conivaptan, Indinavir, Lopinavir/Ritonavir, Saquinavir, Tipranavir, Itraconazol, Ketoconazol, Posaconazol, Voriconazol

Ledipasvir + Sofosbuvir	
Harvoni *Tbl. 90+400mg*	**Chronische Hepatitis C, Genotyp 1, 3, 4:** 1 x 90 + 400mg, Th-Dauer, Komb. mit Ribavirin s. FachInfo; **DANI** CrCl ≥ 30: 100%; <30: keine Daten; **DALI** nicht erforderlich

Ombitasvir + Paritaprevir + Ritonavir	
Viekirax *Tbl. 12.5+75+50mg*	**Chronische Hepatitis C, Genotyp 1, 4:** 1 x 25 + 150 +100mg, Th-Dauer, Komb. mit Ribavirin und/oder Dasabuvir s. FachInfo; **DANI** nicht erforderlich; **DALI** Child A: 100%; B: keine Daten; C: KI

8.24.11 Weitere antivirale Mittel

Wm/Wi (Cobicistat): selektiver Inhibitor der CYP3A-Unterfamilie der Cytochrome P450 ⇒ Steigerung der systemischen Exposition von CYP3A-Substraten wie Elvitegravir; **Wm/Wi** (Dolutegravir): HIV-Integrase-Strangtransfer-Inhibitor (INSTI) ⇒ verhindert Einbau der HIV-1-DNA in genomische Wirts-DNA;
Wm/Wi (Elvitegravir): HIV-Integrase-Strangtransfer-Inhibitor (INSTI) ⇒ verhindert Einbau der HIV-1-DNA in genomische Wirts-DNA; **Wm/Wi** (Enfuvirtid): Hemmung viraler und zellulärer Membranenfusion ⇒ Hemmung des Eintritts von HIV-1 in menschliche Zellen;
Wm/Wi (Maraviroc): bindet selektiv an den Chemokin-Rezeptor CCR5 beim Menschen ⇒ Hemmung des HIV-Eindringens in die Zielzellen; **Wm/Wi** (Raltegravir): Hemmung der viralen Integrase ⇒ Hemmung der Integration des HIV-Genoms in das Wirtszellgenom;
Wm (Ribavirin): Guanosinanalogon, Hemmung der RNA-Polymerase;
UW (Cobicistat+Elvitegravir+Emtricitabin+Tenofovir): Neutropenie, allergische Reaktion, Hypophosphatämie, Hyperglykämie, Hypertriglyceridämie, Appetit ↓, Schlaflosigkeit, abnorme Träume, Kopfschmerzen, Schwindelgefühl, Diarrhoe, Erbrechen, Übelkeit, Erhöhung der Amylase/Lipase/Transaminasen/Bilirubin/CK/Kreatinin, Abdominalschmerzen, Dyspepsie, Obstipation, Völlegefühl, Flatulenz, Hautausschlag, Pruritus, Urtikaria, Verfärbung der Haut, Asthenie, Schmerzen, Müdigkeit;
UW (Dolutegravir): Kopfschmerzen, Übelkeit, Diarrhoe, Schlafstörungen, anormale Träume, Schwindel, Erbrechen, Meteorismus, Bauchschmerzen, Exanthem, Pruritus, Abgeschlagenheit, Transaminasenanstieg, CK-Anstieg;
UW (Dolutegravir + Abacavir + Lamivudin): Überempfindlichkeitsreaktion, Anorexie, Schlaflosigkeit, anormale Träume, Depression, Albträume, Schlafstörungen, Kopfschmerzen, Schwindel, Schläfrigkeit, Lethargie, Husten, nasale Symptome, Übelkeit, Diarrhoe, Erbrechen, Blähungen, abdominale Schmerzen, gastroösophageale Refluxkrankheit, Dyspepsie, Hautausschlag, Pruritus, Haarausfall, Arthralgie, Muskelbeschwerden, Fatigue, Asthenie, Fieber, allgemeines Unwohlsein, Anstieg von CK/GOT/GPT; **UW** (Enfuvirtid): Diarrhoe, Übelkeit, Müdigkeit, Pneumonie, Pankreatitis, Hautreaktion an der Einstichstelle;
UW (Maraviroc): Leberenzyme ↑, Gewicht ↓, Schwindel, Parästhesien, Geschmacksstörung, Schläfrigkeit, Übelkeit, Husten, Erbrechen, Bauchschmerzen, Dyspepsie, Exanthem, Juckreiz, Muskelkrämpfe, Rückenschmerzen, Myokardischämie, Panzytopenie;
UW (Raltegravir): Schwindel, Bauchschmerzen, Obstipation, Flatulenz, Pruritus, Lipodystrophie, Hyperhidrose, Arthralgie, Müdigkeit, Schwächegefühl;
UW (Ribavirin oral; Komb. mit Peg-Interferon alfa-2a): Anämie, Anorexie, Depression, Schlaflosigkeit, Kopfschmerzen, Benommenheit, Konzentrationsschwäche, Dyspnoe, Husten, Diarrhoe, Übelkeit, Abdominalschmerzen, Haarausfall, Dermatitis, Pruritus, trockene Haut, Myalgie, Arthralgie, Fieber, Rigor, Schmerzen, Schwäche, Müdigkeit, Reakt. an der Applikationsstelle, Reizbarkeit, Infektion der oberen Atemwege, Bronchitis, orale Candidamykose, Herpes simplex, Thrombopenie, Lymphadenopathie, Hypo-/Hyperthyreose, Stimmungsschwankungen, emotionale Verstimmung, Angstgefühl, Aggressivität, Nervosität, verminderte Libido, Gedächtnisstrg., Synkopen, Schwäche, Migräne, Hypo-/Hyperästhesie, Parästhesie, Tremor, Geschmacksstrg., Albträume, Somnolenz, Verschwommensehen, Augenschmerzen, Augenentzündung, Xerophthalmie, Vertigo, Ohrenschmerzen, Tachykardie, Palpitationen, periphere Ödeme, Erröten, Belastungsdyspnoe, Epistaxis, Nasopharyngitis, Sinus-/Nasen-Sekretstauungen, Rhinitis, rauer Hals, Erbrechen,

UW (Ribavirin oral; Komb. mit Peg-Interferon alfa-2a, Fortsetzung) Dyspepsie, Dysphagie, Mundgeschwüre, Zahnfleischbluten, Glossitis, Stomatitis, Flatulenz, Verstopfung, Mundtrockenheit, Exanthem, vermehrtes Schwitzen, Psoriasis, Urtikaria, Ekzem, Hauterkrankungen, Lichtempfindlichkeitsreaktionen, Nachtschweiß, Rückenschmerzen, Arthritis, Muskelschwäche, Knochenschmerzen, Nackenschmerzen, Schmerzen der Skelettmuskulatur, Muskelkrämpfe, Impotenz, Schmerzen im Brustkorb, grippeähnliche Erkrankung, Unwohlsein, Lethargie, Hitzewallungen, Durst, Gewicht ↓;
KI (Cobicistat+Elvitegravir+Emtricitabin+Tenofovir): bek. Überempfindlichkeit, abgebrochene Vorbehandlung mit Tenofovir wegen Nierentoxizität, gleichzeitige Anwendung mit zahlreichen anderen Med. (s. Fachinfo);
KI (Dolutegravir): bekannte Überempfindlichkeit, gleichzeitige Anw. von Dofetilid;
KI (Dolutegravir+Abacavir+Lamivudin): bekannte Überempfindlichkeit, gleichzeitige Anw. von Dofetilid; **KI** (Enfuvirtid, Maraviroc, Raltegravir): bekannte Überempfindlichkeit;
KI (Ribavirin oral): bek. Überempf., schwere Herzkrankheit, schwere Leberfktsstrg. oder dekomp. Leberzirrhose, Hämoglobinopathien (z.B. Thalassämie, Sichelzellanämie), SS/SZ

Cobicistat + Elvitegravir + Emtricitabin + Tenofovir Rp	PRC C, Lact -
Stribild *Tbl. 150+150+200+136mg*	**HIV-1-Infektion:** 1 x 1Tbl. p.o.; **DANI** vor Therapiebeginn: CrCl < 70: KI, 70-90: Anwendung nicht empfohlen, nur falls keine Alternative verfügbar; während Behandlung: CrCl < 70: Therapieabbruch empfohlen, < 50: KI; **DALI** Child-Pugh A, B: 100%; C: keine Daten

Dolutegravir + Abacavir + Lamivudin Rp	PRC C, Lact -
Triumeq *Tbl. 50+600+300mg*	**HIV-1-Infektion:** 1 x 1Tbl. p.o.; **DANI** CrCl < 50: Anw. nicht empfohlen; **DALI** Child A: ggf. Dosisreduktion; B, C: Anw. nicht empfohlen

Dolutegravir Rp	HWZ 14h, PPB 99%, PRC B, Lact -
Tivicay *Tbl. 50mg*	**HIV-1-Infektion:** 1 x 50mg p.o., 2 x 50mg b. Komb. mit Efavirenz, Nevirapin, Tipranavir, Ritonavir, Rifampicin bzw. bei Integrase-Inhibitor-Resistenz; **Ki. 12-17J:** 1 x 50mg; **DANI** nicht erford.; **DALI** Child C vorsicht. Anw.

Enfuvirtid (T20) Rp	HWZ 3.8h, PPB 92%, PRC B, Lact -
Fuzeon *Inj.Lsg. 90mg/1ml*	**HIV-1-Infektion:** 2 x 90mg s.c.; **Ki. 6-16J:** 2 x 2mg/kg s.c., max. 2 x 90mg; **DANI** nicht erforderlich

Maraviroc (MVC) Rp	HWZ 13h, PPB 76%, PRC B, Lact -
Celsentri *Tbl. 150, 300mg*	**HIV-1-Infektion:** 2 x 150-600mg p.o.; Dosis u. **DANI** abhängig von Komedikation (CYP3A4-Hemmer/-Induktor) s. FachInfo; **DALI** vorsichtige Anwendung

Raltegravir Rp	HWZ 9h; PPB 83%; PRC C Lact -
Isentress *Kautbl. 25, 100mg; Tbl. 400mg*	**HIV-1-Inf.:** 2 x 400mg p.o.; **Ki. 2-11J: 12bis < 14kg:** 2 x 75mg; **14 bis < 20kg:** 2 x 100mg; **20 bis < 28kg:** 2 x 150mg; **28 bis < 40kg:** 2 x 200mg; **≥ 40kg:** 2 x 300mg; **DANI** nicht erforderlich; **DALI** vorsichtige Anw. bei schwerer LI
Ribavirin Rp	HWZ 9.5h (Inhal.), 79h (p.o.), Q0 0.6, PRC X, Lact ?
Copegus *Tbl. 200, 400mg* **Rebetol** *Kps. 200mg; Saft (5ml = 200mg)* **Ribavirin-CT** *Tbl. 200, 400mg* **Ribavirin ratio** *Tbl. 200, 400mg* **Virazole** *Inh.Lsg. 6g*	**Chronische Hepatitis C** (in Kombination mit Interferon → 269): 800-1200mg/d je nach Gewicht bzw. Virus-Genotyp, s. FachInfo; **DANI** CrCl < 50: KI; **DALI** KI bei schwerer LI bzw. dekompensierter Zirrhose; **Respiratory-Syncytial-Virus-Infektion:** kontinuierliche Inhalation 3-7d

8.25 Antimykotika zur systemischen Anwendung

8.25.1 Azole

Empf. (Fluconazol): Candida-Arten (außer C. krusei, C. glabrata), Cryptococcus, Histoplasma, Blastomyces, Trichosporon, Dermatophyten, keine Aktivität gegen Schimmelpilze; **empf.** (Itraconazol): Candida, Cryptococcus, Coccidioides, Histoplasma, Aspergillus, Dermatophyten; **empf.** (Posaconazol): Candida-Arten, Cryptococcus, Coccidioides, Histoplasma, alle Aspergillus-Spezies, Cladosporium, Zygomyceten, Fusarium-Spezies; **empf.** (Voriconazol): Candida-Arten, Trichosporon, Cryptococcus, Coccidioides, Histoplasma, einige Aspergillus-Spezies, eingeschränkt bei Scedosporium, Fusarium;
UW (Fluconazol): Nausea, Kopf-/Bauchschmerzen, Diarrhoe, Exantheme, periphere Neuropathie, Veränderung von Leberfunktionswerten;
UW (Itraconazol): Bauchschmerzen, Übelkeit, Dyspepsie, schlechter Geschmack;
UW (Posaconazol): Neutropenie, Anorexie, Schlaflosigkeit, Schwindel, Kopfschmerzen, Parästhesien, Somnolenz, Hitzewallungen, Bauchschmerzen, Diarrhoe, Übelkeit, Erbrechen, Exanthem, Pruritus, Rückenschmerzen, Asthenie, Müdigkeit, Fieber, Störung des Elektrolythaushalts, Geschmacksstörung, Hypertonie, Leberenzymerhöhung, Müdigkeit, anorektale Beschwerden; **UW** (Voriconazol): Fieber, Kopf-/Bauchschmerzen, Übelkeit, Erbrechen, Durchfall, Panzytopenie, Ödeme, Exanthem, Sehstrg., akutes Nierenversagen, Halluzinationen, Depressionen, Ängstlichkeit, Benommenheit, Verwirrtheit, Tremor, Unruhe, Paraesthesie, Leberwerte ↑, Ikterus, Kreatinin ↑, Gastroenteritis, Grippesymptome, Sinusitis, Hypoglykämie, Hypokaliämie, Phlebitis, Hypotonie, Rückenschmerzen;
KI (Fluconazol): schwere Leberfktsstrg., SS/SZ; Anw.Beschr. bei Ki.;
KI (Itraconazol): Niereninsuffizienz CrCl < 30, SS/SZ; **KI** (Posaconazol): bekannte Überempfindlichkeit; gleichzeitige Anwendung von Mutterkorn-Alkaloiden, Terfenadin, Astemizol, Pimozid, Halofantrin, Chinidin, Simvastatin, Lovastatin, Atorvastatin;
KI (Voriconazol): bekannte Überempfindlichkeit, gleichzeitige Anwendung von Terfenadin, Astemizol, Pimozid, Chinidin, Rifampicin, Carbamazepin, Phenobarbital, hochdosiertes Ritonavir, Mutterkorn-Alkaloide, Sirolimus, Johanniskraut

Fluconazol Rp	HWZ 30h, Q0 0.2, PPB 11%, PRC C, Lact -
Diflucan *Kps. 50, 100, 200mg; Saft (10ml = 50mg); Trockensaft (5ml = 50mg); Inf.Lsg. 100, 200, 400mg* **FluconazolHEXAL** *Kps. 50, 100, 150, 200mg; Inf.Lsg. 100mg/50ml, 200mg/100ml, 400mg/200ml* **Flucobeta** *Kps. 50, 100, 150, 200mg* **Fluconazol-ratioph.** *Kps. 50, 100, 150, 200mg; Inf.Lsg. 100mg/50ml, 200mg/100ml, 400mg/200ml* **Flunazul** *Kps. 50, 100, 150, 200mg* **Fungata** *Kps. 150mg*	**Oropharyngeale, ösophageale Candidose:** 200-400mg an d1, dann 1 x 100-200mg p.o.; **Candidurie:** 200-400mg/d; **akute Vaginalcandidose, Candida-Balanitis:** einmalig 150mg p.o.; **Systemcandidosen, Kryptokokkenmeningitis:** d1: 1 x 400mg, dann 1 x 200-400mg p.o/i.v., max. 800mg/d; **Ki. > 1M:** 1 x 6-12mg/kg p.o./i.v.; weitere Ind s. FachInfo **DANI** CrCl: > 50: 100%; 11-50: 50%; HD: 100% nach jeder Dialyse; **DALI** vorsichtige Anw.
Itraconazol Rp	HWZ 24-36h, Q0 1.0, PPB > 95%, PRC C, Lact ?
Itracol *Kps. 100mg* **Itraconazol-ratioph.** *Kps. 100mg* **Sempera** *Kps. 100mg; Saft (1ml = 10mg); Inf.Lsg. 250mg* **Siros** *Kps. 100mg* **Sporanox** *Kps. 100mg*	**Hautmykosen, Systemmykosen, Aspergillose:** 1-2 x 100-200mg p.o. (Saft wird deutlich besser resorbiert); **vulvovaginale Candidose:** 2 x 200mg p.o. f. 1d; **invasive Mykose:** 2 x 200mg p.o.(für 2-5M); **Histoplasmose, Systemmykosen:** d1 + 2: 2 x 200mg über 1h i.v., dann 1 x 200mg; max. 14d; **DANI** CrCl < 30: KI; **DALI** Dosisanpassung
Posaconazol Rp	HWZ 35h, PPB 98%
Noxafil *Inf.Lsg. 300mg; Tbl. 100, 300mg; Saft (5ml = 200mg)*	**Systemcandidosen, Aspergillose, Fusariose, Myzetom, Chromoblasto-, Kokzidioidomykose:** d1 2 x 300mg i.v., dann 1 x 300mg i.v.; 2 x 400mg p.o., bei Pat. ohne enterale Ernährung 4 x 200mg; **Pro. invasiver Mykosen:** d1 2 x 300mg i.v., dann 1 x 300mg i.v.; 3 x 200mg; **DANI** CrCl < 50: orale Anw. empfohlen; **DALI** vorsichtige Anwendung
Voriconazol Rp	HWZ 6h, Q0 0.98, PPB ca. 58%, PRC D, Lact -
VFEND *Tbl. 50, 200mg; Trockensaft (1ml = 40mg); Inf.Lsg. 200mg*	**Invasive Aspergillose, Candidämie, schwere Candida-Infektion** (Fluconazol-resistent), **Pilzinfektion** (Scedosporium, Fusarium spp.): d1: 2 x 6mg/kg i.v.; 2 x 400mg p.o.; ab d2: 2 x 4mg/kg i.v.; 2 x 200mg p.o.; Pat. < 40kg: d1: 2 x 200mg p.o., ab d2: 2 x 100mg; **Ki. 2-12J:** 2 x 7mg/kg i.v., 2 x 200mg p.o.; **DANI** möglichst orale Anwendung; **DALI** Child A, B: d1: 100%, ab d2: 50%; Child C: nicht empfohlen

8.25.2 Polyene

Empf.: Candida-Arten, Aspergillus, Histoplasma, Sporothrix, Blastomyces, Cryptococcus, Coccidioides; **UW:** Fieber, Schüttelfrost, Nausea, Erbrechen, Diarrhoe, generalisierte Schmerzzustände, Anämie, Nierenfunktionsstörung, Hypokaliämie; **KI:** schwere Leber-, Nierenfunktionsstörung; Cave in SS/SZ

Amphotericin B Rp — HWZ 24h (15d), Qo 0.95, PPB 90-95%, PRC B Lact ?

Amphotericin B *Inf.Lsg. 50mg* **Fungizone** *Inf.Lsg. 50mg*	**Generalisierte Mykosen:** ini 0.1mg/kg i.v., dann: 1 x 0.5-0.7mg/kg i.v., max. 1mg/kg; **Ki.** 1-2mg/d, max. 0.25mg/kg/d i.v.; **DANI, DALI** KI bei schwerer NI/LI

Amphotericin B liposomal Rp — HWZ 7-153h, Qo 0.95, PRC B, Lact ?

AmBisome *Inf.Lsg. 50mg*	**Schwere systemische Mykosen:** ini 1 x 1mg/kg i.v., steigern bis 3-5mg/kg; **Ki.:** s. Erw.; **DANI, DALI** KI bei schwerer NI/LI

8.25.3 Echinocandine

Empf.: Candida albicans und Candida spp.: fungizid, Schimmelpilze: fungistatisch; **UW** (Anidulafungin): Hautrötung, Hitzewallungen, Pruritus, Exanthem, Hypokaliämie, Übelkeit, Erbrechen, Diarrhoe, Transaminasen/aP/GGT/Bili/Kreatinin ↑, Koagulopathie, Konvulsionen, Kopfschmerzen; **UW** (Caspofungin): Fieber, Schüttelfrost, Kopfschmerzen, Hypokaliämie, lokale Phlebitis, Übelkeit, Erbrechen, Diarrhoe, Flush, Exanthem, Anämie, Thrombopenie, Leukopenie, Eosinophilie, Tachykardie, Leberenzyme ↑, Arthralgie; **UW** (Micafungin): Leukopenie, Thrombopenie, Hämolyse, Anämie, Hypokaliämie, Hypokalzämie, Hypomagnesiämie, Kopfschmerzen, Phlebitis, Übelkeit, Erbrechen, Diarrhoe, Bauchschmerzen, Bilirubin- und Transaminasenerhöhung, Exanthem, Fieber, Rigor; **KI** (Anidulafungin): bekannte Überempfindlichkeit gegen Echinocandine; **KI** (Caspofungin): bekannte Überempfindlichkeit gegen Caspofungin; **KI** (Micafungin): bekannte Überempfindlichkeit gegen Echinocandine

Anidulafungin Rp — HWZ 40-50h, PPB 99%, PRC C, Lact ?

Ecalta *Inf.Lsg. 100mg*	**Invasive Candidose bei nichtneutropenischen Pat.:** d1: 1 x 200mg i.v., dann 1 x 100mg für 14d; **DANI, DALI** nicht erforderlich

Caspofungin Rp — HWZ 9-11h, PPB 93-96%, PRC C, Lact ?

Cancidas *Inf.Lsg. 50, 70mg*	**Invasive Aspergillose/Candidose, neutropenisches Fieber mit V.a. Pilzinfektion:** d1: 1 x 70mg i.v., dann 1 x 50mg, > 80kg: 1 x 70mg; **Ki. 12M-17J:** d1: 70mg/m², max. 70mg, dann 50mg/m², ggf. 70mg/m² bei inadäquatem Ansprechen; **DANI** nicht erforderlich; **DALI** Child 7-9: d1: 70mg, dann 1 x 35mg/d

Micafungin Rp	HWZ 13-17h, PPB 99%, PRC C, Lact ?
Mycamine *Inf.Lsg. 50, 100mg*	**Invasive Candidose:** 1 x 100mg i.v.; < 40kg: 2mg/kg/d; bei fehlendem Ansprechen Dosis verdoppeln; **Ki.:** s. Erw.; **ösophageale Candidose:** 1 x 150mg i.v.; < 40kg: 3mg/kg/d; **Pro. Candidosen:** 1 x 50mg/d; < 40kg: 1mg/kg/d; **Ki.:** s. Erw.; **DANI** nicht erforderlich; **DALI** leichte bis mittelschwere LI nicht erforderlich

8.25.4 Weitere Antimykotika

Empf. (Flucytosin): Candida, Cryptococcus, Aspergillus (nur fungistatisch);
UW (Flucytosin): Anämie, Leukopenie, Neutropenie, Granulozytopenie, Thrombozytopenie, Diarrhoe, Übelkeit, Erbrechen, Leberfunktionsstörungen, Transaminasenerhöhung;
UW (Griseofulvin): Unruhe, Depression, Schlaflosigkiet, Kopfschmerzen, Schwindel, Parästhesien, periphere Neuritiden, Nausea, Erbrechen, Diarrhoe, Bläschenschübe sowie Parästhesien an Händen/Füßen bei dyshidrosiformen Epidermophytien;
UW (Terbinafin): Appetitlosigkeit, Depression, Kopfschmerzen, Geschmackstörung, gastrointestinale Beschwerden, allergische Hautreaktionen, Myalgien, Arthralgien, Müdigkeit;
KI (Flucytosin): bek. Überempfindlichkeit, gleichzeitige Anw. von Ganciclovir und Valganciclovir, Brivudin, Sorivudin und Analoga; SS;
KI (Griseofulvin): bek. Überempfindlichkeit, Porphyrin-Stoffwechselstörungen, schwere Leberinsuffizienz, aktueller Kinderwunsch, SS, SZ;
KI (Terbinafin): bek. Überempfindlichkeit, chronische oder akute Lebererkrankungen; Nagelmykosen infolge einer primär bakteriellen Infektion

Flucytosin Rp	HWZ 3-8h, Qo 0.03, PPB 5%, PRC C, Lact ?
Ancotil *Inf.Lsg. 2.5g/250ml*	**Schwere Systemcandidose:** 100-150mg/kg i.v. in 4ED in Kombination mit Amphotericin B (0.5mg/kg/d); **FG/NG:** 50-100mg/kg/d in 2ED; **Kryptokokkenmeningitis:** 100mg/kg/d + 0.7-1mg/kg/d Amphotericin B; **Chromoblastomykose:** 70-100mg/kg/d i.v. in 4ED + 50mg Amphotericin B; **DANI** CrCl 20-40: Dosisintervall 12h; 10-19: Dosisintervall 24h; HD: 50mg/kg n. jed. Dialyse

Griseofulvin Rp	HWZ 22h, Qo 1.0, PPB 80%, PRC C
Griseo-CT *Tbl. 125, 500mg*	**Dermatophyteninfektion der Haut/Haare:** 1-4 x 125-500mg p.o. (Wirkungseintritt erst nach Wochen!); **Ki. 2-14J:** 10mg/kg/d p.o. in 1-4ED; **DANI** nicht erforderl.; **DALI** KI bei schwerer LI

Terbinafin Rp	HWZ 17h, Qo 1.0, PPB 99%, PRC B, Lact -
Amiada *Tbl. 250mg* **Dermatin** *Tbl. 250mg* **Lamisil** *Tbl. 250mg* **Myconormin** *Tbl. 250mg* **Terbinafin HEXAL** *Tbl. 125, 250mg* **Terbinafin Sandoz** *Tbl. 125, 250mg*	**Schwere Dermatophyteninfektion der Haut:** 1 x 250mg p.o.; **DANI** CrCl < 50: 50%; **DALI** Anwendung bei schwerer Leberfunktionsstrg. nicht empfohlen

8.26 Antimykotika zur topischen Anwendung

Empf. (Amphotericin B): Candida, Aspergillus fumigatus; **empf.** (Miconazol): Candida albicans, C. glabrata, C. krusei, C. parapsilosis, C. tropicalis, C. pseudotropicalis, Streptococcus pyogenes, Staph. aureus, Erysipelothrix insidiosa; **empf.** (Natamycin): Candida; **empf.** (Nystatin): Candida, Blastomyces, Coccidioides, Histoplasma, Aspergillus; **UW** (Amphotericin B): allergische Hautreaktionen, Glossitis, Übelkeit, Erbrechen, Diarrhoe; **UW** (Miconazol): Übelkeit, Diarrhoe, Bauchschmerzen, Erbrechen, Mundtrockenheit, Unbehagen im Mund, Zahnfleischschmerzen, Kopfschmerzen, Geschmacksstrg./Ausfall der Geschmackswahrnehmung, Juckreiz, Exanthem; **UW** (Nystatin): bei hoher Dosis Brechreiz; **KI** (Amphotericin B): bek. Überempf.; **KI** (Miconazol): bek. Überempf., Allergie gegen Milch oder Milchderivate, Leberfunktionsstörung, gleichzeitige Anwendung von Antikoagulanzien, hypoglykämischen Sulfonamiden, Cisaprid, Pimozid, Ergotamine, Dihydroergotamine

Amphotericin B Rp	
Ampho-Moronal *Tbl. 100mg; Lutschtbl. 10mg; Susp. (1ml = 100mg)*	**Mundsoor:** 4 x 1Tbl. bzw. 4 x 1ml p.o., bis 2-3d nach Verschwinden der sichtbaren Symptome; **Pro.** einer gastrointestinalen Hefepilzüberwucherung: 4 x 1 ml p.o. **DANI** nicht erforderl.

Miconazol Rp	
Loramyc *Buccaltbl. 50mg*	**Oropharyngeale Candidiasis bei Immunschwäche:** 1 x 50mg für 7-14d; Buccaltbl. soll für mind. 6h am Oberkieferzahnfleisch anhaften; **DANI** keine Angaben; **DALI** KI

Natamycin Rp	
Pimafucin *Lutschtbl. 10mg*	**Mundsoor:** 4-6 x 10mg p.o.

Nystatin OTC	PRC C, Lact ?
Adiclair *Tbl. 500000IE; Susp. (1ml = 100.000IE); Mundgel (1g = 100000IE)* **Biofanal** *Tbl. 500000IE; Susp. (1ml = 100.000IE); Mundgel (1g = 100000IE)* **Moronal** *Tbl. 500000IE; Susp. (1ml = 100000IE)* **Mykundex** *Tbl. 500000IE; Susp. (1ml = 100.000IE)* **Nystatin Stada** *Tbl. 500000IE*	**Candida-Infektion:** Mundhöhle: 4-6 x 100000IE p.o.; Magen-Darm-Trakt: 3 x 1-2Tbl.; **Ki.** s. Erw.; **DANI** nicht erforderlich

8.27 Anthelminthika

UW (Albendazol): Kopfschmerzen, Schwindel, Bauchschmerzen, Diarrhoe, Übelkeit, Erbrechen, reversibler Haarausfall, Fieber;
UW (Praziquantel): Kopfschmerzen, Benommenheit, Schwindel, Somnolenz, Unwohlsein, Bauchschmerzen, Übelkeit, Erbrechen, Diarrhoe, Urtikaria, Fieber, Anorexie, Myalgie;
KI (Albendazol): bekannte Überempfindlichkeit, SS/SZ; **KI** (Praziquantel): bekannte Überempfindlichkeit, intraokuläre Zystizerkose, gleichzeitige Anw. von Rifampicin

Albendazol Rp	HWZ 8h, PRC C, Lact ?
Eskazole *Tbl. 400mg*	**Echinokokkose:** 2 x 400mg p.o. für 28d, dann 14d Pause, 2-3 Zyklen; **Trichinose:** 2 x 400mg für 6d; **Strongyloidiasis:** 400-800mg/d für 3d; Pat. < 60kg: 15mg/kg/d in 2ED; **DANI** nicht erforderl.; **DALI** vorsichtige Anw., Transaminasen-Ktr.
Mebendazol Rp	HWZ 2-8h, Q_0 0.95, PRC C, Lact ?
Surfont *Tbl. 100mg* **Vermox** *Tbl. 100, 500mg*	**Enterobiasis:** 1 x 100mg p.o. für 3d, Wdh. nach 2 und 4W; **Ascariasis, Ankylostomiasis:** 2 x 100mg für 3d; **Trichuriasis:** 2 x 100mg für 4d; **Taeniasis, Strongyloidiasis:** 2 x 300mg für 3d; **Ki.:** s. Erw., max. 2 x 100mg; **Trichinose:** d1: 3 x 250mg, d2: 4 x 250mg, d3-14: 3 x 500mg; **Echinokokkose:** d1-3: 2 x 500mg, d4-6: 3 x 500mg, dann 3 x 500-1500mg; **DANI** nicht erforderl.; **DALI** vorsichtige Anw; bei schwerer Hepatopathie und hoher Dosis Anw. nicht empf.
Niclosamid OTC	
Yomesan *Tbl. 500mg*	**Taeniasis, Fischbandwurm:** 1 x 2g p.o.; **Ki. 2-6J:** 1 x 1g; < **2J:** 1 x 0.5g; **Zwergbandwurm:** d1: 1 x 2g, d2-7: 1 x 1g; **Ki. 2-6J:** d1: 1 x 1g, d2-7: 1 x 0.5g; < **2J:** d1: 1 x 0.5g, d2-7: 1 x 250mg; **DANI** nicht erforderlich
Praziquantel Rp	HWZ 1-2.5(4)h, Q_0 0.8, PPB 85%, PRC B
Biltricide *Tbl. 600mg* **Cesol** *Tbl. 150mg* **Cysticide** *Tbl. 500mg*	**Schistosomiasis:** 40-60mg/kg p.o. in 2-3ED für 1d; **Leber- u. Lungenegel:** 75mg/kg in 3ED für 2-3d; **Neurozystizerkose:** 50mg/kg in 3ED für 15d; **Taeniasis:** 1 x 5-10mg/kg; **Fischbandwurm:** 1 x 10mg/kg; **Zwergbandwurm:** 15-25mg/kg, evtl. Wdh. nach 10d; **DALI** vorsichtige Anw. bei schwerer LI

Pyrantel Rp	HWZ 26h PRC C, Lact ?
Helmex *Kautbl. 250mg; Saft (5ml = 250mg)*	**Enterobiasis, Ascariasis, Ancylostomiasis:** 1 x 10mg/kg p.o., max. 1g; **Hakenwurm:** 20mg/kg für 2d; **DALI** KI bei vorbestehender Leberschädigung

Pyrvinium OTC	PRC B
Molevac *Tbl. 50mg; Saft (5ml = 50mg)* **Pyrcon** *Saft (5ml = 50mg)*	**Enterobiasis:** 1 x 5mg/kg p.o., max. 400mg; **DANI, DALI** KI

8.28 Antimalariamittel

Wm/Wi (Piperaquintetraphosphat): Wm nicht genau bekannt, evtl. ähnlich wie Chloroquin;
Wm/Wi (Dihydroartemisinin): Schädigung in den parasitären Membransystemen durch freie Radikale;
UW (Artemether + Lumefantrin): Bauch-/Kopfschmerzen, Anorexie, Diarrhoe, Übelkeit, Schwindel, Pruritus, Exanthem, Husten, Palpitationen, Arthralgie, Myalgie, Asthenie, Müdigkeit; **UW** (Chloroquin): Hornhauttrübung, Retinopathia pigmentosa, Exanthem;
UW (Mefloquin): GI-Strg., ZNS-Strg., Rhythmusstrg., Psychose, Leuko-/ Thrombopenie;
UW (Piperaquintetraphosphat + Dihydroartemisinin): Anämie, Kopfschmerzen, QT-Verlängerung, Tachykardie, Asthenie, Fieber, Grippe, Plasmodium-falciparum-Infektion, Atemweg-/ Ohrinfektion, Leukozytose, Leuko-, Thrombo-, Neutropenie, Anorexie, Konjunktivitis, unregelmäßige Herzfrequenz, Husten, Bauchschmerzen, Erbrechen, Durchfall, Dermatitis, Rash;
UW (Proguanil + Atovaquon): Kopfschmerzen, Übelkeit, Erbrechen, Diarrhoe, Bauchschmerzen, Anämie, Neutropenie, allergische Reakt., Hyponatriämie, Appetitlosigkeit, ungewöhnl. Träume, Depression, Schlaflosigkeit, Schwindel, Leberenzyme ↑, Pruritus, Exanthem, Fieber, Husten;
KI (Artemether + Lumefantrin): komplizierte Malaria, Herzerkrankung, QT ↑, SZ;
KI (Chloroquin): Retinopathie, G-6-PDH-Mangel, SS/SZ;
KI (Mefloquin): bek. Überempf. gegen M., Chinin, Chinidin; aktive Depression, Depression in Anamnese, generalisierte Angsterkrankung, Psychose, Suizidversuche, suizidale Gedanken und selbstgefährdendes Verhalten, Schizophrenie, andere psychiatrische Störungen, Epilepsie, Komb. mit Halofantrin bzw. Ketoconazol gleichzeit bzw. bis 15 Wochen nach letzter Mefloquin-Einnhame, Schwarzwasserfieber i.d. Anamnese, schwere Leberfunktionsstrg.;
KI (Piperaquintetraphosphat + Dihydroartemisinin): bekannte Überempfindlichkeit, schwere Malaria (nach WHO), plötzliche Todesfälle/angeborene QT-Verlängerung in Familienanamnese, bekannte QT-Verlängerung, symptomatische HRST, schwere Bradykardie, schwere Hypertonie, linksventrikuläre Hypertrophie, dekompensierte Herzinsuffizienz, Elektrolytstrg., Einnahme von Medikamenten, die QT-Intervall verlängern (unter Berücksichtigung der HWZ);
KI (Proguanil + Atovaquon): bekannte Überempfindlichkeit, schwere Nierenfunktionsstrg.

Artemether + Lumefantrin Rp	HWZ (A/L) 2h/2-6d
Riamet *Tbl. 20+120mg*	**Unkomplizierte Malaria-tropica-Ther.:** ini 4Tbl., Wdh. nach 8, 24, 36, 48, 60h; **Ki.:** 5-15kg: s. Erw. mit je 1Tbl.; 15-25kg: je 2Tbl.; 25-35kg: je 3Tbl.

Chloroquinphosphat Rp	HWZ 30-60d, Q0 0.3, PPB 50-60%, PRC C, Lact +
Resochin *Tbl. 81, 250mg; Amp. 250mg*	**Malaria-Pro.:** 1 x/W 8mg/kg p.o., 1W vor bis 4W nach Exposition; **Malaria-Ther.:** ini 16mg/kg p.o., nach 6h 8mg/kg, dann 1 x 8mg/kg für 2-3d; ini 16mg/kg über 4h i.v., dann 8mg/kg über 4h alle 12h bis Gesamtdosis von 40-50mg/kg; **Ki.:** s. Erw.
Mefloquin Rp	HWZ 13-30d, Q0 0.9, PPB 98%, PRC C, Lact ?
Lariam *Tbl. 250mg*	**Malaria-tropica-Pro.:** 1 x/W 250mg p.o., 1W vor bis 4W nach Exposition; **Ki. > 5kg:** 1 x/W 5mg/kg; **Malaria-Ther.:** ini 750mg p.o., nach 6h 500mg, nach 12h 250mg; **Ki. > 5kg:** 20-25mg/kg, Gesamtdosis in 2-3ED; **DANI** nicht erford.; **DALI** KI bei schwerer LI
Piperaquintetraphosphat + Dihydroartemisinin Rp	HWZ 22d bzw. 1h, PPB > 99% bzw. 44-93%, PRC C, Lact ?
Eurartesim *Tbl. 320+40mg*	**Unkomplizierte Plasmodium-falciparum-Malaria:** 5-6kg: 1 x 80+10mg p.o. für 3d, 7-12kg: 1 x 160+20mg, 13-23kg: 1 x 320+40mg, 24-35kg: 1 x 640+80mg, 36-74kg: 1 x 960+120mg, 75-100kg: 1 x 1280+160mg, > 100kg: keine Daten; **DANI, DALI** vorsichtige Anwendung bei mäßiger/schwerer Nieren-/Leberfunktionsstrg.
Primaquin Int. Apotheke	HWZ 4-7h, PRC C, Lact ?
Primaquine *Tbl. 15mg*	**Malaria-tertiana-Nachbehandlung:** 1 x 15mg p.o. für 14d
Proguanil + Atovaquon Rp	
Atovaquon/Proguanil-ratioph. *Tbl. 25 + 62.5, 100 + 250mg* **Malacomp HEXAL** *Tbl. 25 + 62.5, 100 + 250mg* **Malarex** *Tbl. 100+250mg* **Malarone** *Tbl. 100+250mg* **Malarone junior** *Tbl. 25+62.5mg*	**Malaria-Pro.:** 1-2d vor bis 7d nach Exposition: 1 x 100+250mg p.o.; **Ki. 11-20kg:** 1 x 25+62.5mg p.o.; **21-30kg:** 1 x 50+125mg; **31-40kg:** 1 x 75+187.5mg; **unkomplizierte Malaria-tropica-Ther.:** 1 x 400+1000mg p.o. für 3d; **Ki. 11-20kg:** 1 x 100+250mg für 3d; **21-30kg:** 1 x 200+500mg für 3d; **31-40kg:** 1 x 300+750mg für 3d; **DANI** CrCl > 30: 100%; < 30: KI; **DALI** nicht erforderlich

9 Immunologie

9.1 Immunsuppressiva

Wm/Wi (Azathioprin): Umwandlung in 6-Mercaptopurin = Purinantimetabolit;
Wm/Wi (Belatacept): selektiver Kostimulationsblocker ⇒ blockiert CD28-vermittelte Kostimulation von T-Zellen ⇒ Hemmung der Immunantwort gegen transplantierte Niere;
Wm/Wi (Ciclosporin): Blockade ruhender Lymphozyten in der G0- oder G1-Phase, Hemmung der Produktion und Freisetzung von Lymphokinen und T-Zell-Wachstumsfaktor;
Wm/Wi (Mycophenolat): Hemmung der Inosinmonophosphatdehydrogenase ⇒ Hemmung der Synthese v. Guanosin-Nukleotiden ⇒ zytostatischer Effekt auf Lymphozyten;
Wm/Wi (Tacrolimus): hemmt Bildung zytotoxischer T-Zellen; hemmt Lymphokin-Bildung u. Expression des Interleukin-2-Rezeptors;
UW (Azathioprin): Nausea, Erbrechen, Diarrhoe, Panzytopenie, Fieber, Infektionsrisiko ↑, Cholestase, Pankreatitis, Alopezie;
UW (Ciclosporin): Nierenschädigung, Strg. der Leberfunktion, Kardiotoxizität, Tremor, Hirsutismus, Gingivahypertrophie, Ödeme;
UW (Belatacept): Infektionen (Harnweg-, Atemweg-, CMV-, Herpes-, Pilzinfektionen, lokale und Wundinfektionen, BK-Virus-Infektion, Sepsis, Influenza, Gastroenteritis), Cellulitis, Plattenepithelkarzinom der Haut, Basaliom, Hautpapillome, Anämie, Leukopenie, Leukozytose, Thrombopenie, Lymphopenie, Polyzythämie, IgG/M ↓, Cushingoid, Hypophosphatämie, -kaliämie, -kalzämie, -proteinämie, Dyslipidämie, Hyperglykämie, -kaliämie, Gewicht ↑ ↓, Diabetes mellitus, Dehydratation, Azidose, Flüssigkeitsretention, Schlaflosigkeit, Angst, Depression, Kopfschmerzen, Tremor, Schwindel, apoplektischer Insult, Parästhesie, Synkope, Lethargie, periphere Neuropathie, Katarakt, okuläre Hyperämie, Verschwommensehen, Vertigo, Tinnutus, Ohrschmerz, Herzfrequenz ↓ ↑, Vorhofflimmern, Herzinsuffizienz, Angina pectoris, Linksherzhypertrophie, RR ↓ ↑, Schock, Infarkt, Hämatom, Angiopathie, Lymphozele, Arterienfibrosierung, Husten, Dyspnoe, Pulmonarödeme, Keuchen, Hypokapnie, Orthopnoe, Epistaxis, oropharyngeale Schmerzen, Diarrhoe, Konstipation, Übelkeit, Erbrechen, Bauchschmerzen, Dyspepsie, Stomatitis aphtosa, Abdominalhernie, Zytolytische Hepatitis, gestörte Leberfkt., Akne, Pruritus, Alopezie, Hautläsionen, Ausschlag, Nachtschweiß, Hyperhidrose, Arthralgie, Myalgie, Rücken-, Glieder-, Knochenschmerzen, Gelenkschwellung, Muskelschwäche, Muskelspasmus, Bandscheibenerkrankung, Osteoarthrose, Gelenksperre, Protein-, Dys-, Hämaturie, Kreatinin ↑, Nierentubulusnekrose, -arterienstenose, -venenthrombose, Glykosurie, Hydronephrose, vesikoureteraler Reflux, Nykturie, Harninkontinenz, Harnretention, Hydrozele, periphere Ödeme, Pyrexie, Brustschmerz, Müdigkeit, Unwohlsein, verzögerte Heilung, CRP ↑, Parathormon ↑, Dysfunktion des Transplantats, chronische Allotransplantat-nephropathie, Narbenhernie; **UW** (Everolimus): Infektionen, Knochemarkdepression, Hyperlipidämie, Hypertonie, Thromboembolie, Bauchschmerzen, Diarrhoe, Erbrechen, Nausea, Akne, Ödeme, Schmerzen; **KI** (Azathioprin): Überempfindlichkeit gegen 6-Mercaptopurin, schwere Leber-, Nieren- und Knochenmarksschäden, schwere Infek-tionen;
KI (Belatacept): EBV-Serostatus negativ/unbekannt, bekannte Überempfindlichkeit;
KI (Ciclosporin): Nierenfunktionstörung, unkontrollierte arterielle Hypertonie, unkontrollierte Infektionen, Tumoren, schwere Lebererkrankungen, SZ; Cave in SS;
KI (Everolimus): Überempfindlichkeit gg. Everolimus od. Sirolimus;

Azathioprin Rp	HWZ 4.5h, Q0 1.0, PPB 30%, PRC D, Lact -
Azafalk *Tbl. 25, 50, 75, 100mg* **Azamedac** *Tbl. 50mg* **Aza Q** *Tbl. 50mg* **Azaimun** *Tbl. 50mg* **Azathioprin HEXAL** *Tbl. 25, 50, 75, 100mg* **Azathioprin-ratioph.** *Tbl. 25, 50mg* **Imurek** *Tbl. 25, 50mg; Inj.Lsg. 50mg* **Imurel** *Tbl. 50mg* **Zytrim** *Tbl. 50mg*	**Nach Organtransplantation (Organ-Tx):** d1: 5mg/kg p.o./i.v., dann 1–4mg/kg/d; **Multiple Sklerose, Myasthenia gravis:** 2–3mg/kg/d; **Autoimmunhepatitis:** ini 1–1.5mg/kg, Erh.Dos. bis 2mg/kg; **chronische Polyarthritis, M. Crohn, Colitis ulcerosa, systemischer Lupus erythematodes, Dermatomyositis, Panarteriitis nodosa, Pemphigus vulgaris, bullöses Pemphigoid, M. Behçet, refraktäre autoimmune hämolytische Anämie durch IgG-Wärmeantikörper, chron. refraktäre idiopathische thrombozytopenische Purpura:** 1-3mg/kg/d; **Ki.:** s. Erw.; **DANI, DALI** sorgfältige Dosiseinstellung

Basiliximab Rp	HWZ 173h, PRC B, Lact ?
Simulect *Amp. 10, 20mg*	**Pro. der akuten Transplantatabstoßung:** 20mg i.v. 2h vor Tx, 20mg 4d nach Tx; **Ki. < 35kg:** 10mg i.v. 2h vor Tx, 10mg 4d nach Tx; Kombination mit Ciclosporin u. Steroiden

Belatacept Rp	HWZ 8.2-9.8d, PRC C, Lact ?
Nulojix *Inf.Lsg. 250mg*	**Nach Nieren-Tx:** d1, 5, 14, 28 nach Tx: je 10mg/kg i.v.; Ende W8 und 12 nach Tx: je 10mg/kg i.v.; Erhaltungsphase ab Ende W16 nach Tx: 5mg/kg alle 4 W; **DANI** nicht erforderlich; **DALI** keine Daten

Ciclosporin Rp	HWZ 7-8 (16-19)h, Q0 1.0, PPB 90%, ther. Serumspiegel (µg/l): 100-300
Cicloral *Kps. 25, 50, 100mg; Lsg. (1ml = 100mg)* **Ciclosporin 1A** *Kps. 25, 50, 100mg; Lsg. (1ml = 100mg)* **Deximune** *Kps. 25, 50, 100mg* **Immunosporin** *Kps. 25, 50, 100mg* **Sandimmun** *Kps. 10, 25, 50, 100mg; Susp. (1ml = 100mg); Amp. 50mg/1ml, 250mg/5ml*	**Nach Organ-Tx:** ini 10-14mg/kg p.o. (3-5mg/kg i.v.) 4-12h vor Tx, dann 1 x 10-14mg/kg/d für 1-2W, dann 2-6mg/kg/d p.o. in 1-2ED; **nach KM-Tx:** 12.5-15mg/kg p.o. 1d vor Tx, dann 12.5-15mg/kg für 5d, dann 12.5mg/kg für 3-6M; **nephrotisches Syndrom:** 5mg/kg p.o.; **Ki.:** 6mg/kg p.o.; **schwere Psoriasis:** 2.5mg/kg p.o. in 2ED, max. 5mg/kg; **DANI** KI außer nephrotisches Syndr.

Everolimus Rp	HWZ 21-35h, PPB ca. 74%, ther. Serumspiegel (ng/ml): 3-8
Certican *Tbl. 0.25, 0.5, 0.75, 1mg; Susp. 0.1, 0.25mg*	**Pro. Transplantatabstoßung bei Nieren- und Herz-Tx:** 2 x 0.75mg p.o., Dosisanpassung nach Serumspiegel; Kombination mit Ciclosporin; **DANI** nicht erforderlich; **DALI** Child A, B: ini 50%; C: keine Daten
Mycophenolatmofetil Rp	HWZ 6h, Q0 > 0.7, PPB 97%, PRC D, Lact -
CellCept *Kps. 250mg; Tbl. 500mg; Trockensaft (5ml = 1g); Susp. (5mg = 1ml); Inj.Lsg. 500mg* **Mycophenolatmofetil HEXAL** *Kps. 250mg; Tbl. 500mg* **Myfenax** *Kps. 250mg; Tbl. 500mg*	**Nach Nieren-Tx:** 2 x 1g p.o./i.v.; **nach Herz-Tx:** 2 x 1.5g p.o.; **nach Leber-Tx:** d1-4: 2 x 1g i.v., dann 2 x 1.5g p.o.; Pat. > 65J: 2 x 1g p.o./i.v.; **Ki. 2-18J:** 2 x 600mg/m² p.o., max. 2g/d; **DANI** CrCl < 25: max. 2 x 1g
Mycophenolatnatrium Rp	HWZ 12h, Q0 > 0.7
Myfortic *Tbl. 180, 360mg*	**Nach Nieren-Tx:** 2 x 720mg p.o.; **DANI** CrCl < 25: sorgfältige Überwachung, max. 1440mg/d; **DALI** nicht erforderlich
Sirolimus Rp	HWZ 57-63h, Q0 1.0, ther. Serumspiegel (ng/ml): 4-12 (12-20 nach Absetzen v. Ciclosporin)
Rapamune *Tbl. 1, 2mg; Lsg. (1mg/ml)*	**Nach Nieren-Tx:** ini 6mg, dann 1 x 2mg p.o., bzw. nach Serumspiegel; Kombination in den ersten 2-3M mit Ciclosporin und Steroiden; **DANI** nicht erforderlich
Tacrolimus Rp	HWZ 11-15h, Q0 1.0, PPB 99%, PRC C, Lact -
Advagraf *Kps. (ret.) 0.5, 1, 3, 5mg* **Crilomus** *Kps. 0.5, 0.75, 1, 2, 5mg* **Envarsus** *Kps. (ret.) 0.75, 1, 4mg* **Modigraf** *Gran. 0.2, 1mg* **Prograf** *Kps. 0.5, 1, 5mg; Amp. 5mg/1ml* **Tacni** *Kps. 0.5, 1, 5mg* **Tacpan** *Kps. 0.5, 1, 5mg* **Tacrolimus HEXAL** *Kps. 0.5, 1, 5mg*	**Nach Nieren-Tx:** 0.2-0.3mg/kg/d p.o. in 2ED; 0.05-0.1mg/kg/d i.v. als 24h-Dauerinf.; **Ki.:** 0.3mg/kg/d p.o. in 2ED; 0.075-0.1mg/kg/d i.v. als 24h-Dauerinfusion; **nach Leber-Tx:** 0.1-0.2mg/kg/d p.o. in 2ED; 0.01-0.05mg/kg/d i.v. als 24h-Dauerinfusion; **Ki.:** 0.3mg/kg/d p.o. in 2ED; 0.05mg/kg/d i.v. als 24h-Dauerinfusion; **nach Herz-Tx:** 0.075mg/kg/d p.o. in 2ED; 0.01-0.02mg/kg/d i.v. als 24h-Dauerinf.; **Ki.:** 0.1-0.3mg/kg/d p.o. in 2ED; 0.03-0.05mg/kg/d i.v. als 24-h-Dauerinf.; Dosisreduktion bei allen Ind im Verlauf; ret. Kps. Gabe in 1 ED; **Th Tx-Abstoßung:** s. FachInfo; **DANI** nicht erforderlich; **DALI** individuelle Dosisreduktion in 20- bis 25-%-Schritten
S. auch Selektive Immunsuppressiva → 290	

9.2 Wachstumsfaktoren

Wm/Wi (Filgrastim, Lenograstim): humaner Granulozytenkolonie-stimulierender Faktor (G-CSF) reguliert Entstehung und Freisetzung funktionsfähiger neutrophiler Granulozyten aus dem Knochenmark;
Wm/Wi (Lipegfilgrastim): kovalentes Konjugat von Filgrastim mit verlängerter Verweildauer;
Wm/Wi (Palifermin): Protein, stimuliert über spezifische Rezep-toren der Epithelzellen Proliferation, Differenzierung und Hochregulierung zytoprotektiver Mechanismen;
Wm/Wi (Plerixafor): selektiver, reaktiver Antagonist des CXCR4-Chemokin-Rezeptors ⇒ Leukozytose u. Erhöhung des Spiegels von zirkulierenden, hämatopoetischen Progenitorzellen, Mobilisierung von $CD34^+$-Zellen (funktional und transplantionsfähig);
UW (Filgrastim): Knochenschmerzen, Miktionsbeschwerden, LDH/AP/gGT/Harnsäure ↑, Übelkeit, Erbrechen, Kopfschmerzen;
UW (Lipefilgrastim): Thrombozytopenie, Hypokaliämie, Kopfschmerzen, Hautreaktionen, Schmerzen des Muskel- und Skelettsystems/ im Brustraum;
UW (Palifermin): Geschmacksirritationen, Anschwellen von Mund/Zunge, Exanthem, Pruritus, Erythem, Arthralgien, Ödeme, Schmerzen, Fieber, Lipase/Amylase ↑;
UW (Plerixafor): Schlaflosigkeit, Benommenheit, Kopfschmerzen, Durchfall, Übelkeit, Erbrechen, Bauchschmerzen, Obstipation, Flatulenz, Mundtrockenheit, orale Hypästhesie, Hyperhidrose, Erytheme, Arthralgie, Reaktion am Injektionsort, Müdigkeit, Unwohlsein;
KI (Filgrastim): Überempf. gegen Filgrastim, Kostmann-Syndrom (kongenitale Neutropenie);
KI (Lipegfilgrastim): bekannte Überempfindlichkeit;
KI (Palifermin): Überempf. gegen Palifermin bzw. gegen aus E. coli hergestellten Proteinen;
KI (Plerixafor): bekannte Überempfindlichkeit

Filgrastim (G-CSF) Rp	HWZ 2-7h, PRC C, Lact ?
Accofil *Fertigspr. 300, 480µg* **Biograstim** *Fertigspr. 300, 480µg* **Filgrastim HEXAL** *Fertigspr. 300, 480µg* **Granulokine** *Fertigspr. 300, 480µg* **Neupogen 30, 48** *Inj.Lsg. 300, 480µg; Fertigspr. 300, 480µg* **Nivestim** *Inj.Lsg. 120, 300, 480µg* **Ratiograstim** *Fertigspr. 300, 480µg* **Zarzio** *Fertigspr. 300, 480µg*	**Neutropenie nach Chemotherapie:** 5µg/kg/d s.c.; **Mobilisierung peripherer Blutstammzellen:** 10µg/kg/d als s.c.-Dauerinfusion über 24h für 5-7d; **schwere kongenitale Neutropenie:** 12µg/kg/d, max. 24µ/kg/d; **Neutropenie bei HIV:** 1µg/kg/d, max. 4µg/kg/d; **Spender von allogener Stammzellspende:** 10µg/kg/d für 4-5d

Lenograstim (G-CSF) Rp	HWZ 3-4h
Granocyte 13 *Inj.Lsg. 105µg (13.4 Mio IE)* **Granocyte 34** *Inj.Lsg. 263µg (33.6 Mio IE)*	**Neutropenie nach Chemotherapie, Mobilisierung peripherer Blutstammzellen:** 150µg/m² KOF/d s.c.

Lipegfilgrastim (G-CSF) Rp	HWZ 32-62h, PRC C, Lact -
Lonquex *Fertigspr. 6mg/0.6ml (13.4 Mio IE)*	**Neutropenie nach Chemotherapie:** 1 x 6mg s.c. je Zyklus, 24h nach CTX

Palifermin Rp	HWZ 4.5h
Kepivance *Inj.Lsg. 6.25mg*	**Pro. Mukositis bei myeloablativer Chemotherapie:** 60μg/kg/d i.v. 3d vor und bis 3d nach Chemotherapie; **DANI** nicht erforderlich
Pegfilgrastim (G-CSF) Rp	
Neulasta *Fertigspr. 6mg/0.6ml*	**Neutropenie nach Chemotherapie:** 6mg s.c. einmalig pro Chemo-Zyklus
Plerixafor Rp	HWZ 3-5h, PPB 58%, PRC D, Lact ?
Mozobil *Inj.Lsg 24mg/1.2ml*	**Mobilisierung peripherer Blutstammzellen zur autologen Tx bei Lymphom/Multiplem Myelom:** 0.24mg/kg/d s.c. 6-11h vor Apherese nach 4-tägiger G-CSF-Vorbehandlung, Anw. für 2-7d; **DANI** CrCl > 50: 100%, 20-50: 0.16mg/kg/d, < 20: keine Daten

9.3 Interferone

Wm/Wi (Interferone): antiviral, wachstumshemmend und immunregulatorisch;
UW: Fieber, Schwitzen, Schüttelfrost, Müdigkeit, Gelenk- und Weichteilschmerzen, BB-Veränderungen, HRST, Depression, Tremor, Krampfanfälle, Parästhesien, GI-Strörung, Haarausfall, Exantheme, Pruritus;
KI: Herz-, ZNS-Erkrankung, schwere Leberfktsstörung, Niereninsuffizienz, schwere KM-Schäden, Cave in SS/SZ

Interferon alfa-2a Rp	HWZ 3.7-8.5h, Q0 1.0
Roferon A *Fertigspr. 3, 4.5, 6, 9, 18 Mio IE; Pen 18 Mio IE*	**Chronische Hepatitis B:** 3 x/W 2.5-5 Mio IE/m² KOF s.c.; **Ki.:** bis 10 Mio IE/m² KOF 3 x/W s.c.; **chron. Hepatitis C:** 3 x/W 3-4.5 Mio IE s.c.; Kombination mit Ribavirin → 257; andere Ind. s. Pck.Beil.; **DANI, DALI** KI bei schwerer NI, LI
Interferon alfa-2b Rp	HWZ 2-3h, Q0 1.0
Intron A *Inj.Lsg. 18, 25 Mio IE; Pen 18, 25, 30, 60 Mio IE*	**Chronische Hepatitis B:** 3 x/W 5-10 Mio IE s.c.; **chronische Hepatitis C:** 3 x/W 3 Mio IE s.c.; Kombination mit Ribavirin → 257; andere Ind. s. Pck.Beilage; **DANI, DALI** KI
Interferon beta-1a → 342	
Interferon beta-1b → 342	

Interferon gamma-1b Rp	HWZ 7h, Q0 1.0
Imukin *Inj.Lsg. 2 Mio IE*	**Chronische Granulomatose:** Pat. < 0.5m² KOF: 3 x/W 1.5µg/kg s.c.; Pat. > 0.5m² KOF: 3 x/W 50µg/m² KOF s.c.

Peginterferon alfa-2a Rp	HWZ 50-130h
Pegasys *Fertigspr. 90µg, 135µg, 180µg*	**Chronische Hepatitis B:** 180µg s.c. 1 x/W für 48W; **Chronische Hepatitis C:** 180µg s.c. 1 x/W; **Ki.** ≥ 5J: s. FachInfo Kombination mit Ribavirin → 257; **DANI** ini 135µg 1 x/W; **DALI** s. FachInfo

Peginterferon alfa-2b Rp	HWZ 27-33h
Pegintron *Inj.Lsg. 50, 80, 100, 120, 150µg*	**Chronische Hepatitis C:** 1 x/W 1.5µg/kg s.c.; Kombination mit Ribavirin → 257; **DANI** Monotherapie: CrCl 30-50: ini 75%, < 30: ini 50%; Kombinationstherapie: CrCl< 50: KI

9.4 Immunglobuline

Wm/Wi (Immunglobuline): antiviral, wachstumshemmend und immunregulatorisch;
UW: Schüttelfrost, Kopfschmerzen, Fieber, Übelkeit, Erbrechen, allergische Reaktionen, Hypotonie, Anaphylaxie, Gelenkschmerzen, Rückenschmerzen;
KI: bekannte Überempfindlichkeit

Immunglobuline Rp	HWZ 36d
Privigen *Inf.Lsg. 2.5g/25ml, 5g/50ml, 10g/100ml, 20g/200ml (98% IgG)*	**Primäre Immunmangelsyndrome:** ini 0.4-0.8g/kg i.v. alle 2-4W bis IgG-Spiegel 4-6g/l, dann 0.2-0.8g/kg; **sekundäre Immunmangelsyndrome (CLL, Myelom):** 0.2-0.4g/dl alle 3-4W; **Ki. mit AIDS:** 0.2-0.4g/kg alle 3-4W; **idiopathische thrombozytopenische Purpura (ITP):** 0.8-1g/kg an d1, ggf. Wdh. innerhalb von 3d oder 0.4g/kg über 2-5d; **Guillain-Barré-Syndrom:** 0.4g/kg über 3-7d; s. auch FachInfo

Immunglobuline Rp	HWZ ca. 20d
Flebogamma 5% *Inf.Lsg. 0.5g/10ml, 2.5g/50ml, 5g/100ml, 10g/200ml (97% IgG; max. 0.05mg/l IgA)* **Gammagard S/D** *Inf.Lsg. 0.5g/10ml, 2.5g/50ml, 5g/100ml, 10g/200ml (92% IgG; max. 0.003mg/l IgA)* **Gamunex 10%** *Inf.Lsg. 1g/10ml, 5g/50ml, 10g/100ml, 20g/200ml (98% IgG; max. 0.084mg/l IgA)* **Kiovig** *Inf.Lsg. 1g/10ml, 2.5g/25ml, 5g/50ml, 10g/100ml, 20g/200ml, 30g/300ml (98% IgG; max. 140µg/ml IgA)* **Octagam** *Inf.Lsg. 1g/20ml, 2.5g/50ml, 5g/100ml, 10g/200ml (95% IgG; max. 0.2mg/l IgA)*	**Primäre Immunmangelsyndrome:** ini 0.4-0.8g/kg i.v. alle 2-4W bis IgG-Spiegel 4-6g/l, dann 0.2-0.8g/kg; **sekundäre Immunmangelsyndrome (CLL, Myelom):** 0.2-0.4g/dl alle 3-4W; **Ki. mit AIDS:** 0.2-0.4g/kg alle 3-4W; **idiopathische thrombozytopenische Purpura (ITP):** 0.8-1g/kg an d1, ggf. Wdh. innerhalb von 3d oder 0.4g/kg über 2-5d; **Guillain-Barré-Syndrom:** 0.4g/kg d1-5; **Kawasaki-Syndrom:** 1.6-2g/kg über 2-5d; **allogene KM-Tx:** 0.5g/kg wöchentlich, s. auch FachInfo; **Chronisch inflammatorische demyelinisierende Polyneuropathie (CIDP):** Gamunex: ini 2g/kg, Erh.Dos. 1g/kg alle 3W

9.5 Impfstoffe

9.5.1 Bakterielle Impfstoffe

Wm/Wi: Bildung von Antikörpern durch das Immunsystem nach Applikation von attenuierten, abgetöteten oder fragmentierten Krankheitserregern oder deren Toxinen;
UW (TD-Impfstoff): Rötung, Schwellung, Schmerzen an der Injektionsstelle, Abszess, Granulombildung, Kopfschmerzen, Übelkeit, Fieber, Schweißausbruch, allergische Reaktionen;
UW (Typhusimpfstoff): Asthma-Anfall, Übelkeit, Erbrechen, Diarrhoe, Bauchschmerzen, Arthralgien, Myalgien, Serumkrankheit;
KI (TD-Impfstoff): bekannte Überempfindlichkeit/Allergie, Infektion, fieberhafte Erkrankung;
KI (Typhusimpfstoff): akute Erkrankung, Immundefekte, bekannte Überempfindlichkeit

Meningokokken-C-Oligosaccharid Rp	PRC C, Lact +
Meningitec *Fertigspr. 10µg/0.5ml* **Menjugate** *Amp. 10µg/0.5ml* **Neisvac C** *Amp. 10µg/0.5ml*	**Meningokokken-Immunisierung:** **Sgl. bis 12M:** 2 x 0.5ml im Abstand von 8W; **Ki. > 1J, Erw.:** 1 x 0.5ml

Meningokokken-A-,-C-,-W135-,-Y-Oligosaccharid Rp	PRC C Lact+
Menveo *Inj.Lsg. 25µg/0.5ml*	**Meningokokken-Immunisierung:** **Erw., Ki. ab 11J:** 0.5ml als ED i.m.

Meningokokken-B-Adsorbat Rp	PRC C Lact+
Bexsero *Inj.Lsg. 175µg/0.5ml*	**Meningokokken-B-Immunisierung:** **Ki. 2-5M:** 3 x 0.5ml im Abstand von 4W; **Ki. 6M-10J:** 2 x 0.5ml im Abstand von 8W; **Ki. 11J, Erw.:** 2 x 0.5ml im Abstand von 4W;

Pneumokokkenpolysaccharid Rp	PRC C, Lact +
Prevenar-13 *Fertigspr. 0.5ml* **Pneumovax 23** *Amp. 0.5ml* **Synflorix** *Fertigspr. 0.5ml*	**Pneumokokken-Immunisierung:** Prevenar, Synflorix: 0.5ml i.m. 2., 3. u. 4. Lebensmonat und 1 x 0.5ml im 2.Lj.; **Impfung bei erhöhtem Risiko:** Pneumovax: ab 2.Lj.: 0.5ml i.m.
Salmonella-typhi-Polysaccharid Rp	
Typhim Vi *Fertigspr. 25µg/0.5ml*	**Typhus-Immunisierung:** ab 2.Lj.: 25µg i.m., Wdh. nach 3J
Tetanus- + Diphtherie-Toxoid Rp	PRC C, Lact +
Td-Impfstoff Mérieux *Amp. 20IE+2IE/0.5ml* **Td-pur** *Fertigspr. 20IE+2IE/0.5ml* **TD Rix** *Fertigspr. 20IE+2IE/0.5ml*	**Tetanus-/Diphtherie-Grundimmunisierung:** ab 6J: 0.5ml i.m., Wdh. nach 4-8W und nach 6-12M; **Auffrischimpfung:** routinemäßig 0.5ml ab Beginn 6.Lj.; 0.5ml 11.-15.Lj., dann alle 10J 0.5ml; **Immunisierung bei Verletzung:** 0.5ml, wenn letzte Impfung 5-10J zurückliegt
Tetanus- + Diphtherie- + Pertussis-Toxoid Rp	PRC C, Lact +
Boostrix *Fertigspr. 20IE + 2IE + 8µg/0.5ml* **Covaxis** *Amp. 20IE + 2IE + 8µg/0.5ml* **Infanrix** *Fertigspr. 40IE + 30IE + 25µg/0.5ml*	**Tetanus/Diphtherie/Pertussis-Grundimmun.:** Infanrix: je 0.5ml i.m. 2., 3. und 4. Lebensmon. u. 1 x 0.5ml im 2. Lj.; **Auffrischimpfung:** Boostrix, Covaxis: ab 4. Lj.: 0.5ml

9.5.2 Virale Impfstoffe

Wm/Wi: Bildung von Antikörpern durch das Immunsystem nach Applikation von attenuierten, abgetöteten oder fragmentierten Krankheitserregern oder deren Toxinen; **UW** (Gelbfieberimpfstoff): Kopfschmerzen, Übelkeit, Erbrechen, Diarrhoe, Myalgien, Lokalreaktionen an der Injektionsstelle, Fieber, Abgeschlagenheit; **UW** (Hepatitis-A-Impfstoff): Kopfschmerzen, Unwohlsein, Fieber, Appetitverlust; **UW** (Hepatitis-B-Impfstoff): Rötung, Schwellung, Schmerzen an der Injektionsstelle, Kopfschmerzen, Übelkeit, Erbrechen, Bauchschmerzen, Fieber, Schweißausbruch, allergische Reaktionen, Leberfunktionsstrg., Arthralgie, Myalgie; **UW** (MMR-Impfstoff): Fieber, Schweißausbruch, Schüttelfrost, Abgeschlagenheit, Kreislaufreaktionen, Kopfschmerzen, Katarrh, GI-Strg.; **UW** (Pandemrix): Lymphadenopathie, Kopfschmerzen, Hautblutungen/Verhärtung/Schwellung/Schmerzen an der Injektionsstelle, verstärktes Schwitzen, Arthralgie, Myalgie, Schüttelfrost, Fieber; **UW** (Rotavirusimpfstoff): Fieber, Durchfall, Erbrechen, Reizbarkeit, Bauchschmerzen; **UW** (Tollwutimpfstoff): Schmerzen/Rötung an der Einstichstelle, Unwohlsein, Fieber, grippeähnl. Symptome, Lymphadenopathie, Kopfschmerzen, Myalgie, Exanthem; **UW** (Zoster-Impfstoff): Kopfschmerzen, Erythem/Schwellung/Schmerz/Hämatom/Pruritus/Überwärmung an der Injektionsstelle; **KI** (Gelbfieberimpfstoff): bek. Überempfindlichkeit gegen G. bzw. Eier, Hühnereiweiße; Immunsuppression, kongenital od. idiopathisch, od. nach Behandlung mit syst. Steroiden, nach Bestrahlung od. nach Th. mit Zytostatika, Dysfunktion des Thymus i. d. Anamnese (einschließlich Thymom u. Thymektomie); symptom. HIV-Infektion, asymptom. HIV-Infektion b. nachgewiesener verminderter Immunfunktion, Ki. <6M, akute, schwere, fieberhafte Erkrankung;

KI (Hepatitis-B-Impfstoff): bekannte Überempfindlichkeit/Allergie, Infektion, fieberhafte Erkrankung; **KI** (MMR-Impfstoff): bekannte Überempfindlichkeit/Allergie, akute Erkrankung, angeborene, erworbene oder therapiebedürftige Immundefizienz, Schwangerschaft; **KI** (Pandemrix): bek. Überempfindlichkeit; **KI** (Rotavirusimpfstoff): bek. Überempfindlichkeit, angeborene Fehlbildungen im GI-Trakt, HIV-Infektion; **KI** (Tollwutimpfstoff): bekannte Überempfindlichkeit; **KI** (Zosterimpfstoff): bek.. Überempfindlichkeit, angeborene/erworbene Immundefizienz, immunsuppressive Therapie, aktive/unbehandelte Tbc, SS

Gelbfieber-Impfstoff Rp — PRC C, Lact ?

Stamaril *Inj.Lsg. 1000 IE/0.5ml*	**Gelbfieber-Immunisierung: Erw., Ki. ab 9M:** 1 x 1000 IE s.c./i.m., ggf. Wdh n. 10J

Hepatitis-A-Impfstoff Rp — PRC C, Lact ?

Havrix *Fertigspr. 720E/0.5ml, 1440E/1ml* **Vaqta** *Fertigspr. 25E/0.5ml, 50E/1ml*	**Hepatitis-A-Immunisierung:** **Erw.:** 50 bzw. 1440E i.m. M 0, Wdh. nach 6-12M; **Ki.:** 25 bzw. 720E i.m. M 0, Wdh. nach 6-12M; Auffrischung alle 10J

Hepatitis-B-Impfstoff Rp — PRC C, Lact ?

Engerix B Erwachsene *Fertigspr. 20µg/1ml* **Engerix B Kinder** *Fertigspr. 10µg/1ml* **Hbvaxpro** *Amp. 5µg/0.5ml, 10µg/1ml, 40µg/1ml; Fertigspr. 5µg/0.5ml, 10µg/1ml*	**Hepatitis-B-Immunisierung: Erw.:** 20µg i.m. M 0, 1 und 6; **NG, Ki. bis 16J:** 10µg i.m. M 0, 1, 2 und 12, alternativ M 0, 1, 6

Hepatitis-A- + -B-Impfstoff Rp — PRC C, Lact ?

Twinrix Erwachsene *Fertigspr. 720E+20µg/1ml* **Twinrix Kinder** *Fertigspr. 720E+10µg/0.5ml*	**Hepatitis-A- +-B-Immunisierung:** **Erw.:** 720E + 20µg i.m. M 0, 1 und 6; **Ki. 1-16J:** 720E + 10µg i.m. M 0, 1 und 6

Influenza-Impfstoff (epidemische Influenza) Rp — PRC C Lact +

Fluad 2014/2015 *Fertigspr. 0.5ml* **Grippeimpfstoff-ratioph. 2014/2015** *Fertigspr. 0.5ml* **Influvac 2014/2015** *Fertigspr. 0.5ml* **Mutagrip 2014/2015** *Fertigspr. 0.25, 0.5ml*	**Pro. epidemische Influenza: Erw., Ki ab 3J:** 0.5ml i.m./s.c.; **Ki. 6M-3J:** 0.25ml i.m/s.c.; Wdh. bei Kindern nach 4W

Japanische-Enzephalitis-Virus-Impfstoff Rp

Ixiaro *Fertigspr. 0.5ml*	**Japanische-B-Enzephalitis-Immunisierung:** 0.5ml i.m. M 0 und 1

Masern-Mumps-Röteln-Impfstoff Rp — PRC C, Lact +

MMR Triplovax *Fertigspr. 0.5ml* **MMR Vaxpro** *Fertigspr. 0.5ml* **Priorix MMR** *Fertigspr. 0.5ml*	**Masern-Mumps-Röteln-Immunisierung:** **Ki. ab 12. Lebensmonat:** 0.5ml i.m. M 0 und 4 (möglichst bis Ende 2.Lj.)

Masern-Mumps-Röteln-Varizellen-Impfstoff Rp — PRC C, Lact +

Priorix Tetra *Fertigspr. 0.5ml*	**Masern-Mumps-Röteln-Varizellen-Immun.:** **Ki. ab 9. M-12.Lj.:** 0.5ml s.c. W 0 und 6

Papillomvirusimpfstoff Rp	
Cervarix *Fertigspr. 0.5ml* **Gardasil** *Fertigspr. 0.5ml*	**Pro. HPV-assoziiertes Zervix-Ca, Anal-Ca Dysplasien von Zervix und Vulva, Condylomata acuminata: 9-13J:** 0.5ml i.m. M 0 und 6; **ab 14J:** 0.5ml i.m. M 0, 2 und 6
Poliomyelitis-Impfstoff (Typ I, II, III) Rp	PRC C, Lact +
IPV Merieux *Fertigspr. 40+8+32E/0.5ml* **Imovax Polio** *Fertigspr. 40+8+32E/0.5ml*	**Poliomyelitis-Immunisierung: Erw. u. Ki.:** 40+8+32E i.m. M 0, 2 und12; Auffrischung nach 10J
Rotavirusimpfstoff Rp	
Rotarix *Susp. 1ml* **RotaTeq** *Dosiertube 2ml*	**Rotaviren-Immunisierung:** 1 bzw. 2ml p.o., 1. Dosis 6.-12. Lebenswoche, Wdh. nach 4 und 8W
Tollwutimpfstoff Rp	
Rabipur *Inj.Lsg. 2.5IE/1ml* **Tollwutimpfstoff (HDC) inaktiviert** *Inj.Lsg. 2.5IE/1ml*	**Tollwut-Immunisierung:** 2.5IE i.m. d 0, 7, 21 oder 28; Auffrischung nach Titer oder alle 2-5J; **Impfung nach Exposition:** 2.5IE d 0, 3, 7, 14, 28
Varizellen-Impfstoff Rp	PRC C, Lact ?
Varilrix *Fertigspr. 2000E/0.5ml* **Varivax** *Fertigspr. 1350E/0.5ml*	**Varizellen-Immunisierung: Erw., Ki. > 12M:** 0.5ml i.m./s.c. W 0 und 6
Varicella-Zoster-Impfstoff Rp	PRC C Lact ?
Zostavax *Fertigspr. 19.400PBE/0.65ml*	**Pro. Herpes zoster und postherpetische Neuralgie:** Patienten > 50J: 1 x 0.65ml s.c.

9.5.3 Bakterielle und virale Impfstoffe kombiniert

UW (Infanrix Hexa): Reaktionen an der Injektionsstelle, ungewöhnliches Schreien, Ruhelosigkeit, virale Infekte, Infekte der oberen Atemwege, Bronchitis, Konjunktivitis, Husten, Schnupfen, Diarrhoe, Erbrech., Dermatitis, Bauchschmerzen, Otitis media, Ekzem, Schläfrigkeit; **KI** (Infanrix Hexa): bek. Überempfindlichkeit gegen die enthaltenen Impfstoffe bzw. gegen Neomycin, Polymyxin; fühere Enzephalopathie innerhalb von 7d nach Pertussis-Impfung

Diphtherie-Tetanus-Pertussis-Poliomyelitis-Haemophilus-influenzae-Hepatitis-B-Impfstoff Rp	
Infanrix Hexa *Fertigspr. 0.5ml*	**Immunisierung o.g. Erreger:** 0.5ml i.m. z.B. 2. 3. 4. und 12. Lebensmonat

9.6 Impfkalender

Impfung	Monate 2	3	4	11–14	15–23	Jahre 2–4	5–6	9–17	>18	≥ 60
Diphtherie (D/d)[a] Tetanus (T) Pertussis (aP/ap)[a]	DTaP	DTaP	DTaP	DTaP	DTaP (G)	DTaP (G)	DTaP (A)	DTaP (A)	dTap (A)[g] / dTap (G)	
H. Influenza B (Hib)	Hib	Hib[e]	Hib	Hib	Hib (G)	Hib (G)				
Polio (IPV)	IPV	IPV[e]	IPV	IPV	IPV (G)	IPV (G)		IPV (A)	IPV (G)	
Hepatitis B (HB)[b]	HB	HB[e]	HB	HB	HB (G)	HB (G)				
Pneumokokken (M)	P	P	P	P	P (G)					P (S)[h]
Meningokokken C (M)				M (ab vollend. 12. Monat)		M (G)				
Masern, Mumps, Röteln (MMR)				MMR	MMR	MMR (G)			Masern (S)[i]	
Varicellen (V)				V	V[f]	V (G)				
Human Papilloma Virus (HPV)[c]								Mädchen 9–17 J. HPV		
Influenza (I)[d]										I (S)

- (hellblau) Zeitpunkt empfohlener Impfungen mit Impfstoff; (A) = Auffrischung
- (mittelblau) Grundimmunisierung aller noch nicht Geimpften bzw. Komplettierung eines vollständigen Impfschutzes (G)
- (dunkelblau) Standardimpfungen mit allgemeiner Anwendung = Regelimpfung (S)

a Ab 5 oder 6J wird zur Auffrischung u. Grundimmunsisierung ein Impfstoff mit reduziertem Diphtherietoxoid-Gehalt (d) bzw. Pertussis-Antigen-Gehalt (ap) verwendet

b Postexpositionelle Hepatitis-B-Pro. bei NG von HBsAg-positiven Müttern: post partum innerhalb von 12h mit aktiver u. passiver Immunisierung gg. Hep. B beginnen; bei Müttern mit unbekanntem HBsAg-Status nur aktive Immunisierung

c Impfung mit 3 Dosen für alle Mädchen im Alter von 12–17 Jahren

d Jährlich mit dem von der WHO empfohlenen aktuellen Impfstoff

e Bei monovalenter Anwendung kann diese Dosis entfallen

f Bei der 1. Impfung gg. MMR u. V: simultane Gabe von MMR- u. V-Impfstoff an verschiedenen Körperstellen bevorzugen

g Td-Auffrischung alle 10 Jahre; bei allen Erwachsenen wird die nächste fällige Td-Impfung einmalig als Tdap (bei entsprechender Indikation als Tdap-IPV)-Kombinationsimpfung empfohlen

h In der Regel einmalige Impfung

i Einmalig für nach 1970 geborene Personen ab 18J ohne Impfung, mit nur einer Impfung in der Kindheit oder mit unklarem Impfstatus, vorzugsweise mit einem MMR-Impfstoff

Impftabelle nach STIKO (Ständige Impfkommission am Robert Koch-Institut, Berlin, Stand 2014 http://www.rki.de/DE/Content/Kommissionen/STIKO/Empfehlungen/Aktuelles/Impfkalender.html

10 Rheumatologie

10.1 Non-steroidale Antirheumatika (NSAR)

10.1.1 Salicylsäurederivate (Salizylate)

Wm: Hemmung der Cyclooxygenase ⇒ Prostaglandinsynthese ↓;
Wi: analgetisch, antiphlogistisch, antipyretisch, (ASS): thrombozytenaggregations-hemmend;
UW (NSAR-Säuren): allergische Hautreaktion, Schwindel, Nausea, Tinnitus, Magen-Darm-Ulzera, Bronchospasmus, Blutbildungsstörung, Nierenfunktionsstörung, Abszesse bei i.m.-Anwendung;
UW (ASS): zusätzlich Panzytopenie, Störung des Säure-Basen-Haushalts, Blutungszeit ↑;
KI (NSAR-Säuren): Magen-Darm-Ulzera, Blutbildungsstörung, SS/SZ (nicht alle Wirkstoffe);
KI (ASS): SS (nach 36. SSW, vorher strenge Ind.Stell.); Anw.Beschr. bei Ki. und Jugendlichen mit fieberhaften Erkrankungen (Cave: Reye-Syndrom)

Acetylsalicylsäure (ASS) OTC/Rp — HWZ (2-4)h, Q_0 1.0, PPB 70-90%, PRC D, Lact ?

Acesal *Tbl. 250, 500mg* **Aspirin** *Tbl. 100, 300, 500mg; Kautbl. 500mg; Brausetbl. 500mg; Gran. 500mg* **Aspirin i.v.** *Inj.Lsg. 500mg/5ml* **ASS HEXAL** *Tbl. 100, 500mg* **ASS-ratioph.** *Tbl. 100, 300, 500mg* **Delgesic** *Pulver 100, 500, 1000mg* **Godamed** *Tbl. 50, 100, 300mg*	**Leichte, mäßig starke Schmerzen, Fieber:** 2-3 x 0.5-1g p.o., max. 3g/d; 1-2 x 0.5-1g i.v., max. 5g/d; **Thrombozytenaggregationshemmung** → 166; **Ki. 6-14J:** 1-3 x 250-500mg p.o.; max. 13mg/kg/ED; 10-25mg/kg/d i.v.; **DANI, DALI** Dosisreduktion

10.1.2 Propionsäurederivate

Wm/Wi (Ibuprofen): Hemmung der Cyclooxygenase ⇒ Prostaglandinsynthese ↓⇒ analgetisch, antiphlogistisch, antipyretisch, gering thrombozytenaggregationshemmend;
Wm/Wi (Naproxen): Hemmung der Cyclooxygenase ⇒ Prostaglandinsynthese ↓⇒ analgetisch, antiphlogistisch, antipyretisch;
UW (Ibuprofen): Sodbrennen, Bauchschmerzen, Obstipation, Übelkeit, Erbrechen, GI-Blutungen/Ulzera, Diarrhoe, Stomatitis, Verschlechterung einer Colitis ulcerosa bzw. eines M. Crohn, Kopfschmerzen, Schwindel, Schlaflosigkeit, Erregung, Reizbarkeit, Müdigkeit;
UW (Naproxen): Kopfschmerzen, Schwindel, Schlaflosigkeit, Erregung, Reizbarkeit, Müdigkeit, Sehstörungen, Hörstörungen, Tinnitus, Übelkeit, Erbrechen, Sodbrennen, Magenschmerzen, Völlegefühl, Obstipation, Diarrhoe, geringfügige Blutverluste im Magen-Darm-Trakt, die in Ausnahmefällen eine Anämie verursachen können, GI-Ulzera, GI-Blutung, periphere Ödeme, Exanthem, Pruritus, Purpura, Ekchymosen;
KI (Ibuprofen): bekannte Überempfindlichkeit, bekannte bronchospastische Reaktion, Asthma, Rhinitis oder Urtikaria nach ASS-/NSAR-Einnahme in der Anamnese, ungeklärte Blutbildungsstörungen, akute oder in der Anamnese wiederholt aufgetretene peptische Ulzera oder Blutungen, zerebrovaskuläre oder andere aktive Blutungen, schwere Leber- oder Nierenfunktionsstörung, schwere Herzinsuffizienz, SS (3. Trimenon);

KI (Naproxen): bek. Überempfindlichkeit, bekannte Reaktionen von Bronchospasmus, Asthma, Rhinitis, Urtikaria nach Einnahme von ASS oder anderen NSAR; ungeklärte Blutbildungsstrg., bestehende oder Z.n. peptischen Ulzera oder Hämorraghien (mind. 2 unterschiedliche Episoden nachgewiesener Ulzeration od. Blutung); NSAR-induzierte GI-Blutungen oder Perforation i.d. Vorgeschichte; zerebrovaskuläre oder andere aktive Blutungen; schwere Leber- oder Nierenfktsstrg.; schwere Herzinsuffizienz; SS (3. Trimenon); Ki. < 5J.

Dexibuprofen Rp	HWZ 1.8-3.5h, Q_0 1.0, PPB 99%
Deltaran *Tbl. 200, 300, 400mg* **Dolomagon** *Tbl. 300, 400mg*	**Schmerzen bei degenerativer Gelenkerkrankung, Dysmenorrhoe:** 2-3 x 200-300mg p.o., max. 1200mg/d; **DANI** CrCl < 30: KI; **DALI** KI bei schwerer Leberfktsstrg.

Dexketoprofen Rp	HWZ 0.35-1.65h, PPB 99%
Sympal *Tbl. 25mg; Inj.Lsg. 50mg/2ml*	**Leichte, mäßig starke Schmerzen:** 4-6 x 12.5mg p.o.; 3 x 25mg p.o., max. 75mg/d; **DANI** CrCl 50-80: max. 50mg/d; < 50: KI; **DALI** Child A-B: max. 50mg/d, C: KI

Ibuprofen OTC/Rp	HWZ 1.8-3.5h, Q_0 1.0, PPB 99%, PRC D, Lact +
Aktren *Tbl. 200, 400mg; Kps. 400mg* **Anco** *Tbl. 600mg* **Dolgit** *Tbl. 200, 400, 600, 800mg; Gel (1g enth. 50mg)* **Dolormin** *Tbl. 200, 400mg; Saft (5ml = 100, 200mg); Gran. 200mg; Supp. 542mg; Gel (1g enth. 50mg)* **IbuHEXAL** *Tbl. 200, 400, 600, 800, 800(ret.)mg; Supp. 600mg, Gel (1g enth. 50mg) Saft (5ml = 100, 200mg)* **Ibu-ratioph.** *Tbl. 200, 400, 600, 800, 800(ret.)mg; Saft (5ml = 100, 200mg)* **ib-u-ron** *Supp. 75, 150mg* **Imbun** *Tbl. 500, 800(ret.), 1000mg; Supp. 500mg* **Nurofen** *Schmelztbl. 200mg; Supp. 60, 125mg; Saft (1ml = 100, 200mg)*	**Leichte, mäßig starke Schmerzen, Dysmenorrhoe, Fieber, rheumatische Erkrankungen:** 2-3 x 200-600mg p.o.; 1-2 x 800mg (ret.) p.o.; 2-3 x 500mg rect.; max. 2400mg/d; 1 x 400mg i.m.; **Ki. ≥ 6M:** 7-10mg/kg p.o./rect. Einzeldosis, max. 30mg/kg/d; **Schwellung, Entzündung gelenknaher Weichteile, Prellungen, Verstauchungen, Zerrungen:** Gel mit 4-10 cm langem Strang 3 x tgl. auftragen, max. 15g Gel (=750mg)/d; **DANI, DALI** leichte-mäßige NI, LI: 100%; schwere NI, LI: KI

Ketoprofen Rp	HWZ 1.5-2.5h, Q_0 0.9, PPB 99%, PRC B, Lact ?
Alrheumun *Kps. 50, 100mg* **Gabrilen** *Tbl. 25mg; Kps. 50, 100, 200(ret.)mg; Amp. 100mg/2ml* **Phardol Ketoprofen** *Gel (1g enth. 25mg)*	**Arthritiden, rheumatische Erkrankungen, schmerzhafte Schwellung, Dysmenorrhoe:** 1-2 x 50-150mg p.o.; 1 x 200mg (ret.) p.o.; 1 x100mg i.m.; **Zerrungen, Prellungen:** 3-4 x 2-4g Gel lokal, max. 16g Gel/d; **DANI** sorgfältige Dosiseinstellung

Naproxen OTC/Rp	HWZ 12-15h, Q_0 0.9, PPB 100%
Aleve *Tbl. 200mg* **Naproxen-CT** *Tbl. 200, 250, 500mg* **Naproxen HEXAL** *250, 500mg* **Naproxen Stada** *Tbl. 250, 500, 750mg*	**Arthritiden, rheumatische Erkrankungen, schmerzhafte Schwellung, Dysmenorrhoe:** 500-1250mg/d p.o./rect. in 2-3ED; **Ki.** 10-15mg/kg/d; **leichte bis mäßig starke Schmerzen, Fieber:** ini 200-500mg p.o., max. 750mg/d; **DANI** CrCl < 30: KI **DALI** KI bei schwerer LI

Tiaprofensäure Rp	HWZ 1.5-3h, Q_0 0.55, PPB 98-99%
Surgam *Tbl. 300mg*	**Arthritiden, rheumatische Erkrankung, schmerzhafte Schwellung:** 2 x 300mg p.o., max. 600mg/d; **DANI, DALI** KI bei schwerer NI, LI

10.1.3 Essigsäurederivate

Wm/Wi (Diclofenac, Indometacin): Hemmung der Cyclooxygenase ⇒ Prostaglandinsynthese ↓ ⇒ analgetisch, antiphlogistisch, antipyretisch, gering thrombozytenaggregationshemmend;
UW (Diclofenac): Erbrechen, Diarrhoe, Nausea, GI-Blutung, Überempfindlichkeit, anaphylaktische Reaktionen, Gesichtsödem, Zungenschwellung, Kehlkopfschwellung mit Einengung der Luftwege, Luftnot, Asthmaanfall, Herzjagen, RR ↓, Schock, Reizbarkeit, Schlaflosigkeit, Kopfschmerzen, Erregung, Müdigkeit, Schwindel, Benommenheit, Dyspepsie, Bauchschmerzen, Blähungen, Anorexie, GI-Ulzera, Transaminasen ↑, Exanthem, Juckreiz, Verschlechterung chronisch entzündlicher Darmerkrankungen;
UW (Indometacin): Exanthem, Juckreiz, Depression, Kopfschmerzen, Benommenheit, Schwindel, Schläfrigkeit, leichte Ermüdbarkeit, Erschöpfung, Tinnitus, Übelkeit, Erbrechen Diarrhoe, geringfügige Magen-Darm-Blutverluste (evtl. mit Anämie), Dyspepsie, Flatulenz, Bauchkrämpfe, Bauchschmerzen, Inappetenz, GI-Ulcera, Transaminasenerhöhung;
KI (Diclofenac): bek. Überempfindlichkeit, bek. Reaktionen von Bronchospasmus, Asthma, Rhinitis oder Urtikaria nach der Einnahme von ASS oder anderen NSAR in der Vergangenheit, ungeklärte Blutbildungsstrg., bestehende oder in der Vergangenheit wiederholt aufgetretene peptische Ulzera od. Hämorrhagien, GI-Blutungen od. Perforationen in der Anamnese im Zusammenhang mit einer vorherigen Therapie mit NSAR; zerebrovaskuläre oder andere aktive Blutungen, schwere Leber-/Nierenfunktionsstörung, Herzinsuffizienz (NYHA II-IV), ischämische Herzkrankheit, pAVK, zerebrovask. Erkrankung, SS (3. Trim.), Ki. <15J;
KI (Indometacin): bek. Überempfindlichkeit, bek. Reaktionen von Bronchospasmus, Asthma, Rhinitis od. Urtikaria nach Einnahme von ASS oder anderen NSAR i. d. Vorgeschichte; bestehende oder Z.n. peptischen Ulzera oder Hämorraghien (mindestens 2 unterschiedliche Episoden nachgewiesener Ulzeration oder Blutung); NSAR-induzierte GI-Blutungen oder Perforation i.d. Vorgeschichte; ungeklärte Blutbildungs- und Blutgerinnungsstörungen, zerebrovaskuläre oder andere aktive Blutungen, schwere Herzinsuffizienz, SS (3. Trimenon)

Aceclofenac Rp	HWZ 4-4.3h, PPB 99%
Beofenac *Tbl. 100mg*	**Aktivierte Arthrose, chronische Polyarthritis, M. Bechterew:** 1-2 x 100mg p.o.; **DANI** KI bei schwerer Nierenfunktionsstrg.; **DALI** ini 100mg/d, KI bei schwerer Leberfunktionsstörung
Acemetacin Rp	HWZ 4.5(6)h, Q_0 0.6 (0.85), hohe PPB
Acemetacin Stada *Kps. 30, 60mg* **Azeat** *Kps. 30, 60mg* **Rantudil** *Kps. 60, 90(ret.)mg*	**Arthrose, chronische Polyarthritis, M. Bechterew:** 1-3 x 30-60mg p.o.; 1-2 x 90mg (ret.) p.o.
Diclofenac OTC/Rp	HWZ 1-2(1-3)h, Q_0 1.0, PPB 99%, PRC B, Lact ?
Diclac Dolo *Tbl. 12.5, 25mg* **Diclac** *Tbl. 25, 50, 75(ret.), 100(ret.), 150(ret.)mg; Supp. 50, 100mg; Amp. 75mg/3ml* **Diclofenac-ratioph.** *Tbl. 12.5, 25, 50, 75(ret.), 100(ret.), 150(ret.)mg; Supp. 25, 50, 100mg; Pflaster 130mg; Amp. 75mg/2ml; Gel (1g enth. 10mg); Gtt. (20Gtt. = 50mg)* **Effekton** *Tbl. 25, 50, 100(ret.)mg; Supp. 50, 100mg; Amp. 75mg/3ml;* **Rewodina** *Kps. 75(ret.), 100(ret.)mg; Gel (1g enth. 10mg)* **Voltaren** *Tbl. 12.5, 25, 50, 100(ret.)mg; Kps. 12.5, 75mg; Supp. 25, 50, 100mg; Amp. 75mg/3ml; Gel (1g enth. 9.3mg)*	**Arthritiden, rheumatische Erkrankungen, schmerzhafte Schwellungen:** 1-3 x 25-50mg p.o./rect.; 2 x 75mg p.o.; 1 x 100mg rect.; 2 x 1 Pflaster; 1 x 100mg (ret.) p.o.; 1 x 75mg (ret.) i.m.; max. 150mg/d (ret.) p.o./rect./i.m.; **Ki. >16J.:** 1-3 x 25mg p.o.; **DANI, DALI** leichte-mäßige NI, LI: 100%; schwere NI, LI: KI; **äußerliche Therapie von Schmerzen, Entzündungen, Schwellungen bei rheumatischen und degenerativen Erkrankungen, Sportverletzungen:** 3-4 x tgl. auftragen
Indometacin Rp	HWZ 4-11h, Q_0 0.85, PPB > 90%, PRC D
Indo-CT *Kps. 25, 50, 75(ret.)mg; Supp. 50, 100mg* **Indometacin AL** *Tbl. 50mg* **Indomet-ratioph.** *Kps. 25, 50, 75(ret.)mg; Supp. 50, 100mg; Gel (1g enth. 10mg)* **Indo-paed** *Susp. (1ml = 5mg)* **Inflam** *Supp. 100mg*	**Arthritiden, rheumatische Erkrankungen, schmerzhafte Schwellungen:** 2-3 x 25-50mg p.o.; 1-2 x 75mg (ret.) p.o.; 1-3 x 50mg oder 1 x 100mg rect.; max. 200mg/d kurzfristig; Gel: 2-4 x lokal; **Ki. 6-14J:** 1-3mg/kg/d p.o. in 2-3ED; **DANI** sorgfältige Dosiseinstellung

10.1.4 Oxicame

Wm/Wi (Meloxicam): Hemmung der Cyclooxygenase ⇒ Prostaglandinsynthese ↓ ⇒ analgetisch, antiphlogistisch, antipyretisch;
Wm/Wi (Piroxicam): Hemmung der Cyclooxygenase ⇒ Prostaglandinsynthese ↓ ⇒ analgetisch, antiphlogistisch, thrombozytenaggregationshemmend;
UW (Meloxicam): Dyspepsie, Übelkeit, Erbrechen, Bauchschmerzen, Diarrhoe, Obstipation, Blähungen, Kopfschmerzen;
UW (Piroxicam): Kopfschmerzen, Schwindel, Übelkeit, Tinnitus, Sodbrennen, Bauchschmerzen, Übelkeit, Erbrechen, Blähungen, Diarrhoe, Obstipation, GI-Ulzera/-Blutung, GI-Perforation, ulzerative Stomatitis, Verstärkung Colitis/M. Crohn, Harnstoff ↑, Transaminasen ↑, aP ↑; Exanthem;
KI (Meloxicam): bekannte Überempfindlichkeit gegen Meloxicam/andere NSAR, Ki. und Jugendliche < 16J, NSAR-induzierte GI-Blutungen oder Perforation in der Anamnese, peptische Ulzera/Hämorrhagien (mind. 2 unterschiedliche Episoden), schwere Leberinsuffizienz, schweres nichtdialysiertes Nierenversagen, GI-Blutung, zerebrovaskuläre Blutung/andere erhöhte Blutungsneigung in der Anamnese, SS (letztes Trim.);
KI (Piroxicam): bek. Überempf. gegen Piroxicam/andere NSAR, GI-Ulzera/-Blutungen oder -Perforationen aktuell oder anamnestisch, andere gastrointestinale Erkrankungen, die für Blutungen prädisponieren, z.B. Colitis ulcerosa, M. Crohn, gastrointestinale Malignome, Divertikulitis, entzündliche GI-Erkrankungen, Komb. mit anderen NSAR incl. COX-2-selektiven NSAR und ASS in analgetisch wirksamen Dosen, Komb. mit Antikoagulanzien, schwere (allergische) Arzneimittelreaktionen in der Anamnese, v.a. Hautreaktionen (z.B. Erythema multiforme, Stevens-Johnson-Syndrom, toxische epidermale Nekrolyse), ungeklärte Blutbildungs-/Blutgerinnungsstörung, zerebrovaskuläre/andere aktive Blutungen, schwere Leber-/Nierenfktsstrg., mäßige/schwere Herzinsuffizienz, SS (letztes Trim.);

Meloxicam Rp	HWZ 15-20h, Qo 1.0, PPB 99%, PRC N, Lact ?
Melox Gry *Tbl. 7.5, 15mg* **Meloxicam-ratioph.** *Tbl. 7.5, 15mg* **Mobec** *Tbl. 7.5, 15 mg*	**Arthrose, chronische Polyarthritis, M. Bechterew:** 1 x 7.5-15mg p.o., max. 15mg/d; **DANI** CrCl > 25: 100%; Dialyse max. 7.5mg/d
Piroxicam OTC/Rp	HWZ 50h, Qo 0.9, PPB 98%, PRC C, Lact +
Pirocutan *Tbl. 20mg; Amp. 20mg/1ml; Creme, Gel (1g enth. 5mg)* **Piroxicam-ratioph.** *Supp. 20mg; Amp. 20mg/1ml*	**Arthritiden, rheumatische Erkrankungen, schmerzhafte Schwellungen:** 10-20mg p.o./rect./i.m., max. 20mg/d; **Entzündungen von Sehnen/Sehnenscheiden, schmerzhafte Schultersteife, Prellung, Zerrung, Verstauchung:** Creme, Gel: 3-4 x lokal; **DANI, DALI** leichte/mittlere Fktsstrg.: 100%, schwere Fktsstrg.: KI

10.1.5 Coxibe

Wm: selektive Hemmung der Cyclooxygenase-2 ⇒ Prostaglandinsynthese ↓;
Wi: analgetisch, antiphlogistisch;
UW (Celecoxib): Sinusitis, Infektionen der oberen Atemwege, Harnwegsinfektionen, Verschlechterung einer Allergie, Schlaflosigkeit, Schwindel, Muskeltonus ↑, Herzinfarkt, Hypertonie, Pharyngitis, Rhinitis, Husten, Dyspnoe, Bauchschmerzen, Diarrhoe, Dyspepsie, Flatulenz, Erbrechen, Dysphagie, Exanthem, Pruritus, grippeähnliche Symptome, periphere Ödeme, Flüssigkeitsretention;
UW (Etoricoxib): alveoläre Osteitis, Ödeme, Schwindel, Kopfschmerzen, Palpitationen, Hypertonie, Bauchschmerzen, Dyspepsie, Meteorismus, Sodbrennen, Übelkeit, Diarrhoe, Transaminasen ↑, Ekchymose, Asthenie, Müdigkeit, grippeartige Erkrankung;
KI (Celecoxib): bek. Überempfindlichkeit gegen C. bzw. Sulfonamide; aktive peptische Ulzera oder GI-Blutungen, allergische Reaktionen auf ASS, NSAR, COX-2-Hemmer i. d. Vorgeschichte, SS, SZ, gebärfähige Frauen (Ausnahme: sichere Methode zur Schwangerschaftsverhütung); schwere Leberfunktionsstörung (Serumalbumin <25 g/l oder Child-Pugh >10), Niereninsuffizienz CrCl < 30; entzündliche Darmerkrankungen, Herzinsuffizienz (NYHA II–IV), klinisch gesicherte KHK, pAVK, zerebrovaskuläre Erkrankungen;
KI (Etoricoxib): bek. Überempf., aktives peptisches Ulkus, aktive GI-Blutung; allergische Reaktion auf ASS, NSAR, COX-2-Hemmer in der Anamnese, SS, SZ; schwere Leberfunktionsstörungen (Serum- Albumin < 25 g/l oder Child-Pugh-Score > 10), Niereninsuffizienz mit CrCl < 30 ml/min., Ki. < 16J.; entzündliche Darmerkrankungen, Herzinsuff. (NYHA II-IV), Hypertonie mit RR > 140/90 mmHg; gesicherte KHK, AVK, zerebrovaskuäre Erkrankungen

Celecoxib Rp	HWZ 8-12h, Q0 > 0.7, PPB 97%, PRC C, Lact ?
Celebrex *Tbl. 100, 200mg* **Celecox HEXAL** *Tbl. 100, 200mg* **Celecoxib Actavis** *Tbl. 100, 200mg* **Celecoxib Pfizer** *Tbl. 100, 200mg* **Celecoxib Stada** *Tbl. 100, 200mg*	**Aktivierte Arthrose, chronische Polyarthritis, M. Bechterew:** 1-2 x 100-200mg p.o., max. 400mg/d **DANI** vorsichtige Dosiseinstellung, CrCl < 30: KI; **DALI** 50%, Child >10: KI
Etoricoxib Rp	HWZ 22h, PPB 92%
Arcoxia *Tbl. 30, 60, 90, 120mg* **Exinef** *Tbl. 30, 60, 90, 120mg*	**Arthrose:** 1 x 30-60mg p.o.; **rheumatoide Arthritis:** 1 x 90mg; **akute Gichtarthritis:** 1 x 120mg; **M. Bechterew:** 1 x 90mg; **postop. Schmerzen n. Zahn-OP:** 1 x 90mg f. 3d **DANI** CrCl > 30: 100%; < 30: KI; **DALI** Child-Pugh 5-6: max. 60mg/d; 7-9: max. 30mg/d; > 10: KI
Parecoxib Rp	HWZ (8h) Q0 0.95 (> 0.7), PRC C, Lact ?
Dynastat *Inj.Lsg. 40mg/2ml*	**Postop. Schmerzen, Kurzzeittherapie:** 40mg i.v./i.m., nach 6-12h evtl. 20-40mg für 2d, max. 80mg/d, < 50kg: max. 40mg/d; **DANI** nicht erforderlich; **DALI** Child-Pugh 7-9: 50%, max. 40mg/d; > 10: KI

10.2 Pyrazolonderivate

Wm/Wi: Hemmung der Cyclooxygenase ⇒ Prostaglandine ↓; analgetisch, antipyretisch; **Wi** (Phenylbutazon): zusätzlich antiphlogistisch; **UW** (Metamizol): allergische Reaktionen, Bronchospasmus, RR ↓, Stevens-Johnson-/Lyell-Syndrom, Leukopenie, Agranulozytose, Verschlechterung der Nierenfunktion, akute interstitielle Nephritis; **KI** (Metamizol): bekannte Allergie gegen Metamizol oder Pyrazolone/Pyrazolidine, bekanntes Analgetika-Asthma-Syndrom, bekannte Analgetika-Intoleranz (Urtikaria-Angioödemtyp), akute intermittierende hepatische Porphyrie, G-6-PDH-Mangel, Knochenmarksinsuffizienz, Sgl. < 3M oder < 5 kg; letztes SS-Trimenon, keine i.v.-Gabe bei Hypotonie und instabiler Kreislaufsituation oder bei Sgl. (3 bis 11 M)

Metamizol Rp	HWZ 2.5(4) h, Q_0 > 0.8 (0.6), PRC D
Analgin *Tbl. 500mg; Amp. 1g/2ml* **Berlosin** *Tbl. 500mg; Supp. 1000mg; Amp. 1g/2ml* **Metamizol HEXAL** *Tbl. 500mg; Gtt. (20Gtt. = 500mg); Supp. 300, 1000mg; Amp. 2.5g/5ml* **Novalgin** *Tbl. 500mg; Brausetbl. 500mg; Gtt. (20Gtt. = 500mg); Supp. 300, 1000mg; Amp. 1g/2ml, 2.5g/5ml* **Novaminsulfon-ratioph.** *Tbl. 500mg; Gtt. (20Gtt. = 500mg); Amp. 1g/2ml, 2.5g/2ml*	**Starke Schmerzen, Koliken, Fieber:** 1-4 x 8-16mg/kg p.o./rect./i.v.; **Sgl. > 3M bzw. > 5kg:** 1-4 x 8-16mg/kg p.o./i.m.; **Ki.:** s. Erw.; **DANI, DALI** mehrfache höhere Dosen vermeiden

Phenazon OTC	HWZ 11-12 h, Q_0 0.95, geringe PPB
Eu-Med *Tbl. 500mg* **Migräne-Kranit** *Tbl. 500mg; Supp. 500mg*	**Leichte, mäßig starke Schmerzen, Fieber:** 1-4 x 0.5-1g p.o./rect., max. 4g/d; **Ki. 7-15J:** 3-4 x 250mg p.o., max. 1250mg/d; **DANI** max. 500mg/ED, max. 2g/d

Phenylbutazon Rp	HWZ 70(48) h, Q_0 1.0 (1.0), PPB 99%
Ambene *Tbl. 200mg; Amp. 400mg/2ml*	**M. Bechterew, chronische Polyarthritis:** d1-2: 2-3 x 200mg p.o., dann: 1-2 x 200mg; Dauer max. 7d; **akuter Gichtanfall:** ini 400mg p.o., dann 2 x 200mg p.o.; **DANI, DALI** KI

Propyphenazon OTC	HWZ 1.5 h, Q_0 0.9
Demex *Tbl. 500mg*	**Leichte bis mäßig starke Schmerzen, Fieber:** 1-4 x 0.5-1g p.o., max. 4g/d; **Ki. 7-15J:** 1-4 x 250mg p.o.; max. 1200mg/d

10.3 Analgetika-Kombinationen

ASS + Codein Rp	
Dolviran N *Tbl. 500+30mg*	**Mäßig starke/starke Schmerzen:** 1-3 x 500-1000+30-60mg p.o.; **DANI, DALI** Dosisreduktion
ASS + Paracetamol + Coffein OTC	
Dolopyrin Al, Neuralgin, Neuranidal N, Temagin Pac, Thomapyrin Classic Schmerz, Thomapyrin Intensiv, Titralgan *Tbl. 250+200+50mg*	**Leichte, mäßig starke Schmerzen:** 1-3 x 250-500+200-400+50-100mg p.o.; **DANI** KI bei schwerer Nierenfunktionsstrg.
ASS + Paracetamol + Codein/Coffein Rp	
Dolomo TN *Kombipackung Tbl.-T: 250+250+50mg Coffein; Tbl.-N: 250+250+50mg Codein*	**Mäßig starke Schmerzen:** tagsüber: 1-3 x 1-2Tbl.-T p.o.; nachts: 1 x 1-2Tbl.-N p.o.; **DANI** CrCl < 10: Dosisintervall mindestens 8h; **DALI** Dosisreduktion, Child-Pugh > 9: KI
Diclofenac + Codein Rp	
Voltaren plus *Tbl. 50+50mg*	**Starke/sehr starke Schmerzen:** 1-3 x 50+50mg p.o.; **DANI** sorgfältige Dosiseinstell.
Paracetamol + Codein Rp	PRC C, Lact ?
Gelonida Schmerztbl. *Tbl. 500+30mg* **Paracetamol comp Stada** *Tbl. 500+30mg* **Talvosilen** *Tbl. 500+20, 500+30mg; Kps. 500+20, 500+30mg; Supp. 250+5, 500+10, 500+30, 1000+20, 1000+60mg; Saft (5ml = 200+5mg)* **Titretta** *Tbl. 500+30mg; Supp. 1g+60mg*	**Mäßig starke und starke Schmerzen:** 1-4 x 500-1000+20-60mg p.o./rect.; **Ki. 1-6J:** 1-3 x 250+5mg rect.; **6-12J:** 1-3 x 500+10mg rect.; **DANI** Dosisreduktion; **DALI** Dosisreduktion, Child-Pugh > 9: KI
Paracetamol + Coffein + Codein Rp	
Azur compositum *Tbl. 350+50+30mg; Supp. 600+50+40mg*	**Starke Schmerzen:** 1-4 x 350-700+50-100 +30-60mg p.o.; 1-4 x 600+50+40mg rect.; **DANI** Dosisred.; **DALI** Dosisred., Child-P. > 9: KI
Paracetamol + Metoclopramid Rp	
Migraeflux Mcp *Tbl. 500+5mg* **Migränerton** *Kps. 500+5mg* **Migralave + Mcp** *Tbl. 500+5mg*	**Migräneanfall:** ini 1000+10mg p.o., ggf. alle 4h 500+5mg, max. 3000+30mg/d; **DANI** Dosisreduktion; **DALI** LI mit Aszites: 50%
Paracetamol + N-Butylscopolamin OTC	
Buscopan plus *Tbl. 500+10mg; Supp. 800+10mg*	**Krampfartige Magen-Darm-Schmerzen, Dysmenorrhoe:** 3 x 500-1000+10-20mg p.o.; 3-4 x 800+10mg rect.; **DALI** KI bei schwerer LI

Paracetamol + Tramadol Rp	
Zaldiar *Tbl. 325+37.5mg*	**Mäßig starke und starke Schmerzen:** Erw. u. Ki. > 12J: ini 2Tbl., dann nach Bedarf bis max. 4 x 2Tbl.; **DANI** CrCl 10-30: Dosisintervall 12h; < 10: Anw. nicht empfohlen; **DALI** schwere LI Anw. nicht empfohlen
S. auch ZNS - Migränemittel → 329	

10.4 Analgetika + Schleimhautprotektiva

Diclofenac + Misoprostol Rp	
Arthotec forte *Tbl. 75+0.2mg*	**Aktivierte Arthrose:** 2 x 75+0.2mg p.o.; **DANI, DALI** sorgfältige Dosiseinstellung

10.5 Rheuma-Basistherapeutika

DMARD (disease modifying antirheumatic drugs)

Wm (Chloroquin): Stabilisierung der Lysosomenmembran, Beeinflussung des Bindegewebsstoffwechsels;
Wm (Cyclophosphamid): Alkylans ⇒ Strangbrüche und Vernetzungen der DNS;
Wm (Gold: Auranofin, Natriumaurothiomalat): Hemmung der Leukozytenauswanderung in die Synovia;
Wm (Leflunomid): Hemmung der Dihydroorotatdehydrogenase ⇒ Hemmung der Pyrimidinsynthese ⇒ Lymphozytenproliferation ↓;
Wm (Methotrexat): immunsuppressiv, Zytokinsynthese ↓;
Wm (Penicillamin): Spaltung von Rheumafaktoren, mesenchymsuppressiv;
Wm (Sulfasalazin): Beeinflussung der Prostaglandinsynthese;
Wi: Beeinflussung des rheumatischen Grundprozesses;
UW (Chloroquin): Hornhauttrübung, Retinopathia pigmentosa, Exantheme;
UW (Cyclophosphamid): Myelosuppression, Übelkeit, Erbrechen, hämorrhagische Zystitis, Haarausfall, Leberfktsstrg., Mukositis, venoocclusive disease;
UW (Gold): Haarausfall, Dermatitis, Stomatitis, Panzytopenie, Nierenschäden;
UW (Penicillamin): Nierenschäden, BB-Veränderungen, Geschmackstrg., Muskellähmungen;
UW (Leflunomid): Leukopenie, allerg. Reaktionen, CK-Erhöhung, Parästhesie, Kopfschmerzen, Schwindel, RR-Anstieg, Durchfall, Übelkeit, Erbrechen, Erkrankungen der Mundschleimhaut, Bauchschmerzen, Anstieg der Leberenzyme, Haarausfall, Ekzem, Exanthem, Pruritus, trockene Haut, Sehnenscheidenentzündung, Appetitlosigkeit, Gewichtsverlust, Asthenie;
UW (Methotrexat): Leukopenie, Anämie, Thrombopenie, Kopfschmerzen, Müdigkeit, Benommenheit, Pneumonie, interstitielle Alveolitis/Pneumonitis (oft verbunden mit Eosinophilie), Stomatitis, Dyspepsie, Übelkeit, Appetitlosigkeit, Ulzerationen der Mundschleimhaut, Diarrhoe, Transaminasenanstieg, Exanthem, Erythem, Pruritus;
KI (Chloroquin): Retinopathie, G-6-PDH-Mangel, SS/SZ;
KI (Cyclophosphamid): floride Infektionen, schwere Knochenmarksuppression, Harnabflussstrg.;
KI (Gold und Penicillamin): Niereninsuffizienz, Blutbildungsstrg., Leberschäden, SS/SZ;

KI (Leflunomid): bek. Überempfindlichkeit, schwere Immundefekte, eingeschränkte Knochenmarkfunktion, schwere Infektion, eingeschränkte Leberfunktion, mittlere bis schwere Niereninsuffizienz, schwere Hypoproteinämie, SS/SZ, Kinder und Jugendliche < 18J;
KI (Methotrexat): bek. Überempfindlichkeit, stark eingeschränkte Leberfunktion, Alkoholabusus, stark eingeschränkte Nierenfunktion, vorbestehende Blutbildveränderungen wie Knochenmarkhypoplasie, Leukopenie, Thrombozytopenie oder signifikante Anämie, schwere akute oder chronische Infektionen wie Tuberkulose, HIV oder andere Immundefizienzsyndrome, Ulzera der Mundhöhle und Ulzera des GI-Traktes, SS/SZ, gleichzeitige Impfung mit Lebendimpfstoffen

Auranofin Rp	HWZ 15-31d, Q_0 0.9, PPB 60%, PRC C, Lact ?
Ridaura *Tbl. 3mg*	**Chronische Polyarthritis:** 1 x 6mg oder 2 x 3mg p.o.; nach 4-6M evtl. 3 x 3mg; **DANI** nicht erforderlich
Chloroquin Rp	HWZ 30-60d, Q_0 0.3, PPB 50-60%, PRC C, Lact +
Resochin *Tbl. 50, 155mg; Amp. 155mg/5ml*	**Chron. Polyarthritis, Lupus erythematodes:** Erw. + Ki. 2.5mg/kg/d; max. Kumulativdos. 100g
Cyclophosphamid → 174 Rp	HWZ 7(9)h, Q_0 0.5, PPB 13%
Endoxan *Tbl. 50mg; Inf.Lsg. 200, 500, 1000mg*	**Autoimmunerkrankung:** Dauertherapie: 3-6mg/kg/d i.v.; 50-200mg/d p.o.; Intervalltherapie: 10-15mg/kg i.v. alle 2-5d; 20-40mg/kg i.v. alle 21-28d; **DANI** CrCl < 10: 50%; **DALI** 75%
Hydroxychloroquinsulfat Rp	HWZ 30-60d, PRC C, Lact ?
Plaquenil *Tbl. 200mg* **Quensyl** *Tbl. 200mg*	**Chron. Polyarthritis, Lupus erythematodes:** ini 2-3 x 200mg p.o., Erh.Dos. 1-2 x 200mg; **Ki.:** 5-6.5mg/kg/d; **DANI, DALI** Dosis anpassen
Leflunomid Rp	HWZ 4-28d, PPB 99%, PRC X, Lact -
Arava *Tbl. 10, 20, 100mg* **Leflunomid HEXAL** *Tbl. 10, 20mg* **Leflunomid medac** *Tbl. 10, 15, 20mg* **Leflunomid Stada** *Tbl. 10, 20, 100mg* **Leflunomid Winthrop** *Tbl. 10, 20, 100mg*	**Chron. Polyarthritis, Psoriasisarthritis:** d1-3: 1 x 100mg p.o., dann: 1 x 10-20mg p.o.; **DANI** KI bei mittlerer bis schwerer NI; **DALI** KI bei eingeschränkter Fkt.

Methotrexat → 178 Rp	HWZ 5.1-9.3h, Q0 0.06, PPB 60%, PRC X, Lact -
Lantarel *Tbl. 2.5, 7.5, 10mg; Fertigspr. 7.5mg/1ml, 10mg/1.34ml, 15mg/2ml, 20mg/2.67ml, 25mg/1ml* **Metex** *Tbl.2.5, 7.5, 10mg; Inj.Lsg., Fertigspr. 7.5mg/0.15ml, 10mg/0.20ml, 12.5mg/0.25ml, 15mg/0.30ml, 17.5mg/0.35ml, 20mg/0.40ml, 22.5mg/0.45 ml; 25mg/0.50ml, 27.5mg/0.55ml, 30mg/0.60ml* **MTX HEXAL** *Tbl. 2.5, 5, 7.5 10, 15mg; Inj.Lsg. 5mg/2ml, 7.5mg/1ml, 10mg/4ml, 15mg/2ml, 25mg/1ml, 50mg/2ml, 500mg/20ml, 1g/40ml* **MTX Sandoz** *Tbl. 7.5mg; Inj.Lsg. 7.5mg/1ml, 10mg/1.33ml, 15mg/2ml, 20mg/2.67ml, 25mg/3.33ml*	**Chronische Polyarthritis, Psoriasis-Arthritis:** ini 1 x/W 7.5mg p.o./i.v., bei guter Verträglichkeit evtl. 1 x/W 10-15mg, max. 20mg/W p.o./i.v.; **Juvenile idiopathische Arthritis: Ki. <16J:** 10-15mg/m²/W s.c./i.m.; bei therapierefraktären Fällen bis 20mg/m²/W; **M. Crohn:** ini 25mg/W s.c./iv./i.m., Wi-Eintritt nach 8-12 W, Erh.Dos. 15mg/W s.c./iv./i.m.; **DANI** CrCl > 50: 100%; 20-50: 50%, <20: KI; **DALI** Anw. nur mit großer Vorsicht; Bili > 5 mg/dl: KI

Natriumaurothiomalat Rp	HWZ 225-250d, Q0 0.3, PPB > 95%
Tauredon *Amp. 50mg/0.5ml*	**Chronische Polyarthritis, Psoriasis-Arthritis:** ini 2 x/W i.m.; 1.-3. Inj.: 10mg; 4.-6. Inj. 20mg, dann 2 x/W 50mg oder 1 x/W 100mg; Erh.Dos. 1 x/M 100mg; **DANI** KI; **DALI** KI bei schwerer Lebererkr.

Penicillamin Rp	HWZ 1-7.5h, Q0 0.85, PPB 90%, PRC D, Lact -
Metalcaptase *Tbl. 150, 300mg*	**Chronische Polyarthritis:** W1-2: 150mg/d p.o., dann alle 2W um 150mg steigern, max. 1200mg, nach Wi-Eintritt reduzieren auf Erh.Dos. 300-600mg/d; **Ki.:** ini 3-5mg/kg, max. 15-20mg/kg, nach Wi-Eintritt reduzieren auf Erh.Dos. 5-10mg/kg/d; **M. Wilson:** 1 x 10-20mg/kg p.o.; **DANI, DALI** KI

Sulfasalazin Rp	HWZ 7.6h, PPB > 95%, PRC B, Lact ?
Azulfidine RA *Tbl. 500mg* **Pleon RA** *Tbl. 500mg* **Salazopyrine RA** *Tbl. 500mg* **Sulfasalazin HEXAL** *Tbl. 500mg*	**Chronische Polyarthritis:** W1: 1 x 500mg/d p.o.; W2: 2 x 500mg/d; W3: 1500mg/d; W4: 2 x 1g/d; **DANI, DALI** KI bei schwerer NI, LI

10.6 Glukokortikoide

Wi: Gluconeogenese ↑, Proteinkatabolismus ↑, Lipolyse, Hemmung mesenchymaler Reaktionen (Entzündung, Exsudation, Proliferation), immunsuppressiv, antiallergisch (Lympho-/Eosinopenie, lymphatisches Gewebe ↓, B-/T-Zellaktivität ↓);
UW diabetogen: Glukose ↑, Glukosurie, Steroiddiabetes;
katabol: negative Stickstoffbilanz, Wachstum ↓, Osteoporose;
Fettstoffwechsel: Stammfettsucht, Vollmondgesicht, Fettsäurespiegel ↑;
BB: Thrombos ↑, Erys ↑, Neutrophile ↑, Eosinophile ↓, Basophile ↓, Lymphos ↓;
ulzerogen: Produktion von Magensäure ↑, Magenschleim ↓;
Augen: Hornhautulkus, Glaukom, Katarakt;
Haut: Atrophie, Striae rubrae, Akne;
Kapillarbrüchigkeit ↑: Petechien, Ekchymosen, Purpura;
mineralokortikoide Wi: H_2O-, Na-Retention, K^+ ↓, RR ↑, Alkalose;
Immunschwäche: Infektgefährdung, Tbc-Aktivierung;
endokrines Psychosyndrom: Euphorie, Depression, Verwirrung, Halluzination;
Muskeln: Schwäche, Atrophie;
NNR-Atrophie: Kortison-Entzugssyndrom (Schwäche, Schwindel, Schock);
KI (bei chronischer Anwendung): GI-Ulzera, schwere Osteoporose, akute virale/bakterielle Infektionen, Systemmykosen, Glaukom, psychiatrische Anamnese;
Glu: relative glukokortikoide Potenz; **Min:** relative mineralokortikoide Potenz

Die Dosierung richtet sich nach der Schwere der jeweiligen Erkrankung.

Betamethason Rp	HWZ 6h, Q0 0.95, PPB 58-70%, PRC C, Lact - ✋	Glu	Min
Celestamine N *Tbl. 0.5mg; Gtt. (1ml = 0.5mg)* **Celestan Depot** *Amp. 5.7mg* **Celestan solubile** *Amp. 4mg/1ml* **Celestone** *Tbl. 0.5mg; Gtt. (1ml = 0.5mg); Amp. 4mg/1ml*	**Entzündliche/degenerative Gelenkerkrankung:** 1.4-11.4mg (je nach Gelenkgröße) intraartikulär; **entzündliche/degenerative Bindegewebserkrankung:** 1.4-5.7mg intraläsional; **Hauterkrankungen** (s. FachInfo): max. 1.1mg/cm², max. 5.7mg/Behandlung intradermal; **akuter Asthmaanfall:** 11.4mg i.m.; 8-20mg p.o.; **Induktion der Lungenreife bei drohender Frühgeburt:** 2 x 5.7mg im Abstand von 24h, ggf. Wdh. nach 7d; **Panarteriitis nodosa, aktive Phasen rheumatischer Systemerkrankungen, SLE, aktive rheumatoide Arthritis:** 6-15mg/d p.o.; **juvenile idiopathische Arthritis (Still-Syndrom), rheumatisches Fieber mit Karditis:** 12-15mg/d p.o.; **interstitielle Aspirationspneumonie:** ini 2-4mg/d, dann 0.25-1mg/d p.o.	25	0

Cloprednol Rp	HWZ 2h, Q_0 1.0, PPB 67-84%	Glu	Min
Syntestan *Tbl. 2.5, 5mg*	**Asthma bronchiale, chronische Polyarthritis:** 1 x 1.25-12.5mg/d p.o., langsame Dosisreduktion anstreben	8	0
Deflazacort Rp	HWZ 1.5h, Q_0 0.8	3	3
Calcort *Tbl. 6mg*	**Rheumatoide Arthritis:** 1 x 6-18mg p.o., Reduktion bis zur niedrigsten noch wirksamen Dosis		
Dexamethason Rp	HWZ 2-5h, Q_0 0.9, PPB gering, PRC C, Lact -	30	0
Dexa-Allvoran *Amp. 4mg/1ml* **Dexaflam Inject** *Amp. 4mg/1ml* **DexaHEXAL** *Amp. 4mg/1ml, 8mg/2ml* **Dexamethason-ratioph.** *Tbl. 4, 8mg* **Fortecortin** *Tbl. 0.5, 2, 4, 8mg; Amp. 4mg/1ml, 8mg/2ml, 40mg/5ml, 100mg/10ml* **Lipotalon** *Amp. 4mg/1ml*	**Hirnödem:** ini 8-80mg i.v., dann 16-48mg/d p.o. in 3-6 ED; **Hirnödem bei bakterieller Meningitis:** 0.15mg/kg alle 6h für 4d p.o./i.v.; **Ki:** 0.4mg/kg alle 12h für 2d; **schwerer, akuter Asthmaanfall:** 8-20mg p.o./i.v., bei Bedarf 8mg alle 4h; **Ki:** 0.15-0.4mg/kg p.o.; **akute Hauterkrankungen:** 8-40mg p.o./i.v.; **aktive Phasen rheumatischer Systemerkrankungen/rheumatoider Arthritis:** 6-16mg/d p.o./i.v.; **schwere Infektionserkrankung:** 4-20mg/d p.o./i.v.; **Palliativther. maligner Tumore:** 8-16mg/d p.o./i.v.; **kongenitales AGS:** 1 x 0.25-0.75mg/d p.o.; **Pro./Therapie postoperatives/Chemotherapie-induziertes Erbrechen:** 8-20mg vor Chemo/OP p.o./i.v., dann s. FachInfo; **posttraumatischer/anaphylaktischer Schock:** 40-100mg i.v.; **lokale Infiltrations-/Injektionstherapie:** 2-8mg lokal		
Fludrocortison Rp	HWZ 3.5-4.8h, PRC C, Lact ?	10	125
Astonin H *Tbl. 0.1mg*	**Substitution bei M. Addison/Salzverlustsyndrom:** 0.05-0.2mg/d p.o.; **hypoadrenerge orthostatische Hypotension:** ini 0.1-0.2mg/d p.o., ggf. steigern, Therapie für max. 2M		

Hydrocortison (=Cortisol) Rp	HWZ 1-2h, Q0 1.0, PPB 75-95%, PRC C, Lact - ✋	Glu	Min
Hydrocortison Acis *Tbl. 10mg* **Hydrocortison Hoechst** *Tbl. 10mg* **Hydrocortison** *Amp. 100mg/2ml, 250mg/2ml, 500mg/4ml, 1g/8ml*	**Substitution bei primärer/sekundärer NNR-Insuff.:** 10-20mg/d, max. 30mg/d; **Ki:** 10-15mg/m² in 2-3 ED p.o.; **Hemmtherapie bei AGS:** 15-20mg/m² in 3 ED p.o.; **Schwere akute Schockzustände, akute NNR-Insuffizienz:** 10-50mg/h i.v., Wdh. nach Bedarf	1	2
Methylprednisolon Rp	HWZ 2-3h, Q0 0.9, PPB 77%, PRC C, Lact ? ✋	5	0
Methylprednisolon Acis *Tbl. 4, 8, 16, 32mg* **Metypred** *Tbl. 4, 8, 16, 40mg; Amp. 125mg/2ml, 250mg/4ml, 1g/16ml* **M PredniHEXAL** *Tbl. 4, 8, 16mg* **Urbason** *Tbl. 4, 8, 16, 40mg; Amp. 16mg/1ml, 32mg/1ml, 250mg/5ml, 1g/10ml*	Zahlreiche Ind (s. FachInfo); **Anfangsdosen:** 12-160mg/d p.o.; **Erhaltungsdosen:** 4-12mg/d p.o.; **Ki: Anfangsdosen:** 0.8-1.5mg/kg/d, max. 80mg/d; **Erhaltungsdosen:** 2-4mg/d; **Akut lebensbedrohliche Zustände** (s.FachInfo): 250-1000mg i.v.; **Ki:** 4-20mg/kg i.v.		
Prednisolon Rp	HWZ 2.6-3h, Q0 0.75, PPB 95%, PRC C, Lact - ✋	4	1
Decortin H *Tbl. 1, 5, 10, 20, 50mg* **Infectocortikrupp** *Supp. 100mg* **Klismacort** *Rektalkps. 100mg* **PredniHEXAL** *Tbl. 5, 10, 20, 50mg* **Prednisolon Jenaph.** *Tbl. 1, 5, 10, 20, 50mg* **Prednisolon-ratioph.** *Tbl. 5, 50mg* **Prednisolut** *Amp. 10mg/2ml, 25mg/5ml, 50mg/2ml, 100mg/5ml, 250mg/5ml, 500mg/5ml, 1g/10ml* **Solu-Decortin H** *Amp. 10mg/1ml, 25mg/1ml, 50mg/1ml, 100mg/1ml, 250mg/5ml, 500mg/5ml, 1g/10ml*	Zahlreiche Ind (s. FachInfo); **hohe Dosis:** 80-100 (250) mg/d; **mittlere Dosis:** 40-80mg/d; **niedrige Dosis:** 10-40mg/d; **sehr niedrige Dosis:** 1.5-7.5 (10) mg/d; **Ki: Hohe Dosis:** 2-3mg/kg/d; **mittlere Dosis:** 1-2mg/kg/d; **Erhaltungsdosis:** 0.25mg/kg/d; **Akute Zustände:** ED bis 1000mg i.v.		
Prednison Rp	HWZ 1.7-3h, Q0 1.0, PPB 75%, PRC C, Lact + ✋	3.5	1
Cutason *Tbl. 5, 20, 50mg* **Decortin** *Tbl. 1, 5, 20, 50mg* **Prednison HEXAL** *Tbl. 5, 20, 50mg* **Rectodelt** *Supp. 100mg*	Zahlreiche Ind (s.FachInfo); **hohe Dosis:** 80-100 (250) mg/d; **mittlere Dosis:** 40-80mg/d; **niedrige Dosis:** 10-40mg/d; **sehr niedrige Dosis:** 1.5-7.5 (10) mg/d; **Ki: hohe Dosis:** 2-3mg/kg/d; **mittlere Dosis:** 1-2mg/kg/d; **Erhaltungsdosis:** 0.25mg/kg/d; **(Pseudo-)Krupp, spastische Bronchitis bei Ki.:** 1 x 100mg rect., max. 200mg/d		

Triamcinolon Rp	HWZ 2-3h, Qo 1.0, PPB 80%, PRC C, Lact ? ✋	Glu	Min
TriamHEXAL *10(KS)mg/1ml, 40(KS)mg/1ml* **Volon** *Tbl. 4, 8, 16mg* **Volon A** *Amp. 10(KS)mg/1ml, 40(KS)mg/1ml; Inj.Lsg. 50mg/5ml, 200mg/5ml; Fertigspr. 40(KS)mg/1ml*	**Anwendung in der Rheumatologie, Dermatologie, Nephrologie, Pulmologie:** 1-100mg/d p.o.; **intraartikuläre, intrafokale, intramuskuläre, subläsionale Anwendung:** 10-80mg	5	0

10.7 Selektive Immunsuppressiva

Wm/Wi (Abatacept): Inhibierung der Aktivierung von T-Lymphozyten;
Wm/Wi (Adalimumab): spezifische Bindung an Tumornekrosefaktor-Alpha (TNF-Alpha);
Wm/Wi (Anakinra): kompetitiver Antagonist an Interleukin-1 Typ-I-Rezeptoren ⇒ Neutralisierung der proinflammatorischen Interleukin-1-Aktivität;
Wm/Wi (Apremilast): Phosphodiesterase-4-Inhibitor ⇒ Modulation eines Netzwerks pro- und antiinflammatorischer Mediatoren ⇒ Downregulation der Entzündungsreaktion;
Wm/Wi (Belimumab): humaner monoklonaler IgG1Kappa-Antikörper ⇒ Bindung an B-Lymphozyten-Stimulator-Protein ⇒ hemmt Überleben von B-Zellen und reduziert deren Ausdifferenzierung;
Wm/Wi (Certolizumab): Fab-Fragment eines humanisierten Antikörpers ⇒ neutralisierende Wi auf TNF-Alpha ⇒ Hemmung der Entzündungsaktivität;
Wm/Wi (Etanercept): rekombinantes, dimeres Protein: bindet TNF und hemmt kompetitiv;
Wm/Wi (Golimumab): humaner, monoklonaler Antikörper ⇒ Komplexbildung mit TNF-Alpha ⇒ Hemmung der Entzündungsaktivität;
Wm/Wi (Infliximab): chimärer, monoklonaler, humanmuriner Antikörper von TNF-Alpha ⇒ Hemmung der Entzündungs-aktivität bei M. Crohn und rheumatoider Arthritis;
Wm/Wi (Tocilizumab): bindet an Interleukin-6-Rezeptoren ⇒ Hemmung der proinflammtorischen IL-6-Wi;
Wm/Wi (Vedolizumab): humanisierter monoklonaler Antikörper, der an das alpha4-beta7-Integrin von T-Helfer-Lymphozyten bindet ⇒ Hemmung der Migration in den GI-Trakt
UW (Abatacept): Kopfschmerzen, Übelkeit, Leberwerte ↑, Benommenheit, Husten, Bauchschmerzen, Übelkeit, Exanthem, Atemwegsinfekte, Hypertonie, Flush, Fatigue;
UW (Adalimumab): BB-Veränderungen, Kopfschmerzen, Atemwegs- und Harnwegsinfektionen, Übelkeit, Diarrhoe, Hautausschlag, Herpes simplex, Grippesyndrom;
UW (Anakinra): Kopfschmerzen, Reaktion an der Einstichstelle, Infektionen, Neutrophile ↓;
UW (Apremilast): Bronchitis, Infektion der oberen Atemwege, Nasopharyngitis, Appetit ↓, Schlaflosigkeit, Migräne, (Spannungs-)kopfschmerz, Husten, Diarrhoe, Übelkeit, Erbrechen, Dyspepsie, häufiger Stuhlgang, Oberbauchschmerzen, gastroösophageale Refluxkrankheit, Rückenschmerzen, Fatigue;
UW (Belimumab): Bronchitis, virale Gastroenteritis, (Naso-)Pharyngitis, Zystitis, Leukopenie, Überempfindlichkeitsreaktion, Depression, Schlaflosigkeit, Migräne, Diarrhoe, Übelkeit, Schmerzen an den Extremitäten, Infusionsreaktionen, Fieber;
UW (Certolizumab): Infektionen der Harnwege/oberen Atemwege, Kopfschmerzen, Schwindel, Erbrechen, Hautausschlag, Pruritus, Erschöpfung, Reaktion an der Einstichstelle;
UW (Etanercept): Kopfschmerzen, Reaktion an der Einstichstelle, Infektionen, Rhinitis;

UW (Golimumab): Infektionen des oberen Respirationstrakts, virale Infektionen, oberflächliche Pilzinfektionen, Anämie, allergische Reaktionen, Depression, Schlaflosigkeit, Schwindel, Parästhesien, Kopfschmerzen, Hypertonie, GI-Strg., Alopezie, Dermatitis, Juckreiz, Hautausschlag, Transamninasen ↑, verzögerte Wundheilung, Fieber, Asthenie, Reaktion an der Einstichstelle;
UW (Infliximab): virale Infektionen, Bronchitis, Pneumonie, Sinusitis, Kopfschmerzen, Schwindel, Benommenheit, RR ↑, Nausea, Diarrhoe, Hautausschlag, Harnwegsinfektionen, Brustschmerz, Ermüdung;
UW (Tocilizumab): Infektionen des oberen Respirationstrakts, Leukopenie, Hypertonie, Kopfschmerzen, Konjunktivitis, Hypercholesterinämie, Schwindel, Transaminasen ↑, Exanthem, Pruritus, Mundulzera, Gastritis, Pneumonie, Herpes zoster/Herpes simplex;
UW (Vedolizumab): Nasopharyngitis, Bronchitis, Gastroenteritis, Infektionen der oberen Atemwege, Grippe, Sinusitis, Pharyngitis, Kopfschmerzen, Paraesthesie, Hypertonie, oropharyngeale Schmerzen, verstopfte Nase, Husten, anale Abszesse, Analfissur, Übelkeit, Verdauungsstörungen, Verstopfung, Meteorismus, Hämorrhoiden, Exanthem, Juckreiz, Erythem, Ekzem, Nachtschweiß, Akne, Arthralgie, Muskelkrämpfe, Rückenschmerzen, Muskelschwäche, Müdigkeit, Fieber;
KI (Abatacept): bekannte Überempfindlichkeit, schwere/opportunistische Infekte;
KI (Adalimumab): aktive Tbc, schwere/opportunistische Infekte, Herzinsuffizienz NYHA III-IV;
KI (Anakinra): bekannte Überempfindlichkeit, schwere Nierenfunktionsstörung;
KI (Apremilast): bek. Überempfindlichkeit, SS;
KI (Belimumab): bek. Überempfindlichkeit;
KI (Certolizumab, Golimumab): bekannte Überempfindlichkeit, aktive Tbc, schwere/opportunistische Infekte, Herzinsuffizienz, NYHA III-IV;
KI (Etanercept): bekannte Überempfindlichkeit, akute Infektionen;
KI (Infliximab): Sepsis, manifeste Infektionen, Abszesse, Tbc, SS/SZ, Ki. < 17J, wiederholte Verabreichung nach arzneimittelfreiem Intervall von 15W bis 2J;
KI (Tocilizumab): bekannte Überempfindlichkeit, aktive schwere Infektionen;
KI (Vedolizumab): bekannte Überempfindlichkeit, aktive schwere Infektionen wie Tuberkulose, Sepsis, CMV-Infektion, Listeriose, opportunistische Infektionen wie z.B. PML

Siehe auch Immunsuppressiva → 265

Abatacept Rp — HWZ 13d, PRC C, Lact ?

Orencia *Inj.Lsg. 125; Inf.Lsg. 250mg*	**Chron. Polyarthritis:** Komb. mit MTX, W 0, 2, 4, dann alle 4W: < 60kg: 500mg i.v.; 60-100kg: 750mg i.v; > 100kg: 1g i.v.; 1 x 125mg s.c. wöchentlich, ggf. mit Aufsättigungsdosis i.v. an d0; **Juvenile idiopath. Arthritis: Ki. 6-17J:** 10mg/kg i.v., max. 1g W 0, 2, 4, dann alle 4W; **DANI, DALI** keine Daten

Adalimumab Rp	HWZ 10-20d, PRC B, Lact ?
Humira *Fertigspr./Pen/Inj.Lsg. 40mg/0.8ml*	**Chron. Polyarthritis:** 40mg alle 2W s.c. bei Komb. mit MTX; bei Monotherapie bis 40mg 1x/W; **Ankylosierende Spondylitis, axiale Spondylarthritis, Psoriasis-Arthritis:** 40mg s.c. alle 2W; **juvenile idiopathische Arthritis: Ki. 2-12J:** 24mg/m^2 s.c. alle 2W; **Ki. 13-17J:** 40mg s.c. alle 2W; **Enthesitis-assoziierte Arthritis:** 24mg/m^2 s.c. alle 2 W, max. ED 40mg; **M. Crohn:** W0: 80 (ggf. 160)mg; W2: 40 (ggf. 80)mg; dann 40mg s.c. alle 2W (ggf. 1 x/W); **Ki. < 40kg:** W0: 40 (ggf. 80)mg; W2: 20 (ggf. 40)mg, dann 20mg s.c. alle 2W (ggf. 1 x/W); > **40kg:** W0 80 (ggf. 160)mg; W2: 40 (ggf. 80)mg, dann 40mg s.c. alle 2W (ggf. 1 x/W); **Colitis ulcerosa:** W0: 160mg s.c.; W2: 80mg, dann 40mg alle 2W; **Psoriasis:** ini 80mg s.c., dann 40mg alle 2W; **DANI** keine Daten
Anakinra Rp	HWZ 4-6h, PRC B, Lact ?
Kineret *Fertigspr. 100mg/0.67ml*	**Chronische Polyarthritis:** 1 x 100mg s.c.; Kombination mit Methotrexat → 286; **Cryopyrin-assoziierte periodische Syndrome: Ki. ab 8M, 10kg:** ini 1-2mg/kg tgl. s.c., bei schwerem Verlauf ggf. steigern auf 3-4mg/kg, max. 8mg/kg; **DANI** CrCl < 30: KI; **DALI** nicht erforderlich
Apremilast Rp	HWZ 9h, PPB 68%, PRC C, Lact ?
Otezla *Tbl. 10, 20, 30mg*	**Aktive Psoriasis-Arthritis, chronische Plaque-Psoriasis:** d1: 1 x 10mg p.o.; d2: 2 x 10mg; d3: 10mg morgens, 20mg abends; d4: 2 x 20mg; d5: 20mg morgens, 30mg abends; ab d6: 2 x 30mg p.o.; **DANI** CrCl ≥ 30: 100%; < 30: 1 x 30mg; **DALI** nicht erforderlich
Belimumab Rp	HWZ 19.4d, PRC C, Lact ?
Benlysta *Inf.Lsg. 120, 400mg*	**Zusatztherapie bei aktivem systemischen Lupus erythematodes:** 10mg/kg i.v. an d0, 14, 28, dann alle 4W; **DANI/DALI** n. erforderl.

Certolizumab Pegol Rp	HWZ 14d, PRC B, Lact ?
Cimzia *Fertigspr. 200mg/ml*	**Alle Ind:** ini 400mg s.c. in W 0, 2 und 4; Erh.Dos.: **Chron. Polyarthritis, Psoriasis-Arthritis:** Komb. m. MTX, 200mg s.c. alle 2W oder 400mg alle 4W; **axiale Spondylarthritis**: 200mg alle 2W oder 400mg alle 4W; **DANI, DALI** keine Daten
Etanercept Rp	HWZ 90-300h, PRC B, Lact ?
Enbrel *Fertigspr. 25, 50mg; Inj.Lsg. 10mg/1ml, 25mg/1ml, 50mg/1ml*	**Chron. Polyarthritis:** 2 x 25mg/W oder 1 x 50mg/W s.c.; **Juv. idiopath. Arthritis: Ki. > 2J:** 2 x 0.4mg/kg/W s.c.; max. 25mg oder 1 x 0.8mg/kg/W, max. 50mg s.c.; **Psoriasis-Arthritis, M. Bechterew:** 2 x 25mg/W od. 1 x 50mg/W s.c.; **Plaque-Psoriasis:** 2 x 25mg/W od. 1 x 50mg/W, ggf. 2 x 50mg/W bis zu 12W, dann 2 x 25mg/W, max. für 24W; **Ki. > 6J.:** 1 x 0.8mg/kg/W s.c., max. 50mg bis zu 24W; **Ki. ab 6J:** 1 x 0.8mg/kg, max. 50mg für max. 24W; **DANI, DALI** nicht erforderlich
Golimumab Rp	HWZ 9-15d, PRC B, Lact ?
Simponi *Fertigspr. 50mg/0.5ml; Inj.Lsg. 50mg/0.5ml*	**Chron. Polyarthritis, Psoriasis-Arthritis, M. Bechterew:** 1 x 50mg/M s.c.; > 100kg: bei fehl. Ansprechen evtl. auf 1 x 100mg/M steigern; **Colitis ulcerosa:** <80kg: ini 200mg s.c., nach 2W 100mg, dann 50mg alle 4W; ≥ 80kg: ini 200mg s.c., n. 2W 100mg, dann 100mg alle 4W; **DANI, DALI** keine Daten
Infliximab Rp	HWZ 9.5d, PRC C, Lact ?
Inflectra *Inf. Lsg. 100mg* **Remicade** *Inf.Lsg. 100mg* **Remsima** *Inf.Lsg. 100mg*	**Chron. Polyarthritis:** 3mg/kg über 2h i.v., Wdh. nach 2 u. 6W, dann alle 8W; ggf. steigern bis max 7.5mg/kg alle 8W oder 3mg/kg alle 4W; Kombination mit MTX → 286; **M. Crohn, Colitis ulcerosa: Erw., Ki 6-17J:** 5mg/kg über 2h i.v., Wdh. nach 2 und 6W, dann alle 8W; **M. Bechterew, Psoriasis, Psoriasis-Arthritis:** 5mg/kg über 2h i.v., Wdh. in W2 und 6, bei gutem Ansprechen Wdh. alle 6-8W (s. FachInfo); **DANI, DALI** keine Daten

Rituximab Rp	HWZ 76-206h
MabThera *Inf.Lsg. 100, 500mg; Inj.Lsg. 1400mg/11.7ml (120mg/ml)*	**Chron. Polyarthritis:** 1g i.v. d1, Wdh. d15; **Non-Hodgkin-Lymphom, CLL** → 201; **Granulomatose mit Polyangiitis/ mikroskopische Polyangiitis:** 1 x 375mg/m^2/W i.v. für 4W; **DANI, DALI** keine Angaben
Tocilizumab Rp	HWZ 8-14d
RoActemra *Inf.Lsg. 80mg/4ml, 200mg/10ml, 400mg/20ml; Inj.Lsg. 162mg/0.9ml*	**Chron. Polyarthritis:** alle 4W 8mg/kg über 1h i.v., max. 800mg/Inf.; 1 x 162mg s.c. alle 7d; Monoth. und/oder Komb. mit MTX → 286; **system. juvenile idiopath. Arthritis:** ≥ 30kg: 8mg/kg alle 2W i.v.; < 30kg: 12mg/kg alle 2W i.v.; **polyartikuläre juvenile idiopath. Arthritis:** ≥ 30kg: 8mg/kg alle 4W i.v.; < 30kg: 10mg/kg alle 4W i.v.; **DANI** nicht erforderlich; **DALI** keine Daten
Vedolizumab Rp	HWZ 25d
Entyvio *Inf.Lsg. 300mg/5ml*	**Colitis ulcerosa, M. Crohn:** 300mg über 30min i.v. W0, 2 und 6, dann alle 8W; **DANI** keine Daten; **DALI** keine Daten

11 Anästhesie

11.1 Opioid-Analgetika

11.1.1 Äquianalgetische Dosierungen

Opioid	Parent. (mg)	Oral (mg)	Wi-dauer (h)	Btm
Alfentanil	0.5	-	0.2	X
Buprenorphin	0.3	-	6-8	X
Buprenorphin s.l.	0.4	-	6-8	X
Codein	-	120	3-5	-
Dihydrocodein	-	90	3-4	-
Fentanyl	0.1	-	0.4	X
Hydrocodon	7	-	4-8	-
Hydromorphon	2	4	4	X
Hydromorphon Oros	-	6	24	X
Levomethadon	4	7.5	6	X
Meptazinol	100	-	1-3	-
Methadon	8	15	6	X
Morphin	10	30	2-4	X
Oxycodon	7.5	15	4	X
Pethidin	75	-	2-4	X
Piritramid	15	-	4-6	X
Remifentanil	0.05	-	0.2	X
Sufentanil	0.02	-	0.5	X
Tilidin/Naloxon	-	300	3-4	-
Tramadol	100	300	3-4	-
Opioidähnliche Analgetika (MOR-NRI)				
Tapentadol	-	~75		X

11.1.2 Opioid-Umstellung auf Pflaster

Morphin → Fentanyl

Morphin mg/24h		Fentanyl µg/h
p.o.	Parent.	TTS
0-45	-	12
46-90	0-22	25
91-150	23-37	50
151-210	38-52	75
211-270	53-67	100
271-330	68-82	125
331-390	83-97	150
391-450	98-112	175

Dosisbereiche gelten als Orientierung, die Dosisstärke des Pflasters muss individuell auf den Patienten abgestimmt werden.

Morphin → Buprenorphin

Morphin mg/24h		Buprenorphin mg/24h		Buprenorphin µg/h
p.o.	Parent.	s.l.	Parent.	TTS
0-90	0-30	Bis 1.1	Bis 0.8	35
91-130	31-43	Bis 1.6	Bis 1.2	52.5
131-170	44-57	Bis 2.1	Bis 1.5	70
171-340	58-113	Bis 4.3	Bis 3.1	87.5-140

Maximale Pflastergröße:
Fentanyl 100µg/h, Buprenorphin 70µg/h; bei höherer Dosierung verschiedene Pflastergrößen für die korrekte Dosis kombinieren

11.1.3 Opioid-Umstellung, allgemein

1. Errechnung der Tagesdosis des bisherigen Opioids
2. Errechung der äquianalgetischen Tagesdosis des neuen Opioids (bezogen auf Applikationsart)
3. **50-%-Regel:** ini 30-50% d. rechnerisch ermittelten Äquivalenzdosis; Ausnahmen: bei L-Methadon individuelle Titration; bei Umstellung auf MOR-NRI i.d.R. keine Reduktion, da 2 Wirkmechanismen
4. Aufteilung der Tages- in Einzeldosen entsprechend der Wirkdauer der Substanz
5. Titration gegen den Schmerz mittels schnell freisetzender Bedarfsmedikation
6. Festlegen der neuen Basis- ggf. auch Bedarfsmedikation

11.1.4 Opioidagonisten

Wm Stimulation zentraler Opioid-Rezeptoren; **Wi** analgetisch, sedativ, atemdepressiv, antitussiv, emetisch und antiemetisch; vgl. auch UW;
UW (Fentanyl): Übelkeit, Erbrechen, Muskelrigidität, Dyskinesie, Sedierung, Schwindel, Sehstörung, Bradykardie, Tachykardie, Arrhythmie, Hypotonie, Hypertonie, Venenschmerz, Laryngospasmus, Bronchospasmus, Apnoe, allergische Dermatitis, postoperative Verwirrtheit, neurologische, anästhesiologische Komplikationen;
UW (Fentanyl TTS): Somnolenz, Schwindel, Kopfschmerzen, Übelkeit, Erbrechen, Obstipation, immunologische Überempfindlichkeit, Appetitlosigkeit, Schlaflosigkeit, Depression, Angstgefühl, Verwirrtheitszustand, Halluzinationen, Tremor, Parästhesie, Konjunktivitis, Drehschwindel, Palpitationen, Tachykardie, Hypertonie, Dyspnoe, Diarrhoe, Mundtrockenheit, abdominale Schmerzen, Oberbauchschmerzen, Dyspepsie, Schwitzen, Pruritus, Hautausschlag, Erythem, Muskelkrämpfe, Harnverhalt, Fatigue, periphere Ödeme, Asthenie, Unpässlichkeit, Malaise, Kältegefühl;
UW (Morphin): Stimmungsänderungen, Veränderungen der Aktiviertheit, Schlaflosigkeit, Denkstrg., Wahrnehmungsstrg. z. B. Halluzinationen, Verwirrtheitszustände, Kopfschmerzen, Schwindel, Geschmacksstörungen, Obstipation, Erbrechen, Dyspepsie, Schwitzen, Urtikaria, Pruritus, Harnretention;
UW (Pethidin): Verwirrtheit, Stimmungsveränderungen, Veränderungen der kognitiven und sensorischen Leistungsfähigkeit, Erregungszustände, Wahnvorstellungen, Halluzinationen, Sedierung, Schwindel, Atemdepression;
UW (Oxycodon): Appetit ↓, Stimmungs- und Persönlichkeitsänderung, Aktivität ↓, Unruhe, psychomotorische Hyperaktivität, Agitiertheit, Nervosität, Schlaflosigkeit, Denkstörung, Verwirrtheitszustände, Sedierung, Schwindel, Kopfchmerz, Synkope, Parästhesien, Hypotonie, Dyspnoe, Obstipation, Erbrechen, Übelkeit, Abdominalschmerz, Diarrhoe, Mundtrockenheit, Schluckauf, Dyspepsie, Pruritus, Harnretention, Dysurie, Harndrang, Hyperhidrosis, Schüttelfrost, Asthenie;
UW (Sufentanyl): Sedierung, Pruritus, Fieber, neonataler Tremor, Schwindel, Kopfschmerzen, Tachykardie, Hypertonie, Hypotonie, Blässe, neonatale Zyanose, Hautverfärbung, Muskelzuckungen, Harnverhalt, Harninkontinenz;
KI (Fentanyl): bek. Überempfindlichkeit.; Patienten mit Epilepsie, bei denen eine intraoperative Herdlokalisation vorgenommen werden soll;
KI (Fentanyl TTS): akute oder postoperative Schmerzzustände, da bei einer kurzzeitigen Anwendung keine Dosistitration möglich ist; schwer beeinträchtigte ZNS-Funktion, schwere Atemdepression;
KI (Morphin): bekannte Überempfindlichkeit, akutes Abdomen, Ileus;
KI (Oxycodon): bekannte Überempfindlichkeit, schwere Atemdepression mit Hypoxie und/oder Hyperkapnie, schwere chronisch obstruktive Lungenerkrankung, Cor pulmonale, schweres Bronchialasthma, paralytischer Ileus, Stillzeit;
KI (Jurnista): Ki./Jugendliche < 18J;
KI (Pethidin): bek. Überempfindlichkeit, gleichzeitige Anwendung von MAO-Hemmern oder innerhalb von 14d nach der letzten Einnahme, schwere respiratorische Insuffizienz, Ki. < 1J;
KI (Sufentanyl): bekannte Überempfindlichkeit, während der SZ (24h nach der Anästhesie kann wieder mit dem Stillen begonnen werden); unter der Geburt oder während des Kaiserschnittes vor Abnabelung des Kindes; akute hepatische Porphyrien; Krankheitszustände, bei denen eine Dämpfung des Atemzentrums vermieden werden soll

Alfentanil Rp (Btm)	HWZ 1.5h, Q0 1.0, PPB 92%, PRC C, Lact ?
Alfentanil-Hameln *Amp. 1mg/2ml, 5mg/10ml* **Rapifen** *Amp. 1mg/2ml, 5mg/10ml*	**Anästhesie:** Erw. und Ki. nach OP-Dauer als Bolus: bis 10min: 15-20µg/kg i.v.; 10-30min: 20-40µg/kg; 0.5-1h: 40-80µg/kg; > 1h: 80-150µg/kg; Dauerinfusion: 0.5-3µg/kg/min
Fentanyl Rp (Btm)	HWZ 3-12h, Q0 0.9, PPB 80-85%, PRC C, Lact ?
Fentanyl Hameln *Amp. 0.1mg/2ml, 0.5mg/10ml, 2.5mg/50ml* **Fentanyl HEXAL** *Amp. 0.1mg/2ml, 0.5mg/10ml* **Fentanyl-Janssen** *Amp. 0.1mg/2ml, 0.5mg/10ml*	**Prämedikation:** 50-100µg i.m. 30-60min. präOP; **analgetische Komponente bei Allgemeinanästhesie:** mittlere Dosis 2-20µssg/kg i.v.; hohe Dosis 20-50µtg/kg i.v.; Ki. 12-17J. s. Erw.; 2-11J.: ini 1-3µg/kg, supplementär 1-1.25µg/kg; **analgetische Komponente bei Regionalanästhesie:** 50-100µg i.m. oder langsam i.v.; **Monoanästhetikum bei Allgemeinanästhsie:** 50-100µg/kg i.v., in Einzelfällen bis 150µg/kg; **DANI, DALI** verlängerte postOP Überwachung
Fentanyl oral/nasal Rp (Btm)	HWZ 4-22h Q0 0.9, PPB 85%, PRC C, Lact ?
Abstral *Lingualtbl. 100, 200, 300, 400, 600, 800µg* **Actiq** *Lutschtbl. 200, 400, 600, 800, 1200, 1600µg* **Breakyl** *Buccalfilm 200, 400, 600, 800, 1200µg* **Effentora** *Buccaltbl. 100, 200, 400, 600, 800µg* **Fentanyl HEXAL** *Lingualtbl. 67, 133, 267, 400, 533, 800µg* **Instanyl** *Nasenspray 50, 100, 200 µg/Stoß* **PecFent** *Nasenspray 100, 400µg/Stoß*	**Durchbruchschmerzen bei chronischen Tumorschmerzen:** **Actiq:** ini 200µg, ggf. Wdh nach 15min; weitere Dosistitration je nach Wi bis 1600µg; **Abstral, Effentora:** ini 100µg, ggf. Wdh nach 30min, weitere Dosistitration je nach Wi bis max. 800µg; **Breakyl:** ini 200µg, ggf. nach 30min höhere Dosis, weitere Dosistitration je nach Wi bis max. 1200µg; **Instanyl:** ini 50µg, ggf. Wdh. nach 10min, weitere Dosistitration je nach Wi; **Pecfent:** ini 100µg, ggf. nächste Dosis nach 4h, weitere Dosistitration je nach Wi bis 800µg; s.a. FachInfo der einzelnen Präparate; **DANI, DALI** sorgfältige Dosiseinstellung
Fentanyl transdermal Rp (Btm)	HWZ 13-22h , Q0 0.9, PPB 85%, PRC C, Lact ?
Durogesic SMAT *TTS 12, 25, 50, 75, 100µg/h* **Fentadolon** *TTS 25, 50, 75, 100µg/h* **Fentamat** *TTS 12, 25, 37.5, 50, 75, 100µg/h* **Fentanyl HEXAL** *TTS 12, 25, 37.5, 50, 75, 100, 150µg/h* **Fentanyl Sandoz** *TTS 12, 25, 37.5, 50, 75, 100, 150µg/h* **Fentavera** *TTS 12, 25, 50, 75, 100µg/h* **Matrifen** *TTS 12, 25, 50, 75, 100µg/h*	**Chronische Schmerzen:** alle 3d 1 Pflaster, Dosis je nach Vortherapie: → 295; **DANI, DALI** sorgfältige Dosiseinstellung

Hydromorphon Rp (Btm)	HWZ 2.5h, Q_0 1.0, PPB 8%, PRC C, Lact ?
Hydromorphon HEXAL *Tbl. 4(ret.), 8(ret.); 16(ret.), 24(ret.)mg; Kps. 2(ret.), 4(ret.), 8(ret.), 16(ret.), 24(ret.)mg; Amp. 2mg/1ml, 10mg/1ml, 100mg/10ml* **Hydromorphon Stada** *Tbl. 4(ret.), 8(ret.), 16(ret.), 24(ret.)mg* **Palladon** *Kps. 1.3, 2.6mg; Kps. 4(ret.), 8(ret.), 16(ret.), 24(ret.)mg; Amp. 2mg/1ml, 10mg/1ml, 100mg/10ml*	**(Sehr) starke Schmerzen:** ini 1.3-2.6mg alle 4h p.o.; 2 x 4-24mg (ret.) p.o.; 1-2mg i.m./s.c.; 1-1.5mg i.v.; **Ki. < 6J:** 0.015mg/kg i.m./s.c.; **6-12J:** 0.5-1mg i.m/s.c.; **DANI, DALI** sorgfältige Dosiseinstellung

Hydromorphon Oros Rp (Btm)	HWZ 12.5-14.7h, Q_0 1.0, PPB < 30%, PRC C, Lact ?
Jurnista *Tbl. 4(ret.), 8(ret.), 16(ret.), 32(ret.), 64(ret.)mg*	**Starke chron. Schmerzen:** 1 x 4-64mg p.o.; **DANI, DALI** sorgfältige Dosiseinstellung

Levomethadon Rp (Btm)	HWZ 15-60h, Q_0 0.25, PPB 85%
L-Polamidon *Amp. 2.5mg/1ml, 5mg/2ml; Gtt. (1ml = 20Gtt. = 5mg)* **L-Polamidon Lsg. zur Substitution** *Lsg. (1ml = 5mg)*	**(Sehr) starke Schmerzen:** 2.5mg i.v.; bis 7.5mg i.m./s.c., evtl. Wdh. alle 4-6h; 4-6 x 2.5-7.5mg p.o., bei Tumorschmerz ggf. weitere Dosissteigerung; **Ki. 2-5J:** 0.25-0.5mg/d; **> 5J:** 0.5-1.3mg; **Substitutionsther. bei Opiatabhängigkeit:** ini morgens 15-20mg p.o., abends 10-25mg, nach 1-6d Tagesdosis 1 x/d; **DANI, DALI** Dosisreduktion

Morphin Rp (Btm)	HWZ 2.5h, Q_0 0.9 (0.3), PPB 20-35%, PRC C, Lact ?
Capros *Kps. 5, 10, 10(ret.), 20, 20(ret.), 30, 30(ret.), 60(ret.), 100(ret.)mg* **M-long** *Kps. 10(ret.), 30(ret.), 60(ret.), 100(ret.)mg* **Morphanton** *Brausetbl. 20mg; Tbl. (ret.) 10, 20, 30, 60, 100mg* **Morphin Merck** *Gtt. (1ml = 5, 20mg); Amp.10mg/1ml, 20mg/1ml, 100mg/10ml* **MSI** *Amp. 10mg/1ml, 20mg/1ml, 100mg/5ml, 200mg/10ml* **MSR** *Supp. 10, 20, 30mg* **MST** *Tbl. 10(ret.), 30(ret.), 60(ret.), 100(ret.), 200(ret.)mg; Gran. 20(ret.), 30(ret.), 60(ret.), 100(ret.), 200(ret.)mg* **Painbreak** *Brausetbl. 15mg* **Sevredol** *Tbl. 10, 20mg*	**(Sehr) starke Schmerzen:** 2-6 x 10-60mg p.o.; 1-2 x 30-200mg (ret.) p.o.; 4-6 x 5-10mg i.v./s.c./i.m.; Ki. 0-1J: 4-6 x 0.2mg/kg p.o.; 2-5J: 4-6 x 2.5-5mg p.o.; 6-12J: 4-6 x 5-10mg p.o.; 13-16J: 4-6 x 10-20mg; Ki. bis 6M: 0.01mg/kg/h i.v. Dauerinfusion; > 6M: 4-6 x 0.05-0.1mg i.v.; DANI, DALI sorgfältige Dosiseinstellung

Oxycodon Rp (Btm)	HWZ 3.2-8h, PPB 38-45%, PRC C, Lact ?
Oxycodon Beta *Tbl. 5(ret.), 10(ret.), 20(ret.), 30(ret.), 40(ret.), 60(ret.), 80(ret.)mg* **Oxycodon HEXAL** *Tbl. 5(ret.), 10(ret.), 20(ret.), 40(ret.), 60(ret.), 80(ret.)mg* **Oxycodon Stada** *Tbl. 10(ret.), 20(ret.), 40(ret.), 80(ret.)mg* **Oxycodon-ratioph.** *Tbl. 5 (ret.), 10(ret.), 20(ret.), 30(ret.), 40(ret.), 60(ret.), 80(ret.)mg* **Oxygesic** *Tbl. 5(ret.), 10(ret.), 20(ret.), 40(ret.), 80(ret.)mg; Kps. 5, 10, 20mg; Lingualtbl. 5, 10, 20mg; Inj.Lsg. 10mg/1ml, 20mg/2ml*	**(Sehr) starke Schmerzen:** ini 2 x 10mg p.o. (nicht opioidgewöhnte Pat.), nach Bedarf steigern; 1-10mg über 1-2min i.v. bzw. 5mg s.c. als Bolus, max. 6x/d; Infusion 2mg/h i.v.; **Nichttumorschmerz:** bis 40mg/d; **Tumorschmerz:** 80-120mg/d, max. 400mg/d; **DANI, DALI** ini 50%

Oxycodon + Naloxon Rp (Btm)	
Targin *Tbl. 5+2.5(ret.),10+5(ret.), 20+10(ret.), 40+20(ret.)mg*	**(Sehr) starke Schmerzen:** ini 2 x 10+5mg p.o., max. 80+40mg/d; **DANI, DALI** vorsichtige Dosiseinstellung

Pethidin Rp (Btm)	HWZ 3.5-4h, Q_0 0.9, PPB 60%
Dolantin *Gtt. (21 Gtt. = 50mg); Amp. 50mg/1ml, 100mg/2ml* **Dolcontral** *Supp. 100mg* **Pethidin Hameln** *Amp. 50mg/1ml, 100mg/2ml*	**Starke Schmerzen:** 1-5 x 100mg rect.; 25-150mg p.o./s.c./i.m.; 50mg i.v. Wdh. nach Bedarf, max. 500mg/d p.o./rect./i.v.; **Ki.:** 0.6-1.2mg/kg/ED p.o.; **DANI** Dosisintervall verlängern; **DALI** sorgfältige Dosiseinstellung

Piritramid Rp (Btm)	HWZ 4-10h, Q_0 1.0, PRC C
Dipidolor *Amp. 15mg/2ml* **Piritramid Hameln** *Amp. 7.5mg/1ml, 15mg/2ml, 45mg/6ml*	**(Sehr) starke Schmerzen:** bis 4 x 7.5-22.5mg i.v.; bis 4 x 15-30mg i.m./s.c.; **Ki.:** bis 4 x 0.05-0.2mg/kg i.m./s.c.; bis 4 x 0.05-0.1mg/kg i.v.; **DANI** nicht erforderlich; **DALI** Dosisreduktion

Remifentanil Rp (Btm)	HWZ 3-10min, $Q_0 > 0.9$, PPB 70%, PRC C, Lact ?
Remifentanyl B. Braun *Inj.Lsg. 1, 2, 5mg* **Remifentanyl Hameln** *Inj.Lsg. 1, 2, 5mg* **Remifentanyl Kabi** *Inj.Lsg. 1, 2, 5mg* **Ultiva** *Inj.Lsg. 1mg/3ml, 2mg/5ml, 5mg/10ml*	**Anästhesie bei Spontanatmung:** ini 0.04µg/kg/min i.v., dann nach Bedarf 0.02-0.1µg/kg/min; **Anästhesie mit Beatmung:** ini 0.5-1µg/kg/min i.v., dann je nach Narkoseverfahren; **Ki. 1-12J:** ini 0.25µg/kg/min i.v., dann je nach Narkoseverfahren 0.05-1.3µg/kg/min; **DANI** nicht erforderlich

Sufentanil Rp (Btm)	HWZ 158-164min, Q0 1.0, PPB 92%, PRC C, Lact ?
Sufentanil Hameln *Amp. 0.01mg/2ml, 0.05mg/10ml, 0.25mg/5ml, 1mg/20ml* **Sufentanil Hikma** *50µg/10ml; 250µg/5ml*	**Anästhesie bei Kombinationsnarkose:** ini 0.5-2µg/kg i.v., dann 0.15-0.7µg/kg; **Monoanästhesie:** ini 15-20µg/kg i.v., dann 25-50µg nach Bedarf; **epidural:** intraop. 10-15ml Bupivacain 0.25% + 1µg Sufentanil/ml; postoperativ kontinuierlich Bupivacain 0.175% + 1µg Sufentanil/ml; 4-14ml/h; **DANI, DALI** ggf. Dosisreduktion

11.1.5 Opioide mit gemischt-agonistischer-antagonistischer Aktivität

Wm/Wi (Buprenorphin): kappa-Antagonist und µ-Agonist ⇒ analgetisch;
Wm/Wi (Nalbuphin): kappa-Agonist und µ-Antagonist ⇒ analgetisch;
UW (Buprenorphin): Übelkeit, Erbrechen, Erythem, Juckreiz, Schwindel, Kopfschmerzen, Dyspnoe, Schwitzen, Exanthem, Obstipation, Ödeme, Müdigkeit;
UW (Nalbuphin): Sedierung, Schweißausbrüche, Schläfrigkeit, Vertigo, Mundtrockenheit, Kopfschmerzen, Dysphorie, Übelkeit, Erbrechen;
KI (Buprenorphin TTS): bekannte Überempfindlichkeit, opioidabhängige Pat. bzw. zur Drogensubstitution, Strg. des Atemzentrums bzw. der Atemfunktion, Myasthenia gravis, Kombination mit MAO-Hemmern, Delirium tremens, SS;
KI (Nalbuphin): bekannte Überempfindlichkeit, schwere Niereninsuffizienz, Leberschäden, gleichzeitige Therapie mit µ-agonistischen Opioiden

Buprenorphin Rp (Btm)	HWZ 5h, TTS 30h, Q0 1.0, PPB 96%, PRC C, Lact ?
Bup 4-Tagepflaster *TTS 35, 52.5, 70µg/h* **Buprenaddict** *Lingualtbl. 0.4, 2, 8mg* **Buprenorphin AWD** *TTS 35, 52.5, 70µg/h* **Buprenorphin-ratioph. Matrixpflaster** *TTS 35, 52.5, 70µg/h* **Norspan** *TTS 5, 10, 20µg/h* **Subutex** *Lingualtbl. 0.4, 2, 8mg* **Temgesic** *Lingualtbl. 0.2, 0.4mg; Amp. 0.3mg/1ml* **Transtec PRO** *TTS 35, 52.5, 70µg/h*	**(Sehr) starke Schmerzen:** 3-4 x 0.2-0.4mg s.l., 3-4 x 0.15-0.3mg i.v./i.m.; max. 1.2mg/d; TTS: 35-70µg/h, Wechsel alle 4d (alle 3d bei Buprenorphin AWD u. Buprenorphin-ratioph.); TTS (Norspan): 5-20µg/h, Wechsel alle 7d; **Ki.:** 3-4 x 3-6µg/kg i.v./i.m.; > 35kg: 3-4 x 0.2mg p.o.; > 45kg: 3-4 x 0.4mg p.o.; **Substitutionsther. bei Opiatabhängigkeit:** ini 1 x 2-4mg p.o., dann langsame Dosisred.; **DANI** nicht erforderlich; **DALI** Dosisreduktion, KI bei schwerer LI

Buprenorphin + Naloxon Rp (Btm)	
Suboxone *Lingualtbl. 2+0.5mg, 8+2mg*	**Substitutionstherapie bei Opiatabhängigkeit:** ini 2-4+0.5-1mg p.o., an d1 ggf. erneut 1-2 x 2+0.5mg, Dosisanpassung nach klinischer Wi, max. 24mg Buprenorphin/d, s. a. FachInfo; **DANI** nicht erforderlich, GFR < 30: vorsichtige Anw.; **DALI** Dosisreduktion, KI bei schwerer LI

Meptazinol Rp	HWZ 3h, Qo 0.95
Meptid *Amp. 100mg/1ml*	**Mittelstarke bis starke Schmerzen:** 50-100mg i.v., 75-100mg i.m., ggf. Wdh alle 2-4h
Nalbuphin Rp	HWZ 2-3h
Nalpain *Inj.Lsg. 10mg/1ml*	**Mittelstarke bis starke Schmerzen:** 0.1-0.3mg/kg i.v./i.m./s.c., dann je nach Wi nach 3-6h wdh., max. 20mg/d; **Ki.:** 0.1-0.2mg/kg i.v./i.m./s.c.; **Ki. < 1.5J:** keine Daten; **DANI** KI bei schweren Nierenschäden; **DALI** KI bei schweren Leberschäden

11.1.6 Opioidantagonisten

Wm: kompetitiver Antagonismus am Opioidrezeptor;
UW (Naloxon): Schwindel, Kopfschmerzen, Tachykardie, Hypotonie, Hypertonie, Übelkeit, Erbrechen, postoperative Schmerzen;
UW (Naltrexon): Bauchschmerzen, Übelkeit, Erbrechen, Diarrhoe, Obstipation, Appetit ↓, Schlafstörungen, Angstzustände, Nervosität, Affektstörungen, Reizbarkeit, Kopfschmerzen, Unruhe, Schwindel, gesteigerter Tränenfluss, Tachykardie, Palpitationen, Änderungen EKG, Thoraxschmerzen, Exanthem, Gelenk- und Muskelschmerzen, verzögerte Ejakulation, erektile Dysfunktion, Asthenie, Durst, gesteigerte Energie, Schüttelfrost, Hyperhidrose;
KI (Naloxon): bek. Überempfindlichkeit;
KI (Naltrexon): bek. Überempfindlichkeit, schwere Leberinsuffizienz, akute Hepatitis, schwere Nierenfunktionsstörung, Patienten, die Opioid-Analgetika erhalten; opioidabhängige Patienten ohne erfolgreichen Entzug, oder Patienten, die Opiat-Agonisten erhalten (z. B. Methadon); akute Opiat-Entzugssymptome, Patienten mit einem positiven Opioid-Nachweis im Urin, oder einem negativen Ergebnis im Naloxon-Provokationstest

Naloxon Rp	HWZ 3-4h, Qo 1.0, PPB 32-45%, PRC B, Lact ?
Naloxon Hameln *Amp. 0.4mg/1ml* **Naloxon-ratioph.** *Amp. 0.4mg/1ml* **Naloxon Inresa** *Amp. 0.4mg/1ml*	**Opioid-Intoxikation:** ini 0.4-2mg i.v./i.m./s.c., dann je nach Wi alle 2min 0.4-2mg; **Ki.:** 0.01mg/kg i.v., je n. Wi Wdh. nach 3-5min; **postop. Atemdepression:** 0.1-0.2mg i.v., Wdh. alle 2-3min, bis Spontanatmung einsetzt; **Ki.:** 0.005-0.01mg/kg
Naltrexon Rp	HWZ 2.7(9)h, Qo 1.0, PPB 21%, PRC C, Lact ?
Nalorex *Tbl. 50mg* **Naltrexon Hcl Neurax** *Tbl. 50mg* **Nemexin** *Tbl. 50mg*	**Unterstützung einer Entwöhnungstherapie nach erfolgter Opiatentgiftung:** nach neg. Naloxon-Test d1 25mg, dann 1 x 50mg p.o.; od. Montag, Mittwoch, Freitag 100, 100, 150mg; Adepend → 379 **DANI, DALI** KI bei schwerer NI, LI

11.1.7 Weitere Opioid-Analgetika

Wm/Wi (Tilidin+Naloxon): Kombination Opiodagonist und -Antagonist ⇒ analgetisch, gleichzeitig Verminderung des Missbrauchspotentials durch Opiatabhängige;
Wm/Wi (Tramadol) zentral wirksamer Opioidrezeptor-Agonist, Hemmung der neuronalen Wiederaufnahme von Noradrenalin ⇒ analgetisch, antitussiv, nur gering artemdepressiv;
UW (Tilidin+Naloxon): Übelkeit, Erbrechen, Diarrhoe, Bauchschmerzen, Schwindel, Benommenheit, Müdigkeit, Kopfschmerzen, Nervosität, vermehrtes Schwitzen;
UW (Tramadol): Schwindel, Kopfschmerzen, Benommenheit, Übelkeit, Erbrechen, Obstipation, Mundtrockenheit, Schwitzen, Erschöpfung;
KI (Tilidin+Naloxon): bekannte Überempfindlichkeit; Opiatabhängigkeit, andere Abhängigkeitserkrankungen, Porphyrie;
KI (Tramadol): bekannte Überempfindlichkeit, akute Alkohol-, Schlafmittel-, Analgetika-, Opioid- oder Psychopharmakavergiftungen; Pat., die MAO-Hemmer erhalten oder innerhalb der letzten 14d angewendet haben; nicht ausreichend kontrollierte Epilepsie; Anwendung zur Drogensubstitution

Tilidin + Naloxon Rp (Btm unretardierte Formen)	HWZ 3h, Qo 0.95
Tilicomp Beta *Tbl. 50+4(ret.), 100+8(ret.), 150+12(ret.), 200+16(ret.)mg;* **Tilidin HEXAL comp** *Kps. 50+4mg; Tbl. 50+4(ret.), 100+8(ret.), 150+12(ret.), 200+16(ret.)mg;* **Valoron N** *Tbl. 50+4(ret.), 100+8(ret.), 150+12(ret.), 200+16(ret.)mg; Gtt. (20 Gtt. = 50+4mg)*	**(Sehr) starke Schmerzen:** bis 4 x 50-100+4-8mg p.o., max. 600+48mg/d; 2 x 50-200+4-16mg (ret.) p.o.; **Ki. 2-13J:** bis 4 x 1Gtt./Lj., minimal 3Gtt./ED; **DANI** nicht erforderlich

Tramadol Rp	HWZ 6(5-10)h, Qo 0.6, PPB 20%, PRC C, Lact -
Amadol *Tbl. 100(ret.), 150(ret.), 200(ret.)mg;* **Tial** *Tbl. 100(ret.), 150(ret.), 200(ret.)mg* **Tramadolor** *Kps. 50, 50(ret.), 100(ret.), 150(ret.), 200(ret.)mg; Tbl. 50, 50(ret.), 100(ret.), 150(ret.), 200(ret.), 300(ret.)mg; Brausetbl. 100mg; Gtt. (20Gtt. = 50mg); Pumplsg. 100mg/1ml; Amp. 50mg/1ml, 100mg/2ml* **Tramadol-ratioph.** *Tbl. 50, 100(ret.)mg; Kps. 50, 50(ret.), 150(ret.), 200(ret.)mg; Brausetbl. 50mg; Gtt. (20Gtt. = 50mg); Pumplsg. 100mg/1ml; Amp. 50mg/1ml, 100mg/2ml* **Tramal** *Kps. 50mg; Supp. 100mg; Gtt. (20 Gtt. = 50mg); Amp. 50mg/1ml, 100mg/2ml* **Tramal long** *Tbl. 50(ret.), 100(ret.), 150(ret.), 200(ret.)mg* **Travex One** *Tbl. 150(ret.), 200(ret.), 300(ret.), 400(ret.)mg*	**Mäßige, starke Schmerzen:** bis 4 x 50-100mg p.o./i.v./i.m./s.c./rect.; 1-2 x 50-200mg ret. p.o.; max. 400mg/d; **Ki. 1-13J:** 1-2mg/kg/ED; **DANI** bei kurzfristiger Gabe keine Dosisanpassung erforderlich; bei schwerer NI Dauertherapie nicht empfohlen; GFR < 10: KI; **DALI** KI bei schwerer LI

11.2 Opioidrezeptor-Agonist mit Noradrenalin-Reuptake-Hemmung (MOR-NRI)

Wm/Wi: μ-Opioidrezeptor-Agonist mit Noradrenalin-Wiederaufnahmehemmung ⇒ starke analgetische Wi bei chronischen nozizeptiven, neuropathischen und gemischten Schmerzen;
UW: Schwindel, Somnolenz, Kopfschmerz, Übelkeit, Obstipation, Appetit↓, Angst, depressive Stimmung, Schlafstrg., Nervosität, Ruhelosigkeit, Aufmerksamkeitsstrg., Tremor, unwillkürliche Muskelkontraktionen, Erröten, Dyspnoe, Erbrechen, Diarrhoe, Dyspepsie, Pruritus, Hyperhidrose, Hautausschlag, Asthenie, Müdigkeit, Gefühl der Körpertemperaturveränderung, trockene Schleimhäute, Ödeme;
KI: bekannte Überempfindlichkeit, ausgeprägte Atemdepression, akutes/starkes Bronchialasthma, Hyperkapnie, paralytischer Ileus, akute Intoxikation mit Alkohol, Hypnotika, zentralen Analgetika, psychotropen Substanzen

Tapentadol Rp (Btm)	HWZ 4h, PPB 20%
Palexia retard *Tbl. 25(ret.), 50, 50(ret.), 100(ret.), 150(ret.), 200(ret.), 250(ret.)mg; Lsg. (1ml = 20mg)* **Yantil retard** *Tbl. 25(ret.), 50(ret.), 100(ret.), 150(ret.), 200(ret.), 250(ret.)mg* **Umdosierung:** < 80mg Morphin/d → 2 x 50mg/d Tapentadol ≥ 80- < 120mg Morph./d → 2 x 100mg/d Tapentadol ≥ 120- < 160mg Morph./d → 2 x 150mg/d Tapentadol ≥ 160- < 200mg Morph./d → 2 x 200mg/d Tapentadol	**Starke chronische Schmerzen:** ohne Opioid-Vorbehandlung ini 2 x 50mg/d p.o., mit Opioid-Vorbehandlung ini ggf. höhere Dosis → 295; nach Bedarf steigern; max. 2 x 250mg/d; **DANI** leichte bis mäßige NI: 100%, schwere NI: Anwendung nicht empfohlen; **DALI** leichte LI: 100%; mäßige LI: ini 1 x 50mg/d, nach Verträglichkeit steigern; schwere LI: Anwendung nicht empfohlen

11.3 Weitere zentral wirksame Analgetika

Wm/Wi (Flupirtin): aktiviert Kaliumkanäle der Nervenzelle ⇒ K+-Ausstrom ⇒ Stabilisierung des Ruhemembranpotenzials, Aktivierung der Nervenzellmembran↓ ⇒ indirekte Hemmung von NMDA-Rezeptoren;
Wm/Wi (Ziconotid): inhibiert spannungsabhängigen Kalziumeinstrom in die primären nozizeptiven afferenten Nerven, die im Rückenmarkshinterhorn enden;
UW (Flupirtin): Müdigkeit, v.a. zu Therapiebeginn, Schwindel, Sodbrennen, Appetitlosigkeit, Magenbeschwerden, Übelkeit, Erbrechen, Verstopfung, Schlafstrg., Schweißausbrüche, Tremor, Depressionen, Kopf-/Bauchschmerzen, Mundtrockenheit, Unruhe/Nervosität, Blähungen, Durchfall, Transaminasenerhöhung,
UW (Ziconotid): Schwindel, Übelkeit, Nystagmus, Verwirrung, Gangabnormalitäten, Gedächtnisstrg., Verschwommensehen, Kopfschmerz, Asthenie, Erbrechen, Somnolenz;
KI (Flupirtin): bekannte Überempfindlichkeit, bei Risiko einer hepatischen Enzephalopathie, Cholestase, Myasthenia gravis, vorbestehende Lebererkrankung und Alkoholabusus, kürzlich überwundener oder aktiv bestehender Tinnitus;
KI (Ziconotid): bek. Überempfindlichkeit, Kombination mit intrathekaler Chemotherapie

Flupirtin Rp	HWZ 10h, Q0 > 0.7, PPB 80%
Flupigil *Kps. 100mg* **Flupirtinmaleat Winthrop** *Kps. 100mg; Tbl. 400(ret.)mg* **Katadolon** *Kps. 100mg; Tbl. 400(ret.)mg; Supp. 150mg;* **Trancopal Dolo** *Kps. 100mg, Supp. 150mg* **Trancolong** *Tbl. 400(ret.)mg*	**Akute Schmerzen (wenn NSAR bzw. schwache Opiode KI sind):** 3-4 x 100mg p.o., max 600mg/d; 1 x 400mg (ret.) p.o.; 3-4 x 150mg, max. 900mg rect.; Anw. für max. 2W.; **DANI** max. 300mg p.o./450mg rect. **DALI** KI
Ziconotid Rp	HWZ 4.5h, (intrathekal)
Prialt *Inf.Lsg. 100µg/1ml, 500µg/5ml*	**Starke chron. Schmerzen:** ini 2.4µg/d intrathekal, nach Bedarf um max. 2.4µ/d steigern, max. 21.6µg/d; **DANI, DALI** keine Daten

11.4 Anilinderivate

Wm: Hemmung der zerebralen Prostaglandinsynthese, Hemmung des Effekts endogener Pyrogene auf die hypothalamische Temperaturregulation; **Wi:** antipyretisch, analgetisch, nur sehr gering antiphlogistisch; **UW** (Paracetamol): keine sehr häufigen/häufigen UW; **KI** (Paracetamol): bekannte Überempfindlichkeit; schwere Leberinsuffizienz

Paracetamol (Acetaminophen) OTC/Rp*	HWZ 1-4h, Q0 > 0.9, PPB 10%, PRC B, Lact+
Ben-u-ron *Tbl. 500, 1000mg; Kps. 500mg; Brausetbl. 1000mg; Gran. 250, 500, 1000mg; Supp. 75, 125, 250, 500, 1000mg; Saft (5ml = 200mg)* **Enelfa** *Tbl. 500mg; Supp. 125, 250, 500mg;* **Paracetamol HEXAL** *Tbl. 500mg; Supp. 125, 250, 500, 1000mg; Saft (5ml = 200mg)* **Paracetamol-ratioph.** *Brausetbl. 500mg; Tbl. 500mg; Supp. 75, 125, 250, 500, 1000mg; Saft (5ml = 200mg)* **Perfalgan** *Inf.Lsg. 500/50, 1000mg/100ml* **Rubiemol** *Supp. 125, 250, 500mg; Saft (5ml = 250mg)*	**Leichte bis mäßig starke Schmerzen, Fieber:** 3-4 x10-15mg/kg, max. 60mg/kg/d p.o./rect.; 1g i.v., ggf. Wdh. nach 4h, max. 4g/d i.v.; **Ki.:** p.o./rect.: s. Erw.; i.v.: > 33kg: 15mg/kg i.v., ggf. Wdh. nach 4h, max. 60mg/kg/d bzw. max. 4g/d i.v.; **DANI** GFR < 30: (i.v.) Dosisintervall 6h; **DALI** Dosisintervall verlängern, Child-Pugh > 9: KI * Verschreibungspflichtig, wenn eine Packung > 10g enthält!

11.5 Narkotika

11.5.1 Injektionsnarkotika - Barbiturate

Wm/Wi (Methohexital): kurz wirksames Barbiturat, Hypnotikum, keine Analgesie;
Wm/Wi (Thiopental): Barbiturat, hypnotisch, antikonvulsiv, hirndrucksenkend;
UW (Methohexital): RR-Senkung, Atemdepression, Bronchospasmus;
UW (Thiopental): Atemdepression, euphorische Stimmungslagen, Traumerlebnisse z.T. unangenehmer Art, Übelkeit, Erbrechen, Singultus, Husten, Niesen, allergische und pseudoallergische Reaktionen, Broncho- und Laryngospasmus, Hautrötung;
KI (Methohexital): Cave in SS/SZ; **KI** (Thiopental): bek. Überempf. gegen Barbiturate, akute Vergiftungen mit Alkohol, Schlafmitteln, Schmerzmitteln und Psychopharmaka, akute hepatische Porphyrie, maligne Hypertonie, Schock, Status asthmaticus, SZ; Cave in SS

Methohexital Rp	HWZ 70-125min, Q0 1.0, PPB 73%, PRC B, Lact ?
Brevimytal *Inj.Lsg. 500mg*	**Narkoseeinleitung:** 50-120mg oder 1-1.5mg/kg i.v.; **DANI** nicht erf.; **DALI** vorsichtige Anw.

Thiopental Rp	HWZ 3-18h, Q0 1.0, PPB 50-80%
Thiopental Rotexmedica *Inj.Lsg. 0.5g/20ml, 1g/20ml* **Thiopental Inresa** ***Inj.Lsg. 0.5g/20ml, 1g/20ml***	**Narkoseeinleitung:** 5mg/kg i.v.; **DANI, DALI** Dosisreduktion

11.5.2 Injektionsnarkotika - Benzodiazepine

S. Psychiatrie → 369

11.5.3 Injektionsnarkotika - Nichtbarbiturate

Wm/Wi (Etomidat): Hypnotikum zur Narkoseeinleitung, keine Analgesie;
Wm/Wi (4-Hydroxybuttersäure): hypnotisch, keine Analgesie;
Wm/Wi (Ketamin): analgetisch, hypnotisch ohne wesentliche Atemdepression;
Wm/Wi (Propofol): Hypnotikum zur Narkoseeinleitung/-aufrechterhaltung, keine Analgesie;
UW (4-Hydroxybuttersäure): Myoklonien;
UW (Ketamin): RR ↑, Tachykardie, Hirndruck ↑, Hypersalivation, unangenehme Träume;
UW (Propofol): RR ↓, Apnoe, Exzitationssymptome, Husten, Übelkeit, Erbrechen, Kopfschmerzen, Euphorie, Hypertonie, Flush, Singultus, Brady-/Tachykardie, Arrhythmien, Kältegefühl, Hyperventilation, Überempfindlichkeitsreaktionen, Fieber, sexuelle Hemmschwelle ↓;
KI (Etomidat): Kinder < 6J; SZ; Cave in SS;
KI (4-Hydroxybuttersäure): Nephropathie, Hypertonie, Epilepsie, Alkoholismus;
KI (Ketamin): schwere Hypertonie, Präeklampsie, Hirndruck ↑ ohne adäquate Beatmung, SZ, SS (1. Trim.);
KI (Propofol): bekannte Überempfindlichkeit, Überempfindlichkeit gegen Soja und Erdnuss, Kinder < 1M zur Narkose, Kinder < 16J zur Sedierung; Propofol 2%: Kinder < 3J;

Esketamin Rp	HWZ 2-4h, PPB 47%
Ketanest S *Amp. 25mg/5ml, 50mg/2ml, 250mg/10ml; Inj.Lsg. 100mg/20ml*	**Narkose:** ini 0.5-1mg/kg i.v.; 2-4mg/kg i.m., dann 50% der Initialdosis alle 10-15min oder 0.5-3mg/kg/h; **Analgesie Notfallmedizin:** 0.125-0.25mg/kg i.v.; 0.25-0.5mg/kg i.m.; **Analgesie bei Beatmung:** ini 0.25mg/kg i.v., dann 0.2-0.5mg/kg/h; **Status asthmaticus:** 0.5-1mg/kg i.v., max. 2.5mg/kg

Etomidat Rp	HWZ 3-5h, Q0 1.0, PPB 76%, PRC C, Lact ?
Etomidat lipuro *Amp. 20mg/10ml* **Hypnomidate** *Amp. 20mg/10ml*	**Narkoseeinleitung:** 0.15-0.3mg/kg i.v, max. 60mg Gesamtdosis; **Ki. bis 15J:** 0.15-0.2mg/kg i.v.

4-Hydroxybuttersäure Rp	
Somsanit *Amp. 2g/10ml*	**Narkose:** 60-90mg/kg i.v.; **DANI** KI bei schwerer NI

Ketamin Rp	HWZ 2-3h, Q0 1.0, PPB 47%, PRC D, Lact -
Ketamin Actavis *Amp. 50mg/5ml, 100mg/2ml, 500mg/10ml* **Ketamin Inresa** *Amp. 100mg/2ml, 500mg/10ml* **Ketamin-ratioph.** *Amp. 50mg/5ml, 100mg/2ml, 500mg/10ml*	**Narkose:** ini 1-2mg/kg i.v.; 4-8mg/kg i.m., dann 50% der Initialdosis alle 10-15min; **Analgesie Notfallmedizin:** 0.25-0.5mg/kg i.v.; 0.5-1mg/kg i.m.; **Analgesie bei Beatmung:** ini 0.5mg/kg i.v., dann 0.4-1mg/kg/h; **Status asthmaticus:** 1-2mg/kg i.v., bei Bedarf bis 5mg/kg/min

Propofol Rp	HWZ 40-200min, Q0 1.0, PPB 98%, PRC B, Lact ?
Anesia *Inj.Lsg. 200mg/20ml, 500mg/50ml, 1g/50ml* **Disoprivan** *Amp. 200mg/20ml; Inj.Lsg. 500mg/50ml, 1g/50ml* **Propofol lipuro** *Amp. 200mg/20ml; Inj.Lsg. 500mg/50ml, 1g/50ml, 1g/100ml* **Propofol-ratioph.** *Amp. 200mg/20ml, 500mg/50ml, 1g/50ml*	**Narkoseeinleitung:** 1.5-2.5mg/kg langsam i.v.; Pat. > 55J oder Risikopat. 1mg/kg; **Narkoseaufrechterhaltung:** 4-12mg/kg/h i.v.; **Sedierung bei chirurgischen oder diagnostischen Eingriffen:** ini 0.5-1mg/kg über 1-5min i.v., dann 1.5-4.5mg/kg/h; **Sedierung bei Intensivbehandlung:** 0.3-4mg/kg/h i.v.

11.5.4 Injektionsnarkotika - Alpha-2-Agonisten

Wm/Wi (Dexmedetomidin): selektiver Alpha-2-Agonist ⇒ Noradrenalinfreisetzung ↓ sympatholytisch, sedierend, analgetisch, kardiovaskuläre Wi (HF ↓, RR ↓ bzw. bei höheren Dosen HF ↓, RR ↑); **UW** (Dexmedetomidin): Hyper-/Hypoglykämie, Unruhe, Bradykardie, myokard. Ischämie/Infarkt, Tachykardie, RR ↑, RR ↓, Übelkeit, Erbrechen, Mundtrockenheit, Entzugssyndrom, Hyperthermie; **KI** (Dexmedetomidin): bekannte Überempfindlichkeit, AV-Block II-III°, unkontrollierte Hypotonie, akute zerebrovaskuläre Ereignisse

Dexmedetomidin Rp	HWZ 1.9-2.5h, PPB 94%, PRC C, Lact ?
Dexdor *Inf.Lsg. 200µg/2ml, 400µg/4ml, 1000µg/10ml*	**Sedierung von intensivmed. Patienten:** ini 0,7µg/kg/h i.v., je n. Bed. 0,2-1,4µg/kg/h; **DANI** nicht erforderlich, **DALI** vorsichtige Anw.

11.5.5 Inhalationsnarkotika

Wm: unbek., u.a. Hemmung spannungsabhängiger Ionenkanäle; **Wi:** narkotisch, analgetisch; **UW** (Desfluran): Hypotonie, Atemdepression, Herzrhythmusstrg., Myokardischämie, Speichelfluss ↑, Laryngo- und Bronchospasmus, Husten, Übelkeit, Erbrechen; **UW** (Isofluran): Hypotonie, negativ inotrope Effekte, Arrhythmien, Atemdepression, Husten, Laryngospasmus, Leberenzyme ↑, Frösteln, Übelkeit, Erbrechen, Ileus, passagere Leukozytose, maligne Hyperthermie; **UW** (Sevofluran): Hypotonie, Hypertonie, Übelkeit, Erbrechen, Husten, Fieber, Frösteln, Bradykardie, Tachykardie, Laryngospasmus, Bronchospasmus, Speichelfluss ↑, Agitiertheit, Schwindel; **KI:** bekannte Überempfindlichkeit, maligne Hyperthermie (Vorgeschichte bzw. genetische Disposition), Pat. mit Leberfktsstrg., Leukozytose, unklares Fieber nach Inhalationsnarkose in der Anamnese; **KI** (Isofluran): Kombination mit nichtselektiven MAO-Hemmer

Desfluran Rp	Blut-Gas-Verteilungskoeffizient 0.42
Suprane *Inh.Lsg.*	**Narkoseeinleitung:** 4-11 Vol.% (nicht bei Kindern!); **Narkoseaufrechterhaltung:** 2-6 Vol.% bei Kombination mit Lachgas; 2.5-8.5% bei alleiniger Anwendung + O_2; **DANI, DALI** nicht erforderlich

Isofluran Rp	Blut-Gas-Verteilungskoeffizient 1.4
Forene *Inh.Lsg.* **Isofluran Baxter** *Inh.Lsg.* **Isofluran Piramal** *Inh.Lsg.*	**Narkoseeinleitung:** 1.5-3.0 Vol.%; **Narkoseaufrechterhaltung:** 1.0-2.5 Vol.%, bei Kombination mit Opioiden 0.5-1.5 Vol.%; **DANI, DALI** nicht erforderlich

Sevofluran Rp	Blut-Gas-Verteilungskoeffizient 0.65
Sevofluran Baxter *Inh.Lsg.* **Sevofluran Piramal** *Inh.Lsg.* **Sevorane** *Inh.Lsg.*	**Narkoseeinleitung:** bis zu 8 Vol.%; **Narkoseaufrechterhaltung:** 0.5-3 Vol.%; **DANI, DALI** nicht erforderlich

11.6 Muskelrelaxantien

11.6.1 Stabilisierende Muskelrelaxantien

Wm/Wi: kompetitive Verdrängung von Acetylcholin an Nikotinrezeptoren der motorischen Endplatte ⇒ Verhinderung der Depolarisation; **UW:** Bronchospasmus, Tachykardie, Urtikaria, RR ↓; **KI:** Unmöglichkeit der künstlichen Beatmung; Anw.Beschr. bei Myasthenia gravis und Eaton-Lambert-Syndrom

Atracurium Rp	HWZ 20-30min, Wi 25min, Q0 1.0, PPB 82%
Atracurium Actavis *Amp. 25mg/2.5ml, 50mg/5ml* **Atracurium Hameln** *Amp. 25mg/2.5ml, 50mg/5ml* **Atracurium HEXAL** *Amp. 25mg/2.5ml, 50mg/5ml*	**Muskelrelaxierung i.R. einer Narkose:** ini 0.3-0.6mg/kg i.v., dann 0.1-0.2mg/kg alle 15-20min oder 0.3-0.6mg/kg/h Dauerinfusion; **DANI, DALI** nicht erforderlich

Cisatracurium Rp	HWZ 22-29min, Wi 35min, Q0 0.85, PRC B, Lact ?
Cisatracurium Actavis *Amp. 5mg/2.5ml, 10mg/5ml* **Cisatracurium Hameln** *Amp. 5mg/2.5ml, 10mg/5ml* **Cisatracurium HEXAL** *Amp. 5mg/2.5ml, 10mg/5ml* **Nimbex** *Amp. 5mg/2.5ml, 10mg/5ml*	**Muskelrelaxierung i.R. einer Narkose:** ini 0.15mg/kg i.v., dann 0.03mg/kg alle 20min; **DANI, DALI** nicht erforderlich
Mivacurium Rp	HWZ 1.8-2min, Wi 15min, PRC C, Lact ?
Mivacron *Amp. 10mg/5ml, 20mg/10ml*	**Muskelrelaxierung i.R. einer Narkose:** ini 0.2mg/kg i.v., dann 0.1mg/kg alle 15min oder 0.5-0.6mg/kg/h; **DANI, DALI** ini 0.15mg/kg i.v.
Pancuronium Rp	HWZ 110-160min, Wi 50min, Q0 0.33, PPB 30%, PRC C, Lact ?
Pancuronium Hikma *Amp. 4mg/2ml* **Pancuronium Inresa** *Amp. 4mg/2ml* **Pancuronium-ratioph.** *Amp. 4mg/2ml*	**Muskelrelaxierung i.R. einer Narkose:** ini 0.08-0.1mg/kg i.v., dann 0.01-0.02mg/kg
Rocuronium Rp	HWZ 84-131 min, Wi 35min, Q0 0.8, PRC B, Lact ?
Esmeron *50mg/5ml, 100mg/10ml* **Rocuroniumbromid Inresa** *50mg/5ml, 100mg/10ml* **Rocuroniumbromid Kabi** *50mg/5ml, 100mg/10ml*	**Muskelrelaxierung i.R. einer Narkose:** ini 0.6mg/kg i.v., dann 0.15mg/kg; **DANI, DALI** vorsichtige Anwendung
Vecuronium Rp	HWZ 65-80min, Wi 25min, Q0 0.8, PPB30%, PRC C, Lact?
Vecuronium Inresa *Inj.Lsg. 10mg* **Vecuronium Hikma** *Inj.Lsg. 10mg*	**Muskelrelaxierung i.R. einer Narkose:** ini 0.08-0.1mg/kg i.v., dann 0.02-0.03mg/kg oder 0.8-1.4µg/kg/min

11.6.2 Depolarisierende Muskelrelaxantien

Wm/Wi: Dauerdepolarisation der motorischen Endplatte, Verhinderung der sofortigen Repolarisation; **UW:** allergische Hautreaktionen, Faszikulationen, Muskelschmerzen, HRST, maligne Hyperthermie;
KI: Unmöglichkeit der künstlichen Beatmung, maligne Hyperthermie in der Anamnese

Suxamethonium (Succinylcholin) Rp	HWZ 2-10min, Q0 1.0, PPB 30%
Lysthenon *100mg/2ml, 100mg/5ml* **Pantolax** *Amp. 100mg/5ml* **Succinylcholin Inresa** *Inj.Lsg. 100mg/5ml*	**Muskelrelaxierung i.R. einer Narkose:** 1-1.5mg/kg i.v.; **Ki.:** 1-1.5mg i.v.; 2-3mg/kg i.m.

11.6.3 Relaxans-Antagonisten

Wm/Wi: Komplexbildung mit Rocuronium bzw. Vecuronium;
UW: metallischer/bitterer Geschmack, Narkosekomplikationen;
KI: bekannte Überempfindlichkeit

Sugammadex Rp	HWZ 1.8h, PPB 0%
Bridion *Inj.Lsg. 200mg/2ml, 500mg/5ml*	**Aufhebung einer durch Rocuronium bzw. Vecuronium induzierten neuromuskulären Blockade:** 2-4mg/kg i.v.; 16mg/kg für eine sofortige Aufhebung der Blockade; **DANI** GFR < 30: Anwendung nicht empf.; **DALI** vorsichtige Anwendung bei schwerer LI

11.7 Xanthinderivate

Wm/Wi (Coffeincitrat): ZNS-Stimulans durch Antagonisierung der Adenosinrezeptoren ⇒ Stimulation des Atemzentrums, Erhöhung der Minutenventilation, Absenkung der Hyperkapnieschwelle, vermehrtes Ansprechen auf eine Hyperkapnie, Erhöhung des Skelettmuskeltonus, Verminderung der Zwerchfellerschöpfung, Erhöhung der Stoffwechselrate;
UW (Coffeincitrat): Phlebitis/Entzündung an der Infusionsstelle;
KI (Coffeincitrat): bekannte Überempfindlichkeit

Coffeincitrat Rp	HWZ 3-4d, PPB keine Daten
Peyona *Inj.Lsg. 20mg/1ml; Lösung (oral) 20mg/1ml*	**Primäre Apnoe bei Frühgeborenen:** ini 20mg/kg über 30min i.v., nach 24h Erh.Dos. von 1 x 5mg/kg über 10min i.v. oder 1 x 5mg/kg über nasogastrale Sonde; **DANI, DALI** vorsichtige Anwendung

11.8 Lokalanästhetika

11.8.1 Säureamide und Esther

Wm: Membranpermeabilität für Kationen ↓, v.a. Na^+;
Wi: verminderte bis aufgehobene Erregbarkeit von Nervenfasern;
UW: Schwindel, Erbrechen, Benommenheit, Krämpfe, HF ↓, HRST, Schock;
KI: schwere Überleitungsstrg., akut dekompensierte Herzinsuffizienz, Schock, Infektionen im Injektionsbereich, bekannte Allergie

Bupivacain Rp	HWZ 3.5h, Q0 > 0.9, PPB 92-96%, PRC B
Bucain *0.25%, 0.5%, 0.5% (hyperbar), 0.75%; Amp. 2, 4, 5, 10, 20, 50ml* **Carbostesin** *0.25%, 0.5%, 0.5% (hyperbar), 0.75%; Amp. 4, 5, 20ml* **Dolanaest** *0.25%; Amp. 5ml*	**Leitungsanästhesie:** z.B. N.-ischiadicus-Blockade: 10-20ml 0.25-0.5%; max. 2mg/kg; **Spinalanästhesie:** 0.5-4ml 0.5% hyperbar subarachnoidal

Lidocain Rp	HWZ 1.5-2(3.5)h, Q0 0.9, PPB 60%, PRC B, Lact +
Heweneural *Amp. 1%: 2ml* **Licain** *Amp. 0.5%: 50, 100ml; Amp. 1%: 2, 5, 10, 50, 100ml* **Xylocain** *Amp. 1%: 50ml; Amp. 2%: 5, 50ml; Gel, Lösung (viskös) 2% (1g enth. 20mg); Spray (1 Sprühstoß = 10mg)* **Xylocitin Loc** *Amp. 0.5%: 10ml; Amp. 1%: 10ml; Amp. 2%: 2, 5, 10ml*	**Infiltrationsanästhesie:** bis max. 300mg 0.5-2%; **Periduralanästhesie:** lumbal: 1-1.5ml/Segment 0.5-1%; **Schleimhaut-anästhesie bei Intubation:** 100mg (5g Gel) auf das untere Drittel des Tubus, max. 320mg (16g Gel); **Haut-, Schleimhautanästhesie:** 1-5 Sprühstöße, max. 20 Sprühstöße bzw. 3mg/kg; bis 6 x 5-15ml visköse Lösung im Mund verteilen **DANI, DALI** Dosisreduktion

Mepivacain Rp	HWZ 1.9-3.2h, Q0 0.95, PPB 65-78%, PRC C, Lact ?
Meaverin *Amp. 0.5%, 1%, 2%, 3%, 4% (hyperbar): 1.8, 2, 5, 50ml* **MepiHEXAL** *Amp. 1%: 5, 50ml* **Scandicain** *1%, 2%, 4% (hyperbar); Amp. 2, 5, 50ml*	**Infiltrationsanästhesie:** bis max. 300mg (30ml 1%), max. 200mg im HNO-Bereich; **Spinalanästhesie:** 0.5-2ml 4% (hyperbar); **Leitungsänasthesie:** z.B. Intercostal-blockade: 2-4ml 1%; **DANI, DALI** Dosisreduktion empfohlen

Prilocain Rp	HWZ 1.5h, PPB 55%
Xylonest *Amp. 0.5%, 1%, 2%: 10, 50ml*	**Infiltrationsanästhesie:** bis max. 400mg (40ml 1%); **Oberst-Leitungsanästhesie:** 2ml 2%

Procain OTC/Rp	HWZ 0.5-1h
Pasconeural Injectopas *Amp. 1%, 2%: 2, 5ml* **Procain Actavis** *Amp. 0.5%, 1%, 2%: 2, 5, 50ml*	**Schmerzen:** 4mg/kg als 1promillige Lsg. über 20min i.v.; **Neuralgie, Neuritis:** 5-30ml 1-2% perineural

Ropivacain Rp	HWZ 1.8h, Q0 1.0, PPB 94%
Naropin *Amp. 20mg/10ml, 40mg/20ml, 75mg/10ml, 100mg/10ml, 150mg/20ml, 200mg/20ml; Inf.Lsg. 200mg/100ml, 400mg/200ml* **Ropivacain HEXAL.** *Amp. 40mg/20ml, 50mg/10ml, 75mg/10ml, 80mg/40ml, 100mg/10ml, 200mg/20ml, 400mg/200ml, 800mg/400ml*	**Postop. Analgesie:** 12-28mg/h epidural = Lsg. 2mg/ml: 6-14ml/h; **Plexusblockade:** 225-300mg = Lsg. 7.5mg/ml: 30-40ml

11.8.2 TRPV1-Rezeptoragonisten

Wm/Wi (Capsaicin): TRPV1-Agonist ⇒ Aktivierung kutaner Nozizeptoren ⇒ im Verlauf dann Schmerzlinderung durch Desensibilisierung;
UW (Capsaicin): Schmerzen, Erythem, Pruritus, Papeln, Bläschen, Schwellung an der Anwendungsstelle;
KI (Capsaicin): bek. Überempfindlichkeit

Capsaicin Rp

Qutenza *Pflaster 179mg/280cm²*	**Nicht-diabetische periphere neuropathische Schmerzen:** Pflaster auf die schmerzhaftesten Areale für 60min aufkleben, an Füßen nur 30min; Wdh. nach 90d möglich; s.a. FachInfo; **DANI, DALI** nicht erforderlich

11.9 Synthetische Anticholinergika

Wm/Wi (Glycopyrroniumbromid): synthetisches Anticholinergikum ⇒ Speichelfluss ↓, Bronchialsekretion ↓, Vagushemmung;
UW (Glycopyrroniumbromid): Mundtrockenheit, verminderte Transpiration, verzögerte Miktion, Akkomodationsstörung, erhöhter Augendruck, Tachykardie, Übelkeit, Erbrechen, Obstipation, Kopfschmerzen, Schwindel, Verwirrtheit, allergische Reaktionen;
KI (Glycopyrroniumbromid): bekannte Überempfindlichkeit, Stenosen der Harnwege bzw. des GI-Trakts, paralytischer Ileus, schwere Colitis ulcerosa, toxisches Megacolon, Myasthenia gravis, kardiovaskuläre Labilität bei akuten Blutungen

Glycopyrroniumbromid Rp

Robinul *Inj.Lsg. 0.2mg/1ml*	**Perioperative Sekretionshemmung** (Speichel, Bronchialsekret): 0.2-0.4mg i.m. 30-60min präoperativ; **Ki.:** 0.004-0.008mg i.m., max. 0.2mg; **Bradykardie bei Narkoseeinleitung:** 0.1mg i.v.; **Schutz vor cholinergen Nebenwirkungen:** 0.2mg pro 1.0mg Neostigmin oder pro 5.0mg Pyridostigmin i.v.; **DANI, DALI** keine Angaben

12 Neurologie

12.1 Antiepileptika

12.1.1 Natrium-Blocker

Wm/Wi (Carbamazepin): hemmt die synaptische Übertragung ⇒ reduziert Fortleitung von konvulsiven Entladungen;
Wm/Wi (Eslicarbazepinacetat): Hemmung wiederholter neuronaler Entladungen vermutl. durch Stabilisierung des inaktiven Zustands spannungsabhängiger Na^+-Kanäle;
Wm/Wi (Lacosamid): Stabilisierung hypererregbarer Neuronalmembranen;
Wm/Wi (Lamotrigin): exakter Wm unbekannt, Hemmung spannungsabh. Na^+-Kanäle, Glutamatfreisetzung ↓;
Wm/Wi (Oxcarbazepin): Membranstabilisierung durch Blockade von Na^+-Kanälen, Durchlässigkeit der Zellmembran für K^+ ↑, Modulation der spannungsaktivierten Kalziumkanäle;
Wm/Wi (Phenytoin): Ionenpermeabilität ↓, Membranstabilisierung;
Wm/Wi (Rufinamid): Modulation der Aktivität von Na^+-Kanälen;
Wm/Wi (Zonisamid): Hemmung spannungsabhängiger Na^+- und Ca^{2+}-Kanäle, Modulation der GABA-Inhibition;
UW (Carbamazepin): Somnolenz, Sedierung, Schläfrigkeit, Schwindel, Ataxie, cholestatische Hepatitis, Hämatopoesestörung, allergische Hautreaktionen, Appetitlosigkeit, Mundtrockenheit, Übelkeit, Erbrechen, Hyponatriämie;
UW (Eslicarbazepinacetat): Schwindel, Schläfrigkeit, Kopfschmerzen, Koordinations-/Aufmerksamkeitsstrg., Tremor, Doppeltsehen, verschwommenes Sehen, Übelkeit, Erbrechen, Durchfall, Hautausschlag, Müdigkeit, Gangstrg.;
UW (Lacosamid): Schwindel, Kopfschmerzen, Diplopie, Nausea, Depression, Verwirrtheit, Schlaflosigkeit, Gedächtnis-, Gleichgewichts-, Konzentrations-, Aufmerksamkeits-, kognitive Störungen, Somnolenz, Tremor, Nystagmus, Hypästhesie, Dysarthrie, Verschwommensehen, Vertigo, Tinnitus, Erbrechen, Obstipation, Flatulenz, Dyspepsie, Mundtrockenheit, Pruritus, Rash, Muskelspasmen, Asthenie, Gehstörung, Müdigkeit, Reizbarkeit, Stürze, Hautwunden;
UW (Lamotrigin): Aggressivität, Reizbarkeit, Agitiertheit, Kopfschmerzen, Schläfrigkeit, Insomnie, Tremor, Ataxie, Nystagmus, Diplopie, Verschwommensehen, Müdigkeit, Schwindel, Übelkeit, Erbrechen, Diarrhoe, Hautausschlag, Arthralgie, Rückenschmerzen;
UW (Oxcarbazepin): Hyponatriämie, Verwirrtheitszustände, Depression, Apathie, Unruhe, Affektlab., Müdigkeit, Schwächegefühl, Schläfrigkeit, Schwindel, Kopfschmerz, Ataxie, Tremor, Nystagmus, Konzentrationsschwäche, Amnesie, Übelkeit, Erbrechen, Obstipation, abdom. Schmerzen, Diarrhoe, Doppelbilder, Verschwommensehen, Sehstrg., Akne, Alopezie, Exanthem;
UW (Phenytoin): zahlreiche UW ohne Häufigkeitsangabe, s. FachInfo;
UW (Rufinamid): Schläfrigkeit, Kopfschmerzen, Schwindel, Übelkeit, Erbrechen, Oberbauchschmerzen, Obstipation, Diarrhoe, Dyspepsie, Ausschlag, Akne, Rückenschmerzen, Oligomenorrhoe, Müdigkeit, Pneumonie, Influenza, Infekte der oberen Atemwege/des Ohrs, Anorexie, Anorexie, Appetitminderung, Essstörung, Gewicht ↓, Angst, Schlaflosigkeit, Status epilepticus, Koordinationsstörung, Nystagmus, psychomotorische Hyperaktivität, Tremor, Diplopie, Verschwommensehen, Epistaxis, Gangstrg., Kopfverletzung, Contusion;

UW (Zonisamid): kleinflächige Hautblutungen, Überempfindlichkeit, Schläfrigkeit, Schwindel, Anorexie, Diplopie, Verwirrtheit, Depression, Agitiertheit, Reizbarkeit, Affektlabilität, Angst, Schlaflosigkeit, psychotische Störung, Ataxie, Gedächtnisstörung, abdominelle Schmerzen, Fieber, Obstipation, Dyspepsie, Diarrhoe, Übelkeit, Bradyphrenie, Aufmerksamkeitsstörung, Nystagmus, Parästhesie, Sprachstörung, Tremor, Hautausschlag, Pruritus, Alopezie, Nephrolithiasis, Müdigkeit, grippeähnliche Erkrankung, periphere Ödeme, Gewichtsabnahme, erniedrigter Bicarbonatspiegel;
KI (Carbamazepin): bek. Überempfindlichkeit, KM-Schädigung, KM-Depression in der Vorgeschichte, AV-Block, akute intermittierende Porphyrie, gleichzeitige Anw. mit MAO-Hemmern oder Voriconazol, schwere Leberfunktionsstörungen, SS (1. Trim.);
KI (Eslicarbazepinacetat): bek. Überempfindlichkeit, AV-Block II°-III°;
KI (Lacosamid): Überempfindlichkeit gegen Lacosamid/Soja/Erdnuss, AV-Block II°-III°;
KI (Lamotrigin): bek. Überempfindlichkeit; **KI** (Oxcarbazepin): bek. Überempf., SZ;
KI (Phenytoin): bek. Überempfindlichkeit, schwere Schädigungen der Blutzellen/des Knochenmarks, AV-Block II°-III°, Sick Sinus, in ersten 3 Mo nach Myokardinfarkt, Herzinsuffizienz (EF < 35%), Cave in SS/SZ;
KI (Rufinamid): bek. Überempfindlichkeit gegen Rufinamid und Triazolderivate, SZ;
KI (Zonisamid): bek. Überempfindlichkeit

Carbamazepin Rp — HWZ 15h (mult. Dosis), 36h (1 x Dosis), Q0 1.0, PPB 70-80%, ther. Serumspiegel: 3-8mg/l

Carbabeta *Tbl. 200, 300(ret.), 400(ret.), 600(ret.)mg* **Carbamazepin-ratioph.** *Tbl. 200, 200(ret.), 400(ret.)mg* **Carbamazepin HEXAL** *Tbl. 150(ret.), 200, 300(ret.), 400, 400(ret.), 600(ret.)mg* **Tegretal** *Tbl. 200, 200(ret.), 400(ret.), 600(ret.)mg; Saft (5ml = 100mg)* **Timonil** *Tbl. 150(ret.), 200, 200(ret.), 300(ret.), 400, 400(ret.) 600(ret.)mg; Saft (5ml = 100mg)*	**Alle Ind:** ini 200-400mg/d p.o., in 2-4 (unret.) bzw. 1-2 (ret.) ED, langsam steigern bis Erh.Dos.; **Epilepsien:** Erh.Dos. 600-1200mg p.o.; **Ki.:** Erh.Dos. 10-20mg/kg/d; **Trigeminusneuralgie:** Erh.Dos. 400-800mg/d; **diabetische PNP:** Erh.Dos. 600mg/d, max. 1200mg/d; **Pro. manisch-depressive Phasen:** Erh.Dos. 200-400mg/d, max. 800mg/d; **Anfalls-Pro. bei C2-Entzug:** 600mg/d, in schweren Fällen 1200mg/d in den ersten d; **DANI** nicht erforderlich

Eslicarbazepinacetat Rp — HWZ 20-24h, PPB < 40%, PRC B, Lact ?

Zebinix *Tbl. 800mg*	**Begleittherapie bei partiell epileptischen Anfällen:** ini 1 x 400mg, nach 1-2W 1 x 800mg, max. 1 x 1200mg/d; nur in Kombination mit bestehender Therapie; **DANI** CrCl > 60: 100%; 30-60: ini 400mg alle 2d, nach 2W 1 x 400mg/d; < 30: Anw. nicht empfohlen; **DALI** Anw. bei schwerer LI nicht empfohlen

Lacosamid Rp	HWZ 13h, PPB < 15%
Vimpat *Tbl. 50, 100, 150, 200mg; Saft (1ml = 10mg); Inf.Lsg. 200mg/20ml*	**Fokale Anfälle:** ini 2 x 50mg p.o./i.v., nach 1W: 2 x 100mg p.o./i.v., Dosissteigerung um 2 x 50mg/d/W; max. 2 x 200mg/d p.o./i.v.; **Ki. < 16J:** KI; **DANI** CrCl > 30: 100%; < 30: max. 250mg/d; **DALI** leichte bis mäßige LI: nicht erf.
Lamotrigin Rp (s.a. → 355)	HWZ 29h, Qo 0.9, PPB 55%, PRC C, Lact ?
Lamictal *Tbl. 2, 5, 25, 50, 100, 200mg* **Lamo-Q** *Tbl. 50, 100, 200mg* **Lamo Tad** *Tbl. 25, 50, 100, 200mg* **Lamotrigin HEXAL** *Tbl. 25, 50, 100, 200mg* **Lamotrigin-ratioph.** *Tbl. 5, 25, 50, 100, 200mg*	**Epilepsien:** d1-14: 1 x 25mg p.o., d15-29: 1 x 50mg, dann alle 1-2W um 50-100mg steigern, Erh.Dos. 100-200mg/d in 1-2ED; **Ki. 4-11J:** d1-14: 0.6mg/kg, d15-29: 1.2mg/kg, dann alle 1-2W um 1.2mg/kg steigern, Erh.Dos. 5-15mg/kg/d, max. 400mg/d; bei Kombinationstherapie s. FachInfo; **DANI** vorsichtige Anwendung; **DALI** Child B: 50%, Child C: 25%
Oxcarbazepin Rp	HWZ 1-2.5(9)h, Qo 1.0(0.7), PPB 40%, PRC C, Lact ?
Apydan Extent *Tbl. 150, 300, 600mg* **Oxcarbazepin Dura** *Tbl. 150, 300, 600mg* **Timox** *Tbl. 150, 300, 600mg; Saft (5ml = 300mg)* **Trileptal** *Tbl. 150, 300, 600mg; Saft (5ml = 300mg)*	**Epilepsien:** ini 2 x 300mg p.o., um 600mg/W steigern, Erh.Dos. 600-2400mg/d; **Ki. > 6J:** ini 8-10mg/kg/d, max. 10mg/kg/W steigern, Erh.Dos. 30mg/kg/d, max. 46mg/kg/d; **DANI** CrCl < 30: ini 1 x 300mg
Phenytoin Rp	HWZ 22h, Qo 1.0, PPB 83-94%, ther. Serumspiegel 10-20mg/l
Phenhydan *Tbl. 100mg; Amp. 250mg/5ml; Inf.Lsg. 750mg/50ml* **Phenytoin AWD** *Tbl. 100mg* **Zentropil** *Tbl. 100mg*	**Epilepsien:** ini 3 x 100mg p.o., dann nach Wi bzw. Serumspiegel; **Ki. < 12J:** ini 2mg/kg/d, dann alle 3d um 1mg/kg steigern, dann nach Serumspiegel; **Status epilepticus:** 250mg über 10min i.v., ggf. Wdh. nach 20min, dann Wdh. alle 1.5-6h; 750mg über 20-30min i.v., max. 17mg/kg/d; **Ki. < 12J:** d1: 30mg/kg i.v.; d2: 20mg/kg; d3: 10mg/kg, max. 1mg/kg/min i.v.; **DANI** nicht erforderlich

Rufinamid Rp	HWZ 6-10h, PPB 34%
Inovelon *Tbl. 200, 400mg, Saft (10ml = 400mg)*	**Lennox-Gastaut-Syndrom: Erw., Ki. ab 4J:** ini 400mg/d, ggf. alle 2d um 400mg/d steigern, 30-50kg: max. 1800mg/d; 51-70kg: max. 2400mg/d; > 70kg: max. 3200mg/d; **Ki. ab 4J:** < 30kg: ini 200mg p.o., ggf. alle 2d um 200mg/d bis 1g steigern, bei Komb. mit Valproat max. 400mg; **DANI** nicht erforderlich; **DALI** Anw. bei schwerer LI nicht empfohlen
Zonisamid Rp	HWZ 60h, PPB 40-50%
Zonegran *Kps. 25, 50, 100mg*	**Epilepsie:** ini 2 x 25mg p.o., nach 1W 2 x 50mg, dann wöchentlich um 100mg steigern, Erh.Dos. 300-500mg/d; **DANI** sorgfältige Dosiseinstellung; **DALI** KI bei schwerer Leberfunktionsstrg.

12.1.2 Kalzium-Blocker

Wm/Wi: Verringerung der Ströme spannungsabhängiger Kalzium-Kanäle vom T-Typ;
UW: Übelkeit, Erbrechen, Singultus, Leibschmerzen, Lethargie, Kopfschmerzen, Zurückgezogenheit, Ängstlichkeit, Schlaf-/Appetitstörung, Gewichtsverlust, Diarrhoe, Obstipation, Ataxie; **KI:** bekannte Überempfindlichkeit, SZ

Ethosuximid Rp	HWZ 33-55h, Qo 0.8, keine PPB, Serumspiegel: 40-100mg/l
Ethosuximid Neurax *Gtt. (1ml = 500mg)* *Petnidan* *Kps. 250mg; Saft (5ml = 250mg)* **Suxilep** *Kps. 250mg; Gtt. (30Gtt. = 500mg)*	**Absencen, myoklonische Anfälle:** ini 5-10mg/kg p.o., alle 4-7d um 5mg/kg steigern; Erh.Dos. 15mg/kg, max. 30mg/kg; **Ki.:** Erh.Dos. 20mg/kg, max. 40mg/kg in 1-3ED; **DANI** nicht erforderlich

12.1.3 GABA-erge Substanzen

Wm/Wi (Phenobarbital): Verstärkung der GABA-ergen Hemmwirkung im ZNS ⇒ sedierend, schlafinduzierend, anxiolytisch, antiaggressiv, antikonvulsiv, muskelrelaxierend;
Wm/Wi (Vigabatrin): irreversible Hemmung des enzymatischen Abbaus von GABA (GABA-Transaminase);
UW (Phenobarbital): starke Beruhigung, Müdigkeit, Schwindel, Kopfschmerzen, Benommenheit, Ataxie, kognitive Störung, Verwirrtheit, Störung der Sexualfunktion, Überhangeffekte, paradoxe Erregungszustände;
UW (Vigabatrin): Gewichtszunahme, Somnolenz, Sprachstörungen, Kopfschmerzen, Schwindel, Parästhesien, Aufmerksamkeits- und Gedächtnisstörungen, psychische Beeinträchtigungen, Tremor, Gesichtsfelddefekte, Verschwommensehen, Diplopie, Nystagmus, Übelkeit, abdominale Schmerzen, Erregbarkeit, Ödeme, Müdigkeit, Agitation, Aggression, Nervosität, Depression, paranoide Reaktionen, Kinder: Erregung, Agitiertheit;

KI (Phenobarbital): bek. Überempfindlichkeit, akute Alkohol-, Schlafmittel- und Schmerzmittelvergiftung, Vergiftung durch Anregungsmittel oder dämpfende Psychopharmaka;
KI (Vigabatrin): bekannte Überempfindlichkeit

Phenobarbital Rp	HWZ 60-150h, Qo 0.7, PPB 40-60%, PRC D, Lact -
Luminal *Tbl. 100mg; Amp. 200mg/1ml* **Luminaletten** *Tbl. 15mg* **Phenobarbital Neurax** *Tbl. 15, 100mg*	**Epilepsien:** 1-3mg/kg/d p.o. in 2ED; 200-400mg i.v., max. 800mg/d i.v.; **Ki.:** 3-4mg/kg p.o. in 2ED; 2-3 x 20-75mg i.v.; **DANI** CrCl < 10: Dosisreduktion

Vigabatrin Rp	HWZ 5-8h, Qo 0.01, keine PPB
Sabril *Tbl. 500mg; Granulat 500mg*	**Fokale Anfälle:** ini 1g p.o., steigern um 0.5g/W, Erh.Dos. 2-3g/d; **Ki.:** ini 40mg/kg/d, Erh.Dos. 50-100mg/kg/d; **infantile Spasmen:** ini 50mg/kg/d p.o., Erh.Dos. bis 150mg/kg/d; **DANI** CrCl < 60: sorgfältige Dosiseinstellung

12.1.4 Benzodiazepine

Wm/Wi (Clonazepam): Verstärkung natürlicher GABA-beteiligter Hemm-Mechanismen im ZNS ⇒ vorwiegend antikonvulsive aber auch beruhigende, schlafanstoßende, anxiolytische, muskelrelaxierende Eigenschaften;
UW (Clonazepam): Somnolenz, verlängerte Reaktionszeit, verminderter Muskeltonus, Muskelschwäche, Schwindel, Ataxie, Müdigkeit, Mattigkeit;
KI (Clonazepam): bek. Überempf. gegen C. oder andere Benzodiazepine; Medikamenten-, Drogen-, Alkoholabhängigkeit; Myasthenia gravis, schwere Ateminsuff., schwere Leberinsuff.

Clonazepam Rp	HWZ 30-40h, Qo 1.0, PPB 83-87%
Antelepsin *Tbl. 0.5, 2mg* **Clonazepam Neurax** *Gtt. (1ml = 2.5mg)* **Rivotril** *Tbl. 0.5, 2mg; Gtt. (25Gtt. = 2.5mg); Amp. 1mg/2ml*	**Epilepsien:** ini 2 x 0.5mg p.o., über 2-4W steigern bis Erh.Dos. 4-8mg/d in 3-4ED; **Sgl.:** ini 2 x 0.1mg/d, Erh.Dos. 0.5-1mg/d; **Kleinki.:** ini 3 x 0.2mg/d, Erh.Dos. 1.5-3mg/d; **Schulki.:** ini 2 x 0.25mg/d, Erh.Dos. 3-6mg/d; **Status epilepticus:** 1mg langsam i.v., Wdh. nach Bedarf, max. 13mg/d; **Sgl., Ki.:** 0.5mg i.v.; **DANI** nicht erforderlich

Diazepam, Dikaliumclorazepat, Lorazepam → 371

12.1.5 Natrium-Blocker und GABA-erge Substanzen

Wm/Wi (Topiramat): Membranstabilisierung durch Blockade von Na^+-Kanälen, Antagonisierung der exzitatorischen Glutamatwirkung, GABA-erge Hemmwirkung ↑; **Wm/Wi** (Valproinsäure): exakter Wm unklar, Blockade von Na^+-Kanälen, enzymatischer Abbau von GABA ↓; **UW** (Topiramat): Nasopharyngitis, Anämie, Hypersensitivität, Anorexie, verminderter Appetit, Depression, Sprachstrg., Bradyphrenie, Insomnie, Angst, Verwirrtheit, Desorientierung, Aggression, Stimmungsschwankungen, Parästhesie, Schwindel, Somnolenz, Gedächtnis-, kognitive, Aufmerksamkeits- Koordinations- Gleichgewichts-, Gangstörung, Tremor, Nystagmus, Dysarthrie, Dysgeusie, Sedierung, Sehstörung, Verschwommensehen, Diplopie, Tinnitus, Ohrschmerzen, Dyspnoe, Epistaxis, verstopfte Nase, Rhinorrhoe, Übelkeit, Erbrechen, Obstipation, Diarrhoe, abdominelle Schmerzen, Mundtrockenheit, Parästhesien, Alopezie, Hautausschlag, Pruritus, Arthralgie, Myalgie, Nephrolithiasis, Pollakisurie, Dysurie, Fieber, Fatigue, Gewichtszu-/abnahme; **UW** (Valproinsäure): Anämie, Thrombopenie, Leukopenie, Hyperammonämie, Gewicht ↑/↓, Appetitlosigkeit, Appetit ↑, Hyponatriämie, Verwirrtheitszustände, Aggression, Agitiertheit, Aufmerksamkeitsstörungen, Tremor, extrapyramidale Störungen, Stupor, Schläfrigkeit, Parästhesien, Konvulsionen, eingeschränktes Erinnerungsvermögen, Kopfschmerzen, Nystagmus, Taubheit, Blutungen, Übelkeit, Diarrhoe, Oberbauchschmerzen, Haarausfall, Leberschäden, Dysmenorrhoe; **KI** (Topiramat): bek. Überempfindlichkeit, Prophylaxe von Migräne-Kopfschmerz in SS oder bei Frauen ohne Verhütung; **KI** (Valproinsäure): bek. Überempf., anamnestisch/fam. Lebererkrankung, schwerwiegende Leber- und Pankreasfunktionsstrg., Leberfunktionsstrg. mit tödlichem Ausgang während Valproinsäuretherapie bei Geschwistern, hepatische Porphyrie, Blutgerinnungsstörungen

Topiramat Rp	HWZ 18-24h, Q_0 < 0.5, PPB 13-17%, PRC C, Lact ?
Topamax *Tbl. 25, 50, 100, 200mg; Kps. 25, 50mg* **Topiramat-CT** *Tbl. 15, 25, 50, 100, 200mg* **Topiramat Heumann** *Tbl. 25, 50, 100, 200mg*	**Epilepsie:** Monotherapie: ini 1 x 25mg abends p.o., alle 1-2W um 25-50mg steigern, Erh.Dos. 100mg/d, max. 500mg/d; **Ki. > 6J:** ini 0.5-1mg/kg/d abends p.o., alle 1-2W um 0.5-1mg/kg steigern, initiale Zieldosis 2mg/kg/d; Komb.therapie s. FachInfo; **Migräne:** → 331; **DANI** CrCl < 60: sorgfältige Dosiseinstellung, HD Erh.Dos. 50%

Valproinsäure Rp	HWZ 6-16h, Q_0 0.95, PPB 90-95%, ther. Serumspiegel: 50-100mg/l
Convulex *Kps. 300, 500mg* **Depakine** *Gtt. (1ml = 300mg)* **Ergenyl** *Tbl. 150, 300, 300(ret.), 500, 500(ret.)mg; Gtt. (1ml = 300mg); Amp. 400mg/4ml* **Leptilan** *Tbl. 150, 300, 600mg* **Orfiril** *Tbl. 150, 300, 500(ret.), 600, 1000(ret.)mg; Kps. 150(ret.), 300(ret.)mg; Saft (5ml = 300mg); Amp. 300mg/3ml, 1g/10ml* **Valproat HEXAL** *Tbl. 150, 300, 300(ret.), 500(ret.), 600mg; Lsg. (1ml = 300mg)*	**Epilepsien:** ini 5-10mg/kg/d p.o., alle 4-7d um 5mg/kg steigern, Erh.Dos. 20mg/kg/d; 5-10mg/kg i.v., dann 1mg/kg/h; max. 2.5g/d i.v.; **Jugendl.:** 25mg/kg/d; **Ki.:** 30mg/kg/d; **akute Manie:** ini 20mg/kg/d; Erh.Dos.1-2g/d; **DANI** nicht erforderlich; **DALI** KI bei Lebererkrankung

12.1.6 Antiepilektika mit anderen Wirkmechanismen

Wm/Wi (Gabapentin): GABA-Analogon, bindet an Bindungsstellen, die mit alpha$_2$delta-Untereinheiten von spannungsabhängigen Ca-Kanälen assoziiert sind ⇒ Freisetzung verschiedener Monoamin-Neurotransmitter ↓;
Wm/Wi (Perampanel): selektiver, nicht-kompetitiver Antagonist des ionotropen AMPA-Glutamat-Rez. an postsynapt. Neuronen;
Wm/Wi (Pregabalin): GABA-Analogon, bindet an Bindungsstellen, die mit alpha$_2$delta-Untereinheiten von spannungsabhängigen Ca-Kanälen assoziiert sind ⇒ Veränderung der Calcium-Ströme, Modulation der Freisetzung verschiedener Monoamin-Neurotransmitter (u.a. Glutamat, Noradrenalin, Substanz P);
Wm/Wi (Stiripentol): GABA-Konzentration ↑;
Wm (Sultiam): Hemmung der Carboanhydrase;
UW (Gabapentin): Virusinfektionen, Infektionen der Atemwege/Harnwege, sonstige Infekte, Otitis media, Pneumonie, Leukopenie, Anorexie, gesteigerter Appetit, Feindseligkeit, Verwirrtheitszustände, Affektlabilität, Depressionen, Angst, Nervosität, Denkstörungen, Somnolenz, Schwindel, Ataxie, Krämpfe, Hyperkinesie, Dysarthrie, Amnesie, Tremor, Schlaflosigkeit, Kopfschmerzen, Missempfindungen, Koordinationsstörungen, Nystagmus, verstärkte/abgeschwächte/fehlende Reflexe, Sehstörungen, Palpitationen, Hypertonie, Vasodilatation, Dyspnoe, Bronchitis, Pharyngitis, Husten, Rhinitis, Erbrechen, Übelkeit, Zahnanomalien, Gingivitis, Diarrhoe, Bauchschmerzen, Dyspepsie, Obstipation, Mundtrockenheit, Flatulenz, Gesichtsödem, Purpura, Akne, Pruritus, Hautausschlag, Arthralgie, Myalgie, Rückenschmerzen, Muskelzucken, Inkontinenz, Impotenz, Ermüdung, Fieber, periphere oder generalisierte Ödeme, anormaler Gang, Asthenie, Schmerzen, Unwohlsein, Grippesymptome, Gewichtszunahme, unfallbedingte Verletzungen, Frakturen, Abschürfungen;
UW (Perampanel): verminderter/erhöhter Appetit, Aggressivität, Wutgefühle, Angst, Verwirrtheit, Schwindel, Somnolenz, Ataxie, Dysarthrie, Gleichgewichtsstörung, Reizbarkeit, Diplopie, verschwommenes Sehen, Übelkeit, Rückenschmerzen, Gangstörung, Müdigkeit, Stürze, Gewichtszunahme;
UW (Pregabalin): gesteigerter Appetit, Benommenheit, Schläfrigkeit, Euphorie, Verwirrung, verringerte Libido, Reizbarkeit, Desorientierung, Schlaflosigkeit, Ataxie, Aufmerksamkeits-, Koordinations-, Gedächtnis- Gleichgewichtsstrg., Tremor, Dysarthrie, Parästhesie, Sedierung, Lethargie, Kopfschmerzen, Verschwommensehen, Diplopie, Schwindel, Mundtrockenheit, Obstipation, Erbrechen, Flatulenz, erektile Dysfunktion, periphere Ödeme, Trunkenheitsgefühl, Ödeme, Gangstrg., Abgeschlagenheit, Gewichtszunahme;
UW (Stiripentol): Neutropenie, Anorexie, Gewichts-, Appetitverlust, Schlaflosigkeit, Aggressivität, Reizbarkeit, Verhaltensstörungen, ablehnendes Verhalten, Übererregbarkeit, Schlafstörungen, Benommenheit, Ataxie, Hypotonie, Dystonie, Übelkeit, Erbrechen, Hyperkinesie, erhöhte γ-GT;
UW (Sultiam): Magenbeschwerden, Parästhesien in den Extremitäten und im Gesicht, Tachypnoe, Hyperpnoe, Dyspnoe, Schwindel, Kopfschmerzen, Stenokardien, Tachykardien,

Gabapentin Rp	HWZ 5-7h, Q0 0.08, PPB < 3%, PRC C, Lact ?
Gabaliquid Geriasan *Lsg. (1ml = 50mg)* **Gabapentin HEXAL** *Kps. 100, 300, 400mg; Tbl. 600, 800mg* **Gabapentin-ratioph.** *Kps. 100, 300, 400mg; Tbl. 600, 800mg* **Gabapentin Stada** *Kps. 100, 300, 400mg; Tbl. 600, 800mg* **Neurontin** *Kps. 100, 300, 400mg; Tbl. 600, 800mg*	**Epilepsien, neuropathische Schmerzen:** d1: 300mg/d, d2: 600mg/d, d3: 900mg/d in 1-3ED p.o., dann 1800-3600mg/d in 3ED, max. 3600mg/d; **Ki. 6-12J:** d1: ini 10-15mg/kg/d, Erh.Dos. 25-35mg/kg/d, max 50mg/kg/d; **DANI** CrCl > 80: 900-3600mg/d; 50-79: 600-1800mg/d; 30-49: 300-900mg/d; 15-29: 150-600mg/d; <15: 150-300mg/d; HD: ini 300-400mg, nach 4-stündiger HD jeweils 200-300mg
Perampanel Rp	HWZ 105h, PPB 95%, PRC C Lact ?
Fycompa *Tbl. 2, 4mg* *(derzeit nur als Import verfügbar)*	**Zusatztherapie fokaler Anfälle mit oder ohne sekundäre Generalisierung:** ini 1 x 2mg p.o., Steigerung um 2mg/d auf 1 x 4mg bis max. 1 x 12mg/d; **DANI** leichte NI: 100%, mäßig-starke NI: Anw. nicht empfohlen; **DALI** leichte-mäßige LI: max. 8mg/d, schwere LI: Anw. nicht empfohlen
Pregabalin Rp	HWZ 6.3h, keine PPB, PRC C, Lact ?
Lyrica *Kps. 25, 50, 75, 100, 150, 200, 225, 300mg* **Pregabador** *Kps. 25, 50, 75, 100, 150, 200, 225, 300mg* **Pregaba HEXAL** *Kps. 25, 50, 75, 100, 150, 200, 225, 300mg* **Pregabalin Glenmark** *Kps. 25, 50, 75, 100, 150, 200, 225, 300mg*	**Neuropathische Schmerzen, Epilepsie:** ini 150mg p.o. in 2-3ED, nach Bedarf nach 3-7d steigern auf 300mg/d, max. 600mg/d; **generalisierte Angststrg.:** ini 150mg/d, nach Bedarf nach 1W steigern auf 300mg/d, nach 2W ggf. 450mg/d, max.600mg/d; **DANI** CrCl 30-60: ini 75mg/d, max. 300mg/d; 15-29: ini 25-50mg/d, max. 150mg/d; < 15: ini 25mg/d, max. 75mg/d; **DALI** nicht erford.
Stiripentol Rp	HWZ 4.5-13h, PPB 99%
Diacomit *Kps. 250, 500mg; Pulver 250, 500mg/Beutel*	**Schwere myoklonische Epilepsie (Dravet-Syndr.):** Komb. mit Valproat und Clobazam; in 3d langsam steigern auf 50mg/kg/d p.o.; **DANI, DALI** Anwendung nicht empfohlen
Sultiam Rp	HWZ 3-30h, PPB 29%
Ospolot *Tbl. 50, 200mg*	**Rolando-Epilepsie:** Erh.Dos. 5-10mg/kg p.o.

12.1.7 Antiepilektika mit unbekannten Wirkmechanismen

Wm/Wi (Felbamat, Levetiracetam): genauer Wm unbekannt;
Wm/Wi (Mesuximid): genauer Wm unklar, Erhöhung der Krampfschwelle;
Wm/Wi (Primidon): Hyperpolarisation von Membranen, genauer Wm unklar ⇒ sedierend, schlafinduzierend, anxiolytisch, antiaggressiv, antikonvulsiv, muskelrelaxierend;
Wm/Wi (4-Hydroxybuttersäure): exakter Wm unbek., dämpfend auf ZNS, antikataplektisch;
UW (Felbamat): Gewicht ↓, Anorexie, Schlaflosigkeit, Somnolenz, Ataxie, Schwindel, Kopfschmerzen, Sehstörungen, Diplopie, Übelkeit, Erbrechen, Dyspepsie, Abdominalschmerzen, Müdigkeit; **UW** (Levetiracetam): Nasopharyngitis, Anorexie, Depression, Feindseligkeit/ Aggression, Angst, Insomnie, Nervosität/Reizbarkeit, Somnolenz, Kopfschmerzen, Konvulsion, Gleichgewichtsstörungen, Schwindel, Lethargie, Tremor, Drehschwindel, Husten, Abdominalschmerzen, Diarrhoe, Dyspepsie, Erbrechen, Nausea, Rash, Asthenie, Müdigkeit;
UW (Mesuximid): Kopfschmerzen, Schwindel, Sedierung, Schlaflosigkeit, Gangstörung, Sehstörung, Magenbeschwerden, Singultus, Übelkeit, Erbrechen, Diarrhoe, Appetit ↓, Gewicht ↓, Euphorie, Reizbarkeit, Bewegungsdrang;
UW (Primidon): megaloblastäre Anämie, Erniedrigung von T4/fT4, Hypocalzämie, Erhöhung der aP/γ-GT, Teilnahmslosigkeit, Reizbarkeit, Verstimmung, Schwindel, Ataxie, Somnolenz, Akkommodationsstörungen, Übelkeit, Erbrechen, makulopapulöses Exanthem, Müdigkeit, Gleichgewichtsstörungen;
UW (4-Hydroxybuttersäure): Anorexie, Appetit ↓, Gewicht ↓, Depression, Kataplexie, Angst, abnorme Träume, Verwirrtheitszustand, Desorientiertheit, Alpträume, Schlafwandeln, Schlafstörungen, Nervosität, Schwindel, Kopfschmerzen, Schlaflähmung, Somnolenz, Tremor, Gleichgewichtsstrg., Aufmerksamkeitsstrg., Hypästhesie, Parästhesie, Sedierung, Dysgeusie, Schwindel, Palpitationen, Hypertonie, verschwommenes Sehen, Dyspnoe, Schnarchen, verstopfte Nase, Nausea, Erbrechen, Diarrhoe, Oberbauchschmerzen, Hyperhidrosis, Hautausschlag, Arthralgie, Muskelspasmen, Rückenschmerzen, Enuresis nocturna, Harninkontinenz, Nasopharnygitis, Sinusitis, Asthenie, Müdigkeit, Gefühl d. Betrunkenseins, periphere Ödeme, Stürze;
KI (Felbamat): Bluterkrankungen, Leberfktstrg. (auch in Anamnese), bek. Überempf., SS/SZ;
KI (Levetiracetam): bek. Überempf.;
KI (Mesuximid): bek. Überempf., hepatische Porphyrie, hämatologische Erkrankungen, SZ;
KI (Primidon): akute hepatische Porphyrie, schwere Leber- u. Nierenfktstrg., schwere Myokardschäden, akute Vergiftung mit zentral dämpfenden Pharmaka oder Alkohol;
KI (4-Hydroxybuttersäure): bek. Überempf., schwere Depression, Succinatsemialdehyd-dehydrogenase-Mangel, gleichzeitige Beh. mit Opioiden/Barbituraten

Felbamat Rp	HWZ 15–23h, PPB 22–25%, PRC ??, Lact ??
Taloxa *Tbl. 600mg; Lsg. 600mg/5ml*	**Lennox-Gastaut-Syndrom:** ini 600–1200mg p.o. in 2–3ED, wöchentlich steigern bis 3600mg/d in 3–4ED; **Ki., Jugendl. 4–14J:** ini 7.5–15mg/kg/d p.o. in 2–3ED, wöchentlich steigern bis 45mg/kg/d (nicht > 3600mg/d) in 3–4ED; Dosisanp. antiepileptischer Begleitmed. (s. Fachinfo); **DANI** CrCl: > 50: Anfangsdosis 50%, vorsichtige Dosistitration

Levetiracetam Rp	HWZ 6-8h, PPB < 10%, PRC C, Lact ?
Keppra *Tbl. 250, 500, 750, 1000mg; Lsg. (1ml = 100mg); Inf.Lsg. 500mg/5ml* **Levetiracetam UCB** *Tbl. 250, 500, 750, 1000mg; Lsg. (1ml = 100mg); Inf.Lsg. 500mg/5ml* **Levetiracetam Winthrop** *Tbl. 250, 500, 750, 1000mg*	**Epilepsien:** ini 2 x 500mg p.o./i.v., nach Bedarf alle 2-4W um 2 x 500mg/d steigern bis 2 x 1500mg; **Ki (< 50kg):** ini 2 x 10mg/kg, dann max. 2 x 30mg/kg; **DANI** CrCl: > 80: 100%; 50-79: max. 2 x 1g; 30-49: max. 2 x 750mg; < 30: max. 2 x 500mg; HD: 1 x 0.5-1g, nach HD zusätzl. 250-500mg
Mesuximid Rp	HWZ 2.5(40)h, Qo 1.0, PPB unerheblich
Petinutin *Kps. 150, 300mg*	**Epilepsien, Absencen:** d1-7 1 x 150mg p.o., dann über 7W um 150mg/W steigern, Erh.Dos. 9.5-11mg/kg/d, max. 15mg/kg/d
Primidon Rp	HWZ 8(80)h, Qo 0.6(0.2), geringe PPB, ther. Serumspiegel 5-10mg/l
Liskantin *Tbl. 250mg; Saft (5ml =125mg)* **Mylepsinum** *Tbl. 250mg* **Primidon Holsten** *Tbl. 250mg*	**Epilepsien, Absencen:** ini 60-125mg/d p.o., alle 3d um 125mg steigern, Erh.Dos. 15mg/kg/d; **Ki.:** Erh.Dos. 20mg/kg/d; **DANI** Krea (mg/dl) > 8: max. 250mg/d
4-Hydroxybuttersäure (Natriumoxybat) Rp (Btm)	HWZ 0.5-1h, PPB < 1%
Xyrem *Saft (1ml = 500mg)*	**Kataplexie mit Narkolepsie:** ini 2 x 2.25g p.o., ggf. um 1.5g/d steigern bzw. reduz., max. 9g/d; **DANI** nicht erforderlich; **DALI** ini 50% Reduktion

12.2 Antiparkinsonmittel

12.2.1 L-Dopa (Dopaminergikum)

Wm/Wi (Levodopa): Levodopa passiert Blut-Hirn-Schranke, gelangt in dopaminerge Zellen, Decarboxylierung zu Dopamin, beeinflusst aller Parkinsonsymptome, v.a. Akinesie und psychische Störungen;
Wm/Wi (Decarboxylase-Hemmstoffe: Benserazid, Carbidopa; DDI = Dopamin-Decarboxylase-Inhibitoren): passieren Blut-Hirn-Schranke nicht, verhindern Decarboxylierung von L-Dopa in der Peripherie;
Wm/Wi (Entacapon): spezifischer und v.a. peripher wirksamer COMT-Hemmer ⇒ klinisches Ansprechen auf L-Dopa wird verstärkt und verlängert;
UW (L-Dopa + Benserazid): fieberhafte Infektionen, Bronchitis, Schnupfen, Anorexie, Schlafstörungen, Depression, Halluzination, Ängstlichkeit, Dyskinesien, Fluktuationen im therapeutischen Ansprechen, Kopfschmerzen, Mundtrockenheit, Dysgeusie, Arrhythmie, Hypotonie, orthostatische Dysregulation, Übelkeit, Erbrechen, Diarrhoe, Erhöhung von aP/Harnstoff;
UW (L-Dopa + Carbidopa): Anorexie, Verwirrtheit, depressive Verstimmung, Alpträume, Halluzinationen, On-Off-Phänomene, Schwindel, Parästhesien, Schläfrigkeit, orthostatische Regulationsstörungen, Atemnot, Durchfall, Erbrechen, Brustschmerzen;

UW (L-Dopa + Carbidopa + Entacapon): Anämie, Gewichtsabnahme, Appetitverlust, Depression, Halluzinationen, Verwirrtheit, ungewöhnliche Träume, Angst, Schlaflosigkeit, Dyskinesie, Verstärkung der Parkinson-Symptome, On-Off-Phänomene, Tremor, Dystonie, mentale Beeinträchtigung, Somnolenz, Kopfschmerzen, Benommenheit, Verschwommen-sehen, Symptome der KHK, Arrhythmie, Hypertonie, orthostatische Hypotonie, Dyspnoe, Diarrhoe, Übelkeit, Erbrechen, Dyspepsie, Abdominalschmerzen, Mundtrockenheit, Hautausschlag, Hyperhidrosis, Myalgie, Arthralgie, Muskelkrämpfe, Urinverfärbung, Harnweginfektionen, Brustschmerzen, Ödeme, Stürze, Gangstörungen, Asthenie, Fatigue;
KI (L-Dopa + Benserazid): bek. Überempfindlichkeit, Pat. < 25J., schwere Schilddrüsenüberfunktion, Tachykardien, Phäochromozytom, schwere Stoffwechsel-, Herz-, Leber-, Nieren- und Knochenmarkserkrankungen, endogene und exogene Psychosen, Behandlung mit Reserpin oder nicht selektiven MAO-Hemmern, Engwinkelglaukom, SS;
KI (L-Dopa + Carbidopa): bek. Überempf., gleichzeitige Gabe von nichtselektiven MAO-Hemmern, verdächtige nicht diagnostizierte Hautveränderungen oder anamnestisch bekanntes Melanom, Engwinkelglaukom, Pat. < 18J.;
KI (L-Dopa + Carbidopa + Entacapon): bek. Überempf., schwere Leberinsuffizienz, Engwinkelglaukom, Phäochromozytom, gleichzeitige Anwendung mit nicht-selektiven oder selektiven MAO-Hemmern, malignes neuroleptisches Syndrom und/oder atraumatische Rhabdomyolyse in der Anamnese

L-Dopa + Benserazid Rp	HWZ (L-D) 1.5 h, Q_0 (L-D/B) 1.0/1.0
Levodopa Comp *Kps. 50+12.5, 100+25, 200+50mg* **Levopar** *Kps. 50+12.5, 100+25, 200+50mg* **Madopar** *Kps. 50+12.5, 100+25, 100(ret.)+25mg; Tbl. 100+25, 200+50mg* **Restex** *Tbl. 100+25mg; Kps.100(ret.)+25mg*	**M. Parkinson, Parkinson-Syndrome:** ini 100-200+25-50mg/d p.o. in 3ED, je nach Wi alle 3-7d um 50-100+12.5-25mg steigern, max. 800+200mg/d; **Restless-Legs-Syndrom:** 100+25mg p.o. z.N., evtl. zusätzlich 100(ret.)+25mg

L-Dopa + Carbidopa Rp	HWZ L/C 1.5/10h Q_0 L/C 1.0/> 0.7, PRC C, Lact ?
Duodopa *Gel (1ml enth. 20+5mg)* **Isicom** *Tbl. 100+25, 250+25mg; Tbl. 100(ret.)+25, 200(ret.)+50mg* **Levodopa-ratioph. comp** *Tbl. 100+25, 100(ret.)+25mg, 200+50mg, 200(ret.)+50mg* **Nacom** *Tbl. 100+25, 100(ret.)+25, 200(ret.)+50, 250+25mg* **Sinemet** *Tbl. 100+25, 100(ret.)+25, 200(ret.)+50, 250+25mg*	**M. Parkinson, Parkinson-Syndrome:** ini 50-150+12.5-37.5mg/d p.o., je nach Wi alle 3-7d um 50-125+12.5-25mg steigern, max. 700+175mg/d in 3-4ED; (Duodopa): Gabe über intestinale Sonde und Pumpe: Morgendosis als Bolus 5-10ml, max. 15ml, Erh.Dos. individuell 1-10ml/h über 16h; s.a. FachInfo; **DANI, DALI** nicht erforderlich

L-Dopa + Carbidopa + Entacapon Rp	
Stalevo *Tbl. 50+12.5+200mg, 75+18.75+200mg, 100+25+200mg, 125+31.25+200mg, 150+37.5+200mg, 200+50+200mg*	**M. Parkinson:** Einstellung entsprechend L-Dopa-Vormedikation; s. Pck.Beil.

12.2.2 Dopaminagonisten (Dopaminergika)

Wm/Wi: direkter dopaminerger Agonismus, Beeinflussung aller Parkinsonsymptome, v.a. Akinesie und psychische Störung;
UW (Bromocriptin): Übelkeit, Erbrechen, Magen-Darm-Beschwerden, Appetitlosigkeit, Obstipation, Kopfschmerzen, Schwindel, Müdigkeit, depressive Verstimmung, psychomotorische Unruhe, Schlafstrg., Sehstrg., visuelle Halluzinationen, Psychosen, Verwirrtheit, Benommenheit, Angst, Nervosität, Dyskinesie, Ataxien, Synkope, Miktionsbeschwerden, allergische Hautreaktionen, Ödeme, Erythromelalgie, Muskelkrämpfe, Mundtrockenheit, Haarausfall, Gefühl der verstopften Nase;
UW (Cabergolin): Halluzinationen, Schlafstörungen, Benommenheit, Schläfrigkeit, Dyskinesien, orthostatische Hypotonie, Übelkeit, Verstopfung, Dyspepsie, Gastritis, Erbrechen, periphere Ödeme, Verwirrtheit, Herzklappenveränderungen, Schwindel, Müdigkeit, Libidosteigerung, Kopfschmerzen, Ermüdung, Dyspnoe, Asthenie, abnormaler Leberfunktionstest; bei Zusatztherapie zu Levodopa: Angina pectoris, Verringerung des Hämoglobinwerts, des Hämatokrits und/oder des roten Blutbilds;
UW (Lisurid): verminderter Appetit, Halluzinationen, Angst, Verwirrtheit, Alpträume, Schlaflosigkeit, Dyskinesie, Somnolenz, Schwindel, Kopfschmerzen, Dystonie, Myoklonus, Palpitationen, orthostatische Dysregulation, kalte Extremitäten, Erythromelalgie, Dyspnoe, Übelkeit, Mundtrockenheit, Obstipation, Erbrechen, periphere Ödeme, Schwitzen;
UW (Pergolid): Schmerzen, Herzklappenveränderungen u.a. kardiale Erkrankungen, Übelkeit, Erbrechen, Dyspepsie, Dyskinesie, Halluzinationen, Schläfrigkeit, Rhinitis, Dyspnoe, Diplopie;
UW (Piribedil): Übelkeit, Erbrechen, Blähungen, Halluzinationen, Erregung, Schwindel, Zerstreutheit, Schläfrigkeit; **UW** (Pramipexol): abnorme Träume, Impulskontrollstörungen, zwanghaftes Verhalten, Verwirrtheit, Halluzinationen, Schlaflosigkeit, Schwindel, Dyskinesie, Somnolenz, Kopfschmerzen, Sehstörungen, Hypotonie, Übelkeit, Obstipation, Erbrechen, Müdigkeit, periphere Ödeme, Gewichtsabnahme, Appetit ↓;
UW (Ropinirol): Monotherapie: Halluzinationen, Somnolenz, Schwindel, Übelkeit, Erbrechen, Obstipation, peripheres Ödem, Synkope, Sodbrennen; Kombinationstherapie: Dyskinesie, (orthostatische) Hypotonie, Verwirrtheit, Übelkeit;
UW (Rotigotin): Überempfindlichkeit, Schlafattacken, ungewöhnliche Träume, Störung des sexuellen Verlangens, Schlaflosigkeit, Kopfschmerzen, Somnolenz, Hypertonie, Übelkeit, Erbrechen, Dyspepsie, Juckreiz, Reaktionen an Applikationsstelle, Reizbarkeit, Schwächezustände, Gewichtsabnahme, Sturzneigung, Singultus, Obstipation, Schwindel, Mundtrockenheit, Dyskinesie, Lethargie, orthostatische Hypotonie, Palpitationen, peripheres Ödem, Halluzinationen, Bewusstseinsstörungen, Hyperhidrosis, Erythem;
KI (Bromocriptin): bekannte Überempfindlichkeit, Schwangerschaftstoxikose, unkontrollierte Hypertonie, KHK, arterielle Verschlusskrankheiten, schwere psychische Störung, echokardiographischer Nachweis einer Herzklappenerkrankung;
KI (Cabergolin): bek. Überempfindlichkeit, fibrotische Veränderungen an Lunge, Herzbeutel oder im Retroperitonealraum, Präeklampsie, Eklampsie, unkontrollierte Hypertonie, echokardiographischer Nachweis einer Herzklappenerkrankung;
KI (Lisurid): bek. Überempfindlichkeit, schwere periphere Durchblutungsstörungen und Koronarinsuffizienz, gleichzeitige Anw. mit Phenylpropanolamin;
KI (Pergolid): bek. Überempfindlichkeit, fibrotische Erkrankungen, echokardiographischer Nachweis von Herzklappenerkrankungen;

KI (Piribedil): bekannte Überempfindlichkeit, kardiovaskulärer Schock, akuter Herzinfarkt, Kombination mit Neuroleptika außer Clozapin; **KI** (Pramipexol): bek. Überempfindlichkeit; **KI** (Ropinirol): bek. Überempfindlichkeit, schwere Niereninsuffizienz (CrCl < 30) ohne regelmäßige Hämodialyse, Leberinsuffizienz; **KI** (Rotigotin): bekannte Überempfindlichkeit, MRT, elektrische Kardioversion	
Bromocriptin Rp	HWZ 1(38)h, Qo 1.0, PPB 95%, PRC B, Lact -
Bromocriptin Beta *Tbl. 2.5mg* **Bromocriptin-ratioph.** *Tbl. 2.5mg; Kps. 5, 10mg* **Kirim** *Tbl. 2.5, 5mg* **Pravidel** *Tbl. 2.5mg; Kps. 5, 10mg*	**M. Parkinson:** ini 1 x 1.25mg p.o. z.N., um 1.25mg/W steigern bis 3 x 2.5mg, max. 30mg/d; **DANI** nicht erforderlich
Cabergolin Rp	HWZ 63-68h, PPB 41-42%, PRC B, Lact ?
Cabaseril *Tbl. 1, 2mg* **Cabergolin HEXAL** *Tbl. 0.5, 1, 2, 3mg* **Cabergolin-ratioph.** *Tbl. 0.5, 1, 2mg* **Cabergolin Teva** *Tbl. 0.5, 1, 2mg*	**M. Parkinson:** bei Kombination mit L-Dopa: ini 1 x 1mg p.o., alle 1-2W um 0.5-1mg steigern, Erh.Dos. 1 x 2-3mg; Monotherapie: ini 0.5mg, langsam steigern bis 2mg/d, max 3mg/d; **DANI** nicht erforderlich; **DALI** Child C: vorsichtige Anwendung
Lisurid Rp	HWZ 24h, Qo 1.0, PPB 66%
Dopergin *Tbl. 0.2, 0.5mg*	**Parkinson-Syndrom:** ini 0.1mg p.o., dann um 0.1mg/W steigern, Erh.Dos. 0.6-2mg/d in 3 ED; **DANI, DALI** vorsichtig dosieren
Pergolid Rp	HWZ 7-16h, PPB 90%, PRC B, Lact ?
Pergolid HEXAL *Tbl. 0.25, 1mg* **Pergolid Neurax** *Tbl. 0.05, 0.25, 1mg*	**M. Parkinson:** d1-2: 1 x 0.05mg p.o., dann alle 3d um 0.1-0.15mg steigern, ab d17 alle 3d um 0.25mg steigern, Erh.Dos.: 3 x 1mg p.o.
Piribedil Rp	HWZ 12h, PPB 70-80%
Clarium *Tbl. 50(ret.)mg* **Trivastal** *Tbl. 50(ret.)mg*	**M. Parkinson:** Monotherapie: 150-250mg/d p.o. in 3ED; Kombination mit L-Dopa: 3 x 50mg

Pramipexol Rp	HWZ 8-12h, PPB < 20%, PRC C, Lact ?
Glepark *Tbl. 0.088, 0.18, 0.35, 0.7mg* **Mirapexin** *Tbl. 0.088, 0.18, 0.7mg; Tbl. ret. 0.26, 0.52, 1.05, 2.1, 3.15mg* **Oprymea** *Tbl. 0.088, 0.18, 0.35, 0.7mg; Tbl. ret. 0.26, 0.52, 1.05, 1.57, 2.1, 2.62, 3.15mg* **Pramipexol HEXAL** *Tbl. 0.088, 0.18, 0.35, 0.54, 0.7, 1.1 mg* **Sifrol** *Tbl. 0.088, 0.18, 0.35, 0.7mg; Tbl. ret. 0.26, 0.52, 1.05, 1.57, 2.1, 2.62, 3.15mg*	**M. Parkinson:** W1: 3 x 0.088mg p.o., W2: 3 x 0.18mg, W3: 3 x 0.36mg, nach Bedarf weiter um 0.54mg/W steigern, max. 3.3mg/d; **Restless-Legs-Syndrom:** ini 1x 0.088mg, ggf. alle 4-7d steigern: 0.18, 0.35, 0.54mg, max. 0.54mg; **DANI** CrCl > 50: 100%; 20-49: 100% in 2ED; < 20: 100% in 1ED; **DALI:** keine Daten, vermutlich nicht erford.
Ropinirol Rp	HWZ 6h, Q0 0.9, PPB 10-40%, PRC C, Lact ?
Adartrel *Tbl. 0.25, 0.5, 2mg* **Ralnea** *Tbl. 2(ret.), 4(ret.), 8(ret.)mg* **ReQuip** *Tbl. 0.25, 0.5, 1, 2, 2(ret.), 4(ret.), 5, 8(ret.) mg* **Ropinal** *Tbl. 0.25, 0.5, 1, 2mg* **Ropinirol dura** *Tbl. 0.25, 0.5, 1, 2, 5mg* **Ropinirol HEXAL** *Tbl. 0.25, 0.5, 1, 2, 2(ret.), 3, 4, 4(ret.), 5, 8(ret.)mg*	**M. Parkinson:** W1: 3 x 0.25mg p.o., W2: 3 x 0.5mg, W3: 3 x 0.75mg, W4: 3 x 1mg, dann um 0.5-1mg/W steigern, Erh.Dos. 3-9mg/d, max. 24mg/d; W1: 1 x 2mg (ret.), W2: 1 x 4mg (ret.), ggf. um 2mg/W weiter steigern, max. 24mg/d; **Restless-Legs-Syndrom:** d1+2: 1 x 0.25mg p.o., d3-7: 1 x 0.5mg p.o., d8-14: bis 1mg/d, dann nach Bedarf um 0.5mg/W bis 1 x 2mg steigern, max. 4mg/d; **DANI** CrCl > 30: 100%; < 30: KI
Rotigotin Rp	HWZ 5-7h, PPB 92%
Leganto *TTS 1mg/24h, 2mg/24h, 3mg/24h, 4mg/24h, 6mg/24h, 8mg/24h* **Neupro** *TTS 1mg/24h, 2mg/24h, 3mg/24h, 4mg/24h, 6mg/24h, 8mg/24h*	**M. Parkinson:** ini 1 x 2mg/24h, dann wöchentlich um 2mg/24h erhöhen auf 4-8mg/24h, max. 8mg/24h; **DANI** nicht erforderlich

12.2.3 MAO-B-Hemmer (Dopaminergika)

Wm: irreversible Hemmung der dopaminabbauenden Monoaminoxidase B (MAO-B) ⇒ Dopamingehalt im Striatum ↑, Verstärkung der Wi und UW von L-Dopa; **Wi:** Beeinflussung aller Parkinsonsymptome, v.a. Akinesie und psychische Störungen; **UW** (Rasagilin): Grippe, Leukopenie, Melanom, allerg. Reaktion, Depression, Halluzinationen, Kopfschmerzen, Konjunktivitis, Schwindel, Angina pectoris, Rhinitis, Flatulenz, Dermatitis, Myalgien, Arthritis, Harndrang, Unwohlsein, Nackenschmerzen, Fieber, Appetit ↓, Dyskinesie, Dystonie, Karpaltunnelsyndrom, Gleichgewichtsstörung, Dyspepsie, Bauchschmerzen, Obstipation, Übelkeit, Erbrechen, Mundtrockenheit, Hautausschlag, Gewichtsverlust, Stürze, Hypotonie; **UW** (Safinamid): Schlaflosigkeit, Dyskinesie, Somnolenz, Schwindel, Kopfschmerzen, Parkinson-Krankheit, Katarakt, orthostat. Hypotonie, Übelkeit, Stürze; **UW** (Selegilin): Schwindel, Bewegungsstörungen, Kopfschmerzen, Bradykardie, Übelkeit, Erbrechen, Leberenzyme ↑, Blutdruckabfall, Psychosen, Schlaflosigkeit, Mundtrockenheit; **KI** (Rasagilin): bek. Überempf., gleichzeit. Anw. von anderen MAO-Hemmern oder Pethidin, stark eingeschränkte Leberfkt.; **KI** (Safinamid): bek. Überempfindlichkeit, gleichzeitige Behandlung mit anderen MAO-Hemmern, gleichzeitige Behandlung mit Pethidin, schwere Leberinsuffizienz, Albinismus, Netzhautdegeneration, Uveitis, erblich bedingte Retinopathie oder schwere progressive diabetische Retinopathie;

KI (Selegilin): bek. Überempf., aktive Magen-Darm-Geschwüre, Kombination mit SSRI, SNRI, trizyklischen Antidepressiva, Sympathomimetika, MAO-Hemmer, Opioiden, Serotonin-Agonisten, SS/SZ

Rasagilin Rp	HWZ 0.6-2h, PPB 60-70%
Azilect *Tbl. 1mg* **Rasagilin-ratioph.** *Tbl. 1mg*	**M. Parkinson:** 1 x 1mg p.o.; **DANI** nicht erforderl.; **DALI** KI bei schwerer LI
Safinamid Rp	**HWZ 20-30h, PPB 88-90%**
Xadago *Tbl. 50, 100mg*	**M. Parkinson:** ini 1 x 50mg p.o., ggf. steigern auf 1 x 100mg; **DANI** nicht erforderl.; **DALI** mittelschwere LI: max 50mg/d; schwere LI: KI
Selegilin Rp	HWZ 1.5h, Q0 1.0, PPB 94%
Selegilin Neurax *Tbl. 5, 10mg* **Selegilin-ratioph.** *Tbl. 5mg*	**M. Parkinson:** 5-10mg/d p.o. in 1-2ED (morgens und mittags); max. 10mg/d; Lingualtbl.: 1 x 1.25mg; **DANI** KI; **DALI** KI

12.2.4 COMT-Hemmer (Dopaminergika)

Wm: Hemmung der Catechol-O-Methyltransferase ⇒ L-Dopa-Plasmaspiegel ↑ (Anw. nur komb. mit L-Dopa); **Wi:** beeinflusst alle Parkinsonsymptome, v.a Akinesie, psychische Störungen; **UW:** (Entacapon): Schlaflosigkeit, Halluzinationen, Verwirrtheit, unangenehme Träume, Dyskinesien, Parkinsonsymptome ↑, Benommenheit, Dystonie, Hyperkinesie, KHK-Symptome, Übelkeit, Diarrhoe, Abdominalschmerzen, Mundtrockenheit, Urinverfärbung, Müdigkeit, Hyperhidrosis, Stürze, Obstipation, Erbrechen; **UW** (Tolcapon): Infekte der oberen Atemwege, Schlafstörungen, exzessives Träumen, Schläfrigkeit, Verwirrtheit, Halluzinationen, Dyskinesie, Dystonie, Kopfschmerzen, Schwindel, Hypokinesie, orthostatische Störungen, Synkopen, Influenza, Übelkeit, Anorexie, Diarrhoe, Erbrechen, Verstopfung, Xerostomie, Bauchschmerzen, Dyspepsie, verstärktes Schwitzen, Urinverfärbung, Brustschmerzen; **KI** (Entacapon): bek. Überempfindlichkeit, Leberinsuffizienz, Phäochromozytom, malignes neuroleptisches Syndrom bzw. atraumatische Rhabdomyolyse in der Anamnese, Behandlung mit nicht-selektiven MAO-Hemmern, Behandlung mit selektiven MAO-A und MAO-B-Hemmern zusammen, SS/SZ; **KI** (Tolcapon): bek. Überempf., Lebererkr., erhöhte Leberenzyme, schwere Dyskinesie, Phäochromozytom, malignes neuroleptisches Syndrom bzw. atraumatische Rhabdomyolyse oder Hyperthermie in der Anamnese, Behandlung mit nichtselektiven MAO-Hemmern

Entacapon Rp	HWZ 2.4h, Q0 1.0, PPB 98%, PRC C, Lact ?
Comtess *Tbl. 200mg* **Entacapon neurax** *Tbl. 200mg*	**M. Parkinson:** 200mg p.o. zu jeder L-Dopa-Dosis, max. 2g/d; **DANI** nicht erforderlich; **DALI** KI
Tolcapon Rp	HWZ 2h, Q0 1.0, PPB 99%, PRC C, Lact ?
Tasmar *Tbl. 100mg*	**M. Parkinson:** 100mg p.o. zu jeder L-Dopa-Dosis, in Ausnahmefällen 3 x 200mg; **DANI** CrCl <30: vorsichtige Anw.; **DALI** KI

12.2.5 Zentral wirksame Anticholinergika

Wm: Hemmung zentraler cholinerger Neuronen;
Wi: Reduktion v.a. der Plus-Symptome Rigor und Tremor;
UW (Biperiden): Müdigkeit, Schwindelgefühl, Benommenheit, in höheren Dosen, Unruhe, Angst, Erregung, Euphorie, Verwirrtheit, bei Hirnleistungsstörungen zentrale Erregung, Mundtrockenheit, Akkomodationsstörungen, Mydriasis mit Photophobie, Schweißminderg., Obstipation, Tachykardie, Magenbeschwerden, Übelkeit, Miktionsstörungen;
UW (Bornaprin): zahlreiche UWs ohne Häufigkeitsangabe (s.Fachinfo);
UW (Procyclidin): Mundtrockenheit, Obstipation, Harnverhalt, verschwommenes Sehen;
UW (Trihexyphenidyl): Akkommodationsstörungen, Benommenheit, Nervosität, Übelkeit, Erbrechen, Mundtrockenheit;
KI (Biperiden): bek. Überempf., unbeh. Engwinkelglaukom, mechanische Stenosen im Magen-Darm-Trakt, Megakolon, Ileus;
KI (Bornaprin): bek. Überempf., Engwinkelglaukom, mechanische Stenosen im Magen-Darmtrakt, Megakolon, Ileus, Gedächtnisstörungen;
KI (Procyclidin): bek. Überempf., Demenz, unbehandeltes Engwinkelglaukom, Darmatonie, mechanische Stenosen im Magen-Darm-Trakt, Megakolon, Intoxikation mit Alkohol, Schlafmitteln, trizyklischen Antidepressiva, Antikonvulsiva, Antihistaminika und Tranquilizern;
KI (Trihexyphenidyl): bek. Überempf., akute Intoxikation mit zentral dämpfenden Pharmaka sowie Alkohol, Prostatahypertrophie mit Restharnbildung, akute Delirien und Manien, unbehandeltes Engwinkelglaukom, Pylorusstenose, paralytischer Ileus, akutes Harnverhalten, Megakolon, Tachyarrhythmie, Kinder, Jugendliche, SS, SZ

Biperiden Rp	HWZ 24h, Qo 1.0, PPB 94%, PRC C, Lact ?
Akineton *Tbl. 2, 4 (ret.)mg; Amp. 5mg/1ml* **Biperiden Neurax** *Tbl. 2, 4mg; Amp. 5mg/1ml*	**Parkinson-Syndrom:** ini 2 x 1mg p.o., um 2mg/d steigern, Erh.Dos. 3-4 x 1-2mg, max. 16mg/d; 10-20mg i.m./langsam i.v.; **medikamentös bedingte extrapyramidale Symptomatik:** 1-4 x 1-2mg p.o.; 2.5-5mg i.m./langsam i.v., ggf. Wdh. nach 30min, max. 10-20mg/d; **Ki. 3-15J:** 1-3 x 1-2mg p.o.; < **1J:** 1mg i.v.; **1-6J:** 2mg i.v.; < **10J:** 3mg i.v.; **Nikotinvergiftung:** 5-10mg i.m.
Bornaprin Rp	HWZ 5.2h, PPB 72%
Sormodren *Tbl. 4mg*	**Parkinson-Syndrom, medikamentös bedingte extrapyramidale Symptomatik:** ini 1 x 2mg p.o., Erh.Dos. 6-12mg/d in 2-3ED; **Hyperhidrosis:** ini 2mg/d, Erh.Dos. 4-8mg/d
Procyclidin Rp	HWZ 12h
Osnervan *Tbl. 5mg*	**Parkinson-Syndrom, medikamentös bedingte extrapyramidale Symptomatik:** ini 3 x 2.5mg p.o., alle 2-3d um 2.5-5mg steigern, Erh.Dos. 3 x 5-10mg

Trihexyphenidyl Rp	HWZ 8.6h
Artane *Tbl. 2, 5mg* **Parkopan** *Tbl. 2, 5mg*	**Parkinson-Syndrom:** ini 1mg/d p.o., dann tgl. um 1mg steigern, Erh.Dos. 6-16mg/d p.o. in 3-4ED, max. 16mg/d; **medik. bed. extrapyramidale Symptomatik:** 2-16mg/d p.o. in 1-4ED; Pat. > 60J: 50%

12.2.6 Glutamatrezeptorantagonisten

Wm: indirekt agonistische Wi am striatalen Dopaminrezeptor; Hemmung der NMDA-Rezeptor vermittelten Freisetzung von Acetylcholin;
Wi: Beeinflussung v.a. von Akinesie und Rigor (s. auch Virustatika → 245);
UW: Schwindel, Schlafstörungen, motorische und psychische Unruhe, Harnretention bei BPH, Livedo reticularis, Übelkeit, Mundtrockenheit, orthostatische Dysregulation;
KI: bek. Überempfindlichkeit, schwere Herzinsuffizienz (NYHA IV), Kardiomyopathien, Myokarditis, AV-Block II-III°, Bradykardie (<55/min), Long-QT-Syndrom oder erkennbare U-Welle oder QT-Syndrom in Familienanamnese, anamnestisch schwerwiegende ventrikuläre Arrhythmien (inkl. Torsade de pointes), Hypokaliämie, Hypomagnesiämie, gleichzeitige Therapie mit Budipin oder anderen QT-verlängernden Medikamenten

Amantadin Rp	HWZ 10-30h, Qo 0.1, PPB 67%, PRC C, Lact -
Amantadin HEXAL *Tbl. 100, 200mg* **Amantadin neurax** *Tbl. 100, 200mg* **Amantadin Serag** *Inf.Lsg. 200mg/500ml* **PK-Merz** *Tbl. 100, 150mg; Inf.Lsg. 200mg/500ml* **Tregor** *Tbl. 100, 200mg*	**M. Parkinson, medikamentös bedingte extrapyramidale Symptomatik:** ini 1 x 100mg p.o., wöchentlich um 100mg steigern, Erh.Dos. 200-600mg/d in 2-3ED; 1-3 x 200mg über 3h i.v.; **DANI** CrCl 60-80: 2 x 100mg p.o.; 50-59: 100/200mg im Wechsel; 30-49: 1 x 100mg; 20-29: 200mg 2 x/W; 10-19: 100mg 3 x/W; < 10, HD: 100mg 1 x/W

12.2.7 Weitere Antiparkinsonmittel

Wm/Wi (Budipin): NMDA-antagonistische Eigenschaften, indirekte dopaminerge Wi ⇒ günstige Beeinflussung des Tremors;
UW (Budipin): Benommenheit, Mundtrockenheit, Übelkeit;
KI (Budipin): bekannte Überempfindlichkeit, Myasthenia gravis, fortgeschrittene neurologische Erkrankungen (außer durch Parkinson-Krankheit bedingt), Herzinsuffizienz NYHA IV, Kardiomyopathie, Myokarditis, AV-Block II°-III°, Bradykardie (< 55/min), Hypokaliämie, Hypomagnesiämie, QT-Zeitverlängerung, schwerwiegende ventrikuläre HRST, Kombination mit Amantadin o.a. QT-Zeit-verlängernden Med., SS/SZ

Budipin Rp	HWZ 31(59)h, Qo 0.3, PPB 96%
Parkinsan *Tbl. 10, 20mg*	**M. Parkinson:** ini 3 x 10mg p.o., nach 1W 3 x 20 oder 2 x 30mg; **DANI, DALI** max. 30mg/d

12.3 Migränemittel

12.3.1 Secale-Alkaloide (Ergotamine)

Wm/Wi (Ergotamin): Vasokonstriktion v.a. durch alpha-adrenergen Agonismus, serotoninerge Wirkung; **UW** (Ergotamin): Übelkeit, Erbrechen, Diarrhoe;
KI (Ergotamin): bek. Überempf., Sepsis, zentrale Durchblutungsstörungen, periph. art. Gefäßerkrankungen, Erkrankungen an Herzkranzgefäßen, arterielle Hypertonie, schwere Leber- und Nierenfunktionsstrg., Basilaris-Migräne, familiäre hemiplegische Migräne, Phäochromozytom, Thyreotoxikose, anamnestisch medikamenteninduzierte Fibrose, Komb. mit Betablockern/Makroliden/Tetracyclinen/Vasokonstriktoren, SS/SZ, < 16J., > 65J.;

Ergotamin Rp	HWZ 20-34h, Qo 0.5, PPB > 90%
Ergo-Kranit Migräne *Tbl. 2mg*	**Migräneanfall, vaskuläre Kopfschmerzen:** 1 x 2mg p.o., ggf. erneut 2mg nach 4-6h; max. 4mg/d bzw. 6mg/W; **DANI, DALI** KI bei schwerer NI/LI

12.3.2 Triptane

Wm/Wi: selektive 5-HT1-Rezeptoragonisten ⇒ Vasokonstriktion;
UW (Almotriptan): Schwindel, Somnolenz, Übelkeit, Erbrechen, Müdigkeit;
UW (Eletriptan): Pharyngitis, Rhinitis, Schläfrigkeit, Kopfschmerz, Benommenheit, abnorme Empfindungen, erhöhter Muskeltonus, Hypästhesie, Myasthenie, Schwindel, Palpitationen, Tachykardie, Flush, Engegefühl im Hals, abdominelle Schmerzen, Übelkeit, Mundtrockenheit, Dyspepsie, Schwitzen, Rückenschmerzen, Myalgie, Schwächegefühl, Brustschmerzen, Frösteln;
UW (Frovatriptan): Schwindel, Parästhesien, Kopfschmerzen, Somnolenz, Dysästhesie, Hypoästhesie, Sehstörungen, Flush, Engegefühl des Halses, Übelkeit, Mundtrockenheit, Dyspepsie, Abdominalschmerzen, Hyperhidrosis, Ermüdung, Thoraxbeschwerden;
UW (Naratriptan): Kribbeln, Schwindel, Schläfrigkeit, Übelkeit, Erbrechen, Hitzegefühl, Unwohlsein; **UW** (Rizatriptan): Schwindel, Schläfrigkeit, Parästhesien, Kopfschmerzen, Hypästhesie, Aufmerksamkeitsstrg., Tremor, Palpitationen, Tachykardie, Hitzewallungen, Rachenbeschwerden, Atemnot, Übelkeit, Mundtrockenheit, Erbrechen, Diarrhoe, Flush, Schwitzen, Hautausschlag, Schweregefühl, Schwäche, Müdigkeit, Bauch-/Brustschmerzen;
UW (Sumatriptan): Schwindel, Schläfrigkeit, Sensibilitätsstrg., Blutdruckanstieg, Flush, Dyspnoe, Übelkeit, Erbrechen, Schweregefühl, Myalgie, Schmerzen, Hitze-/Kälte-/Druck-/Engegefühl, Schwäche, Müdigkeit;
UW (Zolmitriptan): Sensibilitätsstrg., Schwindel, Kopfschmerzen, Schläfrigkeit, Palpitationen, abdominale Schmerzen, Übelkeit, Erbrechen, Mundtrockenheit, Muskelschwäche, Myalgien, Asthenie, Schwere-/Enge-/Druckgefühl;
KI (Almotriptan): bek. Überempfindlichkeit, ischämische Herzerkrankung, arterielle Hypertonie, anamnestisch Apoplex/TIA, periphere Gefäßkrankheit, Kombination mit Ergotamin(-derivaten)/5-HT1B1D-Agonisten, schwere Leberfunktionsstörung;
KI (Eletriptan): bek. Überempfindlichkeit, schwere Leber-/Nierenfunktionseinschränkung, arterielle Hypertonie, KHK, ischämische Herzerkrankungen (od. entsprechende Symptome), Prinzmetal-Angina, signifikante Arrhythmien oder Herzinsuffizienz, periphere Gefäßerkrankungen, anamnestisch zerebrovaskuläre Ereignisse/TIA, Kombination mit Ergotamin (-derivaten)/anderen 5-HT1-Rezeptor-Agonisten;

KI (Frovatriptan): bek. Überempfindlichkeit, anamnestisch Myokardinfarkt, ischäm. Herzerkrankung, koronarer Vasospasmus, periphere Gefäßerkrankung, arterielle Hypertonie, anamnestisch zerebrovaskuläre Ereignisse/TIA, schwere Leberinsuffizienz, Kombination mit Ergotamin(-derivaten)/anderen 5-HT1-Rezeptor-Agonisten;
KI (Naratriptan): bek. Überempfindlichkeit, zur Migräne-Prophylaxe, arterielle Hypertonie, anamnestisch Myokardinfarkt, ischäm. Herzerkrankung, koronarer Vasospasmus, periphere Gefäßerkrankung, anamnestisch zerebrovaskuläre Ereignisse/TIA, Leber-/Nierenfunktionsstörungen, Kombination mit Ergotamin(-derivaten)/anderen 5-HT1-Rezeptor-Agonisten, hemiplegische/ophtalmoplegische/Basilaris-Migräne;
KI (Rizatriptan): bek. Überempf., Kombination mit MAO-Hemmern/Ergotamin(-derivaten)/anderen 5-HT1-Rezeptor-Agonisten, schwere Leber-/Nierenfunktionseinschränkung, anamnestisch zerebrovaskuläre Ereignisse/TIA, arterielle Hypertonie, anamnestisch Myokardinfarkt, ischäm. Herzerkrankung, koronarer Vasospasmus, periphere Gefäßerkrankung;
KI (Sumatriptan): bek. Überempfindlichkeit, Kombination mit MAO-Hemmern/Ergotamin (-derivaten)/anderen 5-HT1-Rezeptor-Agonisten, anamnestisch Myokardinfarkt, ischäm. Herzerkrankung, koronarer Vasospasmus, periphere Gefäßerkrankung, anamnestisch zerebrovaskuläre Ereignisse/TIA, schwere Leberfunktionsstrg., arterielle Hypertonie;
KI (Zolmitriptan): bek. Überempfindlichkeit, arterielle Hypertonie, anamnestisch Myokardinfarkt, ischäm. Herzerkrankung, koronarer Vasospasmus, periph. Gefäßerkrankung, anamnestisch zerebrovaskuläre Ereignisse/TIA, schwere Nierenfunktionseinschränkung (CrCl<15), Kombination mit Ergotamin(-derivaten)/anderen 5-HT1-Rezeptor-Agonisten

Almotriptan Rp/OTC	HWZ 3.5h
Almogran *Tbl. 12.5mg* **Dolortriptan** *Tbl. 12.5mg*	**Migräneanfall:** 12.5mg p.o., ggf. Wdh. nach 2h; **DANI** bei schwerer NI max. 12.5mg/d
Eletriptan Rp	HWZ 4h, PPB 85%
Relpax *Tbl. 20, 40mg*	**Migräneanfall:** 1 x 40mg p.o., ggf. Wdh. nach 2h, max. 80mg/d; **DANI** 20mg, max. 40mg/d; KI bei schwerer NI; **DALI** KI bei schwerer LI
Frovatriptan Rp	HWZ 26h, PPB ca. 15%
Allegro *Tbl. 2.5mg* **Tigreat** *Tbl. 2.5mg*	**Migräneanfall:** 2.5mg p.o., ggf. Wdh. nach 2h, max. 5mg/d; **DANI** nicht erf.; **DALI** Child C KI
Naratriptan Rp/OTC	HWZ 6h, Q0 0.5, PPB 30%, PRC C, Lact ?
Formigran *Tbl. 2.5mg* **Naratriptan Actavis** *Tbl. 2.5mg* **Naramig** *Tbl. 2.5mg* **Naratriptan Neurax** *Tbl. 2.5mg*	**Migräneanfall:** 1 x 2.5mg p.o., ggf. Wdh. nach 4h, max. 5mg/d; **DANI** CrCl < 15: KI; **DALI** Child C KI
Rizatriptan Rp	HWZ 2-3h, Q0 > 0.8, PPB 14%, PRC C, Lact ?
Maxalt *Tbl. 5, 10mg; Lingualtbl. 5, 10mg* **Rizatriptan Neurax** *Tbl. 5, 10mg; Lingualtbl. 5,10mg* **Rizatriptan HEXAL** *Lingualtbl. 5, 10mg*	**Migräneanfall:** 1 x 10mg p.o., ggf. Wdh. nach 2h, max. 20mg/d; Komb. mit Propranolol; **DANI** 5mg, KI bei schwerer NI; **DALI** 5mg, KI bei schwerer LI

Sumatriptan Rp	HWZ 2h, Q0 0.8, PPB 14-21%, PRC C, Lact -
Imigran *Tbl. 50, 100mg; Supp. 25mg; Pen 6mg/0.5ml; Nasenspray (1 Hub = 10, 20mg)* **Sumatriptan 1A** *Tbl. 50, 100mg* **Sumatriptan-CT** *Tbl. 50, 100mg* **Sumatriptan HEXAL** *Tbl. 50, 100mg* **Sumatriptan-ratioph.** *Tbl. 50, 100mg*	**Migräneanfall, Horton-Syndrom:** 1 x 50-100mg p.o., ggf. Wdh. nach 2h, max. 300mg/d; 6mg s.c., ggf. Wdh. nach 2h, max. 12mg/d; 25mg rect., ggf. Wdh. nach 2h, max. 50mg/d; 20mg nasal, ggf. Wdh. nach 2h, max. 40mg/d; **12-17J:** 10mg nasal, max. 20mg/d; s.c. Anwendung nicht empfohlen; **DANI** nicht erforderlich; **DALI** 25-50mg/d, KI bei schwerer LI

Zolmitriptan Rp	HWZ 2.5-3h, Q0 0.7, PPB 25%, PRC C, Lact ?
AscoTop *Tbl. 2.5, 5mg; Lingualtbl. 2.5, 5mg; Nasenspray (5mg/ED)* **Zolmitriptan HEXAL** *Tbl. 2.5, 5mg; Lingualtbl. 2.5, 5mg* **Zolmitriptan Stada** *Tbl. 2.5, 5mg; Lingualtbl. 2.5, 5mg* **Zomig** *Tbl. 2.5mg; Lingualtbl. 2.5mg; Nasenspray (5mg/0.1ml)*	**Migräneanfall:** 1 x 2.5mg p.o., 1 x 2.5mg nasal, bei erneutem Anfall 2.5-5mg p.o./nasal, max. 10mg/d; **DANI** CrCl < 15: KI; **DALI** max. 5mg/d

S. auch Analgetika → 276-282

12.3.3 Weitere Migränemittel

Wm/Wi (Topiramat): genauer Wm unbekannt; antiepileptisch, Migräne-prophylaktisch;
UW (Topiramat): Gewichtsabnahme, -zunahme, Anämie, Parästhesie, Somnolenz, Schwindel, Aufmerksamkeits-/Gedächtnis-/Koordinations-/Gleichgewichts-/Gangstörung, Amnesie, kognitive Störung, Konvulsion, Tremor, Lethargie, Hypästhesie, Nystagmus, Dysgeusie, Dysarthrie, Sedierung, Sehstörungen, Schwindel, Tinnitus, Ohrenschmerzen, Dyspnoe, Epistaxis, Rhinorrhoe, verstopfte Nase, Übelkeit, Erbrechen, Diarrhoe, Obstipation, Reflux, abdominale Schmerzen, Mundtrockenheit, orale Parästhesie, Nephrolithiasis, Pollakisurie, Dysurie, Alopezie, Hautausschlag, Pruritus, Arthralgie, Myalgie, Muskelspasmen, Brustschmerz, Anorexie, verminderter Appetit, Nasopharyngitis, Fatigue, Fieber, Asthenie, Hypersensitivität, Depression, Angst, psychische Störungen;
KI (Topiramat): bek. Überempfindlichkeit, SS, Frauen ohne wirksame Verhütung;

Topiramat Rp	HWZ 18-24h, Q0 < 0.5, PPB 13-17%, PRC C, Lact ?
Topamax *Tbl. 25, 50, 100, 200mg; Kps. 25, 50mg* **Topiramat Migräne Stada** *Tbl. 25, 50, 100mg*	**Migräne-Pro.:** ini 1 x 25mg p.o., alle 1-2W um 25mg steigern, Erh.Dos. 50-100mg/d

S. auch Antiepileptika → 312

12.4 Muskelrelaxantien

12.4.1 Peripher wirksame Muskelrelaxantien

Wm/Wi (Chininsulfat): Verlängerung der Refraktärzeit , Verminderung der Erregbarkeit an motorischer Endplatte, Beeinflussung der Verteilung von Calcium in Muskelfaser ⇒ Häufigkeit und Intensität von Muskelkrämpfen ↓;
Wm/Wi (Clostridium-Toxine): spezif. Bindung an den präsynaptischen Akzeptor cholinerger Nervenenden, Blockierung der Acetylcholinfreisetzung;
Wm/Wi (Dantrolen): Interferenz mit Calciumfreisetzung aus sarkoplasmatischem Retikulum ⇒ entkoppelt Nervenreiz und Kontraktion des Skelettmuskels;
UW (Chininsulfat): keine häufigen/sehr häufigen UWs;
UW (Clostridium-Toxin A): Oberlidptosis, Keratitis punctata, Lagopthalmus, trockenes Auge, Photophobie, Augenreizung, Zunahme Lakrimation, Ekchymose, Irritationen, Gesichtsödem, Rhinitis, Infektion der oberen Atemwege, Schwindel, Muskelhypertrophie, Hypoästhesie, Somnolenz, Kopfschmerzen, Dysphagie, Mundtrockenheit, Übelkeit, Rigor, Schmerz, Asthenie, grippeähnliche Symptome, Virusinfektion, Ohrinfektion, Somnolenz, Gangstrg., Parästhesie, Myalgie, Harninkontinenz, Stürze, Hitzewallungen, Hyperhidrosis, Pruritus, Alopezie, Harnweginfekt, Dysurie, Harnverhalt, Pollakisurie, Insomnie, Obstipation;
UW (Clostridium-Toxin B): Mundtrockenheit, Kopfschmerzen, Dysphagie, Torticollis, Geschmacksveränderungen, Veschwommensehen, Dysphonie, Dysphagie, Verdauungsstrg, Myasthenie, Schmerzen an Injektionsstelle, Nackenschmerzen, grippeähnl. Symptome;
UW (Dantrolen): Kopfschmerz, Sprachstörungen, Krampfanfälle, Appetitlosigkeit, Bauchkrämpfe, Übelkeit, Erbrechen, erhöhte Leberwerte, Hautausschlag, Akne, Muskelschwäche, Schüttelfrost, Fieber;
KI (Chininsulfat): bek. Überempfindlichkeit, SS, Glucose-6-Phosphat-Dehydrogenase-Mangel, Myasthenia gravis, bekannte Ohrgeräusche, Schädigungen des Sehnervs, Hypokaliämie, Bradykardie, klinisch relevante HRST, Herzinsuffizienz NYHA IV, Long-QT-Syndrom (oder familienanamnestisch), erworbene QT-Zeit-Verlängerung, Kombination mit Medikamenten, die Torsades de pointes hervorrufen oder QT-Intervall verlängern;
KI (Clostridium-Toxin A): bekannte Überempfindlichkeit, Infektionen an Injektionsstelle, bei Behandlung von Blasenfunktionsstörung: Harnweginfekt, akuter Harnverhalt;
KI (Clostridium-Toxin B): bek. Überempfindlichkeit, neuromuskuläre Erkrankungen;
KI (Dantrolen): bek. Überempfindlichkeit, Lebererkrankungen, eingeschränkte Lungenfunktion, schwere Herzmuskelschäden, SS/SZ

Chininsulfat Rp

Limptar N *Tbl. 200mg*	**Nächtliche Wadenkrämpfe:** 1-2 x 200mg p.o.; **DANI** nicht erforderlich

Clostridium-botulinum-Toxin Typ A Rp/Rp-L	
Azzalure *Inj.Lsg. 10 E* **Bocouture** *Inj.Lsg. 50 E* **Botox** *Inj.Lsg. 50, 100, 200E* **Dysport** *Inj.Lsg. 500E* **Vistabel** *Inj.Lsg. 50E* **Xeomin** *Inj.Lsg. 100E*	**Blepharospasmus:** ini 1.25-2.5E i.m., max. 5E/Inj.Stelle bzw. max. 25E/Auge, Wdh. nach 12W, max. Gesamtdosis 100E/12W; **zervikale Dystonie:** max. 50E/Inj.Stelle bzw. max. 100E in den M. sternocleidomastoideus bzw. max. 300E/Behandlung, Wdh. nach 12W; s. auch FachInfo; **Faltenbehandlung der Glabella:** Erw. < 65J: 50E Gesamtdosis; **fokale Spastizität bei infantiler Zerebralparese bzw. n. Schlaganfall, prim. Hyperhidrosis axillaris, idiopathische überaktive Blase, Harninkontinenz bei neurogener Detrusorhyperaktivität, chronische Migräne:** s. FachInfo
Clostridium-botulinum-Toxin Typ B Rp	Wirkdauer: 4-16W
NeuroBloc *Inj.Lsg. 2500E/0.5ml, 5000E/1ml, 10000E/2ml*	**Zervikale Dystonie:** 10000E i.m.
Dantrolen Rp	HWZ 8.7h, Qo 0.95, PPB 90%, PRC C, Lact ?
Dantamacrin *Kps. 25, 50mg* **Dantrolen IV** *Inj.Lsg. 20mg/60ml*	**Spastik der Skelettmuskulatur:** W1: 2 x 25mg p.o., W2: 4 x 25mg, W3: 3 x 50mg, W4: 4 x 50mg; **Ki. > 5J:** ini 1mg/kg/d, W1: 1 x 25mg p.o., W2: 2 x 25mg, W3: 3 x 25mg; **maligne Hyperthermie:** 2.5mg/kg i.v., Infusion fortsetzen, so lange Hyperthermie anhält; Gesamtdosis ca. 10mg/kg/d

12.4.2 Zentral wirksame Muskelrelaxantien (Myotonolytika)

Wm/Wi (Baclofen): Verstärkung der präsynaptischen Hemmung ⇒ Dämpfung der Erregungsübertragung ⇒ spastischer Muskeltonus und pathologische Massenreflexe ↓;
Wm (Methocarbamol): Hemmung der polysynaptischen Reflexleitung im Rückenmark und subkortikalen Zentren;
Wm/Wi (Orphenadrin): spezifische Blockade des Förderzentrums in Formatio reticularis ⇒ Entspannung des pathologisch erhöhten Muskeltonus;
Wm/Wi (Pridinol): Hemmung der Rezeptor-vermittelten Reizleitung in spinalen Motoneuronen ⇒ Muskeltonus im Ruhezustand ↓;
Wm/Wi (Tizanidin): Stimulation präsynaptischer Alpha-2-Rezeptoren ⇒ Hemmung der polysynaptischen Signalübertragung ⇒ Reduktion des Muskeltonus;
Wm/Wi (Tolperison): genauer Wm unbekannt; membranstabilisierend, Reduktion des Einstroms von Natrium durch isolierte Nervenmembranen, inhibitorisch auf spannungsabhängige Kalziumkanäle;

UW (Baclofen): Depression, Euphorie, Halluzinationen, Verwirrtheit, Alpträume, Schläfrigkeit, Sedation, Müdigkeit, Benommenheit, Tremor, Ataxie, Kopfschmerzen, Schwindel, Schlafstörungen, Atemdepression, Nystagmus, Akkommodationsstörungen, Sehstörungen, Palpitationen, abnehmende Herzleistung, Hypotonie, Übelkeit, Erbrechen, Mundtrockenheit, Diarrhoe, Obstipation, Magen-Darm-Störungen, Blasenentleerungsstörungen, Exantheme, Hyperhidrosis, Muskelschmerzen;
UW (Methocarbamol): keine häufigen/sehr häufigen UWs;
UW (Orphenadrin): Müdigkeit, Schwindel, Übelkeit, Brechreiz, Sehstörungen;
UW (Pridinol): keine häufigen/sehr häufigen UWs;
UW (Tizanidin): Benommenheit, Müdigkeit, Schwindel, Brady-/Tachykardie, Blutdruckabfall, Rebound-Hypertonie, Mundtrockenheit, Übelkeit, gastrointestinale Störungen;
UW (Tolperison): keine häufigen/sehr häufigen UWs;
KI (Baclofen): bekannte Überempf. gegen Wirkstoff oder Weizenstärke, zerebrale Anfallsleiden, terminale Niereninsuff., Behandlung von Spastizität bei Erkrankungen des rheumathischen Formenkreises, Parkinsonismus oder aufgrund peripherer Verletzungen;
KI (Methocarbamol): bek. Überempf., SS, SZ, (prä-)komatöse Zustände, ZNS-Erkrankungen, Myasthenia gravis, Ki <12J.;
KI (Orphenadrin): bek. Überempf., Myasthenia gravis, <16J.;
KI (Pridinol): bek. Überempf., <12J., therapiebedürftiger Hypotonie, SS, SZ;
KI (Tizanidin): bek. Überempf., stark eingeschränkte Leberfkt., Kombination mit starken CYP1A2-Hemmern (z.B. Fluvoxamin, Ciprofloxacin);
KI (Tolperison): bek. Überempf., Myasthenia gravis, SZ

Baclofen Rp	HWZ 3.5h, Qo 0.3, PPB 20-41%, PRC C, Lact +
Baclofen Neurax *Tbl. 10, 25mg* **Baclofen-ratioph.** *Tbl. 10, 25mg* **Lioresal** *Tbl. 5, 10, 25mg; Amp. 10mg/5ml, 10mg/20ml*	**Spastische Syndrome:** ini 3 x 5mg p.o., um 5mg/ED steigern je nach Wi, Erh.Dos. 30-75mg/d, max. 120mg/d; **Ki.:** ini 4 x 2.5mg p.o., langsam steigern, < **10J:** max. 0.75-2mg/kg/p.o.; > **10J:** 2.5mg/kg/d; intrathekal: Erh.Dos. 300-800µg/d; **DANI** KI bei terminaler NI
Methocarbamol Rp	HWZ 0.9-2h, PRC C, Lact +
Ortoton *Tbl. 750mg; Amp. 1g/10ml*	**Verspannung und Spasmen der Skelettmuskulatur:** ini 4 x 1.5g p.o., dann 3 x 1.5g; 1-3g langsam i.v.
Orphenadrin Rp	HWZ 14h, Qo 0.9, PPB 90%
Norflex *Tbl. 100(ret.)mg; Amp. 60mg/2ml*	**Skelettmuskelspasmen untersch. Genese:** 2 x100mg (ret.) p.o., max.400mg/d p.o.; 60mg langsam i.v./i.m, ggf. Wdh. nach 8-12h
Pridinol Rp	HWZ 4h
Myoson *Tbl. 4mg; Amp. 2mg/1ml*	**Muskelspasmen, Torticollis, nächtliche Beinkrämpfe:** ini 3 x 2-8mg p.o., Dauertherapie 4-8mg/d; 1-3 x 2-4mg i.m.; **Ki. > 12J:** 3 x 2mg p.o.; 3 x 1mg i.m.

Tizanidin Rp	HWZ 2.5h, Q0 1.0, PPB 30%, PRC C, Lact ?
Sirdalud *Tbl. 2, 4, 6mg* **Tizanidin Teva** *Tbl. 2, 4, 6mg*	**Spasmen, schmerzhafte Muskelverspannungen:** ini 3 x 2mg p.o., alle 4-7d um 2-4mg/d steigern, Erh.Dos. 12-24mg/d in 3-4ED, max. 36mg/d; **DANI** CrCl < 25: ini 2mg/d, dann langsame Dosissteigerung; **DALI** KI bei schwerer LI

Tolperison Rp	HWZ 2.5h, Q0 1.0
Mydocalm *Tbl. 50mg* **Tolperison HEXAL** *Tbl. 50mg* **Tolperison Stada** *Tbl. 50, 150mg* **Viveo** *Tbl. 150mg*	**Spastizität n. Schlaganfall:** 3 x 50-150mg p.o.; **Ki <15J:** nur in Ausnahmefällen, strenge Indikationsstellung; **DANI/DALI** schwere NI/LI Anw. nicht empf.

12.5 Cholinergika

Wm/Wi: Hemmung der Cholinesterase ⇒ Acetylcholinkonzentration ↑ im synaptischen Spalt ⇒ Parasympathikotonus ↑, Tonus der quergestreiften Muskulatur ↑;
UW (Distigmin): Diarrhoe, Nausea, Erbrechen, verstärkte Salivation, Bradykardie, Schweißausbrüche, Miosis, Tränenfluss; **UW** (Neostigmin): Bradykardie;
UW (Pyridostigmin): zahlreiche UW ohne Häufigkeitsangabe;
KI (Distigmin): bek. Überempfindlichkeit, Obstruktionsileus, Stenosen/Spasmen des Darmtrakts, der Gallen- oder Harnwege, Myotonie, Asthma bronchiale, Iritis, Parkinsonismus, Thyreotoxikose, postoperative Schock- und Kreislaufkrisen, SZ;
KI (Neostigmin): bek. Überempfindlichkeit, Obstruktionsileus, Stenosen oder Spasmen des Darmtraktes, der Gallen- oder Harnwege, Myotonie, Parkinsonismus, Kombination mit depolarisierenden Muskelrelaxantien, Iritis, Asthma bronchiale, Hyperthyreose, postoperative Schock- und Kreislaufkrisen;
KI (Pyridostigmin): bek. Überempfindlichkeit, mechanische Verschlüsse der Verdauungs-/Harnwege, Asthma bronchiale, Iritis, SZ;

Distigmin Rp	HWZ 65-69h
Ubretid *Tbl. 5mg; Amp. 0.5mg/1ml*	**Postoperative Darm-/Blasenatonie:** 0.5mg i.m., ggf. steigern auf 0.01mg/kg; **neurogene Blasenstrg.:** 1 x 5mg p.o., 0.5mg i.m. alle 3-4d; Erh.Dos. 5mg p.o. alle 2-3d; **Myasthenia gravis:** W1: 1 x 5mg p.o., W2: 1 x 7.5mg, ab W3: 1 x 10mg; 0.5-0.75mg i.m. alle 2d

Neostigmin Rp	HWZ 24-80min, Q0 0.45, PRC C, Lact +
Neostig Carino *Amp. 0.5mg* **Neostigmin Actavis** *Amp. 0.5mg/1ml* **Neostigmin Rotexmedica** *Amp. 0.5mg/1ml*	**Antagonisierung nichtdepolarisierender Muskelrelaxantien:** 0.5-2mg i.v., ggf. bis 5mg; **Ki. < 20kg:** 50µg/kg i.v.; **Myasth. gravis:** mehrmals tgl. 0.5mg s.c./i.m.

Pyridostigmin Rp	HWZ 1.7h, Qo 0.2, PRC C, Lact +
Kalymin *Tbl. 10, 60, 180(ret.)mg; Amp. 5mg/1ml* **Mestinon** *Tbl. 10, 60, 180(ret.)mg; Amp. 25mg/5ml*	**Darm-/Blasenatonie:** 60mg p.o. alle 4h; 1-2mg alle 4-6h i.m. für 2d; **paralytischer Ileus: Sgl.:** 10mg p.o. alle 4h für 2d; 0.5mg/4h i.m. für 2d; **Klein-/Schulki.:** 20-30mg p.o. alle 4h für 2d; 1mg/4h i.m. für 2d; **Myasthenia gravis:** 2-4 x 60-180mg p.o.; 2 x 180-540mg (ret.) p.o.; 1-5mg/d i.m./s.c.; **Antagonisierung nichtdepolarisierender Muskelrelaxantien:** 5mg i.v., bei Überdosierung d. Relaxans bis zu 10-20mg langs. i.v.

12.6 Antidementiva

Wm/Wi (Dihydroergotoxin): zentrale und periphere Alpha-Sympatholyse e Abnahme des Gefäßtonus; zentral dopaminerg und serotoninerg, Noradrenalin-antagonistisch ⇒ Aufrechterhaltung der Funktionalität des Neurons; Hemmung der Adrenalin-induzierten Thrombozyten-Aggregation ⇒ Verbesserung der Fließeigenschaft des Bluts;
Wm/Wi (Donepezil, Galantamin, Rivastigmin): spezifische und reversible Hemmung der zerebralen Cholinesterase ⇒ Verbesserung der kognitiven Fähigkeiten;
Wm/Wi (Memantin): spannungsabhängiger NMDA-Rezeptorantagonist ⇒ Regulierung toxisch erhöhter Glutamatkonzentrationen;
Wm/Wi (Nicergolin): Alpha-Rezeptor-Blockade ⇒ antagonsitisch auf endogene und exogene Katecholamine;
Wm/Wi (Nimodipin): Calciumantagonist mit guter Passage der Blut-Hirn-Schranke ⇒ Stabilität und Funktionsfähigkeit von Nervenzellen ↑;
Wm/Wi (Piracetam): Steigerung der zerebralen Durchblutung, der Sauerstoffumsatzrate und der Glukoseumsatzrate in primär ischämisch geschädigten Hirnarealen;
UW (Dihydroergotoxin): Übelkeit, Erbrechen, Magen-Darm-Beschwerden, Appetitlosigkeit;
UW (Donepezil): Übelkeit, Diarrhoe, Appetitlosigkeit, Muskelkrämpfe, Müdigkeit, Erbrechen, Schlaflosigkeit, Kopfschmerzen, Schmerzen, Unfälle, Erkältungen, Magen-Darm-Beschwerden, Schwindel, Halluzinationen, Erregungszustände, aggressives Verhalten, abnormale Träume, Synkope, Juckreiz, Exanthem, Harninkontinenz;
UW (Galantamin): verminderter Appetit, Anorexie, Halluzination, Depression, Schwindel, Somnolenz, Synkope, Tremor, Kopfschmerz, Lethargie, Bradykardie, Hypertonie, Erbrechen, Übelkeit, Abdominalschmerz, Diarrhoe, Dyspepsie, Hyperhidrosis, Muskelkrämpfe, Müdigkeit, Asthenie, Malaise, Gewichtsabnahme, Stürze;
UW (Memantin): Schwindel, Gleichgewichtsstrg., Kopfschmerzen, Verstopfung, Dyspnoe, Schläfrigkeit, Hypertonus, Arzneimittelüberempfindlichkeitsreaktionen, Leberwerte ↑;
UW (Nicergolin): Schlaflosigkeit, Müdigkeit, Kopfdruck, Rötungen, Hitzgefühl;
UW (Nimodipin): Blutdrucksenkung, Übelkeit;
UW (Piracetam): Nervosität, Aggressivität, Schlafstrg., Hyperkinesie, Gewicht ↑, psychomotorische Aktivität ↑, depressive Verstimmung, Angst, GI-Beschwerden;

UW (Rivastigmin): Appetitlosigkeit, Agitiertheit, Verwirrtheit, Angst, Schwindel, Kopfschmerzen, Somnolenz, Tremor, Übelkeit, Erbrechen, Diarrhoe, abdominale Schmerzen, Dyspepsie, Hyperhidrosis, Müdigkeit, Asthenie, Unwohlsein, Gewichtsverlust, Appetit ↓, Dehydratation, Schlaflosigkeit, visuelle Halluzinationen, Depression, Aggression, Dyskinesie, Hypokinesie, Verschlechterung einer Parkinson-Erkrankung, Bradykardie, Hypertonie, Hypersalivation, Stürze, Gangstrg.;
KI (Dihydroergotoxin): bek. Überempfindlichkeit gegen Mutterkornalkaloide, SS, SZ, echokardiographischer Nachweis einer Herzklappenerkrankung;
KI (Donepezil, Memantin, Nimodipin): bekannte Überempfindlichkeit;
KI (Galantamin): bek. Überempfindlichkeit, schwere Leber-/Nierenfunktionsstörungen;
KI (Nicergolin): bek. Überempfindlichkeit gegen Mutterkornalkaloide, frischer Herzinfarkt, akute Blutungen, Bradykardie (<50/min), Kollapsneigung, orthostatische Dysregulation, Kombination mit Alpha-/Beta-Rezeptor-stimulierenden Sympathomimetika, SS, SZ;
KI (Piracetam): bek. Überempfindlichkeit, zerebrale Blutungen, Chorea Huntington, terminale Niereninsuffizienz;
KI (Rivastigmin): bek. Überempfindlichkeit, allerg. Kontaktdermatitis mit Rivastigmin-Pflastern;

Dihydroergotoxin Rp	HWZ 13-15h
Hydergin forte *Tbl. 2mg*	**Hirnleistungsstrg. im Alter:** 2-3 x 2mg p.o., max. 2 x 4mg; **DALI** mäßige-starke LI: vorsichtige Anw.

Donepezil Rp	HWZ 70h, Q0 0.95, PPB 95%, PRC C, Lact ?
Aricept *Tbl. 5, 10mg* **Doneliquid Geriasan** *Lsg. (1ml = 1mg)* **Donepegamma** *Tbl. 5, 10mg* **Donepezil HEXAL** *Tbl. 5, 10mg; Lingualtbl. 5, 10mg* **Yasnal** *Tbl. 5, 10mg; Lingualtbl. 5, 10mg*	**Alzheimer-Demenz:** 1 x 5mg p.o. z.N., nach 4W evtl. 1 x 10mg; **DANI** nicht erforderlich

Galantamin Rp	HWZ 7-8h, PPB 18%
Galantamin HEXAL *Kps. 8(ret.), 16(ret.), 24(ret.)mg; Lsg. (1ml = 4mg)* **Galnora** *Kps. 8(ret.), 16(ret.), 24(ret.)mg* **Reminyl** *Kps. 8(ret.), 16(ret.), 24(ret.)mg; Lsg. (1ml = 4mg)*	**Alzheimer-Demenz:** Kps. (ret.): ini morgens 1 x 8mg, nach 4W 1 x 16mg, evtl. nach 8W 1 x 24mg; Lsg.: 2 x 4mg p.o., nach 4W 2 x 8mg, evtl. nach 8W 2 x 12mg; **DANI** CrClCrCl > 9: 100%; < 9: KI; **DALI** KI bei Child-Pugh > 9

Memantin Rp	HWZ (60-100)h, PPB 45%
Axura *Tbl. 10, 20mg; Lsg. (5mg/Pumpenhub)* **Ebixa** *Tbl. 10, 20mg; Lsg. (5mg/Pumpenhub)* **Memando** *Tbl. 10, 20mg* **Memantin Neurax** *Tbl. 5, 10, 15, 20mg; Lingualtbl. 10, 20mg; Gtt. (20Gtt. = 10mg)* **Memantin Hennig** *Tbl. 10, 20mg*	**Alzheimer-Demenz:** W1: 1 x 5mg p.o., W2: 1 x 10mg p.o., W3: 1 x 15mg p.o., ab W4: 1 x 20mg p.o.; **DANI** CrCl 40-60: 10mg/d; **DALI:** Child A, B: 100%; C: Anw. nicht empf.

Nicergolin Rp	HWZ 7.3h, PPB 82-87%
Ergobel *Tbl. 30mg* **Nicergolin Neurax** *Tbl. 10, 30mg* **Nicerium** *Tbl. 10mg; Kps. 30mg*	**Hirnleistungsstrg. im Alter:** 20-30mg/d, max. 60mg/d
Nimodipin Rp	HWZ 8-9h, Q0 1.0, PPB 98%, PRC C, Lact ?
Nimodipin Carino *Inf.Lsg. 10mg/50ml* **Nimodipin HEXAL** *Tbl. 30mg* **Nimotop** *Tbl. 30mg; Inf.Lsg. 10mg/50ml*	**Hirnleistungsstrg. im Alter:** 3 x 30mg p.o.; **Vasospasmen nach Subarachnoidalblutung:** ini 15µg/kg/h i.v., nach 2h 30µg/kg/h
Piracetam Rp	HWZ 4.5-5.5h, Q0 0.02, PPB 15%
Cebrotonin *Tbl. 800mg* **Nootrop** *Tbl. 800mg; 1200 mg; Amp. 3g/15ml; Inf.Lsg. 12g/60ml* **Piracetam-ratioph.** *Tbl. 800, 1200mg; Gtt. (1ml = 333mg); Amp. 1g/5ml*	**Dementielles Syndrom:** 2-3 x 2.4g/d, max. 3 x 4.8g/d; 3-12g i.v.; **postkommotionelles Syndrom:** 2-3 x 2.4g/d, bei Bedarf 3 x 4.8g/d; **postanoxisches Myoklonus-Syndrom:** ini 2 x 3.2g, dann alle 3d um 4.8g steigern, max. 24g/d p.o.; ini bis 12g/d i.v., nach 1-2W Dosisreduktion und Umstellung auf orale Therapie; **DANI** Krea (mg/dl) bis 3: 50%; 3-8: 12.5-25%; HD: 100%
Rivastigmin Rp	HWZ 1h, Q0 1.0, PPB 40%, PRC B, Lact ?
Exelon *Kps. 1.5, 3, 4.5, 6mg; TTS 4.6, 9.5, 13.3mg/24h; Lsg. (1ml = 2mg)* **Prometax** *Kps. 3, 4.5mg* **Rivastigmin HEXAL** *Kps. 1.5, 3, 4.5, 6mg; TTS 4.6, 9.5mg/24h; Lsg. (1ml = 2mg)*	**Alzheimer-Demenz:** ini 2 x 1.5mg/d p.o., nach 2W 2 x 3mg, je nach Verträglichkeit alle 2W um 2 x 1.5mg steigern bis 2 x 6mg; TTS: ini 4.6mg/24h, Pflaster tgl. wechseln, bei guter Verträglichkeit nach 4W steigern auf 9.5mg/24h; ggfs. nach weiteren 6W steigern auf 13.3mg/24h; **DANI** nicht erforderlich

12.7 Kaliumkanalblocker

Wm/Wi: Blockierung der Kaliumkanäle ⇒ Verlängerung der Repolarisation und Verstärkung der Aktionspotenzialbildung in demyelinisierten Axonen;
UW: Harnweginfekt, Schlaflosigkeit, Angst, Schwindel, Kopfschmerzen, Gleichgewichtsstörung, Parästhesie, Tremor, Dyspnoe, pharyngolaryngeale Schmerzen, Übelkeit, Erbrechen, Obstipation, Dyspepsie, Rückenschmerzen, Asthenie;
KI: bekannte Überempfindlichkeit, gleichzeitige Behandlung mit Arzneimitteln, die auch Fampridin enthalten, Krampfanfälle, Krampfanfälle in der Anamnese, Niereninsuffizienz (CrCl < 80), gleichzeitige Anwendung von Cimetidin

Fampridin Rp	HWZ 6h, PPB 7%
Fampyra *Tbl. 10(ret.)mg*	**MS mit Gehbehinderung:** 2 x 10mg (ret.) p.o.; **DANI** CrCl < 80: KI; **DALI** nicht erforderl.

12.8 Cannabinoide

Wm/Wi: Agonismus an Cannabinoidrezeptoren ⇒ Verbesserung der Motorik durch Linderung der Steifigkeit in Extremitäten;
UW: Schwindel, Müdigkeit, Anorexie, reduzierter oder erhöhter Appetit, Depression, Desorientierung, Dissoziation, euphorische Stimmung, Amnesie, Gleichgewichtsstrg., Aufmerksamkeitsstrg., Dysarthrie, Dysgeusie, Lethargie, Gedächtnisstrg., Schläfrigkeit, verschwommenes Sehen, Obstipation, Diarrhoe, Mundtrockenheit, Glossodynie, Mundschleimhautaphten, Nausea, Erbrechen, Unbehagen/Schmerzen in der Mundhöhle, Trunkenheitsgefühl, Indisposition, Sturz;
KI: bekannte Überempfindlichkeit, SZ, bekannte/vermutete Anamnese/Familienanamnese von Schizophrenie oder einer anderen psychotischen Krankheit, Anamnese einer schweren Persönlichkeitsstrg. oder einer anderen erheblichen psychiatrischen Störung mit Ausnahme einer Depression, bedingt durch die zugrunde liegende Erkrankung.

Tetrahydrocannabinol + Cannabidiol Rp — HWZ 2-9h, PPB 97%

Sativex *Spray 2.7+2.5mg/Hub*	**Multiple Sklerose mit mittelschwerer bis schwerer Spastik:** ini 1 Hub in die Mundhöhle, bei Bedarf um 1 Hub/d steigern bis max. 12 Hub/d, aufgeteilt in 2ED; **DANI, DALI** keine Daten

12.9 Selektive Immunsuppressiva

Wm/Wi (Alemtuzumab): monoklonaler AK ⇒ bindet an CD52 von T- und B-Lymphozyten ⇒ antikörperabhängige, zellvermittelte Zytolyse und komplementvermittelte Lyse;
Wm/Wi (Dimethylfumarat): genauer Wm nicht vollständig bekannt; Aktivierung des Nuclear factor (erythroid-derived 2)-like 2-Transkriptionswegs ⇒ Hochregulierung antioxidativer Gene ⇒ immunmodulatorisch, entzündungshemmend;
Wm/Wi (Fingolimod): funktioneller Antagonist an Sphingosin-1-Phosphat-Rezeptoren ⇒ blockiert Migration von Lymphozyten ⇒ Infiltration pathogener Lymphozyten im ZNS ↓ ⇒ neuronale Entzündung ↓, Zerstörung von Nervengewebe ↓;
Wm/Wi (Glatirameracetat): Polymer aus 4 Aminosäuren mit spezifischen immunmodulatorischen Eigenschaften ⇒ Erhöhung der Zahl spezifischer Supressorzellen, die antiinflammatorische Zytokine sezernieren;
Wm/Wi (Natalizumab): bindet spezifisch an ein Integrin auf Leukozytenoberfläche ⇒ Hemmung der transendothelialen Migration von Leukozyten in entzündliches Gewebe;
Wm/Wi (Teriflunomid): selekt. und reversible Hemmung der Dihydroorotat-Dehydrogenase ⇒ blockiert die Prolif. sich teilender Zellen ⇒ immunmodulatorisch, entzündungshemmend;

UW (Alemtuzumab): Infektion der oberen/unteren Atemwege, Harnweginfektion, Herpes zoster, Gastroenteritis, oraler Herpes, orale Candidose, vulvovaginale Candidose, Grippe, Ohreninfektion, Lymphopenie, Leukopenie, Lymphadenopathie, Zytokin-Freisetzungs-Syndrom, Basedow-Krankheit, Hyperthyreose, Immunthyreoiditis, Hypothyreose, Struma, positiver Schilddrüsen-Antikörpertest, Schlaflosigkeit, Ängstlichkeit, Kopfschmerz, MS-Schub, Schwindel, Hypoästhesie, Parästhesie, Tremor, Geschmacksstörung, verschwommenes Sehen, Vertigo, Tachykardie, Bradykardie, Palpitationen, Hitzegefühl, Hypotonie, Hypertonie, Dyspnoe, Husten, Epistaxis, Schmerzen im Oropharynx, Übelkeit, Abdominalschmerz, Erbrechen, Diarrhoe, Dyspepsie, Stomatitis, Urtikaria, Ausschlag, Pruritus, Erythem, Ekchymose, Alopezie, Hyperhidrose, Akne, Myalgie, Muskelschwäche, Arthralgie, Rückenschmerzen, Schmerz in der unteren Extremität, Muskelspasmen, Nackenschmerzen, Proteinurie, Hämaturie, Pyrexie, Ermüdung, Beklemmungsgefühl in der Brust, Schüttelfrost, periphere Ödeme, Asthenie, Unwohlsein, Schmerzen an der Infusionsstelle, Prellung;
UW (Dimethylfumarat): Gastroenteritis, Lymphopenie, Leukopenie, brennende Schmerzen, Hitzegefühl, Hitzewallung, Diarrhoe, Übelkeit, Abdominalschmerz, Erbrechen, Dyspepsie, Gastritis, Gastrointestinale Erkrankung, Pruritus, Ausschlag, Erythem, Proteinurie, Ketonurie, Albuminurie, Erhöhung von GOT/GPT;
UW (Fingolimod): Influenza, Herpesinfektion, Bronchitis, Sinusitis, Gastroenteritis, Tineainfektion, Lympho-/Leukopenie, Depression, Kopfschmerzen, Schwindel, Migräne, Parästhesie, Verschwommensehen, Augenschmerzen, Bradykardie, AV-Block, Hypertonie, Dyspnoe, Husten, Diarrhoe, Ekzem, Pruritus, Alopezie, Rückenschmerzen, Asthenie, Leberwerte ↑, Gewicht ↓;
UW (Glatirameracetat): Infektionen, grippeähnliche Symptome, Neoplasma, Lymphadenopathie, Überempfindlichkeitsreaktionen, Anorexie, Gewichtszunahme, Angst, Depression, Nervosität, Kopfschmerzen, Dysgeusie, Rigor, Sprachstörungen, Synkope, Tremor, Diplopie, Funktionsstrg. der Augen/Ohren, Palpitationen, Tachykardie, Vasodilatation, Dyspnoe, Husten, Übelkeit, Obstipation, Karies, Dyspepsie, Dysphagie, Erbrechen, Darminkontinenz, erhöhte Leberwerte, Rash, Pruritus, Urtikaria, Arthralgie, Rückenschmerzen, Harndrang, Pollakisurie, Harnretention, Reaktionen an der Injektionsstelle, Schmerzen, Ödeme, Fieber;
UW (Natalizumab): Harnweginfekte, Nasopharyngitis, Urtikaria, Kopfschmerzen, Schwindel, Übelkeit, Erbrechen, Arthralgien, Rigor, Fieber, Abgeschlagenheit, Überempfindlichkeitsreaktionen;
UW (Teriflunomid): Grippe, Infektion der oberen Atemwege, Harnweginfektion, Bronchitis, Sinusitis, Pharyngitis, Zystitis, virale Gastroenteritis, Herpes simplex labialis, Zahninfektion, Laryngitis, Tinea pedis, Neutropenie, Leukopenie, allergische Reaktionen, Angst, Parästhesie, Ischialgie, Karpaltunnelsyndrom, Hyperästhesie, Neuralgie, periphere Neuropathie, Hypertonie, Diarrhoe, Übelkeit, Erbrechen, Zahnschmerzen, Alopezie, Exanthem, Akne, Schmerzen des Muskel-/Skelettsystems, Pollakisurie, Menorrhagie, Erhöhung von GOT/GPT/γGT, posttraumatische Schmerzen;

KI (Alemtuzumab): bek. Überempf. HIV-Inf.;
KI (Dimethylfumarat): bek. Überempf.;
KI (Fingolimod): Immundefizienzsyndrom, geschwächtes Immunsystem, schwere aktive Inf., aktive chron. Inf., aktive maligne Erkrankungen, Überempf., Child C;
KI (Glatirameracetat): bek. Überempf., SS;
KI (Natalizumab): bek. Überempf., progressive multifokale Leukenzephalopathie, Immunschwäche, laufende immunsuppressive Therapie, Kombination mit Interferon beta oder Glatirameracetat, aktive Malignome (Ausnahme: Basaliom), Ki./Jug. < 18J.;
KI (Teriflunomid): bek. Überempf., Child-C-Leberzirrhose, SS, Frauen ohne zuverlässige Verhütung, SZ, Immunschwäche, signifikant beeinträchtigte KM-Funktion, signif. Anämie/Neutropenie/Thrombopenie, schwere aktive Infektion, Dialyse, schwere Hypoproteinämie

Alemtuzumab Rp	PRC C, Lact ?
Lemtrada *Inf.Lsg. 12mg/1.2ml*	**Schubförmig-remittierende Multiple Sklerose mit aktiver Erkrankung:** 1. Behandlungsjahr: 12mg/d i.v. über 4h an 5 aufeinander folgenden Tagen; 2. Behandlungsjahr: 12mg/d an 3 aufeinander folgenden Tagen; **DANI, DALI** keine Daten
Dimethylfumarat Rp	HWZ 1h, PPB 27-40%, PRC C, Lact ?
Tecfidera *Kps. 120, 240mg*	**Schübförmig-remittierend verlaufende MS:** ini 2 x 120mg/d p.o., nach 7d 2 x 240mg; **DANI, DALI** vorsicht. Anw. bei schwerer NI, LI
Fingolimod Rp	HWZ 6-9d, PPB >99%, PRC D, Lact -
Gilenya *Kps. 0.5mg*	**Hochaktive, schübförmig-remitt. verlauf. Multiple Sklerose:** 1 x 0.5mg/d p.o.; **DANI** nicht erforderl.; **DALI** Child C: KI
Glatirameracetat Rp	
Copaxone *Fertigspr. 20mg/1ml, 40mg/1ml*	**Schubförmig remittierende Multiple Sklerose:** 1 x 20mg s.c.; 3x/W 40mg s.c.; **DANI** vorsicht. Anw.; **DALI** keine Daten
Natalizumab Rp	HWZ 16d, PRC C, Lact ?
Tysabri *Inf.Lsg. 300mg/15ml*	**Hochaktive, remitt. Multiple Sklerose:** 300mg über 1h i.v. alle 4W; **DANI, DALI** keine Daten, vermutlich nicht erforderlich
Teriflunomid Rp	HWZ 19d, PPB > 99%, PRC X, Lact -
Aubagio *Tbl. 14mg*	**Schubförm. remitt. MS:** 1 x 14mg/d p.o.; **DANI** nicht erforderl., KI bei Dialyse; **DALI** Child A/B: nicht erforderl., Child C: KI

12.10 Interferone

Wm/Wi: antiviral, wachstumshemmend und immunregulatorisch;
UW: Fieber, Schwitzen, Schüttelfrost, Müdigkeit, Gelenk- und Weichteilschmerzen, BB-Veränd., HRST, Depression, Tremor, Krampfanfälle, Parästhesien, GI-Störung, Haarausfall, Exantheme, Pruritus;
KI: Herz-, ZNS-Erkrankung, schwere Leberfunktionsstörung, Niereninsuffizienz, schwere KM-Schäden, Cave in SS/SZ

Interferon beta-1a Rp	HWZ 10h, Q0 1.0
Avonex *Inj.Lsg. 30µg; Fertigspr. 30µg* **Rebif** *Fertigspr. 8.8, 22, 44µg* **Plegridy** *Fertigspr. 63, 94, 125µg; Pen 63, 94,125µg*	**Multiple Sklerose:** Avonex: W1 7.5µg i.m.; W2 15µg, W3 22.5µg, ab W4 1 x/W30µg; Rebif: W1-2: 3 x/W 8.8µg s.c.; W3-4: 3x/W 22µg; ab W5 3x/W 44µg; Plegridy: d1 63µg s.c., W2 94µg, W4 125µg, dann 125mg alle 2W

Interferon beta-1b Rp	HWZ 5h, Q0 1.0
Betaferon *Inj.Lsg. 250µg/ml* **Extavia** *Inj.Lsg. 250µg/ml*	**Multiple Sklerose:** ini 62,5µg s.c. alle 2d, Dosis wchtl. um 62.5µg steigern, Erh.Dosis alle 2d 250µg; **DALI** KI bei dekompensierter LI

12.11 Kalziumantagonisten

Wm: Kalziumantagonist ⇒ Vasodilatation, genauer Wm unklar;
UW: Gewichtszunahme, Benommenheit, Müdigkeit;
KI: bek. Überempf., M. Parkinson, extrapyramidale Störungen, Depression

Flunarizin Rp	HWZ 18d, Qo 1.0, PPB > 90%
Flunarizin CT *Kps. 5, 10mg* **Flunavert** *Kps. 5, 10mg* **Natil N** *Kps. 5, 10mg*	**Vestibulärer Schwindel, Migräne-Intervall-Therapie:** ini 10mg z.N.; Pat. > 65J: 5mg; Erh.Dos. 5-10mg alle 2d

12.12 Neuropathiepräparate

Wm: Koenzymfunktion bei der oxidativen Decarboxylierung von alpha-Ketosäuren ⇒ es werden weniger sog. „advanced glycosylation end products" gebildet, Verbesserung des endoneuralen Blutflusses, physiologische Antioxidantienspiegel ↑; **UW:** Übelkeit, Schwindel; bei i.v.-Gabe Kopfdruck, Atembeklemmung; **KI:** bekannte Überempfindlichkeit

Alpha-Liponsäure OTC	HWZ 1h
Liponsäure-ratioph. *Tbl. 600mg; Inj.Lsg. 300mg/12ml, 600mg/24ml* **Neurium** *Tbl. 600mg; Amp. 600mg/24ml* **Thioctacid** *Tbl. 200, 600mg; Amp. 600mg/24ml; Inf.Lsg. 600mg/50ml*	**Diabetische Polyneuropathie:** 600mg/d p.o. in 1-3ED; 300-600mg/d i.v.

12.13 VMAT2-Inhibitoren

Wm: reversible Hemmung des vesikulären Monoamintransporters 2 (VMAT2) ⇒ Entleerung der Speicher von Dopamin und anderen Monoaminen im ZNS;
UW: Depression, Erregung, Verwirrung, Angstgefühl, Schlaflosigkeit, Benommenheit, Parkinson-Symptome (Gleichgewichtsstörungen, Tremor, vermehrter Speichelfluss);
KI: bekanne Überempfindlichkeit, prolaktinabhängige Tumore, Phäochromozytom, Depression, gleichzeitige Gabe von Reserpin bzw. MAO-Hemmern, Parkinson-Syndrom, hyperkinetisch-rigides Syndrom, SZ

Tetrabenazin Rp	HWZ 5h, PPB 0%
Nitoman *Tbl. 25mg* **Tetmodis** *Tbl. 25mg* **Xenazine** *Tbl. 25mg*	**Hyperkinetische Bewegungsstörung bei Chorea Huntington:** ini 3 x 25mg p.o., nach Bedarf alle 3-4d um 25mg/d steigern, max. 200mg/d; **Spätdyskinesien:** ini 12.5mg, ggf. steigern; **DANI, DALI** sorgfältige Dosiseinstellung

12.14 Dopaminantagonisten

Wm: Blockade von Dop.-2-Rezeptoren in Nucleus caudatus, Putamen und Corpus striatum;
UW: Agitation, Apathie, Schlaflosigkeit, Benommenheit, Schwindel, Kopfschmerzen, extrapyramidale Symptome, orthostatische Hypotonie, Schwäche, Müdigkeit, Gleichgültigkeit, erhöhter Prolaktinspiegel;
KI: bek. Überempfindlichkeit, Prolaktinom, Mammakarzinom, Phäochromozytom, Kombination mit Levodopa, malignes neuroleptisches Syndrom

Tiaprid Rp	HWZ 3h, Q0 0.25, PPB 0%
Tiaprid Neurax *Tbl. 100, 200mg* **Tiaprid HEXAL** *Tbl. 100, 200mg* **Tiapridal** *Tbl. 100mg; Gtt. (1ml = 137.9mg)* **Tiapridex** *Tbl. 100mg; Amp. 100mg/2ml; Gtt. (1ml = 137.9mg)*	**Dyskinesien:** 3 x 100-200mg p.o./i.m./i.v.; **Chorea:** 300-1000mg/d in 3-5ED; **DANI** CrCl 50-80: 75%; 10-49: 50%; < 10: 25%

12.15 Glasgow Coma Scale, sensible Innervation, Dermatome

Glasgow Coma Scale (GCS)		
Öffnen der Augen	Spontan	4
	Auf Ansprache	3
	Nach Schmerzreiz	2
	Keine Reaktion	1
Verbale Antwort	Orientiert	5
	Verwirrt	4
	Unzusammenh. Worte	3
	Unverständliche Laute	2
	Keine Antwort	1
Beste motorische Antwort	Befolgt Aufforderung	6
	Gezielte Abwehr	5
	Zurückziehen	4
	Beugesynergismen	3
	Strecksynergismen	2
	Keine Antwort	1
GCS-Score		**3–15**

GCS > 8 = Bewusstseinstrübung		
> 12	Leicht	
12–9	Mittelschwer	
Somnolenz: schläfrig, leicht erweckbar		
Stupor: schlafähnlich, leicht erweckbar		
GCS < 8 = Bewusstlosigkeit		
8–7	Koma Grad **I**	Leichtes Koma
6–5	Koma Grad **II**	
4	Koma Grad **III**	Schweres Koma
3	Koma Grad **IV**	

Koma Grad I: gezielte Abwehrbewegungen, normaler Tonus, keine Pupillen-, Augenbewegungsstrg., vestibulookulärer Reflex (VOR) positiv
II: ungezielte Abwehrbewegungen, normaler bis erhöhter Tonus, Lichtreaktion erhalten, Anisokorie/ Bulbusdivergenz möglich
III: ungezielte Bewegungen, Streck-/Beugesynergismen, erhöhter Tonus, Pupillen variabel, eher eng, anisokor, abgeschwächte Lichtreaktion, pathologischer VOR
IV: keine Schmerzreaktion, Tonus schlaff, Pupillen weit und starr, VOR -, kraniokaudaler Ausfall der Hirnstammreflexe

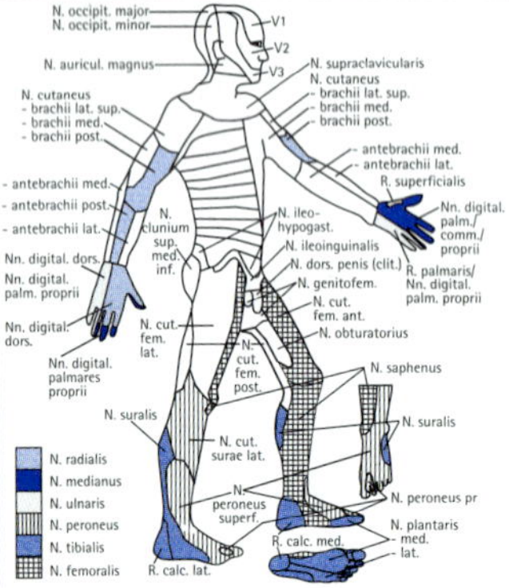

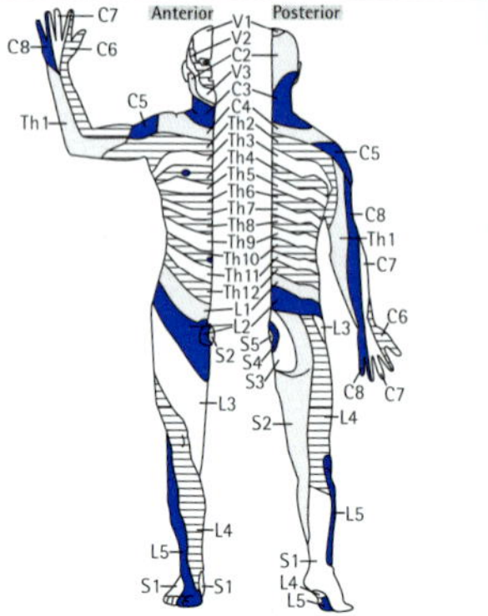

13 Psychiatrie

13.1 Antidepressiva

13.1.1 Nichtselektive Monoamin-Reuptake-Inhibitoren (NSMRI), trizyklische Antidepressiva

Wm: Wiederaufnahmehemmung der Monoamine Noradrenalin u. Serotonin in die präsynaptischen Vesikel ⇒ Stimmungsaufhellung durch Verstärkung der noradrenergen und serotoninergen Übertragung im ZNS; antagonistische Eigenschaften an M-Cholinozeptoren, Histaminrezeptoren, Alpha-Adrenozeptoren und Serotoninrezeptoren;
Wi (Amitriptylin): ausgeprägte sedierende Komponente, antinozizeptiv;
Wi (Clomipramin): gering sedierend, antinozizeptiv, leicht antriebsfördernd;
Wi (Desipramin): gering sedierend, ausgeprägt antriebsfördernd;
Wi (Nortriptylin): gering sedierend; **Wi** (Trimipramin): stark sedierend, anxiolytisch;
UW (Amitryptilin): Gewichtszunahme, Aggression, innere Unruhe, Libidoverlust, Impotenz, delirante Syndrome, Benommenheit, Schwindel, Sprachstrg., Tremor, Akkommodationsstrg., Tachykardie, Herzrhythmusstrg., Hypotonie, orthostatische Dysregulation, verstopfte Nase, Mundtrockenheit, Obstipation, Anstieg der Leberenzyme (passager), Schwitzen, Hautausschläge, Miktionsstörung, Müdigkeit, Durstgefühl, Hyponatriämie;
UW (Amitryptilinoxid): s. Amitryptilin + Übelkeit, Erbrechen;
UW (Clomipramin): Benommenheit, Müdigkeit, Schläfrigkeit, innere Unruhe, Appetit ↑, Verwirrtheitszustände, Angstzustände, Erregung, Schlafstörung, Persönlichkeitsstörung, Depressionsverstärkung, Alpträume, Tremor, Schwindel, Kopfschmerzen, Myoklonien, Parästhesien, Sprachstörung, Delir, Muskelschwäche, -hypertrophie, Mundtrockenheit, verstopfte Nase, Akkommodationsstörung, verschwommenes Sehen, Schwitzen, Obstipation, Miktionssörung, Hitzewallungen, Mydriasis, Hypotonie, orthostatische Dysregulation, Tachykardie, EKG-Veränderungen, Übelkeit, Erbrechen, abdominale Schmerzen, Diarrhoe, Anorexie, Geschmacksstörung, Durstgefühl, Anstieg der Leberenzyme (passager), allergische Hautreaktionen, Pruritus, Photosensibilität, Gewichtszunahme, sexuelle Funktionsstörung, Galaktorrhoe, Gynäkomastie, Tinnitus;
UW (Doxepin): Mundtrockenheit, verstopfte Nase, Müdigkeit, Benommenheit, Schwitzen, Schwindel, Hypotonie, orthostatische Dysregulation, Tachykardie, Herzrhythmusstörung, Tremor, Akkommodationsstörung, Obstipation, Gewicht ↑, Leberenzyme ↑ (passager), Miktionsstörung, innere Unruhe, Durstgefühl, allergische Hautreaktionen, Pruritus, Libidoverlust, Ejakulationsstörung, Impotenz, Verwirrtheitszustände, delirante Syndrome;
UW (Imipramin): Benommenheit, Tremor, Schwindel, Mundtrockenheit, verstopfte Nase, Schwitzen, Akkommodationsstrg., verschwommenes Sehen, Hitzewallungen, Obstipation, Hypotonie, orthostatische Dysregulation, Tachykardie, EKG-Veränderungen, Obstipation, Anstieg der Leberenzyme (passager), Gewicht ↑;
UW (Nortryptilin): Gewicht ↑, EKG-Veränderungen, Verlängerung der QT-Zeit/QRS-Komplex, Palpitationen, Tachykardie, kardiale Erregungsleitungsstrg (AV-Block, RSB, LSB), Tremor, Schwindel, Aufmerksamkeitsstörung, innere Unruhe, Dysgeusie, Parästhesie, Ataxie, Akkommodationsstrg., Mydriasis, verstopfte Nase, Mundtrockenheit, Obstipation, Übelkeit, Miktionsstrg., Schwitzen, Hautausschläge, Hypotonie, orthostatische Dysregulation, Müdigkeit, Durstgefühl, sexuelle Funktionsstörung, Verwirrtheitszustände, Libidoverlust;

UW (Trimipramin): Tachykardie, Müdigkeit, Benommenheit, Kopfschmerzen, Schwindel, Tremor, Mundtrockenheit, Akkommodationsstrg., Obstipation, Verdauungsstörung, Übelkeit, Miktionsstrg., Schwitzen, Hautausschläge, Hypotonie, orthostatische Dysregulation, Gewichtszunahme, Durstgefühl, Anstieg der Leberenzyme (passager), sexuelle Funktionsstörung, innere Unruhe, Schlafstörungen;
KI (Amitryptilin, -oxid): bek. Überempfindlichkeit, akute Alkohol-/Schlafmittel-/Schmerzmittel-/Psychopharmakavergiftungen, Harnretention, Delirien, unbehandeltes Engwinkelglaukom, Prostatahyperplasie mit Restharn, Pylorus-stenose, paralytischer Ileus, Hypokaliämie, Bradykardie, Long-QT-Syndrom, klinisch relevante kardiale Störung, gleichzeitige Therapie mit MAO-Hemmern/QT-verlängernder Medikation;
KI (Clomipramin): bek. Überempfindlichkeit, akute Alkohol-/Schlafmittel-/Schmerzmittel-/Psychopharmakavergiftungen, akuter Harnverhalt, akute Delirien, unbehandeltes Engwinkelglaukom, Prostatahyperplasie mit Restharn, Pylorusstenose, paralytischer Ileus, gleichzeitige Therapie mit MAO-Hemmern, akuter Myokardinfarkt;
KI (Doxepin): bek. Überempfindlichkeit, akute Alkohol-/Schlafmittel-/Schmerzmittel-/Psychopharmakavergiftungen, akuter Harnverhalt, Prostatahyperplasie mit Restharn, paralytischer Ileus, SZ, Ki. < 12J.;
KI (Imipramin): bek. Überempfindlichkeit, akute Alkohol-/Schlafmittel-/Schmerzmittel-/Psychopharmakavergiftungen, akuter Harnverhalt, akute Delirien, unbehandeltes Engwinkelglaukom, Prostatahyperplasie mit Restharn, Pylorusstenose, paralytischer Ileus, gleichzeitige Therapie mit MAO-Hemmern, Remissionsphase nach Myokardinfarkt;
KI (Nortryptilin): bek. Überempfindlichkeit, akute Alkohol-/Schlafmittel-/Schmerzmittel-/Psychopharmakavergiftung, akuter Harnverhalt, akutes Delir, unbehandeltes Engwinkelglaukom, Prostatahypertrophie mit Restharn, Pylorusstenose, paralytischer Ileus, gleichzeitige Therapie mit MAO-Hemmern;
KI (Trimipramin): bek. Überempfindlichkeit, akute Alkohol-/Schlafmittel-/Schmerzmittel-/Psychopharmakavergiftung, akuter Harnverhalt, akutes Delir, unbehandeltes Engwinkelglaukom, Prostatahypertrophie mit Restharn, Pylorusstenose, paralytischer Ileus, SS/SZ;

Amitriptylin Rp	HWZ 15h, Qo 1.0, PPB 95%, PRC D/C, Lact ?
Amineurin *Tbl. 10, 25, 50, 100 (ret.)mg* **Amitriptylin Neurax** *Tbl. 10, 25, 50, 75, 100mg; Kps. (ret.) 25, 50, 75mg; Lsg. (1ml = 40mg)* **Saroten** *Tbl. 50, 75 (ret.)mg; Amp. 50mg/2ml* **Syneudon** *Tbl. 50mg*	**Depression:** ini 3 x 20-25mg p.o., je nach Wi steig. bis 3 x 50 oder 2 x 75mg, ältere Pat. 50%; bis 300mg/d bei stationärer Behandlung; ini 25mg i.v./i.m. über 3-7d auf 150mg/d steigern; **Ki./Jugendl. < 18J:** 25-150mg/d, max. 4-5mg/kg/d; **chronische Schmerzen:** 50-150mg/d; **DANI** nicht erforderlich

Amitriptylinoxid Rp	HWZ 10-20(31)h, PPB 95%
Amioxid Neurax *Tbl. 30, 60, 90, 120mg* **Equilibrin** *Tbl. 30, 90mg*	**Depression:** ini 60mg/d p.o., nach Bedarf steigern auf 90-120mg, max. 150mg/d p.o. bzw. 300mg/d bei stationärer Behandlung

Clomipramin Rp	HWZ 21 (36)h, Q0 1.0, PPB 98%, PRC C, Lact +
Anafranil *Tbl. 10, 25, 75(ret.)mg;* **Clomipramin Neurax** *Tbl. 10, 25, 75(ret.)mg* **Clomipramin-ratioph.** *Tbl. 75(ret.)mg*	**Depression, Zwangsstörung, Phobien:** ini 50-75mg/d p.o., über 7d steigern auf 100-150mg/d, bis 300mg/d bei stationärer Behandlung; **Ki. 5-7J:** ini 10mg/d, über 10d steigern auf 20mg/d; **8-14J:** steigern auf 20-50mg/d; **> 14J:** steigern auf 50mg/d; **Narkolepsie:** 25-75mg/d; **chronische Schmerzen:** 25-150mg/d; **DANI** nicht erforderlich

Doxepin Rp	HWZ 17(51)h, Q0 1.0, PPB 80%, PRC C, Lact -
Aponal *Tbl. 5, 10, 25, 50, 100mg; Gtt. (20Gtt. = 10mg); Amp. 25mg/2ml* **Doneurin** *Tbl. 10, 25, 50, 75, 100mg; Kps. 10, 25, 50, 75, 100mg* **Doxepia** *Tbl. 50, 100mg* **Doxepin-ratioph.** *Tbl. 10, 25, 50, 100mg;* **Mareen** *Tbl. 50, 100mg*	**Depression, Angstsyndrome:** ini 1 x 50mg p.o. z.N., nach 3-4d 75mg, nach 7-8d 100-150mg/d; bis 300mg/d bei stationärer Behandlung; 25-75mg i.m./i.v.; **Entzugssyndrome:** ini 3 x 50mg p.o., nach 4d langsame Dosisreduktion; **DANI** nicht erforderlich

Imipramin Rp	HWZ 12(15)h, Q0 1.0 (1.0), PPB 90%, PRC D, Lact ?
Imipramin Neurax *Tbl. 10, 25, 100mg* **Tofranil** *Tbl. 25mg*	**Depression, Panik- und Angststörung, chronische Schmerzen:** ini 2-3 x 25mg p.o., nach 3d 3 x 50-75mg, max. 300mg/d; **Enuresis: Ki. 5-7J:** ini 10mg p.o., dann 20mg; **8-14J:** ini 10mg, dann 50mg; **DANI** nicht erfordl.

Nortriptylin Rp	HWZ 18-56h, Q0 1.0, PPB 94%, PRC D, Lact ?
Nortrilen *Tbl. 10, 25mg*	**Depression:** 2-3 x 10-50mg p.o.; max. 3 x 75mg bei stat. Therapie; **DANI/DALI** Dosisreduktion

Trimipramin Rp	HWZ 24h, Q0 0.9, PPB 95%, PRC C, Lact ?
Stangyl *Tbl. 25, 100mg; Gtt. (40Gtt. = 40mg)* **Trimidura** *Tbl. 100mg* **Trimineurin** *Tbl. 25, 50, 100mg; Gtt. (40Gtt. = 40mg)* **Trimipramin Neurax** *Tbl. 25, 50, 75, 100mg; Gtt. (40Gtt. = 40mg)*	**Depression, chronische Schmerzen:** ini 25-50mg p.o., langsam steigern, Erh.Dos. 100-150mg/d, max. 400mg/d bei stationärer Behandlung; **DANI** sorgfältige Dosiseinstellung

13.1.2 Alpha-2-Rezeptor-Antagonisten, tetrazyklische Antidepressiva

Wm (Maprotilin): v.a. Hemmung des Noradrenalin-Reuptakes, daneben antihistaminerge, Alpha-1-antagonistische und geringe anticholinerge Wirkung;
Wi (Maprotilin): stimmungsaufhellend, sedierend;
Wm (Mianserin): starke antiserotonerge und antihistaminerge Wirkung;
Wi (Mianserin): stimmungsaufhellend, sedierend, anxiolytisch;
Wm/Wi (Mirtazapin): Blockade von zentralen Alpha-2-Rezeptoren ⇒ zentrale noradrenerge, serotonerge Transmission ↑ ⇒ antidepressiv; Histamin-antagonistische Wirkung ⇒ sedierend
UW (Maprotilin): Müdigkeit, Schläfrigkeit, Benommenheit, Mundtrockenheit, Verstopfung, Akkommodationsstrg., Miktionsstrg., Schwindel, Myoklonien, Unruhe, Erregungszustände, Kopfschmerzen, Übelkeit, Erbrechen, Schlafstörungen, Angst, Delir, Halluzinationen, Hypomanie, Manie; **UW** (Mianserin): keine sehr häufigen bzw. häufigen UW;
UW (Mirtazapin): Appetit ↑, Gewicht ↑, anormale Träume, Schlaflosigkeit, Verwirrtheit, Angst, Schläfrigkeit, Sedierung, Kopfschmerzen, Lethargie, Tremor, Schwindel, orthostatische Hypotonie, Mundtrockenheit, Übelkeit, Erbrechen, Diarrhoe, Exanthem, Arthralgie, Myalgie, Rückenschmerzen, Ödeme, Erschöpfung, Agranulozytose, Neutropenie, Müdigkeit, Benommenheit, Ikterus, Hypotonie, Tremor, HRST, epileptische Anfälle, Gewichtszunahme, erhöhte Transaminasen, Parästhesien, Verschlechterung psychotischer Symptome;
KI (Maprotilin): bek. Überempfindlichkeit, akute Alkohol-/Schlafmittel-/Opioid-/Psychopharmakavergiftung, akuter Harnverhalt, akute Delirien und Manien, unbehandeltes Engwinkelglaukom, Prostatahypertrophie mit Restharn, Pylorusstenose, paralytischer Ileus, relevante Störung der Blutdruckregulation, akuter Herzinfarkt, Erregungsleitungsstörung des Herzens, Ther. mit MAO-Hemmern in letzten 14d, SZ;
KI (Mianserin): bek. Überempfind-lichkeit, akute Alkohol-/Schlafmittel-/Schmerzmittel-/Psychopharmakavergiftung, gleichz. Therapie mit MAO-Hemmern;
KI (Mirtazapin): bek. Überempfindlichkeit, gleichzeitige Anwendung von MAO-Hemmern

Maprotilin Rp	HWZ 27-58(43)h, Qo 1.0, PPB 88%, PRC B, Lact
Ludiomil *Tbl. 25, 50, 75mg;* **Maprotilin Neurax** *Tbl. 25, 50, 75mg;* **Maprotilin-ratioph.** *Tbl. 25, 50, 75mg* **Maprotilin-CT** *Tbl. 25, 50, 75mg*	**Depression:** ini 25-75mg p.o./i.v., nach 2W um 25mg/d steigern bis 150mg/d, max. 225mg/d bei stationärer Behandlung; **DANI** nicht erforderlich
Mianserin Rp	HWZ 21-61h, Qo 0.95, PPB 90%
Mianserin Neurax *Tbl. 10, 30, 60mg* **Mianserin-ratioph.** *Tbl. 10, 30mg*	**Depression:** ini 30mg p.o., Erh.Dos. 30-90mg/d **DANI/DALI** ggf. Dosisanpassung
Mirtazapin Rp	HWZ 20-40h, PPB 85%, PRC C, Lact
Mirtazapin Stada *Tbl. 15, 30, 45mg; Lingualtbl. 15, 30, 45mg* **Mirtazelon** *Tbl. 15, 30, 45mg* **Remergil** *Lingualtbl. 15, 30, 45mg; Lsg. (1ml = 15mg)* **Remeron** *Lingualtbl. 15, 30, 45mg; Lsg. (1ml = 15mg)*	**Depression:** ini 15mg p.o., Erh.Dos. 1 x 15-45mg **DANI** CrCl 11-40: 66%; < 10: 50%

13.1.3 MOI (MAO-Hemmer)

Wm/Wi (Moclobemid): selektive reversible Hemmung der MAO-A ⇒ Abbau von Noradrenalin, Dopamin, Serotonin ↓ ⇒ stimmungsaufhellend und antriebssteigernd; **Wm/Wi** (Tranylcypromin): irreversible Hemmung der MAO-A und der MAO-B ⇒ Hemmung des oxidativen Abbaus, dadurch Konzentration ↑ von Adrenalin, Noradrenalin, Serotonin an der Synapse; zunächst stark antriebssteigernd und psychomotorisch aktivierend, nach ca. 3-5W stimmungsaufhellend und antidepressiv; **UW** (Moclobemid): Schlafstörungen, Schwindel, Kopfschmerzen, Mundtrockenheit, Übelkeit; **UW** (Tranylcypromin): Schlafstörungen, Hypotonie, Orthostase-Reaktionen, Hypertonie, Angstzustände, Agitiertheit, Unruhe, Schwindelgefühl, Mundtrockenheit, Müdigkeit, Herzklopfen, Gewichtszunahme, Gewichtsabnahme, Schwäche; **KI** (Moclobemid): bek. Überempfindlichkeit, akute Verwirrtheitszustände, Phäochromozytom, Alter < 18J., Komb. m. Selegilin/SSRI/anderen Antidepressiva/Dextromethorphan/Pethidin/Tramadol/Triptanen; **KI** (Tranylcypromin): bek. Überempfindlichkeit, Phäochromozytom, Karzinoid, vaskuläre Erkrankungen des Gehirns, Gefäßfehlbildungen, schwere Formen von Hypertonie bzw. von Herz-Kreislauf-Erkrankungen, Leberfunktionsstörungen bzw. Lebererkrankungen, schwere Nierenfunktionsstörungen bzw. Nierenerkrankungen, Porphyrie, Diabetes insipidus, maligne Hyperthermie (auch in der Vorgeschichte), akutes Delir, akute Vergiftung mit zentral-dämpf. Pharmaka, Ki. u. Jugendliche, Kombination mit SSRI, Clomipramin, Venlafaxin, Duloxetin, Sibutramin, Milnacipran, L-Tryptophan, Serotonin-Agonisten wie Triptane, Buspiron, Imipramin, indirekte Sympathomimetika; Amphetamine, Pethidin, Tramadol, Dextrometorphan, Disulfiram, Levodopa ohne Decarboxylase-Hemmstoffe

Moclobemid Rp	HWZ 2-4h, Qo 1.0, PPB 50%
Aurorix *Tbl. 150, 300mg* **Moclobemid HEXAL** *Tbl. 150, 300mg* **Moclobeta** *Tbl. 150, 300mg* **Moclodura** *Tbl. 300mg*	**Depression:** ini 300mg p.o., Erh.Dos. 300-600mg/d; **soziale Phobie:** ini 2 x 150mg, nach 4d 2 x 300mg; **DANI** nicht erforderlich

Tranylcypromin Rp	HWZ 2h, Qo 0.95, PRC C, Lact ?
Jatrosom N *Tbl. 10, 20mg* **Tranylcypromin Neurax** *Tbl. 10, 20mg*	**Depression:** ini 1 x 10mg morgens p.o., je nach Wi um 10mg/W steigern, Erh.Dos. 20-40mg/d in 1-3 ED, max. 60mg/d; **DANI** b. schw. NI Anw. nicht empf.; **DALI** KI

13.1.4 Selektive Serotonin-Reuptake-Inhibitoren (SSRI)

Wm: selektive Hemmung der Serotoninwiederaufnahme ⇒ Serotoninanreicherung im synaptischen Spalt; **Wi:** antidepressiv, psychomotorisch aktivierend; **UW** (Citalopram): Asthenie, Apathie, Appetit ↓, Gewicht ↓, Agitiertheit, verringerte Libido, Ängstlichkeit, Nervosität, Verwirrtheit, anormale Träume, Konzentrationsstörungen, Amnesie, Anorexie, Orgasmusstörungen (Frauen), Schläfrigkeit, Schlaflosigkeit, Kopfschmerzen, Schlafstörungen, Tremor, Geschmacksstörungen, Parästhesie, Migräne, Schwindel, Aufmerksamkeitsstörungen, Akkommodationsstörung, Tinnitus, Herzklopfen, Hypotonie, Hypertonie, Gähnen, Rhinitis, Sinusitis, Mundtrockenheit, Übelkeit, Obstipation, Diarrhoe, Erbrechen, Flatulenz, Speichelfluss ↑, Abdominalschmerzen, Dyspepsie, vermehrtes Schwitzen, Juckreiz, Myalgie, Arthralgie, Polyurie, Impotenz, Ejakulationsstörungen, Erschöpfungszustände;

UW (Escitalopram): verminderter/gesteigerter Appetit, Gewichtszunahme, Ängstlichkeit, Ruhelosigkeit, anormale Träume, verringerte Libido, Anorgasmie (Frauen), Schlaflosigkeit, Schläfrigkeit, Schwindel, Parästhesie, Tremor, Sinusitis, Gähnen, Übelkeit, Diarrhö, Obstipation, Erbrechen, Mundtrockenheit, vermehrtes Schwitzen, Arthralgie, Myalgie, Ejakulationsstörungen, Impotenz, Müdigkeit, Fieber;
UW (Fluoxetin): verminderter Appetit, Angst, Nervosität, Ruhelosigkeit, Angespanntheit, verminderte Libido, Schlafstörung, anormale Träume, Kopfschmerzen, Aufmerksamkeitsstörung, Schwindel, Geschmacksstörung, Lethargie, Somnolenz, Tremor, verschwommenes Sehen, Palpitation, Flush, Gähnen, Diarrhoe, Übelkeit, Erbrechen, Dyspepsie, Mundtrockenheit, Ausschlag, Nesselsucht, Hyperhidrose, Pruritus, Arthralgie, häufiges Wasserlassen, gynäkologische Blutung, erektile Dysfunktion, Ejakulationsstörung, Müdigkeit, Nervosität, Schüttelfrost, Gewichtsverlust;
UW (Fluvoxamin): Palpitationen, Tachykardie, Kopfschmerzen, Schwindel, Somnolenz, Tremor, Bauchschmerzen, Obstipation, Diarrhö, Mundtrockenheit, Dyspepsie, Schwitzen, Anorexie, Asthenie, Malaise, Agitiertheit, Angst, Schlafstörungen, Nervosität;
UW (Paroxetin): Erhöhung der Cholesterinwerte, verminderter Appetit, Schläfrigkeit, Schlaflosigkeit, Agitiertheit, ungewöhnliche Träume, Schwindelgefühl, Tremor, Kopfschmerzen, Konzentrationsschwierigkeiten, verschwommenes Sehen, Gähnen, Übelkeit, Obstipation, Diarrhö, Erbrechen, Mundtrockenheit, Schwitzen, sexuelle Dysfunktion, Schwächezustände, Gewichtszunahme, Schwindel, sensorische Störungen, Schlafstörungen, Angst, Kopfschmerzen;
UW (Sertralin): Schlaflosigkeit, Schläfrigkeit, Appetitlosigkeit, Gähnen, Agitiertheit, Angst, Tremor, Schwindel, Mundtrockenheit, Kopfschmerzen, Bewegungsstörungen, Parästhesie, Hypästhesie, vermehrtes Schwitzen, Sehstörung, Tinnitus, Palpitaion, Brustschmerz, Übelkeit, Diarrhoe, Dyspepsie, Verstopfung, Abdominalschmerz, Erbrechen, Hautausschlag, Menstruationsstörungen, Sexualstörungen, Asthenie, Müdigkeit, Hitzewallungen;
KI (Citalopram, Escitalopram): bekannte Überempfindlichkeit, verlängertes QT-Intervall, angeborenes Long-QT-Syndrom, gleichzeitige Anwendung von MAO-Hemmern, Linezolid, Pimozid, Arzneimittel mit bekannter QT-Intervall-Verlängerung;
KI (Fluoxetin, Fluvoxamin): bek. Überempfindlichkeit, gleichzeitige Anwendung von MAO-Hemmern;
KI (Paroxetin): bek. Überempfindlichkeit, gleichzeitige Anwendung von MAO-Hemmern, Thioridazin, Pimozid;
KI (Sertralin): bek. Überempfindlichkeit, gleichzeitige Anwendung von MAO-Hemmern, Pimozid

Citalopram Rp	HWZ 33-37h, Q_0 > 0.7, PPB 80%, PRC C, Lact ?
Cipramil *Tbl. 20, 40mg; Inf.Lsg. 20mg/0.5ml* **Citalich** *Tbl. 10, 20, 40mg* **Citalon** *Tbl. 20, 40mg* **Citalopram HEXAL** *Tbl. 10, 20, 30, 40mg* **Citalopram-ratioph.** *Tbl. 10, 20, 30, 40mg* **Citalo-Q** *Tbl. 10, 20, 40mg*	**Depression:** 1 x 20mg p.o., max. 40mg/d; > 65J.: max. 20mg/d; 20mg/d i.v., max. 40mg/d i.v.; **Panikstörung:** ini 1 x 10mg p.o., nach 1W 1 x 20mg, je nach Ansprechen steigern bis max. 40mg/d; **DALI** leichte-mittelschwere LI: ini 10mg/d für 14d, dann max. 20mg/d; **DANI** CrCl > 30: 100%; < 30: Anw. nicht empf.

Escitalopram Rp	HWZ 30h, PPB 80%
Cipralex *Tbl. 10, 20mg; Gtt. (20Gtt. = 10, 20mg)* **Escitalex** *Tbl. 5, 10, 15, 20mg* **Escitalopram HEXAL** *Tbl. 5, 10, 15, 20mg; Lingualtbl. 10, 20mg; Gtt. (1ml = 20mg)* **Escitalopram Neurax** *Tbl. 5, 10, 15, 20mg; Lingualtbl. 10, 20mg* **Seroplex** *Tbl. 10, 20mg*	**Depression, Zwangsstörung, generalisierte Angststörung:** 1 x 10mg p.o., ggf. 1 x 20mg; **Panikstörung:** ini 1 x 5mg, nach 7d 1 x 10mg, ggf. 1 x 20mg; **soziale Angststörung:** ini 1 x 10mg, nach 2-4W Dosisanpassung 5-20mg; Pat. > 65J.: ini 1 x 5mg, ggf. 1 x 10mg **DANI** CrCl < 30: sorgfältige Dosisanpassung; **DALI** W1+2: 5mg/d, dann max.10mg/d

Fluoxetin Rp	HWZ 4 (7) d, Q_0 0.85, PPB 95%, PRC C, Lact -
Fluoxetin 1A *Tbl. 10, 20, 40mg* **Fluoxetin HEXAL** *Tbl. 10, 20, 40mg; Kps. 10, 20mg;* **Fluoxetin-ratioph.** *Tbl. 20mg; Kps. 20mg; Saft (5ml = 20mg)*	**Depression:** 1 x 20mg p.o.; **Zwangsstörung.:** 1 x 20mg, ggf. 60mg/d; **Bulimie:** 60mg/d; **Ki. > 8J:** ini 10mg/d, nach 1-2W max. 20mg/d; **DANI** nicht erforderlich; **DALI** 20mg alle 2d

Fluvoxamin Rp	HWZ 17-22h, Q_0 1.0, PPB 80%, PRC C, Lact ?
Fevarin *Tbl. 50, 100mg* **Fluvoxamin Neurax** *Tbl. 50, 100mg*	**Depression:** ini 50mg p.o., Erh.Dos. 1 x 100-200mg, max. 300mg/d; **Zwangsstörung:** ini 50mg/d, Erh.Dos. 200-300mg/d; **Ki. > 8J:** ini 25-50mg p.o., um 25-50mg/W steigern, max. 200mg/d; **DANI/DALI** Dosisreduktion

Paroxetin Rp	HWZ 17-24h, Q_0 0.95, PPB 95%, PRC C, Lact ?
Paroxat *Tbl. 10, 20, 30, 40mg* **Paroxetin-ratioph.** *Tbl. 20, 30, 40mg* **Paroxetin Sandoz** *Tbl. 20, 40mg* **Seroxat** *Tbl. 20mg; Saft (1ml = 2mg)*	**Depression, Angststörung, soziale Phobie, posttraumatische Belastungsstörung:** 1 x 20mg p.o., ggf. steigern, max. 50mg/d; **Panik-, Zwangsstörung:** ini 10mg, um 10mg/W steigern, Erh.Dos. 40mg, max. 60mg/d; **DANI** CrCl < 30: red. Dosis; **DALI** red. Dosis

Sertralin Rp	HWZ 24h, Q_0 1.0, PPB 98%, PRC C, Lact ?
Gladem *Tbl. 50, 100mg* **Sertralin Actavis** *Tbl. 50, 100mg* **Sertralin HEXAL** *Tbl. 50, 100mg* **Sertralin Neurax** *Tbl. 50, 100mg* **Zoloft** *Tbl. 50, 100mg; Lsg. (1ml = 20mg)*	**Depression; Zwangsstörung:** 1 x 50mg p.o., je nach Wi steig.auf 1 x 100mg, max. 200mg/d; **Panikstörung, posttraumatische Belastungsstörung, soziale Angsstörung:** ini 1 x 25mg, nach 1W 1x 50mg, ggf. um 50mg/W steigern bis 200mg/d; **Zwangsstörung:** Ki. 6-12J.: ini 1 x 25mg, nach 1W 1 x 50mg; 13-17J.: ini 1 x 50mg; ggf. um 50mg/W steigern bis 200mg/d; **DANI** nicht erforderlich; **DALI** reduzierte Dosis

13.1.5 Serotonin-Noradrenalin-Reuptake-Inhibitoren (SNRI)

Wm/Wi (Duloxetin, Venlafaxin): Hemmung der Serotonin- und der Noradrenalin-Wiederaufnahme ⇒ Erhöhung der extrazellulären Konzentration von Serotonin u. Noradrenalin in verschiedenen Gehirnarealen ⇒ schmerzhemmend und antidepressiv;
UW (Duloxetin): verminderter Appetit, Schlaflosigkeit, Agitiertheit, trockener Mund, Übelkeit, Erbrechen, Obstipation, Diarrhoe, Dyspepsie, Abdominalschmerz, Flatulenz, Müdigkeit, Angst, verminderte Libido, Anorgasmie, anomale Träume, Kopfschmerzen, Schläfrigkeit, Schwindel, Tremor, Verschwommensehen, Herzklopfen, Tinnitus, Blutdruckanstieg, Gähnen, Erröten, vermehrtes Schwitzen, Lethargie, Parästhesie, Hautausschlag, muskuloskeletale Schmerzen, Muskelkrämpfe, Dysurie, erektile Dysfunktion, Ejakulationsstörungen, Gewichtsabnahme;
UW (Venlafaxin): erhöhte Cholesterinwerte, Gewichtsabnahme, Mundtrockenheit, Obstipation, Übelkeit, Erbrechen, Nervosität, Schlaflosigkeit, Parästhesien, Sedierung, Tremor, Verwirrtheit, Depersonalisation, vermehrtes Schwitzen, sexuelle Störungen, Miktions-, Menstruationsstörungen, Libidoabnahme, erhöhter Muskeltonus, Kopfschmerzen, Asthenie, anomale Träume, Schwindel, Akkommodationsstörung, Mydriasis, Sehstörungen, Blutdruckanstieg, Vasodilatation, Palpitation, Gähnen, verminderter Appetit, Schüttelfrost;
KI (Duloxetin): bekannte Überempfindlichkeit, Leberfunktionsstörung, schwere Niereninsuffizienz, unkontrollierte Hypertonie, Kombination mit MAO-Hemmern, Fluvoxamin, Ciprofloxacin, Enoxacin;
KI (Venlafaxin): bekannte Überempfindlichkeit, Kombination mit MAO-Hemmern

Duloxetin Rp	HWZ 8-17h, PPB 96%
Ariclaim *Kps. 30, 60mg* **Cymbalta** *Kps. 30, 60m* **Xeristar** *Kps. 30, 60mg*	**Depression, Schmerzen bei diabetischer PNP:** 1 x 60mg p.o.; max. 2 x 60mg; **generalisierte Angststörung:** ini 1 x 30mg p.o., ggf. steigern auf 1 x 60mg; **DANI:** CrCl 30-80: 100%; < 30: KI; **DALI:** KI

Venlafaxin Rp	HWZ 5(12)h, Qo 0.45 (0.5), PPB 27%, PRC C, Lact ?
Trevilor *Kps. 37.5(ret.), 75(ret.), 150(ret.)mg* **Venlafaxin-CT** *Tbl. 75(ret.), 150(ret.), 225(ret.)mg; Kps. 37.5(ret.), 75(ret.), 150(ret.)mg* **Venlafaxin-ratioph.** *Tbl. 75(ret.), 150(ret.), 225(ret.)mg; Kps. 37.5(ret.), 75(ret.), 150(ret.)mg*	**Depression:** ini 1 x 75mg p.o., ggf. alle 2W steigern bis max. 375mg/d; **generalisierte Angsstörung, soziale Angsststörung:** ini 1 x 75mg, ggf. steigern bis 225mg/d; **Panikstörung:** d1-7: 37.5mg/d, dann 75mg/d; ggf. steigern bis max. 225mg/d; **DANI** CrCl 30-70: vorsichtige Anwendung; < 30, HD: 50%; **DALI** 50%

13.1.6 Noradrenalin-Reuptake-Inhibitoren (NARI)

Wm/Wi (Reboxetin): Hemmung der Noradrenalin-Wiederaufnahme ⇒ Erhöhung der extrazellulären Konzentration von Noradrenalin in verschiedenen Gehirnarealen und Modifikation der noradrenergen Transmission;
UW (Reboxetin): verminderter Appetit, Schlaflosigkeit, Agitiertheit, Angst, Kopfschmerzen, Parästhesie, Akathisie, Geschmacksstörung, Mundtrockenheit, Übelkeit, Erbrechen, Verstopfung, Hyperhidrosis, Schwindel, Tachykardie, Palpitationen, Vasodilatation, Hypotonie, Hypertonie, Akkommodationsstörungen, Exanthem, Miktionsbeschwerden, Harnwegsinfektionen, Dysurie, Harnverhalt, Erektions-/Ejakulationsstörungen, Schüttelfrost;
KI (Reboxetin): bekannte Überempfindlichkeit

Reboxetin Rp	HWZ 13h, Q_0 > 0.8, PPB 92-97%, PRC B, Lact ?
Edronax *Tbl. 4mg* **Solvex** *Tbl. 4mg*	**Depression:** 2 x 4mg p.o., max. 12mg/d; **DANI/DALI** ini 2 x 2mg, dann nach Wirkung steigern

13.1.7 Melatonerge Antidepressiva

Wm/Wi: Agonist an melatonergen MT_1- u. MT_2-Rezeptoren, Antagonist an postsynaptischen 5-HT2C-Rezeptoren ⇒ antidepressiv, Resynchronisierung der zirkadianen Rhythmik, Wiederherstellung des Schlaf-Wach-Rhythmus; speziell im frontalen Kortex Freisetzung von Dopamin und Noradrenalin ↑, kein Einfluss auf den extrazellulären Serotoninspiegel;
UW: Kopfschmerzen, Schwindel, Schläfrigkeit, Schlaflosigkeit, Müdigkeit, Migräne, Übelkeit, Erbrechen, Diarrhoe, Obstipation, Bauch-, Rückenschmerzen, Schwitzen, Transaminasen (GOT und/oder GPT) ↑, Angst;
KI: bekannte Überempfindlichkeit, eingeschränkte Leberfunktion, Transaminasen ↑ > 3 ULN, gleichzeitige Anwendung von starken CYP1A2-Inhibitoren (z.B. Fluvoxamin, Ciprofloxacin)

Agomelatin Rp	HWZ 1-2h, PPB 95%
Valdoxan *Tbl. 25mg*	**Depression:** 1 x 25mg p.o. z.N., ggf. steigern auf 1 x 50mg; **DANI** vorsichtige Anwendung; **DALI** KI

13.1.8 Weitere Antidepressiva

Wm/Wi (Bupropion): neuronale Hemmung der Dopamin- und Noradrenalin-Wiederaufnahme ⇒ antidepressiv;
Wm/Wi (Tianeptin): erhöhte elektrische Aktivität der Pyramidenzellen im Hippocampus, erhöhte Wiederaufnahme von Serotonin im Kortex und hippocampalen Neuronen, steigert den Dopamin-Stoffwechsel des Gehirns und verringert die Freisetzung von Acetylcholin ⇒ stimulierend und anxiolytisch, Auswirkungen auf somatische Störungen;
Wm/Wi (Trazodon): präsynaptische Hemmung des Serotonin-Reuptakes, postsynaptische Blockade von 5-HT1-Rezeptoren, Blockade von Alpha-1-Rezeptoren ⇒ sedierend, antidepressiv, anxiolytisch, prosexuell;
Wm/Wi (Vortioxetin): direkte Modulation der serotonergen Rezeptoraktivität sowie Hemmung Hemmung des Serotonin-Transporters ⇒ antidepressiv, anxiolytisch, Verbesserung der kognitiven Funktion, des Lernens und des Gedächtnisses;

UW (Bupropion): Urtikaria, Appetitlosigkeit, Schlaflosigkeit, Agitiertheit, Angst, Kopfschmerzen, Tremor, Schwindel, Geschmacks-/Sehstörungen, Tinnitus, Gesichtsröte, Mundtrockenheit, Übelkeit, Erbrechen, Bauch-/Brustschmerzen, Obstipation, Exanthem, Pruritus, Schwitzen, Hypertonie, Fieber, Asthenie;
UW (Tianeptin): Anorexie, Alpträume, Schlaflosigkeit, Schläfrigkeit, Schwindel, Kopfschmerz, Zusammenbruch, Tremor, beeinträchtigtes Sehvermögen, Herzrasen, Herzklopfen, Extrasystolen, präkordiale Schmerzen, Hitzewallungen, Dyspnoe, trockener Mund, Darmträgheit, Bauchschmerzen, Übelkeit, Erbrechen, Dyspepsie, Diarrhö, Blähungen, Sodbrennen, Rückenschmerzen, Myalgie, Globusgefühl, Asthenie;
UW (Trazodon): Hypotonie, HRST, Schwindel, Kopfschmerz, Unruhe, GI-Beschwerden, Mundtrockenheit, Schlafstörungen, Müdigkeit;
UW (Vortioxetin): Übelkeit, Appetitminderung, abnorme Träume, Schwindel, Diarrhoe, Obstipation, Erbrechen, generalisierter Pruritus;
KI (Bupropion): bekannte Überempfindlichkeit, Epilepsie, ZNS-Tumor, Alkoholentzug, schwere Leberzirrhose, Anorexia nervosa, Bulimie, gleichzeitige Anw. mit MAO-Hemmern;
KI (Tianeptin): bek. Überempfindlichkeit, Kombination mit nichtselektiven MAO-Hemmern;
KI (Trazodon): bekannte Überempfindlichkeit, akute Intoxikation mit zentral dämpfenden Pharmaka bzw. Alkohol, Karzinoid-Syndrom;
KI (Vortioxetin): bek. Überempfindlichkeit, gleichzeitige Anw. von selektiven oder nichtselektiven MAO-Hemmern

Bupropion Rp	HWZ 20h, Q0 > 0.8, PPB 84%, PRC B, Lact ?
Elontril *Tbl. 150, 300mg*	**Depression:** ini 1 x 150mg p.o., ggf. nach 4W auf 1 x 300mg steigern; **DANI** max. 150mg/d; **DALI** max. 150mg/d; KI bei schwerer Leberzirrhose

Tianeptin	HWZ 2.5-3(7-8)h, PPB 95%
Tianeurax *Tbl. 12.5mg*	**Depression:** 3 x 12.5mg p.o., **DANI** 2 x 12.5mg; **DALI** nicht erforderlich

Trazodon Rp	HWZ 7(10-12)h, Q0 1.0 (0.7), PPB 89-95%, PRC C, Lact ?
Trazodon HEXAL *Tbl. 100mg* **Trazodon Neurax** *Tbl. 100mg*	**Depression:** W1: 100mg/d, W2: 200mg/d, ab W3 : 200-400mg/d; **DANI** nicht erforderlich

Vortioxetin Rp	HWZ 66h, PPB 99%, PRC C, Lact ?
Brintellix *Tbl. 5, 10, 20mg; Gtt. (1ml = 20 Gtt. = 20mg)*	**Depression:** <65J: ini 1 x10mg p.o., ggf. Dosisanpassung auf 5 bzw. 20mg/d; >65J: ini 1x 5mg, Vorsicht bei Dosis >10mg/d; **DANI** nicht erforderlich; **DALI** Child C: vorsichtige Anw.

13.2 Stimmungsstabilisierer

Wm/Wi (Lamotrigin): Blockade von spannungsgesteuerten Natrium-Kanälen ⇒ repetitive Entladungen der Neurone und Glutamat-Freisetzungo ⇒ antikonvulsiv, Prävention von Stimmungsepisoden;
UW (Lamotrigin): Aggressivität, Reizbarkeit, Kopfschmerzen, Somnolenz, Schwindel, Tremor, Insomnie, Ataxie, Nystagmus, Diplopie, Verschwommensehen, Übelkeit, Erbrechen, Diarrhoe, Hautausschlag, Müdigkeit, Agitiertheit, Mundtrockenheit, Arthralgie, Rückenschmerzen, Schmerzen;
KI (Lamotrigin): bekannte Überempfindlichkeit

Lamotrigin Rp	HWZ 29h, Qo 0.9, PPB 55%, PRC C, Lact ?
Lamictal *Tbl, 2, 5, 25, 50, 100, 200mg* **Lamotrigin neurax** *Tbl. 25, 50, 100, 200mg* **Lamotrigin-ratioph.** *Tbl. 5, 25, 50, 100, 200mg*	**Pro. depressiver Episoden bei bipolarer Störung:** W1-2: 1 x 25mg p.o.; W3-4: 50mg in 1-2ED, ab W5: 100mg/d in 1-2ED, Zieldosis 200mg/d, max. 400mg/d; bei Kombinationstherapie s. FachInfo

13.3 Anxioloytika

Wm/Wi (Opipramol): Antagonismus an H1-, D2-, 5-HT2A-, Alpha-1-Rezeptoren, hohe Affinität für Sigmarezeptoren ⇒ Beeinflussung von NMDA-Rezeptoren sowie Transmission/Stoffwechsel von Dopamin im ZNS ⇒ sedierend, anxiolytisch, stimmungsaufhellend;
UW (Opipramol): Hypotonie, orthostatische Dysregulation, Müdigkeit, Mundtrockenheit, verstopfte Nase;
KI (Opipramol): bek. Überempf., gleichzeitige Anwendung mit MAO-Hemmern, akute Alkohol-, Schlafmittel-, Analgetika- und Psychopharmaka-Intoxikation, akuter Harnverhalt, akute Delirien, unbehandeltes Engwinkelglaukom, Prostatahypertrophie mit Restharn, paralytischer Ileus, höhergrad. AV-Block, diffuse (supra-)ventrikuläre Reizleitungsstörungen

Opipramol Rp	HWZ 6-9h, PPB 91%
Insidon *Tbl. 50, 100mg; Gtt. (24Gtt. = 100mg)* **Ophel** *Tbl. 50, 100mg* **Opipram** *Tbl. 50, 100mg* **Opipramol Neurax** *Tbl. 50, 100, 150mg* **Opipramol-ratioph.** *Tbl. 50, 100mg*	**Generalisierte Angststörung, somatoforme Störung:** 50-50-100mg p.o., ggf. Dosisanpassung auf 150mg/d, max. 300mg/d; **Ki. > 6J:** 3mg/kg/d; **DANI** sorgfältige Dosiseinstellung, evtl. Dosisreduktion erforderlich

13.4 Antimanika, Phasenprophylaktika

Wm/Wi (Lithiumcarbonat, -sulfat): Beeinflussung vieler neurochemischer Systeme (Ionenkanäle, Neurotransmitter, Second-messenger-Systeme) ⇒ Phasenverschiebung biologischer Rhythmen;
UW (Lithiumcarbonat): Durst, Polyurie, GI-Strg., Tremor, Struma, Hypothyreose, Nierenschäden;
UW (Lithiumsulfat): feinschlägiger Tremor, Polyurie, Polydipsie, Übelkeit, Gewicht ↑;
KI (Lithiumcarbonat): bekannte Überempfindlichkeit, akutes Nierenversagen/schwere Niereninsuffizienz, akuter Herzinfarkt/Herzinsuffizienz, ausgeprägte Hyponatriämie, Brugada-Syndrom, SS;
KI (Lithiumsulfat): bekannte Überempfindlichkeit, akutes Nierenversagen, akuter Herzinfarkt, ausgeprägte Hyponatriämie, SS

Lithiumcarbonat Rp	HWZ 14-24h, Qo 0.02, keine PPB, ther. Serumspiegel 0.6-1.2mmol/l
Hypnorex ret. *Tbl. 400(ret.)mg (= 10.8mmol Li⁺)* **Lithium Apogepha** *Tbl. 295mg (= 8mmol Li⁺)* **Quilonorm** *Tbl. 450 (ret.)mg* **Quilonum ret.** *Tbl. 450(ret.)mg (= 12.2mmol Li⁺)*	**Ther./Pro. manisch-depressiver Erkrankung:** d1-3: 12mmol/d p.o., d4-7: 24mmol/d, weitere Dosisanpassung nach Serumspiegel; **DANI** KI bei schwerer NI
Lithiumsulfat Rp	HWZ 14-24h, Qo 0.02, ther. Serumspiegel: 0.6-1.2mmol/l
Lithiofor *Tbl. 660(ret.)mg (= 12mmol Li⁺)*	**Ther./Pro. manisch-depressiver Erkrankung:** d1-3: 12mmol/d p.o., d4-7: 24mmol/d, dann Dosisanpassung nach Serumspiegel; **DANI** KI bei schwerer NI

13.5 Neuroleptika

13.5.1 Schwach potente Neuroleptika

Wm(alle): Antagonismus an Dopamin-Rezeptoren im ZNS;
Wi (Chlorprothixen): schwach antipsychotisch, stark sedierend (je höher die antipsychotische Wi, desto geringer die sedierende u. umgekehrt); sympathikolytisch, anticholinerg, antihistaminerg, antiserotoninerg;
Wi (Levomepromazin): ausgeprägt psychomotorisch-dämpfend und sedierend, analgetisch, antiemetisch, antiallergisch, depressionslösend, lokalanästhetisch, schwach antipsychotisch;
Wi (Melperon): affektive Entspannung, sedierend, antipsychotisch;
Wi (Pipamperon): sedativ-hypnotisch, erregungsdämpfend, gering antipsychotisch;
Wi (Promethazin): stark sedierend, gering antipsychotisch, antiemetisch, hypnotisch;
Wi (Prothipendyl): sedierend, antiemetisch;
Wi (Sulpirid): antidepressiv, Beeinflussung der schizophrenen Symptomatik, antivertiginös;
Wi (Thioridazin): ausgeprägt antipsychotisch, günstige Beeinflussung katatoner Erregung, affektiv entspannend, stark sedierend;

UW (Chlorprothixen): Frühdyskinesien, Dystonien, malignes neuroleptisches Syndrom, Müdigkeit, Verlängerung der Reaktionszeit, Benommenheit, Schwindel, Verwirrtheit, Asthenie, Abgeschlagenheit, Nervosität, Agitiertheit, Kopfschmerzen, verminderte Libido, Hypotonie, orthostatische Dysregulation, Tachykardie, Palpitationen, Störungen der Erregungsausbreitung und -rückbildung am Herzen, Obstipation, Verdauungsstörungen, Übelkeit, Miktionsstörungen, Erhöhung der Leberenzyme, Störungen der Speichelsekretion, vermehrter Speichelfluss, vermindertes oder vermehrtes Schwitzen, Sprech-, Seh-, Akkommodationsstörungen, Mundtrockenheit, Dermatitis, Myalgie, Gewicht ↑, Appetit ↑; **UW** (Levomepromazin): Müdigkeit, extrapyramidalmotorische Störungen (wie Frühdyskinesien, Parkinson-Syndrom, Akathisie), Blickkrämpfe, Akkommodationsstörungen, Erhöhung des Augeninnendrucks, orthostatische Dysregulation, Hypotonie, Tachykardie, EKG-Veränderungen, verstopfte Nase, Obstipation, Übelkeit, Erbrechen, Diarrhoe, Appetitverlust, Mundtrockenheit, Miktionsstörungen; **UW** (Melperon): Müdigkeit, orthostatische Dysregulation, Hypotonie, Tachykardie, extrapyramidale Störungen, Parkinson-Syndrom, Akathisie; **UW** (Pipamperon): Depression, Somnolenz, Zahnradphänomen, Hypertonie, Akathisie, okulogyrische Krise, Opisthotonus, Dyskinesie, Tachykardie, orthostatische Hypotonie, Erbrechen, Urtikaria, muskuläre Spastik, Amenorrhoe, Gangstörungen, Asthenie; **UW** (Promethazin): Sedierung, Mundtrockenheit, Störung der Speichelsekretion; **UW** (Prothipendyl): orthostatische Kreislaufstörungen; **UW** (Sulpirid): Übelkeit, Mundtrockenheit, übermäßige Speichelsekretion, Transpiration, Kopfschmerzen, Schwindel, Müdigkeit, Hypokinesie, Tachykardie, Hypotonie, Hypertonie, Störungen des Hormonhaushaltes, Obstipation, gastrointestinale Störungen mit Übelkeit und Erbrechen; **UW** (Thioridazin): Sedierung, Schläfrigkeit, Schwindel, Mundtrockenheit, Sehstörungen, Akkommodationsstörungen, Nasenverstopfung, orthostatische Hypotonie, Galaktorrhö; **KI** (Chlorprothixen): bekannte Überempfindlichkeit, Kreislaufkollaps, Bewusstseinstrübungen verschiedener Ursache, komatöse Zustände, klinisch signifikante Herz-Kreislauf-Störungen, ventrikuläre Arrhythmien, Torsades de Pointes in der Vorgeschichte, Hypokaliämie, Hypomagnesiämie, angeborenes Long-QT-Syndrom, sekundäre QT-Intervall-Verlängerung, gleichzeitige Anwendung von QT-Zeit-verlängernden Med., Ki < 3J; **KI** (Levomepromazin): bek. Überempfindlichkeit, akute Alkohol-, Schlafmittel-, Analgetika- und Psychopharmaka-Intoxikation, Kreislaufschock, Koma, Blutbildungsstörungen, Ki < 16J.; **KI** (Promethazin): bek. Überempfindlichkeit, schwere Blutzell- und Knochenmarkschädigung, akute Intoxikation mit zentraldämpfenden Medikamenten oder Alkohol, Kreislaufschock, Koma, anamnestisch malignes neuroleptisches Syndrom, Ki < 2J.; **KI** (Prothipendyl): bek. Überempfindlichkeit, akute Intoxikation mit zentraldämpfenden Medikamenten oder Alkohol, komatöse Zustände; **KI** (Sulpirid): bek. Überempfindlichkeit, akute Intoxikation mit zentraldämpfenden Medikamenten oder Alkohol, maniforme Psychosen, organisches Psychosyndrom, M. Parkinson, Hyperprolaktinämie, Krampfanfälle, prolaktinabhängige Tumore, Mammatumore, Tumore der Nebennieren, SS/SZ; **KI** (Thioridazin): bek. Überempfindlichkeit, schwere Herzkrankheiten, Kombination mit QT-Zeit verlängernden Med., Cytochrom P450 2D6-Isoenzym hemmenden Med. (SSRI, trizyklische Antidepressiva, Betablocker), den Metabolismus von Thioridazon verlangsamenden (Fluvoxamin, Pindolol, Propranolol) Medikamenten, angeborener oder erworbener Cytochrom P450 2D6-Isoenzym-Mangel, komatöse Zustände, schwere ZNS-Dämpfung, hämatologische Störungen in der Anamnese, SZ;

Chlorprothixen Rp	HWZ 8-12h, Q_0 1.0, PPB 99%
Chlorprothixen Neurax *Tbl. 15, 50, 100mg* **Chlorprotixen Holsten** *Tbl. 15, 50mg* **Truxal** *Saft (1ml = 20mg)*	**Unruhe-, Erregungszustände, Schizophrenie, Psychose:** 2-4 x 15-100mg p.o.; **Ki. > 3J:** 0.5-1mg/kg/d p.o. in 2ED; **DANI** sorgfältige Dosiseinstellung
Levomepromazin Rp	HWZ 17h, Q_0 1.0, PPB 98%
Levium *Tbl. 25, 100mg* **Levomepromazin Neurax** *Tbl. 10, 25, 50, 100mg; Gtt. (20Gtt. = 40mg); Amp. 25mg/1ml* **Neurocil** *Tbl. 25, 100mg; Gtt. (20Gtt. = 20mg); Amp. 25mg/1ml*	**Unruhe-, Erregungszustände, Psychose:** ini 15-30mg p.o., Erh.Dos. 75-150mg p.o.; bei stat. Behandlung ini 75-100mg/d p.o., auf 150-300mg/d steigern, max. 600mg/d; 25-50mg i.m., ggf. Wdh., bis 150mg/d i.m.; **Ki.:** 1mg/kg/d; **chronische Schmerzen:** ini 25-75mg/d p.o., langsam steigern bis 300mg/d; **DANI/DALI** sorgfältige Dosiseinstellung
Melperon Rp	HWZ 4-8h, Q_0 0.9, PPB 50%
Melneurin *Tbl. 10, 25, 50mg; Saft (1ml = 5mg)* **Melperon-ratioph.** *Tbl. 25, 50, 100mg; Saft (1ml = 5mg)*	**Schlafstörung, Unruhe-, Erregungs-, Verwirrtheitszustände, Psychosen:** 3 x 25-100mg p.o., höhere Dosis abends, max. 400mg/d; **DANI/DALI** sorgfältige Dosiseinstellung
Pipamperon Rp	HWZ 4h
Dipiperon *Tbl. 40mg; Saft (5ml = 20mg)* **Pipamperon Neurax** *Tbl. 40, 120mg; Saft (5ml = 20mg)* **Pipamperon HEXAL** *Tbl. 40mg; Saft (5ml = 20mg)*	**Schlafstörung:** 40mg/d; **Dysphorie, Verwirrtheit, psychomotorische Erregung:** ini 3 x 40mg p.o., ggf. steigern bis 3 x 120mg; **Ki. < 14J:** ini 1mg/kg/d p.o., je nach Wi um 1mg/kg/d steigern, Erh.Dos. 2-6mg/kg/d in 3ED
Promethazin Rp	HWZ 7-15h, Q_0 1.0, PPB > 90%, PRC C, Lact ?
Atosil *Tbl. 25mg; Gtt. (20Gtt. = 20mg); Amp. 50mg/2ml* **Closin** *Tbl. 25mg* **Promethazin Neurax** *Tbl. 10, 25, 50, 75, 100mg; Gtt. (20Gtt. = 20, 100mg); Amp. 50mg/2ml* **Proneurin** *Tbl. 25mg* **Prothazin** *Tbl. 25mg ; Gtt. (20Gtt. = 20mg*	**Unruhe-, Erregungszustände, allergische Reaktion, Schlafstörung:** ini 1 x 25mg p.o. z.N., ggf. steigern auf 1 x 50mg, bis 4 x 25mg, max. 200mg/d; 25-50mg i.v./i.m.; **DANI/DALI** 50%
Prothipendyl Rp	HWZ 2.5h
Dominal *Tbl. 40, 80mg; Gtt. (10Gtt. = 25mg)*	**Unruhe-, Erregungszustände, Psychosen:** 2-4 x 40-80mg p.o.; **Ki. > 6J:** 2-3 x 40mg p.o.; **DANI/DALI** nicht erforderlich

Sulpirid Rp	HWZ 8h, Qo 0.3, kaum PPB
Dogmatil *Kps. 50; Tbl. 200mg; Saft (1ml = 5mg); Amp. 100mg/2ml* **Meresa** *Tbl. 200mg* **Sulpirid-CT** *Tbl. 50, 200mg* **Sulpirid-ratioph.** *Tbl. 50, 200mg* **Sulpivert** *Kps. 50; Tbl. 100, 200mg* **Vertigo Meresa** *Kps. 50; Tbl. 200mg*	**Akute/chronische Psychose:** ini 3 x 100mg p.o., Erh.Dos. 400-800mg/d in 2-4ED, max. 1600mg/d; 200-1000mg/d i.m. in 2-4ED; **Ki. > 6J:** ini 1-2mg/kg/d p.o., Erh.Dos. 5mg/kg/d in 2-3ED; **Depression, Schwindel:** ini 1-3 x 50mg p.o., Erh.Dos. 150-300mg/d; **DANI** CrCl 30-60: 50%; 10-29: 30%; < 10: 20%; **DALI** Dosisreduktion
Thioridazin Rp	HWZ 10h, Qo 1.0, PPB > 95%, PRC C, Lact ?
Melleril *Tbl. 30(ret.), 200(ret.)mg* **Thioridazin Neurax** *Tbl. 25, 50, 100, 200mg*	**Chronische Psychose, Unruhe-, Erregungszustände:** ini 25-50mg/d, Erh.Dos. 200-300mg/d, bei stationärer Behandlung bis 600mg/d; **Ki.:** 1-2mg/kg/d p.o.; **DANI/DALI** Dosisreduktion

13.5.2 Mittelstark potente Neuroleptika

Wm/Wi (Perazin): antagonistisch auf Dopamin-D1- und D2-Rezeptoren sowie auf alpha-adrenerge, cholinerge, histaminerge (H1stärker als H2) und serotonerge Rezeptoren; antipsychotisch, anxiolytisch, affektiv entspannend, psychomotorisch dämpfend, schlafanstoßend, sedierend;
Wm/Wi (Zuclopenthixol): potenter Blocker von Dopamin-D1 und -D2-Rezeptoren, starke Affinität zu Serotonin-2A und alpha-1-adrenergen Rezeptoren; ausgeprägte antipsychotische Wirkung, stark wirksam bei manischer Symptomatik;
UW (Perazin): Hypotonie bzw. orthostatische Dysregulation, Tachykardie, EKG-Veränderungen, Sedierung, Erhöhung der Leberenzyme, Hyperglykämie;
UW (Zuclopenthixol): extrapyramidalmotorische Störungen (z.B. Frühdyskinesien, Parkinson-Syndrom), Tremor, Akathisie, Müdigkeit, Unruhe, Hypokinese, Schwindel, Erregung, Depression, Kopfschmerzen, Dystonie, Parästhesie, Aufmerksamkeitsstörungen, Amnesie, Gangstörungen, Insomnie, Angst, anormale Träume, Akkommodationsstörungen, Erhöhung des Augeninnendrucks, gestörtes Sehvermögen, orthostatische Dysregulation, Tachykardie, EKG-Veränderungen, Palpitationen, Dyspnoe, verstopfte Nase, Obstipation, Übelkeit, Erbrechen, Diarrhoe, Dyspepsie, Miktionsstörungen, Harnretention, Polyurie, Hautreaktionen, Photosensibilität, Myalgie, Hyperhidrosis, Hypotonie, Asthenie, Schmerzen, Gewichts-/Appetitzunahme, Anorexie, Unwohlsein, Menstruationsstörungen, sexuelle Funktionsstörungen;
KI (Perazin): bek. Überempfindlichkeit, schwere Blutzell- und Knochenmarkschädigung;
KI (Zuclopenthixol): bek. Überempfindlichkeit, akute Alkohol-, Schlafmittel-, Schmerzmittel- und Psychopharmakaintoxikationen, Kreislaufschock, Koma, Phäochromozytom, Blutbildveränderungen, Leistungsverminderung des hämatopoetischen Systems

Perazin Rp	HWZ 8-16h, Q_0 > 0.7, PPB 94-97%
Perazin Neurax *Tbl. 25, 100, 200mg* **Taxilan** *Tbl. 25, 100mg*	**Akute psychotische Syndrome, psychomotorische Erregungszustände:** ini 50-150mg p.o., Erh.Dos. 300mg/d, bei stationärer Behandlung 200-600mg/d, max. 1g/d; **chronische Psychose:** 75-600mg/d p.o.; **DANI** nicht erforderlich; **DALI** Dosisreduktion

Zuclopenthixol Rp	HWZ 15-25h, PPB 98%
Ciatyl-Z *Tbl. 2, 10, 25mg; Gtt. (20Gtt. = 20mg)* **Ciatyl-Z Acuphase** *Amp. 50mg/1ml* **Ciatyl-Z-Depot** *Amp. 200mg(Dep.)/1ml* **Clopixol** *Tbl. 2, 25mg; Amp. 200mg(Dep.)/1ml*	**Unruhe-, Verwirrtheitszustände bei Demenz:** 2-6mg/d p.o. in 2-3ED; **akute, chronische Psychosen:** ini 25-50mg/d p.o. in 2-3ED, ggf. nach 2-3d steigern auf 75mg/d, bis 150mg/d bei stationärer Behandlung; ini 50-150mg i.m., evtl. Wdh. nach 2-3d; 200-400mg Depot i.m. alle 2-4W

13.5.3 Stark potente Neuroleptika

Wm (Perphenazin): postsynaptische Blockade zentraler Dopamin-Rezeptoren;
Wi: antipsychotisch, antiemetisch;
UW (Perphenazin): zahlreiche UW ohne Häufigkeitsangabe, s. Fachinfo;
KI: bekannte Überempfindlichkeit, akute Intoxikation mit zentral dämpfenden Medikamenten oder Alkohol, schwere Blutzell- oder Knochenmarkschädigung, schwere Depression, schwere Lebererkrankung, komatöse Zustände;

Perphenazin Rp	HWZ 8-12h, Q_0 1.0, PPB 90%, PRC C, Lact -
Perphenazin Neurax *Tbl. 8mg*	**Psychosen, katatone, delirante Syndrome, psychomotorische Erregungszustände:** 3 x 4-8mg p.o.; **DANI/DALI** sorgfältige Dosiseinstellung

13.5.4 Sehr stark potente Neuroleptika

Wm (alle): spezifischer Dopaminantagonist (D2);
Wi (Benperidol): antipsychotisch, sedierend;
Wi (Bromperidol): ausgeprägt antipsychotisch, antiemetisch;
Wi (Fluphenazin): antipsychotisch, Dämpfung psychomotorischer Erregung und affektiver Gespanntheit;
Wi (Fluspirilen): antipsychotisch, schwach sedierend;
Wi (Haloperidol): antipsychotisch, sedierend, antiemetisch;
Wi (Pimozid): antipsychotisch, aktivierende Eigenschaften;

UW (Benperidol): Frühdyskinesien, Parkinson-Syndrom, Akathisie, malignes Neuroleptika-Syndrom, Hypotonie, orthostatische Dysregulation, Tachykardie, Müdigkeit;
UW (Bromperidol): Agitiertheit, Insomnie, Depression, Schlafstörung, Somnolenz, Schwindel, Akathisie, extrapyramidale Störung, Tremor, Dystonie, Parkinsonismus, Akinesie, Hypokinesie, Dyskinesie, Sedierung, Ataxie, verschwommenes Sehen, okulogyre Krise, Tachy-/Bradykardie, Mundtrockenheit, Obstipation, Hypersalivation, Übelkeit, Erbrechen, Muskelsteifheit, Sekretion aus der Brustdrüse, Asthenie, Erschöpfung, EKG-Veränderungen, Gewichtszunahme;
UW (Fluphenazin): Frühdyskinesien, Parkinson-Syndr. Akathisie, malignes Neuroleptika-Syndrom, Müdigkeit, Sedierung, Unruhe, Erregung, Benommenheit, Depression, Lethargie, Schwindelgefühl, Kopfschmerzen, verworrene Träume, delirante Symptome, zerebrale Krampfanfälle, Hypo-/Hyperthermie, Hypotonie, orthostatische Dysregulation, Tachykardie, ventrikuläre Arrhythmien;
UW (Fluspirilen): Depression, Insomnie, Schlafstörung, Hypokinesie, extrapyramidale Störungen, Akathisie, Parkinson-Syndrom, Tremor, Somnolenz, Dyskinesie, Schwindel, Sedierung, psychomotorische Hyperaktivität, Frühdyskinesie, Dystonie, Bradykinesie, Übelkeit, muskuloskelettale Steifheit, Müdigkeit, Reaktion an Injektionsstelle;
UW (Haloperidol): Hypotonie, orthostatische Dysregulation, Tachykardie, Frühdyskinesie, Parkinson-Syndrom, Akathisie, malignes neuroleptisches Syndrom;
UW (Pimozid): Anorexie, Schlaflosigkeit, Depression, Agitation, Ruhelosigkeit, Schwindel, Somnolenz, Kopfschmerzen, Tremor, Lethargie, extrapyramidalmotorische Störungen, Akathisie, verschwommenes Sehen, Obstipation, Mundtrockenheit, Erbrechen, vermehrter Speichelfluss, Hyperhidrose, Überfunktion der Talgdrüsen, Muskelsteifigkeit, Nykturie, Pollakisurie, erektile Dysfunktion, Erschöpfung, Gewichtszunahme;
KI (Benperidol): bek. Überempfindlichkeit, Parkinson-Syndrom, malignes neuroleptisches Syndrom nach Benperidol in der Anamnese;
KI (Bromperidol): bek. Überempfindlichkeit, zentralnervöse Dämpfung, komatöse Zustände, depressive Erkrankungen;
KI (Fluphenazin): bekannte Überempfindlichkeit, akute Intoxikation mit zentral dämpfenden Medikamenten oder Alkohol, schwere Blutzell- oder Knochenmarkschädigung, prolaktinabhängige Tumore, Leukopenie u.a. Erkrankungen des hämatopoetischen Systems, Parkinson-Syndrom, malignes neuroleptisches Syndrom nach Fluphenazin, schwere Lebererkrankungen, schwere Depression, Koma, Ki < 12J;
KI (Fluspirilen): bekannte Überempfindlichkeit, akute Intoxikation mit zentral dämpfenden Medikamenten oder Alkohol, Parkinson-Syndrom, Ki < 18J., in Geweben mit verminderter Durchblutung;
KI (Haloperidol): bekannte Überempfindlichkeit, Parkinson-Syndrom, Ki < 3J., anamnestisch malignes Neuroleptika-Syndrom nach Haloperidol;
KI (Pimozid): bekannte Überempfindlichkeit, akute Intoxikation mit zentral dämpfenden Medikamenten oder Alkohol, M. Parkinson, Depression, kongenitales/erworbenes Long-QT-Syndrom (auch in Familienanamnese), anamnestisch HRST/Torsades de pointes, Hypokaliämie, -magnesiämie, klinisch relevante Bradykardie, gleichzeitige Anwendung von Cytochrom-P450-3A4/-2D6-inhibierenden Arzneimitteln oder Serotonin-Reuptake-Hemmern

Benperidol Rp	HWZ 7-8h
Benperidol Neurax *Tbl. 2, 4, 10mg; Gtt. (20Gtt. = 2mg); Amp. 2mg/2ml* **Glianimon** *Tbl. 2, 5, 10mg; Gtt. (20Gtt. = 2mg); Amp. 2mg/2ml*	**Akute, chronische Psychose:** ini 2-6mg/d p.o./i.m./i.v. in 1-3ED, max. 40mg/d, Erh.Dos. 1-6mg/d; **psychomotorische Erregungszustände:** ini 1-3mg/d p.o./i.m./i.v.
Bromperidol Rp	HWZ 36h, PPB > 90%
Impromen *Tbl. 5mg; Gtt. (20Gtt. = 2mg)*	**Akute Psychosen:** 1 x 10-50mg p.o.; **subakute, chronische Psychosen:** 1 x 5mg
Fluphenazin Rp	HWZ 20h, Q0 1.0, PPB > 95%, PRC C, Lact ?
Fluphenazin Neurax *Amp. (Dep.) 12.5mg/0.5ml, 25mg/1ml, 50mg/0.5ml, 100mg/1ml, 250mg/10ml* **Lyogen** *Tbl. 1, 3(ret.), 4, 6(ret.)mg; Gtt. (10Gtt. = 1mg); Amp (Dep.) 50mg/0.5ml, 100mg/1ml*	**Akute, chronische Psychose, psychomotorische Erregungszustände:** ini 2 x 0.25mg/d p.o.; Erh.Dos. 2-10mg/d, bei stationärer Behandlung 10-20mg/d; 10-20mg i.m./i.v., ggf. Wdh. nach 30min, max. 40mg/d; 12.5-100mg Depot i.m. alle 2-4W; **DANI/DALI** 50%
Fluspirilen Rp	HWZ 7-14d, PPB 81-95%
Fluspi *Amp. 1.5mg/0.75ml, 12mg/6ml* **Fluspirilen Beta** *Amp. 12mg/6ml* **Imap** *Amp. 1.5mg/0.75ml, 12mg/6ml*	**Akute, chronische Psychose:** ini 2-10mg i.m. alle 7d, Erh.Dos. 4-8mg alle 7d; **DANI, DALI** vorsichtige Anwendung
Haloperidol Rp	HWZ 24h, i.m.: ~3W; Q0 1.0, PPB 92%, PRC C, Lact?
Haldol Janssen *Tbl. 1, 2, 5, 10, 20mg; Gtt. (20Gtt. = 2, 10mg); Amp. 5mg/1ml; Amp. (Dep.) 50mg/1ml, 150mg/3ml, 500mg/10ml* **Haloper** *Gtt. (20Gtt.=2mg)* **Haloperidol HEXAL** *Tbl. 2, 5, 10mg;* **Haloperidol Neurax** *Tbl. 1, 4, 5, 12, 20mg; Gtt. (20Gtt. = 2, 10mg); Amp. 5mg/1ml; Amp. (Dep.) 50mg/1ml, 100mg/1ml*	**Akute psychotische u. katatone Syndrome, psychomotorische Erregungszustände:** ini 5-10mg/d p.o./i.m., max. 100mg/d p.o., max. 60mg i.m.; Erh.Dos.: 3-15mg/d; **chronische Psychose:** ini 1.5-4.5mg/d, Erh.Dos. 3-15mg/d; 25-150mg Depot i.m. alle 4W; **Ki. > 3J:** 0.025-0.05mg/kg/d p.o./i.m., max. 0.2mg/kg/d; **DANI** sorgfältige Dosiseinstellung
Pimozid Rp	HWZ 5h, Q0 1.0, PPB 99%, PRC C, Lact ?
Orap *Tbl. 1, 4mg*	**Chronische Psychosen:** ini 1 x 2-4mg p.o., je nach Wi um 2-4mg/W steigern, Erh.Dos. 2-12mg/d, max. 16mg/d

13.5.5 Atypische Neuroleptika

Wm/Wi (Amisulprid): hohe Affinität zu D2- und D3-Rezeptoren ⇒ klin. Wirksamkeit sowohl auf die Positiv- wie auch auf die Negativsymptomatik schizophrener psychotischer Strg.;
Wm/Wi (Aripiprazol): partiell agonistisch auf D2- und Serotonin-5HT1a-Rezeptoren und antagonistische Wi auf 5HT2a-Rezeptoren;
Wm (Asenapin): u.a. Antagonismus an D2- und 5-HT2a-Rezeptoren;
Wm (Clozapin): hohe Affinität zu D4-Rezeptoren, starke anti-Alpha-adrenerge, anticholinerge und antihistaminerge Aktivität ⇒ stark sedierend, antipsychotisch;
Wm/Wi (Flupentixol): Bindung an D1- und D2-Rezeptoren ⇒ antipsychotisch, antidepressiv;
Wm/Wi (Loxapin) Antagonismus an D2- und 5HT2a-Rezeptoren ⇒ Beruhigung, Unterdrückung aggressiven Verhaltens;
Wm/Wi (Lurasidon): selektiver Inhibitor dopaminerger und monoaminerger Effekte; starke Bindung an dopaminerge D2- und serotonerge 5-HT2A- und 5-HT7-Rezeptoren, Blockade von a2c- und a2a- Rezeptoren, partieller Agonismus am 5-HT-1a-Rezeptor ⇒ Symptomkontrolle und Verzögerung eines Rezidivs der Schizophrenie;
Wm/Wi (Olanzapin): Antagonismus an D2- und 5HT2a-Rezeptoren ⇒ antimanisch, stimmungsstabilisierend;
Wm/Wi (Paliperidon): Hemmung von 5-HT2-, D2- und in geringerem Ausmaß Alpha-2-Rezeptoren;
Wm/Wi (Quetiapin): Blockade von D1-/D2-Rezeptoren, antiserotoninerg, antihistaminerg und anti-alpha-1-adrenergen ⇒ antipsychotisch;
Wm/Wi (Risperidon): selektive Hemmung von serotonergen 5-HT2-Rezeptoren, D2-Rezeptoren und Alpha-1-Rezeptoren;
Wm/Wi (Sertindol): selektive Hemmung mesolimbischer und dopaminerger Neuronen; inhibitorische Effekte auf zentrale Dopamin D2-, Serotonin-5HT2- und Alpha-1-Rezeptoren;
Wm (Ziprasidon): hohe Affinität zu D2- und 5HT2a/5HT2C/5HT1D und 5HT1A-Rezeptoren;
UW (Amisulprid): extrapyramidale Störungen, akute Dystonien, Schläfrigkeit, Schwindel, erhöhte Prolaktinkonzentration (mit z.B. Gynäkomastie, Galaktorrhö, Zyklusstörungen, erektiler Dysfunktion), Hypotension, Gewichtszunahme;
UW (Aripiprazol): Schläfrigkeit, Schwindel, Kopfschmerzen, Akathisie, Übelkeit, Erbrechen, Ruhelosigkeit, Schlaflosigkeit, Angstgefühl, extrapyramidale Störungen, Tremor, Sedierung, verschwommenes Sehen, Dyspepsie, Übelkeit, Erbrechen, Obstipation, Hypersalivation, Abgeschlagenheit;
UW (Asenapin): Angst, Appetit ↑, Gewicht ↑, Somnolenz, Dystonie, Schwindel, Parkinsonismus, Sedierung, Schwindel, Akathisie, Geschmacksstörung, orale Hypästhesie, Muskelrigidität, erhöhte GPT, Ermüdung;
UW (Clozapin): Leukopenie, Neutropenie, Leukozytose, Eosinophilie, Gewichtszunahme, Schläfrigkeit, Sedierung, verschwommenes Sehen, Kopfschmerzen, Tremor, Rigor, Akathisie, extrapyramidale Symptome, Krampfanfälle/Konvulsionen, myoklonische Zuckungen, Tachykardie, EKG-Veränderungen, Hypertonie, orthostatische Hypotonie, Synkope, Obstipation, Hypersalivation, Übelkeit, Erbrechen, Appetitlosigkeit, trockener Mund, erhöhte Leberwerte, Harninkontinenz, -verhalt, Müdigkeit, Fieber, benigne Hyperthermie, Störung der Schweiß- und Temperaturregulation;

UW (Flupentixol): Frühdyskinesien, Parkinson-Syndrom, Akathisie, Hyper-/Hypokinesie, Dystonie, Schwindel, Kopfschmerzen, orthostatische Dysregulation, Hypotonie, Tachykardie, Dyspnoe, verstopfte Nase, Mundtrockenheit, Dyspepsie, Übelkeit, Erbrechen, Diarrhoe, Obstipation, Miktionsstörung, Harnverhalt, Pruritus, Hyperhidrose, Myalgie, Appetit ↑/↓, Gewicht ↑, Libidoverlust, abnormales Sehen, Akkommodationsstörungen, Tränenfluss ↑, Augeninnendruck ↑, Müdigkeit, Asthenie;
UW (Loxapin): Sedierung, Somnolenz, Schwindel, Rachenreizung, Geschmacksstörung, Mundtrockenheit, Müdigkeit;
UW (Lurasidon): Gewichtszunahme, Insomnie, Agitiertheit, Angstzustände, Ruhelosigkeit, Akathisie, Somnolenz, Parkinsonismus, Schwindel, Dystonie, Dyskinesie, Übelkeit, Erbrechen, Dyspepsie, Hypersalivation, trockener Mund, Schmerzen im Oberbauch, Magenbeschwerden, Rigidität der Skelettmuskulatur, Erhöhung von CK/Kreatinin, Müdigkeit;
UW (Olanzapin): Eosinophilie, Cholesterin-/Glukose-/Triglyceride/Transaminasen ↑, Gewicht ↑, Glukosurie, Appetit ↑,, Schläfrigkeit, Schwindel, Akathisie, Parkinsonismus, Dyskinesie, orthostatische Hypotonie, Obstipation, Mundtrockenheit, Ausschlag, erektile Dysfunktion, Libidoverlust, Asthenie, Müdigkeit, Ödeme;
UW (Paliperidon): Kopf-, Bauchschmerzen, Akathisie, Schwindel, Dystonie, extrapyramidale Störung, Hypertonie, Parkinsonismus, Sedierung, Somnolenz, Tremor, AV-Block I°, Bradykardie, Schenkelblock, Sinustachykardie, orthostatische Hypotonie, Mundtrockenheit, Speichelfluss ↑, Erbrechen, Asthenie, Erschöpfung, Gewicht ↑;
UW (Quetiapin): Blutbildveränderungen (z.B. Hb-Abnahme, Leukopenie), Hyperprolaktinämie, T3/T4 ↓, TSH/Triglyceriden/Glucose/Gesamtcholesterin/Transaminasen/γGT ↑, Gewicht ↑, Appetit ↑, abnormale Träume, suizidale Gedanken/Verhalten, Schwindel, Somnolenz, Kopfschmerzen, Synkope, extrapyramidale Störungen, Dysarthrie, Tachykardie, Palpitationen, verschwommenes Sehen, orthostatische Hypotonie, Rhinitis, Dyspnoe, Mundtrockenheit, Dyspepsie, Obstipation, Erbrechen, Asthenie, periphere Ödeme, Gereiztheit, Pyrexie;
UW (Risperidon): Kopfschmerzen, Angstzustände, Schlaflosigkeit, Agitation, Sedierung;
UW (Sertindol): Rhinitis, Ejakulationsstrg., Schwindel, Mundtrockenheit, orthostatischer Hypotonus, Gewichtszunahme, Ödeme, Dyspnoe, Parästhesien, QT-Verlängerung;
UW (Ziprasidon): Unruhe, Dystonie, Akathisie, extrapyramidale Störungen, Parkinsonismus, Tremor, Schwindel, Sedierung, Somnolenz, Kopfschmerzen, verschwommenes Sehen, Übelkeit, Erbrechen, Verstopfung, Dyspepsie, Mundtrockenheit, Speichelfluss, muskuloskelettale Rigidität, Asthenie, Müdigkeit;
KI (Amisulprid): bek. Überempfindlichkeit, prolaktinabhängige Tumore, Phäochromozytom, stark eingeschränkte Nierenfkt., Kombination mit Levodopa o. Med., die schwerwiegende HRST auslösen können, Ki < 3J., SZ;
KI (Aripiprazol): bek. Überempfindlichkeit;
KI (Asenapin): bek. Überempfindlichkeit;
KI (Clozapin): bek. Überempfindlichkeit, anamnestisch toxische oder allergische Granulozytopenie/Agranulozytose, wenn keine regelmäßigen Blutuntersuchungen durchgeführt werden können, Schädigung der Knochenmarkfunktion, ungenügend kontrollierte Epilepsie, alkoholische o.a. vergiftungsbedingte Psychosen, Arzneimittelintoxikationen und Bewusstseinstrübungen, Kreislaufkollaps und/oder ZNS-Depression jeglicher Genese, schwere Erkrankungen der Niere/des Herzens, aktive Lebererkrankungen, paralytischer Ileus;

KI (Flupentixol): bek. Überempfindlichkeit (auch gegen Neuroleptika vom Phenothiazin- u. Thioxanthentyp), akute Alkohol-, Opiat-, Hypnotika- oder Psychopharmakaintoxikation, Kreislaufschock, Koma;
KI (Loxapin): bek. Überempfindlichkeit gegen L. bzw. Amoxapin; akute respiratorische Symptome, COPD, Asthma;
KI (Lurasidon): bek. Überempfindlichkeit, gleichzeitige Anwendung von starken CYP3A4-Inhibitoren und -induktoren;
KI (Olanzapin): bek. Überempfindlichkeit, unbehandeltes Engwinkelglaukom;
KI (Paliperidon): bekannte Überempfindlichkeit;
KI (Quetiapin): bek. Überempfindlichkeit, gleichzeitige Anw. von Cytochrom-P 450-3A4-Hemmern (z.B. Erythromycin, Antimykotika vom Azoltyp, HIV-Protease-Hemmer);
KI (Risperidon): bek. Überempfindlichkeit, nichtmedikamentös bedingte Hyperprolaktinämie;
KI (Sertindol): bek. Überempfindlichkeit, angeborenes oder erworbenes Long-QT-Syndrom, unbehandelte Hypokaliämie bzw. Hypomagnesiämie, dekomp. Herzinsuffizienz, Arrhythmien, Bradykardie, schwere Leberinsuffizienz;
KI (Ziprasidon): bek. Überempfindlichkeit, bekannte QT-Intervall-Verlängerung, angeborenes QT-Syndrom, akuter Myokardinfarkt, nichtkompensierte Herzinsuffizienz, HRST (die mit Antiarrhythmika der Klassen IA und III behandelt werden), gleichzeitige Anwendung von QT-Zeit-verlängernden Medikamenten

Amisulprid Rp	HWZ 12h, Qo 0.5, PPB 16%
Amisulprid HEXAL *Tbl. 50, 100, 200, 400mg* **AmisulpridLich** *Tbl. 50, 100, 200, 400mg* **Solian** *Tbl.100, 200, 400mg;* *Lsg. (1ml = 100mg)*	**Schizophrene Psychosen:** produktive Zustände: 400-800mg/d p.o., max. 1200mg/d; primär negative Zustände: 50-300mg/d; ED bis 300mg; **DANI** CrCl 30-60: 50%; 10-29: 33%; < 10: KI; **DALI** nicht erforderlich

Aripiprazol Rp	HWZ 75h, PPB > 99%, PRC C, Lact -
Abilify *Tbl. 5, 10, 15, 30mg;* *Lingualtbl. 10mg, 15mg; Saft (1ml=1mg);* *Inj.Lsg. 7.5mg/1ml* **Abilify Maintena** *Inj.Lsg. 300, 400mg* **Aripiprazol-ratioph.** *Tbl, 5, 10, 15, 20, 30mg*	**Schizophrenie:** 1 x 15mg p.o.; ini 1 x 9.75mg i.m., dann 1 x 5.25-15mg i.m.; max. 30mg/d p.o./i.m.; **Erhaltungsth.:** 1 x 400mg/M i.m., ini für 14d gleichzeitig 10-20mg p.o.; bei Auftreten von UW 300mg/M; **Ki ab 15J.:** d1+2: 1 x 2mg p.o, d3+4 1 x 5mg, dann 1 x 10mg, ggf. steigern bis max. 30mg/d; **Man. Episoden:** 1 x 15mg p.o., max. 30mg/d; **Prävention d. Wiederauftretens manischer Episoden bei der Bipolar-I-Störung:** Weiterbehandlung mit gleicher Dosis; **DANI** nicht erforderlich; **DALI** schwere LI: vorsichtige Dosiseinstellung

Asenapin Rp	HWZ 24h , PPB 95% , PRC C, Lact ?
Sycrest *Lingualtbl. 5, 10mg*	**Manische Episode einer bipolaren Störung:** 2 x 5-10mg p.o.; **DANI** CrCl > 15: 100%, < 15: keine Daten; **DALI** Child A: 100%, B: vorsichtige Anw., C: Anw. nicht empfohlen
Clozapin Rp	HWZ 8-12h, Qo 1.0, PPB 95%, PRC B, Lact -
Clozapin Neurax *Tbl. 25, 50, 100, 200mg* **Clozapin-ratioph.** *Tbl. 25, 50, 100, 200mg* **Elcrit** *Tbl. 25,100mg* **Leponex** *Tbl. 25, 50, 100mg*	**Akute, chronische schizophrene Psychose:** d1: 1-2 x 12.5mg p.o., dann um 25-50mg/d p.o. steigern, Erh.Dos. 200-450mg/d p.o., max. 900mg/d p.o.; Pck.Beil. beachten!
Flupentixol Rp	HWZ 22-36h, 70-190h (Dep.), PPB 99%
Fluanxol *Tbl. 0.5, 2, 5mg; Gtt. (1ml = 50mg); Amp. (Dep.) 20mg/1ml, 100mg/1ml* **Flupendura** *Amp. (Dep.) 20mg/1ml, 100mg/1ml, 40mg/2ml* **Flupentixol Neurax** *Amp. (Dep.) 20mg/1ml, 100mg/1ml, 40mg/2ml, 200mg/10ml*	**Akute, chronische Schizophrenie:** 5-60mg/d p.o. in 2-3ED; 20-100mg i.m. alle 2-4W
Loxapin Rp	HWZ 6-8h, PPB 97%, PRC C, Lact ?
Adasuve *Einzeldosisinhalator 4.5, 9.1mg*	**Leichte-mittelschwere Agitiertheit bei Schizophrenie oder bipolarer Störung:** 9.1mg inhalieren, ggf. Wdh. nach 2h; ggf. 4.5mg bei schlechter Verträglichkeit; **DANI, DALI** keine Daten
Lurasidon Rp	HWZ 20-40h, PPB 99%, PRC C, Lact ?
Latuda *Tbl. 18.5, 37, 74mg*	**Schizophrenie:** ini 1 x 37mg p.o., max. 1 x 148mg/d; **DANI** CrCl > 50: 100%, 15-50: ini 1 x 18.5mg, max. 1 x 74mg/d p.o., <15: Anwendung nicht empfohlen; **DALI** Child A: 100%, Child B: ini 1 x 18.5mg, max. 1 x 74mg/d p.o., Child C: ini 1 x 18.5mg, max. 1 x 37mg/d p.o.

Olanzapin Rp	HWZ 34-52h, Q0 > 0.7, PPB 93%, PRC C, Lact ?
Olanzapin HEXAL *Tbl. 2.5, 5, 7.5, 10, 15, 20mg; Lingualtbl. 5, 10, 15, 20mg;* **Zalasta** *Tbl. 2.5, 5, 7.5, 10, 15, 20mg; Lingualtbl. 5, 7.5, 10, 15, 20mg* **Zypadhera** *Inj. Lsg. 210, 300, 405mg* **Zyprexa** *Tbl. 2.5, 5, 7.5, 10, 15, 20mg; Lingualtbl. 5, 10, 15, 20mg*	**Schizophrenie, Phasenpro. bei bipolaren Störungen:** ini 1 x 10mg p.o.; **manische Episoden:** ini 15mg/d bei Monotherapie, 10mg bei Kombinationstherapie; Erh.Dos. 5-20mg; **DANI** ggf. ini 5mg/d; **DALI** ini 5mg/d, dann vorsichtig steigern; **Zypadhera:** zur Erhaltungstherapie nach Stabilisierung mit oralem Olanzapin: z.B. bei 15mg/d ini 300mg i.m./2W, nach 2M 210mg/2W oder 405mg/4W; s.a. FachInfo
Paliperidon Rp	HWZ 7h, PPB 83%, PRC C, Lact ?
Invega *Tbl. (ret.) 3, 6, 9mg* **Xeplion** *Inj. Susp. (Dep.) 25, 50, 75, 100, 150mg*	**Schizophrenie, Erw., Ki. ab15J:** 1 x 6mg p.o., ggf. Dosisanpass. auf 3-12mg; Depot: 150 mg d1 i.m. deltoidal, 100mg d8 i.m. deltoidal, 75mg alle 4W i.m. deltoidal/gluteal, ggf. 25-150mg alle 4W **DANI:** CrCl 50-80: 1 x 3mg, Dosissteigerung möglich; 30-50: 1 x 3mg; 10-30: 3mg alle 2d, ggf. steigern auf 1 x 3mg/d; < 10: Anw. nicht empfohlen; **DALI:** vorsichtige Anwendung bei schwerer LI
Quetiapin Rp	HWZ 7h, PPB 83%, PRC C, Lact ?
Quentiax *Tbl. 25, 100, 150, 200, 300mg; Tbl. (ret.) 150, 200, 300mg* **Quetiapin HEXAL** *Tbl. 25, 50, 100, 150, 200, 300, 400mg; Tbl. 50(ret.), 200(ret.), 300(ret.), 400(ret.)mg* **Quetiapin neurax** *Tbl. 25, 50, 100, 150, 200, 300, 400mg; Tbl. 50(ret.), 200(ret.), 300(ret.), 400(ret.)mg* **Seroquel** *Tbl. 25, 100, 200, 300mg; Tbl. 50(ret.), 150(ret.) 200(ret.), 300(ret.), 400(ret.)mg*	**Schizophrenie:** d1: 2 x 25mg, d2: 2 x 50mg, d3: 2 x 100mg, d4: 2 x 150mg; Erh.Dos. 150-750mg; **manische Episoden bei bipolarer Strg.:** d1: 2 x 50mg, d2: 2 x 100mg, d3: 2 x 150mg, d4: 2 x 200mg, ggf. steigern um max. 200mg/d, Erh.Dos. 400-800mg/d; **depressive Episoden bei bipolarer Strg.:** d1: 1 x 50mg, d2: 1 x 100mg, d3: 1 x 200mg, d4: 1 x 300mg; Erh.Dos. 300mg; Erh.Dos. 150-750mg; **DANI** nicht erforderlich; **DALI** ini 25mg, um 25-50mg/d steigern

Risperidon Rp	HWZ 3 (24) h, Qo 0.95 (0.1), PPB 88%, PRC C, Lact ?
Risocon *Tbl. 2mg; Lsg. 1mg/1ml* **Risperdal** *Tbl. 0.5, 1, 2, 3, 4mg; Lingualtbl. 1, 2, 3, 4mg; Gtt. (1ml = 1mg)* **Risperdal Consta** *Inj.Susp. (ret.) 25mg/2ml, 37.5mg/2ml, 50mg/2ml* **Risperidon HEXAL** *Tbl. 0.25, 0.5, 1, 2, 3, 4, 6mg; Lingualtbl. 0.5, 1, 2, 3, 4mg; Schmelzfilm 0.5, 1, 2, 3mg; Lsg. 1mg/1ml*	**Chronische Schizophrenie:** d1: 2mg, d2: 4mg, dann 4-6mg p.o. in 1-2ED; 25mg alle 2W i.m., ggf. 37.5-50mg alle 2W; **Kurzzeitbehandlung (bis 6W) anhaltender Aggression bei mäßiger bis schwerer Alzheimer-Demenz mit Risiko für Eigen- u. Fremdgefährdung:** ini 2 x 0.25mg p.o., je nach Wi alle 2d um 2 x 0.25mg steigern, Erh.Dos. 2 x 0.5-1mg; **Verhaltensstörung: Ki. 5-18J. , < 50kg:** ini 1 x 0.25mg p.o., nach Bedarf steigern auf 0.5-0.75mg; **≥ 50kg:** ini 1 x 0.5mg p.o., nach Bedarf steigern auf 1-1.5mg; **DANI, DALI** 50%

Sertindol Rp	HWZ 3d, PPB > 99%
Serdolect *Tbl. 4, 12, 16, 20mg*	**Schizophrenie:** ini 1 x 4mg p.o., alle 4-5d um 4mg steigern, Erh.Dos. 12-20mg, max. 24mg/d; **DANI** nicht erforderlich; **DALI** langsame Dosistitration, niedrigere Erh.Dos.; KI bei schwerer LI

Ziprasidon Rp	HWZ 6.6h, PPB > 99%
Zeldox *Kps. 20, 40, 60, 80mg; Susp. (2ml = 20mg); Inj.Lsg. 20mg/1ml* **Ziprasidon Actavis** *Kps. 20, 40, 60, 80mg* **Ziprasidon HEXAL** *Kps. 20, 40, 60, 80mg*	**Schizophrenie, bipolare Störung:** **Erw.** ini 2 x 40mg p.o., max. 2 x 80mg, Erh.Dos. 2 x 20mg; 10-20mg i.m., ggf. nach 2-4h erneut 10mg, max. 40mg/d; **bipolare Störungen:** **Ki. 10-17J.** d1 1 x 20mg p.o., dann über 1-2W steigern, **> 45kg:** 120-160mg/d; **< 45kg:** 60-80mg/d **DANI** nicht erforderlich; **DALI** sorgfältige Dosiseinstellung

13.6 Sedativa, Hypnotika

13.6.1 Benzodiazepine

Wm: Öffnung von Chloridkanälen ⇒ Verstärkung der hemmenden Funktion GABA-erger Neuronen v.a. am limbischen System;
Wi: sedierend, schlafinduzierend, anxiolytisch, antiaggressiv, antikonvulsiv, muskelrelaxierend;
UW (Alprazolam): Verwirrtheit, Depression, Appetitmangel, Sedierung, Verschlafenheit, Ataxie, Koordinationsstörungen, eingeschränktes Erinnerungsvermögen, schleppende Sprache, Konzentrationsstörungen, Schwindel, Kopfschmerz, verschwommenes Sehen, Obstipation, Übelkeit, Asthenie, Reizbarkeit;
UW (Bromazepam): Müdigkeit, Schläfrigkeit, Mattigkeit, Benommenheit, verlängerte Reaktionszeit, Konzentrationsstörungen, Kopfschmerzen, Niedergeschlagenheit, anterograde Amnesie, Überhangeffekte, Tagessedierung;
UW (Brotizolam): Benommenheit, Kopfschmerzen, Magen-Darm-Störungen;
UW (Chlordiazepoxid): Müdigkeit, Schläfrigkeit, Mattigkeit, Schwindel, Benommenheit, Ataxie, Tagessedierung, Kopfschmerzen, verlängerte Reaktionszeit, Verwirrtheit, anterograde Amnesie; **UW** (Clobazam): zahlreiche UW ohne Häufigkeitsangabe, s. FachInfo;
UW (Diazepam): Tagessedierung, Müdigkeit, Schwindel, Kopfschmerzen, Ataxie, Verwirrtheit, anterograde Amnesie, verminderte Reaktionsfähigkeit, Sturzgefahr (bei älteren Pat.);
UW (Dikaliumclorazepat): zahlreiche UW ohne Häufigkeitsangabe, s. FachInfo;
UW (Flunitrazepam): zahlreiche UW ohne Häufigkeitsangabe, s. FachInfo;
UW (Flurazepam): Somnolenz, verringerte Aufmerksamkeit, Müdigkeit, gedämpfte Emotionen, Verwirrtheit, Muskelschwäche, Ataxie, Bewegungsunsicherheit, Kopfschmerzen, Schwindel, Sehstörungen, Überhangeffekte;
UW (Lorazepam): Muskelschwäche, Mattigkeit, Sedierung, Müdigkeit, Benommenheit, Ataxie, Verwirrtheit, Depression, Demaskierung einer Depression, Schwindel;
UW (Lormetazepam): Angioödem, Angstzustände, verminderte Libido, Kopfschmerzen, Schwindel, Benommenheit, Sedierung, Schläfrigkeit, Aufmerksamkeitsstörung, Amnesie, beeinträchtigtes Sehvermögen, Sprachstörung, Dysgeusie, Bradyphrenie, Tachykardie, Erbrechen, Übelkeit, Oberbauchschmerzen, Konstipation, Mundtrockenheit, Pruritus, Miktionsstörungen, Asthenie, Hyperhidrosis;
UW (Medazepam): Schwindel, Kopfschmerzen, Ataxie, Tagessedierung, Müdigkeit, Verwirrtheit, anterograde Amnesie, Überhangeffekte;
UW (Midazolam): i.v.: dosisabhängige Fluktuationen in den lebenswichtigen Funktionen, v.a.: Abnahme des Atemzugvolumens, Minderung der Atemfrequenz, Apnoe, Blutdruckschwankungen, Änderungen der Herzfrequenz;
UW (Nitrazepam): zahlreiche UW ohne Häufigkeitsangabe, s. FachInfo;
UW (Oxazepam): Kopfschmerzen, Schwindel, Somnolenz, Sedierung, Übelkeit, Mundtrockenheit;
UW (Prazepam): Verwirrtheit, lebhafte Träume, Tagesmüdigkeit, verlängerte Reaktionszeit, Benommenheit, Schläfrigkeit, Ausgelassenheit, Ataxie, Kopfschmerzen, Tremor, verlangsamtes oder undeutliches Sprechen, Stimulation, Schwindel, Hyperaktivität, Sehstörungen, Palpitationen, Mundtrockenheit, Magen-Darm-Beschwerden, Diaphorese, transienter Hautausschlag, muskuläre Hypotonie, Gelenkschmerzen, Erschöpfung, Schwächegefühl;
UW (Temazepam): zahlreiche UW ohne Häufigkeitsangabe, s. FachInfo;
UW (Triazolam): Schläfrigkeit, Schwindel, Ataxie, Kopfschmerzen;

KI (Alprazolam): bek. Überempf., Myasthenia gravis, schwere Ateminsuffizienz, schwere Leberfkt.strg, Schlafapnoe-Syndrom, akute Intoxikation durch Alkohol oder and. ZNS-aktive Substanzen; **KI** (Bromazepam): bek. Überempfindlichkeit, Drogen-, Alkohol- und Medikamentenabhängigkeit, akute Vergiftung mit Alkohol, Schlaf- oder Schmerzmitteln sowie Psychopharmaka, Myasthenia gravis;
KI (Brotizolam): bek./angeborene Überempf., Abhängigkeitsanamnese; akute Vergiftung mit Alkohol, Schlaf- oder Schmerzmitteln sowie Psychopharmaka, Myasthenia gravis, schwere respiratorische Insuffizienz, Schlafapnoe-Syndrom, schwere Leberinsuffizienz, SS, SZ, Ki < 18J.;
KI (Chlordiazepoxid): bekannte Überempfindlichkeit, Abhängigkeitsanamnese, Ki/Jug.;
KI (Clobazam): bek. Überempf., Abhängigkeitsanamnese, akute Vergiftung mit Alkohol, Schlaf- oder Schmerzmitteln sowie Psychopharmaka, Myasthenia gravis, schwere respirat. Insuffizienz, Schlafapnoe-Syndrom, schwere Leberinsuffizienz, SS im 1.Trimenon, SZ;
KI (Diazepam): bek. Überempf., Abhängigkeitsanamnese, schwere Form der Myasthenia gravis;
KI (Dikaliumclorazepat, Flurazepam): bek. Überempfindlichkeit, Abhängigkeitsanamnese, akute Vergiftung mit Alkohol, Schlaf- oder Schmerzmitteln sowie Psychopharmaka, Myasthenia gravis, schwere respiratorische Insuffizienz, Schlafapnoe-Syndrom, schwere Leberschädigung, spinale/zerebelläre Ataxie;
KI (Flunitrazepam): bek. Überempfindlichkeit, Abhängigkeitsanamnese, Myasthenia gravis, schwere Ateminsuffizienz, Schlafapnoe-Syndrom, schwere Leberinsuffizienz;
KI (Lorazepam): bek. Überempfindlichkeit; p.o.: Abhängigkeitsanamnese, Ki < 6J.; i.v.: Kollapszustände, Schock, gleichzeitige Anw. mit Scopolamin, Früh-/Neugeborene;
KI (Lormetazepam): bek. Überempfindlichkeit, Abhängigkeitsanamnese, Myasthenia gravis, akute Vergiftung mit Alkohol, Schlaf- oder Schmerzmitteln sowie Psychopharmaka;
KI (Medazepam): bek. Überempfindlichkeit, Abhängigkeitsanamnese, Myasthenia gravis;
KI (Midazolam): bek. Überempfindlichkeit, schwere Ateminsuffizienz; p.o.: Myasthenia gravis, schwere Leberinsuffizienz, Schlafapnoe-Syndrom, Abhängigkeitsanamnese, akute Vergiftung mit Alkohol, Schlaf- oder Schmerzmitteln sowie Psychopharmaka, Kinder, gleichzeitige Behandlung mit Ketoconazol, Itraconazol, Voriconazol und HIV-Protease-inhibitoren; i.v.: akute Atemdepression;
KI (Nitrazepam): bek. Überempfindlichkeit, Myasthenia gravis, Abhängigkeitsanamnese, schwere Ateminsuffizienz, Schlafapnoe-Syndrom, schwere Leberinsuffizienz, spinale/zerebrale Ataxien, akute Vergiftung mit Alkohol, Sedativa, Hypnotika, Analgetika oder Psychopharmaka;
KI (Oxazepam): bek./angeborene Überempfindlichkeit, Abhängigkeitsanamnese, akute Alkohol-, Schlafmittel-, Schmerzmittel- (Opiattyp) sowie Psychopharmakavergiftung;
KI (Prazepam): bek. Überempfindlichkeit, Abhängigkeitsanamnese, akute Vergiftung mit Alkohol, Schlaf- oder Schmerzmitteln sowie Psychopharmka, Myasthenia gravis, schwere Ateminsuffizienz, Schlafapnoe-Syndrom, schwere Leberinsuffizienz, Engwinkelglaukom, Ki/Jugendliche < 18J.;
KI (Temazepam): bek. Überempfindlichkeit, Myasthenia gravis, schwere Ateminsuffizienz, Schlafapnoe-Syndrom, schwere Leberinsuffizienz, Ki < 14J., spinale/zerebellare Ataxien, akute Vergiftung mit Alkohol, Sedativa, Hypnotika, Analgetika oder Psychopharmaka;
KI (Triazolam): bekannte Überempfindlichkeit, Myasthenia gravis, schwere Ateminsuffizienz, Schlafapnoe-Syndrom, schwere Leberinsuffizienz, Ki/Jugendliche < 18J., gleichzeitige Anwendung von Ketoconazol, Itraconazol, Nefazodon oder Efavirenz, SS, SZ, spinale/zerebelläre Ataxien, akute Vergiftung mit zentraldämpfenden Mitteln, Abhängigkeitsanamnese;

Alprazolam Rp	HWZ 13h, Q_0 > 0.7, PPB 80%, PRC D, Lact ?
Alprazolam 1A *Tbl. 0.25, 0.5, 1mg* **Alprazolam-ratioph.** *Tbl. 0.25, 0.5, 1mg* **Tafil** *Tbl. 0.5, 1mg*	**Spannungs-, Erregungs-, Angstzustände:** 3 x 0.25-0.5mg p.o., max. 4mg/d, für max. 8-12W; **Panikstrg.:** ini 0.5-1mg z.N., bei Bedarf alle 3-4d um max. 1mg steigern, max. 10mg/d; **DANI, DALI** Dosisreduktion

Bromazepam Rp	HWZ 16h, Q_0 1.0, PPB 70%
Bromazanil *Tbl. 3, 6mg* **Bromazepam-ratioph.** *Tbl. 6mg* **Gityl** *Tbl. 6mg* **Lexotanil** *Tbl. 6mg* **Lexostad** *Tbl. 6mg* **Normoc** *Tbl. 6mg*	**Spannungs-, Erregungs-, Angstzustände:** ini 1 x 1.5-3mg p.o. z.N., ggf. steigern bis 1 x 6mg; bis 3 x 6mg bei stationärer Behandlung; **DANI, DALI** 50%, ini 1.5mg z.N., max. 6mg/d

Brotizolam Rp	HWZ 5h, Q_0 1.0, PPB 89-95%
Lendormin *Tbl. 0.25mg* **Lendorm** *Tbl. 0.25mg*	**Ein-, Durchschlafstörung:** 0.125-0.25mg p.o. z.N., max. 0.25mg/d, für max. 2W; **DALI** Dosisreduktion, KI bei schwerer LI

Chlordiazepoxid Rp	HWZ 15(10-80)h, Q_0 1.0 (1.0), PPB 94-97%, PRC D, Lact ?
Librium *Tbl. 25mg* **Radepur** *Tbl. 10mg*	**Spannungs-, Erregungs-, Angstzustände:** 2-3 x 5-10mg p.o., max. 60mg/d, max. 30mg ED; **DANI, DALI** 50%

Clobazam Rp	HWZ 18(50)h, Q_0 1.0, PPB 85-91%
Frisium *Tbl. 10, 20mg*	**Spannungs-, Erregungs-, Angstzustände:** 20-30mg/d p.o. in 1-2ED; **Ki. 3-15J:** 5-10mg/d; **Epilepsie:** ini 5-15mg/d, langsam Dosis steigern, max. 80mg/d; **Ki. 3-15J:** ini 5mg, Erh.Dos. 0.3-1mg/kg; **DANI, DALI** Dosisreduktion

Diazepam Rp	HWZ 24-48(100)h, Q_0 1.0 (1.0), PPB 95-99%, PRC D, Lact ?
Diazepam Desitin rectal tube *Rektallsg. 5, 10mg* **Diazepam-ratioph.** *Tbl. 2, 5, 10mg; Supp. 10mg; Gtt. (20Gtt. = 10mg); Amp. 10mg/2ml* **Stesolid** *Rect. Tube 5, 10mg; Amp. 10mg/2ml* **Valocordin Diazepam** *Gtt. (28Gtt. = 10mg)*	**Spannungs-, Erregungs-, Angstzustände:** 5-20mg/d p.o./rect. in 1-2ED, 30-60mg/d bei stat. Beh.; 0.1-0.2mg/kg i.v., ggf. wdh. n. 3-8h; **Ki.:** 1-2mg i.v/i.m., ggf. wdh. nach 3-4h; **erhöhter Muskeltonus:** ini 10-20mg/d p.o./rect. in 2-4ED, Erh.Dos. 1-2 x 5mg; ini 1-2 x 5-10mg i.m., max. 1-2 x 10-20mg/d; **Ki.:** 2-10mg i.m.; **Prämed. vor OP:** 10-20mg p.o./rect./i.m. am Vorabend; **Status epilepticus:** 5-10mg i.v./i.m., Wdh. bei Bedarf alle 10min bis 30mg; **Ki. bis 3J:** 2-5mg i.v., 5-10mg i.m.; > **3J:** 5-10mg i.v.; **DANI, DALI** 50%

Dikaliumclorazepat Rp	HWZ 2-2.5(25-82)h, Qo 1.0 (1.0), PPB 95%
Tranxilium *Kps. 5, 10, 20mg; Tbl. 20, 50mg; Inj.Lsg. 50mg/2.5ml*	**Spannungs-, Erregungs-, Angstzustände:** 10-20mg p.o. in 1-3ED; max. 150mg/d, bei stationärer Behandlung max. 300mg/d; 50-100mg i.v., evtl. Wdh. n. 2h, max. 300mg/d; **Prämed. vor OP:** 20-100mg p.o./i.v.; **Ki.:** 0.3-1.25mg/kg; **DANI, DALI** 50%

Flunitrazepam Rp (Btm)	HWZ 16-35(28)h, Qo 1.0, PPB 78%)
Fluninoc *Tbl. 1mg* **Flunitrazepam-ratioph.** *Tbl. 1mg* **Rohypnol** *Tbl. 1mg*	**Schlafstörung:** 0.5-1mg, max. 2mg p.o. z.N.; **Ki. > 6J:** 0.015-0.03mg/kg i.m./i.v.; **DANI, DALI** sorgfältige Dosiseinstellung, KI bei schwerer LI

Flurazepam Rp	HWZ 2(10-100)h, Qo 1.0 (0.7), PPB 95%, PRC X, Lact?
Dalmadorm *Tbl. 30mg* **Flurazepam Real** *Tbl. 30mg* **Staurodorm Neu** *Tbl. 30mg*	**Schlafstörung:** 15-30mg p.o. z.N.; **DANI, DALI** Dosisreduktion, KI bei schwerer Leberinsuffizienz

Lorazepam Rp	HWZ 12-16h, Qo 1.0, PPB 80-93%, PRC D, Lact ?
Lorazepam Neurax *Tbl. 1, 2.5mg* **Tavor** *Tbl. 0.5, 1, 2, 2.5mg; Lingualtbl. 1, 2.5mg; Amp. 2mg/1ml* **Tolid** *Tbl. 1, 2.5mg*	**Spannungs-, Erregungs-, Angstzustände:** 0.5-2.5mg/d p.o. in 2-3ED, bis 7.5mg/d bei stationärer Beandlung; **akute Angstzustände:** 0.05mg/kg i.v., evtl. Wdh. nach 2h; **Schlafstörung:** 0.5-2.5mg p.o. z.N.; **Prämed. vor OP:** 1-2.5mg p.o. am Vorabend und/oder 2-4mg p.o. 1-2h präop.; **Status epilepticus:** 4mg langsam i.v., ggf. Wdh. nach 10-15min, max. 8mg in 12h; **Ki.:** 0.05mg/kg i.v., ggf. Wdh. nach 10-15min; **DALI** Dosisreduktion

Lormetazepam Rp	HWZ 10(15)h, Qo 0.85 (1.0), PPB 88%
Ergocalm *Tbl. 1, 2mg* **Loretam** *Kps. 1, 2mg* **Lormetazepam-ratioph.** *Tbl. 0.5, 1, 2mg* **Noctamid** *Tbl. 1, 2mg* **Sedalam** *Amp. 2mg/10ml* **Sedalon** *Amp. 2mg/10ml* **Sedalor** *Amp. 2mg/10ml*	**Ein- und Durchschlafstörung:** 1-2mg p.o. z.N.; **Prämed. vor OP:** 2mg p.o. am Vorabend und/oder 2mg bis 1h präoperativ; 0.4-1mg i.v.; **Sedierung bei chir. Eingriffen in Allgemeinnarkose:** 0.4-2mg i.v.; **Sedierung bei diagn. Eingriffen:** 1-2mg i.v.; **akute Spannungs-, Erregungs- u. Angstzustände:** 0.4-1mg, max. 2mg i.v.

Medazepam Rp	HWZ 2(100)h, Qo 1.0
Rudotel *Tbl. 10mg* **Rusedal** *Tbl. 10mg*	**Spannungs-, Erregungs-, Angstzustände:** 10-30mg/d p.o. in 2-3ED, max. 60mg/d

Midazolam Rp (Btm: Amp > 50mg)	HWZ 1.5-2.2h, Qo 1.0, PPB 95%, PRC D, Lact ?
Buccolam *Lsg. zur Anw. i.d. Mundhöhle 2.5mg/0.5ml, 5mg/1ml, 7.5mg/1.5ml, 10mg/2ml* **Dormicum** *Tbl. 7.5mg; Amp. 5mg/1ml, 5mg/5ml, 15mg/3ml* **Midazolam HEXAL** *Amp. 5mg/1ml, 5mg/5ml, 15mg/3ml* **Midazolam-ratioph.** *Saft (1ml = 2mg); Amp. 5mg/1ml, 5mg/5ml, 15mg/3ml, 50mg/50ml, 100mg/50ml*	**Prämed. vor OP:** 7.5-15mg p.o. 30-60min präop., 3.5-7mg i.m. 20-30min präop.; **Sedierung:** ini 2-2.5mg i.v., je nach Wi in 1-mg-Schritten b. max. 7.5mg; Pat. > 60J: 50%; **Ki. 6M-5J:** 0.05-0.1mg/kg i.v., max. 6mg; **6-12J:** 0.025-0.05mg/kg i.v., max. 10mg; **Narkoseeinleitung:** 0.1-0.2mg/kg i.v.; **Sedierung Intensivtherapie:** ini 0.03-0.3mg/kg i.v., dann 0.03-0.2mg/kg/h; **länger anhaltende akute Krampfanfälle: Ki. 3M – < 1J:** 2.5mg buccal; **1– < 5J:** 5mg; **5 – < 10J:** 7.5mg; **10 – < 18J:** 10mg **DALI** Dosisreduktion, KI bei schwerer LI.

Nitrazepam Rp	HWZ 25-30h, Qo 1.0, PPB 87%
Dormo Puren *Tbl. 5mg* **Eatan N** *Tbl. 10mg* **Imeson** *Tbl. 5mg* **Mogadan** *Tbl. 5mg* **Nitrazepam Neurax** *Tbl. 5, 10mg* **Novanox** *Tbl. 5, 10mg*	**Schlafstörung:** 2.5-5mg, max. 10mg p.o. z.N.; **BNS-Krämpfe: Sgl., Kleinki.:** 2.5-5mg p.o.; **DANI, DALI** Dosisreduktion; KI bei schwerer Leberinsuffizienz

Oxazepam Rp	HWZ 6-25h, Qo 1.0, PPB 97%, PRC D, Lact ?
Adumbran *Tbl. 10mg* **Durazepam** *Tbl. 50mg* **Oxazepam-ratioph.** *Tbl. 10, 50mg* **Praxiten** *Tbl. 10, 15, 50mg* **Sigacalm** *Tbl. 50mg*	**Spannungs-, Erregungs-, Angstzustände:** 1-2 x 10-20mg p.o., max. 3 x 20mg; bei stationärer Behandlung 50-150mg/d in 2-4ED; **Ki.:** 0.5-1mg/kg/d in 3-4ED; **Durchschlafstrg.:** 10-20mg, max. 30mg p.o. z.N.

Prazepam Rp	HWZ 1-3h, Qo 1.0, PPB 88%
Demetrin *Tbl. 10mg* **Mono Demetrin** *Tbl. 20mg*	**Spannungs-, Erregungs-, Angstzustände:** 20mg p.o. z.N.; max. 60mg/d; **DANI, DALI** ini 10-15mg/d, vorsichtig steigern

Temazepam Rp	HWZ 3.5-18.4h, Qo 1.0, PPB 96%, PRC X, Lact ?
Norkotral Tema *Kps. 20mg* **Planum** *Kps. 20mg* **Remestan** *Kps. 10, 20mg* **Temazep-CT** *Kps. 10, 20mg*	**Schlafstörung:** 10-20mg p.o. z.N., max. 40mg/d; **Jugendl. 14-18J:** 10mg/d; **DANI, DALI** 10mg/d, max. 20mg/d

Triazolam Rp	HWZ 1.4-4.6h, Qo 1.0, PPB 75-90%, PRC X, Lact ?
Halcion *Tbl. 0.25mg*	**Schlafstörung:** 0.125-0.25mg p.o. z.N.; **DALI** Dosisreduktion, KI bei schwerer LI

13.6.2 Weitere Sedativa und Hypnotika

Wm/Wi (Buspiron): Agonist an 5-HT1A-Rezeptoren, alpha-2-antagonistisch; anxiolytisch, antidepressiv; **Wm/Wi** (Chloralhydrat): verstärkt die elektrophysiologische Reaktion auf die inhibitorischen Neurotransmitter GABA und Glycin ⇒ sedativ, hypnotisch und antikonvulsiv; **Wm/Wi** (Clomethiazol): hypnotisch, sedativ, antikonvulsiv; **Wm/Wi** (Diphenhydramin, Doxylamin): kompetitive Blockade von H1-Rezeptoren ⇒ sedierend, antiemetisch, lokalanästhetisch; **Wm/Wi** (Melatonin): Hormon der Epiphyse, schlaffördernd durch Beeinflussung des zirkadianen Rhythmus; **Wm/Wi** (L-Tryptophan): Synthese von Serotonin ↑ durch Subst. der physiol. Vorstufe; **Wm/Wi** (Zaleplon, Zolpidem, Zopiclon): benzodiazepinähnliche Wi; **UW** (Buspiron): nichtspez. Brustschmerzen, Alpträume, Zorn, Feindseligkeit, Verwirrtheit, Schläfrigkeit, Tinnitus, Halsentzündg, verstopfte Nase, Verschwommensehen, Muskelschmerzen, Taubheitsgefühl, Missempfindungen, Koordinationsstörung, Tremor, Ekzeme, Schwitzen, feuchte Hände; **UW** (Chloralhydrat): zahlreiche UW ohne Häufigkeitsangabe, s. FachInfo; **UW** (Clomethiazol): starke Speichelsekretion, Bronchialsekretion ↑; **UW** (Diphenhydramin): Somnolenz, Benommenheit, Konzentrationsstrg., Schwindel, Kopfschmerzen, Sehstrg., Magen-Darm-Beschwerden, Mundtrockenheit, Obstipation, Reflux, Miktionsstrg., Muskelschwäche; **UW** (Doxylamin): zahlreiche UW ohne Häufigkeitsangabe, s. FachInfo; **UW** (Melatonin): keine sehr häufigen bzw. häufigen UWs; **UW** (L-Tryptophan): keine (sehr) häufigen NW; **UW** (Zaleplon): Amnesie, Parästhesie, Benommenheit, Dysmenorrhoe, Appetit ↓, Schwäche, Sensibilitätsstörung, Unwohlsein, Lichtempfindlichkeit, Ataxie, Koordinationsstörung, Verwirrtheit, Konzentrationsfähigkeit ↓, Apathie, Depersonalisation, Depression, Schwindelgefühl, Halluzinationen, Geräuschempfindlichkeit, Geruchstäuschung, Sprechstörung, Dysarthrie, verwaschene Sprache, verändertes Sehvermögen, Doppelbilder, Übelkeit; **UW** (Zolpidem): Halluzinationen, Agitiertheit, Alpträume, gedämpfte Emotionen, Verwirrtheit, Somnolenz, Kopfschmerzen, Schwindelgefühl, verstärkte Schlafstrg., anterograde Amnesie, Schläfrigkeit am Folgetag, Aufmerksamkeit ↓, Doppelbilder, Schwindel, Muskelschwäche, Ataxie; **UW** (Zopiclon): Geschmacksstörung, Benommenheit am Folgetag, Mundtrockenheit; **KI** (Buspiron): bek. Überempf., akutes Engwinkelglaukom, Myasthenia gravis, schwere Leber- bzw. Nierenfktsstrg.; **KI** (Chloralhydrat): bek. Überempf., schwere Leber-/Nierenschäden, schwere Herz-Kreislaufschwäche, SS, SZ, Behandlg. mit Antikoagulantien vom Cumarin-Typ, Ki/Jug. < 18 J.; **KI** (Clomethiazol): bek. Überempf., Schlafapnoe-Syndrom, zentr. Atemstrg., akute Intox. durch Alkohol o.a. zentraldämpfende Mittel, Abhängigkeitsanamnese (Ausnahme: akute Behandlung des Prädelirs, Delirium tremens und akuter Entzugssymptomatik), Asthma bronchiale; **KI** (Diphenhydramin): bek. Überempf., akutes Asthma bronchiale, Engwinkelglaukom, Phäochromozytom, Prostatahypertrophie mit Restharn, Epilepsie, Hypokaliämie, Hypomagnesiämie, Bradykardie, angeb. Long-QT-Syndrom oder andere klinisch signif. kard. Strg.; gleichz. Anw. von Arzneimitteln, die das QT-Intervall verlängern/zu Hypokaliämie führen/Alkohol/MAO-Hemmern, SS, SZ Ki < 18J.; **KI** (Doxylamin): bek. Überempf., Engwinkelglaukom, Prostatahypertrophie mit Restharn, akuter Asthmaanfall, Phäochromozytom, gleichz. Anw. mit MAO-Hemmern, Epilepsie; akute Vergiftung durch Alkohol, Schlaf-oder Schmerzmittel sowie Psychopharmaka; **KI** (Melatonin): bek. Überempf.; **KI** (L-Tryptophan): bek. Überempf., schwere Leberinsuff., hepatische Enzephalopathie, schwere Nierenerkrankungen und Niereninsuff., Karzinoide, gleichzeitige Anwendung mit MAO-Hemmerm/SSRI; **KI** (Zaleplon): bek. Überempfindlichkeit, Schlaf-Apnoe-Syndrom, Myasthenia gravis, schwere Leberinsuffizienz, schwere Ateminsuffizienz; **KI** (Zolpidem): bek. Überempf., schwere Leberinsuffizienz, Schlafapnoe-Syndrom, Myasthenia gravis, akute und/oder schwere Ateminsuffizienz, Kinder und Jugendl. < 18J;
KI (Zopiclon): bek. Überempf., schwere Leberinsuffizienz, schweres Schlafapnoe-Syndrom, Myasthenia gravis, schwere Ateminsuffizienz, Kinder und Jugendl. < 18J, SZ

Buspiron Rp	HWZ 4h, Q_0 1.0, PPB > 95%, PRC B, Lact ?
Anxut *Tbl. 5, 10mg* **Busp** *Tbl. 5, 10mg*	**Angstzustände:** ini 3 x 5-10mg p.o., max. 60mg/d; **DANI/DALI** KI bei schwerer NI/LI
Chloralhydrat Rp	HWZ 4min (7h), Q_0 1.0, PPB 40%, PRC C, Lact ?
Chloraldurat *Kps. 250, 500mg* **Chloralhydrat** *Rectiole 600mg*	**Schlafstörung, Erregungszustände:** 250-1000mg p.o. z.N., max. 1.5g/d; **Sedierung von Kindern, Krampfanfall:** > **6kg:** 300mg rect.; > **12kg:** 600mg rect.; > **24kg:** max. 1200mg rect.
Clomethiazol Rp	HWZ 2.3-5h, Q_0 0.95, PPB 60-70%
Distraneurin *Kps. 192mg;* *Lsg. (1ml = 31.5mg)*	**Akute Entzugssymptomatik, Delirium tremens (stationäre Behandlung!):** ini 384-768mg p.o., max. 1152-1536mg in den ersten 2h, dann max. 384mg alle 2h; **Verwirrtheit, Unruhe älterer Patienten:** 3 x 192-384mg p.o.; **Schlafstörung älterer Patienten:** 384mg z.N., evtl. Wdh. nach 30-60min
Diphenhydramin OTC	HWZ 4-8h, Q_0 0.9, PPB 85-99%, PRC B, Lact -
Betadorm D *Tbl. 50mg* **Dolestan** *Tbl. 25, 50mg* **Dormutil N** *Tbl. 50mg* **Emesan** *Tbl. 50mg; Supp. 20, 50mg* **Halbmond** *Tbl. 50mg* **Sodormwell** *Kps. 50mg* **Vivinox Sleep** *Tbl. 25, 50mg*	**Schlafstörung:** 25-50mg p.o. z.N.; **vestibulärer Schwindel, Übelkeit, Erbrechen, Kinetose:** 1-3 x 50mg p.o./rect., **Ki. < 1J:** 1-2 x 10mg rect.; **1-5J:** 1-2 x 20mg rect.; **6-12J:** 1-2 x 25mg p.o.; **DANI, DALI** Dosisanpassung
Doxylamin OTC	HWZ 10h
Gittalun *Brausetbl. 25mg* **Hoggar Night** *Tbl. 25mg* **Schlafsterne** *Tbl. 30mg* **SchlafTabs-ratioph.** *Tbl. 25mg* **Sedaplus** *Saft/Lsg. 12.5ml/5mg*	**Schlafstörung:** 25-50mg p.o. z.N.; > **6M:** 6.25mg; > **1J:** 6.25-12.5mg; **5-12J:** 12.5-25mg
Melatonin Rp	HWZ 3.5-4h, PPB 60%
Circadin *Tbl. 2(ret.)mg*	**Insomnie ab 55J:** 1 x 2mg z.N.; **DANI** vors. Anw.; **DALI** Anw. nicht empfohlen
L-Tryptophan OTC	HWZ 2.5h, Q_0 1.0, PPB 85%
Ardeydorm *Tbl. 500mg* **Ardeytropin** *Tbl. 500mg* **Kalma** *Tbl. 500mg* **L-Tryptophan-ratioph.** *Tbl. 500mg*	**Schlafstörung:** 1-2g p.o. z.N.; **DANI/DALI** KI

Zaleplon Rp	HWZ 1h, Qo 1.0, PPB 60%, PRC C, Lact -
Sonata *Kps. 5, 10mg*	**Einschlafstrg.:** 1 x 10mg p.o. z.N., ältere Pat. 1 x 5mg; **DANI** nicht erf.; **DALI** max. 5mg/d, KI bei schwerer Leberinsuffizienz
Zolpidem Rp	HWZ 2-2.6h, Qo 1.0, PPB 92%, PRC B, Lact ?
Bikalm *Tbl. 10mg* **Edluar** *Lingualtbl. 5, 10mg* **Stilnox** *Tbl. 10mg* **Zolpidem-ratioph.** *Tbl. 5, 10mg*	**Schlafstörung:** 10mg p.o. z.N.; **Pat. > 65J, geschwächte Pat.:** 5mg; **DANI** nicht erforderlich; **DALI** max. 5mg/d, KI bei schwerer LI
Zopiclon Rp	HWZ 5h, Qo 0.95, PPB 45%
Espa-Dorm, Somnosan, Ximovan, Zopiclon HEXAL *Tbl. 7.5mg* **Optidorm** *Tbl. 3.75, 7.5mg* **Zopiclon-ratioph.** *Tbl. 3,75, 7.5mg*	**Schlafstörung:** 7.5mg p.o. z.N., ältere Pat. 3.75mg; **DANI, DALI** max. 3.75mg/d, KI bei schwerer Leberinsuffizienz

13.7 Psychoanaleptika

Wm/Wi (Atomoxetin): selektive Hemmung des präsynaptischen Noradrenalintransporters;
Wm/Wi (Dexamfetamin): zentral stimulierendes Sympathomimemtikum;
Wm/Wi (Lisdexamfetamin): Prodrug von Dexamfetamin, zentral wirk. Sympathomimetikum;
Wm/Wi (Methylphenidat): Amphetaminderivat, zentral erregend durch Katecholaminfreisetzung;
Wm/Wi (Modafinil): Potenzierung der zerebralen Alpha-1-adrenergen Aktivität ⇒ Vigilanz ↑, Zahl plötzlicher Schlafepisoden ↓;
UW (Atomoxetin): Appetit ↓, Gewicht ↓, Anorexie, Reizbarkeit, Stimmungsschw., Schlaflosigkeit, Kopfschmerzen, Schläfrigkeit, Schwindel, abdom. Schmerzen, Erbrechen, Übelkeit, Obstipat., Dyspepsie, Dermatitis, Hautausschlag, Müdigkeit, Lethargie, Tachykardie, Hypertonie;
UW (Dexamfetamin): Arrhythmien, Tachykardie, Palpitationen, Abdominalschmerzen, Übelkeit, Erbrechen, Mundtrockenheit, Veränderung des Blutdrucks/Herzfrequenz, Appetit ↓, verringerte Gewichts- und Größenzunahme bei längerer Anw. bei Kindern, Arthralgie, Schwindel, Dyskinesie, Kopfschmerzen, Hyperaktivität, Schlaflosigkeit, Nervosität, abnormes Verhalten, Aggressivität, Erregungs- und Angstzustände, Depression, Reizbarkeit;
UW (Lisdexamfetamin): Appetit ↓, Anorexie, Schlafstörungen, Agitiertheit, Angst, Libido ↓, Tic, Affektlabilität, psychomotorische Hyperaktivität, Aggression, Kopfschmerzen, Schwindel, Unruhe, Tremor, Somnolenz, Mydriasis, Tachykardie, Palpitationen, Dyspnoe, Mundtrockenheit, Diarrhoe, Oberbauchschmerzen, Übelkeit, Erbrechen, Hyperhidrose, Hautausschlag, erektile Dysfunktion, Reizbarkeit, Müdigkeit, Zerfahrenheit, Fieber, Blutdruck ↑, Gewicht ↓;
UW (Methylphenidat): Anorexie, Appetitverlust, mäßige Verminderung der Gewichtszunahme und des Längenwachstums bei längerer Anwendung bei Kindern, Schlaflosigkeit, Nervosität, abnormes Verhalten, Aggression, Affektlabilität, Erregung, Anorexia, Ängstlichkeit, Depression, Reizbarkeit, Konzentrationsmangel und Geräuschempfindlichkeit (bei Erwachsenen mit Narkolepsie), Kopfschmerzen, Somnolenz, Schwindelgefühl, Dyskinesie, psychomotorische Hyperaktivität, Tachykardie, Palpitationen, Arrhythmien, Hypertonie, Bauchschmerzen, Magenbeschwerden, Übelkeit, Erbrechen, Mundtrockenheit, Diarrhoe, Schwitzen, Alopezie, Pruritus, Rash, Urtikaria, Arthralgien, Husten, Rachen- und Kehlkopfschmerzen, Nasopharyngitis, Fieber, Änderung v. Blutdruck/Herzfrequenz, Gewichtsverlust;

UW (Modafinil): verminderter Appetit, Nervosität, Insomnie, Angst, Depression, Denkstörungen, Verwirrtheit, Kopfschmerzen, Schwindelgefühl, Somnolenz, Parästhesien, verschwommenes Sehen, Tachykardie, Palpitationen, Vasodilatation, Bauchschmerzen, Übelkeit, Mundtrockenheit, Diarrhoe, Dyspepsie, Verstopfung, Asthenie, Brustschmerzen, dosisabhängige Erhöhung der γGT und aP, pathologische Leberfunktionstests;
KI (Atomoxetin): bek. Überempfindlichkeit, Engwinkelglaukom, gleichzeitige Anwendung von MAO-Hemmern, schwere kardio-/zerebrovaskuläre Erkrankungen, Phäochromozytom;
KI (Dexamfetamin): bek. Überempf. oder Idiosynkrasie ggü. sympathomimetischen Aminen, Glaukom, Phäochromozytom, Hyperthyreose oder Thyreotoxikose, Diagnose oder Anamnese schwerer Depression, Anorexia nervosa/anorekt. Störungen, Suizidneigung, psychotische Symptome, schwere affektive Störungen, Manie, Schizophrenie, psychopathischen/Borderline-Persönlichkeitsstörungen, Gilles-de-la-Tourette-Syndrom oder ähnliche Dystonien, Diagnose/Anamnese von schweren und episodischen (Typ I) bipolaren affektiven Störungen, vorbestehende Herz-Kreislauf-Erkrankungen einschließlich mittelschwerer und schwerer Hypertonie, Herzinsuff., arterieller Verschlusskrankheit, Angina pectoris, hämodynamisch signifikanter angeborener Herzfehler, Kardiomyopathien, Myokardinfarkt, potenziell lebensbedrohender Arrhythmien und Kanalopathien, zerebrale Aneurysmen, Gefäßabnormalitäten inkl. Vaskulitis oder Schlaganfall, Porphyrie, anamnestisch Drogenabhängigkeit oder Alkoholismus, gleichzeitige Anwendung von MAO-Hemmern, SS/SZ;
KI (Lisdexamfetamin): bek. Überempf., gleichzeitige Anwendung von MAO-Hemmern, Hyperthyreose/Thyreotoxikose, Erregungszustände, symptomatische Herz-Kreislauf-Erkr., fortgeschrittene Arteriosklerose, mittelschwere bis schwere Hypertonie, Glaukom;
KI (Methylphenidat): bekannte Überempfindlichkeit, Hyperthyreose oder Thyreotoxikose, Glaukom, Phäochromozytom, vorbestehende Herz-Kreislauf-/zerebrovaskuläre Erkrankungen, gleichzeitige Anwendung von MAO-Hemmern; Diagnose oder Anamnese von: schwerer Depression, Anorexia nervosa/anorektischen Störungen, Suizidneigung, psychotischen Symptomen, schweren affektiven Störungen, Manie, Schizophrenie, psychopathischen/Borderline-Persönlichkeitsstörungen, Gilles-de-la-Tourette-Syndrom oder ähnlichen Dystonien, schweren und episodischen (Typ I) bipolaren affektiven Störungen;
KI (Modafinil): bek. Überempf., nicht kontrollierte mittelschwere-schwere Hypertonie, HRST

Atomoxetin Rp	HWZ 3.6h, PPB 98%
Strattera *Kps. 10, 18, 25, 40, 60, 80mg, 100mg*	**Aufmerksamkeitsdefizit-Hyperaktivitätsstörung.: Ki. > 6J:** ini 0.5mg/kg/d p.o., nach 7d je nach Wi steigern auf 1.2mg/kg/d; > 70kg: ini 1 x 40mg, dann 80mg, max. 100mg/d; **DANI** nicht erforderlich; **DALI** Child B: 50%, Child C: 25%

Dexamfetamin Rp (Btm)	HWZ 10h
Attentin *Tbl. 5mg*	**Aufmerksamkeitsdefizit-Hyperaktivitätsstörung mit fehlendem Ansprechen auf Atomoxetin bzw. Methylphenidat:** **Ki. > 6J:** ini 5-10mg p.o., ggf. um 5mg/W steigern, max. 20-40mg/d; **DANI, DALI** keine Daten

Lisdexamfetamin Rp (Btm)	HWZ 1(11)h, PRC B, Lact -
Elvanse *Kps. 30, 50, 70mg*	**Aufmerksamkeitsdefizit-Hyperaktivitätsstörung mit fehlendem Ansprechen auf Methylphenidat:** Ki. > 6J: ini 1 x 30mg p.o., ggf. um 20mg/W steigern, max. 70mg/d; **DANI, DALI** keine Daten

Methylphenidat Rp (Btm)	HWZ 2-4h, Qo 0.95, PPB 10-33%, PRC C, Lact ?
Concerta *Tbl. 18(ret.), 27 (ret.), 36(ret.), 54(ret.)mg* **Equasym** *Kps. 10(ret.), 20(ret.), 30(ret.)mg* **Medikinet** *Tbl. 5, 10, 20mg; Kps. 5(ret.), 10(ret.), 20(ret.), 30(ret.), 40(ret.), 50(ret.), 60(ret.)mg* **Methylphenidat HEXAL** *Tbl. 10mg* **Ritalin** *Tbl. 10mg; Kps. (ret.) 20, 30, 40mg* **Ritalin Adult** *Kps. (ret.) 10, 20, 30, 40mg*	**Aufmerksamkeitsdefizit-Hyperaktivitätsstörung: Ki. ab 6J:** ini 5mg p.o., wöchentlich um 5-10mg steigern, max. 60mg/d in 2-3ED; 1 x 18-36mg (ret.), max. 54mg/d (ret.); **Erw.:** ini 1 x 10-20mg (ret.), ggf. steigern um 10-20mg/W., max. 80mg/d; **Narkolepsie:** 10-60mg/d in 2-3ED; > **6J:** ini 1-2 x 5mg/d, um 5-10mg/W steigern, max. 60mg/d; **DANI, DALI** keine Daten, vorsichtige Anw.

Modafinil Rp)	HWZ 10-12h, PPB 62%, PRC C, Lact ?
Modafinil Neurax *Tbl. 100, 200mg* **Modafinil Heumann** *Tbl. 100mg* **Vigil** *Tbl. 100, 200mg*	**Narkolepsie:** 200-400mg/d p.o. in 2ED (morgens, mittags); **DANI** keine Daten; **DALI** schwere LI: 50%

13.8 Zentral wirksame Alpha-Sympathomimetika

Wm/Wi (Clonidin): zentrale Stimulation Alpha-2-adrenerger Rezeptoren ⇒ Sympathikusaktivität ↓ ⇒ dämpft Überaktivität noradren. Neurone (die Alkoholentzug bewirken);
UW (Clonidin): Depression, Schlafstrg., Schwindel, Sedierung, Kopfschmerzen, orthostatische Hypotonie, Mundtrockenheit, Obstipation, Übelkeit, Erbrechen, Schmerzen in den Speicheldrüsen, erektile Dysfunktion, Müdigkeit;
KI (Clonidin): bek. Überempf., ausgeprägte Hypotonie, Major Depression, bestimmte Erregungsbildungs- und Erregungsleitungsstörungen des Herzens, Bradykardie, SS, SZ

Clonidin Rp	HWZ 12-16h, Qo 0.4, PPB 30-40%, PRC C, Lact ?
Paracefan *Amp. 0.15mg/1ml, 0.75mg/5ml*	**Alkoholentzugssyndrom:** ini 0.15-0.6mg, max 0.9mg i.v. dann 0.3-4mg/d, max. 10mg/d; Perf. (0.75mg) = 15µg/ml ⇒ 2-8ml/h

13.9 Alkoholentwöhnungsmittel

Wm/Wi (Acamprosat): Stimulierung der inhibitorischen GABAergen Neurotransmission sowie antagonistischer Effekt auf die erregenden Aminosäuren, insbesondere Glutamat;
Wm/Wi (Naltrexon): kompetitiver Antagonismus am Opioidrezeptor;
UW (Acamprosat): erniedrigte Libido, Durchfall, Übelkeit, Erbrechen, Bauchschmerzen, Blähungen, Pruritus, makulopapulöser Ausschlag, Frigidität, Impotenz;

UW (Naltrexon): Bauchschmerzen, Übelkeit, Erbrechen, Diarrhoe, Obstipation, Appetit ↓, Schlafstrg., Angstzustände, Nervosität, Affektstrg., Reizbarkeit, Kopfschmerzen, Unruhe, Schwindel, gesteigerter Tränenfluss, Tachykardie, Palpitationen, Änderungen EKG, Thoraxschmerzen, Exanthem, Gelenk- u. Muskelschmerzen, verzögerte Ejakulation, erektile Dysfunktion, Asthenie, Durst, gesteigerte Energie, Schüttelfrost, Hyperhidrose; **KI** (Acamprosat): bek. Überempf., SZ, Niereninsuff.; **KI** (Naltrexon): bek. Überempf. schwere Leberinsuff., akute Hepatitis, schwere Nierenfktsstrg., Pat., die Opioid-Analgetika erhalten; opioidabhängige Pat. ohne erfolgreichen Entzug oder Pat., die Opiat-Agonisten erhalten (z.B. Methadon); akute Opiat-Entzugssymptome, Pat. mit positiven Opioid-Nachweis im Urin oder negativen Ergebnis im Naloxon-Provokationstest

Acamprosat	RpHWZ 20.7h, keine PPB
Campral *Tbl. 333mg*	**Aufrechterhaltung der Abstinenz bei Alkoholabhängigkeit:** 3 x 666mg p.o.; Pat. < 60kg: 2-1-1Tbl.; **DANI** Krea > 120µCrClmol/l: KI; **DALI** Child C: KI

Naltrexon → 301 Rp	HWZ 2.7(9)h, Q0 1.0, PPB 21%, PRC C, Lact ?
Adepend *Tbl. 50mg*	**Minderung des Rückfallrisikos nach Alkoholabhängigkeit:** 1 x 50mg p.o.; **DANI, DALI** vorsichtige Anw. bei leichter bis mäßiger NI/LI; KI bei schwerer NI/LI

13.10 Rauchentwöhnungsmittel

Wm/Wi (Bupropion): Hemmung des Katecholamin-Reuptakes im Gehirn ⇒ Noradrenalin ↑, Dopamin ↑ in bestimmten Hirnregionen ⇒ Milderung von Nikotinentzugssymptomen, Rauchdrang ↓; **Wm/Wi** (Vareniclin): bindet an neuronale nikotinerge Acetylcholinrezeptoren ⇒ lindert Symptome des Rauchverlangens und des Rauchentzugs; **UW** (Bupropion): Urtikaria, Fieber, Mundtrockenheit, Übelkeit, Erbrechen, Bauchschmerzen, Obstipation, Schlaflosigkeit, Agitiertheit, Zittern, Konzentrationsstörung, Kopfschmerzen, Schwindel, Geschmacksstörungen, Depression, Angst, Hautausschlag, Pruritus, Schwitzen; **UW** (Vareniclin): Übelkeit, Erbrechen, Obstipation, Diarrhoe, Magenbeschwerden, Dyspepsie, Flatulenz, Mundtrockenheit, gesteigerter Appetit, abnorme Träume, Schlaflosigkeit, Kopfschmerzen, Somnolenz, Schwindel, Dysgeusie, Müdigkeit; **KI** (Bupropion): bek. Überempf., Epilepsie, ZNS-Tumore; abrupter Entzug von Alkohol/Medikamenten kann zu Entzugskrämpfen führen, Bulimie, Anorexie, bipolare Erkr., gleichzeitige Anw. von MAO-Hemmern, schwere Leberzirrhose, SS; **KI** (Vareniclin): bek. Überempf.;

Bupropion (Amfebutamon) Rp-L!	HWZ 20h, Q0 > 0.8, PPB 84%, PRC C Lact-
Zyban *Tbl. 150(ret.)mg*	**Raucherentwöhnung:** d1-6: 1 x 150mg p.o., dann 2 x 150mg; **DANI** 150mg/d; **DALI** 150mg/d, KI bei schwerer LI

Vareniclin Rp-L!	HWZ 24h, PPB < 20%
Champix *Tbl. 0.5, 1mg*	**Raucherentwöhnung:** d1-3: 1 x 0.5mg p.o.; d4-7: 2 x 0.5mg; ab d8: 2 x 1mg, Dauer 12W; **DANI** CrCl > 30: 100%; < 30: max. 1mg/d; bei term. NI Anw. nicht empf.; **DALI** nicht erf.

14 Dermatologie

14.1 Antipruriginosa, Antiphlogistika

Ammoniumbituminosulfonat OTC	
Ichtholan 10, 20, 50% *Salbe (100g enth. 10, 20, 50g)* **Ichtholan spezial** *Salbe (100g enth. 85g)* **Schwarze Salbe Lichtenstein** *Salbe (100g enth. 20, 50g)* **Thiobitum 20%** *Salbe (100 g enth. 20g)*	**Unspezifisch entzündliche Hauterkrankungen (Furunkel, Schweißdrüsenabszess):** Salbe dick auftragen und mit Verband abdecken, Verbandswechsel alle 2d

Phenolsulfonsäure (Gerbstoff) OTC	
Tannolact *Creme (100g enth. 400, 1000mg); Pulver (100g enth. 40g); Lotio (100g enth. 1g)* **Tannosynt** *Creme, Lotio (100g enth. 1g); Konzentrat (100g enth. 40g)* **Delagil** *Creme (100g enth. 400mg); Pulver (100g enth. 40g)*	**Hauterkrankungen mit Entzündung, Juckreiz oder Nässen:** Creme: 3 x tgl. dünn auftragen; Lotio: 1-2 x tgl. dünn auftragen; Pulver: in warmem Wasser auflösen für Bäder und Umschläge

14.2 Glukokortikoide

14.2.1 Schwach wirksame topische Glukokortikoide

Hydrocortison Rp	
Fenistil Hydrocort *Creme (1g enth. 2.5, 5mg); Lsg. (1ml = 5mg)* **Hydrocortison HEXAL** *Salbe (100g enth. 250, 500, 1000mg)* **Hydrocutan** *Creme (100g enth. 250mg); Salbe (100g enth. 100, 1000mg)* **Linolacort Hydro** *Creme (100g enth. 500, 1000mg)*	**Entzündliche, allergische, pruriginöse Hauterkrankungen, chemisch und physikalisch induzierte Dermatitiden:** 1-3 x tgl. auftragen

Prednisolon Rp	
Linola-H N, Linola-H-Fett N *Creme (100g enth. 400mg)* **Prednisolon LAW** *Creme, Salbe (100g enth. 250mg)*	**Akute Ekzeme, Dermatitiden:** 1-3 x tgl. auftragen

14.2.2 Mittelstark wirksame topische Glukokortikoide

Clobetason Rp	
Emovate *Creme, Salbe (100g enth. 50mg)*	**Leichtere Formen von Ekzemen, seborrhoische Dermatitis und steroidempfindliche Dermatosen:** 2 x tgl. auftragen
Dexamethason Rp	
Dexa Loscon Mono *Lsg. (100g enth. 25mg)* **Dexamethason LAW** *Creme, Salbe (100g enth. 50mg)* **Solutio Cordes Dexa N** *Lsg. (100g enth. 20mg)* **Tuttozem N** *Creme (100g enth. 35mg)*	**Ekzeme, Psoriasis capitis, auf Kortikoide ansprechende akute Dermatitiden:** 1-3 x tgl. auftragen
Flumetason Rp	
Cerson *Creme, Fettcreme, Lsg. (100g enth. 20mg)* **Locacorten** *Creme (100g enth. 20mg)*	**Ekzeme, Neurodermitis, Psoriasis, Intertrigo, Lichen ruber, Lichen sclerosus, kutaner Lupus erythematodes:** 1 x tgl. auftragen
Flupredniden Rp	
Decoderm *Creme (100g enth. 100mg); Salbe (100g enth. 50mg)*	**Ekzeme, auf Kortikoide ansprechende Dermatitiden:** 1-3 x tgl. auftragen
Hydrocortisonbutyrat Rp	PRC C, Lact ?
Alfason *Creme, Salbe, Emulsion, Lsg. (Crinale) (100g enth. 100mg)* **Laticort** *Creme, Salbe (100g enth. 10mg)*	**Ekzeme, auf Kortikoide ansprechende Dermatitiden:** 2 x tgl. auftragen
Prednicarbat Rp	PRC C, Lact ?
Dermatop *Creme, Salbe, Fettsalbe, Lsg. (100g enth. 250mg)* **Prednicarbat Acis** *Creme, Salbe, Fettsalbe (100g enth. 250mg)* **Prednitop** *Creme, Salbe, Fettsalbe, Lsg. (Crinale) (100g enth. 250mg)*	**Ekzeme, auf Kortikoide ansprechende Dermatitiden:** 1-2 x tgl. auftragen
Triamcinolonacetonid Rp	PRC C, PPB 80% (bei syst. Anwendung), Lact ?
Delphicort *Creme, Salbe (100g enth. 100mg)* **Kortikoid-ratioph.** *Creme, Salbe (100g enth. 100mg)* **Triamgalen** *Creme, Salbe, Lotion (100g enth. 100mg); Lsg. (100g enth. 200mg)* **Volon A** *Creme, Salbe, Haftsalbe, Lotio (100g enth. 100mg)* **Volonimat** *Creme, Salbe (100g enth. 25mg)*	**Ekzeme, auf Kortikoide ansprechende Dermatitiden:** 1-2 x tgl. auftragen

14.2.3 Stark wirksame topische Glukokortikoide

Amcinonid Rp	PRC C, Lact ?
Amciderm *Creme, Lotio (100g enth. 100mg)*	**Ekzeme, Lichen ruber, steroidempfindliche Dermatosen:** 1-2 x tgl. auftragen
Betamethason Rp	PRC C, Lact -
Bemon *Creme (100g enth. 122mg)* **Betnesol V** *Creme, Salbe, Lotio, Lsg. (Crinale) (100g enth. 100mg)* **Celestan V** *Salbe (100g enth. 100mg)* **Diprosis** *Salbe, Gel (100g enth. 50mg)* **Diprosone** *Creme, Salbe, Lsg. (100g enth. 50mg)*	**Ekzeme, steroidempfindliche Dermatosen:** 1-2 x tgl. auftragen
Desoximetason Rp	PRC C, Lact ?
Topisolon *Salbe (100g enth. 250mg)*	**Ekzeme, steroidempfindliche Dermatosen:** 1-2 x tgl. auftragen
Diflucortolon Rp	
Nerisona *Creme, Salbe, Fettsalbe (100g enth. 100mg)*	**Ekzeme, steroidempfindliche Dermatosen:** 1-2 x tgl. auftragen
Fluocinolon Rp	
Flucinar *Creme, Salbe (100g enth. 25mg)* **Jellin** *Creme, Salbe (100g enth. 25mg)*	**Entzündliche, entzündlich-juckende und allergische Dermatosen:** 1-2 x tgl. auftragen
Fluocinonid Rp	PRC C, Lact ?
Topsym *Creme, Salbe, Lsg. (100g enth. 50mg)*	**Entzündliche, entzündlich-juckende und allergische Dermatosen:** 1-2 x tgl. auftragen
Methylprednisolon Rp	HWZ 2-3h, PRC C, Lact ?
Advantan *Creme, Salbe, Fettsalbe, Lsg., Milch (100g enth. 100mg)*	**Endogene und exogene Ekzeme, Neurodermitis:** 1 x tgl. auftragen
Mometason Rp	PRC C, Lact ?
Ecural *Fettcreme, Salbe, Lsg. (100g enth. 100mg)* **Elocon** *Fettcreme, Salbe (100g enth. 100mg)* **Momegalen** *Lsg. (100g enth. 100mg)*	**Entzündliche und juckende steroidempfindliche Dermatosen:** 1 x tgl. auftragen

14.2.4 Sehr stark wirksame topische Glukokortikoide	
Clobetasol Rp	
Butavate *Creme, Salbe, Lsg. (100g enth. 50mg)* **Clobegalen** *Creme, Salbe, Lsg., Lotion (100g enth. 50mg)* **Clobetasol Acis** *Creme, Salbe, Fettsalbe, Lsg. (Crinale) (100g enth. 50mg)* **Dermoxin** *Creme, Salbe (100g enth. 50mg)* **Dermoxinale** *Lsg. (Crinale) (100g enth. 50mg)* **Karison** *Creme, Salbe, Fettsalbe, Lsg. (Crinale) (100g enth. 50mg)*	**Psoriasis, akutes und chronisches Ekzem, Lichen ruber planus, Lichen sclerosus et atrophicans, Pustulosis palmaris et plantaris:** 1 x tgl. auftragen, max. 20% der KOF, max. 50g Salbe/Creme pro W

14.2.5 Glukokortikoid + Triclosan	
Flumetason + Triclosan Rp	
Duogalen *Creme (100g enth. 17mg+3g)*	**Infizierte Ekzeme, Dermatomykosen mit Begleitentzündung, Impetigo, ekzematisierte Follikulitis:** 2 x tgl. dünn auftragen, Th-Dauer ca. 7d
Halometason + Triclosan Rp	
Infectocortisept *Creme (100g enth. 50mg+1g)*	**Infizierte Ekzeme, Dermatomykosen mit Begleitentzündung, Impetigo, bakterielle Intertrigo:** 1-2 x tgl. dünn auftragen, Th-Dauer ca. 7d

14.3 Dermatitistherapeutika

Wm/Wi (Alitretinoin): immunmodulatorisch, antiinflammatorisch;
Wm/Wi (Ivermectin): antientzündlich durch Hemmung der Lipopolysaccharid-induzierten Produktion entzündlicher Zytokine; antiparasitär Abtötung von Demodex-Milben
Wm/Wi (Pimecrolimus, Tacrolimus): Calciumneurininhibitoren; immunsuppressiv, Hemmung von Produktion und Freisetzung proinflammatorischer Zytokine
UW (Alitretinoin): Kopfschmerzen, Hypertriglyzeridämie, Hypercholesterinämie, Anämie, Fe-Bindungskapazität ↑, Thrombozyten ↓, TSH/FT4 ↓, Konjunktivitis, trockene Haut und Augen, Gesichtsröte, Transaminasen ↑, Myalgie, Arthralgie;
KI (Alitretinoin): bekannte Überempfindlichkeit gegen Retinoide, Frauen im gebärfähigen Alter (es sei denn, es werden alle Bedingungen des SS-Verhütungsprogramms eingehalten), Leberinsuffizienz, schwere Niereninsuffizienz, nicht ausreichend eingestellte Hypercholesterinämie/Hypertriglyzeridämie, nicht ausreichend eingestellter Hypothyroidismus, Hypervitaminose A, Allergie gegen Erdnüsse/Soja, gleichzeitige Anwendung von Tetrazyklinen, Vitamin A oder anderen Retinoiden, SS/SZ

Alitretinoin Rp	HWZ 2-10h
Toctino *Kps. 10, 30mg*	**Schweres chronisches Handekzem:** ini 1 x 30mg p.o., dann 10-30mg/d; Behandlungszyklus 12-24W; **DANI** KI bei schwerer NI; **DALI** KI bei LI
Ivermectin Rp	
Soolantra *Creme (1g enth. 10mg)*	**Papulopustulöse Rosazea:** 1 x tgl. auftragen, Ther-Dauer bis 4M; **DANI** nicht erforderl.; **DALI** schwere LI: vorsichtige Anw.
Pimecrolimus Rp	
Elidel 1% *Creme (1g enth. 10mg)*	**Leichtes/mittelschweres atopisches Ekzem:** 2 x tgl. auftragen bis Abheilung; **Ki.:** s. Erw.
Tacrolimus Rp	
Protopic 0.03%, 0.1% *Salbe (1g enth. 0.3, 1mg)*	**Mittelschweres/schweres atopisches Ekzem:** ini 0.1% 2 x tgl. auftragen, nach 2-3W 0.03% bis zur Abheilung; **Ki. > 2J:** 0.03% 2 x tgl. auftragen, nach 2-3W 1 x tgl. bis zur Abheilung

14.4 Antipsoriatika

14.4.1 Externa

Calcipotriol Rp	
Calcipotriol HEXAL *Salbe (100g enth. 5mg)* **Daivonex** *Creme, Salbe, Lsg. (100g enth. 5mg)* **Psorcutan** *Creme, Salbe, Lsg. (100g enth. 5mg)*	**Leichte bis mittelschwere Psoriasis:** 2 x tgl. auftragen
Dithranol Rp	
Micanol 1%, 3% *Creme (100g enth. 1, 3mg)*	**Subakute/chron. Psoriasis:** 2 x tgl. auftragen
Dithranol + Harnstoff Rp	
Psoradexan *Creme (1g enth. 0.5, 1, 2mg + je 170mg Harnstoff)*	**Subakute/chronische Psoriasis:** 2 x tgl. auftragen
Steinkohlenteer Rp	
Lorinden Teersalbe *Salbe (1g enth. 15mg)* **Tarmed** *Shampoo (100g enth. 4g)* **Teer Linola Fett** *Salbe (1g enth. 20mg)*	**Seborrhoische Dermatitis, Seborrhoe oleosa, Pityriasis simplex capitis, Psoriasis der Kopfhaut:** 1-2 x/W auftragen/anwenden
Tazaroten Rp	
Zorac *Gel (1g enth. 1mg)*	**Leichte bis mittelschwere Plaque-Psoriasis:** 1 x tgl. für bis zu 12W auftragen

14.4.2 Interna

Wm/Wi (Acitretin): Vitamin-A-Derivat, normalisiert Wachstum/Differenzierung von Haut- und Schleimhautzellen;
Wm/Wi (Ciclosporin, Methotrexat): Hemmung aktivierter T-Zellen, deren Zytokine zur Hyperproliferation der Keratinozyten beitragen;
Wm/Wi (Secukinumab): humaner monoklonaler AK, bindet an IL 17A ⇒ Hemmung proinflammatorischer Zytokine, Chemokine und Mediatoren der Gewebsschädigung;
Wm/Wi (Ustekinumab): monoklonaler AK, bindet an IL-12 und IL-23 ⇒ Unterdrückung der gesteigerten Immunzellaktivierung;
UW (Acitretin): Trockenheit von Haut und Schleimhäuten, Lippenentzündung, Haarausfall, Transaminasen ↑, BB-Veränderungen, Lipide ↑;
UW (Ciclosporin): Nierenschädigung, Leberfktsstrg., Kardiotoxizität, Tremor, Hirsutismus, Gingivahypertrophie, Ödeme;
UW (Methotrexat): Exanthem, Haarausfall, GI-Ulzera, Übelkeit, Hämatopoesestörung;
UW (Secukinumab): Infektionen der oberen Atemwege, oraler Herpes, Rhinorrhoe, Diarrhoe, Urtikaria;
UW (Ustekinumab): Infektionen Hals/Atemwege, Depression, Kopfschmerzen, Schwindel, verstopfte Nase, Diarrhoe, Juckreiz, Rücken-, Muskelschmerzen, Müdigkeit;
KI (Acitretin): bekannte Überempfindlichkeit gegen Retinoide, Leber-, Niereninsuffizienz, Diabetes mellitus, schwere Hyperlipidämie, gleichzeitige Einnahme von Vit. A oder anderen Retinoiden, gleichzeitige Therapie mit Methotrexat, Tetrazyklinen, SS/SZ, Frauen im gebärfähigen Alter ohne sichere Kontrazeption;
KI (Ciclosporin): Nierenfktsstrg., unkontrollierte arterielle Hypertonie, unkontrollierte Infektionen, Tumoren, schwere Lebererkrankung, SZ, Cave in SS;
KI (Methotrexat): akute Infektionen, schwere Knochenmarksdepression, Leberfunktionsstörung, GI-Ulzera, Niereninsuffizienz, SS/SZ;
KI (Secukinumab): bek. Überempfindlichkeit, klinisch relevante Infektionen;
KI (Ustekinumab): bek. Überempfindlichkeit, klinisch relevante Infektionen, Pat. < 18J, SS

Acitretin Rp	HWZ 50(60)h, Q0 1.0, PPB 99%, PRC X, Lact ?
Acicutan *Kps. 10, 25mg* **Neotigason** *Kps. 10, 25mg*	**Psoriasis, Hyperkeratosis palmoplantaris, M. Darier, Pustulosis palmoplantaris, Ichthyosis, Pityriasis rubra pilaris, Lichen ruber planus:** ini 30mg/d p.o. für 2-4 W, dann ggf. bis max. 75mg/d; **Ki.:** ini 0.5mg/kg/d, ggf. bis 1mg/kg/d, max. 35mg/d, Erh.Dos. 0.1mg/kg/d, max. 0.2mg/kg/d; **DANI, DALI** KI

Ciclosporin Rp	HWZ 7-8(16-19)h, Q0 1.0, PPB 90%, ther. Serumspiegel (μg/l): 100-300
Cicloral *Kps. 25, 50, 100mg; Lsg. (1ml = 100mg)* **Ciclosporin Pro** *Kps. 25, 50, 100mg* **Immunosporin** *Kps. 25, 50, 100mg* **Sandimmun** *Kps. 10, 25, 50, 100mg; Susp. (1ml = 100mg); Amp. 50mg/1ml, 250mg/5ml*	**Schwerste Formen der Psoriasis:** 2.5mg/kg/d p.o., max. 5mg/kg/d; Kreatininkontrolle! **DANI** KI → 266; **DALI** 50-75%

Methoxsalen Rp	HWZ 5h, Q0 1.0
Meladinine *Tbl. 10mg; Lsg. (1ml enth. 3mg)*	**Schwere Psoriasis, Mycosis fungoides, Vitiligo:** 0.6mg/kg 2h vor UV-A-Bestrahlung; **Leichtere Psoriasis:** Lsg. als Badezusatz (0.5mg/l Badewasser) vor UV-A Bestrahlung; **DANI** KI bei stark eingeschränkter Nierenfkt.; **DALI** KI bei Hepatopathie
Methotrexat → 286 Rp	HWZ 5-9h, Q0 0.06, PPB 50%, PRC X, Lact -
Lantarel *Tbl. 2.5, 7.5, 10mg; Fertigspr. 7.5mg/1ml, 10mg/1.34ml, 15mg/2ml, 20mg/2.67ml, 25mg/1ml* **Metex** *Tbl. 2.5, 7.5, 10mg; Inj.Lsg. 7.5, 10, 15, 20, 25mg; Fertigspr. 7.5mg/0.15ml, 10mg/0.20ml, 15mg/0.30ml, 20mg/0.40ml, 25mg/0.50ml, 30mg/0.60ml* **MTX HEXAL** *Tbl. 2.5, 5, 7.5, 10mg; Inj.Lsg. 5mg/2ml, 10mg/4ml, 25mg/1ml, 50mg/2ml, 500mg/20ml, 1g/40ml, 5g/200ml; Fertigspr. 2.5mg/0.33ml, 7.5mg/1ml, 10mg/1.33ml, 15mg/2ml, 20mg/2.67ml, 25mg/3.33ml*	**Schwerste Formen der Psoriasis:** ini 1 x 2.5-5mg zur Toxizitätsabschätzung; dann 7.5-25mg 1 x/W p.o./s.c./i.m./i.v., max. 30mg/W; **DANI** CrCl > 80: 100%, 80: 75%, 60: 63%, < 60: KI
Secukinumab Rp	HWZ 18-46d PRC B, Lact ?
Cosentyx *Fertigspr., Pen 150mg*	**Mittelschwere bis schwere Plaque-Psoriasis:** ini 300mg s.c. 1x/W, nach 4W 300mg alle 4W; **DANI, DALI** keine Daten
Ustekinumab Rp	HWZ 15-32d
Stelara *Inj.Lsg. 45, 90mg; Fertigspr. 45, 90mg*	**Mittelschwere bis schwere Plaque-Psoriasis:** ini 45mg s.c., Wdh. nach 4W, dann alle 12W; > 100kg: ini 90mg s.c., Wdh. nach 4W, dann alle 12W; **DANI, DALI** keine Daten
Adalimumab, Etanercept, Infliximab → 290	

14.5 Aknemittel

14.5.1 Antibiotikahaltige Externa

Chlortetrazyklin Rp	
Aureomycin *Salbe (100g enth. 3g)*	**Akne vulgaris:** 1-2 x tgl. auftragen
Clindamycin Rp	
Basocin *Gel (100g enth. 1g); Lsg. (100ml = 1g)* **Zindaclin** *Gel (100g enth. 1g)*	**Akne vulgaris:** 1-2 x tgl. auftragen

Erythromycin Rp	
Aknefug EL *Lsg. (100ml = 1g)* **Aknemycin** *Salbe, Lsg. (100g enth. 2g)* **Eryaknen, Erydermec** *Gel (100g enth. 2, 4g)* **Inderm** *Lsg. (100g enth. 1g); Gel (100g enth. 2, 4g)* **Stiemycine** *Lsg. (100ml enth. 2g)*	**Akne vulgaris:** 2 x tgl. auftragen
Nadifloxacin Rp	
Nadixa *Creme (1g enth. 10mg)*	**Akne vulgaris:** 2 x tgl. auftragen für 8 W, max. für 12W
Tetracyclin Rp	
Imex *Salbe (100g enth. 3g)*	**Akne vulgaris:** 1-3 x tgl. auftragen

14.5.2 Peroxide

Benzoylperoxid OTC	PRC C, Lact ?
Aknefug-oxid *Gel (100g enth. 3, 5, 10g); Susp. (100g enth. 4g)* **Akneroxid** *Gel (100g enth. 5, 10g); Susp. (100g enth. 4g)* **Benzoyt** *Creme (100g enth. 5, 10g)* **Benzaknen** *Gel (100g enth. 5, 10g); Susp. (100ml = 5g)*	**Akne vulgaris:** 1-2 x tgl. auftragen

14.5.3 Retinoide zur topischen Anwendung, Kombinationen

Adapalen Rp	PRC C, Lact ?
Differin *Creme, Gel (100g enth. 100mg)*	**Akne vulgaris:** 1 x tgl. auftragen
Adapalen + Benzoylperoxid Rp	
Epiduo *Gel (100g enth. 100+2500mg)*	**Akne vulgaris:** 1 x tgl. auftragen
Isotretinoin Rp	PRC X, Lact -
Isotrex *Gel (100g enth. 50mg); Creme (100g enth. 50, 100mg)*	**Akne vulgaris:** 1-2 x tgl. auftragen
Tretinoin Rp	PRC C (top)/D (syst.), Lact ? (top)/-(syst.)
Airol *Creme, Lsg. (100g enth. 50mg)* **Cordes VAS** *Creme (100g enth. 50mg)*	**Akne vulgaris, Halogenakne, Akne medicamentosa:** 1-2 x tgl. auftragen

14.5.4 Weitere Externa

Azelainsäure Rp	PPB 43%
Skinoren *Creme (100g enth. 20g); Gel (100g enth. 15g)*	**Akne vulgaris, papulopustulöse Rosacea:** 2 x tgl. auftragen

14.5.5 Interna

Wm/Wi (Isotretinoin): Mitoserate von Epidermiszellen ↑, Auflockerung der Hornschicht, Talgproduktion ↓;
Wm/Wi (Minocyclin): Tetracyclin-Antibiotikum, hemmt Lipase der Propionibakterien;
UW (Isotretinoin): trockene Haut und Schleimhäute, Lippenentzündung, Haarausfall, Transaminasen ↑, BB-Veränderung, Lipide ↑;
UW (Minocyclin): Schwindel, Kopfschmerz, Übelkeit, allergische Hautreakt., phototoxische Reaktionen, reversible Knochenwachstumsverzögerung (Ki. < 8J), irreversible Zahnverfärbung u. Zahnschmelzschädigung (Ki. < 8J), ICP ↑, BB-Veränderungen, Superinfektion durch Bakterien/Sprosspilze;
KI (Isotretinoin): bekannte Überempfindlichkeit, Frauen im gebärfähigen Alter (es sei denn, es werden alle Bedingungen des SS-Verhütungsprogrammes eingehalten), präpubertäre Akne, Leberinsuffizienz, übermäßig erhöhte Blutfette, Hypervitaminose A, gleichzeitige Behandlung mit Tetrazyklinen, SS/SZ;
KI (Minocyclin): Tetracyclinüberempfindlichkeit, schwere Leberfunktionsstörung, Niereninsuffizienz, Ki. < 8J, SS/SZ

Doxycyclin → 223 Rp	HWZ 12-24h, Q0 0.7, PPB 80-90%, PRC D, Lact ?
Doxakne *Tbl. 50mg* **Doxyderma** *Tbl. 50, 100mg* **Oraycea** *Tbl. 40mg (veränderte Wirkstoff-freisetzung)*	**Akne vulgaris, Rosacea:** 1 x 100mg p.o. für 7-21d, dann 1 x 50mg für 2-12W; Oraycea: **Rosacea:** 1 x 40mg p.o. **DANI** nicht erforderlich; **DALI** KI
Isotretinoin Rp	HWZ 10-20h, Q0 1.0, PPB 99%, PRC X, Lact -
Aknenormin *Kps. 10, 20mg* **Isoderm** *Kps. 10, 20mg* **IsoGalen** *Kps. 10, 20mg* **Isotret HEXAL** *Kps. 10, 20mg* **Isotretinoin-ratioph.** *Kps. 10, 20mg*	**Schwere therapieresistente Formen der Akne:** ini 0.5mg/kg/d p.o., Erh.Dos. 0.5-1mg/kg/d, in schweren Fällen bis 2mg/kg/d; Gesamtdosis pro Behandlung 120mg/kg; **DANI** ini 10mg/d, dann langsam steigern auf 1mg/kg/d; **DALI** KI
Minocyclin → 224 Rp	HWZ 11-22h, Q0 0.85, PPB 70-75%, PRC D, Lact +
Aknosan *Tbl. 50mg* **Minakne** *Tbl. 50mg* **Minocyclin-ratioph.** *Kps. 50, 100mg* **Skid** *Tbl. 50, 100mg* **Udima** *Kps. 50, 100mg*	**Akne vulgaris:** 2 x 50mg p.o.; **DALI** KI

14.6 Antiinfektiva

14.6.1 Antibiotika

Chloramphenicol + Natriumbituminosulfonat Rp	
Ichthoseptal *Creme (100g enth. 1g+2g), Lsg. (100g enth. 1g+0.5g)*	**Impetiginisierte Dermatosen und Ekzeme, Pyodermien, Impetigo:** 2-3 x tgl. auftragen; **DALI** KI
Framycetin Rp	
Leukase N *Salbe (100g enth. 2g); Puder (100g enth. 2g); Wundkegel 10mg (+ Lidocain 2mg)*	**Pyodermien, Ulcus cruris, Dekubitus, infizierte Wunden, Impetigo, Verbrennungen, bakteriell bedingte Ekzeme:** 1 x tgl. auftragen; 1-2 Wundkegel einmalig einlegen; **DANI** KI
Fusidinsäure Rp	
Fucidine *Creme, Salbe (100g enth. 2g); Wundgaze* **Fusicutan** *Creme, Salbe (100g enth. 2g)*	**Infizierte Hauterkrankungen:** 2-3 x tgl. auftragen; Gaze: 2-3d belassen
Gentamicin Rp	PRC C, Lact ?
Refobacin *Creme (100g enth. 100mg)* **Sulmycin** *Salbe (100g enth. 100mg)*	**Ulcus cruris, Dekubitus:** 2-3 x tgl. auftragen
Retapamulin Rp	PRC C, Lact ?
Altargo *Salbe (1g enth. 10mg)*	**Impetigo, infizierte Hautverletzungen und Wunden:** 2 x tgl. über 5d auftragen

14.6.2 Virustatika

Aciclovir OTC/Rp	PRC B, Lact ?
Acic, Aciclovir-ratioph., Aciclostad, Zovirax *Creme (100g enth. 5g)*	**Herpes labialis, Herpes genitalis:** 5 x tgl. auftragen
Docosanol OTC	
Muxan *Creme (1g enth. 100mg)*	**Herpes labialis:** 5 x tgl. auftragen
Foscarnet Rp	
Triapten *Creme (100g enth. 2g)*	**Herpes labialis, Herpes genitalis, Herpes integumentalis:** 6 x tgl. auftragen
Penciclovir OTC	PRC B, Lact -
Fenistil Pencivir *Creme (100g enth. 1g)* **Pencivir** *Creme (100g enth. 1g)*	**Rezid. Herpes labialis:** 6-8 x tgl. auftragen

14.6.3 Antimykotika

Amorolfin OTC	
Amofin 5% *Nagellack (1ml = 50mg)* **Amorolfin-ratioph. 5%** *Nagellack (1ml = 50mg)* **Loceryl** *Creme (100g enth. 250mg); Nagellack (1ml = 50mg)*	**Hautmykosen durch Dermatophyten, kutane Candidose:** 1 x tgl. auftragen; **Nagelmykose:** Nagellack 1-2 x/W auftragen
Bifonazol OTC	
Antifungol HEXAL extra *Creme (100g enth. 1g), Lsg. (1ml = 10mg)* **Bifomyk** *Creme, (100g enth. 1g);* **Bifon** *Creme, Gel (100g enth. 1g); Lsg. (1ml = 10mg); Spray (1 Hub = 1.4mg)* **Canesten extra** *Creme, Spray (100g enth. 1g)* **Mycospor** *Lsg. (100g enth. 1g)*	**Hautmykosen durch Dermatophyten, Hefen, Schimmelpilze, Mallassezia furfur, Infektion durch Corynebacterium minutissimum:** 1 x tgl. auftragen bzw. 1 x 3 Gtt. bzw. 1 x 2 Hübe
Ciclopirox OTC/Rp	
Batrafen *Creme, Vaginalcreme, Gel, Puder, Lsg., Shampoo (100g enth. 1g)* **Ciclopirox-ratioph.** *Creme, Lsg. (100g enth. 1g)* **Ciclopirox Winthrop** *Nagellsg. (100g enth. 8g)* **Inimur Myko** *Vaginalcreme (100g enth. 1g); Vaginalsupp. 100mg* **Nagel Batrafen** *Nagellsg. (100g enth. 8g)* **Sebiprox** *Lsg. (100g enth. 1.5g)* **Selergo** *Creme, Lsg. (100g enth. 1g)* **Stieprox** *Shampoo (100ml enth. 1.5g)*	**Alle Dermatomykosen:** 2 x tgl. auftragen; **Nagelmykosen:** Nagellösung W1-4: alle 2d auftragen, W5-8: 2 x/W, ab W9: 1 x/W; **vaginale Candidose:** 1 x tgl. 100mg vaginal; **seborrhoische Dermatitis der Kopfhaut:** 1-3 x/W auf die Kopfhaut auftragen, einmassieren und ausspülen
Clotrimazol OTC/Rp	HWZ 3.5-5h, PRC B, Lact ?
Antifungol *Creme, Lsg., Spray, Vaginalcreme (100g enth. 1, 2g); Vaginaltbl. 200, 500mg* **Canifug** *Creme, Lsg. (100g enth. 1g); Vaginalcreme (100g enth. 1, 2g); Vaginalsupp. 100, 200mg* **Canesten** *Creme, Lsg., Spray (100g enth. 1g)* **Canesten Gyn** *Vaginalcreme (100g enth. 1, 2, 10g); Vaginaltbl. 100, 200, 500mg* **Fungizid-ratioph.** *Creme, Vaginalcreme, Spray (100g enth. 1g); Vaginaltbl. 100, 200mg*	**Hautmykosen durch Dermatophyten, Hefen, Schimmelpilze, Mallassezia furfur, Infektion durch Corynebacterium minutissimum:** 2-3 x tgl. auftragen; **vaginale Mykosen:** einmalig 1 Applikatorfüllung Creme 10% oder 1Tbl. 500mg vaginal; 1 x 1 Applikatorfüllung Creme 2% oder 1Tbl./Supp. 200mg vaginal für 3d; 1 x 1 Applikatorfüllung Creme 1% oder 1Tbl./Supp. 100mg vaginal für 6d
Econazol OTC/Rp	PRC C, Lact ?
Epi-Pevaryl *Creme, Lsg., Lotio (100g enth. 1g)* **Gyno-Pevaryl** *Ovulum 50, 150, 150(ret.)mg; Vaginalcreme (100g enth. 1g)*	**Alle Dermatomykosen:** 2-3 x tgl. auftragen; **vaginale Mykosen:** einmalig 150mg (ret.) vaginal; 1 x 150mg für 3d; 1 x 50mg für 6d

Präparat	Indikation / Dosierung
Ketoconazol OTC	PRC C, Lact ?
Fungoral *Creme, Lsg. (100g enth. 2g)* **Nizoral** *Creme (100g enth. 2g)* **Terzolin** *Creme, Lsg. (100g enth. 2g)* **Ketozolin** *Shampoo (100g enth. 2g)*	**Seborrhoische Dermatitis:** 2 x tgl. auftragen; Shampoo: 2x/W f. 2-4W; **Pityriasis versicolor:** 1 x tgl. auftragen; Shampoo: 1x/d für 5d
Miconazol OTC/Rp	PRC C, Lact ?
Daktar *Creme, Mundgel (100g enth. 2g)* **Gyno Daktar** *Vaginalcreme (100g enth. 2g); Ovulum 100mg* **Micotar** *Creme, Lsg. (100g enth. 2g)* **Vobamyk** *Creme (100g enth. 2g)*	**Dermatomykosen, miconazolempfindliche grampositive Hautinfekte:** 2 x tgl. auftragen; **Mundsoor: Erw. u. Ki.:** 4 x 1/2 Messl. p.o.; **Sgl.:** 4 x 1/4 Messl.; **vaginale Candidose:** 1 x 1 Applikatorfüllung vaginal; 1 x 1 Ovulum 100mg vaginal
Naftifin OTC	PRC B, Lact ?
Exoderil *Creme, Gel (100g enth. 1g)*	**Dermatomykosen durch Dermatophyten, Hefen, Schimmelpilze:** 1 x tgl. auftragen
Nystatin OTC	PRC C, Lact ?
Adiclair *Creme, Salbe, Mundgel (100g enth. 10 Mio IE)* **Candio-Hermal** *Creme, Salbe (100g enth. 10 Mio IE); Mundgel (100g enth. 25 Mio IE)* **Lederlind** *Paste, Mundgel (100g enth. 10 Mio IE)* **Nystaderm** *Creme, Paste Mundgel (100g enth. 10 Mio IE)*	**Hautinfektionen durch nystatinempfindliche Hefepilze:** 2-3 x tgl. auftragen; **Mundsoor: Erw. u. Ki.:** 4 x 1g Gel p.o.; **Sgl.:** 4 x 0.5-1g
Oxiconazol OTC	PRC B, Lact ?
Myfungar *Creme; Vaginaltbl. 688mg*	**Dermatomykosen durch Dermatophyten, Hefen, Schimmelpilze:** Creme 1 x tgl. auftragen; Vaginitis durch Candida, Hefepilze: einmalig 1 Vaginaltbl. abends, ggf. 2. Dosis nach 1W
Sertaconazol OTC	
Mykosert *Creme, Lsg., Spray (100g enth. 2g)* **Zalain** *Creme (100g enth. 2g)*	**Dermatomykosen durch Dermatophyten, Hefen:** 2 x tgl. auftragen; **Nagelmykose:** Pflaster alle 7d wechseln, Therapiedauer max. 24W
Terbinafin OTC	
Fungizid-ratioph. extra *Creme (100g enth. 1g)* **Lamisil** *Creme, Gel, Lsg., Spray (100g enth. 1g)* **Terbinafin-CT** *Creme (100g enth. 1g)* **Terbinafinhydrochlorid Al, Terbinafinhydrochlorid Stada** *Creme (100g enth. 1g)*	**Dermatomykosen durch Dermatophyten und Hefepilze, Pityriasis versicolor:** 1 x tgl. auftragen

Tioconazol OTC	PRC C, Lact -
Mykontral *Creme, Lotio, Spray (100g enth. 1g)*	**Dermatomykosen durch Dermatophyten, Hefen, Schimmelpilze, Pityriasis versicolor, Erythrasma:** 2 x tgl. auftragen
Tolnaftat OTC	
Tinatox *Creme, Lösung (100g enth. 1g)*	**Dermatomykosen durch Dermatophyten, Pityriasis versicolor:** 1-2 x tgl. auftragen

14.6.4 Antimykotika-Glukokortikoid-Kombinationen

Clotrimazol + Betamethason Rp	
Flotiran *Creme, Salbe (100g enth. 1g+50mg)* **Lotricomb** *Creme, Salbe (100g enth. 1g+50mg)* **Lotriderm** *Creme, Salbe (100g enth. 1g+50mg)*	**Dermatomykosen mit Entzündung/Ekzem:** 1 x tgl. auftragen f. 3-5d
Clotrimazol + Hydrocortison Rp	
Baycuten HC *Creme (100g enth. 1+1g)*	**Dermatomykosen mit Entzündung/Ekzem:** 1-2 x tgl. auftragen, nach 7d Weiterbehandlung ohne Kortikoid
Econazol + Triamcinolonacetonid Rp	
Epipevisone *Creme (100g enth. 1+0.1g)*	**Dermatomykosen mit Entzündung, Ekzeme mit Pilzinfektion:** 2 x tgl. auftragen, nach 7d Weiterbehandlung ohne Kortikoid
Miconazol + Flupredniden Rp	
Decoderm Tri *Creme (100g enth. 2+0.1g)* **Vobaderm** *Creme (100g enth. 2+0.1g)*	**Dermatomykosen mit Entzündung, Ekzeme mit Pilzinfektion:** 2 x tgl. auftragen, nach 7d Weiterbehandlung ohne Kortikoid

14.6.5 Antiparasitäre Mittel

Wm/Wi (Malathion): Metabolit wird irreversibel an Acetylcholinesterase gebunden und inaktiviert sie ⇒ Kumulation von ACh ⇒ Überstimulation und Tod der Insekten (ovizide Wi);
UW (Benzylbenzoat): Kontaktdermatitis, Urtikaria;
UW (Allethrin/Piperonylbutoxid): Haut-/Schleimhautreizung;
UW (Dimeticon): keine sehr häufigen oder häufigen UW;
UW (Permethrin): Hautirritation, Brennen, Pruritus;
KI (Benzylbenzoat): Anwendungsbeschränkung bei Sgl./Kleinki.;
KI (Allethrin/Piperonylbutoxid): SS (1. Trim.), SZ, Sgl.;
KI (Dimeticon): bekannte Überempfindlichkeit;
KI (Permethrin): bekannte Überempfindlichkeit, Ki. < 2M

Allethrin + Piperonylbutoxid OTC	
Jacutin Pedicul *Spray (1g enth. 6.6+26.4mg)*	**Befall mit Kopf-, Schild-, Kleiderläusen, Scabies:** einmalige Applikation auf die befallenen Areale, ggf. Wdh. nach 8d
Benzylbenzoat OTC	PRC B
Antiscabiosum 10%, 25% *Emuls. (100g enth. 10, 25g)*	**Scabies:** an 3d gesamten Körper (ohne Kopf) einreiben; **Ki.:** 10% Emulsion verwenden
Dimeticon OTC	
Jacutin Pedicul Fluid *Lsg. 100, 200ml*	**Befall mit Kopfläusen:** je nach Haarlänge mit 25-100ml Haare und Kopfhaut benetzen, mindestens 10min einwirken lassen, dann mit Nissenkamm auskämmen, dann Haare mit Shampoo 2 x waschen, Wdh. nach 10d
Permethrin OTC	PRC B
Infectopedicul *Lsg. (100g enth. 430mg)* **Infectoscab 5%** *Creme (1g enth. 50mg)* **Pedimitex** *Lsg. (1ml enth. 4.3mg)* **Permethrin Biomo** *Lsg. (1ml enth. 4.3mg), Creme (1g enth. 50mg)*	**Befall mit Kopfläusen:** 30-45min einwirken lassen, dann ausspülen; **Ki. 2M-3J:** max. 25ml; **Scabies:** dünn auftragen, bis 30g; **Ki. > 12J:** s. Erw.; **Ki. 6-12J:** bis 15g; **Ki. 2M-5J:** bis 7g
Pyrethrine + Piperonylbutoxid + Chlorocresol OTC	PRC B
Goldgeist Forte *Lsg. (100g enth. 75+700+900mg)*	**Befall mit Kopf-, Filz-, Kleiderläusen:** 30-45min einwirken lassen, dann ausspülen

14.7 Keratolytika

Harnstoff OTC	
Basodexan *Creme, Fettcreme, Salbe (100g enth. 10g)* **Elacutan** *Creme, Fettcreme (100g enth. 10g)* **Linola Urea** *Creme (100g enth. 12g)* **Nubral** *Creme, Lotion (100g enth. 10g)* **Ureotop** *Creme, Salbe (100g enth. 12g)*	**Trockene, rauhe Haut, Ichthyosis, Intervall- und Nachbehandlung abgeklungener Dermatosen bei Kortikoid- und Phototherapie:** 1-2 x tgl. auftragen
Salicylsäure OTC	
Guttaplast *Pflaster enth. 1.39g* **Salicylvaseline** *Salbe (100g enth. 2, 5, 10g)* **Verrucid** *Lsg. (100g enth. 10g)*	**Hyperkeratosen:** Pflaster: 2d belassen, Lsg.: 2 x tgl. auftragen
Salicylsäure + Fluorouracil + Dimethylsulfoxid Rp	
Verrumal *Lsg. (100g enth. 10+0.5+8g)*	**Vulgäre Warzen, plane juvenile Warzen, Dornwarzen:** 2-3 x tgl. auftragen
Salicylsäure + Milchsäure OTC	
Duofilm *Lsg. (100g enth. 16.7+16.7g)*	**Warzen:** 3-4 x tgl. auftragen

14.8 Haarwuchsmittel

Wm/Wi (Alfatradiol): Estradiol-Isomer, Antagonisierung der hemmenden Testosteronwirkung am Haarfollikel; **Wm/Wi** (Finasterid): Hemmung der 5-Alpha-Reduktase ⇒ Umwandlungshemmung von Testosteron in Dihydrotestosteron ⇒ Haardichte ↑; **Wm/Wi** (Minoxidil): unbekannt; **UW** (Alfatradiol): Brennen, Rötung, Juckreiz der Haut; **UW** (Finasterid): Libido-/Erektionsstrg., Gynäkomastie, Lippenschwellung, Hautausschlag, Cave: schwangere Frauen dürfen Tablettenbruch nicht berühren! **UW** (Minoxidil): Pruritus, Hautabschuppung, Dermatitis, Salz- und Wasserretention, Tachykardie, Schwindel, AP, Otitis externa, Hypertrichose, Haarausfall; **KI** (Alfatradiol): bek. Überempf.; **KI** (Finasterid): Frauen; **KI** (Minoxidil): Frauen, Männer < 18J o. > 49J, Glatzenbildung im Schläfenbereich, Anw. anderer topischer Arzneimittel an der Kopfhaut, plötzlich auftretender/unregelmäßiger Haarausfall

Alfatradiol OTC-L!	
Ell Cranell *Lsg. (1ml = 0.25mg)* **Pantostin** *Lsg. (1ml = 0.25mg)*	**Androgenetische Alopezie:** 1 x 3ml auftragen
Finasterid Rp-L!	HWZ 6h, Q0 1.0, PPB 93%, PRC X, Lact -
Finahair *Tbl. 1mg* **Finasterid Stada** *Tbl. 1mg* **Propecia** *Tbl. 1mg*	**Androgenetische Alopezie:** 1 x 1mg p.o.
Minoxidil Rp-L!	PRC C, keine PPB, Lact ?
Alopexy *Lsg. (1ml = 50mg)* **Regaine Frauen** *Lsg. (1ml = 20mg)* **Regaine Männer** *Lsg. (1ml = 50mg)*	**Androgenetische Alopezie:** 2 x tgl. 1ml auf die Kopfhaut im Tonsurbereich auftragen

14.9 Antineoplastische Mittel

Wm/Wi (Ipilimumab): Verstärker der T-Zell-Funktion durch Blockade von CTLA-4 ⇒ T-Zellaktivierung, Proliferation und Lymphozyteninfiltration in Tumore ⇒ Tumorzelltod; **UW** (Ipilimumab): Tumorschmerzen, Anämie, Lymphopenie, Hypopituitarismus, Appetit ↓, Dehydratation, Hypokaliämie, Verwirrtheit, periphere sensorische Neuropathie, Schwindel, Kopfschmerzen, Lethargie, verschwommenes Sehen, Augenschmerzen, Hypotonie, Hautrötungen, Hitzewallungen, Dyspnoe, Husten, Diarrhoe, Übelkeit, Erbrechen, gastrointestinale Hämorrhagie, Kolitis, Obstipation, gastroösophagealer Reflux, abdominelle Schmerzen, Leberfunktsstrg, Ausschlag, Pruritus, Erythem, Dermatitis, Alopezie, Vitiligo, Urtikaria, Nachtschweiß, trockene Haut, Arthralgie, Myalgie, Skelettschmerzen, Muskelspasmus, Reaktion an Injektionsstelle, Müdigkeit, Pyrexie, Schüttelfrost, Ödeme, Asthenie, Schmerzen, Transaminasen/Bili ↑, Gewicht ↓; **KI** (Ipilimumab): bek. Überempfindlichkeit

Ipilimumab Rp	HWZ 14d, PRC C, Lact ?
Yervoy *Inf.Lsg. 50, 200mg*	**Fortgeschrittenes Melanom (2nd line):** 3mg/kg i.v. über 90 min, Wdh. d22 für insgesamt 4 Zyklen; **DANI** bei leichter bis mäßiger NI nicht erforderlich; **DALI** keine Daten, vorsichtige Anwendung

14.10 Photosensitizer

Wm/Wi: Metabolisation zu Protoporphyrin IX ⇒ intrazelluläre Kumulation in aktinischer Keratoseläsion ⇒ Aktivierung durch Rotlicht ⇒ Zerstörung der Zielzelle;
UW (5-Aminolävulinsäure): Kopfschmerzen, Reaktion an Applikationsstelle (Hautstraffung, Brennen, Erythem, Schmerzen, Pruritus, Ödem, Exfoliation, Induration, Schorfbildung, Vesikel, Parästhesie, Hyperalgesie, Wärmeempf., Erosion); **UW** (5-Amino-4-oxopentansäure): lok. Reaktionen (Pruritus, Brennen, Erythem, Schmerzen, Krustenbildung, Hautabschälung, Irritationen, Blutung, Abschuppung, Sekretion, störendes Hautgefühl, Hypo-/Hyperpigmentierung, Erosion, Ödem, Schwellung, Blasen, Pusteln), Kopfschmerzen; **UW** (Methyl-5-amino-4-oxopentanoat): Schmerz, Brennen, Krustenbildung, Erytheme, Parästhesie, Kopfschmerz, Infektion, Geschwürbildung, Ödem, Schwellung, Blasen, Bluten der Haut, Pruritus, Hautabschälung, Hauterwärmung, Reakt. an der Behandlungsstelle, Wärmeempfindung;
KI (5-Aminolävulinsäure): bek. Überempf., Porphyrie, bek. Photodermatosen;
KI (5-Amino-4-oxopentansäure): bek. Überempf., kein Ansprechen, Porphyrie;
KI (Methyl-5-amino-4-oxopent.): bek. Überempf., Porphyrie, morphaeaformes Basaliom

5-Aminolävulinsäure Rp	PRC B, Lact ?
Ameluz *Gel (1g enth. 78mg)*	**Aktinische Keratose im Gesicht/Kopfhaut (Grad I-II nach Olsen):** 1mm auf betroffene Areale + 5mm Randsaum, in Komb. mit PDT
5-Amino-4-oxopentansäure Rp	Lact ?
Alacare *Pflaster 8mg*	**Leichte aktinische Keratose im Gesicht/ Kopfhaut:** Pflaster (max. 6 Stück) für 4h auf betroffene Läsionen, dann PDT
Methyl-5-amino-4-oxopentanoat Rp	
Metvix *Creme (1g enth. 160mg)*	**Aktinische Keratose, oberflächl. Basaliom:** 1mm dick auf Läsion und 5-10mm auf umgebende Haut okklusiv auftragen, nach 3h PDT

14.11 Topische Antihistaminika

Wm/Wi: lokal wirksame Antihistaminika

Bamipin OTC	
Soventol *Gel (1g enth. 20mg)*	**Juckreiz, Insektenstiche, Sonnenbrand, Quallenerytheme, Kälteschäden, leichte Verbrennungen:** mehrmals tgl. auftragen
Chlorphenoxamin OTC	
Systral *Creme, Gel (1g enth. 15mg)*	**Insektenstiche, Sonnenbrand, Quallenerytheme, Frostbeulen, leichte Verbrennungen, Urtikaria, Ekzeme:** mehrmals tgl. auftragen

Dimetinden OTC	
Fenistil *Gel (1g enth. 1mg)*	**Juckende und allerg. Hauterkrankungen, Sonnenbrand, Insektenstiche:** mehrmals tgl. auftragen
Tripelennamin OTC	
Azaron *Stick (5.75g enth. 115mg)*	**Insektenstiche, nach Kontakt mit Quallen, Brennnesseln:** 1 x tgl. auftragen

14.12 Weitere Externa

Wm/Wi (Brimonidin): selektiver alpha-2-Rezeptoragonist e direkte kutane Vasokonstriktion; **Wm/Wi** (Diclofenac): Wm bei aktinischer Keratose nicht bekannt, evtl. assoziiert mit COX-Hemmung ⇒ Synthese von Prostaglandin E2 ↓; **Wm/Wi** (Eflornithin): Hemmung der Ornithin-Decarboxylase ⇒ Putrescinsynthese ↓ ⇒ Zellwachstum im Haarfollikel ↓; **Wm/Wi** (Grünteeblätterextrakt): Wachstumshemmung aktivierter Keratinozyten; antioxidative Effekte am Applikationsort; **Wm/Wi** (Imiquimod): Immunmodulation durch Induktion v. Zytokinen; **Wm/Wi** (Ingenolmebutat): direkte lokale Zytotoxizität, Förderung einer Entzündungsreakt. mit Infiltration immunkompetenter Zellen; **Wm/Wi** (Podophyllotoxin): antimitotische Eigenschaften durch Wirkung am Tubulin ⇒ Blockade der Zellteilung, Nekrose des Warzengewebes; **UW** (Brimonidin): Hitzewallungen, Erythem, Juckreiz, Brennen der Haut; **UW** (Diclofenac): Reakt. am Applikationsort, systemische Wi, Hyper-/Parästhesie, Muskelhypertonie, Konjunktivitis; **UW** (Ingenolmebutat): Kopfschmerzen, Augenlid-/Periorbitalödem, Reakt. am Anwendungsort: Pusteln, Infektion, Erosion, Bläschen, Schwellung, Exfoliation, Schorf, Erythem, Schmerz, Juckreiz, Reizung; **KI** (Brimonidin): bek. Überempf. Ki. < 2J, gleichz. Anw. von MAO-Hemmern (Selegilin, Moclobemid) bzw. trizyklische o. tetrazyklische Antidepressiva (Maprotilin, Mianserin, Mirtazapin), die die noradregenerge Übertragung beeinflussen; **KI** (Ingenolmebutat): bek. Überempf.

Brimonidin Rp	
Mirvaso *Gel (1g enth. 3mg)*	**Gesichtserythem bei Rosazea:** 1 x tgl. auftragen, max. 1g Gel/d
Clostridium-histolyticum-Kollagenase + Proteasen Rp	
Iruxol N *Salbe (1g = 1.2E+0.24E)*	**Enzymatische Reinigung kutaner Ulzera von nekrotischem Gewebe:** 1-2 x tgl. auftragen
Diclofenac Rp	
Solaraze 3% *Gel (1g enth. 30mg)*	**Aktinische Keratose:** 2 x tgl. auf betroffene Hautstellen für 60-90d; max. 8g/d
Eflornithin Rp	
Vaniqa *Creme (1g enth. 115mg)*	**Hirsutismus im Gesicht bei Frauen:** 2 x tgl. auftragen

Grünteeblätterextrakt (Catechine) Rp	
Veregen *Salbe (1g enth. 100mg)*	**Condylomata acuminata:** 3 x tgl. auftragen bis zur kompletten Abheilung, max. für 16W
Imiquimod Rp	PRC B, Lact ?
Aldara *Creme (100g enth. 5g)* **Zyclara** *Creme (1g enth. 37.5mg)*	**Condylomata acuminata:** (Aldara) 3 x/W auftragen; **Aktinische Keratose:** (Zyclara) 2 Zyklen: 1 x/d 250-500mg Creme für 14d abends auftragen, zwischenzeitlich 2W Pause
Ingenolmebutat Rp	
Picato *Gel (1g enth. 150, 500µg)*	**Aktinische Keratose:** Kopf: 150µg/g: jeweils 1 x/d 1 Tube (70µg) an 3 Tagen hintereinander auftragen; Stamm/Extremitäten: 500µg/g: jeweils 1 x/d 1 Tube (235µg) an 2 Tagen hintereinander auftragen
Natrium-Pentosanpolysulfat (Na-PPS) OTC	HWZ 24h, Qo 0.7, PRC B, Lact -
Thrombocid *Gel (100g enth. 1.5g);* *Salbe (100g enth. 0.1g)*	**Adjuvante topische Ther. der Thrombophlebitis superficialis:** mehrmals tgl. auftragen
Podophyllotoxin Rp	
Condylox *Lsg. (1ml enth. 5mg)* **Wartec** *Creme (1g enth. 1.5mg)*	**Condylomata acuminata:** 2 × tgl. an 3 aufeinanderfolgenden Tagen auf max. 10 Condylome einer Größe von 1-10mm und insgesamt etwa 1,5 cm^2 Fläche auftragen, max. ED 0.25ml; Anw. bis zur Abheilung wöchentlich wdh., max. für 4W

15 Ophthalmologie

15.1 Oberflächenanästhetika

UW: allergische Reaktionen, Hornhautschäden bei längerer Anwendung

Oxybuprocain Rp	
Conjuncain-EDO *AT (1ml = 4mg)* **Novesine 0.4%** *AT (1ml = 4mg)*	**Tonometrie:** 1-2Gtt. 30s vorher; **Anästhesie bei kleinen chirurgischen Eingriffen:** 3-6 x 1Gtt. im Abstand von 30-60s
Proxymetacain Rp	
Proparakain-POS 0.5% *AT (1ml = 5mg)*	**Tonometrie:** 1-2Gtt. 30s vorher; **Anästhesie bei kleinen chirurgischen Eingriffen:** 3-6 x 1Gtt. im Abstand von 30-60s

15.2 Antiinfektiva

15.2.1 Aminoglykoside

Gentamicin Rp	PRC C, Lact ?
Refobacin *AT (1ml = 3mg)* **Gentamicin-POS** *AT (1ml = 3mg)* **Gent Ophthal** *AS (1g enth. 3mg)* **Infectogenta** *AT (1ml = 3mg);* *AS (1g enth. 3mg)*	**Bakterielle Infektion/Infektionspro. bei Verletzung des vorderen Augenabschnitts, intraokuläre Eingriffe:** 4-6 x 1Gtt. bzw. 2-3 x 0.5cm Salbenstrang
Kanamycin Rp	
Kanamycin-POS, Kanamytrex *AT (1ml = 5mg); AS (1g enth. 5mg)*	**Bakterielle Infektion/Verletzung des äußeren Auges, nach operativen Eingriffen:** 3-6 x tgl. 1Gtt. alle 2-3h bzw. 1cm Salbenstrang alle 3-4h
Tobramycin Rp	PRC B, Lact -
Tobramaxin *AT (1ml = 3mg);* *AS (1g enth. 3mg)*	**Bakterielle Infektion des äußeren Auges/des vorderen Augenabschnitts:** leichte bis mittelschwere Infektion: 1-2Gtt. alle 4h bzw. 2-3 x 1.5cm Salbenstrang; schwere Infektion: 1-2Gtt. alle 1/2-1h bzw. 1.5cm Salbenstrang alle 3-4h

15.2.2 Breitspektrumantibiotika

Azithromycin Rp	PRC C, Lact -
Azyter *AT (1g enth. 15mg)* **Infectoazit** *AT (1g enth. 15mg)*	**Bakterielle Konjunktivitis, trachomatöse Konjunktivitis:** 2 x 1Gtt. für 3d

Chloramphenicol Rp	PRC C, Lact -
Posifenicol C *AS (1g enth. 10mg)*	**Bakterielle Infektion des vorderen Augenabschnitts/der Konjunktiven/des Tränenkanals:** 0.5cm Salbenstrang alle 2h; Rezidivpro.: 3-4 x 0.5cm Salbenstrang für 2-3d
Chlortetracyclin Rp	
Aureomycin *AS (1g enth. 10mg)*	**Bakterielle Infektion des äußeren Auges:** je nach Krankheitsbild und klinischem Ansprechen alle 2h oder öfter
Ciprofloxacin Rp	PRC C, Lact -
Ciloxan *AT (1ml = 3mg)*	**Hornhautulzera:** d1: h0-6 1Gtt./15min, h7-24 1Gtt./30min, d2: 1Gtt./h, d3-14: 1Gtt./4h; **bakterielle Konjunktivitis/Blepharitis:** 4 x 1Gtt. für 7d
Fusidinsäure Rp	
Fucithalmic *AT (1g enth. 10mg)*	**Bakterielle Konjunktivitis:** 2 x 1Gtt.
Levofloxacin Rp	
Oftaquix *AT (1ml = 5mg)*	**Bakterielle Infektion des vorderen Augenabschnitts:** d1+2: bis 8 x 1-2Gtt., d3-5: 4 x 1-2Gtt.
Ofloxacin Rp	PRC C, Lact -
Floxal *AT (1ml = 3mg); AS (1g enth. 3mg)* **Ofloxacin Ophtal** *AT (1ml = 3mg)* **Oflaxacin-ratioph.** *AT (1ml = 3mg)* **Ofloxacin Stulln** *AT (1ml = 3mg)*	**Bakterielle Infektion des vorderen Augenabschnitts:** 4 x 1Gtt. bzw. 3-5 x 1cm Salbenstrang
Oxytetracyclin Rp	
Oxytetracyclin *AS (1g = 10mg)*	**Bakterielle Infektion des vorderen Augenabschnitts:** 3-6 x 1cm Salbenstrang
Polymyxin B + Neomycin + Gramicidin Rp	PRC C, Lact ?
Polyspectran *AT (1ml = 7.500+3.500I.E.+0.02mg)*	**Bakterielle Infektion des äußeren Auges und seiner Adnexe, Infektionspro. vor und nach Augen-OP:** 3-5 x 1Gtt.; in akuten Fällen alle 2h

15.2.3 Virustatika

Aciclovir Rp	PRC B, Lact ?
Acic Ophtal *AS (1g enth. 30mg)* **Acivision** *AS (1g enth. 30mg)* **Virupos** *AS (1g enth. 30mg)* **Zovirax** *AS (1g enth. 30mg)*	**Keratitis durch Herpes-simplex-Virus:** 5 x 1cm Salbenstrang

Ganciclovir Rp	
Virgan *Augengel (1g enth. 1.5mg)*	**Keratitis durch Herpes-simplex-Virus:** 5 x 1Gtt. bis zur vollständigen Reepithelisierung der Cornea, dann 3 x 1Gtt. f. 7d, Behandlungsdauer max 21d
Trifluridin Rp	
Triflumann *AT (1ml enth. 10mg)*	**Keratitis durch Herpes-simplex-Virus:** 3-stündlich 1Gtt. tagsüber

15.2.4 Antiseptika

Bibrocathol OTC	
Posiformin *AS (1g enth. 20mg)*	**Reizzustände des äußeren Auges, Blepharitis, Hordeolum, nichtinfizierte frische Hornhaut-wunden:** **Ki. > 12J/Erw.:** 3-5 x 0.5cm Salbenstrang

15.3 Antiphlogistika

15.3.1 Kortikoide

UW: Glaukom, Katarakt, Hornhautulcus, Sekundärinfektion;
KI: bakterielle, virale und pilzbedingte Augenerkrankungen, Verletzungen, Hornhautulzera

Dexamethason Rp	PRC C, Lact -
Dexapos, Dexa-sine, Isopto-Dex, Spersadex *AT (1ml = 1mg)* **Dexamethason Augensalbe, Isopto-Dex** *AS (1g enth. 1mg)* **Ozurdex** *Implantat 700µg*	**Nichtinfizierte akute und chronische entzündliche Erkrankungen des vorderen Augenabschnitts, Verätzungen, Verbrennungen, postop.:** 2-3 x 1-2Gtt., in akuten Fällen bis 6 x 1-2Gtt. an d1 bzw. 3-4 x 1cm Salbenstrang; **Makulaödem als Folge eines retinalen Venenast-/Zentralvenenverschluss:** 1 Impl. intravitreal; **DANI/DALI** nicht erforderlich
Fluocinolonacetonid Rp	
Iluvien *Implantat 190mcg*	**Chron. diabetisches Makulaödem mit unzureichendem Ansprechen auf andere Therapien:** Implantat im betroffenen Auge applizieren, ggf. weiteres Implantat n. 12M
Fluorometholon Rp	PRC C, Lact ?
Efflumidex *AT (1ml = 1mg)* **Fluoropos** *AT (1ml = 1mg)*	**Nichtbakterielle Entzündung, allergische Entzündung des vorderen Augenabschnitts, postoperativ:** 2-4 x 1-2Gtt.

Hydrocortison Rp	PRC C (top), Lact ?
Ficortril *AS (1g enth. 5mg)* **Hydrocortison POS** *AS (1g enth. 10, 25mg)*	**Allergische Veränderungen an Lid/Konjunktiven, nichtinfektiöse Konjunktivitis, Keratitis/Skleritis, nichtbakterielle Uveitis (Iritis/Zyklitis/Chorioiditis), Retinitis:** 2-3 x 1cm Salbenstrang
Loteprednol Rp	
Lotemax *AT (1ml = 5mg)*	**Postop. Entzündung am Auge:** 4 x 1-2Gtt.
Prednisolon Rp	PRC C, Lact -
Inflanefran forte *AT (1ml = 10mg)* **Predni POS** *AT (1ml = 5, 10mg)* **Ultracortenol** *AT (1ml = 5mg); AS (1g enth. 5mg)*	**Nichtinfektiöse, entzündliche Erkrankung des Auges, postoperative Entzündung:** 2-4 x 1Gtt. bzw. 2-4 x 0.5cm Salbenstrang
Rimexolon Rp	PRC C, Lact ?
Vexol *AT (1ml = 10mg)*	**Postoperative Entzündung, steroidempfindliche Entzündung:** 4 x 1Gtt.; **Uveitis:** W1: 1Gtt./h, W2: 1Gtt. alle 2h, W3: 4 x 1Gtt., W4: d1-4: 2 x 1Gtt., d5-7: 1 x 1Gtt.

15.3.2 Antibiotika-Kortikoid-Kombinationen

Gentamicin + Dexamethason Rp	
Dexa-Gentamicin, Dexamytrex *AT (1ml = 3+1mg); AS (1g enth. 3+0.3mg)*	**Infektion des vorderen Augenabschnitts/Lidrands, allergische, superinfizierte Entzündung der Konjunktiven/des Lidrands:** 4-6 x 1Gtt. bzw. 2-3 x 0.5cm Salbenstrang
Gentamicin + Prednisolon Rp	
Inflanegent *AT (1ml = 5.5+10mg)*	**Entzündung des vorderen Augenabschnitts, Keratitis durch Hitze-, Strahlen-, Chemikalieneinwirkung:** ini evtl. 1Gtt./h, dann 2-4 x 1Gtt.
Neomycin + Polymyxin B + Dexamethason Rp	PRC C, Lact ?
Isopto Max *AT (1ml = 3500IE+6000IE+1mg), AS (1g = 3500IE+6000IE+1mg)* **Dexa-Polyspectran** *AT (1ml = 3500IE+7500IE+1mg)*	**Entzündung des vorderen Augenabschnitts, Infektionspro., periphere Keratitis, Blepharitis, Verätzungen:** 3-6 x 1-2Gtt. bzw. W1-2: 3-4 x 1cm Salbenstrang, dann Dosisreduktion

15.3.3 Nichtsteroidale Antiphlogistika

Wm/Wi (Nepafenac): antiphlogistisch und analgetisch wirkendes Prodrug ⇒ Umwandlung in Amfenac ⇒ Inhibition der Prostaglandin-H-Synthase;
UW (Nepafenac): Keratitis punctata;
KI (Nepafenac): bek. Überempfindlichkeit gegen bzw. NSAR, Reaktion auf ASS oder NSAR mit Asthma, Urtikaria oder akuter Rhinitis

Bromfenac Rp	PRC C, Lact +
Yellox *AT (1ml = 0.9mg)*	**Postoperative Entzündung nach Katarakt-extraktion:** 2 x 1Gtt. f. 2W postOP

Diclofenac Rp	PRC B, Lact ?
Diclo Vision *AT (1ml = 1mg)* **Voltaren ophtha** *AT (1ml = 1mg)* **Difen Stulln Ud** *AT (1ml = 1mg)*	**Postoperative Entzündung, chronische/ nichtinfektiöse Entzündung, Aufrechterh-altung der Mydriasis präop.:** 3-5 x 1Gtt.

Flurbiprofen Rp	PRC B, Lact ?
Ocuflur OK *AT (1ml = 0.3mg)*	**Postop. Entzündung des vorderen Augen-abschnitts, Entz. nach Lasertrabekuloplastik:** 4 x 1Gtt.; **Vermeidung einer Miosis intraoperativ:** 2h vor OP alle 30min 1Gtt.

Ketorolac Rp	PRC C, Lact ?
Acular *AT (1ml = 5mg)* **Ketovision** *AT (1ml = 5mg)*	**Pro./Ther. postop. Entzündung nach Kataraktextraktion:** 3 x 1Gtt. für 3-4W, erstmalig 24h präop.

Nepafenac Rp	PRC C, Lact +
Nevanac *AT (1ml = 1mg)*	**Pro./Ther. postop. Entzündung nach Kataraktoperationen, Pro. postoperativer Makulaödeme nach Katarakt-OP bei Diabetikern:** 1 x 1Gtt. 30-120 min. präop., dann 3 x 1Gtt. für 21d bzw. 60d, erstmalig 24h präop.

15.4 Glaukommittel

15.4.1 Betablocker

UW: Auge: Bindehautreizung, trockenes Auge, Verschlechterung der Papillenperfusion; systemisch: Bronchospasmus, HF ↓, Hypotonie, Verstärkung einer Herzinsuffizienz;
KI: Herzinsuffizienz (NYHA III und IV), HF ↓, Asthma bronchiale

Betaxolol Rp	PRC C, Lact ?
Betoptima *AT (1ml = 5.6mg)*	**Chronisches Weitwinkelglaukom, okuläre Hypertension, Sekundärglaukom:** 2 x 1Gtt.

Carteolol Rp	PRC C, Lact ?
Arteoptic *AT (1ml = 10, 20mg)*	**Okuläre Hypertension, chronisches Weitwinkelglaukom:** 2 x 1Gtt.
Levobunolol Rp	PRC C, Lact -
Vistagan Liquifilm *AT (1ml = 0.1, 2.5, 5mg)*	**Okuläre Hypertension, chronisches Weitwinkelglaukom:** 2 x 1Gtt.
Metipranolol Rp	
Betamann *AT (1ml = 1, 3, 6mg)*	**Okuläre Hypertension, chronisches Weitwinkelglaukom, Glaukom bei Aphakie/ Linsenextraktion:** 2 x 1Gtt.
Timolol Rp	PRC C, Lact -
Arutimol, Chibro-Timoptol, Dispatim, Timo-Comod, Timo-Stulln, TimoHEXAL, Timolol 1A Pharma, Tim-Ophtal, Timo Vision *AT (1ml = 1, 2.5, 5mg)*	**Okuläre Hypertension, chronisches Offenwinkel-, Aphakieglaukom, kindliches Glaukom:** 2 x 1Gtt.

15.4.2 Parasympathomimetika

UW (Pilocarpin): Linsenflattern, permanente vordere und hintere Synechien, Pupillarblock (bei engem Kammerwinkel und bestehender Linsentrübung), verminderte Sehschärfe bei Linsentrübung, gestörte Akkommodation mit vorübergehender Kurzsichtigkeit, Akkommodationsspasmen die bis zu 2-3h anhalten können, Pupillenverengung mit Störung des Sehens bei Dämmerung und Dunkelheit besonders bei Pat. < 40J, Muskelkrämpfe des Lides
KI (Pilocarpin): bek. Überempfindlichkeit, Iritis acuta und andere Erkrankungen, bei denen eine Pupillenverengung kontraindiziert ist

Pilocarpin Rp	PRC C, Lact ?
Pilomann *AT (1ml = 5, 10, 20mg)* **Spersacarpin** *AT (1ml = 5, 20mg)*	**Chronisches Offenwinkel-, chronisches Engwinkelglaukom, Miosis nach Mydriatikagabe:** 2-4 x 1Gtt.; ölige Substanzen bzw. Gel z.N.; **akuter Glaukomanfall:** in den ersten 30min alle 5min 1Gtt. (0.5-1%), dann alle 15min 1Gtt. bis zum Erreichen des erforderlichen Druckniveaus

15.4.3 Sympathomimetika

Apraclonidin Rp	PRC C, Lact ?
Iopidine *AT (1 ml = 5mg)*	**Zusatztherapie bei chronischem Glaukom:** 3 x 1Gtt.
Brimonidin Rp	PRC B, Lact -
Alphagan *AT (1ml = 1.32mg)* **Brimogen** *AT (1ml = 1.32mg)* **Brimo Ophtal** *AT (1ml = 1.32mg)* **Brimonidin HEXAL** *AT (1ml = 1.32mg)*	**Okuläre Hypertension, Offenwinkelglaukom:** 2 x 1Gtt.
Clonidin Rp	PRC C, Lact ?
Clonid Ophtal *AT (1ml = 0.625, 1.25mg)* **Isoglaucon** *AT (1ml = 0.625, 1.25, 2.5mg)*	**Alle Formen des Glaukoms:** 2-3 x 1Gtt.

15.4.4 Carboanhydrasehemmer

Brinzolamid Rp	PRC C, Lact -
Azopt *AT (1ml = 10mg)*	**Okuläre Hypertension, Offenwinkelglaukom:** 2 x 1Gtt.
Dorzolamid Rp	PRC C, Lact -
Dorlazept *AT (1ml = 20mg)* **Dorzo Vision** *AT 1ml = 20mg* **Dorzolamid 1A** *AT (1ml = 20mg)* **Trusopt** *AT (1ml = 20mg)*	**Okuläre Hypertension, Offenwinkel-, Pseudoexfoliationsglaukom:** 2-3 x 1Gtt.

15.4.5 Prostaglandin-Derivate

Bimatoprost Rp	PRC C, Lact ?
Lumigan *AT (1ml = 0.1, 0.3mg)*	**Okuläre Hypertension, chronisches Offenwinkelglaukom:** 1 x 1Gtt.
Latanoprost Rp	PRC C, Lact ?
Arulatan *AT (1ml = 50µg)* **Latan Ophtal** *AT (1ml = 50µg)* **Latanoprost HEXAL** *AT (1ml = 50µg)* **Monoprost** *AT (1ml = 50µg)* **Xalatan** *AT (1ml = 50µg)*	**Okuläre Hypertension, chronisches Offenwinkelglaukom:** 1 x 1Gtt.
Tafluprost Rp	
Taflotan *AT (1ml = 15µg)*	**Okuläre Hypertension, chronisches Offenwinkelglaukom:** 1 x 1Gtt.
Travoprost Rp	PRC C, Lact ?
Travatan *AT (1ml = 40µg)*	**Okuläre Hypertension, chronisches Offenwinkelglaukom: Erw., Ki. ab 2M:** 1 x 1Gtt.

15.4.6 Kombinationen

Bimatoprost + Timolol Rp	
Ganfort *AT (1ml = 0.3+5mg)*	**Okuläre Hypertension, Offenwinkelglaukom:** 1 x 1Gtt.
Brimonidin + Timolol Rp	
Combigan *AT (1ml = 2+5mg)*	**Okuläre Hypertension, chronisches Weitwinkelglaukom:** 2 x 1Gtt.
Brinzolamid + Timolol Rp	
Azarga *AT (1ml = 10+5mg)*	**Okuläre Hypertension, Offenwinkelglaukom:** 2 x 1Gtt.
Brinzolamid + Brimonidin Rp	
Simbrinza *AT (1ml = 10+2mg)*	**Okuläre Hypertension, Offenwinkelglaukom:** 2 x 1Gtt.
Dorzolamid + Timolol Rp	
Arutidor *AT (1ml = 20+5mg)* **Cosopt** *AT (1ml = 20+5mg)* **Dorzocomp Vision** *AT (1ml = 20+5mg)* **Dorzolamid HEXAL comp.** *AT (1ml = 20+5mg)* **Dorzotim.** *AT 1ml = 20+5mg*	**Offenwinkel-, Pseudoexfoliationsglaukom:** 2 x 1Gtt.
Latanoprost + Timolol Rp	
Arucom *AT (1ml = 0.05+5mg)* **Glaukodoc** *AT (1ml = 0.05+5mg)* **Latanoprost HEXAL comp.** *AT (1ml = 0.05+5mg)* **Latanotim Vision** *AT (1ml = 0.05+5mg)* **Xalacom** *AT (1ml = 0.05+5mg)*	**Okuläre Hypertension, Offenwinkelglaukom:** 1 x 1Gtt.
Pilocarpin + Metipranolol Rp	
Normoglaucon *AT (1ml = 20+1mg)* **Normoglaucon Mite** *AT (1ml = 5+1mg)*	**Eng-, Weitwinkelglaukom:** 2-4 x 1Gtt.
Pilocarpin + Timolol Rp	
Fotil *AT (1ml = 20+5mg)* **Tp Ophtal** *AT (1ml = 10+5mg)*	**Okuläre Hypertension, Kapselhäutchen-, primäres Weitwinkelglaukom:** 2 x 1Gtt.
Travoprost + Timolol Rp	
Duotrav *AT (1ml = 0.04+5mg)*	**Offenwinkelglaukom, okuläre Hypertension:** 1 x 1Gtt.

15.4.7 Interna

Acetazolamid Rp	HWZ 4-8h, Q0 0.2, PPB 90%, PRC C, Lact -
Acemit *Tbl. 250mg* **Diamox** *Tbl. 250mg; Inj.Lsg. 500mg* **Glaupax** *Tbl. 250mg*	**Primäres/sekundäres Glaukom, nach Katarakt-, Glaukom-OP:** 125-500mg p.o.; 500mg langsam i.v./i.m.; **akutes Winkelblockglaukom:** ini 1 x 500mg p.o./i.v., dann 125-500mg p.o. alle 4h
Mannitol OTC	HWZ 71-100min, PRC C, Lact ?
Mannitol 10%, 15%, 20% *Inf.Lsg. 25g/250ml, 50g/500ml, 37.5g/250ml, 50g/250ml*	**Glaukom:** 1.5-2g/kg über 30min i.v.

15.5 Mydriatika und Zykloplegika

Atropin Rp	PRC C, Lact ?
Atropin-POS *AT (1ml = 5mg)*	**Ausschaltung der Akkommodation, Refraktionsbestimmung:** 3 x 1Gtt.; **akute/chron. intraokuläre Entzündung:** 1-2 x 1Gtt.; **Penalisation:** 1 x 1Gtt.; **Sprengung von Synechien:** 3 x 1Gtt.
Cyclopentolat Rp	PRC C, Lact ?
Cyclopentolat *AT (1ml = 5, 10mg)* **Zyklolat** *AT (1ml = 5mg)*	**Mydriasis zur Fundoskopie, Zykloplegie zur Refraktionsbestimmung:** 1 x 1Gtt., nach 5-10min wdh.; **Iritis, Iridozyklitis:** 1 x 1Gtt. alle 5-6h
Phenylephrin Rp	PRC C, Lact +
Neosynephrin POS *AT (1ml = 50, 100mg)*	**Mydriasis zur Fundoskopie, Pro./Therapie hinterer Synechien:** 1-4 x 1Gtt.
Scopolamin Rp	PRC C, Lact +
Boro-Scopol N *AT (1g enth. 3mg)*	**Mydriatikum, Zykloplegikum, Skiaskopie:** 1-2 x 1Gtt. für 3d
Tropicamid Rp	PRC C, Lact ?
Mydriaticum *AT (1ml = 5mg)* **Mydrum** *AT (1ml = 5mg)*	**Diagnostische Mydriasis:** 1 x 1Gtt.
Tropicamid + Phenylephrin Rp	PRC C, Lact -
Mydriasert *Insert 0,28/5,4mg*	**Präoperative/diagnostische Mydriasis:** 1 Insert pro Auge, max. 2h vor Eingriff

15.6 Antiallergika

Azelastin OTC	
Allergodil akut *AT (1ml = 0.5mg)* **Azela Vision** *AT (1ml = 0.5mg)* **Vividrin akut Azela** *AT (1ml = 0.5mg)*	**Saisonale/perenniale allergische Konjunktivitis:** 2-4 x 1Gtt.
Cromoglicinsäure OTC	PRC B
Allergo Comod, Allergocrom, Cromo-HEXAL, Cromo-ratioph., Dispacromil, Vividrin *AT (1ml = 20mg)*	**Allergisch bedingte akute/chronische Konjunktivitis:** 4-8 x 1Gtt.
Emedastin Rp	
Emadine *AT (1ml = 0.5mg)*	**Saisonale, allergische Konjunktivitis:** 2-4 x 1Gtt.
Epinastin Rp	
Relestat *AT (1ml = 0.5mg)*	**Saisonale, allergische Konjunktivitis:** 2 x 1Gtt.
Ketotifen Rp	
Allergo Vision, Ketotifen Stulln, Zaditen Ophtha, Zalerg Ophtha *AT (1ml = 0.25mg)*	**Saisonale, allergische Konjunktivitis:** 2 x 1Gtt.
Levocabastin OTC	PRC C, Lact ?
Livocab *AT (1ml = 0.5mg)*	**Allergische Konjunktivitis, Conjunctivitis vernalis:** 2-4 x 1Gtt.
Lodoxamid OTC	
Alomide *AT (1ml = 1mg)*	**Allergische Konjunktivitis:** 4 x 1Gtt.
Nedocromil OTC	
Irtan *AT (1ml = 20mg)*	**Saisonale/perenniale allergische Konjunktivitis:** 2-4 x 1Gtt.
Olopatadin Rp	
Opatanol *AT (1ml = 1mg)*	**Saisonale, allergische Konjunktivitis:** 2 x 1Gtt.

15.7 Vasokonstriktiva

UW: Bindehautreizung, Bindehautverdickung, Glaukomanfall, Mydriasis, Akkommodationsstrg., Tachykardie, RR ↑, AP;
KI: Engwinkelglaukom, Kinder < 2J

Naphazolin OTC	PRC C, Lact ?
Proculin *AT (1ml = 0.3mg)* **Televis Stulln** *AT (1ml = 0.1mg)*	**Nichtinfektiöse/allergische Konjunktivitis:** **Erw., Ki. > 6J:** 3-4 x 1Gtt.; **2-6J:** 2 x 1Gtt.

Phenylephrin OTC	PRC C, Lact +
Visadron *AT (1ml = 1.25mg)*	**Hyperämie der Konjunktiva, Konjunktivitis:** 1-5 x 1Gtt.
Tetryzolin OTC	
Berberil N, Ophtalmin N, Vasopos N, Visine Yxin *AT (1ml = 0.5mg)*	**Augenreizungen, allergische Entzündungen des Auges:** 2-3 x 1Gtt.
Tramazolin OTC	
Biciron *AT (1ml = 0.5mg)*	**Nichtinfektiöse Konjunktivitis:** 2-4 x 1Gtt.

15.8 Hornhautpflegemittel

Filmbildner (Povidon Polyvinylalkohol, Hyaluronsäure, Hypromellose, Carbomer) OTC	
Artelac, Celluvisc, Dispatenol, Lacrimal, Lac-Ophtalsystem, Lacrisic, Liquifilm, Oculotect sine, Protagent, Siccaprotect, Systane, Thilo-Tears	**Keratokonjunktivitis sicca, Nachbenetzung bei Tragen von Kontaktlinsen:** 4-6 x 1Gtt.
Dexpanthenol OTC	
Bepanthen *AS (1g enth. 50mg)* **Corneregel** *AT, AS (1ml = 50mg)* **Pan Ophtal** *AT (1ml = 50mg); AS (1g enth. 50mg)*	**Läsionen der Schleimhautoberfläche des Auges:** 2-4 x 1Gtt. bzw. 1cm Salbenstrang
Hyaluronsäure OTC	
Artelac Splash *AT (1ml = 2.4mg)* **Hylan** *AT (0.0975mg/0.65ml)* **Hylo Gel** *AT (1ml = 2mg)* **Xidan** *Edo AT (0.0975mg/0.65ml)*	**Keratokonjunktivitis sicca, Nachbenetzung bei Tragen von Kontaktlinsen:** 4-8 x 1Gtt.
Retinolpalmitat + andere OTC	
Oculotect *AT, AS (1ml = 1000IE)*	**Keratokonjunktivitis sicca:** 3-5 x 1Gtt., 3 x 0.5cm Salbenstrang
Trehalose OTC	
Thealoz *AT (1ml = 30mg)*	**Keratokonjunktivitis sicca, Nachbenetzung bei Tragen von Kontaktlinsen:** n. Bedarf mehrmals tgl. 1-2Gtt.
Trehalose + Hyaluronsäure OTC	
Thealoz Duo *AT, Gel (1ml = 30 + 1.5mg)*	**Keratokonjunktivitis sicca, Nachbenetzung bei Tragen von Kontaktlinsen:** n. Bedarf mehrmals tgl. 1-2Gtt.

15.9 Antineovaskuläre Mittel, Enzyme

Wm/Wi (Aflibercept): löslicher Köderrezeptor, der den vaskulären endothelialen Wachstumsfaktor A (VEGF-A) und den Plazenta-Wachstumsfaktor (PIGF) mit hoher Affinität bindet ⇒ hemmt die Bindung und Aktivierung der artverwandten VEGF-Rezeptoren;
Wm/Wi (Ocriplasmin): proteolytisch auf Proteinbestandteile des Glaskörpers und der vitreoretinalen Grenzschicht ⇒ Auflösung der Proteinmatrix, die für abnorme vitreomakulare Adhäsion verantwortlich ist;
Wm/Wi (Pegaptanib): Oligonukleotid, bindet hochspezifisch an VEGF ⇒ Hemmung der Angiogenese, Gefäßpermeabilität ↓;
Wm/Wi (Ranibizumab): Antikörper, der an den humanen endothelialen Wachstumsfaktor (VEGF) bindet;
Wm/Wi (Verteporfin): Photosensibilisator, nach Lichtapplikation entsteht Singulett-Sauerstoff, der zu Zellschäden und vaskulären Verschlüssen führt;
UW (Aflibercept): Bindehautentzündung, Augenschmerzen, Netzhautablösung, Einriss/Abhebung des retinalen Pigmentepithels, Netzhautdegeneration, Katarakt, Hornhautabrasion, Anstieg des Augeninnendrucks, verschwommenes Sehen, Glaskörperschlieren/-abhebung, Hornhautödem, Schmerzen/Blutungen an Inj.stelle, Fremdkörpergefühl, Tränensekretion ↑, Augenlidödem, Bindehauthyperämie, okuläre Hyperämie;
UW (Ocriplasmin): Mouches volantes, Augenschmerzen, Bindehautblutung, Sehstörungen, Netzhaut-/Glaskörperblutung, Netzhautabriss/-ablösung/-degeneration, erhöhter intraokularer Druck, Makulaloch/-degeneration/-ödem, Ödem der Retina, Pigmentepithelerkrankung, Metamorphopsie, Glaskörperadhäsionen/-ablösung, Bindehautödem, Augenlidödem, Viritis, Iritis, Vorderkammerflackern, Photopsie, Bindehauthyperämie, okulare Hyperämie, Augenbeschwerden, Photophobie, Chromatopsie;
UW (Pegaptanib): Endophthalmitis, Glaskörper-/Netzhautblutungen, Netzhautablösungen, Augenschmerzen, Kopfschmerzen, erhöhter Augeninnendruck, Keratitis punctata, Mouches volantes, Glaskörpertrübungen, Konjunktivitis, Hornhautödem;
UW (Verteporfin): Übelkeit, Photosensibilitätsreaktionen, Rückenschmerzen, Pruritus, Asthenie, Schmerzen an der Injektionsstelle, Sehstörung, Visusverschlechterung, subretinale Hämorrhagie, Störung der Tränenbildung;
UW (Ranibizumab): Übelkeit, Kopfschmerzen, Bindehautblutung, Augenschmerzen, Mouches volantes, retinale Einblutungen, Erhöhung des Augeninnendrucks, Glaskörperabhebung, intraokulare Entzündungen, Augenirritation, Katarakt, Fremdkörpergefühl, Blepharitis, subretinale Fibrose, okulare Hyperämie, Visusverschlechterung, trockenes Auge, Vitritis, Konjunktivitis, retinale Exsudation, lokale Reaktionen an der Injektionsstelle, verstärkter Tränenfluss, Pruritus des Auges, Konjunktivitis, Makulopathie, Abhebung des retinalen Pigmentepithels;
KI (Aflibercept): Überempfindlichkeit, bestehende oder vermutete (peri-)okulare Infektion, schwere intraokulare Entzündung;
KI (Ocriplasmin): bek. Überempfindlichkeit, okulare/periokulare Infektion;
KI (Pegaptanib): bekannte Überempfindlichkeit, okuläre/periokuläre Infektionen, SS;
KI (Ranibizumab): bekannte Überempfindlichkeit, okuläre/periokuläre Infektionen, schwere intraokuläre Entzündung, SS;
KI (Verteporfin): Porphyrie, bekannte Überempfindlichkeit, schwere Leberfktsstörung, SS

Aflibercept Rp	PRC C, Lact ?
Eylea *Inj.Lsg. 4mg/100µl*	**Neovaskuläre altersabhängige Makuladegeneration:** 2mg intravitreal alle 4W für 12W, dann 2mg alle 8W; **DANI, DALI** nicht erforderlich
Ocriplasmin Rp	
Jetrea *Inj.Lsg. 0.5mg/0.2ml*	**Vitreomakuläre Traktion:** 0.125mg intravitreal, einmalige Anw.; **DANI, DALI** nicht erforderlich
Pegaptanib Rp	
Macugen *Fertigspr. 0.3mg*	**Neovaskuläre altersabhängige Makuladegeneration:** 0.3mg intravitreal alle 6W; **DANI, DALI** nicht erforderlich
Ranibizumab Rp	
Lucentis *Inj.Lsg. 3mg/0.3ml*	**Neovaskuläre altersabhängige Makuladegeneration:** 0.5mg intravitreal alle 4W; **DANI, DALI** nicht erforderlich
Verteporfin Rp	PPB 90%
Visudyne *Inf.Lsg. 15mg*	**Neovaskuläre altersabhängige Makuladegeneration:** 6mg/m² über 10min i.v., dann Lichtaktivierung durch Laser auf die neovaskulären Läsionen; 1-4 x/J; **DALI** KI bei schwerer Leberfunktionsstrg.

15.10 Neutralisierungslösungen bei Verätzungen

Natriumdihydrogenphosphat OTC	
Isogutt MP *Lsg. 250ml*	**Verätzungen am Auge:** Bindehautsack sofort kräftig spülen, bis schädigender Stoff ausgespült ist

16 HNO

16.1 Rhinologika

16.1.1 Sympathomimetika

Wm/Wi: alpha-adrenerg wirkende Sympathomimetika ⇒ Vasokonstriktion ⇒ Schleimhautabschwellung; **UW** (Naphazolin): Herzklopfen, Pulsbeschleunigung, Blutdruckanstieg, Brennen und Trockenheit der Nasenschleimhaut, nach Abklingen der Wirkung stärkeres Gefühl einer „verstopften Nase" durch reaktive Hyperämie; **UW** (Xylometazolin): reaktive Hyperämie; **KI** (Naphazolin): bek. Überempfinglichkeit, Rhinitis sicca, SS (1. Trimenon), Engwinkelglaukom, Z.n. transsphenoidaler Hypophysektomie oder anderen operativen Eingriffen, die die Dura Mater beschädigen; **KI** (Xylometazolin): bek. Überempfindlichkeit, Rhintis sicca, Ki. < 6J

Naphazolin OTC	PRC C, Lact ?
Privin *Lsg. (1ml = 1mg)* **Rhinex Nasenspray** *Spray (1g enth. 0.5mg)*	**Entzündliche Schleimhautschwellung der Nase/NNH:** 1-6 x 1-2Gtt. bzw. Sprühstöße
Oxymetazolin OTC	HWZ 5-8h, PRC C, Lact ?
Nasivin *NT (1ml = 0.1, 0.25, 0.5mg); Spray (1ml = 0.25, 0.5mg)* **Wick Sinex** *Spray (1ml = 0.5mg)*	**Entzündliche Schleimhautschwellung der Nase/NNH:** 1-3 x 1-2Gtt. bzw. Sprühstöße
Tramazolin OTC	
Rhinospray *Spray (1ml = 1mg)* **Infectoschnupf** *Spray (1ml = 0.5, 1mg)*	**Entzündliche Schleimhautschwellung der Nase/NNH:** 1-3 x 1-2Gtt. bzw. Sprühstöße
Tetryzolin OTC	
Tetryzolin Dmp *Spray (1ml = 1mg)*	**Entzündliche Schleimhautschwellung der Nase/NNH:** 1-3 x 1 Sprühstoß
Xylometazolin OTC	
Nasengel/-spray-ratioph. *Gel (1g enth. 1mg); Spray (1Hub = 0.045, 0.09mg)* **Nasentropfen-ratioph.** *NT (1ml = 0.5, 1mg)* **Olynth** *NT (1ml = 0.25, 0.5, 1mg); Gel (1g enth. 0.5mg)* **Otriven** *NT (1ml = 0.25, 0.5mg); Spray (1ml = 0.5, 1mg); Gel (1g enth. 1mg)* **Snup** *Spray (1ml = 0.5, 1mg)*	**Entzündliche Schleimhautschwellung der Nase/NNH:** 1-3 x 1-2Gtt. bzw. Sprühstöße

16.1.2 Antihistaminika

Siehe auch Pneumologie - Antihistaminika → 85

Azelastin Rp	
Allergodil *Spray (1ml = 1mg)*	**Allergische Rhinitis:** 2 x 1 Sprühstoß
Cromoglicinsäure OTC	
CromoHEXAL, Cromo-ratioph., Vividrin *Spray (1ml = 20mg)*	**Allergische Rhinitis:** 4 x 1 Sprühstoß

Levocabastin OTC	
Livocab *Spray (1ml = 0.5mg)*	**Allergische Rhinitis:** 2-4 x 2 Sprühstöße

16.1.3 Kortikoide

Beclometason Rp	PPB 87%
Beclomet Nasal *Spray (1 Hub = 0.1mg)* **Beclometason-ratioph.** *Spray (1 Hub = 0.05, 0.1mg)* **Beclorhinol, Beconase** *Spray (1 Hub = 0.05mg)* **Rhinivict** *Spray (1 Hub = 0.05, 0.1mg)*	**Allergische Rhinitis, Nasenpolypen:** 2-4 x 0.1mg
Budesonid Rp	HWZ 2-3h, PPB 86-90%, PRC C, Lact ?
Aquacort, Budapp, Budes *Spray (1 Hub = 0.05mg)* **Pulmicort Topinasal** *Spray (1 Hub=64µg)*	**Allergische Rhinitis, Nasenpolypen:** 2 x 1 Sprühstoß
Dexamethason Rp	
Dexa Rhinospray N Sine, Solupen Sine *Spray (1 Hub = 10.26µg)* **Dexa Siozwo** *Nasensalbe (1g enth. 0.181mg)*	**Allergische Rhinitis: Erw., Ki. ab 6J:** 3 x 1-2 Sprühstöße; 3-4 x 1cm Salbenstrang in jede Nasenöffnung
Flunisolid Rp	HWZ 1-2h, PRC C, Lact ?
Syntaris *Spray (1ml = 0.25mg)*	**Allergische Rhinitis:** 2-3 x 2 Sprühstöße
Fluticason Rp	HWZ 7.8h, PPB 81-95%, PRC C, Lact?
Avamys *Spray (1 Hub = 22.7µg)* **Flutide Nasal** *Spray (1 Hub = 0.05mg)*	**Allergische Rhinitis:** 1-2 x 2 Sprühstöße; **Nasenpolypen:** 1-2 x 0.2ml in jedes Nasenloch
Mometason Rp	HWZ 6h, PRC C, Lact?
Mometa HEXAL *Spray (1 Hub = 0.05mg)* **Mometason Abz** *Spray (1 Hub = 0.05mg)* **Mometason ratio** *Spray (1 Hub = 0.05mg)* **Nasonex** *Spray (1 Hub = 0.05mg)*	**Allergische Rhinitis: Erw., Ki. ab 12J:** 1 x 2 Sprühstöße in jedes Nasenloch; **Ki. 6-11J:** 1 x 1 Sprühstoß; **Nasenpolypen: Erw.:** 1 x 2 Sprühstöße
Triamcinolon Rp	HWZ 3h, PRC C, Lact?
Nasacort *Spray (1 Hub = 0.05mg)* **Rhinisan** *Spray (1 Hub = 0.05mg)*	**Allergische Rhinitis: Erw., Ki. ab 12J:** 1 x 2 Sprühstöße in jedes Nasenloch; **Ki. 6-11J:** 1 x 1 Sprühstoß

16.1.4 Antihistaminika + Kortikoide

Wm/Wi (Azelastin + Fluticason): synergistischer Effekt durch H_1-Rezeptorblockade und entzündungshemmende Wirkung; **UW** (Azelastin + Fluticason): Kopfschmerzen, unangenehmer Geschmack/Geruch; **KI** (Azelastin + Fluticason): bekannte Überempfindlichkeit

Azelastin + Fluticason Rp	
Dymista *Spray (1 Hub = 130 + 50µg)*	**Allergische Rhinitis: Erw., Ki ab 12J:** 2 x 1 Sprühstoß in jedes Nasenloch

16.1.5 Topische Antibiotika

Wm/Wi: Kompetitive Hemmung der bakteriellen Isoleucyl-Transfer-RNA-Synthetase; **UW:** Reaktionen an der Nasenschleimhaut; **KI:** bek. Überempfindlichkeit, Anw. bei Sgl.

Mupirocin Rp	
Bactroban *Salbe (1g enth. 20mg)* **Turixin** *Salbe (1g enth. 20mg)*	**Elimination von Staphylokokken einschließl. Methicillin-resistenter Stämme aus der Nasenschleimhaut: Erw. und Ki.:** ca. 2mm Salbenstrang 2-3 x/d in die Nase

16.2 Nasale Dekongestiva + Antihistaminikum

Wm/Wi (Pseudoephedrin): Alpha-sympathomimetisch ⇒ Vasokonstriktion ⇒ Abschwellen der Nasenschleimhaut; **UW** (Pseudoephedrin + Cetirizin): Nervosität, Schlaflosigkeit, Schwindel, Kopfschmerzen, Somnolenz, Gleichgewichtsstrg., Tachykardie, Mundtrockenheit, Übelkeit, Asthenie; **UW** (Pseudoephedrin + Triprolidin): Müdigkeit, Hypertonie; **KI** (Pseudoephedrin + Cetirizin/Triprolidin): bek. Überempfindlichkeit, Glaukom, Komb. mit MAO-Hemmern, schwere Nierenenerkr., Harnverhalt, schwere Hypertonie, Tachyarrhythmien, ischämische Herzkrankheiten, Hyperthyreose, hämorrhag. Schlaganfall, SS

Pseudoephedrin + Cetirizin OTC	
Reactine Duo *Tbl. 120 + 5(ret.)mg*	**Allergische Rhinitis mit nasaler Kongestion: Erw. bis 60J, Ki. > 12J:** 2 x 120 + 5mg p.o., für max. 14d; **DANI, DALI** KI
Pseudoephedrin + Triprolidin OTC	
Rhinopront Kombi *Tbl. 60 + 2.5mg*	**Allergische oder vasomotorische Rhinitis mit nasaler Kongestion: Erw. bis 60J, Ki. > 12J:** 3 x 60 + 2.5mg p.o. für max. 10d; **DANI, DALI** KI bei schwerer NI, LI

16.3 Otologika

Phenazon + Procain OTC	
Otalgan *OT (1g enth. 50+10mg)*	**Otitis externa, Otitis media: Erw., Ki. > 15J:** 3-4 x 5Gtt.; **Ki. bis 14J:** 3-4 x 2-3Gtt.
Dexamethason + Cinchocain Rp	
Otobacid N *OT (1ml = 0.22+5.6mg)*	**Entzündl. Erkr. von Ohrmuschel/Gehörgang, Gehörgangsekzem:** 3-4 x 2-4Gtt.
Ciprofloxacin Rp	
Ciloxan *OT (1ml = 3mg)* **Infectocipro** *OT (1ml = 2mg)* **Panotile Cipro** *OT (0.5ml = 1mg)*	**Otitis externa, chron. eitrige Otitis media:** Ciloxan: 2 x 4Gtt.; **Ki. ab 1J:** 2 x 3Gtt.; **Infectocipro: Erw. u. Ki. ab 1J:** 2 x 0.5mg; Panotile: **Erw. u. Ki. ab 2J:** 2 x 1 Pipette

Ciprofloxacin + Dexamethason Rp	
Cilodex *OT (1ml = 3+1mg)*	**Otitis media mit Paukenröhrchen, Otitis ext.: Erw., Ki. ≥ 6M:** 2 x 4Gtt. f. 7d
Ciprofloxacin + Fluocinolonacetonid Rp	
Infectociprocort *OT (1ml = 3+0.25mg)*	**Otitis ext.: Erw., Ki. ≥ 7J:** 3 x 4-6Gtt. f. 8d
Ölsäure-Polypeptid-Kondensat OTC	
Cerumenex *OT (1g enth. 87mg)*	**Ceruminalpfropf, Reinigung des Gehörgangs vor Eingriffen:** 3-5Gtt. in den äußeren Gehörgang, nach 20-30min ausspülen
Polymyxin B + Neomycin + Gramicidin Rp	
Polyspectran *OT (1ml = 7500IE+3500IE+0.02mg)*	**Otitis externa:** 3-5 x 2-3 Gtt.

16.4 Weitere Hals-Rachen-Therapeutika

16.4.1 Antibiotika

Wm/Wi (Fusafungin): bakteriostatisches Antibiotikum mit antiinflammatorischer Wirkung; **UW** (Fusafungin): Trockenheitsgefühl in Nase, Mund und Rachen, Prickeln, Niesreiz, Bronchokonstriktion, Schleimhautödem, Schleimhautrötung; **KI** (Fusafungin): bekannte Überempfindlichkeit, Ki. < 12J, ausgeprägte Überempfindlichkeit der Atemwege, SS/SZ

Fusafungin OTC	
Locabiosol S *Spray 5mg/ml*	**Akute entzündliche Erkrankung der oberen Luftwege:** 4 x 4 Hübe (Rachenraum); 4 x 2 Hübe (nasal)

16.4.2 Antiseptika-Kombinationen

Wm/Wi (Benzalkonium, Cetrimonium): quartäre Ammoniumverbindungen mit hoher Oberflächenaktivität, die sowohl grampositive als auch gramnegative Keime erfassen; **Wm/Wi** (Tyrothricin): Polypeptidantibiotikum mit bakterizider Wi gegen grampositive Keime; **UW:** Überempfindlichkeitsreaktionen; **KI:** bekannte Überempfindlichkeit

Benzalkonium + Benzocain + Tyrothricin OTC	
Dorithricin *Lutschtbl. 1+1.5+0.5mg*	**Halsentzündung mit Schluckbeschwerden:** alle 2-3h 1Tbl. lutschen
Cetrimonium + Lidocain + Tyrothricin OTC	
Lemocin *Lutschtbl. 2+1+4mg*	**Halsentzündung mit Schluckbeschwerden:** alle 1-3h 1Tbl. lutschen, max. 8Tbl./d

17 Urologie

17.1 Urospasmolytika

Wm: Parasympatholytisch durch Blockade des Muscarinrezeptors, v.a. direkte Einwirkung auf die glatte Muskulatur (papaverinartig);
Wi: Tonussenkung der glatten Muskulatur von Magen-Darm- und Urogenitaltrakt;
Wm/Wi: (Mirabegron): selektiver Beta-3-Agonist ⇒ Entspannung der glatten Harnblasenmuskulatur;
UW: reduzierte Schweißdrüsensekretion ↓, Mundtrockenheit, Tachykardie, Akkommodationsstrg., Glaukomanfall, abdominelle Schmerzen, Diarrhoe, Obstipation, Dysurie, Schlaflosigkeit;
UW: (Mirabegron): Harnwegsinfektion, Tachykardie;
KI: Glaukom, Blasenentleerungsstrg. mit Restharn, Tachyarrhythmie, Stenosen im GI-Trakt, toxisches Megacolon, Myasthenia gravis, SS/SZ, gleichzeitige Anwendung von CYP3A4 - Hemmern bei mäßiger/schwerer Leber-/Niereninsuffizienz, schw. Colitis ulcerosa, Child-C
KI: (Mirabegron): bek. Überempfindlichkeit

Darifenacin Rp	PPB 98%
Emselex *Tbl. 7.5(ret.), 15(ret.)mg*	**Dranginkontinenz, Pollakisurie, imperativer Harndrang:** 1 x 7.5mg p.o., ggf. nach 2W steigern auf 1 x 15mg; **DANI** nicht erforderl.; **DALI** Child B-C: max. 7.5mg/d
Fesoterodin Rp	HWZ 7h, PPB 50%
Toviaz *Tbl. 4(ret.), 8(ret.)mg*	**Dranginkontinenz, Pollakisurie, imperativer Harndrang:** 1 x 4mg p.o., max. 1 x 8mg/d p.o.; **DANI** CrCl > 30: 100%, < 30: max. 4mg/d p.o.; **DALI** Child B: max. 4mg/d, Child C: KI
Flavoxat OTC	HWZ 3h PRC B, Lact ?
Spasuret *Tbl. 200mg*	**Dranginkontinenz, Pollakisurie, imperativer Harndrang:** 3-4 x 200mg p.o.
Mirabegron Rp	HWZ 50h, PPB 71%, PRC C, Lact -
Betmiga *Tbl. 25(ret.), 50(ret.)mg*	**Dranginkontinenz, Pollakisurie, imperativer Harndrang:** 1 x 50mg p.o.; **DANI** CrCl > 30: 100%, 15-30: 1 x 25mg, < 15: Anw. nicht empfohlen; **DALI** Child A: 100%, Child B: 1 x 25mg, Child C: Anw. nicht empfohlen

Oxybutynin Rp	HWZ 1.1-2.3h, Q0 1.0, PRC B, Lact ?
Dridase *Tbl. 5mg* **Kentera** *TTS 3.9mg/24h* **Oxybutynin-ratioph.** *Tbl. 2.5, 5mg* **Spasyt** *Tbl. 5mg*	**Dranginkontinenz, Pollakisurie, imperativer Harndrang:** 3 x 2.5-5mg p.o.; ini 1 x 5mg (ret.), ggf. steigern um 5mg/W, max. 20mg/d; **Ki. > 5J:** ini 2 x 2.5mg p.o., max. 0.3-0.4mg/kg/d; TTS: alle 3-4d wechseln; **DANI** nicht erforderlich
Propiverin Rp	HWZ 20h, Q0 0.9, PPB 90%
Mictonetten *Tbl. 5mg* **Mictonorm** *Tbl. 15mg; Kps. 30(ret.), 45(ret.)mg* **Prodrom** *Tbl. 5, 15mg* **Proges** *Tbl. 5mg* **Pronenz** *Tbl. 15mg* **Propimedac** *Tbl. 15mg* **Propiverin HEXAL** *Tbl. 5, 15mg*	**Dranginkontinenz, Pollakisurie, imperativer Harndrang:** 2-3 x 15mg p.o.; 1 x 30-45mg (ret.); **Ki.** 2 x 0.4mg/kg p.o.; **DANI** CrCl >30: 100%, vorsichtige Anw.; < 30: max. 30mg/d; **DALI** mittelschwere bis schwere LI: Anw. nicht empfohlen
Solifenacin Rp	HWZ 45-68h
Vesicare *Tbl. 5, 10mg* **Vesikur** *Tbl. 5, 10mg*	**Dranginkontinenz, Pollakisurie, imperativer Harndrang:** 1 x 5mg p.o., ggf. 1 x 10mg; **DANI** CrCl > 30: 100%; < 30: max. 5mg/d; **DALI** Child-Pugh 7-9: max. 5mg/d
Tolterodin Rp	HWZ 1.9-3.7h, PPB 96%, PRC C, Lact -
Detrusitol *Tbl. 1, 2mg; Kps. 4(ret.)mg* **Tolterodin Actavis** *Tbl. 1, 2mg; Kps. 4(ret.)mg* **Tolterodin HEXAL** *Tbl. 1, 2mg; Kps. 4(ret.)mg*	**Dranginkontinenz, Pollakisurie, imperativer Harndrang:** 2 x 2mg p.o.; 1 x 4mg (ret.) p.o.; **DANI** CrCl < 30: max. 2mg/d; **DALI** max. 2mg/d
Trospiumchlorid Rp	HWZ 5-21h
Spasmex *Tbl. 5, 15, 30, 45mg; Amp. 1.2mg/2ml, 2mg/2ml* **Spasmolyt** *Tbl. 5, 10, 20, 30mg* **Spasmo-Urgenin TC** *Tbl. 5mg* **Trospi** *Tbl. 30mg* **Urivesc** *Kps. 60(ret.)mg*	**Dranginkontinenz, Pollakisurie, imperativer Harndrang, Spasmen der glatten Muskulatur:** 3 x 15mg, 2 x 20mg p.o. oder 30-0-15mg; 1 x 60mg (ret.) p.o **Magen-Darm-Diagnostik:** 1.2-2mg i.v.; **DANI:** CrCl 10-30: max. 20mg/d

17.2 Prostatamittel

Wm/Wi (Alfuzosin, Silodosin, Tamsulosin, Terazosin): selektive Blockade von Alpha-1-Rezeptoren in der glatten Muskulatur von Prostata und Blasenhals ⇒ Urinflussrate↑;
Wm/Wi (Dutasterid, Finasterid): Hemmung der 5-Alpha-Reduktase ⇒ Umwandlungshemmung von Testosteron in Dihydrotestosteron ⇒ Rückbildung der Hyperplasie;
Wm/Wi (Silodosin): Antagonismus am Alpha-1A-Rezeptor ⇒ Entspannung der glatten Muskulatur ⇒ Verminderung des Blasenauslasswiderstandes;
UW (Alfuzosin, Tamsulosin, Terazosin): Schwindel, orthostatische Hypotension, Kopfschmerzen, Herzklopfen, retrograde Ejakulation;
UW (Dutasterid): Potenzstörung, Libidoverlust, Gynäkomastie, Ejakulationsstörung;
UW (Finasterid): Potenzstörung, Libidoverlust, Gynäkomastie, Ejakulationsstörung, Cave: Tablettenbruch darf von schwangeren Frauen nicht berührt werden!
UW (Silodosin): retrograde Ejakulation, Anejakulation, Schwindel, orthostatische Hypotonie, Nasenverstopfung, Diarrhoe;
KI (Alfuzosin, Tamsulosin, Terazosin): orthostatische Dysregulation, schwere Leberinsuffizienz;
KI (Dutasterid, Finasterid): schwere Leberinsuffzienz, Anwendung bei Frauen;
KI (Silodosin): bekannte Überempfindlichkeit;

Alfuzosin Rp	HWZ 4-6h, Q0 0.9, PPB 90%
Alfunar *Tbl. 10(ret.)mg* **Alfuzosin HEXAL** *Tbl. 10(ret.)mg* **Alfuzosin Winthrop** *Tbl. 2.5, 5(ret.), 10(ret.)mg* **Urion Uno** *Tbl. 10(ret.)mg* **Uroxatral** *Tbl. 2.5, 10(ret.)mg*	**Benigne Prostatahyperplasie:** 2-3 x 2.5mg p.o.; 1-2 x 5mg (ret.); 1 x 10mg (ret.)
Finasterid Rp	HWZ 6-8h, Q0 1.0, PPB 93%
Finamed, Finasterid HEXAL, Finasterid-ratioph., Finasterid Sandoz, Finural, Proscar, Prosmin *Tbl. 5mg*	**Benigne Prostatahyperplasie:** 1 x 5mg p.o.; **DANI** nicht erforderlich; **DALI** keine Daten
Dutasterid Rp	HWZ 3-5W, PPB > 99,5%
Avodart *Kps. 0.5mg*	**Benigne Prostatahyperplasie:** 1 x 0.5mg p.o.; **DANI** nicht erforderl.; **DALI** leichte bis mittelschwere LI: vorsichtige Anw.; schwere LI: KI
Dutasterid + Tamsulosin Rp	
Duodart *Kps. 0.5 + 0.4mg*	**Benigne Prostatahyperplasie:** 1 x 0.5+0.4mg p.o.; **DANI** nicht erforderl.; **DALI** leichte bis mittelschwere LI: vorsichtige Anw.; schwere LI: KI
Silodosin Rp	HWZ 40-52h, PPB 95%
Urorec *Kps. 4, 8mg*	**Benigne Prostatahyperplasie:** 1 x 8mg p.o.; **DANI** CrCl 30-50: ini 4mg, ggf. nach 1W 1 x 8mg; < 30: Anwendung nicht empfohlen; **DALI** leichte bis mittelschwere LI: 100%; schwere LI: Anwendung nicht empfohlen

Sitosterin (Phytosterol) OTC	
Harzol *Kps. 10mg* **Sitosterin Prostata** *Kps. 10mg*	**Benigne Prostatahyperplasie:** 3 x 20mg p.o.; 2 x 65mg
Tamsulosin Rp	HWZ 9-13h, Qo 0.9, PPB 99%, PRC B, Lact -
Alna Ocas, Omnic Ocas, Prostadil, Prostazid, Tadin, Tamsu-Astellas, Tamsulosin Beta, Tamsulosin HEXAL *Kps. 0.4(ret.)mg*	**Benigne Prostatahyperplasie:** 1 x 0.4mg (ret.) p.o.; **DANI** nicht erforderlich; **DALI** KI bei schwerer LI
Terazosin Rp	HWZ 9-12h, Qo 0.95, PPB 92%, PRC C, Lact ?
Flotrin *Tbl. 1, 2, 5, 10mg* **Terablock** *Tbl. 1, 2, 5mg* **Teranar** *Tbl. 1, 2, 5mg* **Tera Tad** *Tbl. 2, 5, 10mg* **Terazosin HEXAL** *Tbl. 2, 5mg* **Urozosin** *Tbl. 2, 5, 10mg*	**Benigne Prostatahyperplasie:** ini 1 x 1mg p.o., nach 7d 1 x 2mg, Erh.Dos. 2-5mg/d; max. 10mg/d **DANI** nicht erforderlich; **DALI** vorsichtige Anw.; schwere LI: Anw. nicht empfohlen

17.3 Erektile Dysfunktion

Wm (Alprostadil): Prostaglandinvermittelte Vasodilatation des Corpus cavernosum; **Wm/Wi** (Avanafil, Sildenafil, Tadalafil, Vardenafil): selektive Hemmung der cGMP-spezifischen Phosphodiesterase (PDE5) ⇒ cGMP im Corpus cavernosumm bei sexueller Erregung ⇒ Relaxierung der glatten Muskulatur ⇒ Bluteinstrom ↑ ⇒ Erektion; **Wm/Wi** (Yohimbin): Blockade zentraler Alpha-2-Rez. ⇒ erektionsfördernde Efferenzen ↑; **UW** (Avanafil, Sildenafil, Tadalafil, Vardenafil): Kopfschmerz, Flush, Schwindel, Hitzegefühl, Nasenverstopfung, Dyspepsie, Muskelschmerzen, Rückenschmerzen; **UW** (Yohimbin): Tremor, Erregungszustände; **KI** (Avanafil): Herzinfarkt, Schlaganfall oder eine lebensbedrohliche Arrhythmie in den vergangenen 6 M; anhaltender Hypotonie < 90/50 mmHg oder Hypertonie > 170/100mmHg; instabile Angina pectoris, Angina pectoris während des Geschlechtsverkehrs, Herzinsuffiz. (≥ NYHA II); schwere Leberfunktionsstörung (Child C), schwere Nieren-funktionsstörung (Krea-Clearance < 30 ml/min); nicht arteriitische anteriore ischämische Optikusneuropathie (NAION); bekannte erbliche degenerative Netzhauterkrankungen, gleichzeitige Einnhame von starken CYP3A4-Inhibitoren anwenden (u. a. Ketoconazol, Ritonavir, Atazanavir, Clarithromycin, Indinavir, Itraconazol, Nefazodon, Nelfinavir, Saquinavir und Telithromycin); **KI** (Sildenafil, Tadalafil, Vardenafil): bek. Überempfindlichkeit; instabile Angina pectoris, schwere Herz- oder Leberinsuffizienz, Z.n. Schlaganfall/Herzinfarkt, Retinitis pigmentosa; gleichzeitige Anw. v. Nitraten; **KI** (Yohimbin): Hypotonie

Alprostadil Rp	HWZ 5-10(0.5)min, PRC X, Lact -
Caverject *Inj.Lsg. 10, 20µg* **Viridal** *Inj.Lsg. 10, 20, 40µg* **Muse** *Stäbch. 250, 500, 1000µg*	**Erektile Dysfunktion:** ini 1.25-2.5µg intrakavernös, je nach Wi steigern: 2.5-5-7.5-10µg, max. 40µg; ini 250µg intraurethral, je nach Wi steigern auf 500-1000µg

Avanafil Rp	HWZ 6-17h PPB 99%, PRC X, Lact -
Spedra *Tbl. 50, 100, 200mg*	Erektile Dysfunktion: ini 100mg p.o. 0.5h vor Koitus, je nach Wi Dosisanpassung auf 50 bzw. 200mg, max. 200mg; max. 1 x/d; **DANI** CrCl ≥30: 100%; <30: KI; **DALI** Child A, B: mit niedrigst wirks. Dosis beginnen; C: KI
Sildenafil Rp-L!	HWZ 4h, Q_0 > 0.85, PPB 96%, PRC B, Lact -
Duraviril *Tbl. 25, 50, 100mg* **Ereq** *Tbl. 50, 100mg* **Sildegra** *Tbl. 25, 50, 100mg; Lingualtbl. 25, 50, 100mg* **SildeHEXAL** *Tbl. 25, 50, 75, 100mg* **Viagra** *Tbl. 25, 50, 100mg*	**Erektile Dysfunktion:** ini 50mg p.o. 1h vor Koitus, je nach Wi Dosisanpassung auf 25 bzw. 100mg, max. 100mg; max. 1 x/d; **DALI, DANI** CrCl < 30: ini 25mg
Tadalafil Rp-L!	HWZ 17.5h, PPB 94%
Cialis *Tbl. 5, 10, 20mg*	**Erektile Dysfunktion:** ini 10mg p.o. 0.5-12h vor Koitus, je nach Wi Dosisanpassung auf 20 mg; bei tgl. Anwendung 1 x 2.5-5mg; **DANI** bei schwerer Niereninsuffizienz max. 10mg; **DALI** max. 10mg
Vardenafil Rp-L!	HWZ 4h, PPB 95%
Levitra *Tbl. 5, 10, 20mg*	**Erektile Dysfunktion:** ini 10mg p.o. 25-60 min vor Koitus, je nach Wi Dosisanpassung auf 5 bzw. 20mg, max. 20mg; max. 1 x/d; **DANI:** CrCl < 30: ini 5mg; **DALI** Child A-B max. 10mg
Yohimbin Rp-L!	HWZ 0.6(6)h, PRC N, Lact -
Yocon-Glenwood *Tbl. 5mg*	**Erektile Dysfunktion:** 3 x 5-10mg p.o.

17.4 Sexualhormone

17.4.1 Androgene

Wm/Wi: Entwicklungsförderung der sekundären männlichen Geschlechtsmerkmale, Regulation der Spermienproduktion, Libido ↑, Potentia coeundi ↑, Muskelaufbau ↑, Knochendichte ↑, Talgproduktion ↑;
UW: Cholestase, Spermatogenesehemmung, Priapismus, beschleunigte Knochenreifung, Virilisierung bei Frauen, Ödeme, Gewicht ↑, Gynäkomastie, Alopezie, Libido ↑, Prostataschmerzen, Kopfschmerzen, Nausea, Polyzythämie;
KI: Prostatakarzinom, Mammakarzinom, SS

Testosteron Rp	HWZ 10-100min (i.m.), PRC X, Lact ?
Andriol *Kps. 40mg* **Androtop** *Gel-Btl. 25, 50mg* **Axiron** *Lösung 30mg/1.5ml* **Testim** *Gel 10mg/1g* **Testogel** *Gel-Btl. 25, 50mg* **Testopatch** *TTS 1.2, 1.8, 2.4mg/24h* **Testosteron-Depot** *Amp. 250mg/1ml* **Testoviron-Depot** *Amp. 250mg/1ml* **Tostran 2%** *Gel 20mg/1g*	**Hodenunterfunktion, Hypogonadismus:** ini 120-160mg/d p.o., nach 2-3W 40-120mg/d; 50-100mg alle 1-3W i.m.; 250mg alle 2-4W i.m.; Axiron: 30mg unter jede Achsel auftragen; Testopatch: ini 2 Pflaster mit 2.4mg alle 48h; Dosisanpassung nach Testosteronspiegel; Gel: 1 x 50mg auftragen, max. 100mg/d; **Pubertas tarda:** 1 x/M 250mg i.m. für 3M, evtl. Wdh. nach 3-6M; **Unterdrückung übermäßigen Längenwachstums bei Knaben:** 500mg i.m. alle 2W für 1-2J; **Aplastische, renale Anämie beim Mann:** 250mg 2-3 x/W i.m., max. 1000mg/W

Testosteronundecanoat Rp	HWZ 10-100min (i.m.), PRC X, Lact ?
Nebido *Inj.Lsg. 1g/4ml*	**Hodenunterfunktion, Hypogonadismus:** 1g alle 10-14W i.m.

17.4.2 Antiandrogene

Wm/Wi (Abirateronacetat): Inhibition der 17-Alpha-Hydroxylase (CYP17) → Hemmung der Androgenbiosynthese in Hoden, Nebennieren und im Prostatatumorgewebe; Mineralkortikoidsynthese in Nebennieren ↑;
Wm/Wi (Bicalutamid, Flutamid): reines Antiandrogen ohne gestagene Wi;
Wm/Wi (Cyproteronacetat): kompetitiver Antagonismus am Androgenrezeptor, starke gestagene Wi ⇒ LHo ⇒ Testosteron ↓;
Wm/Wi (Enzalutamid): starker Inhibitor des Androgenrezeptor-Signalwegs; keine agonistische Wirkung am Androgenrezeptor ⇒ Wachstum der Prostatakarzinomzellen ↓, Zelltod der Krebszellen, Tumorregression;
UW (Abirateronacetat): periphere Ödeme, Hypokaliämie, Hypertonie, Harnweginfektion, Herzinsuffizienz, HRST, Angina pectoris, Hypertriglyzeridämie, Hepatotoxizität, Nebenniereninsuffizienz;
UW (Cyproteronacetat): Übelkeit, Erbrechen, Gynäkomastie, Libido- und Potenzverlust, Leberfunktionsstörung;
UW (Enzalutamid): Neutropenie, visuelle Halluzinationen, Angst, Kopfschmerzen, kognitive Störung, Gedächtnisstörung, Hitzewallungen, Hypertonie, trockene Haut, Pruritus, Frakturen, Stürze;
KI (Abirateronacetat): bekannte Überempfindlichkeit, SS;
KI (Cyproteronacetat): Lebererkrankung, idiopathischer Schwangerschaftsikterus, Schwangerschaftspruritus/Herpes gestationis in der Anamnese, konsumierende Erkrankung (außer Prostata-Ca), schwere Depressionen, Thromboembolien, Sichelzellenanämie, Diabetes mellitus mit Gefäßveränderungen, Jugendliche vor Abschluss der Pubertät, Kinder, SS/SZ;
KI (Enzalutamid): bek. Überempfindlichkeit, SS/SZ

Abirateronacetat Rp	HWZ 15h, Q0 0.95, PPB 99%, PRC C, Lact ?
Zytiga *Tbl. 250mg*	**Metastasiertes, kastrationsresistentes, trotz docetaxelhaltiger Chemother. progredientes Prostata-Ca:** Männer > 18J: 1 x 1g in Komb. mit 10mg/d Prednison oder Prednisolon (> 2h nach o. 1h vor Mahlzeiten)*; **DANI:** nicht erforderl.; **DALI:** Child B-C: Anw. nicht empfohlen

* In klinischen Studien Anwendung nur bei Gabe eines LHRH-Agonisten oder nach Orchiektomie

Bicalutamid Rp	HWZ 5.8d, PPB 96%, PRC X, Lact ?
Androcal *Tbl. 50, 150mg* **Bicalutamid beta, Bicalutamid Actavis, Bicalutamid Medac** *Tbl. 50, 150mg* **Bicalutin** *Tbl. 50mg, 150mg* **Bicamed** *Tbl. 50, 150mg* **Casodex** *Tbl. 50, 150mg*	**Fortgeschrittenes Prostata-Ca:** 1 x 50mg p.o., Komb. mit medikamentöser oder chirurgischer Kastration; 1 x 150mg als Monotherapie oder adjuvant nach Prostatektomie/Bestrahlung; **DANI** nicht erforderlich; **DALI** leichte LI: 100%, mittlere bis schwere LI: vorsichtige Anw.

Cyproteronacetat Rp	HWZ 38-58h, Q0 1.0, PRC X, Lact -
Androcur *Tbl. 10, 50mg; Amp. 300mg/3ml* **Cyproteronacetat beta** *Tbl. 50, 100mg* **Cyproteronacetat dura** *Tbl. 50, 100mg* **Cyproteronacetat Gry** *Tbl. 50mg*	**Prostata-Ca:** nach Orchiektomie 1-2 x 100mg p.o.; 300mg i.m. alle 14d; ohne Orchiektomie 2-3 x 100mg p.o.; 300mg i.m. alle 7d; **Triebdämpfung bei Sexualdeviation:** ini 2 x 50mg p.o., evtl. nach 4W 2-3 x 100mg, bei Therapieerfolg langsame Dosisreduktion je nach Wi bis 2 x 25mg; 300mg i.m. alle 10-14d; **Androgenisierungserscheinungen bei Frauen:** Zyklustag 1-10: 100mg p.o., Komb. mit Östrogen, s. FachInfo; **DALI** KI bei LI

Enzalutamid Rp	HWZ 5.8d, PPB 97%,
Xtandi Kps. 40mg	**Metastasiertes Prostata-Ca nach Versagen einer Androgenentzugsth. oder während/ nach CTX mit Docetaxel:** 1 x 160mg p.o.; **DANI** CrCl > 30: 100%, < 30: vorsicht. Anw.; **DALI** Child-Pugh A: 100%; B: vorsichtige Anw.; C: Anw. nicht empfohlen

Flutamid Rp	HWZ 9.6(5-6)h, Q0 1.0, PRC D, Lact ?
Flumid *Tbl. 250mg* **Fluta Cell** *Tbl. 250mg* **Flutamid-ratioph.** *Tbl. 250mg*	**Prostata-Ca:** 3 x 250mg p.o.; **DANI, DALI** vorsichtige Anwendung

17.4.3 Gn-RH-Antagonisten

Wm/Wi: Antagonismus am Gonadotropin-Releasing-Hormon-Rezeptor ⇒ LH↓, FSH↓ ⇒ hormonelle Kastration ohne initialen Testosteronanstieg; **UW:** Hitzewallungen, Reaktionen an der Injektionsstelle, Schlaflosigkeit, Schwindel, Kopfschmerzen, Übelkeit, Hyperhidrosis, Transaminasen↑, Schüttelfrost, Pyrexie, Asthenie, Müdigkeit, grippeähnliche Symptome, Gewicht↑; **KI:** bekannte Überempfindlichkeit, Frauen, Kinder

Degarelix Rp	HWZ 28d, PPB 90%, PRC X, Lact -
Firmagon *Inj.Lsg. 80, 120mg*	**Fortgeschrittenes Prostata-Ca:** ini 2 x 120mg s.c., dann 1 x 80mg alle 4W; **DANI, DALI** leichte bis mittelschwere NI/LI: nicht erforderlich; schwere NI/LI: keine Daten

17.4.4 Gn-RH-Agonisten

Wm/Wi (Triptorelin): LHRH-Analogon ⇒ Inhibition der LH-Sekretion ⇒ Testosteron↓, initial Testosteronanstieg mögl.; **UW** (Triptorelin): Hitzewallungen, Größe der Genitalien ,↓, Skelettschmerzen, Schmerzen an der Injektionsstelle, Rücken- und Beinschmerzen, Müdigkeit, Brustkorbschmerzen, Asthenie, periphere Ödeme, Hypertonie, Gynäkomastie, Obstipation, Diarrhoe, Übelkeit, Bauchschmerzen, Dyspepsie, abnorme Leberfunktion, aP↑, Gicht, Arthralgie, Aufflammen des Tumors, Kopfschmerzen, Schwindel, Beinkrämpfe, Schlaflosigkeit, Impotenz, Anorexie, Libido↓, Husten, Dyspnoe, Pharyngitis, Exanthem, Augenschmerzen, Konjunktivitis, Dysurie, Harnverhalt; **KI** (Triptorelin): bekannte Überempfindlichkeit

Buserelin Rp	HWZ 50-80min, PRC X, Lact -
Profact Depot 2 *Implantat 6.3mg* **Profact Depot 3** *Implantat 9.45mg* **Profact nasal** *Spray (1Hub = 0.1mg)* **Profact pro injectione** *Inj.Lsg. 5.5mg/5.5ml* **Suprefact Depot** *Implantat 6.3mg, 9.45mg*	**Fortgeschrittenes Prostata-Ca:** 6.3mg alle 2M s.c.; 9.45mg alle 3M s.c.; 6 x 0.2mg/d nasal; 3 x 0.5mg s.c.; 5d vor Therapiebeginn Gabe von Antiandrogen, dann für 3-4W Kombination mit Antiandrogen
Goserelin Rp	HWZ 2.3-4.2h, Q0 0.4, PRC X, Lact -
Zoladex *Implantat 3.6, 10.8mg*	**Fortgeschr. Prostata-Ca:** 3.6mg 1 x/M s.c.; 10.8mg alle 3M s.c.; **DANI** nicht erforderl.
Leuprorelin Rp	HWZ 2.9h
Eligard *Inj.Lsg. 7.5, 22.5, 45mg* **Enantone-Monatsdepot** *Fertigspr. 3.75mg/1ml* **Leuprone HEXAL** *Implantat 3.78mg/1ml, 5.25mg/1ml* **Trenantone** *Fertigspr. 11.25mg/1ml* **Sixantone** *Fertigspr. 28.58mg/1ml*	**Fortgeschrittenes Prostata-Ca:** 3.75mg s.c. alle 4W; 11.25mg s.c. alle 3M; 28.58mg s.c. alle 6M; **Eligard:** 7.5mg s.c alle 4W; 22.5mg s.c. alle 3M; **DANI** nicht erforderlich
Triptorelin Rp	HWZ 2.8h, PPB 0%, PRC X, Lact ?
Pamorelin LA *Inj.Lsg. 3.75, 11.25, 22.5mg* **Salvacyl** *Inj.Lsg 11.25mg*	**Fortgeschrittenes Prostata-Ca:** 3.75mg alle 4W, 11.25mg alle 3M, 22.5mg alle 6M i.m.; **schwere sexuelle Abnormität bei Männern:** Salvacyl: 11.25mg alle 12W i.m.; **DANI, DALI** nicht erforderlich

17.5 Urolithiasismittel

Wm/Wi (Citrat): Urinalkalisierung; **Wm/Wi** (Methionin): Urinansäuerung

Citronensäure + Natriumcitrat OTC

Blemaren N *Brausetbl. 1197+835.5mg*	**Harnalkalisierung, Harnsäure-(oxalat-), Zystinsteine:** 3 x 1-2Tbl. p.o.

Kalium-Natrium-Hydrogencitrat OTC

Uralyt-U *Gran. (1 Messl. = 2.5g)*	**Harnalkalisierung bei Zytostatikatherapie, Harnsäure-, Harnsäureoxalat-, Zystin-, Kalziumsteine:** 1-1-2 Messl. p.o.

Methionin OTC — HWZ 1-2h

Acimethin, Acimol, Methionin HEXAL, Urol Methin *Tbl. 500mg*	**Harnansäuerung, Zusatztherapie bei Harnwegsinfektionen, Infekt-, Phosphatsteine:** 3 x 500-1000mg p.o.

17.6 Weitere Urologika

Wm/Wi (Dapoxetin): Serotonin-Reuptake-Hemmung ⇒ Neurotransmitterwirkung auf prä-/postsynaptische Rezeptoren ↑; **Wm/Wi** (Duloxetin): kombinierte Serotonin- und Noradrenalin-Reuptake-Hemmung ⇒ Neurotransmitter-Konzentration im sakralen Rückenmark ↑ ⇒ N.pudendus-Stimulation ↑ ⇒ Tonus des Harnröhrenschließmuskels ↑; **UW** (Dapoxetin): Schwindel, Kopfschmerzen, Übelkeit, Insomnie, Angstzustände, Agitation, Libido ↓, Ruhelosigkeit, Somnolenz, Aufmerksamkeitsstrg., Tremor, Parästhesien, Tinnitus, Erröten, Nasennebenhöhlenverstopfung, Verschwommensehen, Durchfall, Erbrechen, Obstipation, Abdominalschmerz, Hyperhidrose, erektile Dysfunktion, Müdigkeit, Hypotonie; **UW** (Duloxetin): Schlaflosigkeit, trockener Mund, Durst, Übelkeit, Erbrechen, Obstipation, Diarrhoe, Müdigkeit, Angst, Libido ↓, Anorgasmie, Kopfschmerzen, Schwindel, Tremor, Verschwommensehen, Nervosität, Schwitzen ↑, Lethargie, Pruritus, Schwäche; **KI** (Dapoxetin): bekannte Überempfindlichkeit, bekannte kardiale Vorerkrankung, gleichzeitige Behandlung mit MAO-Hemmern, Thioridazin, SSRI, CYP3A4-Hemmern, Leberfunktionsstörung (Child B, C), < 18J; **KI** (Duloxetin): Leberfunktionsstörung, SS/SZ

Dapoxetin Rp-L! — HWZ 19h

Priligy *Tbl. 30, 60mg*	**Ejaculatio praecox:** 18-64J: 1 x 30-60mg p.o. 1-3h vor sexueller Aktivität; **DANI** leichte bis mittelschwere NI: vorsicht. Anw., schwere NI: nicht empfohlen; **DALI** Child B, C: KI

Duloxetin Rp — HWZ 8-17h

Dulovesic *Kps. 20, 40mg* **Yentreve** *Kps. 20, 40mg*	**Belastungsharninkontinenz bei Frauen:** 2 x 40mg p.o., ggf. Dosisreduktion nach 4W auf 2 x 20mg, je nach UW; **DANI** CrCl 30-80: 100%; < 30: KI; **DALI** KI

18 Gynäkologie

18.1 Hormonpräparate

18.1.1 Östrogene

Wi (Estradiol/Estradiolvalerat): synthetisches 17β-Estradiol, das mit dem körpereigenen humanen Estradiol chemisch und biologisch identisch ist, substituiert den Verlust der Östrogenproduktion bei menopausalen Frauen und mindert die damit verbundenen Beschwerden; beugt dem Verlust an Knochenmasse nach der Menopause/Ovarektomie vor;
Wi (konjugierte Östrogene): substituieren den Verlust der Östrogenproduktion bei menopausalen Frauen und mindern die damit verbundenen Beschwerden; sie beugen dem Verlust an Knochenmasse nach der Menopause/Ovarektomie vor;
Hinweis: Die alleinige Anwendung von Östrogenen (ohne regelmäßigen Zusatz von Gestagenen) darf nur bei hysterektomierten Frauen erfolgen.
UW: Mammakarzinom, Endometriumhyperplasie, Endometriumkarzinom, Ovarialkarzinom, venöse Thromboembolien, KHK, Schlaganfall, Erkrankung der Gallenblase, Chloasma, Erythema multiforme, Erythema nodosum, vaskuläre Purpura, wahrscheinliche Demenz bei Frauen > 65 J.;
KI: bestehender oder früherer Brustkrebs bzw. ein entsprechender Verdacht, östrogenabhängiger maligner Tumor bzw. ein entsprechender Verdacht (v.a. Endometriumkarzinom), nicht abgeklärte Blutung im Genitalbereich, unbehandelte Endometriumhyperplasie, frühere/bestehende venöse thromboembolische Erkrankungen (v.a. tiefe Venenthrombose, Lungenembolie), bekannte thrombophile Erkrankungen (z. B. Protein-C-, Protein-S- oder Antithrombin-Mangel), bestehende oder erst kurze Zeit zurückliegende arterielle thromboembolische Erkrankungen (v.a. Angina pectoris, Myokardinfarkt), akute Lebererkrankung oder zurückliegende Lebererkrankungen (solange sich die relevanten Leberenzymwerte nicht normalisiert haben), Porphyrie, bekannte Überempfindlichkeit ggü. dem Wirkstoff oder einem der sonstigen Bestandteile

Estradiol (oral) Rp	HWZ 1 h, PRC X, Lact -
Femoston mono *Tbl. 2mg*	**Postmenopausale Hormonsubstitution bei Östrogenmangelsymptomen, Osteoporose-Pro. bei postmenopausalen Frauen mit hohem Frakturrisiko und Unverträglichkeit oder KI gg. andere zur Osteoporoseprävention zugelassene Arzneimittel:** 1 x 1 Tbl. p.o.; **DANI:** auf Flüssigkeitsretention achten
Estradiol Jenapharm *Tbl. 2mg* **Estrifam** *Tbl. 1, 2mg* **Gynokadin** *Tbl. 2mg* **Merimono** *Tbl. 1, 2mg* **Progynova 21 (mite)** *Tbl. 1, 2mg*	**Postmenopausale Hormonsubstitution bei Östrogenmangelsymptomen:** 1 x 1-2 Tbl. p.o.; **DANI:** auf Flüssigkeitsretention achten

Estradiol (transdermal) Rp	HWZ 1h, PRC X, Lact -
Estradot *TTS 25, 37.5, 50, 75, 100µg/24h* **Fem7** *TTS 50µg/24h*	**Postmenopausale Hormonsubstitution bei Östrogenmangelsympt., Osteoporose-Pro. bei postmenopausalen Frauen mit hohem Frakturrisiko und Unverträgl./KI gg. and. zur Osteoporosepräv. zugel. Arzneimittel:** Estradot: 2 x/W 25-100µg/24h; Fem7: 1x/W 50µg/24h; **DANI:** auf Flüssigkeitsretention achten
Dermestril *TTS 25, 50µg/24h* **Dermestril-Septem** *TTS 25, 50, 75µg/24h* **Estreva** *Gel 0.1%* **Gynokadin** *Gel 0.06%*	**Postmenopausale Hormonsubstitution bei Östrogenmangelsymptomen:** TTS: 1-2 x/W 25-100µg/24h; Gel: 1 x tgl. 0.5-3mg auf die Haut auftragen; **DANI:** auf Flüssigkeitsretention achten

Estriol Rp	HWZ 0.5-1h
Estriol Jenapharm *Tbl. 2mg* **OeKolp** *Tbl. 2mg* **Ovestin** *Tbl. 1mg*	**Postmenopausale Hormonsubstitution bei Östrogenmangelsymptomen:** ini 1 x 2-4mg p.o., nach einigen W 1 x 1-2mg; **DANI:** auf Flüssigkeitsretention achten

Konj. Östrogene Rp	HWZ 4-18.5h, PRC X, Lact -
Climopax mono *Tbl. 0.3, 0.625, 1.25mg* **Presomen 28** *Tbl. 0.3, 0.6*	**Postmenopausale Hormonsubstitution bei Östrogenmangelsympt., Osteoporose-Pro. bei postmenopausalen Frauen mit hohem Frakturrisiko und Unverträglichkeit oder KI gg. and. zur Osteoporoseprävention zugel. Arzneimittel:** 1 x 0.3-1.25mg p.o.; **DANI:** auf Flüssigkeitsretention achten

18.1.2 Gestagene

Wi (Chlormadinon): ausgeprägte antiöstrogene Wirkung, hemmt Uteruswachstum und Proliferation des Endometriums, sekretorische Transformation des Endometriums, hemmt Hyperplasie des Endometriums, Tubenmotilität ↓, Zervikalsekret: Menge ↓ u. Viskosität ↑, in hoher Dosierung Gonadotropinsekretion ↓, antiandrogene Partialwirkung durch Verdrängung der Antiandrogene von Androgenrezeptoren an den Erfolgsorganen (Haarfollikel, Talgdrüsen), geringe glukokortikoide Wirkung in hoher Dosierung, keine androgene Partialwirkung, dosisabhängige Verschlechterung der Insulinsensibilität;
Wi (Dienogest): antiandrogene und starke gestagene Wirkung, keine signif. androgenen/ mineralokortikoiden/glukokortikoiden Eigenschaften, verringert bei Endometriose die endogene Estradiolproduktion, führt bei kontinuierlicher Gabe zu einem hypoöstrogenen und hypergestagenen endokrinen Zustand mit folgernder Atrophie endometrischer Läsionen;
Wi (Dydrogesteron): bewirkt volle sekretorische Transformation des unter Östrogeneinfluss aufgebauten Endometriums; in additiver Gabe Verringerung des östrogenbedingten Risikos einer Endometriumhyperplasie und/oder -karzinoms; keine östrogene, androgene, thermogene, anabole oder kortikoide Aktivität;

Wi (Medroxyprogesteronacetat): blockiert die Proteinsynthese im Zellkern, dadurch Bildung von Östrogenrezeptoren ↓ u. Verringerung des wachstumsfördernden Östrogeneffekts, in hoher Dosierung direkte zytotoxische Wi auf den Tumor durch Störung der DNA- u. RNA-Synthese und Blockade des E2-Rezeptors, FSH- u. LH-Sekretion der Hypophyse ↓; ACTH-Sekretion ↓ ⇒ Kortisol- u. Androgenspiegel ↓; Hemmung der Hormonsynthese in der Nebennierenrinde; Östrogenaktivität ↓ durch Erhöhung der Aktivität von 17-ß-Steroid-Dehydrogenase (Umbau Estradiol in Estron), Förderung der Bildung von 5-Alpha-Reduktase in Leber (Abbau zirkulierenden Androgens u. Verminderung der Umwandlung von Androgen in Estrogen);
Wi (Megestrolacetat): hemmt RNA-Synthese u. Proteinsynthese ⇒ Abnahme zytoplasmatischer Östrogenrezeptoren; direkter östrogenunabh. wachstumshemmender Effekt; hohe Affinität zu Progesteronrezeptoren, deutliche Affinität zu Androgen- u. Glukokortikoidrezeptoren; FSH-Ausschüttung ↓ ⇒ Östrogen- und Androgensynthese ↓; Aufhebung des wachstumsstimulierenden Effekts von Östrogenen; Reduktion des hypophysären LH-Gehalts u. der LH-Sekretion;
Wi (Progesteron): entspricht in seiner Struktur der physiol. Form des im Verlauf des weibl. Ovarialzyklus sezernierten Gelbkörperhormons, bewirkt sekretorische Transformation des Endometriums, reduziert östrogeninduziertes Risiko einer Endometriumhyperplasie;
UW: s. jeweilige Fach-Info;
KI (Chlormadinon): Brustkrebs, nicht abgeklärte Vaginalblutungen, vorausgegangene/bestehende Lungenembolie/venöse Thrombose, kürzlich vorangegangene/bestehende arterielle Thrombose, schwere Lebererkrankungen (noch pathol. Leberwerte), cholestatischer Ikterus, vorausgegangene/bestehende Lebertumoren, Porphyrie, bekannte Überempfindlichkeit, SS/SZ;
KI (Dienogest): bestehende venöse thromboembolische Erkrankungen, vorausgegangene/bestehende arterielle u. kardiovaskuläre Erkrankungen, Diabetes mellitus mit Gefäßbeteiligung, bestehende/vorausgegangene schwere Lebererkrankung (noch pathol. Leberwerte), bestehende/vorausgegangene benigne/maligne Lebertumoren, bekannte od. vermutete sexualhormonabhängige maligne Tumoren, nicht abgeklärte Vaginalblutungen, bekannte Überempfindlichkeit, SS/SZ;
KI (Dydrogesteron): schwere akute/chron. Lebererkrankungen, Strg. im Stoffwechsel d. Gallenfarbstoffe (z.B. Dubin-Johnson-, Rotor-Syndr.), idiopathischer SS-Ikterus in der Vorgeschichte, Lebertumoren, Hypertonie, nicht abgegeklärte Vaginalblutungen, Thrombophlebitis, thromboembolische Erkrankungen, Hypercholesterinämie, bekannter oder V.a. gestagenabhängigen Tumor, bekannte Überempfindlichkeit, SS/SZ;
KI (Medroxyprogesteronacetat): Thromboembolien, Thrombophlebitis, apoplektischer Insult (auch Z.n.), Hyperkalzämie bei Pat. mit Knochenmetastasen, schwere Leberfktstrg., schwerer Diabetes mellitus, schwere arterielle Hypertonie, verhaltener Abort, bekannte Überempfindlichkeit, SS, erste 6W d. SZ;
KI (Megestrolacetat): schwere Leberfktstrg., Thrombophlebitis, thromboembolische Erkrankungen, bekannte Überempfindlichkeit, SS/SZ;
KI (Progesteron): schwere akute/chron. Lebererkrankung, Strg. im Stoffwechsel der Gallenfarbstoffe (z.B. Dubin-Johnson-, Rotor-Syndr.), Leberzelltumoren, maligne Tumoren der Brust/Genitalorgane, nicht abgeklärte Vaginalblutungen, Thrombophlebitis, thromboembolische Erkrankungen, Z.n. Herpes gestationis, Hirnblutung, Porphyrie, bekannte Überempfindlichkeit (auch gegen Soja, Erdnuss), SS/SZ

Chlormadinon Rp	HWZ 39h
Chlormadinon Jenapharm *Tbl. 2mg*	**Oligo-, Poly- u. Hypermenorrhoe:** 1 x 2-4mg p.o. vom 16.-25. Zyklustag; **funktionelle Dysmenorrhoe:** 1 x 2mg für 10-14d bis zum 25. Zyklustag; **Endometriose:** 1 x 4mg, max. 10mg für 4-6M; **sekundäre Amenorrhoe:** 1 x 2mg vom 16.-25. Zyklustag + Östrogen; **DALI** KI bei akuten/chronischen Lebererkr.
Dienogest Rp	HWZ 9h
Visanne *Tbl. 2mg*	**Endometriose:** 1 x 2mg p.o. möglichst zur selben Zeit einnehmen; **DANI** nicht erforderl.; **DALI** KI bei schweren Lebererkr.
Dydrogesteron Rp	HWZ 7h
Duphaston *Tbl. 10mg*	**Zyklusstrg. bei Corpus-luteum-Insuffizienz:** 1 x 10-20mg p.o. v. 12.-26. Zyklustag; **klimakterische Beschwerden:** 1 x 10-20mg vom 15.-28. Zyklustag + Östrogen; **DALI** KI bei schwerer Leberfunktionsstörung
Medroxyprogesteronacetat Rp	HWZ 24-50h; HWZ i.m.: 30-40d, Qo 0.55
MPA-beta *Tbl. 500mg*	**Metastasiertes Mamma-Ca:** 300-1000mg/d p.o. in 1-3ED; **Endometriumkarzinom:** 300-600mg/d; **DALI** KI bei schwerer Leberfunktionsstörung
Megestrolacetat Rp	HWZ 15-20h
Megestat *Tbl. 160mg*	**Mamma-Ca:** 1 x 160mg p.o.; **Endometriumkarzinom:** 1 x 80-320mg; **DALI** KI bei schwerer Leberfunktionsstörung
Progesteron Rp	
Progestan *Kps. 100mg* **Utrogest** *Kps. 100mg* **Utrogestan** *Kps. 100mg*	**Endometriumprotektion bei Östrogenbeh. wg. peri-/postmenopausaler Östrogenmangelbeschwerden oder nach chirurgisch induzierter Menopause:** 200-300mg/d: 2 Kps. abends vor dem Schlafengehen, ggf. zusätzl. 1 Kps. morgens vor dem Frühstück; **zur sequenziellen Progesteronsubst. und komb. Ther. mit Östrogenen peri-/postmenopausal:** Einnahme über gewöhnlich 12d pro 28-tägigem Anwendungszyklus, beginnend mit 10. Tag der Östrogenbehandlung; **DALI** KI bei schwerer Leberfunktionsstörung
Diverse andere Gestagene in Kombination mit Östrogenen, s. hormonelle Kontrazeptiva → 433	

18.1.3 Kombinationspräparate (Östrogene + Gestagene), synthetische Steroide

Wi, UW, KI: s. Östrogene → 424 und Gestagene → 425;
Östrogene fördern das Endometriumwachstum und erhöhen bei ungehinderter Gabe das Risiko von Endometriumhyperplasie und -karzinom. Die Kombination mit einem Gestagen reduziert das östrogenbedingte Riskio einer Endometriumhyperplasie deutlich.

Estradiol + Cyproteronacetat Rp	
Climen *Tbl. 2+1mg*	**Postmenopausale Hormonsubstitution bei Östrogenmangelsympt., Osteoporose-Pro. bei postmenopausalen Frauen mit hohem Frakturrisiko und Unverträgl./KI gg. and. zur Osteoporosepräv. zugel. Arzneimittel:** 1 x 1 Tbl. (zyklisch); **DANI:** auf Flüssigkeitsretention achten
Estradiol + Dienogest	
lafamme *Tbl. 1+1mg* **Lafamme** *Tbl. 1+2mg*	**Postmenopausale Hormonsubstitution bei Östrogenmangelsymptomen:** 1 x 1 Tbl. (kontinuierlich kombiniert); **DANI:** auf Flüssigkeitsretention achten
Estradiol + Drospirenon	
Angeliq *Tbl. 1+2mg*	**Postmenopausale Hormonsubstitution bei Östrogenmangelsympt., Osteoporose-Pro. bei postmenopausalen Frauen mit hohem Frakturrisiko und Unverträgl./KI gg. and. zur Osteoporosepräv. zugel. Arzneimittel:** 1 x 1 Tbl. (kontinuierlich kombiniert); **DANI:** auf Flüssigkeitsretention achten
Estradiol + Dydrogesteron Rp	
Femoston *Tbl. 1+5mg, 1+10mg, 2+10mg* **Femoston conti** *Tbl. 1+5mg*	**Postmenopausale Hormonsubstitution bei Östrogenmangelsympt., Osteoporose-Pro. bei postmenopausalen Frauen mit hohem Frakturrisiko und Unverträgl./KI gg. and. zur Osteoporosepräv. zugel. Arzneimittel:** 1 x 1 Tbl. (Femoston: kontin. sequenziell, Femoston conti: kontinuierlich kombiniert); **DANI:** auf Flüssigkeitsretention achten

Estradiol + Levonorgestrel Rp	
Östronara *Drg. 2+0,075*	**Postmenopausale Hormonsubstitution bei Östrogenmangelsympt., Osteoporose-Pro. bei postmenopausalen Frauen mit hohem Frakturrisiko und Unverträgl./KI gg. and. zur Osteoporosepräv. zugel. Arzneimittel:** 1 x 1 Tbl. (kontinuierlich sequenziell); **DANI:** auf Flüssigkeitsretention achten
Cyclo-Progynova *Tbl. 2+0.15mg* **Fem 7 Combi** *TTS 50µg+10µg/24h* **Fem 7 Conti** *TTS 50µg+7µg/24h* **Klimonorm** *Tbl. 2+0.15mg* **Wellnara** *Tbl. 1+0,04mg*	**Postmenopausale Hormonsubstitution bei Östrogenmangelsymptomen:** 1 x 1 Tbl. (Cyclo-Progynova, Klimonorm: zyklisch, Wellnara: kontinuierlich sequenziell); TTS: 1 x/W (Fem7 Combi kontin. sequenziell, Fem7 Conti kontinuierlich kombiniert); **DANI:** auf Flüssigkeitsretention achten
Estradiol + Medroxyprogesteron Rp	
Indivina *1+2.5, 1+5, 2+5mg*	**Postmenopausale Hormonsubstitution bei Östrogenmangelsympt., Osteoporose-Pro. bei postmenopausalen Frauen mit hohem Frakturrisiko und Unverträgl./KI gg. and. zur Osteoporosepräv. zugel. Arzneimittel:** 1 x 1 Tbl. (zyklisch); **DANI:** auf Flüssigkeitsretention achten
Estradiol + Norethisteron Rp	
Activelle *Tbl. 1+0.5mg* **Clionara** *Tbl. 2+1mg* **Cliovelle** *Tbl. 1+0.5mg* **Kliogest N** *Tbl. 2+1mg* **Merigest** *Tbl. 2+0.7mg* **Novofem** *Tbl. 1+1* **Sequidot** *TTS 0.51+4.8mg* **Trisequens** *Tbl. 2+0/2+1/1+0mg*	**Postmenopausale Hormonsubstitution bei Östrogenmangelsympt., Osteoporose-Pro. bei postmenopausalen Frauen mit hohem Frakturrisiko und Unverträgl./KI gg. and. zur Osteoporosepräv. zugel. Arzneimittel:** 1 x 1 Tbl. (kontinuierlich kombiniert, nur Trisequens: kontinuierlich sequenziell); TTS: 2 x/W 1 Pflaster (kontin. sequenziell); **DANI:** auf Flüssigkeitsretention achten
Mericomb *Tbl. 1+1, 2+1mg*	**Postmenopausale Hormonsubstitution bei Östrogenmangelsymptomen:** 1 x 1 Tbl. (kontinuierlich sequenziell); **DANI:** auf Flüssigkeitsretention achten
Ethinylestradiol + Cyproteronacetat Rp	
Attempta-ratioph. *Tbl. 2+0.035mg* **Cyproderm** *Tbl. 2+0.035mg* **Diane 35** *Tbl. 2+0.035mg* **Morea sanol** *Tbl. 2+0.035mg*	**Androgenisierungserscheinungen der Frau (Akne, Hirsutismus, androgenetische Alopezie):** 1 x 1Tbl. für 21d, dann 7d Pause (wirkt auch kontrazeptiv); **DANI:** auf Flüssigkeitsretention achten

Konj. Östrogene + Medrogeston Rp	
Presomen 28 compositum *Tbl. 0.3+5mg, 0.6+5mg* **Presomen conti** *Tbl. 0.6+2mg*	**Postmenopausale Hormonsubstitution bei Östrogenmangelsymptomen, Pro. der Osteoporose bei postmenopausalen Frauen mit hohem Frakturrisiko und Unverträglichkeit oder KI gg. andere zur Osteoporoseprävention zugelassene Arzneimittel:** 1 x 1 Tbl. (Presomen conti: kontinuierlich kombiniert, Presomen 28 compositum: kontinuierlich sequenziell); **DANI:** auf Flüssigkeitsretention achten

Konj. Östrogene + Medroxyprogesteron Rp	
Climopax *Tbl. 0.625+2.5mg, 0.625+5mg*	**Postmenopausale Hormonsubstitution bei Östrogenmangelsympt., Osteoporose-Pro. bei postmenopausalen Frauen mit hohem Frakturrisiko und Unverträgl./KI gg. and. zur Osteoporosepräv. zugel. Arzneimittel:** 1 x 1 Tbl. (kontinuierlich kombiniert); **DANI:** auf Flüssigkeitsretention achten

Tibolon Rp	HWZ (6h)
Livial *Tbl. 2.5mg* **Liviella** *Tbl. 2.5mg* **Tibolon Aristo** *Tbl. 2.5mg*	**Klimakterische Beschwerden:** 1 x 1 Tbl. abends; **DANI:** auf Flüssigkeitsretention achten

18.1.4 Selektive Östrogenrezeptor-Modulatoren

Wm/Wi: Bindung an Östrogenrezeptoren ⇒ selektive Expression östrogenregulierter Gene ⇒ Knochendichte ↑, Gesamt- + LDL-Cholesterin ↓;
UW: Wadenkrämpfe, erhöhtes Risiko thromboembolischer Erkrankungen, Ödeme, Hitzewallungen, Schläfrigkeit, Urtikaria, Mundtrockenheit;
KI: thromboembolische Erkrankung in der Anamnese, Frauen im gebärfähigen Alter, schwere Leber- und Niereninsuffizienz, Endometrium-/Mammakarzinom, nicht abgeklärte Uterusblutung

Bazedoxifen Rp	HWZ 30h, PPB 95-99%, PRC X, Lact ?
Conbriza *Tbl. 20mg*	**Therapie der Osteoporose bei postmenopausalen Frauen:** 1 x 20mg p.o; **DANI** nicht erforderlich; **DALI** Anwendung nicht empfohlen

Raloxifen Rp	HWZ 27.7h, Q0 0.9, PRC X, Lact ?
Evista *Tbl. 60mg* **Optruma** *Tbl. 60mg* **Raloxifen HEXAL** *Tbl. 60mg*	**Therapie der Osteoporose bei postmenopausalen Frauen:** 1 x 60mg p.o; **DALI** KI

18.1.5 Antiöstrogene

Wm (Anastrozol, Exemestan, Letrozol): Hemmung der Aromatase ⇒ Östrogensynthese ↓;
Wm (Fulvestrant): vollst. kompet. Blockade von Östrogenrez. ohne partiellen Agonismus;
Wm (Tamoxifen): Blockade peripherer Östrogenrez. mit partiellem Agonismus;
UW (Exemestan): Appetitlosigkeit, Schlaflosigkeit, Depression, Kopfschmerzen, Benommenheit, Karpaltunnelsyndrom, Hitzewallungen, Übelkeit, Bauchschmerzen, Obstipation, Diarrhoe, Dyspepsie, Erbrechen, vermehrtes Schwitzen, Exanthem, Haarausfall, Gelenkschmerzen, Muskelschmerzen, Osteoporose, Frakturen;
UW (Fulvestrant): Hitzewallungen, Übelkeit, Erbrechen, Durchfall, Anorexie, Hautausschlag, venöse Thromboembolien, Kopfschmerzen, Asthenie, Rückenschmerzen;
UW (Tamoxifen): Alopezie, Knochenschmerzen, Hitzewallungen, Vaginalblutungen, Zyklusstrg., Endometriumhyperplasie, Nausea, Erbrechen, Hyperkalzämie;
KI (Exemestan): bekannte Überempfindlichkeit, prämenopausale Frauen, SS/SZ;
KI (Fulvestrant): bekannte Überempfindlichkeit, schwere Leberfunktionsstörung, SS/SZ;
KI (Tamoxifen): schwere Leuko-/Thrombopenie, schwere Hyperkalzämie, SS/SZ

Anastrozol Rp — HWZ 40-50h

Anablock *Tbl. 1mg* **Anadex** *Tbl. 1mg* **Anastrozol HEXAL** *Tbl. 1mg* **Arimidex** *Tbl. 1mg* **Eurostrozol** *Tbl. 1mg*	**Adjuvante Ther. des Hormonrezeptor-pos. frühen Mamma-Ca postmenopausal** (mit und ohne 2-3-jähriger Tamoxifen-Vorther.); **metastasiertes Hormonrezeptor-pos. Mamma-Ca postmenopausal:** 1 x 1mg p.o.; **DANI** CrCl < 30: vorsichtige Anwendung; **DALI** mäßige-schwere LI: vorsichtige Anw.

Exemestan Rp — HWZ 24h, Q_0 0.5

Aromasin *Tbl. 25mg* **Exemedac** *Tbl. 25mg* **Exemestan Actavis** *Tbl. 25mg* **Exemestan HEXAL** *Tbl. 25mg* **Exemestan-ratioph.** *Tbl. 25mg* **Exestan** *Tbl. 25mg*	**Adjuvante Therapie des Östrogenrezeptor-pos. frühen Mamma-Ca postmenopausal** (nach 2-3J initialer Tamoxifen-Therapie); **metast. Mamma-Ca postmenopausal nach Progress unter Antiöstrogen-Therapie:** 1 x 25mg p.o.; **DANI, DALI** nicht erforderl.

Fulvestrant Rp

Faslodex *Fertigspr. 250mg/5ml*	**Mamma-Ca postmenopausal, Östrogenrezeptor-pos.** (lokal fortgeschr. od. metast.); **bei Rezidiv währ./nach adjuv. Antiöstrogenther. od. bei Progression der Erkr. unter Ther. mit Antiöstrogen:** 1 x/M 250mg i.m.; **DANI** CrCl > 30: 100%, < 30: vorsichtig dosieren; **DALI** KI bei schwerer LI

Letrozol Rp — HWZ 48h, Q_0 0.95

Femara *Tbl. 2.5mg* **Letroblock** *Tbl. 2.5mg* **LetroHEXAL** *Tbl. 2.5mg* **Letrozol Winthrop** *Tbl. 2.5mg*	**Mamma-Ca postmenopausal adjuvant und fortgeschritten:** 1 x 2.5mg p.o.; **DANI** CrCl > 30: 100%; < 30: keine Daten; **DALI** Child C: sorgfältige Dosiseinstellung

Tamoxifen Rp	HWZ 7 d, Q0 1.0, PRC D, Lact ?
Nolvadex *Tbl. 20mg* **Tamox 1A** *Tbl. 10, 20, 30mg* **Tamoxifen HEXAL** *Tbl. 10, 20, 30, 40mg* **Tamoxifen-ratioph.** *Tbl. 10, 20, 30, 40mg*	**Mamma-Ca adjuvant:** 1 x 20-40mg p.o. für 5J; **metastasiertes Mamma-Ca:** 1 x 20-40mg

18.1.6 LH-RH-Agonisten

Wi/Wm: hochdosierte Gabe von Gonadotropin-Releasing-Hormonen ⇒ vollständige Down-Regulation der hypophysären Rezeptoren ⇒ Bildung von Sexualhormonen sinkt auf Kastrationsniveau

Buserelin Rp	HWZ 50-80min, PRC X, Lact -
Metrelef *Spray (1Hub = 0.15mg)*	**Endometriose:** 3 x 0.3mg nasal, max. 1.8mg/d; **Vorbereitung der Ovulationsinduktion:** 4 x 0.15mg nasal, ggf. 4 x 0.3mg

Goserelin Rp	HWZ 2.3-4.2h, Q0 0.4, PRC X, Lact -
Zoladex *Implantat 3.6, 10.8mg*	**Mamma-Ca prä- und perimenopausal, Endometriose, Uterus myomatosus:** 3.6mg s.c. alle 28d; **DANI** nicht erforderlich

Leuprorelin Rp	HWZ 2.9h
Enantone-Monatsdepot *Fertigspr. 3.75mg/1ml* **Trenantone** *Fertigspr. 11.25mg/1ml*	**Mamma-Ca prä- und perimenopausal, Endometriose, Uterus myomatosus:** 3.75mg s.c. alle 4W; 11.25mg alle 3M; **DANI** nicht erforderlich

18.1.7 FSH-Agonisten

Wi/Wm (Corifollitropin): Follikelstimulans mit deutlich längerer Wirkung als FSH; **Wi/Wm** (Follitropin): rekombinantes FSH ⇒ Entwicklung reifer Graafscher Follikel; **UW** (Corifollitropin, Follitropin): Kopfschmerzen, Übelkeit, Schmerzen im Becken, Brustbeschwerden, Erschöpfung, ovarielles Hyperstimulationssyndrom; **KI** (Corifollitropin, Follitropin): bekannte Überempfindlichkeit, Tumoren der Ovarien, der Brust, des Uterus, der Hypophyse oder des Hypothalamus, abnormale vaginale Blutungen ohne bekannte Ursache, primäre Ovarialinsuffizienz, Ovarialzysten oder vergrößerte Ovarien, ovarielles Überstimulationssyndrom in der Anamnese, vorangegangener COS-Behandlungszyklus, der laut Ultraschalluntersuchung zu mehr als 30 Follikel > 11mm führte, Ausgangszahl antraler Follikel > 20, Uterusmyome, die eine Schwangerschaft nicht zulassen, Missbildungen von Geschlechtsorganen

Corifollitropin alfa Rp	HWZ 69h
Elonva *Fertigspr. 100µg/0.5ml, 150µg/0.5ml*	**Kontrollierte ovarielle Stimulation:** < 60kg: 100µg als ED, > 60kg 150 µg s.c.; Kombination mit GnRH-Antagonisten d5 oder d6, s.a. FachInfo; **DANI** Anw. nicht empf.; **DALI** keine Daten

Follitropin alfa Rp	HWZ 24h
Gonal F *Inj.Lsg. 75, 450, 1050 IE; Fertigspr. 300, 450, 900 IE*	**Anovulation, kontrollierte ovarielle Stim., Follikelstimulation bei LH/FSH-Mangel, Stimulation der Spermatogenese bei Männern mit hypogonadotropem Hypogonadismus:** s. FachInfo

18.2 Hormonelle Kontrazeptiva

18.2.1 Depotpräparate

Wm/Wi: Ovulationshemmung durch reine Gestagengabe als Depotapplikation;
UW (Depotpräparate), s. UW Gestagene → 425

Etonogestrel Rp	HWZ 25h
Implanon *Implantat 68mg* **Nexplanon** *Implantat 68mg*	**Kontrazeption:** s.c.-Implantation für 3J

Medroxyprogesteronacetat Rp	HWZ 30-40d (i.m.), Q0 0.55
Depo-Clinovir *Fertigspr. 150mg/1ml* **Depo-Provera** *Fertigspr. 150mg/1ml*	**Kontrazeption:** 150mg alle 3M i.m.; **DALI** KI bei schwerer Leberfunktionsstörung

Norethisteronenantat Rp	HWZ 7-9h
Noristerat *Amp. 200mg/1ml*	**Kontrazeption:** 200mg i.m.; die nächsten 3 Injektionen alle 8W, danach alle 12W; **DALI** KI bei PBC

18.2.2 Einphasenpräparate

Wi/Wm: Verabreichung einer fixen Östrogen-Gestagen-Kombination über 21d ⇒ Unterdrückung der Ovulation durch antigonadotropen Effekt;
UW/KI (Einphasenpräparate), s. UW Dreiphasenpräparate → 435;
UW (Estradiol + Nomgestrol): Akne, abnormale Abbruchblutung, Libido ↓, Depression, Stimmungsschwankungen, Kopfschmerzen, Migräne Übelkeit, Metrorrhagie, Menorrhagie, Brustschmerz, Unterbauchschmerz, Gewicht ↑;
KI (Estradiol + Nomgestrol): bek. Überempf., bestehende oder vorausgegangene venöse Thrombosen, Lungenembolie, arterielle Thrombosen (z. B. Myokardinfarkt) oder Prodrome einer Thrombose (z. B. TIA, AP), bestehender oder vorausgegangener Schlaganfall, Migräne mit fokalen neurologischen Symptomen in der Anamnese, Vorliegen eines schwerwiegenden Risikofaktors oder mehrerer Risikofaktoren für eine venöse oder eine arterielle Thrombose wie Diabetes mellitus mit Gefäßveränderungen, schwere Hypertonie, schwere Dyslipoproteinämie; erbliche oder erworbene Prädisposition für venöse oder arterielle Thrombosen, wie aktivierte Protein-C-(APC)-Resistenz, Antithrombin-III-Mangel, Protein-C-Mangel, Protein-S-Mangel, Hyperhomozysteinämie, Antiphospholipid-Antikörper; bestehende oder vorausgegangene Pankreatitis in Verbindung mit schwerer Hypertriglyzeridämie, bestehende oder vorausgegangene schwere Lebererkrankung, solange sich die Leberfunktionswerte nicht normalisiert haben, bestehende oder vorausgegangene Lebertumoren (benigne oder maligne); bekannte oder vermutete sexualhormonabhängige maligne Tumoren (z. B. der Genitalorgane oder der Brust); nicht abgekärte vaginale Blutungen

Estradiol + Nomegestrolacetat Rp	
Zoely *Tbl. 1.5+2.5mg*	**Kontrazeption:** 1 x 1Tbl. p.o.
Ethinylestradiol + Chlormadinon Rp	
Belara, Bellissima, Chariva, Chloee *Tbl. 0.03+2mg*	**Kontrazeption:** 1 x 1Tbl. p.o.
Ethinylestradiol + Desogestrel Rp	
Desmin *Tbl. 0.02+0.15mg; 0.03+0.15mg* **Gracial** *Tbl. 0.03+0.125mg* **Lamuna** *Tbl. 0.02+0.15mg; 0.03+0.15mg* **Lovelle** *Tbl. 0.02+0.15mg* **Marvelon** *Tbl. 0.03+0.15mg* **Mercilon** *Tbl. 0.02+0.15mg*	**Kontrazeption:** 1 x 1Tbl. p.o.
Ethinylestradiol + Dienogest Rp	
Amelie, Bonadea, Finic, Laviola, Maxim Mayra, Sibilla, Starletta, Stella, Valette, Velafee *Tbl. 0.03+2mg*	**Kontrazeption:** 1 x 1Tbl. p.o.
Ethinylestradiol + Drospirenon Rp	
Aida *Tbl. 0.02+3mg* **Lamiva** *Tbl. 0.02+3mg* **Petibelle** *Tbl. 0.03+3mg* **Yasmin** *Tbl. 0.03+3mg* **Yasminelle** *Tbl. 0.02+3mg* **Yaz** *Tbl. 0.02+3mg*	**Kontrazeption:** 1 x 1Tbl. p.o.
Ethinylestradiol + Gestoden Rp	
Femodene *Tbl. 0.03+0.075mg* **Femovan** *Tbl. 0.03+0.075mg* **Minulet** *Tbl. 0.03+0.075mg*	**Kontrazeption:** 1 x 1Tbl. p.o.
Ethinylestradiol + Levonorgestrel Rp	PRC X, Lact -
Estelle *Tbl. 0.02+0.1mg* **Femigoa** *Tbl. 0.03+0.15mg* **Femigyne-ratioph.** *Tbl. 0.03+0.15mg* **Femranette** *Tbl. 0.03+0.15mg* **Gravistat 125** *Tbl. 0.05+0.125mg* **Illina** *Tbl. 0.02+0.1mg* **Leios** *Tbl. 0.02+0.1mg* **Leona HEXAL** *Tbl. 0.02+0.1mg* **Luisa HEXAL** *Tbl. 0.03+0.15mg* **Microgynon 21** *Tbl. 0.03+0.15mg* **Minisiston** *Tbl. 0.02+0.1mg, 0.03+0.125mg* **Miranova** *Tbl. 0.02+0.1mg* **MonoStep** *Tbl. 0.03+0.125mg* **Stediril 30** *Tbl. 0.03+0.15mg*	**Kontrazeption:** 1 x 1Tbl. p.o.

Ethinylestradiol + Norethisteron Rp	
Conceplan M *Tbl. 0.03+0.5mg* **Eve 20** *Tbl. 0.02+0.5mg*	**Kontrazeption:** 1 x 1Tbl. p.o.
Ethinylestradiol + Norgestimat Rp	PRC X, Lact -
Cilest *Tbl. 0.035+0.25mg*	**Kontrazeption:** 1 x 1Tbl. p.o.

18.2.3 Zweiphasenpräparate

Wi/Wm: erste Zyklusphase: nur Östrogene oder kombiniert mit niedrig dosierten Gestagenen, zweite Zyklusphase: übliche Östrogen-Gestagen-Kombination ⇒ Ovulationshemmung; **UW/KI** (Zweiphasenpräparate), s. UW Dreiphasenpräparate → 435

Ethinylestradiol + Chlormadinon Rp	
Neo-Eunomin *Tbl. 0.05+1mg, 0.05+2mg*	**Kontrazeption:** 1 x 1Tbl. p.o.
Ethinylestradiol + Desogestrel Rp	PRC X, Lact -
Biviol *Tbl. 0.04+0.025mg, 0.03+0.125mg*	**Kontrazeption:** 1 x 1Tbl. p.o.

18.2.4 Dreiphasenpräparate

Wi/Wm: d1-6: niedrige Östrogen- u. Gestagendosis; d7-11: erhöhte Östrogen- und Gestagendosis; d12-21: niedrige Östrogen- und deutlich höhere Gestagendosis ⇒ Ovulationshemmung; **UW** (Östrogen-Gestagen-Kombinationen): Seborrhoe, Akne, Schwindel, Kopfschmerzen, Übelkeit, Erbrechen, Brustspannungen, Depression, Vaginalcandidose, Thrombosen; **KI** (Östrogen-Gestagen-Kombinationen): Leberfunktionsstrg., Cholestase, Lebertumoren, hormonabhängige maligne Tumoren, Thrombosen, SS/SZ

Estradiol + Dienogest Rp	PRC X, Lact -
Qlaira *Tbl. 3+0mg, 2+2mg, 2+3mg, 1+0mg*	**Kontrazeption:** 1 x 1Tbl. p.o.
Ethinylestradiol + Desogestrel Rp	PRC X, Lact -
Novial *Tbl. 0.035+0.05mg, 0.03+0.1mg, 0.03+0.15mg*	**Kontrazeption:** 1 x 1Tbl. p.o.
Ethinylestradiol + Levonorgestrel Rp	PRC X, Lact -
Novastep, Triette AL, Trigoa, Trinordiol, Triquilar, Trisiston *Tbl. 0.03+0.05mg, 0.04+0.075mg, 0.03+0.125mg*	**Kontrazeption:** 1 x 1Tbl. p.o.
Ethinylestradiol + Norethisteron Rp	
Synphasec *Tbl. 0.035+0.5mg, 0.035+1mg, 0.035+0.5mg* **TriNovum** *Tbl. 0.035+0.5mg, 0.035+0.75mg, 0.035+1mg*	**Kontrazeption:** 1 x 1Tbl. p.o.
Ethinylestradiol + Norgestimat Rp	PRC X, Lact -
Pramino *Tbl. 0.035+0.18mg, 0.035+0.215mg, 0.035+0.25mg*	**Kontrazeption:** 1 x 1Tbl. p.o.

18.2.5 Minipille

Wi/Wm: niedrig dosierte reine Gestagengabe über 28d ⇒ Viskosität des Zervixschleims ↑, keine Ovulationshemmung; Desogestrel: zusätzlich Ovulationshemmung;
UW (Desogestrel): veränderte Stimmungslage, depressive Verstimmung,verminderte Libido, Kopfschmerzen, Übelkeit, Akne, Brustschmerzen, unregelmäßige Blutungen, Amenorrhoe, Gewichtszunahme;
KI (Desogestrel): bekannte Überempfindlichkeit, aktive venöse thromboembolische Erkrankungen, vorausgegangene oder bestehende schwere Lebererkrankungen bis zur Normalisierung der Leberfunktionswerte, bestehende oder vermutete Geschlechtshormon-abhängige bösartige Tumore, nicht abgeklärte vaginale Blutungen

Desogestrel Rp	HWZ 30h
Babette, Cerazet, Cerazette, Chalant, Cyprella, Damara, Desirett, Desofemono, Desogestrel Aristo, Diamilla, Jubrele, Simonette, Tevanette, Yvette-ratioph. *Tbl. 0.075mg*	**Kontrazeption:** 1 x 1Tbl. p.o.

Levonorgestrel Rp	HWZ 11-45h, PRC X, Lact ?
28-mini *Tbl. 0.03mg* **Microlut** *Tbl. 0.03mg*	**Kontrazeption:** 1 x 1Tbl. p.o.

18.2.6 Postkoitalpille

Wm/Wi (Levonorgestrel): Hemmung der Ovulation; nach bereits erfolgter Ovulation Hemmung der Implantation;
Wm/Wi (Ulipristalacetat): Progesteronrezeptormodulator ⇒ Hemmung/Verzögerung der Ovulation, Beeinflussung des Endometriums;
UW (Levonorgestrel): Spannungsgefühl in den Brüsten, Übelkeit, Erbrechen, Durchfall, Kopf-, Unterbauchschmerzen;
UW (Ulipristalacetat): Kopf-, Bauchschmerzen, Menstruationsunregelmäßigkeiten, Schwindel, Infektionen, affektive Störungen, Übelkeit, Erbrechen, Muskelkrämpfe;
KI (Levonorgestrel): bekannte Überempfindlichkeit;
KI (Ulipristalacetat): bekannte Überempfindlichkeit, SS

Levonorgestrel OTC	
Levonoraristo *Tbl. 1.5mg* **Pidana** *Tbl. 1.5mg* **Postinor** *Tbl. 1.5mg* **Unofem** *Tbl. 1.5mg*	**Notfallkontrazeption** bis max. 72h postkoital 1.5mg p.o.

Ulipristalacetat OTC	HWZ 32h, PPB 98%
Ellaone *Tbl. 30mg*	**Notfallkontrazeption** bis max. 120h (5d) postkoital 30mg p.o.

18.2.7 Intrauterine und sonstige Kontrazeptiva

Wm/Wi (Vaginalring/TTS): Resorption der enthaltenen Hormone über die Vaginalschleimhaut/Haut ⇒ Ovulationshemmung;
Wm/Wi (IUP + Cu): kontinuierliche Kupferfreisetzung ⇒ morphologische und biochemische Veränderung des Endometriums ⇒ Verhinderung der Nidation;
Wm/Wi (IUP + Gestagen): kontinuierliche Gestagenfreisetzung ⇒ Verhinderung der Endometriumproliferation, Viskosität des Zervixschleims ↑;
UW (IUP): Unterleibs-/Kreuzschmerzen, stärkere/länger anhaltende Menstruationen, Schmierblutungen, Unterleibsinfektionen, Hautreaktionen;
UW (Vaginalring): Kopfschmerzen, Vaginitis, Leukorrhoe, Bauchschmerzen, Übelkeit, Akne, Thromboembolie;
KI (Vaginalring): Thromboembolie in der Vorgeschichte, diabetische Angiopathie, schwere Lebererkrankung, benigne/maligne Lebertumoren, sexualhormonabhängige Tumoren, nicht abgeklärte Vaginalblutungen;
KI (IUP): SS, Malignome im Genitalbereich, chronische Unterleibsinfektionen, Endometriose, Extrauterin-SS, Gerinnungsstörungen;
KI (IUP + Cu): M. Wilson;
KI (IUP + Gestagen): akute Lebererkrankungen, Lebertumoren

Ethinylestradiol + Etonogestrel Rp

Circlet *Vaginalring 2.7+11.7mg* **Nuvaring** *Vaginalring 2.7+11.7mg*	**Kontrazeption:** vaginale Einlage für 3W

Ethinylestradiol + Norelgestromin Rp

EVRA *TTS 33.9+203µg/24h*	**Kontrazeption:** 1. Pflaster an d1 des Zyklus, 2./3.Pflaster an d8/15; d22-28 pflasterfrei

Intrauterinpessar mit Kupfer Rp

Cu-Safe T 300 *IUP* **Multisafe Cu 375** *IUP* **Nova T** *IUP*	**Kontrazeption:** intrauterine Einlage für 3-5 J

Intrauterinpessar mit Levonorgestrel Rp

Jaydess *IUP 13.5mg* **Mirena** *IUP 52mg (11-20µg/24h)*	**Kontrazeption, Hypermenorrhoe:** Mirena: intrauterine Einlage für 5J; **Kontrazeption:** Jaydess: intrauterine Einlage für 3J

18.3 Weheninduktion, Geburtseinleitung

Wm/Wi (Carbetocin, Oxytocin): Stimulation von Kontraktionsfrequenz und kontraktiler Kraft der Uterusmuskulatur, Förderung der Milchejektion durch Kontraktion der glatten Muskulatur der Milchdrüse; **Wm/Wi** (Dinoproston): synthetisches Prostaglandin E2 ⇒ bewirkt Erweichung und Dilatation der Cervix uteri, löst Kontraktionen im schwangeren Uterus aus, erhöht die Durchblutung der Zervix, bewirkt Aufsplittung der Kollagenfasern und Vermehrung der Grundsubstanz der Zervix; **Wm/Wi** (Sulproston): synthetisches Prostaglandin E2, Kontraktion d. Uterusmuskulatur, Konstriktion uteriner Gefäße, Plazentaablösung;

UW (Carbetocin): Übelkeit, Bauchschmerzen, Wärmegefühl, Kopfschmerzen, Tremor, Pruritus, Hypotonie, metallischer Geschmack, Schmerzen in Brustkorb und Rücken; **UW** (Dinoproston): Kopfschmerzen, Übelkeit, Erbrechen, Krämpfe, Diarrhoe, Rückenschmerzen, Fieber, uterine Überstimulation, Wärmegefühl in der Vagina, abnormale den Fetus beeinflussende Wehen; beim Kind: Alteration der kindlichen Herzfrequenz und deren Oszillationsmuster, Fetal-distress-Syndrom; **UW** (Oxytocin): zu starke Wehentätigkeit, Tetanus uteri, Übelkeit, Erbrechen, HRST, allergische Reaktionen, Hypertonie, ausgeprägte Hypotonie mit Reflextachykardie, Wasserretention, Hyponatriämie; **UW** (Sulproston): Übelkeit, Erbrechen, Hypotonie, Bauchkrämpfe, Diarrhoe, Fieber, erhöhte Körpertemperatur; **KI** (Carbetocin): während der SS und der Wehen vor der Geburt des Kindes, Anwendung zur Wehenauslösung, bekannte Überempfindlichkeit, Nieren- oder Lebererkrankungen, Präeklampsie, Eklampsie, schwerwiegende kardiovaskuläre Erkrankungen, Epilepsie; **KI** (Dinoproston): bek. Überempf. vorausgegangene Uterus-OP; bei Myomenukleation, Mehrlings-SS, Multiparität, fehlendem Kopfeintritt in das Becken, fetopelvine Disproportion; fetale Herzfrequenzmuster, die Gefährdung des KIndes vermuten lassen; bei geburtshilflichen Situationen, die für operative Geburtsbeendigung sprechen; ungeklärter vaginaler Ausfluss, anormale Uterusblutungen, vorliegende Infektionen (z.B. Kolpitis, Zervizitis), regelwidrige Kindslage oder Poleinstellung, Zervixläsion, vorzeitige Plazentalösung, Placenta praevia, bei Einsetzen der Wehen, Kombination mit wehenfördernden Arzneimitteln; **KI** (Oxytocin): bek. Überempf., EPH-Gestose, Neigung zu Tetanus uteri, drohende Uterusruptur, vorz. Plazentalösung, Placenta praevia, unreife Cervix, drohende Asphyxia fetalis, Lageanomalien des Kindes, z.B. Beckenendlage, mechanisches Geburtshindernis; **KI** (Sulproston): bekannte Überempfindlichkeit, Bronchialasthma, spastische Bronchitis, vorgeschädigtes Herz, Gefäßerkrankungen, KHK, schwere Hypertonie, schwere Leber- oder Nierenfunktionsstörungen, dekompensierter Diabetes mellitus, zerebrale Krampfleiden, Glaukom, Thyreotoxikose, akute gynäkologische Infektionen, Colitis ulcerosa, akutes Ulcus ventriculi, Sichelzellenanämie, Thalassämie, Krankheiten des rheumatischen Formenkreises, allgemeine schwere Krankheiten, vorausgegangene Uterusoperationen, Geburtseinleitung bei lebensfähigem Kind

Carbetocin Rp	HWZ 40min
Pabal *Amp. 0.1mg/1ml*	**Pro. Uterusatonie nach Sectio unter epiduraler oder spinaler Anästhesie:** 1 x 0.1mg i.v.; **DANI/DALI** KI

Dinoproston Rp	HWZ 1-3min, PPB 73%
Minprostin E2 *Vaginaltbl. 3mg; Vaginalgel 1, 2mg* **Prepidil** *Gel 0.5mg/2.5ml* **Propess** *Vaginalinsert 10mg*	**Geburtseinleitung bei unreifer Zervix:** Minprostin: Gel: ini 1mg intravaginal, ggf. nach 6h 2. Gabe mit 1-2mg, max. 3mg/d; Tbl.: 3mg intravaginal, ggf. nach 6-8h 2. Gabe, max. 6mg/d; Prepidil: 0.5mg intrazervikal, ggf. nach 8-12 h wiederholen, max. 1.5mg in 24h; Propess: intravaginal einführen, Freisetzung des Wirkstoffs über 24h

Oxytocin Rp	HWZ 3-5min, PRC X, Lact -, Nasenspray +
Oxytocin Carino *Amp. 3IE/1ml, 10IE/1ml* **Oxytocin HEXAL** *Amp. 3IE/1ml, 5IE/1ml, 10IE/1ml*	**Geburtseinleitung:** ini 1-2milli-IE/min Dauerinfusion i.v., je nach Wehentätigkeit alle 15min steigern um 1-2milli-IE/min, max. 20-30 milli-IE/min i.v.; **postpartale Blutung:** 5-6IE langsam i.v.;5-10IE i.m; **Laktationsstörung, Mastitis-Pro.:** 4IE nasal 2-3min vor Stillen

Sulproston Rp	HWZ 2h, PPB 20-30%
Nalador *Amp. 500µg*	**Abortinduktion und Geburtseinleitung bei intrauterinem Fruchttod:** ini 1.7µg/min als Infusion i.v., ggf. steigern bis max. 8.3µg/min., für max. 10h bzw. max. 1500µg/24h; **Postpartale atonische Blutung:** ini 1.7µg/min als Infusion i.v., ggf. steigern bis max. 8.3µg/min., nach therapeutischer Wirkung Erh.Dos. 1.7µg/min; max. 1500µg/24h; **DANI, DALI** KI bei schwerer NI, LI

18.4 Prolaktinhemmer

Wm/Wi: Stimulation hypophysärer Dopaminrezeptoren ⇒ Hemmung der Prolaktinfreisetzung; **UW:** Übelkeit, Erbrechen, GI-Störungen, psychomot. und extrapyramidalmot. Störungen, RR↓, Bradykardie, periphere Durchblutungsstrg.; **KI:** Anwendungsbeschr. bei psychischen Störungen, gastroduodenalen Ulzera, schweren Herz-Kreislauf-Erkrankungen

Bromocriptin Rp	HWZ 50h, Q_0 1.0, PRC B, Lact -
Bromocriptin Beta *Kps. 5mg* **Bromocriptin-ratioph.** *Tbl. 2.5mg; Kps. 5, 10mg* **Kirim** *Tbl. 2.5, 5mg* **Pravidel** *Tbl. 2.5mg; Kps. 5, 10mg*	**Primäres, sekundäres Abstillen:** d1: 2 x 1.25mg p.o., dann 2 x 2.5mg für 14d; **postpartaler Milchstau:** 2.5mg p.o., evtl. Wdh. nach 6-12h; **puerperale Mastitis:** d1-3: 3 x 2.5mg p.o.; d4-14: 2 x 2.5mg; **Galaktorrhoe, Amenorrhoe:** d1: 1.25mg p.o., ab d2: 3 x 1.25mg p.o., evtl. steigern bis 2-3 x 2.5mg; **Akromegalie:** ini 2.5mg p.o., über 1-2W steigern bis 10-20mg/d in 4ED; **M. Parkinson** → 324

Cabergolin Rp	HWZ 63-69h, PRC B, Lact ?
Cabergolin Dura *Tbl. 0.5mg* **Cabergolin HEXAL** *Tbl. 0.5mg* **Cabergolin Teva** *Tbl. 0.5mg* **Dostinex** *Tbl. 0.5mg*	**Primäres Abstillen:** 1 x 1mg in den ersten 24h nach Geburt; **hyperprolaktinämische Störung:** ini 2 x/W 0.25mg p.o., monatlich steigern um 0.5mg/W bis 1-2mg/W, max. 4.5mg/W; **M. Parkinson** → 324

Lisurid Rp	HWZ 2-3(10-24)h, Q0 1.0
Dopergin *Tbl. 0.2, 0.5mg*	**Primäres Abstillen:** 2-3 x 0.2mg p.o. für 14d; **sekundäres Abstillen:** d1: 0.2mg p.o. abends, d2: 2 x 0.2mg, d3-14: 3 x 0.2mg; **Galaktorrhoe, Amenorrhoe:** d1: 0.1mg p.o. abends, d2: 2 x 0.1mg, ab d3: 3 x 0.1mg, je nach Prolaktinspiegel weiter steigern; **Akromegalie:** bis 2mg/d p.o.; **M. Parkinson** → 324
Quinagolid Rp	HWZ 11.5h
Norprolac *Tbl. 25, 50, 75, 150µg*	**Hyperprolaktinämie:** d1-3: 1 x 25µg p.o.; d4-6: 1 x 50µg, dann 1 x 75-150µg; **DANI, DALI** KI

18.5 Wehenhemmer

Wm/Wi (Atosiban): kompetitiver Antagonist am Oxytocinrezeptor ⇒ Senkung von Tonus und Kontraktionsfrequenz der Uterusmuskulatur ⇒ Wehenhemmung;
Wm/Wi (Fenoterol): Stimulation von Beta-2-Rezeptoren ⇒ Erschlaffung d. Myometriums;
UW (Atosiban): Übelkeit, Kopfschmerzen, Schwindel, Hitzewallungen, Tachykardie, Hyperglykämie, Schlaflosigkeit, Juckreiz, Fieber;
UW (Fenoterol): Hypokaliämie, Tachykardie, Tremor, Schwindel,, Unruhe- und Angstzustände, Hypotonie, Übelkeit, Erbrechen, Hyperhidrosis;
KI (Atosiban): Dauer der SS < 24 bzw. > 33 W, vorzeitiger Blasensprung, intrauterine Wachstumsretardierung und gestörte HF des Fetus, Eklampsie, intrauteriner Fruchttod, intrauterine Infektion, Placenta praevia;
KI (Fenoterol): Erkrankungen in einem Gestationsalter von < 22 Wochen, vorbestehende ischämische Herzerkrankung oder Patientinnen mit signifikanten Risikofaktoren für eine ischämische Herzerkrankung, drohender Abort während des 1. und 2. Trimesters, Erkrankung der Mutter oder des Fötus, bei der die Verlängerung der Schwangerschaft ein Risiko darstellt (z. B. schwere Toxämie, Intrauterininfektion, Vaginalblutung infolge einer Placenta praevia, Eklampsie oder schwere Präeklampsie, Ablösung der Placenta oder Nabelschnurkompression); intrauteriner Fruchttod, bekannte letale erbliche oder letale chromosomale Fehlbildung; bekannter Überempfindlichkeit gegen Beta-Sympathomimetika, Vena-cava-Kompressionssyndrom, schwere Hyperthyreose, Phäochromozytom, Amnioninfektionssyndrom, Psychosen, Hypokaliämie, schwere Leber- und Nierenerkrankungen, kardialen Erkrankungen (besonders Tachyarrhythmie, Myokarditis, Mitralklappenvitrium), bei vorbestehenden Erkr., bei denen ein Beta-Mimetikum eine unerwünschte Wirkung hätte (z. B. bei pulmonaler Hypertonie und Herzerkrankungen, wie hypertropher obstruktiver Kardiomyopathie oder jeglicher Art einer Obstruktion des linksventrikulären Ausflusstraktes, z. B. Aortenstenose); Verminderung der Blutgerinnung, unkontrollierter Diabetes mellitus

Atosiban Rp	HWZ 2h
Tractocile *Inf.Lsg. 6.75mg/0.9ml; Inf.Konz. 37.5mg/5ml*	**Tokolyse:** ini 6.75mg i.v., dann 18mg/h für 3h, dann 6mg/h für insgesamt max. 48h

Fenoterol Rp	HWZ 3.2h, Q0 > 0.85, PPB 40-55%
Partusisten intrapartal *Amp. Konzentrat 25µg/1ml*	**Dystokien in der Eröffnungs- und Austreibungsperiode, intrauterine Asphyxie, geburtshilfliche Notfälle, zur Uterusrelaxation z. B. bei Sectio:** ini 20-30mg über 2-3min i.v., ggf. Wdh., dann Dauerininf. mit bis zu 4mg/min (1ml Konzentrat + 4ml NaCl e 1ml enth. 5mg)
Partusisten *Amp. Konzentrat 0.5mg/10ml*	**Tokolyse 22.-37. SSW:** 0.5-3µg/min i.v.; Perf. 0.5mg/50ml ⇒ 3-18ml/h; Anw. max. 48h

18.6 Schwangerschaft, Stillzeit

18.6.1 Beratungsstelle für Arzneimittel

Pharmakovigilanz- und Beratungszentrum für Embryonaltoxikologie
Charité-Universitätsmedizin Berlin, Campus Virchow-Klinikum
Augustenburger Platz 1, 13353 Berlin, Tel. 030/450-525700, Fax 030/450-525902
http://www.embryotox.de

18.6.2 Schwangerschaftsrisikoklassen nach FDA[a]
Pregnancy Risk Categories (PRC)

PRC A	Geeignete Studien bei schwangeren Frauen zeigten kein Risiko für den Fetus.
PRC B	Tierversuche zeigten kein Risiko für den Fetus, aber Studien an schwangeren Frauen fehlen **oder** Tierversuche zeigten Risiko, aber geeignete Studien an schwangeren Frauen zeigten kein Risiko für den Fetus.
PRC C	Tierversuche zeigten Risiko für den Fetus, Studien an schwangeren Frauen fehlen. Die therapeutischen Vorteile sind u.U. dennoch höher zu bewerten.
PRC D	Risiko für den Fetus ist nachgewiesen, aber therapeutische Vorteile sind u.U. im Grenzfall (z.B. keine med. Alternative) dennoch höher zu bewerten.
PRC X	Risiko für den Fetus ist eindeutig nachgewiesen. Das Risiko übersteigt den erwarteten therapeutischen Nutzen.
PRC ED	Einzeldosis (wahrscheinlich) unbedenklich.

18.6.3 Laktation (Stillperiode)[a]

Lact +	Zur Anwendung auch während der Stillperiode geeignet.
Lact ?	Risiko für Säugling während der Stillperiode nicht bekannt oder kontrovers diskutiert.
Lact –	Anwendung während der Schwangerschaft wird nicht empfohlen (Risiko für Säugling).

[a] Spezifische Angaben zu den Arzneimitteln in den Tabellen rechts neben dem Wirkstoff!

18.6.4 Arzneimittel in Schwangerschaft und Stillzeit

Allergien
- Loratadin
- Bewährte ältere H_1-Blocker wie Dimetinden

Asthma
- Beta-2-Sympathomimetika zur Inhalation
  - Kurz wirksame: z.B. Reproterol, Salbutamol
  - Lang wirksame: z.B. Formoterol, Salmeterol
- Glukokortikoide
- Theophyllin

Bakterielle Infektionen
- Penicilline
- Cephalosporine (Reserve: Makrolide)

Chronisch-entzündliche Darmerkrankungen
- Mesalazin, Olsalazin
- Sulfasalazin
- Glukokortikoide (Reserve: Azathioprin)

Depression
- Trizyklische Antidepressiva, z.B. Amitriptylin, Clomipramin
- Selektive Serotonin-Wiederaufnahme-Hemmstoffe, z.B. Sertralin

Diabetes mellitus
- Humaninsulin

Gastritis
- Antazida, z.B. Magaldrat
- Bewährte H_2-Blocker, z.B. Ranitidin
- Protonenpumpenblocker, z.B. Omeprazol

Glaukom
- Beta-Rezeptorenblocker
- Carboanhydrasehemmstoffe
- Cholinergika

Hustendämpfung
- Dextromethorphan
- Codein

Hypertonus
- Alpha-Methyldopa
- Metoprolol
- Dihydralazin
- Nach dem 1. Trimenon auch Urapidil u.a.

Krätze (Skabies)
- Benzylbenzoat
- Crotamiton

Läuse
- Dimeticon

Migräne
- Siehe Schmerzen; ggf. auch Sumatriptan

Mukolytika
- Acetylcystein

Refluxösophagitis
- Omeprazol

Schlafstörungen
- Diphenhydramin
- Diazepam, Lorazepam

Schmerzen
- Paracetamol, ggf. mit Codein
- Ibuprofen, Diclofenac (nur bis SSW 28)
- Ggf. Tramadol

Übelkeit/Hyperemesis
- Dimenhydrinat
- Metoclopramid

Wurmerkrankung
- Pyrviniumembonat
- Mebendazol
- Niclosamid

19 Toxikologie

19.1 Allgemeines

1. Erstanamnese

Welches Gift? Stoff? Produktname? Bestandteile? Hersteller? Verpackung? **Giftaufnahme?** Oral? Inhalation? Haut? **Wann?** Einnahme? Erste Symptome? **Warum?** Suizid? Sucht? Irrtümlich? **Wieviel?** Menge? Konzentration? **Klinik?** Ansprechbar? Bewusstlos? Alter? Geschlecht? Gewicht? AZ?

2. Vergiftungszentrale verständigen

3. Soforthilfe durch den Laien

- **Lagerung:** bewusstloser Patient → stabile Seitenlage/Bauchlage mit seitlicher Kopflagerung; bei mechanischer Atemwegsverlegung: Kopf in Seitenlage und Mundhöhle säubern
- **Ersthilfe bei oraler Giftaufnahme** → Auslösen von Erbrechen durch Laien unbedingt vermeiden
  Hautkontamination: Reinigung mit Wasser und Seife
  Augenkontamination: Augenspülung unter laufendem Wasser

19.2 Ärztliche Behandlung (5-Finger-Regel)

1. Elementarhilfe (Stabilisierung der Vitalparameter)

Entsprechend dem Schweregrad der Vergiftung (= Ausmaß der Bewusstseinsstrg.): Grad 0 = keine Bewusstseinsstrg.; G1 = Somnolenz; G2 = Sopor; G3 = motorisch reaktives Koma; G4 = areaktives Koma mit respiratorischer Insuffizienz; G5 = Grad 4 mit instabilem Kreislauf

	Überwachung	Lagerung	Ven. Zugang	Atemweg sichern	Beatmung	Katecholamine
Bei Grad	Immer	≥ 1	≥ 2	≥ 3	≥ 4	5

2. Giftelimination

Primär (Giftentfernung vor Resorption)

- **Orale Giftaufnahme:**
  - **Aktivkohle** (Carbo medicinalis): **Cave:** Aspirationsrisiko ↑ bei bewusstlosen, nicht intubierten Pat. bei Applikation über Magensonde; **Dos.:** ca. 10-facher Überschuss an Kohle gegenüber Gift, bei unbekannter Menge im Allgemeinen 1g/kg; **Komb. von Kohle u. Laxans** beschleunigt Giftelimination; **KI:** fehlende Stabilisierung der Vitalparameter, Perforationsgefahr
  - **Induziertes Erbrechen** (meist erst in Klinik, wenn möglich innerhalb 1h): Ipecacuanha-Sirup: 1. Lj. (10 ml), 2. Lj. (20 ml), ab 3. Lj/Erw. (30 ml); **KI:** Bewusstseinsstrg., Verätzung, Vergiftung mit organischen Lsg.-Mitteln, Tenside, Antiemetika
  - **Magenspülung** (Anm.: bei Medikamentenintoxikation besteht meist keine Indikation):
    1. Pro. eines reflektorischen Laryngospasmus: 1 mg Atropin i.m.
    2. Lagerung: bei *wachen/bewusstseinseingetrübten* Pat. mit erhaltenem Schluckreflex: keine Intubation → stabile Seiten-, Bauchlage; bei *bewusstlosen* Pat.: Intubation → Rückenlage
    3. Spülung: weicher Magenschlauch (Erw. ø 18 mm; Kleinkind ø 11 mm) → Lagekontrolle → Spülung: 10-20 l lauwarmes H_2O (in Portionen von 10 ml x kg) → abschließend 50 g Carbo medicinalis + 15-20 g Na-Sulfat in Wasser auflösen und in Magenspülschlauch instillieren → Schlauch abklemmen, entfernen
- **Inhalative Giftaufnahme:** Pat. aus Gefahrenbereich (Eigenschutz beachten!), O_2, Frischluft
- **Kutane Giftaufnahme:** Kleidung entfernen, Haut abwaschen
- **Augenkontamination:** Augenspülung (10min unter fließendem Wasser) → Augenarzt

Sekundär (Giftentfernung nach Resorption)

Zuerst Giftnotrufzentrale konsultieren; dann forcierte Diurese, Hämodialyse, Hämoperfusion, Plasmapherese

19.3 Antidota

Wm/Wi (ACC): Verstoffwechslung in Hepatozyten zu Glutathion, das zur Entgiftung toxischer Paracetamolmetabolite benötigt wird;
Wm/Wi (Atropin): parasympatholytisch durch kompetitiven Antagonismus an muscarinartigen Cholinozeptoren;
Wm/Wi (Digitalisantitoxin): von Schafen gewonnene Immunglobulinfragmente, die freies und zellmembrangebundenes Digitalisglykosid binden;
Wm/Wi (4-DMAP): Bildung von Methämoglobin ⇒ Komplexbildung mit Cyanid ⇒ Entblockung der Cytochromoxidase;
Wm/Wi (DMPS): Chelatbildner, bildet mit Schwermetallen stabile Komplexe, die renal ausgeschieden werden;
Wm/Wi (Ethanol): hat höhere Bindungskonstante an die Alkoholdehydrogenase (ADH) als Methanol, durch Sättigung der ADH mit Ethanol wird die Methanoloxidation gehemmt, es entstehen weniger toxische Metabolite wie Formaldehyd und Ameisensäure;
UW (ACC): Abfall des Prothrombinwerts, anaphylaktische Reaktionen;
UW (Atropin): Schweißdrüsensekretion ↓, Tachykardie, Miktionstrg., Mundtrockenheit, Glaukomanfall, Akkommodationsstrg., Unruhe, Halluzinationen, Krämpfe, Delirien;
UW (Digitalisantitoxin): allergische Reaktionen, Anaphylaxie, Hypokaliämie;
UW (4-DMAP): Methämoglobinämie, Brechreiz, Durchfall, Asthmaanfall, Bewusstseinsstörung, Schock;
UW (DMPS): Fieber, Schüttelfrost, Übelkeit, allergische Hautreaktionen, Erythema exsudativum multiforme, Stevens-Johnson-Syndrom, Transaminasenanstieg, Leukopenie, Angina pectoris, Geschmacksveränderungen, abdominelle Beschwerden, Appetitverlust, Zink- und Kupfermangel;
KI (ACC): keine;
KI (Atropin): Engwinkelglaukom, Tachykardie bei Herzinsuffizienz und Thyreotoxikose, tachykarde Herzrhythmusstrg., Koronarstenose, mechanische Verschlüsse des Magen-Darm-Trakts, paralytischer Ileus, Megacolon, obstruktive Harnwegserkrankungen, Prostatahypertrophie mit Restharnbildung, Myasthenia gravis, akutes Lungenödem, Schwangerschaftstoxikose, bekannte Überempfindlichkeit gegenüber Atropin und anderen Anticholinergika;
KI (Digitalisantitoxin): bekannte Überempfindlichkeit, Schafeiweißallergie;
KI (4-DMAP): Glukose-6-Phosphat-Dehydrogenasemangel;
KI (DMPS): bekannte Überempfindlichkeit

Acetylcystein (ACC) Rp	HWZ 30-40min, Q_0 0.7, PRC B, Lact ?
Fluimucil Antidot 20% *Amp. 5g/25ml*	**Paracetamolintoxikation:** ini 150mg/kg in 200ml Glucose 5% über 15min i.v., dann 50mg/kg in 500ml Glucose 5% über 4h i.v., dann 100mg/kg in 1l Glucose 5% über 16h i.v.; **DANI** nicht erforderlich

Atropin Rp	HWZ 2-3h, Q_0 0.45, PPB 2-40%, PRC C, Lact ?
Atropinsulfat *Amp. 0.5mg/1ml; Inj.Lsg. 100mg/10ml* **Atropinum sulfuricum** *Amp. 0.25mg/1ml, 0.5mg/1ml, 1mg/1ml*	**Alkylphosphatvergiftung:** 2-5mg alle 10-15min i.v. bis zum Rückgang der Bronchialsekretion, bis zu 50mg in Einzelfällen, Erh.Dos. 0.5-1mg alle 1-4h; **Ki.:** 0.5-2mg i.v., Erh.Dos. nach Klinik; **Neostigmin- und Pyridostigmin-überdosierung:** 1-2mg i.v.
Digitalisantitoxin Rp	
Digitalis-Antidot BM *Inj.Lsg. 80mg*	**Digitalisintoxikation:** Allergietestung durch Intrakutan- bzw. Konjunktivaltest: 160mg als Infusion über 20min i.v., dann Dauerinfusion mit 30mg/h über 7-8h; nach Bolusgabe kann auf die Digitalisbestimmung gewartet werden, um dann die notwendige Menge für die kontinuierliche Infusion zu errechnen; **bei bekanntem Serumspiegel: Errechnung des Körperbestands:** Digoxin: Serumkonzentration in ng/ml x 5.6 x kg: 1000; Digitoxin: Serumkonzentration in ng/ml x 0.56 x kg: 1000; Antikörperdosis (mg) = Körperbestand (mg) x 80
Dimethylaminophenol (4-DMAP) Rp	
4-DMAP *Amp. 250mg/5ml*	**Cyanidintoxikation:** 3-4 mg/kg langsam i.v., **Ki.:** 3 mg/kg langsam i.v.; nach 4-DMAP Natriumthiosulfat geben!
Dimercaptopropansulfonat (DMPS) Rp	PPB 90%
Dimaval *Amp. 250mg/5ml; Kps.100mg*	**Akute Quecksilbervergiftung:** an d1 250mg i.v. alle 3-4h, d2 250mg alle 4-6h, d3 250mg alle 6-8h, d4 250mg alle 8-12h, dann 250mg 1-3 x/d; 12 x 100-200mg p.o.; **chronische Quecksilber-, Bleivergiftung:** 300-400mg/d p.o.; **DANI** Anwendung nur bei gleichzeitiger Dialyse möglich
Ethanol OTC	
Alkohol 95% *Amp. 15g/20ml*	**Methanolintoxikation:** 0.5-0.75g/kg über 30min i.v. in Glucose 5%, dann 0.1-0.2g/kg; Serumalkoholspiegel von 0.5-1‰ anstreben

Wm/Wi (Flumazenil): Antagonismus an Benzodiazepinrezeptoren;
Wm/Wi (Hydroxycobalamin): bindet Cyanid im Plasma, indem der Hydroxoligand durch einen Cyanoliganden ersetzt wird, das dabei entstandene Cyanocobalamin wird rasch mit dem Urin ausgeschieden;
Wm/Wi (Kohle): durch die große Absorptionsfläche der Kohle (1000-2000m^2/g) können Giftstoffe gebunden werden, da Kohle vom Magen-Darm-Trakt nicht resorbiert wird, werden die gebundenen Giftstoffe mit dem Stuhl ausgeschieden;
Wm/Wi (Natriumthiosulfat): Schwefeldonator ⇒ Sulfatierung der Cyanide, dadurch schnellere Bildung des weniger giftigen Rhodanids;
Wm/Wi (Obidoxim): Reaktivierung der blockierten Acetylcholinesterase, Verhinderung der Phosphorylierung und Inaktivierung des Enzyms;
Wm/Wi (Physostigmin): reversible Hemmung der Cholinesterase ⇒ Anstieg von Acetylcholin im synaptischen Spalt ⇒ indirekte parasympathomimetische Wirkung;
Wm/Wi (Simeticon): = Silikon, setzt Oberflächenspannung herab, Verhinderung der Schaumbildung, keine Resorption;
Wm/Wi (Tiopronin): Chelatbildner, Schwermetallbindung;
Wm/Wi (Toloniumchlorid): Reduktion von Methämoglobin zu Hämoglobin;
UW (Flumazenil): Übelkeit, Erbrechen, Blutdruckschwankungen, Herzklopfen, Gefühl von Bedrohung, Auslösung von Benzodiazepinentzugssymptomen;
UW (Fomepizol): Bradykardie, Tachykardie, RR-Anstieg, Vertigo, Anfälle, Sehstörungen, Nystagmus, Sprachstörungen, Angst- und Unruhezustände, Transaminasenanstieg, Übelkeit, Erbrechen, Diarrhoe, Dyspepsie, Schluckauf, Schmerzen an der Injektionsstelle, Phlebitis, Juckreiz, Hautausschlag, Hypereonsinophilie, Anaemie, CK-Erhöhung;
UW (Hydroxycobalamin): allergische Reaktionen, dunkelrote Verfärbung des Urins;
UW (Kohle): Obstipation, mechanischer Ileus bei sehr hohen Dosen;
UW (Natriumthiosulfat): Überempfindlichkeitsreaktionen wie z.B. Brechreiz, Durchfall, Asthmaanfall, Bewusstseinsstrg., Schock;
UW (Obidoxim): Hitzegefühl, Kälteempfinden, Mentholgeschmack, Taubheitsgefühl, Muskelschwäche, Mundtrockenheit, Tachykardie, Hypertonie, EKG-Veränderungen, Herzrhythmusstrg., Leberfunktionsstrg.; nach Gabe von 3-10g innerhalb von 1-3d cholestatischer Ikterus möglich;
UW (Physostigmin): Erbrechen, Übelkeit, Speichelfluss, Harn- und Stuhlinkontinenz, Krampfanfälle, Bradykardie, Durchfall, Asthmaanfall, Bewusstseinsstrg.;
UW (Simeticon): keine;
UW (Tiopronin): Diarrhoe, Geschmacksstrg., Pruritus, Hautreaktionen, Stomatitis, Blutbildveränderungen, Hepatitis, Temperaturerhöhung;
UW (Toloniumchlorid): Blaufärbung von Haut und Urin;
KI (Fomepizol): bek. Überempfindlichkeit gegen F. oder andere Pyrazole
KI (Hydroxycobalamin): nach Anwendung von Natriumthiosulfat;
KI (Kohle): Vergiftung mit ätzenden Stoffen, diagn.-endoskopische Maßnahmen erschwert;
KI (Natriumthiosulfat): Sulfitüberempfindlichkeit;
KI (Obidoxim): Carbamatintoxikation (z.B. Aldicarb = Temik 5G);
KI (Physostigmin): Asthma bronchiale, KHK, Gangrän, mech. Obstipation/Harnsperre;
KI (Flumazenil): bekannte Überempfindlichkeit, Erkrankungen, die mit Benzodiazepinen behandelt werden, wie Epilepsie, Angstzustände, Selbstmordneigung, Mischintoxikationen mit tri- und tetrazyklischen Antidepressiva;

KI (Simeticon): bekannte Überempfindlichkeit;
KI (Tiopronin): Albuminurie, Glomerulonephritis, Myasthenie, Polymyositis, Pemphigus, arzneimittelbedingte Zytopenien, Schwangerschaft;
KI (Toloniumchlorid): keine bei korrekter Indikation

Fomepizol Rp	
Fomepizole OPi *Inf.Lsg. 100mg/20ml*	**Ethylenglykolintoxikation:** ini 15mg/kg über 30-45min i.v., n. 12h 10mg/kg, weiter je n. Ethlenglykol-Serumspiegel, s. FachInfo **DANI** Krea > 3mg/dl: HD erforderl., ini 15mg/kg ber 3-45min i.v., dann 1mg/kg/h während der gesamten HD
Flumazenil Rp	HWZ 1h, Q_0 1.0, PPB 50%
Anexate *Amp. 0.5mg/5ml, 1mg/10ml* **Flumanzenil HEXAL/Hameln/Kabi** *Amp. 0.5mg/5ml, 1mg/10ml*	**Aufhebung der Benzodiazepinwirkung:** ini 0.2mg i.v., ggf. minütliche Nachinjektion von 0.1mg bis max. 1mg Gesamtdosis; **Ki. > 1J:** 0.01mg/kg über 15s i.v., ggf. minütliche Nachinjektionen bis max. 0.05mg/kg bzw. 1mg Gesamtdosis
Hydroxycobalamin	
Cyanokit *Inj.Lsg. 5g*	**Cyanidintoxikation:** ini 5g in 200ml NaCl 0.9% über 30min i.v., je nach Klinik weitere 5g über 0.5-2h; **Ki.:** 70mg/kg über 20-30min i.v.
Kohle, medizinische OTC	
Kohle Hevert *Tbl. 250mg* **Kohle Pulvis** *Pulver 10g* **Ultracarbon** *Granulat 50g*	**Intoxikationen durch Nahrungsmittel, Schwermetalle, Arzneimittel:** 1g/kg p.o. oder über Magenschlauch applizieren; 10g Kohle werden in 70-80ml Wasser aufgeschüttelt; **Ki.:** 0.5g/kg; **wirkt nicht bei:** Lithium, Thallium, Eisensalzen, Blausäure, Borsäure, DDT, Tolbutamid, Methanol, Ethanol, Ethylenglykol
Natriumthiosulfat OTC	HWZ 2h
Natriumthiosulfat 10%, 25% *Amp. 1g/10ml; Inf.Lsg. 10g/100ml, 25g/100ml, 50g/500ml*	**Cyanidintoxikation:** 50-100mg/kg i.v.; **Sgl.:** bis zu 1g i.v., **Kleinki.:** bis zu 2g, **Schulki.:** bis zu 5g; **Intoxikationen mit Alkylantien:** bis zu 500mg/kg i.v.; **Intoxikationen mit Bromat und Jod:** 100mg/kg i.v.; Magenspülung mit 1%iger Lösung

Obidoximchlorid OTC	HWZ 2h Q0 0.85
Toxogonin *Amp. 250mg/1ml*	**Intoxikationen mit Organophosphaten:** 250mg i.v., dann Dauerinfusion mit 750mg/d; **Ki.:** 4-8mg/kg i.v., dann Dauerinfusion mit 10mg/kg/d; zuerst Atropin-Gabe!
Physostigmin Rp	
Anticholium *Amp. 2mg/5ml*	**Anticholinerges Syndrom bei Vergiftungen** (Atropin, trizyklische Antidepressiva, Antihistaminika): ini 2mg langsam i.v. oder i.m., 1-4mg alle 20min i.v. bzw. Wdh. der Vollwirkdosis, wenn Vergiftungssymptome wieder auftreten; **Ki.:** 0.5mg i.v. oder i.m., Wdh. alle 5min bis Gesamtdosis von 2mg, so lange die anticholinergen Symptome weiterbestehen und keine cholinergen Symptome auftreten
Simeticon OTC	
Espumisan *Emulsion (1ml = 40mg)* **sab simplex** *Emulsion (1ml = 69mg)*	**Spülmittelintoxikation:** 10ml p.o.; **Ki.:** 5ml p.o.
Tiopronin Rp	
Captimer *Tbl. 100, 250mg*	**Quecksilber-, Eisen-, Kupfer-, Zink-, Polonium-, Cadmiumintoxikation, M. Wilson, Hämosiderose:** 7-10mg/kg p.o.
Toloniumchlorid Rp	
Toluidinblau *Amp. 300mg/10ml*	**Intoxikationen mit Methämoglobinbildnern (z.B. Anilin, Nitrobenzol, Nitrit, aromatische Amine, oxidierende, organische Lösungsmittel, Dapsone, manche Lokalanästhetika), DMAP-Überdosierung:** 2-4mg/kg langsam i.v.; **Ki.:** s. Erw.

19.4 Transport

Durch Notarzt/Rettungsmittel mit Rettungsassistenz in nächstes Krankenhaus; dort ggf. Sekundärverlegung, bei schweren/unklaren Vergiftungen Kontakt mit Giftnotrufzentrale durch Arzt

19.5 Asservierung

Immer: Urin, Blut in EDTA-Röhrchen, Blut nativ, u.U. bei Lebensmittel- oder Pilzvergiftungen Stuhl, bei Gasvergiftung Ausatemluft in Atemballon; Beschriftung der Probe (Entnahmezeit, Material, Patientendaten); **sachgemäße Lagerung** (bei 4 °C im Kühlschrank), vor jeder Antidotgabe Asservierung von Blut und Urin

19.6 Giftinformationszentralen

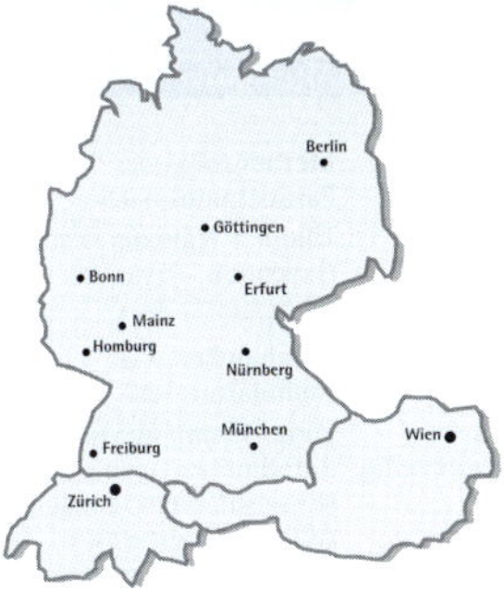

Berlin
Tel. 030 19 24 0
Fax 030 30 686-799

Bonn
Tel. 0228 19 240
Fax 0228 287-33314

Erfurt
Tel. 0361 73 07 30
Fax 0361 73 073 17

Freiburg
Tel. 0761 19 240
Tel. 0761 27 04 3610
Fax 0761 27 04 4570

Göttingen
Tel. 0551 19 240
Fax 0551 38 31 881

Homburg/Saar
Tel. 06841 19 240
Fax 06841 16 21 109

Mainz
Tel. 06131 19 240
Fax 06131-23 24 68

München
Tel. 089 19 240
Fax 089 4140-24 67

Nürnberg
Tel. 0911 398-24 51

Wien
Tel. 0043 140 643 43

Zürich
Tel. 0041 1 251-51 51 (Notruf)
Tel. 0041 1 251-66 66

Mobile Gegengift-Depots (24-Stunden-Bereitschaft)

München
089 19240

Oberhausen
0208 85851

Schwandorf
09431 4440

Allgemeine Informationen: www.klinitox.de
(Homepage der Gesellschaft für klinische Toxikologie, Zusammenschluss aller deutschsprachigen Giftinformationszentralen)

20 Geriatrie (Michael Drey)

Potenziell inadäquate Medikation (PIM)[1]

PIM (Wirkstoffe)	Bedenken	Alternative
Analgetika		
NSAR → 276	Hohes Risiko für GI-Blutung	**Metamizol** → 282, **Paracetamol** → 304
Pethidin → 299	Hohes Risiko für Delir und Stürze	**Tilidin + Naloxon** → 302, **Oxycodon** → 299
Antiarrhythmika		
Chinidin → 63	Zentralnervöse UW, erhöhte Mortalität	**Betablocker** → 40, **Amiodaron** → 66
Digoxin → 68	Geringe therapeutische Breite bei häufig gleichzeitig bestehender Niereninsuffizienz	Vorhofflimmern: zunächst **Betablocker** → 40; Herzinsuffizienz: zunächst **ACE-Hemmer** → 34 + **Betablocker** → 40 alternativ: **Digitoxin** → 67
Flecainid → 65 **Sotalol** → 43	Proarrhythmierisiko bei häufig gleichzeitig bestehender KHK	**Betablocker** → 40 **Amiodaron** → 66
Antibiotika		
Nitrofurantoin → 233	Ungünstiges Nutzen-Risiko-Verhältnis	**Cephalosporine** → 216, **Cotrimoxazol** → 232, **Trimethoprim** → 231
Antidementiva		
Naftidrofuryl → 170, **Nicergolin** → 338, **Pentoxifyllin** → 170, **Piracetam** → 338	Kein sicherer Wirksamkeitsnachweis, ungünstiges Nutzen-Risiko-Verhältnis	**Donepezil** → 337 **Galantamin** → 337 **Rivastigmin** → 338 **Memantin** → 337
Antidepressiva		
Antidepressiva, trizyklische: Amitriptylin → 346, **Imipramin** → 347, **Trimipramin** → 347	Anticholinerge Wirkung (Obstipation, Mundtrockenheit, Verwirrtheit, kognitive Defizite)	**Citalopram** (max. 20mg) → 350 **Mirtazapin** → 348
MAO-Hemmer: Tranylcypromin → 349	Blutdruckkrisen, maligne Hyperthermie	**Citalopram** (max. 20mg) → 350, **Mirtazapin** → 348

PIM (Wirkstoffe)	Bedenken	Alternative
Antidepressiva (Fortsetzung)		
SSRI: Fluoxetin → 351	Zentralnervöse UW (Übelkeit, Schlafstörung, Schwindel, Verwirrtheit)	**Citalopram** (max. 20mg) → 350, **Mirtazapin** → 348
Antiemetika		
Dimenhydrinat → 106	Anticholinerge Wirkung	**Metoclopramid** (nicht bei Parkinsonpatienten) → 98, **Domperidon** → 97
Antiepileptika		
Phenobarbital → 316	Sedierung, paradoxe Erregungszustände	**Levetiracetam** → 321, **Lamotrigin** → 314, **Valproinsäure** → 317, **Gabapentin** → 319
Antihistaminika		
Dimetinden → 86, **Hydroxyzin** → 86, **Triprolidin** → 413	Anticholinerge Wirkung	**Cetirizin** → 85, **Loratadin** → 87
Antihypertensiva		
Alphablocker → 48: **Clonidin** → 47, **Doxazosin** → 48, **Terazosin** → 48, **Methyldopa** → 47	Hypotension, Benommenheit, Mundtrockenheit	**ACE-Hemmer** → 34, **Alphablocker** → 48, **lang wirksame Ca-Antagonisten (Dihydropyridintyp)** → 45, **(Thiazid-)Diuretika** → 57, **Betablocker** → 40
Nifedipin (nicht retardiert) → 46	Erhöhtes Myokardinfarkt-risiko, erhöhte Sterblichkeit	**ACE-Hemmer** → 34, **Alphablocker** → 48, **lang wirksame Ca-Antagonisten (Dihydropyridintyp)** → 45, **(Thiazid-)Diuretika** → 57, **Betablocker** → 40
Reserpin → 55	Hypotension, Sedierung, Depression	**ACE-Hemmer** → 34, **Alphablocker** → 48, **lang wirksame Ca-Antagonisten (Dihydropyridintyp)** → 45, **(Thiazid-)Diuretika** → 57, **Betablocker** → 40

PIM (Wirkstoffe)	Bedenken	Alternative
Antihypertensiva (Fortsetzung)		
Verapamil → 44	Negativ inotrop bei häufig gleichzeitig bestehender Herzinsuffizienz	**ACE-Hemmer** → 34, **Alphablocker** → 48, **lang wirksame Ca-Antagonisten (Dihydropyridintyp)** → 45, **(Thiazid-)Diuretika** → 57, **Betablocker** → 40
Antikoagulantien		
Prasugrel → 168	Erhöhtes Blutungsrisiko für Patienten über 75 Jahre	**ASS** → 167, **Clopidogrel** → 167
Ticlopidin → 168	Blutbildveränderungen	**ASS** → 167, **Clopidogrel** → 167
Ergotamin und -Derivate		
Dihydroergotoxin → 337, **Ergotamin** → 329	Ungünstiges Nutzen-Risiko-Verhältnis	**Andere Parkinson-medikamente** → 321 Ergotamin bei Migräne: **Sumatriptan** → 331;
Muskelrelaxantien		
Baclofen → 334	Amnesie, Verwirrtheit, Sturz	**Physiotherapie, Tolperison** → 335
Neuroleptika		
Fluphenazin → 362, **Levomepromazin** → 358, **Perphenazin** → 360, **Thioridazin** → 359	Anticholinerge und extra-pyramidale Wirkung, Parkinsonismus, Hypotonie, Sedierung, erhöhte Sterblichkeit bei Demenzpatienten	**Risperidon** → 368, **Quetiapin** → 367, **Melperon** → 358, **Pipamperon** → 358
Sedativa		
Benzodiazepine, lang wirksame: **Bromazepam** → 371, **Chlordiazepoxid** → 371, **Clobazam** → 371, **Diazepam** → 371, **Dikaliumclorazepat** → 372, **Flunitrazepam** → 372, **Flurazepam** → 372, **Medazepam** → 372, **Nitrazepam** → 373	Muskelrelaxierende Wirkung mit Sturzgefahr, verzögertes Reaktionsvermögen, kognitive Funktionseinschränkungen, paradoxe Reaktion (Unruhe, Reizbarkeit, Halluzinationen)	**kurz wirksame Benzodiazepine in geringer Dosis (Zaleplon** → 376, **Zolpidem** → 376, **Zopiclon** → 376**), Mirtazapin** → 348, **Melperon** → 358, **Pipamperon** → 358

PIM (Wirkstoffe)	Bedenken	Alternative
Sedativa (Fortsetzung)		
Benzodiazepine, mittellang wirksame: **Alprazolam** → 371, **Brotizolam** (> 0.125mg/d) → 371, **Lorazepam** (> 2mg/d) → 372, **Lormetazepam** (> 0.5mg/d) → 372, **Oxazepam** (> 60mg/d) → 373, **Temazepam** → 373, **Triazolam** → 373	Muskelrelaxierende Wirkung mit Sturzgefahr, verzögertes Reaktionsvermögen, kognitive Funktionseinschränkungen, paradoxe Reaktion (Unruhe, Reizbarkeit, Halluzinationen)	**Schlafhygiene, Baldrian, Melperon** → 358, **Pipamperon** → 358, **Mirtazapin** → 348, **Zolpidem** (< 5mg/d) → 376
Benzodiazepine, kurz wirksame: **Zaleplon** (> 5mg/d) → 376, **Zopiclon** (> 3.75mg/d) → 376, **Zolpidem** (> 5mg/d) → 376	Muskelrelaxierende Wirkung mit Sturzgefahr, verzögertes Reaktionsvermögen, kognitive Funktionseinschränkungen, paradoxe Reaktion (Unruhe, Reizbarkeit, Halluzinationen)	**Schlafhygiene, Baldrian, Melperon** → 358, **Pipamperon** → 358, **Mirtazapin** → 348,
Weitere Sedativa: **Chloralhydrat** → 375, **Diphenhydramin** → 375, **Doxylamin** → 375	Anticholinerge Wirkung, Schwindel, EKG-Veränderungen	**Schlafhygiene, Baldrian, Melperon** → 358, **Pipamperon** → 358, **Mirtazapin** → 348, **Zolpidem** (< 5mg/d) → 376
Urospasmolytika		
Oxybutynin → 416, **Tolterodin** → 416	Anticholinerge Wirkung (Obstipation, Mundtrockenheit, Verwirrtheit, kognitive Defizite), QT-Verlängerung	**Trospium** → 416, **Darifenacin** → 415

[1] Holt S., Schmiedl S, Türmann PA: Priscus-Liste potenziell inadäquater Medikamente für ältere Menschen, Lehrstuhl für Klinische Pharmakologie, Private Universität Witten/Herdecke gGmbH, Witten; Philipp Klee-Institut für Klinische Pharmakologie, HELIOS Klinikum Wuppertal, Wuppertal, Stand 01.02.2011

21 Zusatzinfos

21.1 Pharmakologische Grundbegriffe

21.1.1 Resorption

Nach oraler Zufuhr wird ein Wirkstoff im Wesentlichen durch das Epithel des Dünndarms in die Blutbahn aufgenommen. Daneben existieren andere Wege, über die ein Pharmakon in den Organismus gelangen kann:

- Rektal: Resorption über die Rektumschleimhaut
- Nasal: Resorption über die Nasenschleimhaut
- Pulmonal: Diffusion über die Alveolen oder Resorption über die Bronchialschleimhaut
- Dermal: Resorption über die Haut
- Parenteral: durch intravenöse, intraarterielle oder subkutane Applikation

Die **Bioverfügbarkeit** bezeichnet den Prozentsatz einer verabreichten Dosis, der im Organismus zur Wirkung kommen kann.

21.1.2 Verteilung

Nachdem ein Arzneimittel in die Blutbahn gelangt ist, wird es infolge eines Konzentrationsgefälles in verschiedene Kompartimente des Organismus verteilt. Man unterscheidet hier:

- Intrazellulärraum (intrazelluläre Flüssigkeit und feste Zellbestandteile)
- Extrazellulärraum (Plasmawasser, interstitieller Raum, transzelluläre Flüssigkeit)

In welche Verteilungsräume eine Substanz eintritt, ist abhängig von physikalisch-chemischen Eigenschaften, wie Lipophilie und Molekülgröße, sowie von bestimmten Eigenschaften der begrenzenden biologischen Membranen.
Zahlreiche Arzneimittel sind im Blut reversibel an Plasmaproteine gebunden, neben der Plasmaproteinbindung (PPB) existiert ein nicht gebundener freier Anteil. Für die pharmakologische Wirkung ist fast ausschließlich der freie Anteil verantwortlich. Da der eiweißgebundene Anteil keiner Metabolisierung unterliegt, hat er eine Art Reservoirfunktion. Pharmaka können sich gegenseitig aus ihrer Proteinbindung verdrängen, darüber hinaus gibt es zahlreiche andere Faktoren, die das Ausmaß der PPB verändern können.
Erhöht sich durch eine Änderung der PPB die freie Konzentration eines Pharmakons, so ist dies meist klinisch wenig relevant, da sich die Eliminationsgeschwindigkeit proportional zur der freien Konzentration verhält.

21.1.3 Wirkung

Die meisten Wirkungen von Arzneimitteln lassen sich auf folgende Wirkmechanismen zurückführen:

- Interaktionen mit spezifischen Rezeptoren
- Öffnen oder Blockieren von spannungsabhängigen Ionenkanälen
- Beeinflussung von Transportsystemen
- Hemmung oder Aktivierung von Enzymen
- Störung von Biosynthesen in Mikroorganismen

21.1.4 Dosis-Wirkungs-Beziehung

Zur Durchführung einer sinnvollen Pharmakotherapie ist es erforderlich, durch eine bestimmte Dosierung einen gewünschten Effekt ohne vermeidbare Nebenwirkungen zu erzielen. Da der ausgelöste Effekt von der Konzentration am Wirkort abhängig ist, sollte eine Dosisangabe möglichst genau erfolgen, d.h. in Abhängigkeit vom Körpergewicht (z.B. mg/kg) oder von der Körperoberfläche (mg/m^2).
Bei Erwachsenen wird jedoch häufig ein Durchschnittsgewicht von 70kg für absolute Dosierungsangaben zugrunde gelegt.
Die therapeutische Breite gilt als Maß für die Sicherheit zwischen therapeutischer und toxischer Wirkung, d.h., ein Medikament ist umso ungefährlicher, je größer seine therapeutische Breite ist. Für Medikamente mit geringer therapeutischer Breite eignet sich das sog. Drug Monitoring, d.h., die Dosis eines Pharmakons wird durch Messungen seiner Konzentration im Blut (therapeutischer Serumspiegel) modifiziert.

21.1.5 Elimination

Im Organismus existieren verschiedene Mechanismen, durch die ein Arzneistoff wieder aus dem Körper verschwindet: Bei der **Biotransformation** handelt es sich um biochemische Abbaureaktionen, z.B. Hydrolyse, Reduktion, Oxidation und Konjugation, die zum größten Teil im endoplasmatischen Retikulum der Leber über das Cytochrom P450 erfolgen.
Nach Resorption oral verabreichter Pharmaka sind diese bereits in der Darmwand bzw. bei der ersten Leberpassage über den Pfortaderkreislauf einer Metabolisierung ausgesetzt. Dieses Phänomen ist je nach Wirkstoff unterschiedlich stark ausgeprägt und wird als **First-pass-Metabolismus** bezeichnet.
Ein weiterer Eliminationsweg ist die **Exkretion**. Bei der **biliären Exkretion** werden Arzneistoffe oder deren Metabolite über die Gallenflüssigkeit via Darm ausgeschieden.
Die Ausscheidung über die Niere wird als **renale Exkretion** bezeichnet, sie ist abhängig vom Ausmaß der glomerulären Filtration, der tubulären Sekretion und der tubulären Reabsorption.
Die **Clearance** ist ein Maß für die Eliminationsleistung, mit der die Eliminationsgeschwindigkeit eines Pharmakons gemessen werden kann.
Bei der **Elimination nullter Ordnung** ist die pro Zeiteinheit ausgeschiedene Menge immer konstant und damit unabhängig von der jeweiligen Plasmakonzentration.
Die **Elimination erster Ordnung** bedeutet, dass die pro Zeiteinheit ausgeschiedene Menge proportional zur jeweiligen Plasmakonzentration ist, der zeitliche Verlauf der Plasmakonzentration lässt sich als Exponentialfunktion beschreiben.
Als **Halbwertszeit** (HWZ) bezeichnet man die Zeitspanne, in der die Wirkstoffkonzentration im Plasma um die Hälfte abgenommen hat. Eine konstante Halbwertszeit gibt es nur für Substanzen, die durch eine Kinetik erster Ordnung eliminiert werden. Häufig entstehen von verabreichten Wirkstoffen durch die o.g. Mechanismen pharmakologisch wirksame Metaboliten, deren Halbwertszeit sich oft von der Ausgangssubstanz unterscheidet.
Der **Qo-Wert** gibt den Anteil eines Pharmakons an, der bei normaler Nierenfunktion extrarenal eliminiert wird (**extrarenale Eliminationsfraktion**). Als Maß für die exkretorische Nierenfunktion gilt die glomeruläre Filtrationsrate (GFR), die eng mit der Kreatininclearance korreliert.
Die Kreatininclearance kann für jeden Menschen auf verschiedene Arten ermittelt werden, mittlerweile hat sich zur Abschätzung der **individuellen exkretorischen Nierenfunktion** (eGFR) die **Formel nach Levey** durchgesetzt, in die Alter, Serumkreatinin, Geschlecht und Rasse eingehen:

$$\text{eGFR} = 186 \times \text{Cr}^{-1{,}154} \times \text{Alter}^{-0{,}203} \times (0{,}742 \text{ falls weiblich}) \times (1{,}210 \text{ falls Afroamerikaner})$$

Dies hat Bedeutung für die Stadieneinteilung der chronischen Niereninsuffizienz. Außerdem kann mit der eGFR und dem Qo-Wert die individuelle Eliminationskapaziät (Q) eines Patienten bezüglich eines bestimmten Arzneimittels errechnet werden (Formel nach Dettli):

$Q = Qo + (1 - Qo) \times eGFR/100ml/min$

Mithilfe des Q-Werts kann schließlich eine **Dosisanpassung bei Niereninsuffizienz (DANI)** errechnet werden. Entsprechend der folgenden Formel kann eine Dosisanpassung entweder durch eine **Erniedrigung der Erhaltungsdosis** oder durch eine **Verlängerung des Dosierungsintervalls** erfolgen:

$Erhaltungsdosis_{NI}$ / $Dosierungsintervall_{NI}$ = Q x ($Erhaltungsdosis_{N}$ / $Dosierungsintervall_{N}$)
NI: für Patient mit Niereninsuffizienz; N für Nierengesunde; die Formel darf für einige Antibiotika mit kleinem Qo-Wert nicht angewandt werden (Amikacin, Amoxycillin, Ampicillin, Bacampicillin, Benzylpenicillin, Cefadroxil, Cefamandol, Ceftazidim, Ceftizoxim, Cefuroxim, Cephalexin, Cephazolin, Fosfomycin, Gentamicin, Latamoxef, Netilmicin, Spectinomycin, Streptomycin, Tobramycin).

21.1.6 Wechselwirkungen

Wechselwirkungen, auch Interaktionen genannt, bezeichnen die gegenseitige Beeinflussung von Wirkstoffen. Durch vielfältige Mechanismen kann die Wirkung eines Pharmakons durch ein zweites verstärkt, abgeschwächt, verlängert oder verkürzt werden. Interaktionen entstehen z.B. durch Hemmung oder Induktion des Metabolismus, wobei häufig das Monooxygenasesystem Cytochrom P450 (CYP) mit seinen Isoenzymen betroffen ist. Hierbei ist relevant, ob ein Pharmakon Substrat, Induktor oder Hemmer eines bestimmten CYP-Isoenzyms ist.

21.1.7 Unerwünschte Wirkungen

Unerwünschte Wirkungen (UW), auch Nebenwirkungen genannt, sind Wirkungen, die neben der Hauptwirkung eines Arzneimittels beobachtet werden. Sie können bedeutungslos oder gravierend sein, sie können dosisabhängig oder nicht dosisabhängig sein.
Bei der Pharmakotherapie ist die Kenntnis von Art und Häufigkeit unerwünschter Wirkungen essentiell zur Beurteilung einer Nutzen-Risiko-Relation. Die Arzneimittelhersteller sind verpflichtet, unerwünschte Wirkungen vorzugsweise mit Häufigkeitsangaben zu nennen.

21.1.8 Indikation

Indikation im pharmakologischen Sinn bedeutet, wenn für eine bestimmte Erkrankung eine medikamentöse Therapie angezeigt ist. Darf ein Medikament hingegen bei bestimmten Erkrankungen nicht eingesetzt werden, spricht man von Kontraindikation.

21.1.9 Schwangerschaft und Stillzeit

Schwangerschaft und Stillzeit gelten als besondere Situationen in der Pharmakotherapie.
Da eine Vielzahl von Arzneistoffen die Plazenta passieren bzw. in die Muttermilch übergehen, soll eine Pharmakotherapie nur bei strenger Indikationsstellung unter Abwägung des Risikos für Mutter und Kind erfolgen. Entsprechende Angaben zum Risiko sind in den Fachinformationen bzw. in den Beipackzetteln der Handelspräparate enthalten, des Weiteren sind in der Roten Liste Angaben zum embryotoxischen und teratogenen Risiko angegeben.
In den USA hat sich eine durchaus praxistaugliche Einteilung durchgesetzt, bei der 6 sog. Pregnancy Risk Categories (PRC) bzw. 3 Kategorien zum Risiko in der Stillzeit (Lact) unterschieden werden *(s. Umschlaginnenseite)*.

21.1.10 Verschreibungspflicht

In Deutschland regelt das Arzneimittelgesetz (AMG), ob ein Medikament **verschreibungspflichtig** (Rp) ist, d.h., es ist ein ärztliches Rezept für den Einsatz erforderlich. Arzneimittel, die nicht verschreibungspflichtig sind, aber nur über Apotheken verkauft werden dürfen, werden als **apothekenpflichtig** bezeichnet, hierfür wurde aus dem angloamerikanischen Sprachgebrauch die Abkürzung OTC ("over the counter") übernommen.
Während für nahezu alle verschreibungspflichtigen Medikamente die Kosten von der gesetzlichen Krankenkasse (GKV) in Deutschland übernommen werden, müssen apothekenpflichtige Medikamente größtenteils vom Patienten selbst bezahlt werden.

Diesbezüglich existieren folgende Ausnahmeregelungen: Apothekenpflichtige nichtverschreibungspflichtige Arzneimittel sind ausnahmsweise erstattungsfähig, wenn die Arzneimittel bei der Behandlung schwerwiegender Erkrankungen als Therapiestandard gelten **(OTC-Ausnahmeliste)**. Ausgeschlossen von der Erstattung durch die GKV sind andererseits verschreibungspflichtige Medikamente, deren Anwendung zur Erhöhung der Lebensqualität dient, sog. **Lifestyle-Arzneimittel** (Rp-L!).

21.2 Dosisanpassung bei Niereninsuffizienz

21.2.1 Chronische Niereninsuffizienz

Eine chronische Niereninsuffizienz ist eine über längere Zeit (Jahre) bestehende, meist irreversible Einschränkung der exkretorischen Nierenfunktion.

21.2.2 Glomeruläre Filtrationsrate

Die GFR ist die Produktionsrate von Primärharn, also das pro Zeiteinheit in den Nierenglomeruli filtrierte Flüssigkeitsvolumen. Die GFR ist ein **Maß für die exkretorische Nierenfunktion**.

Die GFR ist geschlechtsabhängig: **Mann: ~125 ml/min; Frau: ~110 ml/min**

Bei den folgenden Überlegungen und Berechnungen wird eine durchschnittliche normale GFR, GFR_N von 100 ml/min zugrunde gelegt.

21.2.3 Estimated GFR

Da die individuelle GFR nicht direkt gemessen werden kann, **muss** die GFR geschätzt werden (estimated GFR = eGFR). Die Bestimmung der eGFR erfolgt mithilfe von Substanzen, die ausschließlich glomerulär filtriert, also nicht tubulär resorbiert, sezerniert oder metabolisiert werden, z.B. Inulin, Kreatinin.

Die **Kreatininclearance** wurde früher als Schätzmaß für die GFR herangezogen, entweder ermittelt mit der Sammelurinmethode oder berechnet anhand der Cockcroft-Gault-Formel.
Die **renale Clearance** (Klärfähigkeit) bezeichnet das Plasmavolumen, das renal pro Zeiteinheit von einer bestimmten Substanzmenge vollständig befreit wird.

Inzwischen erfolgt die Abschätzung der GFR und damit die Abschätzung der exkretorischen Nierenfunktion mit der genaueren sog. verkürzten **MDRD-Formel** (nach Levey), und zwar nur noch unter Zuhilfenahme des Serumkreatininwerts und Berücksichtigung von Alter, Geschlecht und Ethnizität des Patienten:

$eGFR = 186 \times Cr^{-1{,}154} \times Alter^{-0{,}203}$ x (0,742 falls weiblich) x (1,210 falls Afroamerikaner)
(Simplified 4-variable MDRD study formula)
Cr ist der Serumkreatininwert in mg/100ml, Alter in Jahren.

21.2.4 Stadien der chronischen Niereninsuffizienz

Die chronische Niereninsuffizienz kann anhand der eGFR (geschätzte glomeruläre Filtrationsrate) in Stadien eingeteilt werden.

Stadium I	GFR > 90 ml/min
Stadium II	GFR 60–89 ml/min
Stadium III	GFR 30–59 ml/min
Stadium IV	GFR 15–29 ml/min
Stadium V	GFR < 15 ml/min

21.2.5 Elimination von Arzneimitteln

Arzneimittel werden eliminiert durch Metabolisierung (v.a. in der Leber), unveränderte extrarenale Ausscheidung und unveränderte renale Ausscheidung.
Die sog. totale Arzneimittelclearance entspricht der Summe der extrarenalen (v.a. hepatischen) und der renalen Clearance.

Qo ist dabei die extrarenale Elliminationsfraktion, also der extrarenal ausgeschiedene bioverfügbare Dosisanteil bei normaler Nierenfunktion.

1 - Qo ist die renale Eliminationsfraktion, also der bioverfügbare Dosisanteil bei normaler Nierenfunktion, der in aktiver Form renal eliminiert wird.
Der Anteil der Niere an der Gesamtclearance eines Arzneimittels (renale Eliminationsfraktion 1 - Qo) ist substanzspezifisch.

21.2.6 Individuelle Eliminationskapazität (in %)

Bei Niereninsuffizienz kann nun bei Kenntnis der eGFR anhand der extrarenalen Eliminationsfraktion Qo die **individuelle Eliminationskapazität Q** (nach Dettli) für ein bestimmtes Arzneimittel errechnet werden (Dettli-Formel):

Q = Qo + (eGFR / 100 ml/min) × (1 - Qo)

Q beim jungen, nierengesunden Patienten ist also 1.0.

Qo = extrarenale Eliminationsfraktion bei normaler Nierenfunktion
eGFR in ml/min
100 ml/min ist die GFR_N, also die GFR für den Normalfall.

21.2.7 Dosisanpassung bei Niereninsuffizienz

Bei Kenntnis der individuellen Eliminationskapazität Q eines Patienten bezüglich eines bestimmten Arzneimittels kann dann eine Dosisanpassung bei Niereninsuffizienz (DANI) erfolgen.
Die Loading Dose bleibt dabei unverändert. Es wird gemäß folgender Formel entweder die Erhaltungsdosis und/oder das Dosierungsintervall verändert.

$\text{Erhaltungsdosis}_{NI}$ / $\text{Dosierungsintervall}_{NI}$ = Q x ($\text{Erhaltungsdosis}_{N}$ / $\text{Dosierungsintervall}_{N}$)
NI für Patient mit Niereninsuffizienz, N für Nierengesunde

Dettli-Regel 1: Erniedrigung der Erhaltungsdosis des Arzneimittels um den Faktor der individuellen Ausscheidungskapazität Q **oder**
Dettli-Regel 2: Verlängerung des Dosierungsintervalls um den Faktor 1/individuelle Ausscheidungskapazität Q **oder**
Kombination von Dettli-Regel 1 und Dettli-Regel 2

21.2 Arzneistoffe und andere Xenobiotika, die über Enzyme des Zytochrom-P450-Systems verstoffwechselt werden oder sie beeinflussen[a]

CYP1A2	
Ind	Carbamazepin, Omeprazol, Phenobarbital, Phenytoin, Rifampin, Ritonavir; Rauchen, über Holzkohle gegrilltes Fleisch[b], Kreuzblütengewächse
Inh	Amiodaron, Azithromycin, Cimetidin, Clarithromycin, Erythromycin, Fluoxetin, Fluvoxamin, Gyrasehemmstoffe[c], Interferon (?), Isoniazid, Methoxsalen, Mibefradil, Nefazodon; Grapefruitsaft (Naringenin), Ticlopidin, Troleandomycin
Sub	Aminophyllin, Amitriptylin, Betaxolol, Chlorpromazin, Clomipramin, Clopidogrel (Nebenweg), Clozapin, Coffein, Fluvoxamin, Haloperidol, Imipramin, Methadon, Metoclopramid, Olanzapin, Ondansetron, Paracetamol (Acetaminophen), Phenacetin, Phenazon (Antipyrin), Propranolol, Ropivacain, R-Warfarin, Tacrin, Tamoxifen, Theophyllin, Thioridazin, Trifluoperazin, Verapamil
CYP3A	
Ind	Carbamazepin, Dexamethason, Phenobarbital, Phenytoin, Prednison, Rifampicin, Rifapentin, Somatotropin, Troglitazon
Inh	Antidepressiva[d], Azolantimykotika[e], Cimetidin[f], Ciprofloxacin, Clarithromycin, Diltiazem, Erythro-mycin, Fluoxetin, Fluvoxamin, Isoniazid, Metronidazol, Nefazodon, Omeprazol, Propoxyphen, Proteaseinhibitoren[g], Quinupristin/Dalfopristin, Troleandomycin, Verapamil; Grapefruitsaft, Sevilla-Orangen
CYP3B	
Sub	Alfentanil, Amiodaron, Amitriptylin, Astemizol, Benzodiazepine[h], Budesonid, Bupropion, Buspiron, Carbamazepine, Cerivastatin, Chinidin, Cisaprid, Clarithromycin, Clomipramin, Clopidogrel, Cocain, Codein, Coffein, Cortisol, Cyclosporin, Dapson, Delavirdin, Dexamethason, Dextromethorphan, Diazepam, Dihydroepiandrosteron, Dihydroergotamin, Dihydropyridine[i], Diltiazem, Disopyramid, Donepezil, Doxycyclin, Efavirenz, Erythromycin, Estradiol, Ethinylestradiol, Fluoxetin, Fluvastatin, Gestoden, Glyburid, Imipramin, Ketoconazol, Lansoprazol, Lidocain, Loratadin, Losartan, Lovastatin, Methadon, Miconazol, Nefazodon, Nevirapin, Norethindron, Omeprazol, Ondansetron, Orphenadrin, Paclitaxel, Paracetamol (Acetaminophen), Paroxetin, Progesteron, Propafenon, Proteaseinhibitoren, Quetiapin, Rapamycin, Repaglinid, Rifampin, Ropivacain, R-Warfarin, Sertralin, Sibutramin, Sildenafil, Simvastatin, Sirolimus, Sufentanil, Sulfamethoxazol, Tacrolimus, Tamoxifen, Terfenadin, Testosteron, Theophyllin, Toremifen, Trazodon, Troleandomycin, Venlafaxin, Verapamil, Vinblastin, Zaleplon, Zolpidem, Zopiclon
CYP2C9	
Ind	Carbamazepin, Ethanol, Phenytoin, Rifampin
Inh	Amiodaron, Azolantimykotika, Clopidogrel, Fluoxetin, Fluvastatin, Fluvoxamin, Isoniazid, Leflunomid[j], Lovastatin, Metronidazol, Paroxetin, Phenylbutazon, Probenecid (?), Ritonavir, Sertralin, Sulfamethoxazol, Sulfaphenazol, Teniposid, Trimethoprim, Zafirlukast
Sub	Amitriptylin, Cerivastatin, D9-Tetrahydrocannabinol, Diclofenac, Fluoxetin, Fluvastatin, Hexobarbital, Ibuprofen, Irbesartan, Losartan, Naproxen, Phenprocoumon, Phenytoin, Piroxicam, S-Warfarin, Tamoxifen, Tolbutamid, Torasemid, Trimethadion

CYP2C19	
Ind	Piroxicam, Rifampin
Inh	Cimetidin, Felbamat, Fluoxetin, Fluvoxamin, Indometacin, Isoniazid, Ketoconazol, Lansoprazol, Modafinil, Omeprazol, Paroxetin, Probenecid (?), Ritonavir, Sertralin, Telmisartan, Ticlopidin, Topiramat
Sub	Amitriptylin, Citalopram, Clomipramin, Diazepam, Flunitrazepam, Imipramin, Lansoprazol, Naproxen, Omeprazol, Propranolol, S-Mephenytoin
CYP2D6	
Ind	Schwangerschaft
Inh	Amiodarone, Amitriptylin, Chinidin, Cimetidin, Clomipramin, Diphenhydramin, Fluoxetin, Fluphenazin, Fluvoxamin, Haloperidol, Nefazodon, Paroxetin, Perphenazin, Ritonavir, Sertralin, Thioridazin, Ticlopidin, Venlafaxin
Sub	4-Methoxy-Amphetamin, Amitriptylin, Betaxolol, Carvedilol, Clomipramin, Clozapin, Codein, Debrisoquin, Desipramin, Dextromethorphan, Donepezil, Doxepin, Encainid, Flecainid, Fluoxetin, Guanoxan, Haloperidol, Hydrocodon, Imipramin, Methadon, Metoprolol, Mexiletin, Nebivolol, Nortriptylin, Olanzapin, Ondansetron, Orphenadrin, Oxycodon, Paroxetin, Penbutolol, Perphenazin, Phenformin, Pindolol, Propafenon, Propoxyphen, Propranolol, Risperidon, Selegilin, Sertralin, Spartein, Thioridazin, Timolol, Tramadol, Trazodon, Venlafaxin
CYP2E1	
Ind	Ethanol, Isoniazid[k], Ritonavir
Inh	Cimetidin, Disulfiram, Isoniazid[k]; Brunnenkresse
Sub	Chlorzoxazon, Coffein, Dapson (N-Oxidation), Dextromethorphan, Enfluran, Ethanol (Nebenweg), Halothan, Paracetamol (Acetaminophen), Theophyllin, Venlafaxin
Sub = Substrat; Ind = Induktor; Inh = Inhibitor	

[a] Haupt- und/oder Nebenwege des Stoffwechsels des jeweiligen Substrats
[b] Neben CYP1A2 weitere Enzyme beteiligt
[c] Ciprofloxacin, Enoxacin, Grepafloxacin, Norfloxacin, Ofloxacin, Lomefloxacin, Pipemidsäure
[d] Nefazodon, Fluvoxamin, Fluoxetin, Sertralin, Paroxetin, Venlafaxin
[e] Ketoconazol, Itraconazol, Fluconazol
[f] Hemmt nicht alle CYP3A-Substrate, keine Hemmung des Stoffwechsels von Terfenadin
[g] Ritonavir, Saquinavir, Indinavir, Nelfinavir
[h] Alprazolam, Clonazepam, Diazepam, Midazolam, Triazolam
[i] Nifedipin, Felodipin, Nicardipin, Nisoldipin
[j] Der aktive Metabolit von Leflunomid hemmt CYP2C9
[k] INH hat eine biphasische Wirkung auf CYP2E1 (Hemmung-Induktion), was einige Interaktionen INH erklärt

21.3 Berechnung der Körperoberfläche (KOF)

Nomogramm zur Bestimmung der Körperoberfläche in m²

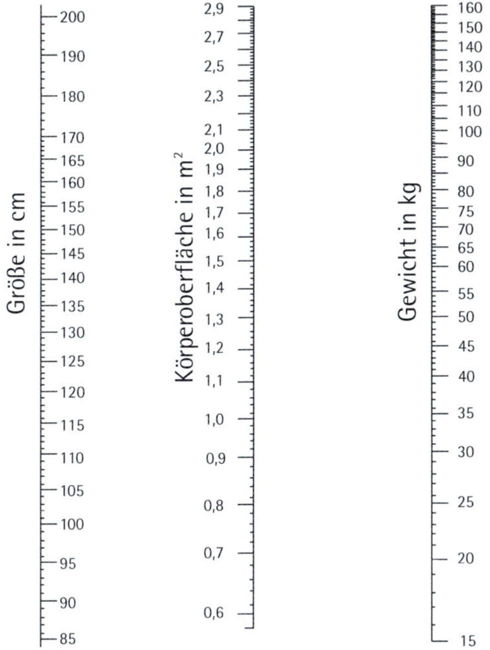

Formel: KOF (m²) = (Gewicht in kg)^{0,425} x (Körpergröße in cm)^{0,725} x 0,007184
Quelle: DuBois D, DuBois EF: A formula to estimate the approximate surface area if height and weight be known. Arch Intern Med 1916;17:863
Modifizierte Formel: KOF = Wurzel (Größe [cm] x Gewicht [kg]/3600)
Quelle: Mosteller RD: Simplified calculation of body-surface area. NEJM 1987;317:1098-9

Tabelle zur Bestimmung der Körperoberfläche in m² (nach der Formel von DuBois u. DuBois)								
Gewicht kg	**KG 60cm**	**70cm**	**80cm**	**90cm**	**100cm**	**110cm**	**120cm**	**130cm**
15	0,44	0,49	0,54	0,59	0,64	0,69	0,73	0,77
17,5	0,47	0,53	0,58	0,63	0,68	0,73	0,78	0,83
20	0,50	0,56	0,62	0,67	0,72	0,78	0,83	0,87
22,5	0,53	0,59	0,65	0,70	0,76	0,81	0,87	0,92
25	0,55	0,61	0,68	0,74	0,80	0,85	0,91	0,96
27,5	0,57	0,64	0,70	0,77	0,83	0,89	0,95	1,00
30	0,59	0,66	0,73	0,80	0,86	0,92	0,98	1,04
32,5	0,61	0,69	0,76	0,82	0,89	0,95	1,01	1,08
35	0,63	0,71	0,78	0,85	0,92	0,98	1,05	1,11
37,5	0,65	0,73	0,80	0,88	0,94	1,01	1,08	1,14
40	0,67	0,75	0,83	0,90	0,97	1,04	1,11	1,17
42,5	0,69	0,77	0,85	0,92	1,00	1,07	1,14	1,21
45	0,70	0,79	0,87	0,95	1,02	1,09	1,17	1,23
47,5	0,72	0,81	0,89	0,97	1,04	1,12	1,19	1,26
50	0,74	0,82	0,91	0,99	1,07	1,14	1,22	1,29
52,5	0,75	0,84	0,93	1,01	1,09	1,17	1,24	1,32
55	0,77	0,86	0,95	1,03	1,11	1,19	1,27	1,34
57,5	0,78	0,87	0,96	1,05	1,13	1,21	1,29	1,37
60	0,80	0,89	0,98	1,07	1,15	1,24	1,32	1,40
62,5	0,81	0,91	1,00	1,09	1,17	1,26	1,34	1,42
65	0,82	0,92	1,02	1,11	1,19	1,28	1,36	1,44
67,5	0,84	0,94	1,03	1,12	1,21	1,30	1,38	1,47
70	0,85	0,95	1,05	1,14	1,23	1,32	1,41	1,49
75	0,88	0,98	1,08	1,18	1,27	1,36	1,45	1,53
80	0,90	1,01	1,11	1,21	1,30	1,40	1,49	1,58
85	0,92	1,03	1,14	1,24	1,34	1,43	1,53	1,62
90	0,95	1,06	1,17	1,27	1,37	1,47	1,56	1,66
95	0,97	1,08	1,19	1,30	1,40	1,50	1,60	1,70
100	0,99	1,11	1,22	1,33	1,43	1,54	1,64	1,73
105	1,01	1,13	1,24	1,36	1,46	1,57	1,67	1,77
110	1,03	1,15	1,27	1,38	1,49	1,60	1,70	1,81
115	1,05	1,17	1,29	1,41	1,52	1,63	1,74	1,84
120	1,07	1,20	1,32	1,43	1,55	1,66	1,77	1,87
125	1,09	1,22	1,34	1,46	1,58	1,69	1,80	1,91
130	1,11	1,24	1,36	1,48	1,60	1,72	1,83	1,94
135	1,12	1,26	1,39	1,51	1,63	1,74	1,86	1,97
140	1,14	1,28	1,41	1,53	1,65	1,77	1,89	2,00
145	1,16	1,30	1,43	1,56	1,68	1,80	1,92	2,03
150	1,18	1,31	1,45	1,58	1,70	1,82	1,94	2,06

Gewicht kg	KG 140cm	150cm	160cm	170cm	180cm	190cm	200cm	210cm
15	0,82	0,86	0,90	0,94	0,98	1,02	1,06	1,10
17,5	0,87	0,92	0,96	1,00	1,05	1,09	1,13	1,17
20	0,92	0,97	1,02	1,06	1,11	1,15	1,20	1,24
22,5	0,97	1,02	1,07	1,12	1,16	1,21	1,26	1,30
25	1,01	1,07	1,12	1,17	1,22	1,27	1,31	1,36
27,5	1,06	1,11	1,16	1,22	1,27	1,32	1,37	1,42
30	1,10	1,15	1,21	1,26	1,32	1,37	1,42	1,47
32,5	1,13	1,19	1,25	1,31	1,36	1,42	1,47	1,52
35	1,17	1,23	1,29	1,35	1,40	1,46	1,52	1,57
37,5	1,21	1,27	1,33	1,39	1,45	1,50	1,56	1,62
40	1,24	1,30	1,37	1,43	1,49	1,55	1,61	1,66
42,5	1,27	1,34	1,40	1,46	1,53	1,59	1,65	1,71
45	1,30	1,37	1,44	1,50	1,56	1,63	1,69	1,75
47,5	1,33	1,40	1,47	1,53	1,60	1,66	1,73	1,79
50	1,36	1,43	1,50	1,57	1,63	1,70	1,76	1,83
52,5	1,39	1,46	1,53	1,60	1,67	1,74	1,80	1,87
55	1,42	1,49	1,56	1,63	1,70	1,77	1,84	1,90
57,5	1,45	1,52	1,59	1,66	1,73	1,80	1,87	1,94
60	1,47	1,55	1,62	1,69	1,77	1,84	1,91	1,98
62,5	1,50	1,58	1,65	1,72	1,80	1,87	1,94	2,01
65	1,52	1,60	1,68	1,75	1,83	1,90	1,97	2,04
67,5	1,55	1,63	1,71	1,78	1,86	1,93	2,00	2,08
70	1,57	1,65	1,73	1,81	1,89	1,96	2,04	2,11
75	1,62	1,70	1,78	1,86	1,94	2,02	2,10	2,17
80	1,66	1,75	1,83	1,92	2,00	2,08	2,15	2,23
85	1,71	1,79	1,88	1,97	2,05	2,13	2,21	2,29
90	1,75	1,84	1,93	2,01	2,10	2,18	2,27	2,35
95	1,79	1,88	1,97	2,06	2,15	2,23	2,32	2,40
100	1,83	1,92	2,02	2,11	2,20	2,28	2,37	2,45
105	1,87	1,96	2,06	2,15	2,24	2,33	2,42	2,51
110	1,91	2,00	2,10	2,19	2,29	2,38	2,47	2,56
115	1,94	2,04	2,14	2,23	2,33	2,42	2,51	2,60
120	1,98	2,08	2,18	2,28	2,37	2,47	2,56	2,65
125	2,01	2,11	2,22	2,32	2,41	2,51	2,60	2,70
130	2,05	2,15	2,25	2,35	2,45	2,55	2,65	2,74
135	2,08	2,18	2,29	2,39	2,49	2,59	2,69	2,79
140	2,11	2,22	2,33	2,43	2,53	2,63	2,73	2,83
145	2,14	2,25	2,36	2,47	2,57	2,67	2,77	2,87
150	2,17	2,28	2,39	2,50	2,61	2,71	2,81	2,92

21.4 Doping

21.4.1 Verbotene Arzneimittel im Sport

Die Einnahme verbotener Medikamente im Sport wird als Doping bezeichnet.
Die World Anti-Doping Agency (WADA) definiert Doping als das Auftreten eines Verstoßes gegen die Anti-Doping-Regeln. Dazu gehören u.a. das Vorhandensein eines verbotenen Wirkstoffs, seiner Stoffwechselprodukte oder Marker im Körpergewebe oder in einer Körperflüssigkeit eines Sportlers sowie die Anwendung oder der Versuch der Anwendung eines verbotenen Wirkstoffs oder einer verbotenen Methode und der Verstoß gegen das Meldesystem (Whereabouts).
Im Arzneimittelgesetz wird Doping seit dem 11.09.1998 als Straftatbestand genannt.
In § 6a „Verbot von Arzneimitteln zu Dopingzwecken im Sport" heißt es: Es ist verboten, Arzneimittel zu Dopingzwecken im Sport in den Verkehr zu bringen, zu verschreiben, bei anderen anzuwenden oder in nicht geringen Mengen zu besitzen.

Zur Aufnahme in die WADA-Liste der verbotenen Wirkstoffe und Methoden müssen zwei der drei folgenden Kriterien erfüllt sein:
(1) Die sportliche Leistung kann gesteigert werden,
(2) Es besteht ein gesundheitliches Risiko für den Sportler und/oder
(3) Es liegt ein Verstoß gegen den Geist des Sports vor.

Die aktuelle Liste der WADA (gültig ab 01.01.2015) umfasst:
Anabole Wirkstoffe, Stimulanzien, Narkotika, Peptidhormone, Wachstumsfaktoren, Beta-2-Agonisten, Hormonantagonisten und -Modulatoren, Diuretika, Maskierungsmittel, Cannabinoide (THC) und Glukokortikoide. Alkohol und Betablocker sind sportartspezifisch verboten. Zu den verbotenen Methoden zählen Maßnahmen zur Erhöhung des Sauerstofftransfers, chemische und physikalische Manipulationen an Blut oder Urin und Gendoping. Verbotene Wirkstoffe können in Nahrungsergänzungsmitteln verborgen sein.

Kritische Wirkstoffe sind mit einer Hand gekennzeichnet.
Die Einhaltung der Verbote wird durch Kontrollen nach Wettkämpfen und außerhalb von Wettkämpfen (sog. Trainingskontrollen) überprüft. In Deutschland ist die Nationale Anti-Doping Agentur (NADA) für diese Aktivitäten zuständig.

Die WADA hat im International Standard for Therapeutic Use Exemptions (TUE) festgeschrieben, unter welchen Bedingungen der Einsatz von verbotenen Wirkstoffen zur ärztlichen Behandlung erfolgen kann (www.wada-ama.org).
Der internationale Standard für TUE enthält Kriterien für die Beurteilung, die Weitergabe der Informationen, die Zusammensetzung der Ärztegruppe (TUEC = Therapeutic Use Exemption Committee) und den Anerkennungsprozess.
Formulare und weitere Informationen unter **www.nada-bonn.de**

21.4.2 Liste der nach WADA verbotenen Wirkstoffe

Anabole Wirkstoffe

Wirkstoff	Einsatzgebiet	Verweis
Danazol	Endometriose	
Clenbuterol	Asthmamittel	→ 75
DHEA	M. Addison	
Testosteron	Androgene	→ 420

Exogene androgene anabole Steroide (Auswahl von Bsp.) → 419
1-Androstendiol, 1-Androstendion, 1-Testosteron, 4-Hydroxytestosteron, 19-Norandrostenedion, Bolandiol, Bolasteron, Boldenon, Boldion, Calusteron, Clostebol, Dehydrochloromethyltestosteron, Desoxymethyltestosteron, Drostanolon, Ethylestrenol, Fluoxymesteron, Formebolon, Furazabol, Gestrinon, Mestanolon, Mesterolon, Metenolon, Methandienon, Methandriol, Methasteron, Methyl-1-Testosteron, Methyldienolon, Methylnortestosteron, Methyltestosteron, Methyltrienolon, Miboleron, Nandrolon, Norboleton, Norclostebol, Norethandrolon, Oxabolon, Oxandrolon, Oxymesteron, Oxymetholon, Prostanozol, Quinbolon, Stanozolol, Stenbolon, Tetrahydrogestrinon, Trenbolon und andere Wirkstoffe mit ähnlicher chemischer Struktur oder ähnlichen biologischen Wirkungen
Endogene androgene anabole Steroide → 419
Androstenediol, Androstenedion, Dihydrotestosteron, Epitestosteron, Prasteron, Testosteron sowie Metaboliten und Isomere **TUE:** Der Einsatz verbotener Wirkstoffe, um erniedrigte Spiegel von endogenen Hormonen anzuheben, ist nicht als akzeptable therapeutische Maßnahme anzusehen. In Deutschland nicht mehr im Handel: Dianabol® (Metandionon), Megagrisivit® (Clostebol), Oral-Turinabol® (Dehydromethyltestosteron), Primobolan® (Metenolon), Proviron® (Mesterolon)
Andere anabole Wirkstoffe
Clenbuterol, selektive Androgenrezeptor-Modulatoren (SARMs), Tibolon, Zeranol, Zilpaterol

Stimulanzien		
Wirkstoff	**Einsatzgebiet**	**Verweis**
Amfepramon	Gewichtsreduktion	→ 135
Amphetamin		
Amfetaminil	Psychostimulanz	
Cocain		
Ephedrin		
Etilefrin	Hypotonie	→ 70
Methylpenidat	ADHS	
Modafinil	Narkolepsie	→ 378
Norfenefrin	Hypotonie	
Pemolin	ADHS	
Pholedrin		
Selegilin		→ 326

Weitere Wirkstoffe dieser Gruppe (Auswahl von Beispielen)	
4-Phenylpiracetam (Carphedon), Adrafinil, Adrenalin, Amiphenazol, Benzphetamin, Bromantan, Cathin, Clobenzorex, Cropropamid, Crotetamid, Cyclazodon, Dimethylamphetamin, Etamivan, Etilamphetamin, Famprofazon, Fenbutrazat, Fencamfamin, Fencamin, Fenetyllin, Fenfluramin, Fenproporex, Furfenorex, Heptaminol, Isomethepten, Levmethamfetamin, Meclofenoxat, Mefenorex, Mephentermin, Mesocarb, Methamphetamin (D-), Methylendioxyamphetamin, Methylendioxymethamphetamin, Methylephedrin, Nikethamid, Norfenfluramin, Octopamin, Ortetamin, Oxilofrin, Parahydroxyamphetamin, Pentetrazol, Phendimetrazin, Phenmetrazin, Phenpromethamine, Phentermin, p-Methylamphetamin, Prolintan, Propylhexedrin, Sibutramin, Strychnin, Tuaminoheptan und andere Wirkstoffe mit ähnlicher chemischer Struktur oder ähnlichen biologischen Wirkungen. **TUE:** Behandlung von ADHS mit Methylphenidat In Deutschland nicht mehr im Handel: Captagon® (Fenetyllin), Micoren® (Cropropamid, Crotetamid), Katovit® (Prolintan), Pervitin® (Methamphetamin), Preludin® (Phentermin)	
Peptidhormone, Wachstumsfaktoren und verwandte Wirkstoffe	
Wirkstoff	**Verweis**
Erythropoetin (EPO)	→ 155
Wachstumshormon (hGH)	
Somatomedin C (IGF-1)	
Gonadotropine (LH, HCG), (verboten nur bei Männern)	
Kortikotropine (ACTH)	→ 142
Hormonantagonisten und Modulatoren	
Aromatasehemmer: Anastrozol, Letrozol, Aminogluthetimid, Exemestan, Formestan, Testolacton	→ 431
Selektive Östrogenrezeptorenmodulatoren (SERMs): Raloxifen, Tamoxifen, Toremifen	→ 430
Andere antiöstrogene Wirkstoffe: Fulvestrant, Clomifen, Cyclofenil, Myostatinhemmer	→ 431
Insulin	→ 118
Beta-2-Agonisten (→ 73)	
Für den Einsatz von Beta-2-Agonisten bedarf es einer **TUE**. Zum Einsatz der Beta-2-Agonisten Salbutamol, Formoterol und Salmeterol und der Glukokortikoide zur Inhalation bedarf es nur einer Anzeige. Clenbuterol ist wegen seiner möglichen anabolen Wirkung grundsätzlich von einer Freistellung ausgeschlossen.	
Verbotene Methoden: Manipulation von Blut und Blutprodukten	
Bluttransfusion	
Erythrozytenkonzentration	
Entnahme und Reinjektion von Blut	

Betablocker (→ 40)

Bei Sportarten, deren Leistung vorwiegend durch koordinative, konzentrative und psychische Faktoren begrenzt sind, können Betablocker die überschießenden Herz-Kreislauf-Reaktionen und die allgemeinen Symptome wie Schwitzen und Tremor dämpfen. Betablocker → 40 dürfen bei Wettkampfkontrollen nicht nachgewiesen werden.
Zu ihnen gehören u.a. Acebutolol, Alprenolol, Atenolol, Betaxolol, Bisoprolol, Bunolol, Carteolol, Carvedilol, Celiprolol, Esmolol, Labetalol, Levobunolol, Metipranolol, Metoprolol, Nadolol, Oxprenolol, Pindolol, Propranolol, Sotalol, Timolol.
Alle Betablocker sind in ausgewählten Sportarten verboten. Einige Beispiele: Bogenschießen, Dart, Golf, Motorsport, Schießen, Skispringen.
Cave: Bei Patienten unter Betablockern kommt es v.a. im Ausdauerbereich zu einer metabolisch bedingten Leistungseinschränkung.

Narkotika (→ 304)

Narkotika dürfen bei Wettkampfkontrollen nicht nachgewiesen werden.
Die Liste ist geschlossen.
Buprenorphin, Dextromoramid, Diamorphin (Heroin), Fentanyl (auch Alfentanil, Sufentanil), Hydromorphon, Methadon, Morphin, Oxycodon, Oxymorphon, Pentazocin, Pethidin.
Der Einsatz von Lokalanästhetika unterliegt keinem Verbot.

Glukokortikoide (→ 287)

Die systemische Anwendung von Glukokortikoiden durch orale, rektale, intravenöse oder intramuskuläre Gabe ist nur im Wettkampf verboten, d.h., der verbotene Wirkstoff darf bei einer Wettkampfkontrolle nicht nachgewiesen werden. Es ist zu bedenken, dass die Nachweisbarkeit der unterschiedlichen Wirkstoffe und Zubereitungen Tage bis Wochen anhalten kann. Nach einer erforderlichen Notfallbehandlung ist eine entsprechende ärztliche Bescheinigung auszustellen und bei der NADA zu hinterlegen. Eine durchgehend erforderliche systemische Behandlung bedarf einer TUE wie z.B. bei Morbus Crohn. Die nichtsystemische Anwendung von Glukokortikoiden als Inhalation oder Injektionen unter sportorthopäd. Gesichtspunkten in die großen Gelenke, Sehnen- und Muskelansätze bedarf einer Anzeige. Der topische Einsatz an Auge, Haut, Mundhöhle, Nase, Ohren ist zulässig.

Diuretika und weitere Maskierungsmittel

Diuretika → 56

Mit dem Verbot der Diuretika soll eine mögliche Manipulation bei der Urinabgabe verhindert werden. Über einen gezielten Einsatz von Diuretika und ausreichendes Trinken nach Wettkämpfen könnte ein geringer konzentrierter Urin produziert werden. Die analytischen Nachweismöglichkeiten wären dadurch möglicherweise erschwert.
Acetazolamid, Amilorid, Bumetanid, Cancrenon, Chlortalidon, Etacrynsäure, Furosemid, Indapamid, Metolazon, Spironolacton, Thiazide (z.B. Bendroflumethiazid, Chlorothiazid, Hydrochlorothiazide), Triamteren und andere Wirkstoffe mit ähnlicher chem. Struktur oder ähnlichen biol. Wirkungen.

Weitere Maskierungsmittel

Desmopressin	
Probenecid (Urikosurika)	
Plasmaexpander	Albumin, Dextran, HES, Mannitol, Glycerol
Infusion	Ohne ärztliche Indikation (bei ärztlicher Indikation nachträgliche Anzeige erforderlich)

21.5 Betäubungsmittelverordnung

Die stark wirksamen Opioide unterliegen der Betäubungsmittel-Verschreibungsverordnung (BtMVV) und müssen auf besonderen Rezepten verordnet werden.
Die Anschrift der Bundesopiumstelle lautet:

Bundesinstitut für Arzneimittel und Medizinprodukte - Bundesopiumstelle
Kurt-Georg-Kiesinger-Allee 3
53175 Bonn

Bei Verschreibung für einen **Patienten (Substituenten)** oder den **Praxisbedarf** sind auf dem BtM-Rezept anzugeben:

- Der Name, der Vorname und die Anschrift (Straße, Hausnummer, Ortschaft) des Patienten, ggf. der Vermerk „Praxisbedarf" und das Ausstellungsdatum
- Die Arzneimittelbezeichnung, sofern dadurch das (die) verordnete(n) BtM nicht zweifelsfrei bestimmt ist (sind), zusätzlich die Gewichtsmenge(n) des (der) BtM je Packungseinheit(en), bei abgeteilten Zubereitungen je abgeteilte Form sowie die Darreichungsform(en), ggf. den Verdünnungsgrad
- Die Menge des Arzneimittels in g oder ml - Nominalgehalt -, die Stückzahl(en) der abgeteilten Form(en) - bei Ampullen, Suppositorien, Tabletten u.a. - z.B. Dolantin Inj.Lsg. 50mg Nr. 20 etc.
- Die Gebrauchsanweisung mit Einzel- und Tagesgabe; falls dem Patienten eine schriftliche Gebrauchsanweisung übergeben wurde, der Vermerk „gemäß schriftlicher Anwendung"
- Im Fall einer Verschreibung über einen Bedarf im Rahmen einer Substitution zusätzlich die Zahl der Anwendungstage
- Die zusätzliche Kennzeichnung bei einer Verschreibung für einen besonderen Einzelfall durch den Buchstaben A , im Zuge einer Substitution durch den Buchstaben S , für ein Kauffahrteischiff durch den Buchstaben K , in einem Notfall durch den Buchstaben N; (in den beiden zuletzt genannten Fällen sind diese Kennzeichnungen nur auf den nachträglich auszustellenden BtM-Rezepten vorzunehmen).
- Der Name des Verschreibenden, seine Berufsbezeichnung und Anschrift (Straße, Hausnummer, Ortschaft) sowie seine Telefonnummer
- Die Unterschrift des Verschreibenden, im Vertretungsfall darüber hinaus der Vermerk „i.V."
- In einem **Notfall** (d.h., wenn kein BtM-Rezept zur Verfügung steht) dürfen für einen Patienten - ausgenommen im Fall einer Substitution - oder einen Praxisbedarf BtM in einem zur Behebung des Notfalls erforderlichen Umfang auf einem **Normalrezept** verschrieben werden.

Bei Verschreibungen für einen **Stationsbedarf** oder eine Einrichtung des **Rettungsdienstes** sind auf dem (den) BtM-Anforderungsschein(en) anzugeben:

- Der Name oder die Bezeichnung und die Anschrift (Straße, Hausnummer, Ortschaft) der Einrichtung - ggf. ferner der Teileinheit bei einer gegliederten Einrichtung -, für die das (die) BtM bestimmt ist (sind)
- Das Ausstellungsdatum, die Bezeichnung des (der) BtM und dessen (deren) Menge(n)
- Name und Telefonnummer des Verschreibenden, Unterschrift des Verschreibenden

Betäubungsmittel-Rezept

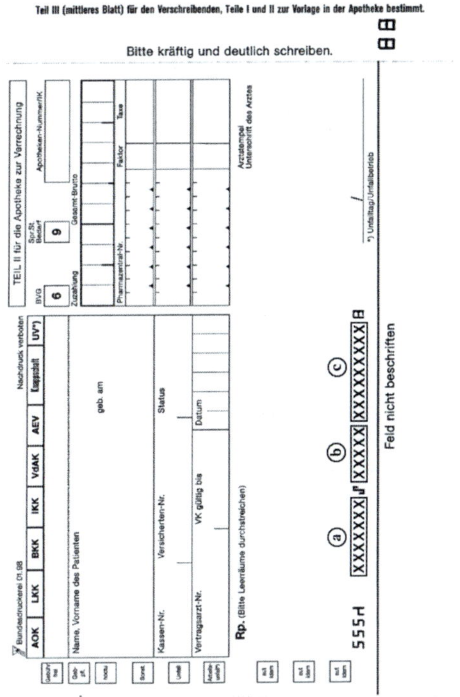
Teil III (mittleres Blatt) für den Verschreibenden, Teile I und II zur Vorlage in der Apotheke bestimmt.

Bitte kräftig und deutlich schreiben.

Bundesdruckerei 01.98

Nachdruck verboten

AOK LKK BKK IKK VdAK AEV Knappschaft UV*)

Gebühr frei

Geb.-pfl.

noctu

Sonst.

Unfall

Arbeits-unfall

Name, Vorname des Patienten

geb. am

Kassen-Nr.

Versicherten-Nr.

Status

Vertragsarzt-Nr.

VK gültig bis

Datum

TEIL II für die Apotheke zur Verrechnung

BVG 6

Spr.St. Bedarf 9

Apotheken-Nummer/IK

Zuzahlung

Gesamt-Brutto

Pharmazentral-Nr.

Faktor

Taxe

Rp. (Bitte Leerräume durchstreichen)

aut idem

aut idem

aut idem

Arztstempel
Unterschrift des Arztes

*) Unfalltag/Unfallbetrieb

555 rl

a XXXXXXX

b XXXXX

c XXXXXXXXX

Feld nicht beschriften

Die Abbildung zeigt eine Musterdarstellung eines Btm-Rezeptes.
Die Codierung der BtM-Rezepte lässt sich folgendermaßen entschlüsseln:

	a	b	c
555 rl	7-stellige BtM-Nummer	Technisches Datum	9-stellige Rezeptnummer

21.5 Meldung unerwünschter Arzneimittelwirkungen

Bitte melden Sie unbekannte, insbesondere schwerwiegende unerwünschte Azrneimittelwirkungen an das **Bundesinstitut für Arzneimittel und Medizinprodukte** (www.bfarm.de).

BERICHT ÜBER UNERWÜNSCHTE ARZNEIMITTELWIRKUNGEN (auch Verdachtsfälle)
Bundesinstitut für Arzneimittel und Medizinprodukte, Kurt-Georg-Kiesinger-Allee 3, 53175 Bonn, Tel.: 0228/207-30, FAX: 0228/207-5207

BfArM

Firmen Code Nr.	Pat. Init.	Geburtsdatum	Geschlecht	Größe	Gewicht	Schwangerschafts-woche:
	N-name ☐ V-name ☐		m ☐ w ☐			

Beobachtete unerwünschte Wirkungen aufgetreten am Dauer

Arzneimittel / Darreichungsform	Tages-dosis	Appli-kation	gegeben von / bis	wegen (Indikation)
1 Chrg.-Nr:				
2 Chrg.-Nr:				
3 Chrg.-Nr:				
4 Chrg.-Nr:				

Vermuteter Zusammenhang mit Arzneimittel Nr. 1 2 3 4	dieses früher gegeben ja ☐ nein ☐	vertragen ja ☐ nein ☐	ggf. Reexposition neg. ☐ pos. ☐

Grunderkrankung: Begleiterkrankungen:

Anamn. Besonderheiten: Nikotin ☐ Alkohol ☐ Kontrazeptiva ☐ Schrittmacher ☐
Implantate ☐ Strahlentherapie ☐ physikal. Therapie ☐ Diät ☐ Allergien* ☐
Stoffwechseldefekte ☐ Arzneimittelabusus* ☐ Sonstige: ☐
weitere Erläuterungen

Veränderung von Laborparametern in Zusammenhang mit der unerwünschten Arzneimittelwirkung: (ggf. Befund beifügen)

Verlauf der Therapie der unerwünschten Arzneimittelwirkung: lebensbedrohend ja ☐ nein ☐

Ausgang der unerwünschten Arzneimittelwirkung:
wiederhergestellt ☐ bleibender Schaden ☐ noch nicht wiederhergestellt ☐ unbekannt ☐
Exitus ☐ Sektion ja ☐ nein ☐ (ggf. Befund beifügen)
Todesursache:

a) beh. Arzt
b) Hersteller
c) Arznei. Komm.

Beurteilung des Kausalzusammenhanges: gesichert ☐ wahrscheinlich ☐ möglich ☐ unwahrscheinlich ☐ unbeurteilt ☐ nicht zu beurteilen ☐

Weitere Bemerkungen:
(ggf. Anlage verwenden)

Wer wurde informiert: BfArM ☐ Hersteller ☐ Arznm.-Komm.-Ärzte ☐ Sonstige:

Name des Arztes: Fachrichtung: PLZ Klinik: ja ☐ nein ☐ (ggf. Stempel)	Hersteller	Datum: Unterschrift

BfArM 643 / 1 (10.99)

21.6 Internetlinks zur Arzneimitteltherapie

Arzneimittelkomission, Arzneimittelsicherheit	
www.akdae.de	Arzneimittelkomission der deutschen Ärzteschaft: Meldung aktueller UW; Verzeichnis von Rote-Hand-Briefen etc.
www.bfarm.de	Bundesinstitut für Arzneimittel und Medizinprodukte
www.arzneitelegramm.de	Volltextregister d. Arzneitelegramms; UW-Datenbank (Abonnenten); Arzneimitteldatenbank (kostenpfl.)
Arzneimittelinteraktionen	
http://medicine.iupui.edu/flockhart/	Tabellen über Arzneimittelinteraktionen
www.hiv-druginteractions.org	Arzneimittelinteraktionen bei HIV-Therapie
Datenbanken, Arzneimittelverzeichnisse, Literaturrecherche, neue Arzneimittel	
www.fachinfo.de	Zugang zu allen verfügbaren FachInfos (DocCheck)
www.rote-liste.de	Die Rote Liste online (DocCheck)
www.ifap-index.de	Onlinedatenbank Wirkstoffe, Handelsnamen, Preise (DocCheck)
www.dimdi.de/de/amg/index.htm	DIMDI PharmSearch: umfangreiche Datenbank aller deutschen Arzneimittel (DocCheck)
www.infomed.org	Homepage der Schweizer pharma-kritik
www.medline.de	Onlinerecherche medizinischer Publikationen
www.medknowledge.de/neu/index.html	Informationen über neue Medikamente
www.centerwatch.com/drug-information/	Neue, von der FDA zugelassene Medikamente
www.edruginfo.com	Informationen über neue Medikamente
Pharmakotherapie	
http://leitlinien.net	AWMF-Leitlinien für Diagnostik und Therapie
www.dosing.de	Angaben zur Dosisreduktion bei Niereninsuffizienz
www.aerzteblatt.de	Volltextregister des Deutschen Ärzteblatts

Numerics

A

Handelsnamen = fett *Wirkstoffe = kursiv*

B

C

D

G

H

I

J

K

Handelsnamen = fett *Wirkstoffe = kursiv*

L

M

N

O

P

Q

R

S

T

W

X

Y

Z

Notizen

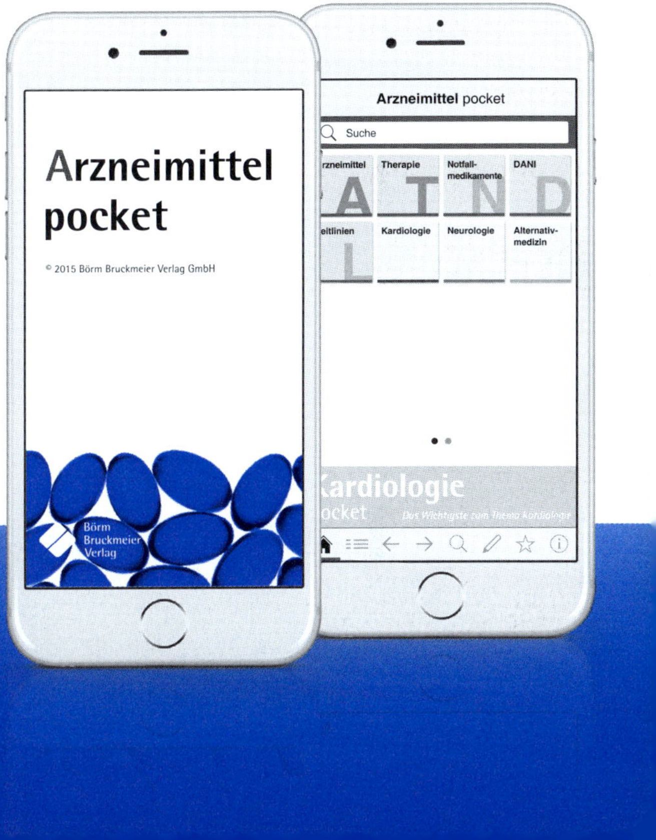
Arzneimittel pocket
© 2015 Börm Bruckmeier Verlag GmbH
Börm Bruckmeier Verlag
Arzneimittel pocket
Suche
rzneimittel
Therapie
Notfall-medikamente
DANI
eitlinien
Kardiologie
Neurologie
Alternativ-medizin
Kardiologie
ocket

Notizen

Programmübersicht

pocketcards

Anästhesie/Intensivmeds pc Set (2)	978-3-89862-176-2
Anästhesie pocketcard Set (3)	978-3-89862-175-5
Antibiotika pc Set 2015 (2)	978-3-89862-178-6
Ärztliche Leichenschau pc Set (2)	978-3-89862-181-6
Bipolare Störungen pc Set (2)	978-3-89862-086-4
Diabetes mellitus pc Set (3)	978-3-89862-183-0
Echokardiographie pc Set (2)	978-3-89862-177-9
EKG Lineal pocketcard	978-3-89862-011-6
EKG pocketcard	978-3-89862-172-7
EKG pocketcard Set (4)	978-3-89862-152-6
Elektrolyte/Säure-Basen pc Set (3)	978-3-89862-069-7
Geburt- u. Wochenbett pc Set (5)	978-3-89862-154-0
Gestationsdiabetes pc Set (3)	978-3-89862-157-1
Gicht pocketcard Set (2)	978-3-89862-156-4
Gravidarium pocketwheel (2)	978-3-89862-136-6
Herzinsuffizienz pc Set (3)	978-3-89862-179-3
Husten pocketcard Set (2)	978-3-89862-147-2
Intensivbeatmung pc Set (4)	978-3-89862-144-1
Kinderanästhesie pc Set (2)	978-3-89862-120-5
Lungenfunktion pc Set (3)	978-3-89862-139-7
Malignes Melanom pc Set (4)	978-3-89862-159-5
Med. Englisch pc Set (2)	978-3-89862-142-7
Med. Sprachtafeln pc Set (3)	978-3-89862-095-6
Neurologie pc Set (3)	978-3-89862-180-9
Normalwerte pocketcard	978-3-89862-114-4
Notarzt pocketcard Set (3)	978-3-89862-167-0
Ophthalmologie pc Set (4)	978-3-89862-117-5
Pädiatrie pocketcard Set (4)	978-3-89862-174-8
Palliativmedizin pc Set (4)	978-3-89862-119-9
Periodensystem pocketcard	978-3-89862-153-3
Pflegeprozess pc Set (3)	978-3-89862-173-1
Psoriasis pocketcard Set (3)	978-3-89862-161-8
Reanimation pocketcard	978-3-89862-143-4
Reflexzonen pocketcard	978-3-89862-000-0
Röntgen Thorax pc Set (2)	978-3-89862-182-3
Schwangerschaft pc Set (4er)	978-3-89862-155-7
Sehproben pocketcard	978-3-89862-110-6
Sono Abdomen pc Set (3)	978-3-89862-063-5

pocket-Leitlinien DDG

Typ-1-Diabetes	978-3-89862-952-2
Typ-2-Diabetes	978-3-89862-953-9
Folgeerkrankungen b. Diab. mell.	978-3-89862-954-6
Diabetes mellitus bei Frauen	978-3-89862-955-3
Diab. mell. i. Kindes- u. Jugendalter	978-3-89862-956-0
Diabetes mellitus im Alter	978-3-89862-957-7

pocket-Leitlinien DGK

3. Allg. Def. d. Myokardinfarktes	978-3-89862-945-4
Akut. Koronarsynd. o. ST-Hebung	978-3-89862-910-2
Aortenerkrankungen	978-3-89862-959-1
Device-Therapie b. Herzinsuffizienz	978-3-89862-924-9
Diabetes	978-3-89862-949-1
Diagnostik/Therapie pulm. art. Erkr.	978-3-89862-921-8
Diagnostik/Therapie d. pulm. Hyper.	978-3-89862-940-9
Diagnostik/Therapie v. Dyslipidä.	978-3-89862-909-6
Diagnostik/Therapie v. Synkopen	978-3-89862-923-2
Fahreignung b. kardiovas. Erkrank.	978-3-89862-913-3
Herzinsuffizienz	978-3-89862-939-3
Herzklappenerkrankung	978-3-89862-943-0
Herzschrittmachertherapie	978-3-89862-914-0
Implantationen von Defibrilatoren	978-3-89862-926-3
Kardiopulmonale Reanimation	978-3-89862-941-6
Kardio. Erkr. b. Schwangerschaft	978-3-89862-911-9
Konsensusempfehl. m. CT u. MRT	978-3-89862-944-7
Leitlinien f. d. Mgmt. v. Vorhofflim.	978-3-89862-942-3
Mngmt. der akuten Lungenembolie	978-3-89862-961-4
Mngmt. d. arteriellen Hypertonie	978-3-89862-948-5
Mngmt. d. stab. Herzkrankh. (KHK)	978-3-89862-951-5
Myokardrevaskularisation	978-3-89862-922-5
Nichtkardiale chirurgische Eingriffe	978-3-89862-960-7
Prävention v. Herz-Kreislauf-Erkr.	978-3-89862-947-8
Schrittm. u. kard. Resynchron.ther.	978-3-89862-950-8
Therapie des akuten Herzinfarkt. m. persistierender ST-Streckenhebung	978-3-89862-946-1

Stand: August 2015

Programmübersicht

pockets

Akupunktur pocket	978-3-89862-291-2
Anästhesie pocket	978-3-89862-542-5
Anatomie fast – Crashkurs	978-3-89862-276-9
Antibiotika pocket	978-3-89862-552-4
Arzneimittel pocket 2016	978-3-89862-770-2
Arzneimittel pocket plus 2016	978-3-89862-772-6
Arzneimittel Therapie 2016	978-3-89862-773-3
Austria Arzneimittel pocket	978-3-89862-765-8
Berg- und Expeditionsmedizin	978-3-89862-743-6
Chirurgie fast – 20h Crashkurs	978-3-89862-748-1
Differenzialdiagnose pocket	978-3-89862-754-2
Dolmetscher Medizin pocket	978-3-89862-737-5
EKG pocket	978-3-89862-732-0
Heilpraktiker Kompaktwissen	978-3-89862-734-4
HNO pocket	978-3-89862-745-0
Homöopathie für Kinder pocket	978-3-89862-727-6
Homöopathie pocket	978-3-89862-747-4
Kardiologie pocket	978-3-89862-562-3
Kontrazeption pocket	978-3-89862-767-2
Labormedizin pocket	978-3-89862-755-9
Medizinisches Englisch pocket	978-3-89862-239-4
Medizinisches Französisch pocket	978-3-89862-264-6
Medizinisches Italienisch pocket	979-3-89862-265-3
Medizinisches Spanisch pocket	978-3-89862-240-0
Mensch Körper pocket	978-3-89862-712-2
Mensch Körper pocket XXL Band 3	978-3-89862-723-8
Neuro Imaging pocket	978-3-89862-749-8
Neurologie pocket	978-3-89862-746-7
Notaufnahme Innere Medizin	978-3-89862-548-7
Notfallmedikamente pocket	978-3-89862-733-7
Notfallmedizin pocket	978-3-89862-757-3
Psychiatrie fast – 6h Crashkurs	978-3-89862-557-9
Phytotherapie pocket	978-3-89862-764-1
Schmerztherapie pocket	978-3-89862-774-0
Traumatologie pocket	978-3-89862-769-6
Wörterbuch Medizin pocket	978-3-89862-738-2
Wörterbuch Pflege pocket	978-3-89862-753-5

XXS pockets

Affektive Störungen XXS pocket	978-3-89862-545-6
Antiinfektiva XXS pocket	978-3-89862-561-6
Arzneimitteldosierungen bei Niereninsuffizienz XXS pocket	978-3-89862-756-6
Impfungen XXS pocket	978-3-89862-558-6
Rheumatologie XXS pocket	978-3-89862-560-9
Stroke XXS pocket	978-3-89862-549-4
Thrombose/Embolie XXS pocket	978-3-89862-553-1

pockettools

EKG Lineal pockettool	978-3-89862-318-6
EKG pockettool	978-3-89862-314-8
Medizinisches Englisch pockettool	978-3-89862-317-9

pocketwheel

Gravidarium pocketwheel	978-3-89862-136-6

5-HT	5 Hydroxytryptamin = Serotonin	**G-6-PDH**	Glukose-6-Phosphat-Dehydrogenase
ACS	Akutes Koronarsyndrom	**G-CSF**	Granulozyten-Kolonien stimulierender Faktor
ACT	Activated clotting time	**GFR**	Glomeruläre Filtrationsrate
ADHS	Aufmerksamkeitsdefizit-/Hyperaktivitätsstörung	**GI**	Gastrointestinal
AGS	Adrenogenitales Syndrom	**Glu**	Glukose
akt.	aktualisiert	**glu-Pot**	Glukokortikoide Potenz
Amp.	Ampulle	**Glyc.**	Glycerol
Anw.	Anwendung	**GM-CSF**	Granulozyten-Makrophagen-Kolonienstimulierender Faktor
Anw.Beschr.	Anwendungsbeschränkung		
AP	Aktionspotential	**Gran.**	Granulat
Appl.	Applikation	**Gtt.**	Tropfen
AS	Augensalbe	**HD**	Hämodialyse
AT	Augentropfen	**HES**	Hydroxyethylstärke
BE	Base excess/Broteinheit	**HF**	Herzfrequenz
Bed.	Bedarf	**Hkt**	Hämatokrit
bek.	bekannt	**HWI**	Hinterwandinfarkt
Btl.	Beutel	**HWZ**	Halbwertszeit
Btm	Betäubungsmittelrezept erforderlich	**HZV**	Herzzeitvolumen
		J	Jahr(e)
BZ	Blutzucker	**i.o.**	Intraossär
CED	Chronisch entzündlich Darmerkrankung	**Impl.**	Implantat
		Ind. Stell.	Indikationsstellung
CPR	Kardiopulmonale Reanimation	**Inf.Lsg.**	Infusionslösung
CSE	Cholesterol-Synthese-Enzym	**Inh.Kps.**	Inhalationskapseln
		Inh.Lsg.	Inhalationslösung
d	Tag(e)	**ini**	Initial
DA	Dosieraerosol	**Inj.Lsg.**	Injektionslösung
DALI	Dosisanpassung bei Leberinsuffizienz	**INR**	International normalized ratio
DANI	Dosisanpassung bei Niereninsuffizienz	**ISA**	Intrinsische sympathomimetische Aktivität
Dep.	Depot-Lösung	**KHK**	Koronare Herzerkrankung
D.m.	Diabetes mellitus	**KI**	Kontraindikation
DTI	Dauertropfinfusion	**Ki.**	Kinder
ED	Einzeldosis	**KM**	Knochenmark
ELF	epithelien lign fluid	**KOF**	Körperoberfläche
empf.	Empfohlen/empfindlich	**Kps.**	Kapseln
Emul.	Emulsion	**Krea**	Kreatinin
enth.	Enthalten	**KS**	Kristallsuspension
Erh. Dos.	Erhaltungsdosis	**Ktr.**	Kontrolle
Erw.	Erwachsene	**Lact**	Laktation, Stillzeit
FDA	Food and Drug Administration	**LCT**	Langkettige Triglyzeride
FG	Frühgeborene	**LI**	Leberinsuffizienz

Ling.Tbl.	Lingualtablette
LL	Leitlinie
Lsg.	Lösung
M	Monat(e)
MAC	Mycobacterium avium intracellulare
MAO	Monoaminoxidase
MCT	Mittelkettige Triglyzeride
MDS	Myelodysplastisches Syndrom
mgl.	Möglich
min-Pot	Mineralokortikoide Potenz
MTD	Maximale Tagesdosis
MTX	Methotrexat
mU	Milliunits
mval	Millival
MW	Molekulargewicht
NG	Neugeborene
NI	Niereninsuffizienz
NPA	Neutral Protamin Aspart
NPL	Neutral Protamin Lispro
NSCLC	Nichtkleinzelliges Bronchial-Ca
NT	Nasentropfen
NYHA	New York Heart Association
OAK	Orale Antikoagulation
OP	Originalpackung
Osmo	Osmolarität
OT	Ohrentropfen
OTC	„Over the Counter", apothekenpflichtig
PAH	Pulmonal arterielle Hypertonie
Pat.	Patienten
Pck.Beil.	Packungsbeilage
Ph	Philadelphia-Chromosom
p.i.	per inhalationem
PIM	für ältere Patienten potenziell inadäquate Medikamente
PCR	Polymerase chain reaction
PDT	Photodynamische Therapie
Perf.	Perfusor (50 ml)
Pfl.	Pflaster
Pholip.	Phospholipide
PPB	Plasmaproteinbindung
PRC	Pregnancy Risk Category
Pro.	Prophylaxe
PTT	Partielle Thromboplastinzeit
RAA	Renin-Angiotensin-Aldosteron
ret.	Retard
RF	Risikofaktor(en)
Rp	Rezeptpflichtig
Rp-L	Lifestylepräparat
rt-PA	Recombinant tissuetype Plasminogen Activator
SCLC	Kleinzelliges Bronchial-CA
s.l.	Sublingual
Sgl.	Säuglinge
SR	Sinusrhythmus
SS(W)	Schwangerschaft(-swoche)
Strg.	Störung
Supp.	Suppositorium
Susp.	Suspension
SZ	Stillzeit
Ther.	Therapie
Trim.	Trimenon
TTS	Transdermales ther. System
Tx	Transplantation
ULN	Upper limit of normal
UW	Unerwünschte Wirkungen
W	Woche(n)
Wdh.	Wiederholung
Wi	Wirkung
Wm	Wirkmechanismus
WW	Wechselwirkungen
Xyl.	Xylit
z.N.	Zur Nacht
↑	Zunahme
↓	Abnahme
	Dopingrelevant
	für ältere Pat. potenziell inadäquates Medikament